TRAITÉ SPÉCIAL

D'HYGIÈNE DES FAMILLES

OUVRAGES DE L'AUTEUR.

De la physiologie humaine et de la médecine dans leurs rapports avec la morale et la société. — *Paris*, Pitois-Levrault, 1840. (*Épuisé.*)

Mémoire sur le valérianate de zinc; de son mode de préparation et de son application aux névralgies et aux migraines. (*Gazette médicale de Paris*, 1844.)

Mémoire sur le valérianate de quinine, etc.; de son emploi thérapeutique dans les fièvres et les névralgies intermittentes. (*Gazette médicale de Paris*, 1844.)

Recherches nouvelles sur la conicine et de son mode d'application aux maladies cancéreuses et aux engorgements de la matrice et du sein (en collaboration avec M. Guilliermond, pharmacien), 2e edition, 1853.

Les produits pharmaceutiques décrits dans ces trois derniers Mémoires ont valu à M. Guilliermond une médaille de 1re classe à l'Exposition universelle de 1855.

Recherches et observations cliniques sur la nature et le traitement des fièvres graves (de la malignité). (*Revue médicale de Paris*, 1843.)

Note relative à la préexistence dans le sang de certains principes immédiats des sécrétions. (*Gazette médicale de Paris*, 1842.)

De la cautérisation vaginale multiple comme cure radicale des fleurs blanches. (*Gazette médicale de Paris*, 1847.)

Observations et réflexions sur l'empoisonnement par l'aconit-napel (relation d'un cas grave suivi de guérison). *Paris*, 1844.

Note et observations sur le diabète sucré. (*Gazette médicale de Paris*, 1849.)

Études sur les prodromes des affections graves du cerveau considérées sous le rapport clinique, physiologique et médico-légal. (*Gazette médicale de Paris*, 1851.)

De la transfusion du sang, à propos d'un nouveau cas suivi de guérison (en collaboration avec le docteur Desgranges). *Paris*, 1852.

De l'esprit de la clinique médicale, discours prononcé à l'ouverture du cours de clinique interne, le 14 novembre 1854.

De la confraternité médicale, discours prononcé à la séance publique de la Société de médecine de Lyon, le 28 janvier 1854.

Du scepticisme en médecine, leçons d'ouverture du cours de clinique, 1855-56.

Inductions physiologiques et médicales, touchant la fin de l'homme et sa résurrection. (Extrait de la *Gazette médicale de Paris*, 1847.) — Tiré à 100 exempl.

Du danger des mariages consanguins sous le sarapportnitaire, 1 vol. in-8. Paris, Labé.

SOUS PRESSE :

De l'utilité de l'érudition pour la pratique de la médecine (leçon d'ouverture du cours de clinique, novembre 1857).

De l'emploi du valérianate d'argent, médicament nouveau dans l'épilepsie, etc.

Corbeil, typ. et stér. de Crété.

TRAITÉ SPÉCIAL
D'HYGIÈNE DES FAMILLES

PARTICULIÈREMENT

DANS SES RAPPORTS AVEC LE MARIAGE

AU PHYSIQUE ET AU MORAL

ET

LES MALADIES HÉRÉDITAIRES

Dans cet ouvrage sont surtout étudiées les questions suivantes :

La santé et les forces vitales des âges, des sexes et des tempéraments. Le mariage considéré comme source de maladies. — Le danger des mariages consanguins, etc. — Du mariage comme remède. — Du mariage considéré en lui-même. — Soins de la première enfance. — L'hygiène morale. — Les passions. — La culture intellectuelle. — L'art d'ordonner sa vie. — Les religions. — La longévité, etc.

PAR

LE DOCTEUR FRANCIS DEVAY

PROFESSEUR DE CLINIQUE INTERNE A L'ÉCOLE DE MÉDECINE DE LYON, MÉDECIN HONORAIRE DE L'HOTEL-DIEU, MEMBRE DU CONSEIL D'HYGIÈNE ET DE SALUBRITÉ PUBLIQUE DU RHONE, INSPECTEUR DU TRAVAIL DES ENFANTS DANS LES MANUFACTURES, ETC.

DEUXIÈME ÉDITION, REFONDUE ET CORRIGÉE

PARIS

LABÉ, LIBRAIRE DE LA FACULTÉ DE MÉDECINE,

PLACE DE L'ÉCOLE-DE-MÉDECINE.

1858

A LA MÉMOIRE VÉNÉRÉE

DE MON PÈRE ET DE MA MÈRE

TOUJOURS PRÉSENTS POUR MOI

PAR LEURS BIENFAITS, PAR LEURS CONSEILS

ET LEURS EXEMPLES.

PRÉFACE

DE LA SECONDE ÉDITION.

Un des génies les plus vigoureux qui aient existé, Leibnitz, a dit au sujet de la médecine, ces paroles remarquables : « Le public mieux policé se tournera un jour plus qu'il ne l'a fait jusqu'ici à l'avancement de la médecine... Il y aura un temps où, le nombre des bons médecins étant devenu plus grand, le public sera en état de donner plus d'encouragement à la recherche de la nature et surtout à l'avancement de la médecine ; et alors cette science importante sera bientôt portée au delà de son présent état et croîtra à vue d'œil. Je crois, en effet, que cette partie de la police devrait être l'objet des plus grands soins de ceux qui gouvernent, après celui de la vertu, et qu'un des plus grands fruits de la bonne morale et politique sera de nous amener une meilleure médecine, quand les hommes commenceront à être plus sages qu'ils ne sont, et quand les grands auront appris à mieux employer leurs richesses et leur puissance pour leur propre bonheur (1). » Il est de toute évidence que ces vues prophétiques émises sur l'avenir de la science, concernent particulièrement l'hygiène ou la médecine préventive. C'est effectivement la partie la plus perfectible des sciences médicales, celle qui a le plus d'avenir. Qui pourrait n'en pas être convaincu ?

On se préoccupe beaucoup, de nos jours, de réformes sociales ; les vœux journaliers aspirent à un ordre de choses nouveau, à la solution d'un problème immense et difficile, qui amoindrisse la part du mal et facilite l'émission du bien. Les esprits s'agitent et se troublent, en face des questions que soulève cette sainte préoccupation. Cette recherche de l'inconnu nous porte souvent à méconnaître les ressources qui nous sont propres, et que nous pourrions mettre en œuvre à peu de frais. Au lieu d'aller à la rencontre de choses vagues et lointaines, servons-nous de suite de deux choses merveilleuses que nous avons sous la main : la famille, cette pépinière d'hommes ; l'hygiène, cet instrument pour les perfectionner. Aussi notre conviction la plus intime est-elle celle-ci : la voie la plus sûre et la plus courte pour arriver, ici-bas, au plus grand état de félicité relative, est la franche application de l'hygiène à la famille. La première est l'instrument, ou, si l'on veut, le levier ; la seconde est le sujet de la culture et du perfectionnement ; le champ : c'est le monde, comme dit l'apôtre. Outre que les enseignements de l'hygiène sont éminemment pratiques, puisqu'ils sont fondés sur la nature de l'homme même, leur application amène toujours des résultats favorables. L'hygiène n'est autre chose que la raison appliquée. Ne cessons donc point, dans toutes les conditions de la vie, d'écouter la voix de cette philosophie véritable, le bon sens éclairé par l'expérience. Si les mécomptes, si les déceptions inhérents à l'art de guérir proprement dit nous rebutent ; si les tentatives d'une thérapeutique exercée aveuglément et trop souvent par d'indignes mains, nous poussent au scepticisme, rattachons-nous du moins à l'hygiène, qui tient presque toutes ses promesses. C'est ce qui lui donne une sorte de

(1) *Nouveaux essais sur l'entendement humain*. Liv. IV

stabilité, de certitude que n'ont point les autres parties de l'art de guérir. Ces doctrines flottantes, ces systèmes éphémères, ces théories qui brillent et qui passent, ne se remarquent point dans l'hygiène. La racine du scepticisme en médecine, c'est l'impossibilité de trouver quelque chose d'absolu, par conséquent, d'avoir un point de départ pour des affirmations légitimes. Mais il n'en est pas de même quand il s'agit de la partie préventive de l'art; ce qui a été vrai et bon, il y a vingt siècles, l'est également de notre temps. Il y a là un *criterium*, l'expérience, dont personne ne décline l'autorité. De là vient que, pour la grande majorité des hommes, le bien-être dont ils jouissent, les maladies qui les atteignent dépendent d'eux-mêmes; que leur santé est une traduction assez fidèle de leur conduite. L'hygiène peut seule fournir le plan de l'existence, de la conduite de la vie; mais pour cela, il faut bien l'interroger.

Ce ne sont point les traités d'hygiène qui manquent dans la littérature médicale; on en compte de nombreux et d'excellents. Mais peut-être est-on en droit de reprocher à quelques-uns de s'étendre avec trop de complaisance sur des matières importantes à la vérité, mais accessoires, de négliger l'application immédiate, le précepte pour les explications, de sorte qu'un grand nombre de ces ouvrages, ayant pour but d'inculquer les principes d'une science tutélaire, sont devenus presque des traités complets de chimie, de physique et de météorologie. Et puis, il faut le dire, presque tous ces ouvrages, laissent dans l'ombre une foule de circonstances, minimes en apparence, mais qui n'exercent pas moins une puissante action sur la validité physique et morale de l'homme. Il nous paraît donc que l'hygiène, le plus beau rejeton de l'arbre de sciences médicales, pour produire des fruits abondants, doit être cultivée avec plus de soin et plus d'attention encore. Il faut fouiller davantage son sol, pour amener de sa part une plus belle et plus utile germination. Il faut aller aussi loin en hygiène, que le comportent les saines inductions de l'expérience. On doit se garder de cette étroitesse d'observation, de cette paresse de l'esprit qui, en médecine, comme cela arrive trop souvent fait rechercher les causes des maux physiques que dans l stances les plus immédiates et les plus contemporaines du mal. Ne sait-on pas que les maux les plus profonds, les plus invétérés, ceux qui déconcertent le plus l'art médical dans ses tentatives, ont une origine fort lointaine? Il est donc de toute nécessité que les causes des maladies soient mieux étudiées, et mises plus en relation avec les effets qu'elles produisent. La bonne hygiène est l'hygiène PRÉVENTIVE, et elle ne peut acquérir cette qualité qu'en pénétrant de plus en plus l'action des causes occultes, ou du moins celles qui paraissent telles.

On ne peut le nier, une des plus grandes sommes d'afflictions qui soient départies aux familles, c'est la multiplication, parmi elles, des affections chroniques et héréditaires. En présence de ces calamités, tous les autres avantages s'effacent : la fortune n'est rien, les honneurs ne sont rien : « Des biens cachés dans une bouche fermée, est-il dit dans l'Écriture, sont comme un grand festin autour d'un sépulcre.... Que sert à l'idole l'oblation qu'on lui fait, puisqu'elle ne peut en manger ni en sentir l'odeur?» Mais combien, dans le cas qui nous occupe, sont limitées les ressources de l'art médical proprement dit, tel qu'il est pratiqué de nos jours; combien son influence est minime sur les affections de long cours, sur ces profondes désorganisations de nos tissus! Ces tristes et déplorables conséquences tiennent moins à l'insuffisance de la médecine, qu'à la manière précaire, et en quelque sorte fugitive, avec laquelle elle est exercée. Pour extirper du sein de la famille, un germe invétéré d'affections constitutionnelles, pour régénérer son sang et ses humeurs, pour la retremper dans la force, ce n'est point l'œuvre d'un jour qu'il faut entreprendre, ce n'est point l'assistance d'un moment qu'il faut invoquer : il faut se placer sous la surveillance directe et constante de l'hygiène, se façonner à ses préceptes ; il faut qu'elle entre d'une manière intime et non plus accessoire, dans le plan général de l'éducation. Cela supposerait un changement dans les relations du public avec le médecin. Ces dernières, il faut le dire en toute humilité, ne sont point assez dignes ni assez fructueuses; elles ne sont point assez en rapport avec la considération personnelle de l'un et les avantages de l'autre. Le médecin ne fait que de trop courtes apparitions dans l'intérieur de la famille, qui se hâte de répudier ses soins et ses conseils, aussitôt que l'accident du moment est conjuré.

Nous l'avons déjà dit ailleurs et nous le répéterons encore : « Il est un fléau qui exerce autant de ravages dans notre profession que l'ignorance : c'est le scepticisme ou le doute systématique, sur la valeur et la portée de l'art médical. Nous parlerons ici de l'affaiblissement des croyances en médecine dans l'opinion du public, de ce public qui n'a plus de Dieux, plus d'illusion, qui épie avec malice les conflits de nos vaines théories et se jette avec la même indifférence, tantôt à droite, tantôt à gauche. Le mal a lieu, il est à son comble : il fait regretter ce temps déjà bien loin de nous, où le médecin était environné de prestige ; ce temps où la famille l'accueillait avec cette déférence mêlée de joie, où sa présence offrait les prémices de la cure. Le médecin était accepté alors, ne disons pas comme un oracle, mais comme un homme à part, revêtu d'un caractère que l'on ne contestait point (1). »

Ce mal ne provient-il pas, en grande partie, du peu d'influence que les médecins exercent sur la famille ? Leur rôle ne se borne-t-il presque pas, de nos jours, à la surveillance des maladies courantes, des accidents ? L'action de la médecine apparaît lors de l'explosion du mal, jamais pour le prévenir. Appelé, comme le manœuvre ou comme l'officier public, au moment d'une catastrophe, le médecin traite plus de malades qu'il n'en guérit en réalité, parce que pour guérir le mal, il faut l'approfondir, et parce qu'il faut pour l'approfondir une confiance qui est ordinairement refusée. Ignorant, la plupart du temps, l'histoire pathologique de la famille où il est appelé, il lui manque ce fil directeur sans lequel il est impossible de mener à bien le traitement des maladies chroniques. De part et d'autre la médecine est donc traitée trop légèrement.

En revanche, l'homme de l'art, considéré en quelque sorte comme le mercenaire, contracte bien vite les habitudes morales de ce dernier,

(1) *Du scepticisme en médecine.* — 1856.

c'est-à-dire l'indifférence, la froideur ; sa besogne achevée, il part, sans gratifier la famille des conseils utiles, opportuns, touchant des choses qu'il a parfaitement vues, mais sur lesquelles il n'a point été interrogé. Avec cela, en présence de cette suspicion réciproque, l'hygiène intérieure de la famille est négligée ; les maladies les plus graves s'y développent sourdement, et le médecin, qui devrait être un instituteur journalier, n'a qu'une mission précaire et bornée. Il est donc à désirer pour tous, que ces rapports soient changés ; que la famille s'ouvre avec confiance au médecin, et que celui-ci se dévoue à propager chez elle les saines pratiques de l'hygiène et de la médecine préventive. On doit moins s'étonner, après cela, de la décadence de la médecine sous le rapport professionnel et des plaintes unanimes de ses membres. Mais, on nous permettra de le dire, le remède à un pareil état de choses doit se trouver plutôt dans le changement des mœurs, des habitudes que dans les institutions et les décrets. Le médecin doit s'élever aussi haut que son sacerdoce, et mieux prouver encore ce qu'il sait et ce qu'il peut. Pour cela il faut enseigner l'hygiène comme un système de hautes prévisions, devant circonvenir la famille entière, et façonner les habitudes de chacun de ses membres.

Pour rester fidèle nous-même à ces convictions, nous avons voulu pénétrer dans des questions intimes, que les traités généraux d'hygiène ont pris à tâche de passer sous silence, et qui, par leur action inaperçue mais constante, agissent sur les organismes, comme la goutte d'eau sur le granit. En étudiant les maladies héréditaires, cette intarissable source de douleurs pour les familles, nous avons amené celles-ci à se préoccuper plus sérieusement du mariage sous le rapport sanitaire : c'est là une des parties neuves, et nous osons dire, très-importante, de notre ouvrage.

Ici, nous saisirons l'occasion de répondre, en quelques mots, aux préventions qui se sont fait jour chez des natures scrupuleuses. Des médecins mêmes ont partagé ces préventions, et, à propos de notre récent mémoire sur le *danger des mariages consanguins*, ouvrage qui nous a valu l'assentiment précieux et par écrit de plusieurs évêques, nous nous sommes trouvé en butte à une véritable accusation. Les mots de *matérialiste pratique* ont été proférés, pour nous punir de nous être occupé du point de vue sanitaire. « Le médecin, disent-ils, n'a pas qualité pour traiter du mariage qui est bien plus du domaine de la théologie. Le médecin doit craindre de se laisser absorber par les besoins matériels de l'homme, de rêver pour lui la cessation des maladies et de le bercer des illusions d'une santé parfaite, incompatible avec son état présent. Cette manière de considérer le mariage, de le réduire à l'acte de la reproduction, de n'y voir qu'un moyen de produire de belles générations, n'a-t-elle pas de graves inconvénients et ne rabaisse-t-elle pas cette sainte institution ? Il faut tenir compte de ce sentiment général et légitime de mépris pour l'intervention de l'hygiène dans le mariage... Les théologiens ont très-peu laissé à faire aux médecins sur un sujet qui est, avant tout, de leur domaine et qu'ils ont traité d'une façon si supérieure et à peu de chose près si complète. » Nous n'aurions point relevé ces paroles qui expriment sans doute d'honorables scrupules, si nous ne savions que quelques personnes estimables les pourraient partager, et cela par irréflexion. Nous savons mieux qu'aucun autre, dans quel discrédit sont justement tombés ces codes licencieux qui prétendaient réglementer la couche nuptiale ; nous savons qu'un coloris de fausse hygiène n'a servi le plus souvent qu'à déguiser l'obscénité de leurs descriptions, aussi secrètement lues que l'on commet une mauvaise action.

Mais ne serait-ce pas s'enfoncer dans une périlleuse ignorance que de contester toute intervention légitime de l'hygiène dans le mariage ? La théologie peut-elle s'occuper de mariage comme source des maladies ? peut-elle contre-indiquer le mariage dans le cas de maladies héréditaires sans attenter à la plus intime des libertés du cœur de l'homme ? et ne verrait-elle pas avec satisfaction traiter par qui le doit faire, des questions qu'il lui répugne d'aborder ? ne doit-elle pas se borner à réglementer l'acte lui-même dans ses rapports avec la loi religieuse et la pureté ? Si quelquefois des théologiens ont voulu, par trop de zèle, aller plus loin dans l'explication fonctionnelle, que ne le font les médecins eux-mêmes, peut-on dire qu'ils l'aient fait avec avantage, avec sécurité? A quelles objurgations, par exemple, n'a point été exposé le volumineux Traité de Sanchez, *De matrimonio!* quelles injures l'opinion publique n'a-t-elle point amassées sur la tête de ce saint religieux! Il faut conserver à la médecine son rôle. Bien que la théologie, de son siége élevé, puisse tout embrasser du regard, il reste toujours deux empires au sein de la créature *composée d'un corps et d'une âme*, dès lors, deux attributions différentes pour les administrer dans l'accord, il est vrai, d'un but et d'une pensée uniques. Sainteté et Santé ne sont pas les deux plus grands dons du Ciel pour devenir l'un à l'autre un objet de mépris! Aux théologiens, de sanctifier le mariage ; aux médecins, de le rendre prospère pour les générations, en signalant les périls qui menacent certaines unions. Quitte à l'homme, laissé théologiquement libre, de braver ces périls ! La théologie traite du mariage comme source de péchés; la médecine, comme source de maladies. Assurément, ce serait « rabaisser la sainte institution du mariage que de n'y voir qu'un moyen de produire de belles générations; » mais refuser absolument de l'y voir, ce serait protester contre le sens commun ; ce serait défendre à l'homme toute réaction contre les maux qui l'accablent ; ce serait anéantir l'hygiène dans sa source la plus précieuse, la plus sacrée! Où trouver d'ailleurs un antagonisme entre la sainteté du mariage et les prescriptions qui écartent dans la consanguinité, etc., l'inopportunité des choix, quand, sur ce point, les prescriptions courent au-devant de la loi religieuse ? Craignons, au contraire, qu'un tel antagonisme, se manifestant dans notre pensée, ne fasse naître une opposition déplorable, entre la chose du monde la plus utile, l'hygiène, et la chose du monde la plus belle et la plus vénérée, la Foi. Il ne faut point oublier que ce sont les théologiens précisément qui écartent comme illicites certains mariages. La médecine nuit-elle à la question, en démontrant que l'Église en soutenant la vérité divine a protégé la vérité physiologique ?

Quant à parler de *mépris* pour l'intervention de l'hygiène dans le mariage, l'expression est déplacée ; car l'homme ne doit rien mépriser de tout ce que Dieu a établi avec une prévoyance et des soins qui font éclater notre admiration. Déclarer le médecin *matérialiste,* parce qu'il s'occupe ici d'organes, c'est aller bien loin ; il faudrait accuser Dieu de l'être, lui qui les a construits avec un si grand soin. Oui, plaçons au-dessus de tout la sanctification des âmes, but de l'Église quand elle introduit les adultes dans l'état du mariage ; mais n'oublions point la conservation, la santé des rejetons, quand cette Église même déclare avec sa haute simplicité, que cette institution a pour but, en multipliant les hommes, de multiplier ses enfants. Mais c'en est assez sur cette discussion.

La division des matières traitées dans ce livre est constituée par quatre parties : 1° Le sujet de l'hygiène ou l'individu ; 2° l'hygiène de la famille ou de l'espèce ; 3° l'hygiène physique, ou l'usage des modificateurs matériels ; 4° l'hygiène morale ou les modificateurs moraux. La nature et la raison nous commandaient cette division fort simple du reste.

Après avoir exposé, dans le premier chapitre, ce qui constitue le véritable esprit de l'hygiène, déterminé son but et ses applications, nous avons consacré quelques pages à l'étude du plus grand des biens de ce monde physique, la SANTÉ ; nous avons étudié ses variétés et ses conditions. Cette donnée une fois bien saisie, d'importantes questions s'offraient à nous. Ayant à cœur de donner une rigoureuse démonstration de l'utilité de l'hygiène, de présenter cette science salutaire comme la suprême directrice de l'organisme, nous devions pénétrer profondément dans les lois les plus générales et les plus essentielles de ce dernier. C'est ce que nous avons fait dans les chapitres où nous avons exposé les bases physiologiques de l'hygiène. En faisant admirer et connaître au lecteur les belles lois de conservation, de réaction, de perfectibilité, etc., qui gouvernent la matière organisée, nous avons prouvé, d'une part, que l'hygiène avait ses racines dans la physiologie, et de l'autre que le corps de l'homme, pour jouir non-seulement de la santé, mais pour atteindre de beaux perfectionnements, ne réclamait qu'une sage direction. Si l'auteur ne se fait point illusion, il espère avoir discuté ce point neuf et essentiel de haute physiologie, à l'aide de solides arguments. Il prie, d'ailleurs, le lecteur, de se pénétrer amplement des principes émis dans cette première partie, car ils donnent la clef du génie véritable de l'hygiène, et sont le fondement des applications de la médecine préventive et perfective.

Nous retrouvons les mêmes vues, à propos des sexes et des âges, circonstances particulières de la vie individuelle, qui modifient les applications hygiéniques. Nous avons démontré, en suivant pas à pas, les divers âges, depuis l'enfance jusqu'à la vieillesse la plus reculée, que ces diverses portions de la vie humaine étaient, pour ainsi dire, solidaires les unes des autres; que l'homme mûr, par exemple, accablé d'infirmités, devait souvent imputer celles-ci aux écarts de conduite qui avaient marqué son printemps. De là, nous avons établi la nécessité rigoureuse d'astreindre, pendant toute sa période, aux pratiques de l'hygiène, l'âge qui en précède un autre, et cela, pour le grand bénéfice de ce dernier. Nous avons eu soin de signaler à l'attention du lecteur, les époques de transition de la vie humaine, où des soins particuliers, tirés de l'hygiène, sont réclamés.

Après les âges, la question des tempéraments et des constitutions s'offre à nous. Ayant établi une distinction tout à fait physiologique et pratique entre ces deux choses que l'on a une extrême tendance à confondre, nous avons été conduit à discuter l'existence même des tempéraments. Ces types organiques existent-ils? existent-ils tels que les anciens médecins les ont décrits? Telles sont les deux questions que nous avons posées, discutées et résolues ensuite par l'affirmative. Le lecteur jugera de la valeur de notre argumentation; et peut-être sera-t-il frappé de quelques exemples historiques, saillants, puisés dans nos lectures, et qui nous ont paru admirablement propres à mettre en relief les circonstances physiologiques et morales les plus remarquables, que détermine chaque tempérament. Ajoutons, d'ailleurs, que si les tempéraments n'existaient pas, les licatappions de l'hygiène seraient singulièrement restreintes, et que le mode d'action de celle-ci se trouverait, en partie, inexplicable. Et puis, ensuite, si la doctrine des tempéraments se trouve attaquée, de nos jours, par quelques esprits brillants, mais amis du paradoxe, elle se trouve, en retour, défendue aussi par tous les médecins praticiens, et par les physiologistes les plus éclairés. « La doctrine admise des tempéraments, dit le professeur Muller, de Berlin, date de la plus haute antiquité : elle est excellente, et peut-être ne parviendrait-on point à la perfectionner. » Ce que nous avons dit, en terminant cette section, des tempéraments acquis, c'est-à-dire des modifications que les agents physiques, l'éducation, les mœurs, apportent à la complexion primitive, achève de donner les preuves les plus manifestes de la perfectibilité de l'organisme.

La seconde partie est consacrée à l'hygiène de la famille, au mariage qui la fonde, à l'acte qui lui imprime la vitalité. Dans les chapitres relatifs au mariage considéré en lui-même, nous examinons scrupuleusement les conditions relatives à l'âge, les contre-indications tirées d'une situation physique et morale déterminée. Le lecteur, que tout auteur doit respecter, pourra se convaincre, nous l'espérons du moins, que si le médecin hygiéniste ne peut reculer devant certains détails secrets, il peut le faire avec utilité, quoique avec retenue et décence.

Dans la section où il est traité du mariage comme source des maladies, nous passons en revue les affections héréditaires dans ce qu'elles ont de plus immédiatement applicable à notre sujet. Nous étudions leur filiation et leurs diverses transformations dans les mariages. Nous retrouvons une sorte de logique établie entre l'existence de ces sombres afflictions de la famille, et telle ou telle alliance imprudemment contractée. Une expérience plus mûrie d'un sujet qui n'a jamais cessé de nous préoccuper, nous a permis d'ajouter quelques observations personnelles sur les métamorphoses plutôt apparentes que réelles de ces maladies, sur les tares héréditaires, sources d'illusions décevantes pour les parents. L'intéressant et si neuf sujet de la double transmission possible des maladies entre époux, avait sa place marquée en ce livre, et nous la lui avons donnée avec tous les développements qu'elle comportait. Nos précédentes études sur l'influence que les mariages entre consanguins exercent sur les produits du mariage, enrichies d'observations nouvelles, terminent cette section. Dans la seconde, il s'agit de la réparation du mal, de l'hygiène restauratrice. Là sont étudiées les règles à suivre dans la famille pour l'assortiment hygiénique des mariages, les questions si diversement interprétées du croisement des tempéraments et de celui des maladies. Nous donnons, à cet égard, des préceptes clairs et précis que nous croyons fondés sur l'observation clinique. L'hygiène préservatrice des maladies héréditaires nous engageait, en ce lieu, dans l'étude des conditions intrinsèques et des circonstances de l'acte lui-même. Nous nous sommes efforcé de prouver aux esprits les plus prévenus que cet ordre d'observations, quoique compromis par une fausse science, n'en était pas moins justiciable de recherches sérieuses, n'en était pas moins digne d'estime. Sous ce rapport, nous avons fait faire sciemment, et nous osons le déclarer, avec toute la prudence voulue, un pas de plus à l'hygiène privée, à ses applications immédiates.

C'est dans cette partie que nous avons placé les détails relatifs à l'hygiène de l'enfance, qu'on ne saurait trop aimer et à laquelle on ne saurait consacrer trop de soins et trop de veilles. Nous comprendrions à la rigueur la misanthropie, mais l'indifférence pour l'enfant qui ne participe en rien au mal qui se produit autour de lui, dont l'innocence ne demande qu'une attention dévouée et bienveillante, nous ne pouvons point la comprendre. C'est l'enfance que l'hygiène doit particulièrement entourer de sa protection, c'est elle qu'il faut faire prospérer, et cela depuis « l'instant où elle n'est qu'un simple germe, la première espérance d'un homme dans le sein de la mère (1). » De là, les soins qu'on doit apporter à la conception, à la grossesse, à l'allaitement, plus tard, à l'hygiène de la première enfance.

(1) .... Fuit illa dies, quà semina tantùm
Spesque hominis primæ, maternà habitavimus alvo. (Ovide.)

Si quelque chose est particulier à notre livre, c'est la sollicitude constante que nous avons apportée à traiter tous les points relatifs à l'éducation, et cela dans les limites de notre sujet. Au physique, pas plus qu'au moral, l'éducation ne se sépare de l'hygiène; et c'est un grand malheur pour les générations lorsque le contraire a lieu, quand les hommes méconnaissent leur intime alliance. Partout cette nécessité s'est manifestée à nous, et particulièrement à l'égard de la cure des maladies de famille qui ne peuvent être vaincues, une fois développées, qu'avec le concours d'une éducation déterminée, d'un entraînement hygiénique, qu'on nous passe l'expression. L'hygiène morale, comme nous allons le voir, n'est-elle point l'éducation elle-même ?

La troisième partie, c'est l'hygiène physique, la connaissance des choses qui sont en dehors de nous, et dont notre corps subit l'influence journalière. Le modificateur le plus universel, l'air atmosphérique, se trouve en première ligne. Nous avons, à diverses reprises, dans les chapitres consacrés à l'aération, insisté sur les effets pernicieux de l'air non renouvelé ou confiné, sur la mauvaise distribution des habitations et des appartements. Nous appelons sur ce point la sérieuse attention des pères et mères de famille, des instituteurs. Nous pensons également que nos préceptes relatifs à la viciation de l'air, par certaines opérations domestiques, par les émanations végétales, animales, aux maladies contagieuses, seront lus avec intérêt. Dans un résumé succinct et rapide, nous avons exposé les influences qui sont produites par certaines circonstances météorologiques, telles que la lumière, l'électricité, etc., influences peu appréciées jusqu'à ce jour. Dans la section réservée aux aliments et aux boissons, nous avons pris à tâche d'éviter les longueurs et les banalités, et de dire ce qui était strictement essentiel, pratique, et en rapport avec les données actuelles de la science. Il en est de même des exercices, des vêtements, des soins de la peau, etc. Nous ne pouvions point oublier que l'hygiène physique étant une des parties les mieux enseignées dans les livres modernes, il nous était permis de nous restreindre à son sujet.

La dernière partie est l'hygiène morale. Préoccupé de son extrême importance, nous lui avons donné plus de développements qu'on n'a l'habitude de le faire dans d'autres traités. Il faut le dire aussi, l'étude de notre temps, ainsi qu'une expérience douloureusement acquise, signalent l'influence que certains modificateurs moraux exercent sur la ruine de la santé, sur la dévastation de la vie. L'hygiène est la meilleure conseillère de l'homme qui se tue par ses passions. Un traité de morale, quelque bon qu'il soit, n'est toujours qu'un traité de morale spéculative ; mais un traité d'hygiène est, en même temps, un traité de morale pratique. Celle-ci y apparaît, non-seulement comme une des fins de l'homme, mais encore comme un instrument de santé et de vigueur. Il est important, de nos jours, de démontrer aux familles, que le bonheur relatif attaché à cette vie, ne dépend point des habitudes de luxe et des jouissances insolites que celui-ci entraîne ; que les plaisirs recherchés n'ont rien à faire à la santé corporelle et à la quiétude morale. Le bonheur d'ici-bas consiste en deux choses : la force et la sécurité de l'individu. Par la première, il est puissant ; par la seconde, il se trouve armé contre les vicissitudes. La fortune ne donne point tout cela, tandis que l'hygiène en gratifie celui qui a la prudence de se confier à son égide. L'hygiène rend l'homme fort, en plaçant le système organique dans les meilleures conditions physiques ; elle contribue à le rendre juste et modéré, en le mettant à l'abri des besoins factices. Un peuple qui pratique l'hygiène, peut se dire grand et fort ; il entre pleinement dans la voie du progrès ou de la civilisation véritable. Celle-ci, en effet, n'est que l'expression du bien-être corporel et moral du plus grand nombre.

L'hygiène des sens nous a servi de transition pour l'hygiène morale. A l'hygiène des sens, en effet, se rattachent des modificateurs mixtes, c'est-à-dire physiques et moraux. Nous avons longuement insisté sur le plaisir et la douleur, sur les beaux-arts, comme instruments de santé et de perfectionnement moral. La grande et magnifique question des modificateurs moraux, tels que les passions, certaines habitudes sociales, le genre particulier d'éducation, la littérature, les sciences, la philosophie, etc., s'est offerte à nous ; nous lui avons donné d'assez grands développements, tout en la restreignant aux limites de notre ouvrage. Nous avons trouvé, dans l'hygiène comparée des traditions religieuses, et en particulier dans la tradition chrétienne, une solennelle consécration des principes généraux de l'hygiène. Ainsi, quand les religions traditionnelles défendent la mollesse, la volupté, la colère, l'ambition, la haine, l'envie, la joie immodérée, les appréhensions excessives, enfin l'abus des plaisirs comme l'excès en toute chose, non-seulement elles visent au salut de l'âme, mais elles affermissent l'organisation matérielle ; elles mettent entre les mains de l'être créé libre et raisonnable, les moyens d'échapper, le plus souvent, aux infirmités, aux maladies, aux lésions viscérales, et à ces grandes perturbations qui apportent un désordre irremédiable dans les fonctions et les phénomènes de la vie.

Mais, après cette étude, après avoir posé les préceptes, l'hygiène telle que nous la comprenons, n'a point encore épuisé son objet. Une de ses tâches les plus importantes a pour but de signaler l'imminence de la maladie, la marche insidieuse d'un mal qui se prépare, qui couve sourdement. Il lui appartient de faire tomber les illusions qui, la plupart du temps, bercent jusqu'au moment de l'explosion fatale, l'esprit des personnes dont la santé ne va pas tarder à être compromise. Un des plus beaux rôles de l'hygiène est de démasquer le mal qui se prépare, qui frappe lentement, mais sûrement, les forces de l'organisme, qui agit en ennemi caché. Le lecteur jugera si nous avons réussi à pénétrer suffisamment notre ouvrage de la précieuse doctrine de l'hygiène préventive ; si nous avons suffisamment rempli le rôle de médecin hygiéniste, et proféré en temps opportun l'utile exclamation : Gare à vous ! Nous avons tenté de le faire du moins pour ce qui concerne les signes avant-coureurs des maladies graves des centres nerveux, affections si nombreuses et qu'on peut presque considérer comme une humiliation pour notre temps.

Tel est notre livre. A défaut d'autre mérite, on ne pourra du moins lui contester celui qui découle de l'opportunité et de l'excellence même du sujet qu'il traite. Quoique cet ouvrage soit particulièrement destiné aux familles, nous n'avons point songé à lui ôter son caractère scientifique, en le tronquant, en dénaturant sa forme et son fond, sous le prétexte de l'adapter à l'intelligence des lecteurs ordinaires. Notre livre est aussi consacré aux médecins, à tous les hommes sérieux, instruits, qui se préoccupent des questions sociales les plus importantes : or, cette classe de lecteurs n'a pas besoin qu'on lui triture la science et qu'on lui facilite l'intelligence des choses graves et d'un intérêt immédiat.

Nous aurions à exprimer bien des sentiments de gratitude envers tous nos savants confrères, toutes les personnes distinguées qui favorisèrent de leur approbation la première édition de cet ouvrage. Le public, et la presse en particulier, montrèrent sans doute par leur bienveillant intérêt qu'ils désiraient au moins louer les intentions de l'auteur. Mais parmi ces témoignages, il en est un que la mort nous a rendu sacré. Il émane d'un homme dont la littérature médicale gardera toujours le souvenir : c'est Réveillé-Parise. Qui pourrait, en effet, oublier l'auteur de tant de beaux et solides ouvrages, comme l'*Hygiène de l'homme livré aux travaux de l'esprit*, le *Traité hygiénique et philosophique de la vieillesse*, etc., où la science est présentée avec tant de charme et de profondeur à la fois ? Qui pourrait oublier les vues si ingénieuses, les sentiments élevés d'un médecin qui rappelle un des maîtres de la langue ? Il nous sera bien permis de placer notre livre amélioré sous le patronage de cette mémoire si respectable, de cet écrivain si profond et si délicat à la fois «... L'auteur a compris, disait-il, à propos de la première édition, que si les semences du vrai et du bon sont de leur nature vivaces et productives, ce n'est que dans les familles qu'elles peuvent acquérir leur plein développement et porter d'heureux fruits. Il a su présenter la doctrine hygiénique sous une forme intéressante, dans un cadre particulier et dans un but dont on ne saurait contester l'éminente utilité. (Ici nous sommes obligé de supprimer des paroles trop flatteuses, pour arriver à la conclusion)... L'auteur n'a pas craint d'aborder certaines questions très-délicates qui tiennent autant à la conscience qu'à l'hygiène, mais il le fait en médecin versé dans les bonnes doctrines religieuses et philosophiques, qui ne s'en laisse imposer ni par les trompeuses assertions de quelques économistes, ni par les théories glacées des hommes prétendus positifs. Dans la nature tout est disposé pour l'ordre, l'harmonie, la perpétuité. A-t-on le droit de faire le contraire dans la société? Les natures morales, saines et fortes, comprendront ces principes (1).»

(1) Moniteur universel du 9 novembre 1846.

TRAITÉ SPÉCIAL
D'HYGIÈNE DES FAMILLES

PREMIÈRE PARTIE

BUT ET SUJET DE L'HYGIÈNE.

SECTION I.

VUES GÉNÉRALES SUR LES APPLICATIONS DE L'HYGIÈNE, SUR LA SANTÉ ET LES BASES PHYSIOLOGIQUES DE L'HYGIÈNE.

CHAPITRE I.

De l'hygiène, de son but, de ses diverses applications, de ses divisions; de ses rapports avec la civilisation en général et une époque en particulier. — Vues générales sur certains écarts de la civilisation moderne.

L'hygiène, prise dans son acception la plus générale et en même temps la plus vraie, est une science qui a pour but la conservation et l'amélioration du système organique humain. Elle conserve, en signalant les modificateurs nuisibles dont l'homme serait porté à faire un emploi, en lui défendant tous les actes irréguliers qui portent le trouble dans le cours de son évolution, ou abrégent la durée des phases normales de son existence; elle améliore, en éternisant ses préceptes, c'est-à-dire en exerçant assez d'empire sur les hommes pour les contraindre à renouveler, par de salutaires coutumes, la source corrompue de leurs humeurs, à fortifier tous les ressorts de leur machine, à briser la chaîne des maladies les plus meurtrières, enfin à perpétuer dans l'espèce humaine la beauté, la force et la santé. Telle est l'idée générale que nous devons nous faire de l'hygiène, science vaste, profonde, intimement unie à la sagesse, selon tous les plus beaux génies de l'antiquité grecque.

La médecine, a dit très-bien l'auteur d'un ouvrage récent sur la santé et la maladie, n'est qu'une hygiène après coup ; l'hygiène nous protége contre le mal, la médecine le chasse ; l'une nous en garantit, l'autre nous en délivre. Ce ne sont pas deux sciences distinctes, mais seulement deux modes de la même surveillance, deux actes de la même providence. Les soins de l'une sont des précautions, ceux de l'autre des secours et des médications.

L'hygiène a plusieurs fins. Quelquefois elle a pour but de perfectionner les organes du système vivant, d'améliorer le fonds natif de la vitalité humaine, si nous pouvons nous exprimer ainsi : c'est alors l'hygiène PERFECTIVE. De nos jours, on semble trop dédaigner les applications de cette partie importante de l'art médical ; c'est pour cela que nous nous sommes fait un devoir d'insister, d'une manière toute particulière, sur cet important objet. Le lecteur aura plus d'une fois l'occasion de se convaincre, en lisant ce livre, que les modificateurs de l'hygiène, bien employés, bien dirigés, ont le pouvoir de modifier, chez l'individu, le tempérament, la constitution primordiale, et de les équilibrer avantageusement par la production d'une constitution organique particulière. Celle-ci, en effet, est une disposition variable que le corps acquiert sous l'influence prolongée d'un air froid ou chaud, sec ou humide de la situation du pays que l'on habite, de la nourriture que l'on a prise, etc. Or, si l'on suppose à un individu une tendance organique native vers telle ou telle affection chronique ; si cette tendance est justifiée par les circonstances menaçantes de l'hérédité, n'aura-t-on pas obtenu un beau résultat en déterminant, au moyen des circonstances hygiéniques, un état physiologique qui contraste avec la constitution native ? C'est ce qui a lieu par l'hygiène perfective : il peut se faire qu'une personne, destinée, par les lois de la naissance et de la nature, à traîner une vie languissante et souffreteuse, conjure les calamités de cet avenir. L'art peut lutter avantageusement avec les écarts de la nature, pourvu qu'il entreprenne de bonne heure ce travail de restauration et qu'il le poursuive avec persévérance. En même temps donc que l'hygiène est PERFECTIVE, elle est PRÉVENTIVE. Elle est perfective en ce sens qu'elle corrobore un organe primitivement faible ; elle est préventive, en enrayant l'explosion redoutée d'une maladie sur cet organe. La phthisie pulmonaire, cette affection désespérante, la phthisie pulmonaire, disons-nous, peut être conjurée par l'hygiène préventive, tandis que, lorsqu'elle s'est déclarée, l'art, avec toutes ses nombreuses ressources, demeure impuissant. Etmuller rapporte qu'Agerius Passa, citoyen d'Anchuse, ayant vu périr son père, sa mère et trois sœurs phthisiques, évita leur sort en voyageant continuellement. Ce fait ne prouve autre chose sinon que cet homme parvint, au moyen de modifications hygiéniques profondes et soutenues, à imprimer à sa constitution un caractère organique qui fût capable de surmonter une prédisposition terrible. Nous voyons très-souvent dans le monde de ces personnes, vouées à une mort anticipée par la plus chétive constitution, éluder, en quelque sorte, ce fatal arrêt de la nature par le soin qu'elles ont pris de s'approprier les ressources de l'hygiène : chez elles on peut dire que cela est instinctif. D'autres qu'une infériorité d'organisation et une débilité originelle semblaient devoir retenir captives dans un stérile repos, ont parcouru avec éclat des carrières utiles : elles le doivent à leur esprit de conduite.

Il est beaucoup de malades qui ne doivent pas guérir, et d'autres chez lesquels il serait même dangereux d'entreprendre les moyens de la médecine curative. Les premiers, atteints de maladies chroniques, souvent si douloureuses, ont quelquefois de longs jours à passer sur la terre. Il faut créer, pour eux, cette sorte de médecine subsidiaire dont le but est de rendre supportable un mal sans remède. Or, cet art, que Platon nommait *Boucolêsis, consolation, heureuse tromperie*, repose en entier sur l'hygiène, et constitue une de ses faces : tous les médecins savent que les applications de leur art (*ars curandi*) dans les circonstances où les théories sont muettes, où les préceptes n'apprennent rien, ne sont point les moins communes et les moins difficiles ; mais leur mission n'en est que plus belle, lorsque, disposant en maîtres des ressources que leur offrent les divers matériaux de l'hygiène, ils parviennent à imprimer, au sein d'une existence désolée par les tortures de la maladie, une sorte de *sensualité conservatrice* qui attache encore à la vie.

L'hygiène préventive ou prophylactique (Προφυλακτική) est liée, comme nous l'avons vu plus haut, à l'hygiène perfective ; mais cependant son but est distinct : il consiste à donner des règles pour préserver de se porter mal. Galien, un des princes de la science médicale, a loué, avec beaucoup de raison, les avantages de la prophylaxie dans les maladies aiguës. Un homme, dit-il, est dans un état mitoyen entre la santé et la maladie lorsqu'il a quelque indisposition qui l'affecte, sans l'obliger pourtant de quitter ses affaires et de garder le lit : un mal de tête supportable, par exemple, du dégoût, de la lassitude, de l'assoupissement, de la pesanteur, ou d'autres semblables symptômes ; mais il n'attendra pas que le mal empire, il ira aux sources, il tâchera d'aller aux principes de ces légères incommodités, avant qu'elles ne se convertissent en maladies plus sérieuses. C'est surtout au peu de facilité qu'ont les médecins pour apprécier, dans le cours de leur pratique, cet état intermédiaire entre la maladie et la santé, que tant d'affections doivent de s'aggraver.

Enfin, l'hygiène ne borne point ses soins à l'homme isolé, à l'homme considéré comme individu; plus vaste en ses attributions, elle étend sa sollicitude à la société tout entière, aux hommes considérés comme peuples. Elle prend alors le nom d'*hygiène publique* ou *politique*, et devient une véritable science sociale; la population est son *sujet* ; la santé publique est son *but*. Sous ce dernier rapport, cette science salutaire a, de nos jours, beaucoup à réparer, beaucoup à entreprendre.

L'hygiène publique se confond avec l'hygiène privée, au point de vue des faits relatifs au mariage, à la question des influences héréditaires, de la constitution organique de la famille, des modifications civilisatrices.

Si la civilisation n'était autre chose, comme on l'a définie, d'une part, que la production croissante des moyens de force et de bien-être dans la société, et de l'autre, qu'une distribution plus équitable de la force et du bien-être produits, l'hygiène n'aurait qu'à l'exalter et à la bénir. Mais il s'y trouve d'autres éléments qu'elle doit réprouver et combattre.

Il est de l'essence même de la civilisation d'agiter en tout sens le moral de l'homme, de produire, presque à l'infini, une foule de modifications énervantes, dont la réaction va surtout atteindre les générations. Les grands perfectionnements des arts, de l'industrie, développent un multitude de besoins nouveaux, de passions secondaires, de jouissances illicites qui, peu à peu, font sortir les organismes de l'état normal et physiologique. Les résultats hygiéniques généraux, fruits en quelque sorte nécessaires de la civilisation, n'ont point échappé aux grands médecins qui ont vécu à la fin du siècle dernier et au commencement de celui-ci. Beaucoup d'habitants des villes, disait Bordeu, ont perdu la plupart de leurs sens naturels ; leur vie n'est qu'une suite de symptômes d'une maladie habituelle et incurable.

Barthez remarque aussi que les maladies vaporeuses sont devenues incomparablement plus communes parmi nous, dans ces derniers temps, qu'elles ne l'étaient autrefois. La cause principale, dit cet illustre physiologiste, me paraît être que les mœurs présentes des sociétés, en Europe, empêchent les passions fortes de se montrer habituellement, comme elles faisaient dans des âges antérieurs et grossiers, et que ces passions sont aujourd'hui remplacées par un grand nombre de passions faibles, que des obstacles multipliés proportionnellement font avorter. C'est par le jeu de toutes ces petites passions que l'être moral de l'homme est continuellement froissé, rétréci, et tourmenté en tous sens; et l'habitude de ces affections morales pervertit semblablement l'état physique des forces et des fonctions du principe vital par une suite de l'influence très-étendue que l'âme a sur ce principe (1). L'accroissement des sciences et l'augmentation si considérable du nombre de ceux qui s'y livrent de nos jours, ont affaibli le corps par trop de repos, et fatigué l'esprit par une activité qui ne connaît pas de limites, et on a ainsi frayé, selon P. Franck, une voie à toute espèce de névrose.

Pinel a fait jouer un rôle très-important à la civilisation corruptrice, comme cause des maladies malignes, des fièvres graves qui déconcertent les théories de l'art. Pour approfondir, dit-il, la marche de ces fièvres, et apprendre à les voir sous toutes leurs faces, il a fallu peut-être tout l'essor qu'ont pris, parmi les nations modernes, la navigation, le commerce, les expéditions guerrières, l'abus énervant des plaisirs, l'ambition exaspérée de la fortune, des dignités, de la gloire; c'est-à-dire que l'espèce humaine a eu besoin d'être soumise à l'épreuve des passions les plus violentes, *et des situations les plus extrêmes et les plus orageuses* (2). Il est facile de concevoir que toutes ces passions, soit excitantes, soit dépressives, tendent à ébranler violemment les forces de l'agrégat vivant, à les résoudre même. Outre leurs effets immédiats sur le cerveau, elles provoquent des excès corporels qui troublent encore davantage l'harmonie physiologique des sympathies : nous reviendrons, en temps et lieu, sur cet important objet.

La civilisation, le fait n'est plus douteux, tend à abâtardir les races par le déploiement de l'industrie.

Ainsi, le dépérissement de la race humaine chez les classes labo-

(1) *Nouv. Élém. de la Science de l'homme*, t. II, p. 174.
(2) *Nosograph. philosoph.*, t. I, p. 211.

rieuses qui vivent au sein des villes, et qui sont employées par l'industrie, est constaté avec une triste évidence. Les opérations de recrutement en France prouvent que, dans les cantons industriels, la population peut fournir à peine le contingent qui lui est assigné. Le nombre des réformes y est de 2/5, tandis qu'il ne s'élève pas à plus de 2/7 dans les cantons agricoles. A Paris, on voit le nombre des réformes s'élever périodiquement suivant une forte proportion. En l'an IX, sur 3,003 jeunes gens faisant partie de la circonscription, 177 ont été réformés; en 1810, on compte 350 réformés sur 3,774 conscrits. De 1824 à 1826 inclusivement, sur 13,041 conscrits (4347 annuellement) 3,959 ont été exemptés du service. Les différentes espèces de maladies se classent ainsi qu'il suit : faiblesse de constitution, 985; défaut de taille, 889; maladies diverses, 580. Voici maintenant quelques chiffres qui prouvent que les motifs d'exemption pour cause d'infirmités se répartissent, dans les divers arrondissements, comme la mortalité, suivant le degré d'aisance qui y domine. Les réformes pour cause de faiblesse de constitution, qui ne sont que de 48 dans le premier arrondissement, sont de 120 dans le douzième. La proportion des réformes pour cause de faiblesse de constitution et de défaut de taille est de 165 et de 200 sur 1,000 réformés (1).

En 1835, le nombre des conscrits s'élevait à 5,552 jeunes gens. La moyenne de la taille entre les contingents, comparée à celle des deux années précédentes, était, pour 1836, d'un millimètre en moins; un mètre 657 au lieu de 1 mètre 658. Le nombre des exemptions pour défaut de taille, de faiblesse de constitution, est de 976 pour 1835; on compte 20 réformes de plus qu'en 1834 pour défaut de taille, et 22 de moins pour faiblesse de complexion. Si l'on compare ce résultat avec celui des années 1824, 25 et 26, on verra que la moyenne des réformes annuelles, pour ces deux causes, s'était élevée de 598 à 976 (chiffre énorme), tandis que le contingent n'avait augmenté que de 4,347 à 5,552 (2).

Ces détails ont quelque chose de saisissant. Il est donc certain que l'espèce humaine subit, dans les contrées industrieuses et policées, une déchéance organique, une dégradation physique; elle est frappée à la fois dans sa constitution, dont les forces sont diminuées, et dans les attributs qui marquent le plus sa virilité physiologique : sa taille se rapetisse. Ce fait, d'ailleurs, est imputable à un vice dans

(1) *Recherches statistiques sur la ville de Paris*, t. II, tableau 87.
(2) *Ibid.*, tableau 70.

les applications des lois générales de l'hygiène; car M. Villermé a démontré, comme l'avaient déjà fait Haller et la plupart des physiologistes, que la taille des hommes devient d'autant plus haute, que, toutes choses égales d'ailleurs, le pays est plus riche et l'aisance plus générale; que les logements, les vêtements, la nourriture, sont meilleurs; que les peines, les fatigues, les privations éprouvées dans l'enfance et la jeunesse, sont moins grandes. M. Gaimard a constaté la même chose aux îles Sandwich, où la population est divisée en deux classes, les chefs et les serfs : ceux-là, pourvus d'une bonne nourriture, sont grands et forts, tandis que les autres sont chétifs (1).

Tels sont les effets les plus généraux; voyons les effets particuliers.

Si l'hygiène possède un caractère d'universalité, si l'on peut dire que ses préceptes sont de tous les temps, de tous les lieux, il faut reconnaître également qu'elle se spécialise selon les époques où domine telle ou telle tendance, où les mœurs et les coutumes inclinent les hommes vers tel ou tel excès, vers des pratiques nuisibles à leur santé et à celle de leur descendance. De même que les saisons et ce qu'on désigne, en médecine, sous le nom de constitutions atmosphériques enfantent des maladies spéciales vis à vis desquelles l'art doit conformer sa pratique, de même ce milieu social, si peu fixe et si peu défini, que l'on nomme civilisation, amène, à des époques données, des résultats pathologiques assez généraux pour devenir l'objet d'une hygiène appropriée. Le rôle de celle-ci est d'insister d'une manière particulière sur les écarts et les dangers qui succèdent à cet état de choses. Étudions ce qui, sous ce rapport, est spécial à notre époque, ce qui ressort le mieux de l'observation des faits. De graves conséquences en découleront pour la famille, ce noyau de la population, et l'on verra qu'il est impossible de scinder l'hygiène physique de l'hygiène morale.

Le recensement de 1856 a révélé le ralentissement du progrès normal de la population depuis 1851 et le déplacement des populations rurales, qui se sont portées vers les grandes villes et principalement vers Paris. Pendant une période de cinq années, les départements de l'est, du nord-ouest et du centre ont éprouvé une perte de 800,000 âmes; ce décroissement extraordinaire de la population est dû sans doute à la succession de quatre mauvaises récoltes, aux privations qui en ont été la suite et à la débilitation des constitutions

(1) Isidore Geoffroy St-Hilaire, *Hist. gén. et part. des anomalies générales de l'organisation*. Paris, t. I, p. 194.

rendues plus accessibles aux ravages des épidémies. Aussi les décès dans ces départements ont-ils surpassé les naissances. A cette cause il faut joindre la guerre et les progrès du luxe; une distinction importante à faire relativement à cette dernière cause, à laquelle se lient étroitement les influences du roman et du théâtre, c'est qu'elle amène la corruption des populations urbaines, qui contractent de nouveaux vices inconnus aux populations rurales, chez lesquelles se remarque également cette tendance à émigrer vers les grandes villes, tendance si préjudiciable à l'agriculture. Tous ces faits, tous ces accidents de la civilisation sont liés aux mœurs, et les mœurs modernes, on ne peut le nier, sont maîtrisées par le désir immodéré du bien-être, la soif des jouissances. Voilà le cachet de la civilisation actuelle, telle est son empreinte. Lorsque la matière occupe une trop large part dans le but de nos pensées et de nos désirs, elle pousse la créature humaine à consommer outre mesure, et celui qui consomme outre mesure en jouissances qui excitent, en émotions qui dépravent, en nourriture qui surcharge, enfreint les lois constitutives de sa nature. Il paye cette faute de sa santé et de sa vie. Mais il y a plus : l'individu trop consommateur tend à appauvrir ses semblables.

Lorsque cette tendance vers la matière devient très-générale à une époque, lorsque le plus grand nombre s'ingénie à faire de soi un foyer de jouissances, le célibat doit être préféré infailliblement. Aussi la famille subit-elle une déchéance par la proportion moins élevée des mariages, le nombre plus faible des naissances, le rapport plus considérable des enfants naturels aux enfants légitimes. L'histoire dira plus tard quels sont les points de ressemblance de notre époque avec l'époque païenne, et elle les trouvera probablement dans l'ardeur insensée pour les jouissances matérielles, dans le retour de la courtisane à une sorte d'existence officielle. Mais déjà l'hygiéniste ne peut les méconnaître : Il y a dans le prodigieux accroissement des affections des centres nerveux (cerveau, moelle épinière), dans l'augmentation du nombre des suicides, de l'aliénation mentale, des cas d'affections cancéreuses, etc., quelque chose qui témoigne de l'action continue et générale de modificateurs pervertissant le système organique. Il n'y a pas, de nos jours, une publication sérieuse touchant les maladies morales, les dégénérescences physiques de l'espèce humaine, qui n'accuse hautement certains agents de notre civilisation comme les fauteurs de ces calamités (1).

(1) Voir tous les ouvrages sur le *Suicide* et l'*Aliénation mentale*, particulièrement

L'hygiène, dans ses rapports avec la civilisation actuelle, ne cessera de proclamer que l'homme, dans son intérêt sanitaire, doit en user et non en abuser; il use en appliquant tous les moyens que lui fournit le progrès moderne pour assainir les lieux et les demeures qu'il habite, pour augmenter une aisance qui lui permette de mieux s'affranchir des luttes qu'il a à soutenir avec les nécessités extérieures, pour agrandir son intelligence, embellir ses facultés morales, artistiques; il abuse en se servant des modificateurs engendrés par la civilisation, pour augmenter ses appétits sensuels, pour épanouir les surfaces de sa vie nerveuse à toutes les stimulations, à toutes les voluptés.

L'hygiène ne cessera pas de démontrer aux familles que, si elles veulent durer, elles doivent s'isoler de la tourmente, des agitations, des vices qui, aux yeux de trop de gens, constituent le grandiose de la civilisation moderne. Là où d'ordinaire les rejetons de la famille grandissent et prospèrent, là où on admire le plus une forte séve et un beau sang, c'est dans ces positions moyennes où la vertu règle les mœurs, où une raison pratique favorise et maintient l'aisance. C'est sur l'assise des bonnes mœurs que les meilleures générations se forment, c'est sur le sol de la vertu que la santé s'affermit le mieux. Au sein de cette atmosphère de tempérance et de simplicité, dans un égal éloignement des situations orageuses et des besoins factices, dans cette régularité qui ne permet jamais de faire céder le devoir au plaisir, la justice à l'intérêt, au milieu d'un travail régulier, d'une aisance qui permet les saines pratiques hygiéniques, la famille peut atteindre son plus haut degré de prospérité sanitaire. L'hygiène est une : point d'hygiène physique sans hygiène morale. Notre livre ne sera que la démonstration de ce fait. La civilisation moderne, facilitant, d'une foule de manières, le contact des diverses classes entre elles, les rend pour ainsi dire toutes solidaires. Il ne se passe pas de jour sans que l'on ne voie un artisan s'élever d'un échelon dans la hiérarchie sociale, et arriver à la classe moyenne ou bourgeoise. Celle-ci, dans l'organisation actuelle de notre société, se trouve comme un intermédiaire entre les classes pauvres et les classes plus élevées, les classes nobles; mais elle reçoit plus des premières que des secondes. Ces dernières marquent à peine comme souvenir; leur valeur numérique est à peu près nulle. Elles ont aussi porté la

ceux de M. Brierre de Boismont et du docteur Lisle; — celui de M. Morel, *sur les Dégénérescences de l'espèce humaine.*

peine de leurs infractions aux lois de l'hygiène, et ce châtiment sévissait du temps de Massillon : « Si nous approfondissions, dit ce grand orateur, l'histoire des familles ; si nous allions jusqu'à la source de leur décadence, si nous voulions fouiller dans les cendres de ces grands noms dont les titres et les biens ont passé en des mains étrangères ; si nous remontions jusqu'à celui de leurs ancêtres qui donna le premier branle à l'infortune de sa postérité, nous en trouverions l'origine dans la volupté, nous verrions les excès d'un voluptueux à la tête de cette longue suite de malheurs qui ont affligé ses descendants. Et, sans en chercher des exemples dans les temps qui nous ont précédés, combien de grands noms, tombés presque dans l'oubli, expient aujourd'hui à nos yeux les égarements de ce vice ? Combien de maisons à demi éteintes voient tous les jours finir, dans les débauches et dans la santé ruinée d'un emporté, toute l'espérance de leur postérité, et toute la gloire des titres qu'une longue suite de siècles avait amassés sur leur tête, et qui avaient coûté tant de sang et de travaux à la vertu de leurs ancêtres. »

Il n'y a dans ces paroles aucune déclamation, la science pure confirme leur justesse, en même temps qu'elle fournit la plus sévère leçon aux familles en général qui cèdent moins aux devoirs qu'aux jouissances. Si, d'après M. Benoiston de Château-Neuf, une éducation mâle, énergique, développe les forces et les augmente, c'est aux mœurs qu'il appartient ensuite de les conserver. La morale et la médecine, nobles sciences à qui l'homme devrait la sagesse et de longs jours s'il négligeait moins leurs conseils, ont depuis longtemps placé le dépérissement des hautes classes dans le dépérissement des mœurs. C'est qu'elles savent mieux que toute autre les maux que préparent à l'âge mûr une enfance débile et une jeunesse énervée, les misères de cette vie de luxe et de jouissances sans mesure qui fait moins d'heureux que de victimes, et qu'appelées plus que toute autre à les voir de près, elles en connaissent mieux le nombre et s'effrayent à le compter (1). Ces vues doivent nous suffire pour le moment.

Nous avons vu précédemment que le *but* de l'hygiène était *la santé*. Mais, pour parvenir à bien le démontrer, elle est obligée de suivre un plan complexe ; il faut qu'elle étudie d'abord l'homme, qui est son *sujet*, dans toutes les circonstances modificatives qui lui sont propres,

(1) *De la durée des familles nobles de France et des causes de leur dépérissement.*

telles que les sexes, les âges, les constitutions, les tempéraments. Elle est, en effet, obligée de subordonner ses préceptes à chacune de ces circonstances particulières ; c'est sur ce terrain qu'elle doit mettre en œuvre ses moyens d'action. Ceux-ci, qu'on nomme justement ses matériaux, ou *matière de l'hygiène*, comprennent toutes les circonstances extérieures à l'homme, celles qui appartiennent au monde physique et celles qui appartiennent au monde moral ; les premières constituent les *agents* ou *modificateurs physiques* ; les secondes constituent les *agents* ou *modificateurs moraux*. Quoique les premiers, tels que l'air atmosphérique, les aliments, les climats, les saisons, etc., impressionnent l'être humain d'une manière plus grossière, si nous pouvons nous exprimer ainsi, les seconds n'ont pas moins d'intensité, quoique agissant d'une manière latente. C'est ainsi que les passions, les mille petites circonstances qui naissent de l'état social, les religions enfin modifient puissamment, soit en bien, soit en mal, l'état organique. Et si l'on veut bien y réfléchir, l'on verra qu'il n'est aucun fait, si minime qu'il paraisse, dans le plan général de la vie humaine, qui ne puisse rentrer dans les attributions de l'hygiène, dont celle-ci ne puisse, à la rigueur, préciser les avantages ou déterminer les inconvénients.

CHAPITRE II.

De la santé considérée comme but final de l'hygiène. — Des différences de la santé; santé délicate, idéale ; des sept règles de la santé. — Abus de l'hygiène par rapport à la santé. — Des maladies qu'il est dangereux de guérir.

A. *De la santé en général.*

De tous les biens de ce monde périssable, la santé est le premier de tous. La santé est le principe de toute jouissance, de toute activité ; elle donne une libre carrière aux facultés du corps ; elle étend et fortifie les ressources de l'esprit. Un pauvre qui est sain et qui a des forces, est-il dit dans les livres sacrés, vaut mieux qu'un riche languissant et affligé de maladies... Un corps qui a de la vigueur vaut mieux que des biens immenses. Il n'est pas nécessaire de nous étendre davantage sur ce point ; ces paroles suffisent, et tout le monde est convaincu des vérités qu'elles expriment. Il serait également oiseux de présenter des considérations vulgaires touchant les rapports qui existent entre le bien-être organique que donne la santé et la douce quiétude, l'heureuse placidité des qualités morales. Celles-ci se reflètent dans le tempérament et dans l'état sanitaire ; l'exemple du cardinal de Richelieu est le plus propre à faire apprécier cette vérité. Il avait à peine dépassé cinquante ans qu'il commençait à ressentir toutes les souffrances d'une vieillesse impotente. Alors ses instincts, naturellement sévères, prirent un caractère farouche, et ses rigueurs devinrent inexorables. De cette dernière période de la vie du cardinal, datent tous les actes de cruauté gratuite qui pèsent, avec justice, sur sa mémoire. Si Richelieu ne peut dompter le mal qui l'aigrit et le consume, il veut du moins que tout fléchisse sous l'ascendant de son indomptable volonté.

Il paraît également certain que le plus grand homme des temps modernes vit chanceler son génie à mesure que sa santé déclinait. L'affaiblissement de son organisme l'assaillit de tristes pressentiments ; une grande inquiétude le préoccupait : c'était la pensée de cette même mort qu'il semblait braver, il sentait ses forces s'affaiblir, et craignait qu'après lui l'empire français, le grand trophée de tant de travaux et de victoires, ne fût démembré. « Il fut emporté par un élan en quelque sorte morbide et vertigineux dans ces malheureuses guerres qui préparèrent sa ruine, et une humeur âcre, disait-il lui-même, répandue dans son sang, et qu'il accusait de son irascibilité, le dévorait (1). »

La santé, dit Tourtelle, est cet état du corps vivant dans lequel les fonctions propres à chaque individu s'exercent constamment avec aisance, avec un sentiment de bien-être, et dans l'ordre le plus convenable à l'âge et au sexe (2). C'est une succession régulière et bien ordonnée des fonctions ; c'est un équilibre à peu près juste des parties qui doivent entrer dans une partie organisée, en se balançant par des pouvoirs et des forces réciproques. Le résultat de la santé, c'est l'harmonie dans les facultés, l'ensemble dans les produits, la régularité dans les opérations organiques. La santé suppose toujours la vie, mais la vie ne suppose pas toujours la santé. Celle-ci consiste, en grande partie, dans une circulation tranquille, égale, tant du sang que des autres humeurs. Ce rhythme calme et harmonique dans le plus grand et le plus essentiel des actes de la vie,

(1) M. le comte de Ségur, *Histoire de Napoléon et de la Grande Armée*, liv. II, chap. III.

(2) *Élém. d'Hygiène*, 3e édit., t. I, p. 34.

suppose, dans les parties solides, un degré de force et d'élasticité convenable, et dans les fluides, la consistance et la quantité requises. Voici les principaux caractères de la santé :

1° Une conformation régulière des parties du corps, celles-ci étant en harmonie avec le tempérament, l'âge et le sexe. Nous verrons dans la suite combien il est important qu'il existe entre la conformation des organes et le tempérament un accord tel que l'une convienne absolument à l'autre ;

2° La succession calme et régulière des mouvements vitaux ;

3° Un rapport parfait entre les produits sécrétés et les excrétions ;

4° Un sommeil tranquille et réparateur ;

5° La réparation complète des forces épuisées par l'exercice. Cette dernière condition est d'une importance majeure, puisqu'elle est fondée sur la somme de réaction vitale de l'individu ;

6° L'usage intégral des sens, soit externes, soit internes.

La santé, du reste, admet autant de variétés que la vie, ou, pour mieux dire, chaque individu a la sienne propre ; et ceux que nous estimons être parvenus à son plus haut point, ne laissent pas de différer entre eux sous ce rapport. Ces différences, soit qu'elles naissent de la qualité du sang, soit qu'elles résultent de l'état du ton et des autres forces vitales, nous expliquent pourquoi un même stimulus qui agit sur eux les affecte si diversement ; de là naît ce qu'on appelle *idiosyncrasie*, manière d'être propre à chaque sujet.

Fernel, le plus grand médecin de la renaissance, admet que l'état fixe du corps, *corporis constitutio*, peut passer par trois états divers : l'*état sain*, l'*état neutre* et l'*état morbide*. Ce sont les circonstances les plus communes dans le cours de la vie ; la santé la plus parfaite, *integerrima sanitas*, et la mort sont les deux points extrêmes de chacun de ces états. Le même auteur divise la santé en plusieurs degrés : *optima sanitas, bona sanitas, sanitas levis et parùm firma* ; l'état neutre, *neutra constitutio*, a tantôt une plus grande affinité soit avec la santé, soit avec la maladie. Cette manière de voir nous paraît conforme avec la nature (1).

B. *Santé délicate.*

On a écrit des volumes d'apologie de la santé délicate ; il est certain qu'en mettant à part tout ce qu'il y a d'exagéré dans le déve-

(1) Op. om. 1556. *De Morbi naturâ*, p. 197.

loppement de thèses semblables, en rejetant tout ce que l'imagination des auteurs s'est plu à répandre dans ces écrits, il y a du vrai dans cette opinion. Il est d'observation populaire que, généralement parlant, les maladies sont, pour les personnes qui ont joui pendant longtemps d'une santé ferme et bien assurée, des accidents plus graves et qui s'accompagnent de dangers plus grands ; tandis que les personnes faibles et d'une santé délicate, et qui sont plus souvent malades, *conçoivent plus nettement les affections*, selon les expressions des vitalistes, de Grimaud en particulier, et les déploient avec plus de sécurité, parce qu'elles y apportent plus de régularité, plus de fermeté, plus de constance. En sorte qu'il en est de ceci comme de tous les autres actes de la vie ; car, comme chacun de ces actes dépend d'idées tracées dans la nature vivante, ces idées semblent se renforcer, et les actes qui en émanent deviennent d'une exécution plus sûre et plus facile, à mesure que la nature revient plus souvent sur ces idées, et qu'elle s'applique plus fréquemment, plus assidûment à les exprimer, à les réaliser. Nous verrons plus loin qu'une des lois les plus importantes de l'économie vivante, à laquelle l'utilité de l'hygiène est en partie subordonnée, consiste dans l'aptitude qu'a le principe vital à répéter les mêmes actes. On peut dire aussi de lui : *Vires acquirit eundo* ; l'aptitude à vivre est en quelque sorte une acquisition propre de l'organisme. Plus celui-ci franchit d'espace dans le cours de la vie, plus il se crée de droits pour en franchir d'autres ; le jour le plus mortel est le premier jour de la vie, a dit heureusement Sauvages. La grande raison de l'extrême mortalité des enfants, c'est que leur organisme n'a pas encore appris à vivre.

L'histoire compte un nombre assez considérable d'hommes illustres qui, avec une organisation frêle et délicate, une complexion débile, ont pu cependant accomplir leurs grandes destinées. On peut citer, entre autres, Cicéron, qui était d'une complexion très-faible ; mais nous devons ajouter, et cela à l'honneur des pratiques hygiéniques, qu'il avait fortifié tellement cette constitution native, par la tempérance, qu'il l'avait rendue capable de toutes les fatigues d'une vie laborieuse et de la plus constante application à l'étude. Ce grand homme usait des bains et des frictions, et n'oubliait jamais de prendre, chaque jour, dans son jardin, l'exercice de la promenade (1). Plotin, célèbre philosophe platonicien, au rapport de Por-

(1) Voir sa *Vie*, par Midleton.

phyre, son biographe, était valétudinaire ; saint Basile le Grand contracta, par la mauvaise santé qui lui était habituelle, un goût très-prononcé pour l'art médical ; Érasme avait un corps aux formes grêles et tendres, une complexion maladive qui souffrait du moindre changement de température ; Fernel, archiâtre du roi Henri II, un des plus illustres médecins français, passa une grande partie de sa vie dans la souffrance et dans la mélancolie ; Descartes accuse à diverses reprises, dans ses écrits, la faiblesse native de sa constitution, et prétend que la culture des sentiments nobles et délicats n'a pas peu contribué à l'affermir. Pascal, Boileau, J. J. Rousseau, Thomas, furent toujours aux prises avec les infirmités. Comment expliquer de semblables anomalies? Faut-il penser avec Sœmmering, un des plus grands anatomistes, que la culture des facultés intellectuelles augmente la vitalité des organes ainsi que leur résistance? J'ai constamment observé, dit-il, qu'un ardent désir d'apprendre communiquait à tout le système un degré étonnant d'activité; et que le tempérament paraissait recevoir une nouvelle vie de chaque acquisition de connaissance (1). Il n'est pas douteux qu'en se plaçant, dans l'étude de l'homme, au point de vue d'une de ses fins, qui est *d'apprendre*, de *savoir*, *scire*, un pareil phénomène s'explique tout naturellement. En général, comme nous espérons le prouver surabondamment par la suite, tous les modificateurs moraux qui agissent dans le sens de la destinée absolue de l'individu sont favorables à la santé : il n'y a que l'excès qu'on pourrait en faire qui pût être pernicieux. L'exercice habituel des hautes facultés, a dit un profond contemplateur de la nature humaine, et de tous les sentiments ineffables qui s'y lient, peuvent remplir tous les vides de l'existence ; il amoindrit la part de la mort, et fait participer l'organisme à la vie, à la jeunesse éternelle de l'âme (2). Peut-être expliquerait-on ainsi les divers exemples de longévité parmi ces hommes d'élite qui vécurent surtout de cette vie intellectuelle et morale. Au contraire, l'inertie, la langueur et la passivité de l'âme doivent laisser la vie organique plus exposée à toutes les causes extérieures ou intérieures qui l'altèrent, la minent et la conduisent plus rapidement à la mort.

C'est d'après les mêmes principes que l'on est moins étonné de rencontrer si souvent une prédominance de grandeur morale associée en quelque sorte à une infériorité d'organisation. Aristote, cet

(1) Willich. — *Art de prolonger la vie humaine*, trad. d'Itard ; 2 vol. — 1805.
(2) Maine de Biran. *Rapports du physique et du moral*, *p.* 145. *Paris*, 1834.

homme encyclopédique, était bègue ; il avait les membres inférieurs très-grêles et était passablement laid (1). Tout le monde se représente Ésope de spirituelle mémoire ; Horace et le Dante étaient fort petits, de sorte qu'on a pu dire d'eux, que la nature, en les formant, prodigua l'esprit et économisa la matière ; Pope, un des plus grands poëtes et un des plus beaux génies qu'ait eus l'Angleterre, était bossu et très-dégoûtant de sa personne. Il semble qu'Homère ait eu conscience de cette sorte de loi organique en donnant à son Ulysse, doué de toutes les qualités de l'esprit, un petit corps, *forma mentis æterna*. Pline, le naturaliste, dit que la nature a plus d'énergie lorsque la sphère de son activité est plus bornée ; et que ce que les animaux d'une grande masse gagnent en force, ils le perdent en agilité et en finesse : *Nusquàm magis quàm in minimis tota est natura* (2).

C. *Santé idéale ou parfaite.*

Il y a bien longtemps que les anciens philosophes et les médecins ont essayé de trouver le moyen de fixer et d'entretenir, parmi les hommes, un bien aussi précieux et aussi fugitif qu'est la santé. Depuis les rêveries théurgiques des prêtres grecs et égyptiens jusqu'aux extravagantes utopies de Vanhelmont, de Cardan et de Paracelse, il y a eu toujours quelques esprits aventureux qui se sont mis en marche, afin de découvrir la merveilleuse pierre philosophale qui devait arrêter les ravages du temps dans les organismes, et entretenir ceux-ci au sein d'une jeune et immuable félicité. De nos jours, il n'est ni dans la raison ni dans la science de se bercer de ces douces chimères : tout ce qui est organisé tend à la mort. Il y a dans le grand tout de la nature, comme dit Gœthe, une force de consomption cachée qui ne forme rien qui ne se détruise, et cette destruction n'interrompt jamais son œuvre ; chaque seconde lui sert à épuiser la séve qui circule dans les tissus du monde organique, à leur enlever de leurs forces vivantes. Mais, si l'humanité ne peut éviter la destruction, si elle demeure attristée par la perspective plus ou moins rapprochée d'un cercueil, elle peut aussi ajourner, à l'aide d'un régime physiologique et d'un régime moral, sa consommation finale ; elle peut, à la faveur de saines pratiques hygiéniques, donner à ses organes tout leur développement, toute leur puissance, entrete-

(1) Voy. *Aristot. Vita*, a Diogene Laërt., et les *Commentaires* de Casaubon.

(2) *Hist. nat.*, lib. II, ch. 2.

nir leur jeu, jusqu'à l'heure où la nécessité physiologique de mourir s'impose à toute créature existante.

Bordeu, ce profond et ingénieux médecin, l'a dit avec raison : la santé est une modification de la vie sujette à varier même dans un sujet déterminé. Comme elle n'est point constante et uniforme, il n'en est pas non plus de parfaite, c'est-à-dire qu'il n'existe pas un état parfait des parties et de leurs mouvements. Cet état se conçoit seulement, comme l'on conçoit le mouvement perpétuel, ou la matière première en physique, le point sans étendue en mathématique ; d'où vient qu'on peut le regarder comme l'objet idéal de la médecine.

A l'exemple de Frédéric Hoffmann, on peut réduire à sept règles pratiques l'hygiène préventive. Nous les énumérerons ici avec d'autant plus d'opportunité, que les commentaires que nous donnerons dans la suite se rattacheront surtout au développement de ces maximes d'une éternelle sagesse, léguées par la médecine hippocratique.

D. *Des sept règles de la santé.*

1° *Fuir l'excès en tout ; il est l'ennemi de l'organisme.* Ce précepte n'est que l'extension de celui du père de la médecine, Hippocrate, qui a dit dans ses aphorismes : Le beaucoup est ennemi de la nature, *omne si quid multùm naturæ inimicum.* Tout ce qui est excessif a pour effet d'accélérer les mouvements de l'organisation, de jeter le trouble dans l'économie. Cependant, il faudrait bien se garder de prendre ce précepte à la lettre, ou de lui donner une interprétation absolue, et par conséquent vicieuse. Il ne doit s'entendre que des modificateurs dont l'homme dispose à son gré, tels que la nourriture, les exercices, les passions de l'âme, etc. Jamais on ne pourra faire abus, par exemple, d'un bon air, d'un bon climat, de la lumière, agents qui sont bons d'une manière absolue ; tandis que ceux qui sont soumis à la disposition de la créature humaine ne sont bons que d'une manière relative, c'est-à-dire en tant qu'elle en fait un usage modéré.

2° *Ne point interrompre brusquement une vieille habitude, car l'habitude est une seconde nature.* Nous aurons plus loin l'occasion de constater l'existence d'une loi physiologique, par laquelle le système des forces contracte, sous l'influence d'actes réitérés, un état de fixité qui rend funeste tout changement rapide dans sa manière d'être modifié. Cette loi est tellement puissante, que l'organisme peut être frappé d'une atteinte mortelle par les modificateurs hygiéniques bons d'une manière absolue, si leur influence vient à dominer brusquement celle d'agents radicalement mauvais. On a vu des prisonniers respirer impunément, pendant de longues années, l'air infect des cachots, et tomber gravement malades aussitôt que leur délivrance leur avait permis de respirer un air pur. Hoffmann a souvent remarqué que les paysans Westphaliens, accoutumés à se nourrir d'aliments grossiers, d'un pain fait avec une farine d'orge, de mauvaise qualité, chargée de matières grossières hétérogènes, tombaient malades dès qu'on leur donnait une nourriture plus délicate.

3° *Vivre dans le contentement du cœur et le calme de l'esprit.* L'homme qui veut jouir des bienfaits de la santé doit nécessairement arranger sa vie de manière à n'être troublé ni par les remords corrosifs, ni par les mouvements orageux de l'ambition. L'hygiène morale est là tout entière : nous lui donnerons toute l'attention qu'elle mérite.

4° *Respirer habituellement un air pur, vivre dans un climat tempéré.* De tous les agents physiques, l'aération est le plus puissant. Hippocrate à remarqué que l'influence de l'air est telle, que l'homme peut se passer de tout le reste, vivre pendant deux ou trois jours, ou même davantage, sans manger ni boire, tandis qu'il meurt promptement dès que les voies de l'air sont interrompues, tant le souffle a de pouvoir sur l'économie animale (1). La salubrité de l'air est le modificateur qui agit le plus puissamment sur la constitution physiologique du sang, et par conséquent sur la nutrition. L'aération vicieuse, imparfaite, est la mère des maladies chroniques, de la perversion des humeurs (dyscrasies), qui déciment les classes populaires dans les grandes villes.

5° *Faire un usage à peu près constant d'aliments simples et appropriés à la constitution du corps.* Comme nous le verrons dans la suite, la bonne règle de l'alimentation est de faire usage d'aliments simples et variés.

6° *Entretenir constamment une juste proportion entre la quantité d'aliments qu'on consomme journellement et les exercices du corps.*

Ce précepte fournit un enseignement dont la valeur est peut-être moins bien sentie, généralement, que celle des règles précédentes, mais il est pourtant d'une importance majeure. C'est encore Hippocrate qui nous a fourni ce sage conseil. La nourriture et le travail,

(1) *De flat.*, sect. 6.

dit cet homme étonnant, exercent chacun des forces opposées, qui doivent agir à leur tour, et qui concourent également à faire la bonne santé. Le travail est destiné à consommer le superflu ; les aliments et la boisson, à remplacer les pertes continuelles. Il faut qu'il y ait un antagonisme entre les mouvements assimilateurs et ceux de décomposition ; sans cela, des produits anciens, surabondants, séjourneront dans la profondeur des tissus. Le système sanguin reçoit une trop grande quantité de sucs, la pléthore se forme, si les pertes occasionnées par l'exercice ne contrebalancent pas l'excès de nutrition. Galien a bien senti cette vérité en disant : l'exercice fait l'effet des purgations qui chassent des profondeurs de l'organisme, les humeurs anciennes. *Si homines tempore debito exercitio ac labore uterentur, carere possent multis medicis et medicamentis :* Si les hommes étaient assez sages pour consacrer au travail et aux exercices le temps qui leur est dû, ils auraient moins souvent recours aux médicaments et aux médecins. Ces paroles sont de Sanctorius, qui a pris à tâche, pendant trente années de sa vie, de soumettre à la rigueur expérimentale les principaux axiomes de la diététique d'Hippocrate.

7° *Fuir les médicaments et les médecins.* Ceci peut paraître, au premier abord, un paradoxe étrange, et c'est cependant une vérité douloureuse. Ce précepte s'applique, d'une part, à ces personnes inquiètes qui, non contentes de jouir d'un état de santé moyen, le plus fréquent de nos jours, d'un état compatible avec l'exercice de toutes les fonctions, s'épuisent à rechercher une santé idéale, et croient y parvenir en faisant abus des médicaments ; de l'autre, il s'applique à ces médecins sans âme et sans lumières, qui exploitent honteusement ces tristes préjugés de leurs clients, et dégradent ainsi des organisations vivaces. L'homme valétudinaire qui ne croit pas à l'hygiène hâte sa propre ruine ; le médecin qui ne respecte pas les forces vives de l'économie, qui ne les voit pas comme une parcelle de cette providence universelle qui dirige l'univers par des lois fixes de conservation, est un des plus grands fléaux.

Il est un grand nombre de petites indispositions dont il faut savoir respecter l'existence ; il est des santés délicates qui se métamorphosent bien vite en santés délabrées, lorsqu'une main imprudente administre des substances actives dont l'énergie bouleverse les rapports normaux des différentes parties du corps. Bien des victimes en ont fait la triste expérience ; bien des personnes ont échangé contre une santé frêle, à la vérité, mais qui leur promettait de longs jours et quelques jouissances, des maladies chroniques avec tout leur cortége de douleurs. En serait-il donc des biens de la santé comme de ceux de la fortune? Ce désir d'augmenter la somme de son bien-être corporel, compromettrait-il donc le tout, de même que l'on voit si souvent la cupidité aventureuse risquer une honorable aisance contre une augmentation de richesses chimériques? Dans ces deux cas, il faudrait conclure que l'*aurea mediocritas* est ce qu'il y a de plus assuré. Qu'on le sache donc bien, il ne dépend pas de l'art de réduire à l'égalité toutes les différences que la nature a établies dans la santé, et c'est plutôt par un régime convenable, que par les médicaments, que les personnes d'un tempérament faible peuvent l'affermir. Mais nous ne voudrions pas non plus qu'un asservissement exagéré à ce précepte les exposât à tomber dans un excès contraire à celui qu'il leur commande d'éviter, c'est-à-dire à s'isoler complétement des lumières de la médecine dans toutes les circonstances de leur vie. Encore une fois, ces personnes ne peuvent être juges dans leur propre cause; c'est à un médecin éclairé à trancher la question, à leur dire si l'indisposition dont elles s'inquiètent réclame les secours puissants de la thérapeutique, ou si elle devra s'évanouir sous l'influence pure et simple d'une bienfaisante hygiène. Si l'on suit une marche contraire, on s'expose, comme il arrive trop souvent, à confondre une indisposition bénigne, sans suites fâcheuses, avec une *imminence morbide*, c'est-à-dire avec les prodrômes d'une maladie redoutable qui se prépare sourdement dans le sein de l'organisme. Le seul médecin peut dire: Vous, demeurez avec cette constitution délicate, avec cette santé capricieuse, mais qui vous conduira aussi sûrement, plus sûrement peut-être, qu'une organisation luxuriante de force et de vie, aux limites naturelles de l'existence; craignez les hasards dangereux auxquels vous soumettrait une médication intempestive; que l'hygiène soit votre seul guide! — Vous, au contraire, qui paraissez en pleine sécurité, vous, que ce malaise imperceptible ne trouble point, redoutez l'avenir; conjurez, par les moyens de la médecine active, l'action d'un mal qui couve dans vos entrailles; allez à la rencontre de ses fatales *préméditations* (1)!

Souvent on a dit: L'avenir est le présent bien vu. Jamais prin-

(1) Nous verrons, plus loin, qu'au point de vue de la doctrine DU VITALISME, doctrine qui est la plus large expression des faits, cette expression est parfaitement exacte, quoique appliquée, ici, à un ordre autre que l'*ordre moral*. La maladie n'é-

cipe et ses conséquences ne furent plus justes pour ce qui concerne la santé. Tel homme a succombé, dit très-bien Réveillé Parise, qui eût certainement prolongé son existence, si, s'examinant bien dans le présent, il avait vu dans l'avenir le contingent, le possible, en un mot ce qui est parfois d'une probabilité si marquée qu'elle tombe à l'évidence. Souvent encore il arrive que, sans qu'il se manifeste de graves accidents, sans que le mal soit actif et puissant, on tombe dans un état qui n'est ni la maladie ni l'état normal. Comme le désordre n'est encore qu'à son début, il n'y a aucune maladie caractérisée, mais il manque une certaine plénitude de force et d'harmonie; il n'y a plus le paisible et ravissant bien-être qu'on appelle la santé. C'est à ces moments qu'il est urgent d'appeler l'hygiène à son aide, de se maintenir dans cette modération conservatrice qui calme et répare. Des exemples fréquents de nos jours feront mieux saisir ce point intermédiaire entre la santé et la maladie, cette transition où l'hygiène peut être une sauve-garde. Il est certains prodrômes qui n'ont aucune valeur aux yeux du vulgaire ; ils affectent si peu les grandes fonctions, altèrent si peu les forces, que l'homme au sein duquel ils se produisent n'y apporte qu'une minime attention. Il agit, n'éprouve point de vives souffrances, et demeure dans une pleine sécurité. Néanmoins de redoutables signes avant-coureurs attestent que son économie est directement menacée, qu'il est entré une épine dans la profondeur de la moelle, qu'un travail occulte et désorganisateur s'y prépare : le mal couve, on peut encore le circonscrire, sinon l'éteindre. Mais pour cela il faut comprendre et il faut vouloir. L'expérience nous a convaincu que le plus souvent les affections graves qui frappent les organes centraux de l'innervation ont une période d'invasion sourde, où, comme nous l'avons dit ailleurs, les signes sont des diminutifs de symptômes qui constitueront plus tard le degré le plus avancé de la maladie, où l'explosion d'une apoplexie cérébrale, d'un ramollissement, etc., est précédée d'indices remplis d'anomalies, d'incohérence, tirés des gestes, de l'attitude des malades, de leur physionomie, de leurs mouvements passionnels. (1) Tout cela n'inquiète guère ni les personnes compromises, ni les membres de la famille ; on a l'habi-

tant, en effet, qu'une modification de la vie, il est possible, et cela a lieu, que les maladies existent en puissance longtemps avant de se manifester, comme la vie peut aussi exister pendant longtemps sans produire aucun signe de son existence.

(1) Voir notre Mémoire intitulé : *Études sur les prodrômes des affections graves*

tude d'y voir plutôt un malaise passager, un défaut d'équilibre, que la réaction propre à la santé finira par restituer, qu'une atteinte véritable à l'essence même de l'innervation. L'hygiéniste ne peut voir ainsi. Si, dans ces circonstances, on n'a point le courage de s'arracher aux modificateurs sociaux et passionnels qui surexcitent et tourmentent l'organisme ; si l'on n'a point la force de se retremper dans une hygiène stricte, rationnelle, c'en est fait : l'explosion aura lieu, et la fatale désorganisation suivra son cours. Tel père de famille n'a pas su se retirer à temps du tourbillon des affaires et a succombé avant l'heure ; tel n'a point achevé sa course, faute d'un moment d'arrêt suffisant pour réparer les pertes journalières d'influx nerveux, véritable capital de toute vie et de toute activité. De là ces affections consomptives (diabète, myélite, etc.) qui, de nos jours, semblent se multiplier parmi les personnages qui sont le plus exposés à la tourmente de la civilisation moderne. Nous avons eu le bonheur, dans quelques cas, lorsque nous avons pu exercer assez d'ascendant sur l'esprit des malades en leur imposant un régime physique et moral strictement suivi, de reculer presque indéfiniment le terme fatal d'une affection qui, livrée à elle-même, ne pardonne point. La catastrophe a été presque toujours devancée chez ceux qui n'ont point suivi la voie de l'hygiène, voie qui leur était indispensablement tracée.

E. *Maladies qu'il est dangereux de guérir.*

Ici nous arrivons à un point délicat d'hygiène que l'on pourrait désigner ainsi : « L'art de composer avec ses infirmités ou avec ses maladies. » Les partisans, trop nombreux de nos jours, de la médecine à outrance, malades et médecins, trouveront ces paroles dures, *durus est hic sermo*. Rien cependant n'est plus vrai. Il faut apprendre à respecter des maladies que l'on pourrait guérir, mais que l'on ne doit point guérir, et cela pour l'avantage du patient. Il y a des maladies qu'on doit considérer comme un *bien respectif*, selon l'expression de Sauvages, en tant qu'elles guérissent ou qu'elles préviennent d'autres maladies plus dangereuses, quoiqu'elles soient un *mal* considérées en elles-mêmes. C'est la clinique médicale qui vous fait puiser cette sûre appréciation des mouvements secrets et délicats de

du cerveau considérés sous le rapport clinique, physiologique et médico-légal. (*Gazette médicale de Paris*, 1851.)

l'organisme qui ont pour but d'amener des changements morbifiques, en produisant un mal moindre succédant à un pire. Ici, comme dans le cas de maladies incurables compatibles avec l'existence, notre mission a pour but de donner au malade une direction utile, de substituer l'hygiène à la thérapeutique. C'était là en quoi consistait l'art consommé de Fontenelle, et il en tira grand parti ; aussi écrit-il au professeur Vernet, de Genève : « Je suis beaucoup mieux qu'il ne m'appartiendrait vu mon grand âge, et il me fait grâce de plusieurs infirmités dont il pouvait me charger : je n'en ai que d'assez légères dont je lui suis bien obligé. » — Un ulcère tari mal à propos, une dartre supprimée, une fluxion éteinte, peuvent, en rompant l'équilibre d'une santé passable, jeter l'organisme dans les hasards les plus désastreux. Nous avons vu l'affection cancéreuse suivre la disparition de névralgies que l'on avait trop énergiquement combattues, la folie succéder à la guérison d'une légère couperose chez une jeune dame que cette infirmité désolait. En règle générale, on doit respecter toute indisposition, toute infirmité, toute jetée humorale, comme disaient les anciens, qui par l'habitude est devenue une fonction nouvelle au sein de l'économie ; on ne peut mieux les comparer qu'à des paratonnerres, qui, dans l'ordre physique, tiennent en échec une explosion redoutable. Ce n'est point un des préjugés les moins funestes à la dignité et à l'utilité de l'art médical, que cette opinion du vulgaire qui juge d'un œil défavorable l'abstention raisonnée du praticien dans certaines maladies. On dirait que la médecine ne doive signaler ses actes que par la violence et l'impétuosité, que la lutte corps à corps soit toujours sa condition ! mais il n'en est rien pour celui qui voit savamment les choses : la médecine, pour lui, est l'art de protéger la vie, d'y entretenir le calme et l'harmonie. — L'hygiène a aussi son abus.

Les anciens l'ont dit avec raison : vivre médicalement, c'est vivre très-mal, *medice vivere est pessime vivere*. L'hygiène, qui proscrit l'abus des remèdes pris sans nécessité, condamne aussi les propres abus que trop de personnes idolâtres de leur santé font de ses préceptes. S'il est funeste d'ingérer des drogues, qui, sous le prétexte de prévenir un mal imaginaire, usent et dénaturent l'impressionnabilité organique, il est également dangereux d'abuser de la meilleure des choses, de l'hygiène.

Ce n'est pas vivre hygiéniquement, en effet, que d'user de trop de précautions pour éviter les intempéries, que de s'astreindre à un régime trop scrupuleux et trop uniforme, que de fuir l'idée même d'un changement dans des habitudes dites hygiéniques, bonnes en soi, mais absurdes quand on les pousse jusqu'à leurs dernières conséquences. Vous en rencontrez beaucoup de ces martyrs de l'hygiène prise à la lettre, mais non selon l'esprit, qui vivent dans une contrainte continuelle, qui s'imposent de véritables privations, sans que leur santé en vaille mieux. Pour eux, l'idée de boire un peu de vin généreux qui ranimerait leur organisme, est une idée de suicide : ils poussent à l'extrême leur vie d'anachorète. D'autres, et ils appartiennent à l'humanité opulente, tombent dans l'abus des précautions infinies, des raffinements ridicules, et, par une pente insensible, arrivent à cette faiblesse de tempérament, de susceptibilité nerveuse, triste apanage de la richesse. La bonne médecine, comme la vraie philosophie, n'interdit que les jouissances qui amènent les regrets; elle conseille la modération et veut même que l'on soit sobre avec sobriété. Ce dernier point, qui le croirait? n'est pas toujours observé; il est des hommes âgés qui, par la crainte de la mort ou par bizarrerie de système, s'infligent un régime par trop cénobitique ou d'une manifeste étrangeté. Joubert cite l'exemple d'un M. de Chazal dont les préjugés étaient sur ce point fort enracinés. « Ce M. de Chazal, dit-il, est un vieillard de soixante-seize ans, gai, spirituel, et médecin bénévole de tout le genre humain. Il a vécu moribond depuis l'âge de vingt ans jusqu'à celui de soixante, étudiant la médecine tous les jours de sa vie, et cherchant à se rendre anatomiste consommé. Il prétend que, pour vivre longtemps et se donner le temps de guérir, il ne s'agit que d'une chose, de *se tenir en appétit*; il n'y a qu'un moyen infaillible, qui est de *ne pas manger*. Une cuillerée à café de miel dans un verre d'eau, tous les matins, avec une rôtie de pain bien grillé, lui paraît un régime excellent. Un peu de vin de Bordeaux, pris à jeun avec du sirop de violette, est mis par lui au premier rang et à côté de la cuillerée de miel. Il est surtout important, selon lui, quand on a les maladies qu'il appelle vaporeuses, de dire à son imagination dès les premières bouffées : *Tu es une menteuse*, et de croire toujours qu'on souffre moins qu'elle ne le prétend (1). »

L'hygiène n'enseigne pas cela : elle a pour but fondamental d'augmenter *la force de résistance vitale* de la nature humaine, et non de l'énerver par des pratiques de délicatesse et des soins minutieux. L'homme doit s'attendre à une foule d'événements, à des mutations

(1) Joubert, *Pensées, essais et maximes*, t. II, p. 299.

perpétuelles, tant de l'ordre moral que de l'ordre physique ; il est bon qu'il s'y présente tout préparé. Destiné à réagir, il faut qu'il augmente les sources de ses réactions ; et ce n'est pas sans raison qu'Hippocrate a avancé que les excès modérés ne sont pas inutiles pour exciter les forces de la nature. Mais, comme si la pauvre humanité ne pouvait éviter un excès que pour tomber dans un autre, il arrive encore que l'on fortifie démesurément, c'est-à-dire au préjudice d'autres facultés, une constitution, et qu'on l'amène insensiblement à l'état *de constitution athlétique,* où l'homme ne manifestera que des passions d'une énergique rudesse, où les sentiments délicats de l'âme seront étouffés par l'ampleur de la charpente, la richesse du sang. Il ne s'agit pas, disait très-bien Galien, de faire de l'homme une bête féroce, de l'endurcir et de l'armer contre toutes les causes de destruction : Il faut surtout lui conserver cette mollesse, cette flexibilité d'organes que la nature lui a donnée, et par laquelle seulement il est en état de remplir le rôle qui lui est assigné dans l'ordre des êtres (1).

Cette grande vérité sera mieux comprise lorsque, plus loin, nous aurons une idée précise des belles lois de l'organisme, que nous aurons approfondi les différences individuelles désignées sous le nom de tempéraments, les âges, les sexes, toutes circonstances qui sont le sujet de l'hygiène ; nous comprendrons alors mieux ce qu'est la santé. Pas plus que la vie elle-même, dont elle est une manifestation, elle ne peut bien se définir, mais l'on se rapproche d'une meilleure conception de l'une et de l'autre en étudiant les phénomènes de ce qu'il faut appeler justement l'ordre vital. En effet, celui qui veut entrer dans l'esprit de l'hygiène, qui veut y faire quelques progrès, doit être pénétré d'abord de la spécialité des lois qui dirigent le corps vivant, et qu'on ne peut deviner par des hypothèses empruntées aux sciences physiques. « Lorsqu'il s'agit, dit Newton, de fixer le nombre des forces de la nature, on doit avoir égard à la différence des phénomènes ; et lorsqu'on trouve cette différence essentielle, il est aussi nécessaire d'admettre des causes ou des forces différentes. » Le corps de l'homme possède en lui-même la cause ou la raison de toute son activité ; il y a en lui une spontanéité d'actions et de mouvements qui est le principe de tous ses actes et l'origine de ses maladies. Les modes d'agir de l'ordre vital, ce théâtre de l'hygiène et de toute la médecine, sont : la vie temporaire, une harmonie voisine de

(1) *De Sanit. tuend.*, lib. I, cap. 11.

l'unité, la divisibilité, une spontanéité dont les effets font reconnaître des causes variables et contingentes, relatives à la manière d'être du cours de la vie, une finalité évidente quoique non sentie, la succession des âges, dont le dernier est la vieillesse, terminée par la mort. L'étude de ces actes, qui constituent les bases physiologiques de l'hygiène, doit être considérée comme celle des théorèmes en géométrie : les préceptes hygiéniques ne sont également que des corrollaires des lois générales de la vitalité. Aussi devions-nous donner une part suffisante à l'exposition de pareils faits.

Comme l'hygiène doit entrer dans les vues de la nature, il est utile de savoir comment la nature conserve. Comme elle a pour but de fortifier l'organisme, il est essentiel de considérer les forces vives de l'organisme. Comme, en dernier lieu, elle a pour résultat de perfectionner le système humain dans ses deux rapports physique et moral, il est indispensable de bien se pénétrer de la réalité des tendances de la nature, d'une part vers la perfectibilité, et de l'autre vers la déchéance, l'abaissement. Or cette étude de physiologie métaphysique est tout aussi expérimentale, quoi qu'on en ait pu dire, que la physiologie vulgaire qui morcelle les fonctions, qui étudie un à un les éléments de l'organisme. Elle n'est autre chose que l'organisme en action, et cette action se révèle par l'expérience universelle dans les faits propres à la santé et à la maladie. Nous allons commencer cette étude.

CHAPITRE III.

De la nature et des moyens qu'elle emploie pour la conservation des individus et de l'espèce. — Des lois de conservation : force plastique, du sang, de l'importance de son rôle, force médicatrice, exemples. — Lois conservatrices de l'espèce.

Le sujet de l'hygiène doit surtout être étudié en vue de se faire une idée exacte et précise du plan régulier que suit la nature pour la conservation des êtres, et des ressources qu'elle déploie dans les moments de danger. C'est une introduction nécessaire, indispensable à l'exposition et à l'appréciation des agents proprement dits de l'hygiène. Cette dernière science, en effet, pourrait-elle exister si elle ne trouvait déjà une voie toute tracée pour ses applications? Sur quoi agirait-elle si l'organisme était dépourvu d'une tendance propre et initiale à la conservation et à la réaction? Disons-le donc : sans cela, non-seulement l'hygiène, mais la médecine tout entière, ne seraient qu'un vain mot.

L'ensemble des lois qui régissent le corps humain et qui rendent les organes habiles à exercer leurs fonctions durant tout le cours de la vie, est ce qu'on appelle la NATURE HUMAINE. Le corps de l'homme présente l'image d'un flux et d'un reflux continuel, dans le renouvellement de ses matériaux : des molécules organiques s'en vont à chaque instant, d'autres prennent leur place. La matière fluctuante n'est donc pas constitutive des corps ; elle en est chassée et remplacée par l'action continuelle des forces vitales. Frappé de ce cachet d'harmonie et d'intelligence providentielle, imprimé à l'organisme humain, un des plus grands médecins qui aient existé, Stahl, a donné à l'âme l'empire de tous les mouvements vitaux. D'après lui, ce serait à la substance pensante, à sa sollicitude pour la conservation du mécanisme, que tout devrait être attribué, depuis le plus petit phénomène organique, comme l'exhalation au travers d'un follicule muqueux, jusqu'aux phénomènes réactifs les plus généralisés et les plus admirables, comme les crises et les métastases, etc. Mais ce système ne peut se soutenir, puisque la généralité des actions organiques se retrouve dans le règne végétal et qu'il est impossible d'attribuer les effets organiques des plantes à une âme, sans abuser de ce mot. On ne saurait non plus, comme l'ont fait quelques Stahliens, tirer une ligne de démarcation entre les deux règnes, mettre les mouvements des végétaux sur le compte du mécanisme, et expliquer ceux des animaux par l'action d'un principe intellectuel. Sans parler des zoophytes et de plusieurs vers qui démontrent l'inexactitude de cette ligne de démarcation, on ne parviendra jamais à expliquer matériellement l'ascension de la sève et les sécrétions chez les végétaux. L'hypothèse de Platner, celle d'une âme générale du monde, d'un être qui agit sur les plantes à l'aide de la chaleur de la terre, est une opinion arbitraire.

Quoi qu'il en soit, il faut reconnaître que, tout en étant défectueux, le système du grand professeur de Hall, en insistant sur le moral comme cause de nos affections corporelles, a renversé la barrière qui séparait la médecine de la philosophie. Par suite des dogmes qu'il a mis au jour, il n'est plus permis d'être médecin sans connaître le jeu des passions, l'influence des habitudes, et la différence qu'il y a entre une machine active et dont tous les mouvements sont spontanés, et une machine mue par un enchaînement de ressorts inanimés. Le même Stahl a mis, le premier, en relief le caractère le plus saillant et le plus tranché de l'organisme : c'est que le mélange de matière conserve toujours son intégrité dans les corps vivants, quelque grande que soit d'ailleurs sa tendance à la décomposition. Il a énoncé, dans son beau traité : *De differentia corporis vivi et mixti,* que la force vitale des êtres organisés détruit toutes les lois de la matière inerte.

D'autres physiologistes peu profonds et qui aiment à se payer de mots, ont prétendu concentrer la vie dans le système nerveux, qu'ils ont élevé au rang de *cause!* Cette opinion singulière ne peut se soutenir qu'à l'aide de pétitions de principe. En effet, l'action nerveuse n'exercera jamais qu'une influence consensuelle et antagonistique sur les opérations plastiques; jamais elle n'en est la cause, *il y a vie sans le système nerveux.* Ce système ne survient que comme expression d'une unité plus prononcée, il naît par le fait de l'activité plastique, se développe par elle, et a constamment besoin d'elle pour déployer son action. Donc, il est un membre de l'organisme, et, à ce titre, en conflit, en rapport de réciprocité avec les autres membres. Ayant ses racines dans la plasticité, et dépendant d'elle à tout jamais, il exerce ainsi une influence sur elle, en ce sens que, comme antagoniste des organes plastiques, il les excite à manifester leurs forces propres, et que, comme expression d'une unité intérieure, il dirige leur activité de manière à ce qu'elle soit en harmonie parfaite avec l'état de l'ensemble de la vie. Nous pouvons donc dire, avec Burdach, que c'est un subterfuge de l'ignorance, ou, si l'on aime mieux, du non-savoir, lorsqu'à défaut d'autre explication, on prétend rapporter les phénomènes de la vie matérielle à une action nerveuse.

Il faut nécessairement voir dans la nature humaine un principe actif qui prévoit et dirige ses opérations (*vita operationum rectrix provida,* selon l'expression de Galien), un principe distinct de la nature des attributions de l'âme. Tous les phénomènes vitaux sont liés par une cause secrète qui les produit au besoin, qui n'obéit pas nécessairement aux agents extérieurs qui tendent à les faire naître, mais est déterminé par leur impression ; qui les dispose dans un tel ordre pour les faire concourir à certaines fins et qui les maintient au degré convenable à l'opération qu'ils doivent actuellement exécuter. Il n'y a rien là qui se rattache, même de loin, aux faits de l'ordre physique, et cela n'a point échappé à un illustre physiologiste qui jouit d'un grand crédit à notre époque, et dont les opinions, chose rare, ne portent ombrage à aucune école médicale, Hunter. « L'économie animale vivante, dit-il, a dans chacune de ses parties un principe d'action indépendant de celui de toutes les autres ; et toutes les fois que l'action d'une partie (action qui est toujours causée par le principe vital) devient la cause d'une action dans une autre partie, c'est en stimulant le principe vital de cette autre partie ; de sorte que l'action, dans cette dernière, est l'effet de son principe vital, aussi bien que, dans la première, l'action était l'effet du principe vital de cette première partie. Le principe vital est donc la cause immédiate de l'action dans toutes les parties; il est donc essentiel à chaque partie, et se montre la propriété de chacune, au même titre que la gravité est la propriété de chacune des particules de matière qui composent toute la masse. Ainsi donc, chacune des particules de matière animale, considérée individuellement, est douée de la vie, et la plus petite que l'on puisse isoler par la pensée est aussi vivante que l'ensemble (1). »

Il ne faut point le méconnaître : pour faire de l'hygiène et de la médecine pratique, il faut vivre soi-même dans la sphère des notions et des idées que comporte l'ordre vital. On ne peut rien opérer de bon sans cela. C'est donc une opinion aussi injuste qu'aveugle, que celle qui s'obstine à représenter le médecin vitaliste comme voué à la stérile contemplation d'un monde idéal d'entités ou d'abstractions réalisées. Toute science doit avoir son langage spécial; et quand un médecin invoque des idées d'ordre vital, de nature médicatrice, de synergie, de sympathie, etc., il s'exprime en sa langue, comme le physicien qui invoque la pesanteur, l'électricité ou le galvanisme.

Une esquisse des grandes fonctions, du jeu des organes, telle que, du reste, on peut la trouver dans les traités généraux de physiologie, ne serait point ici d'un grand secours pour comprendre la manière d'agir des modificateurs de l'hygiène et toute la portée de celle-ci. Nous avons pensé qu'il valait mieux comprendre dans une synthèse large, et en même temps pleine de clarté, les grandes lois de l'économie humaine. Ces lois, qui diffèrent cependant entre elles quant à leurs modes particuliers, ont un but commun : avec des procédés variables, elles conspirent ensemble à la conservation de l'être. Nous les divisons, 1° en *lois de conservation* proprement dite ; 2° en *lois de réaction*. Outre ces tendances fondamentales de la vitalité, il est d'autres faits généraux très-féconds en hygiène, admi-

(1) Hunter, *Œuvres complètes*, t. I, p. 257.

rables par leurs résultats, et qui nous ont paru propres à être ramenés à des lois : telles sont celles d'*habitude* et de *perfectibilité* de l'organisme humain. Mais il convient ici de faire une remarque qui s'adresse au lecteur intelligent. Il est bien certain qu'on ne peut isoler que par la pensée les lois de conservation de celles de réaction : dans le système vivant ces choses marchent unies ; conservation et réaction sont souvent les fins du même acte. Néanmoins il est facile, dans certains cas, de voir plus distinctement le phénomène de réaction se manifester dans l'état de santé et dans celui de maladie. Cet effort de l'organisme a sans doute pour but la conservation de l'être, mais il y manque ce que l'on retrouve dans les actes proprement dits conservateurs, la tendance à organiser, à réparer la trame de tissus altérés ou détruits. Ces phénomènes sont des manifestations de la vie qui agissent presque toujours parallèlement, mais qu'il faut scinder par l'esprit pour mieux les comprendre.

Lois de conservation.

A. *Force de formation, force plastique, du sang, force médicatrice.*

Il est, dit cet illustre physiologiste, dans tous les corps organiques, une force particulière aussi ancienne et aussi durable qu'eux, en vertu de laquelle ils revêtent, par la GÉNÉRATION, la forme qui leur convient, la conservent par la NUTRITION, et, si elle est altérée, la réparent autant que possible par la REPRODUCTION (1). C'est cette force qui détermine l'évolution progressive du mélange des différentes liqueurs de l'homme et de la femme, rassemblées dans la cavité utérine, qui, allumant dans son sein le feu sacré de la vie, transforme une partie de ce mélange en envoloppe ou en œuf, et l'autre en corps animé ou en embryon. Elle est la cause efficiente de tout acte conservateur et reproducteur. Après avoir ainsi présidé à l'évolution et au perfectionnement de l'homme, elle demeure toute la vie, sous un autre aspect, inhérente à l'organisme dont elle répare les dégradations, comme celles d'un édifice. Elle se manifeste alors par cette faculté admirable qui consolide les fractures, les ulcères, les contusions, les mutilations des parties solides. Quoique certains animaux jouissent de cette faculté à un degré bien su-

(1) Hunter, *Institutions physiologiques*, trad. franç., p. 299.

périeur à celui dont jouit l'homme, elle est cependant, chez lui, si excellente, qu'on la regarde avec raison comme le fondement de toute la chirurgie. C'est à cette aptitude de la force vitale que doit être attribuée la génération, dans la substance de l'agrégat, d'êtres vivants, comme les entozoaires, qui, tôt ou tard, ont une existence indépendante et personnelle.

Il semble, au premier abord, que l'hygiène n'ait aucune prise sur cette force occulte, dont l'impulsion, dans les corps organisés, est aussi irrésistible, nécessaire, que la gravitation et l'affinité le sont dans les masses brutes; cependant, il n'en est rien : la réaction intelligente de l'homme peut influencer, indirectement, et la tendance initiale de cette force et la qualité de ses actes réparateurs. Nous nous expliquons : en ayant égard au principe de l'hérédité morbide, à cette loi souffrant peu d'exceptions, qui veut que l'enfant issu de parents malades ou vicieusement affectés soit solidaire d'une partie ou de la totalité de leurs maux, l'hygiène proteste contre des alliances matrimoniales qui auraient pour résultat la production d'un germe auquel la force plastique imprimerait une vicieuse impulsion. Elle enseigne aux individus placés sous le poids d'une maladie ou d'une infirmité héréditaire, et qui veulent se perpétuer, à rechercher un accouplement où la force plastique qui doit couver l'embryon, ait un caractère opposé à la leur. C'est en ce sens que les prévisions de l'hygiène peuvent exercer une heureuse réaction sur *la tendance initiale* de la force plastique. Là, est, en grande partie, le secret de vaincre les maladies héréditaires.

Dans les actes réparateurs les plus simples, dans la cicatrisation d'une solution de continuité, la nature agit avec les matériaux que lui offre l'organisme ; elle extrait un produit nouveau qu'on nomme *suc* ou *lymphe plastique*, et qui doit réunir les parties divisées. Or, si ces matériaux sont d'une mauvaise qualité, la force plastique, tout en demeurant en puissance, n'accomplira point son œuvre de restauration. Mais l'hygiène agit directement sur les matériaux de l'organisme, l'hygiène enrichit le sang, l'hygiène fortifie la constitution ; donc elle devient un auxiliaire puissant de la force plastique, et l'amène à parachever son travail. Exemple : Un homme cachectique, mal nourri, vivant dans un réduit humide, porte une plaie à la jambe ou ailleurs ; tant que vous vous bornez à appliquer des topiques, même appropriés, l'ulcère reste stationnaire, ou se couvre d'une pellicule mal organisée, qui se brise bientôt ; vous placez ce malade dans un lieu sec et aéré, vous le nourrissez convenablement, la plaie se couvre aussitôt de bourgeons charnus de bonne nature, et ne tarde pas à arriver à une cicatrisation solide. Ces exemples se rencontrent par milliers dans la pratique. Ce point de vue est un des plus féconds de l'hygiène perfective.

B. *Du sang.*

C'est dans le sang que le vulgaire comme les plus savants physiologistes placent toutes les conditions du travail plastique et organisateur; de tout temps ces expressions, *richesse du sang*, *beauté du sang*, *appauvrissement du sang*, *impureté du sang*, ont passé dans le langage des familles et accusent de leur part une très-grande sollicitude. Un chef de famille exalte la supériorité de sa race lorsqu'il parle de la beauté de son sang; il la voit dégénérer lorsque le sang s'y altère. On peut donc dire qu'il y a un humorisme de haute et invariable tradition, fondé moins sur des préjugés que sur des vérités instinctives. Le sang est la pépinière des races, c'est le ciment de l'organisme.

« Le sang, a dit un très-grand médecin dont les œuvres seront de jour en jour mieux appréciées, n'est aux yeux du physiologiste qu'une masse de chair fondue ou coulante, une sorte de gelée, un amas de sucs nourriciers semblable, à bien des égards, à la partie d'un œuf qu'on appelle le blanc... Cette chair coulante s'étend de ces ramifications jusqu'aux gros couloirs, où elle forme un torrent auquel toutes les portions de chair vivante et mobile viennent aboutir... Ainsi, le sang fait corps avec les solides dont il n'est que l'écoulement, ou pour mieux dire les solides eux-mêmes ne sont que du sang formé en tissu et qui a perdu sa liquidité (1). » Ces simples paroles font mieux comprendre que de plus longues explications le rôle considérable que joue le fluide nourricier sur la rénovation organique et la portée, immense aussi, de l'hygiène sur la constitution du sang. Elle agit sur lui dans les influences héréditaires qui président à la conception de l'embryon, à toutes les époques de la vie par l'air, par les aliments, etc. Lorsque la médecine régénère un tempérament, lorsqu'elle guérit une de ces maladies générales faisant pour ainsi dire corps avec l'organisation, elle n'y parvient qu'en modifiant profondément le système humoral et elle ne peut obtenir ce dernier résultat qu'en s'associant l'hygiène. C'est ce

(1) Bordeu, *Analyse médicinale du sang*, XV-VI.

qui explique comment les plus belles et les plus durables cures, dans les maladies chroniques, ne s'obtiennent qu'à la faveur des pratiques hygiéniques. C'est du sang que se tirent les matériaux qui réparent, qui cicatrisent; c'est en lui que se puisent également ceux qui édifient. Lorsqu'on songe à cette double mission du sang, à cette sorte d'attraction par laquelle il pompe de l'atmosphère, des aliments, ses conditions vitales et organiques, la perpétuité de ce préjugé du vulgaire en faveur de la médecine humorale et de ceux qui la préconisent n'a plus rien qui étonne. Il serait seulement à sirer que les médecins s'en occupassent davantage au lieu de l'abandonner au plus aveugle empirisme. La physiologie moderne a singulièrement éclairé de nos jours le rôle du sang dans les actes réparateurs.

Rien n'est admirable comme la marche du *principe organisateur* de l'économie animale. Voici ce qui se passe dans la régénération des chairs. Quand une partie, blessée ou non blessée, qui offre des surfaces libres, vient à être prise d'inflammation, celle-ci entraîne à la suite l'exsudation d'un liquide coagulable de la liqueur du sang. Cette matière est liquide au moment de sa transsudation; elle suinte par gouttes à la surface des membranes enflammées; d'abord translucide, elle devient peu à peu blanchâtre et consistante. La substance qui la constitue est la fibrine dissoute dans le sang. On voit bientôt apparaître, dans la matière exsudée, des corpuscules qui appartiennent aux formations celluleuses, et ces cellules produisent de nouveaux vaisseaux, de la même manière absolument que les premiers vaisseaux sanguins se forment dans l'œuf (produit de la conception). Il se produit aussi de nouveaux lymphatiques dans ces fausses membranes. Et, chose remarquable, cette naissance de nouveaux organes n'a lieu que dans les cas où la nature a un but manifeste de conservation. Les exsudations qui ont lieu à la surface des membranes muqueuses, dans le croup, par exemple, ne sont point en général organisées (1). Ces faits et les inductions hygiéniques que l'on doit en tirer se représenteront fréquemment plus tard, soit à propos des tempéraments, soit à propos de l'hygiène de l'espèce, etc. Poursuivons l'étude des manifestations de la puissance conservatrice inhérente à l'organisme.

C'est au moyen de la force plastique que *s'atténuent* les dangers ou les incommodités d'une lésion traumatique qui ne peut guérir

(1) Muller, *Manuel de Physiologie*, t. I, p. 315.

radicalement. Ainsi, dans une luxation non réduite, elle entoure la tête de l'os d'une capsule séreuse qui permet des mouvements imparfaits à la vérité, mais qui n'auraient point lieu sans ce travail plastique. Elle fait naître des organes supplémentaires qui forment une barrière aux épanchements.

Mais voici d'autres traits de la nature médicatrice ; nous allons la retrouver en présence d'autres dangers plus redoutables qu'une solution de continuité, et nous admirerons la variété des ressources qu'elle déploie pour sauver l'organisme. Nous ne nous arrêterons point sur l'admirable patience du travail *expulsif*, qu'elle dirige, et qui a pour but d'éliminer de la profondeur des tissus un corps étranger, une balle, par exemple, pour l'amener au dehors. La vie a horreur de ce qui est inerte, de ce qui est incompatible avec ses propres qualités; ceci peut se dire mieux que ce que disaient les anciens physiciens de la pesanteur de l'air. C'est avec raison qu'on a comparé la nature, toujours occupée de son objet, la conservation des individus, à la sentinelle qui veille à l'extérieur et à l'intérieur d'une place; elle s'oppose, comme elle, à tout ce qui voudrait s'en emparer. Quelquefois elle lutte contre un corps étranger, admis fortuitement dans les tissus, au moyen d'une autre de ses propriétés, et qu'on nomme, avec raison, *force altérante*. Si les molécules de ce corps ne sont point trop en opposition avec celles qui composent la trame organique, elle s'attache fortement à lui, le corrode peu à peu de la circonférence au centre et finit par le faire entièrement disparaître. Le développement spontané de la force altérante se montre dans la disparition subite des anévrismes, des tumeurs, des engorgements, des obstructions, des hydropisies, etc. Dans la maladie, la force vive qui anime chaque molécule réagit contre la cause matérielle du désordre; elle sollicite et entretient encore des efforts expulsifs. Ce sont les mêmes phénomènes que pour l'expulsion d'un corps étranger; seulement ils sont moins apparents. Mais on peut dire que les *phénomènes critiques*, ces réalisations des efforts de la nature médicatrice, ne sont, dans les maladies aiguës, que la mise en état des causes matérielles d'obéir librement aux mouvements des sécrétions, par lesquelles elles sont rejetées du sein de l'organisme. Voilà les faits les plus saillants et les plus grossiers (1).

(1) Zimmermann, *De l'expérience en Méd.*, II, parle d'un homme chez qui la goutte se termina par un vomissement bilieux, suivi d'une excrétion de matière calcaire autour des doigts et des pieds. En général, dans les maladies qui ont pour

Dans les maladies graves, la nature inspire, bien plus souvent qu'on ne croit, le goût des aliments et des remèdes qui conviennent pour seconder ses vues salutaires. C'est ainsi que les sujets atteints de fièvres du genre putride ont une aversion insurmontable pour les bouillons de viande, les substances animales, le poisson, et pour ce qui leur est analogue. Leur instinct naturel inspire, au contraire, le goût des citrons, des oranges, des aliments et des remèdes acides ou acescents; presque tous les malades en demandent ou s'en saisissent avec avidité. C'est l'opposé dans la maladie où une surabondance d'acide existe dans les premières voies; les sujets appètent alors les matières terreuses, les substances neutres absorbantes, qui ont pour effet de rendre inerte la cause matérielle de l'affection. Bien des instincts réputés bizarres, qu'on voit exister chez quelques jeunes filles qui dégradent les parois des murailles pour dévorer du plâtre, ne démontrent, en dernière analyse, que les mouvements *intentionnels* de la nature.

L'interprétation des instincts naturels, la réduction de ceux-ci à leur véritable valeur, occupe une place importante dans la pratique de la médecine. Mais c'est surtout dans les maladies invétérées, dans les affections qui ont pris, si l'on peut s'exprimer ainsi, droit de domicile dans l'organisme, que les efforts médicateurs paraissent plus admirables, parce qu'ils sont plus patients. Tantôt ils terminent les maladies chroniques par des évacuations salutaires et spontanées; tantôt, par des convulsions où l'action irrégulière des forces vitales annonce la crise; quelquefois enfin, les forces médicatrices, pour devenir plus facilement maîtresses d'une maladie chronique, la font rétrocéder à l'état aigu, et développent, à son avantage, les réactions puissantes de l'état fébrile. Ce jeu admirable de la nature médicatrice ne peut être révoqué en doute et repose sur des centaines d'observations (1). Nous avons eu récemment l'occasion de signaler, dans notre enseignement clinique, des faits très-remarquables de maladies chroniques graves, heureusement terminées par des crises. Nous avons tiré parti de ces circonstances pour démontrer combien il était important de mieux approfondir les mouvements naturels et les déterminations spontanées qui surviennent

cause immédiate l'action d'un principe ou d'une matière spécifique, la nature excite, par le moyen de la fièvre, un mouvement *dépuratoire*.

(1) *Voy*. Dumas. — *Doctrine générale des maladies chroniques*, t. I, p. 225 et suiv.

dans les maladies chroniques, combien la pratique de l'art en retirait d'utilité. Il y a là un grand avenir pour la guérison des maladies chroniques, qui échappent trop souvent à l'influence de la médecine et à ses méthodes empiriques. Le médecin qui a l'œil ouvert sur ces faits, sur cette physiologie pathologique, leur emprunte l'idée d'une médication dite *imitatrice*, qui, agissant dans le sens de la nature, produit d'admirables résultats. L'art et la nature conspirent ensemble au même but (1).

Ces vues sur la nature médicatrice et sur le grand instrument dont elle se sert, la fièvre, conduisent l'hygiène, ou, pour mieux dire, la médecine préventive et perfective, à des applications fécondes ; elles font aussi mieux connaître la manière d'agir de certains matériaux dont l'hygiéniste dispose. On peut dire, en général, que c'est en imitant les réactions de la nature, en les faisant naître à propos, que le médecin est le plus sûr d'obtenir les plus beaux succès sur les constitutions faibles, sur les tempéraments viciés par le lymphatisme. Les agents dits stimulateurs et toniques, dont il fait usage et qu'il combine de diverses manières, provoquent, dès le principe de leur action, une fièvre modérée, une excitation de tout le système. Cette excitation, à son tour, développe les forces de système vasculaire sanguin, et, comme il existe une sorte d'opposition et d'antagonisme entre ce système et le lymphatique, puisque leur développement, leur action, leur influence, suivent des proportions inverses, cette réaction provoquée modère d'abord les affections des organes glanduleux et cellulaires ; et si elle est bien conduite, elle finit par en triompher, en établissant une constitution mixte dans l'organisme. Ces principes très-élevés, mais en même temps très-positifs, nous serviront de base lorsque nous traiterons des tempéraments acquis, et, nous osons le dire, l'hygiène véritable est là presque tout entière. C'est dans ces principes qu'elle doit puiser l'idée de ses tentatives et leur justification.

On doit encore ranger dans la classe des mouvements intentionnels de la nature et qui ont une fin conservatrice, la solidarité de certains organes entre eux, ces secours réciproques qu'ils se prêtent, au profit de tout le système, qui peut alors mieux supporter l'abolition d'une fonction, l'oblitération d'un conduit nourricier ; ces faits sont très-communs pour les organes similaires, tels que les reins et les uretères, les vaisseaux sanguins d'un ordre infé-

(1) Voir l'analyse de nos leçons cliniques dans l'*Union médicale* du 9 mai 1857.

rieur, qui acquièrent peu à peu un calibre proportionné à celui des gros troncs qui leur ont donné naissance, et qui ont été oblitérés, soit naturellement, soit artificiellement. Dans les organes dissimilaires, c'est-à-dire chargés de fonctions différentes, ces mutations, quoique plus rares, ont également lieu. Nous avons publié nous-même une observation très-curieuse de ce genre. Dans un cas où le foie, complétement désorganisé, ne remplissait plus ses fonctions, où par conséquent le duodénum ne recevait plus de bile, le pancréas, glande annexée à cette portion de l'intestin, avait triplé de volume (1). C'était, en quelque sorte, pour suppléer l'abolition de la sécrétion hépatique que le pancréas multipliait son produit, et le faisait pleuvoir en abondance dans l'intestin qui ne recevait plus de suc biliaire. Une activité plus grande de fonction avait dû amener l'hypertrophie, comme l'abolition fonctionnelle avait nécessité l'occlusion des voies biliaires. On ne saurait douter, d'après ces faits et une foule d'autres qu'il serait trop long d'énumérer, qu'une faculté réparatrice, au moyen de laquelle elle tire le meilleur parti d'un mal existant, ne soit inhérente aux lois constitutives de la nature. Nous reviendrons bientôt sur ce point, quand, à la fin du chapitre, nous émettrons quelques considérations sur la PERFECTIBILITÉ de l'organisme humain, fondement nécessaire de tous les principes et de toutes les applications de l'hygiène. Mais ici, qu'il nous soit permis de faire une réflexion, quoiqu'elle ne rentre pas directement dans notre sujet : c'est que l'homme, dans son besoin d'admirer les harmonies du monde où il se trouve, va fixer trop souvent son esprit sur les grandes masses, et ne se recueille pas assez sur les lois harmoniques de son *microscome*, sur les merveilles du monde organique. Là, il trouverait cependant des phénomènes marqués du sceau d'une étonnante régularité, d'une unité providentielle, qui l'intéressent bien plus directement que les faits cosmiques, puisque son individualité physiologique en est en même temps la cause et le résultat.

C. *Lois conservatrices de l'espèce.*

La nature fait beaucoup pour l'individu, mais elle fait encore peut-être davantage pour *l'espèce*. Celle-ci apparaît toujours, en effet, dans la création, comme quelque chose de bien supérieur

(1) Voy. *Gazette médicale de Paris*, t. XI, p. 263 et suiv. — 1843.

aux yeux de la nature. Nous pouvons dire, comme Bossuet, que si, avec tant de moyens que Dieu nous a préparés pour la conservation de notre corps, il faut que chaque homme meure, l'univers n'y perd rien, puisque, dans les mêmes principes qui conservent l'homme durant tant d'années, il se trouve encore de quoi en produire d'autres jusqu'à l'infini : ce qui le nourrit, le rend fécond, et rend l'espèce immortelle. Un seul homme, un seul animal, une seule plante suffit pour peupler toute la terre. Le dessein de Dieu est si suivi qu'une infinité de générations ne sont que l'effet d'un seul mouvement, continué sur les mêmes règles, et en conformité du premier branle que la nature a reçu au commencement (1). Nos vues sur les desseins de celle-ci sont si bornées, que souvent nous jugeons mesquinement, d'après l'égoïsme de notre individualité, de faits terribles dont nous sommes les victimes, mais qui doivent, en définitive, concourir au bien-être de l'espèce. L'individu est un être temporaire, rampant sur un atome; l'espèce humaine est un être permanent, en faveur duquel sont dirigés tous les plans d'avenir de la nature. Les individus, à une époque donnée, sont souvent broyés, et leurs cendres dispersées aux quatre vents, tandis que, sur leurs ruines, la tige où est greffée l'espèce reverdit plus belle et plus robuste. C'est ainsi que nous ne pouvons jamais nous rendre compte des grandes épidémies, qui promènent partout la mort et l'épouvante ; et cependant elles se lient souvent aux impénétrables décrets de la Providence universelle, qui dirige l'humanité vers un progrès dont nos faibles yeux ne peuvent pas entrevoir l'aurore. A quelques égards, dit le docteur Fuster dans son excellent ouvrage, les grandes épidémies sont comparables aux éclats de la foudre : elles détruisent les impuretés de la civilisation dans les instants d'hésitation et de doute où l'humanité, suspendue, pour ainsi dire, entre des institutions expirantes et l'accroissement d'un ordre nouveau, a besoin que toutes les puissances se conjurent pour l'aider à franchir cette crise et à recommencer une nouvelle vie (2). En effet, l'histoire est là pour attester que les grands fléaux qui ont sévi sur la terre, soit dans l'antiquité, soit dans le moyen âge, ont coïncidé avec l'apparition de graves événements, qui devaient bouleverser les profondeurs du monde moral. La nature se sert du grand levier de la destruction

(1) *De la Connaissance de Dieu*, etc., p. 194.

(2) *Des Maladies de la France dans leurs rapports avec les saisons*, etc., p. 262. — 1840.

des générations présentes, pour travailler, au profit des générations futures, à une œuvre dont celles-là méconnaissent la grandeur. Mais arrivons à un ordre de faits plus significatifs (1).

La loi de nature veut que les races différentes se reproduisent et se perpétuent sans se mêler ni se confondre les unes avec les autres : s'il pouvait arriver, dans le cours ordinaire des choses, que les différentes espèces se mêlassent, que des races hybrides fussent produites et se perpétuassent sans empêchement, le monde organisé, comme quelques écrivains en ont fait déjà la remarque, présenterait bientôt une scène de confusion universelle. Les différentes espèces se fondraient les unes dans les autres, et à la longue nous pourrions à peine découvrir quelques races pures et inaltérées. Il est évident, dit Prichard, que la conservation des espèces a été assurée par des moyens parfaitement efficaces, et cela universellement, dans toutes les classes de la création organique.

Dans un grand nombre de circonstances individuelles, la nature manifeste clairement sa tendance conservatrice des générations futures. Une femme est atteinte d'une lésion terrible, avancée, qui doit nécessairement lui ravir l'existence ; mais les ravages du mal s'arrêtent dès l'instant qu'elle a conçu. Son organisme, miné par une lente consomption, récupère assez de force pour accomplir la fonction pénible de la gestation pendant une période de neuf mois, au bout de laquelle il succombe, vaincu par la recrudescence de la maladie. Le nouvel être a été conservé par l'intervention d'une loi mystérieuse, inhérente à la fonction de propagation. La phthysie pulmonaire, déjà avancée, s'arrête tout à coup pendant la grossesse, puis elle reprend le cours de ses ravages après l'enfantement. D'autres maladies qui n'ont point un terme aussi fatal, telles que l'hystérie, l'épilepsie, mais dont les accès pourraient gêner le travail gestateur, font trêve un instant, au profit de l'individu nouveau (2). Quelquefois, lorsque la conception est devenue, en quelque sorte, impossible, d'une manière spontanée, par une position vicieuse du corps

(1) Dans la grande et perpétuelle rénovation des espèces du monde végétal, l'individu n'est rien pour la nature, tandis que l'espèce est tout pour elle.

L'aloës d'Amérique vit souvent un siècle; mais, quand une fois il a porté ses fruits, aucun procédé, aucun art ne peut empêcher sa tige magnifique de mourir à la nouvelle année. En trente-cinq ans, le grand palmier à éventail arrive à la hauteur de soixante-dix pieds ; il grandit alors de trente pieds dans l'espace de quelques mois, puis il fleurit, il porte ses fruits et il meurt la même année.

(2) Ce sont des faits dont l'auteur a été nombre de fois le témoin.

du fœtus, la nature modifie celle-ci et la convertit, par ses propres forces, en une position normale (1). Cette vigilance ne fait pas non plus défaut dans les cas nombreux où une mère exténuée, réduite au dernier terme de la cacochymie rachitique, accouche facilement, au grand étonnement des hommes de l'art (2).

En présence de manifestations aussi marquées de la puissance conservatrice, au sentiment d'admiration dont nous pénètre son éternelle sollicitude pour le bien-être de l'espèce, doit se joindre le désir non moins vif de concourir, autant que nos faibles efforts le permettent, à cette grande œuvre de perfectionnement. C'est un devoir pour l'homme de songer aussi aux générations qui doivent fouler le même sol dont il se trouve aujourd'hui le possesseur ; c'est un devoir pour l'homme de préparer des voies heureuses à l'humanité qui marche sur ses pas, mais qui est encore invisible sur la route de la création. Otez ce sentiment, rien de bon, rien de noble, rien d'utile n'apparaît dans les actes de la société (car l'homme n'est grand qu'autant qu'il se constitue l'auxiliaire des desseins de la Providence). L'homme ne doit jamais travailler pour lui seul : ou il doit constituer une famille, ou il doit travailler pour un avenir. Il est hors des lois constitutives de sa nature, lorsqu'il n'a pas un but d'activité, d'utilité pour autrui. Mais l'individu est forcé, par les lois primordiales de sa nature, de rompre avec son égoïsme, et de travailler au profit d'un avenir dont il ne jouira jamais. C'est en vertu de cette impulsion, que le savant amasse péniblement quelques matériaux épars, incultes, que les siècles seuls pourront façonner et réduire à l'état de monument ; que les associations politiques, industrielles, posent la première pierre d'une institution qui paraît d'abord toute en vue du présent, mais dont l'extension graduelle, les développements infaillibles doivent, un jour, avoir une grande portée. Si cette force vive venait à manquer aux sociétés modernes, un état de relâchement, d'apathie succéderait bientôt : véritable sybarite, l'individu fermerait son intelligence à l'accession de toute vérité, son cœur à tout sentiment généreux, comme il clôt ses paupières aux rayons d'un soleil trop ardent. La surface du globe serait peuplée d'êtres dormeurs et insouciants, qui transmettraient un héritage marqué du sceau du

(1) Voy. Denman, *Pratique des Accouchements*, p. 305.

(2) Il est bien entendu que cette parturition naturelle n'a lieu que lorsque le vice rachitique n'a point suffisamment déformé les parois du bassin et rétréci ses diamètres.

désordre et de l'anarchie. L'humanité, dans sa marche, doit fixer les yeux sur son lendemain, si elle ne veut pas tomber dans une déplorable pauvreté, comme ces familles imprévoyantes qui, se gorgeant aujourd'hui des biens que le hasard présente à leur possession, meurent exténuées le jour qui suit.

Nous invoquerons de nouveau ces grands principes quand nous traiterons des alliances matrimoniales dans leurs rapports avec le bien-être de l'espèce. Nous allons passer à l'étude d'autres lois physiologiques non moins importantes par les applications hygiéniques qui en découlent : ce sont les *lois de réaction* de l'organisme. L'hygiéniste ne peut se dispenser d'en faire l'objet de réflexions approfondies, car c'est par la réaction de l'organisme que s'exécutent les fonctions en rapport direct avec le monde physique ; c'est encore par la réaction que se réalisent les affections dans la dépendance de ce mode. L'étude des modificateurs, tant externes qu'internes, *circumfusa, ingesta, percepta, gesta, etc.*, est une étude stérile si l'on ne tient pas compte du retour sur eux, du sentiment organique. Émanation puissante, comme il nous l'a été démontré déjà, du foyer d'activité de la matière vivante, l'organisme fait subir à l'action des modificateurs une élaboration particulière, en rapport avec sa nature. Il résiste à ceux-ci, quoique doués d'une rare énergie ; il est profondément modifié par ceux-là, quoique d'une intensité faible : il n'en serait point ainsi si les agents externes se comportaient avec les corps vivants comme se comportent les causes physiques nécessaires. On sait, au juste, quel degré d'humidité est convenable pour dissoudre un sel, par exemple, et l'on ne peut préciser si tel degré d'humidité, dans une circonstance donnée, exercera une action malfaisante sur un organisme. Dans une épidémie, les individus ne sont affectés ni dans le même temps, ni de la même manière, ni au même degré : les uns ne sont atteints que de maladies légères, les autres sont mortellement frappés ; les uns ont tel organe, tel appareil attaqué, ceux-ci tel autre. Et cette variété infinie d'effets, provoqués par une seule cause, vient de ce que la force vitale possède le pouvoir de faire des mouvements, d'opérer des changements dans le corps, en vertu de causes qui résident en elle ; elle réagit sur une provocation extérieure, comme elle peut aussi, en vertu de sa spontanéité, exécuter des actes propres, c'est-à-dire qui ont en eux leur raison suffisante.

CHAPITRE IV.

Des lois de réaction : forces toniques, forces sensitives, force de calorification, chaleur animale. — Forces de résistance vitales, forces agissantes, forces radicales. — Des lois d'habitude et de perfectibilité de l'organisme humain, loi d'abaissement et de dégénérescence.

1° Lois de réaction.

Indépendamment de toute théorie physiologique, l'expérience la plus générale démontre qu'il existe dans le corps humain une force particulière qui a pour effet de la maintenir dans un état de cohésion, de fermeté désirable. C'est une sorte d'élasticité vitale, de pondération moléculaire que la plupart des grands physiologistes ont senti le besoin d'admettre sans pouvoir bien la définir, qu'ils ont tantôt appelé *contractilité organique insensible,* tantôt *force tonique.* Il faut la reconnaître, mais non l'expliquer.

A. *Force tonique.*

La force tonique est une propriété de tout le système, en vertu de laquelle sont distribués dans toute l'étendue du corps les sucs nourriciers qui doivent réparer les pertes éprouvées ; c'est une manifestation du sens vital intérieur, qui préside à l'accomplissement des phénomènes de composition et de décomposition intimes. Blumenbach pense, peut-être avec juste raison, que le tissu cellulaire est principalement le théâtre où s'exerce le *ton* que le grand et ingénieux Stahl a célébré ; il se fonde sur ce que ce système, dans l'homme sain, absorbe les humeurs aqueuses répandues dans les mailles organiques, s'en pénètre, comme pourrait le faire une éponge, et que bientôt, à l'aide de la contraction, il s'en dégage et les chasse dans les vaisseaux absorbants. Au contraire, dans chaque sujet malade, ce même tissu, frappé d'atonie, reste surchargé par la quantité d'eau qui séjourne en lui, et donne lieu ou à des œdématies, ou à d'autres affections cachectiques de même nature. D'après Barthez et Grimaud, la force tonique ne serait qu'une application de la puissance locomotrice générale aux phénomènes nutritifs, et ce rapprochement est très-ingénieux.

On peut dire que, lorsque les forces toniques rayonnent du centre du corps vers chacun des points de la circonférence, elles répartissent également l'énergie vitale : la santé est dans toute sa plénitude. Lorsqu'elles faiblissent, au contraire, l'économie est profondément troublée ; les sucs hétérogènes qui résultent soit des parties des aliments qui n'ont pu être parfaitement élaborées, soit de la décomposition que le corps éprouve en entier, ne se portent plus vers la peau, qui en est le principal organe dépurateur. De là, une inévitable propension aux maladies chroniques, aux diathèses, comme nous le verrons pour certaines constitutions où l'affaiblissement de la force tonique est porté au plus haut degré. Ce sont les forces toniques qui maintiennent dans la substance intime de la matière organisée, par des mouvements dont la progression n'est pas sensible, le degré de cohésion des molécules. Mais quelquefois ces forces toniques, dont l'action est latente à l'état normal, prennent, dans un organe ou un système, une augmentation vicieuse : c'est alors le *spasme interne*. Les individus névropathiques, les mélancoliques, ont ordinairement conscience des mouvements secrets de leur organisme, mouvements qui échappent d'ordinaire aux personnes bien portantes. Aussi existe-t-il un grand nombre de névroses qui semblent être sous la dépendance de cette concentration des forces toniques, et dont les meilleurs remèdes sont les agents *expansifs*, qui disséminent à l'extérieur les forces toniques et les équilibrent à la surface du corps.

L'hygiène, appliquée aux forces toniques, a pour but ou de les maintenir, ou de réveiller leur action. Dans le premier cas, elle préconise les exercices, l'habitation dans un lieu sec et éclairé, l'usage d'une nourriture restaurante ; dans le second, elle combine aux moyens précédents des pratiques qui ont pour effet de rétablir l'intensité et la régularité des mouvements périphériques, tels que les frictions, l'influence solaire, les bains, etc. Ces agents déterminent l'exercice de la réaction interne, et en même temps rétablissent les fonctions de la peau, comme moyens de décharge. C'est à propos de ces forces que l'on comprend mieux ce que nous avons dit plus haut de la nécessité de la variété des actes pour entretenir la santé. L'indolence est la grande ennemie des forces toniques.

L'exercice actif, avec toute l'énergie, les variétés et les contrastes qui en font le caractère, doit de temps en temps faire partie de l'hygiène ; sans lui les organes n'arrivent pas à leur *summum* de développement, et ils n'atteignent pas toute la puissance qu'ils peuvent acquérir, en ce qui regarde leur aptitude de résistance aux influences morbides.

B. *Forces sensitives.* — *Sensibilité du corps vivant.*

Il existe une relation naturelle entre ces forces et les précédentes, et l'on pourrait, à la rigueur, réduire toutes les facultés de l'organisme à ces deux seules : l'une, le sentiment, la sensibilité par laquelle il perçoit, en quelque manière qui lui est propre, l'action des stimulants ; l'autre, le mouvement, par laquelle il réagit sur la première force, soit pour repousser les impressions nuisibles, soit pour tirer parti des impressions utiles. Mais il convient, ici, de nous étendre un peu sur les modes généraux de la sensibilité dans l'état normal, et sur ses perversions dans l'état pathologique ; des conséquences importantes en découlent pour l'hygiène préventive.

La sensibilité est une propriété fondamentale des êtres vivants, en vertu de laquelle ils reconnaissent leur existence et celle des corps extérieurs, par l'impression que ces derniers font sur eux. Elle est la condition organique du plaisir et de la douleur : car les lois générales qui résultent de la coordination de la matière dans le système vivant sont telles, que le plaisir est lié aux impressions conformes au maintien de ce système, comme la douleur est liée aux impressions capables de le détruire. Cette faculté, qui diffère de caractère et se spécialise dans les divers organes, à la peau, apprécie les impressions tactiles, les changements de température ; à l'œil, la lumière, etc., se divise en sensibilité nutritive (c'est alors qu'elle se trouve en corrélation avec les forces toniques), et en sensibilité percevante ou psychologique. Tous les mouvements viscéraux les plus intimes pour les fonctions d'accroissement, de nutrition, s'exercent par l'entremise de cette première forme de sensibilité. On l'a désignée tantôt sous le nom d'excitabilité, tantôt sous celui de sensibilité organique ; et les physiologistes n'ont voulu reconnaître autre chose en elle que la propriété des corps vivants d'être affectés par les puissances excitantes et de réagir. Il existe une influence naturelle pour le degré, la constance et le mode des forces sensitives sur les motrices dans le corps humain. Lorsque cet état normal existe dans le système, que cette influence y est uniformément répartie, il y a alors ce que Barthez a nommé *stabilité d'énergie.* L'homme jouit alors de la plénitude de toutes ses facultés. Mais il est bien rare que cette heureuse condition organique, où l'être ne se sent que vivre, subsiste dans toute son intégrité; et, lorsque cela a lieu, ce bien-être dure peu : la sensibilité du corps humain est aux prises avec trop d'ennemis pour ne pas subir quelques atteintes.

La sensibilité morale ou psychologique, comme nous l'avons déjà vu, est celle qui nous donne la conscience de nos impressions. Elle est en connexion sympathique, par l'intermédiaire du système nerveux, avec les forces sensitives qui régissent les mouvements nutritifs et moléculaires de l'organisme. De là doit résulter, et résulte en effet, que toute perturbation morale va retentir jusque sur le théâtre de la vie végétative, y apporte la confusion, la langueur et souvent la mort (vices, passions) ; que la perturbation, qui a eu pour foyer primitif la vie nutritive, se réfléchit égalcment sur la vie intellectuelle et morale (intempérance, excès). Ce sont deux courants qui vont en sens contraire, avec la même rapidité. Ces circonstances sont peut-être ce qu'il y a de réellement plus utile à connaître dans la ténébreuse question des rapports du physique et du moral.

La vérité la plus importante qui découle des lois mêmes de la sensibilité psychologique, c'est que, celle-ci étant une propriété vitale que l'homme tient, en quelque sorte, sous l'empire de sa volonté, qu'il exalte et apaise à son gré, il ne doit l'exercer qu'avec mesure, s'il veut demeurer dans un calme heureux. S'il la monte sur un ton trop soutenu, il s'expose à des orages qui bouleverseront ses deux vies : sa vie morale et sa vie physique. Puis, après cette période d'exaltation plus ou moins longue, arrivera celle de l'épuisement, dans laquelle il n'éprouvera plus cette jouissance particulière qui constitue le plaisir d'exister. Triste et languissant, il tombera dans une inquiétude vague, dont le sentiment pénible se confond avec l'ennui de l'existence, et il arrivera, sans espoir, vers le tombeau ; heureux encore s'il n'a pas prévenu, par une mort volontaire, cette douloureuse consomption ! Nous verrons plus loin, au chapitre que nous consacrerons aux plaisirs des sens, combien la recherche du bonheur dans l'infini de la sensation, dans la variété et la nouveauté des excitations, est une des plaies de notre époque, qui dégrade le plus les organismes et pervertit le plus les consciences. Contentons-nous, pour le présent, d'énumérer les perversions les plus générales que la sensibilité subit par l'infraction des préceptes de l'hygiène.

1° La sensibilité augmente, dans chaque partie, en raison directe des mouvements qui s'y exercent, au détriment des autres organes.

2° Aucune force vitale ne présente plus d'irrégularité, plus d'inconstance dans ses mouvements; elle est tour à tour exaltée, tour à tour déprimée, tour à tour fixe, tour à tour vacillante. Les modes fugitifs de cette existence, tantôt heureux, tantôt funestes, se succèdent, se poussent comme des ondes mobiles dans le torrent de la vie ; c'est par le seul effet de ces dispositions affectives auxquelles nous astreint la mobilité de la sensibilité, que nous devenons alternativement tristes ou enjoués, agités ou calmes, froids ou ardents, timides ou courageux, craintifs ou pleins d'espérance. Chaque âge, chaque saison, quelquefois chaque heure du jour, voient contraster ces modes de notre existence sensitive (1). Nous retrouverons ces caractères comme constitutifs du tempérament nerveux, où le moi est assujetti aux écarts d'une sensibilité vicieuse.

3° Aucune autre faculté vitale n'est plus susceptible d'épuisement, soit par l'excès du plaisir, soit par l'excès de la douleur. Cette circonstance tiendrait-elle à ce qu'il se trouve dans les nerfs un principe subtile, impondérable, dont on ne peut démontrer, pas plus que nier, l'existence ? Quoi qu'il en soit, il est certain qu'on a vu des personnes périr tout à coup au milieu des jouissances de l'orgasme vénérien, d'autres sous le couteau de l'opérateur, etc.

4° La sensibilité est susceptible d'une perversion qui peut aller jusqu'à des degrés infinis et qui épouvante l'esprit. Cette perversion va jusqu'à intervertir la nature primordiale des impressions, c'est-à-dire changer, chez certains individus, la douleur en plaisir. Ces exemples se remarquent surtout dans ceux qui passent leur vie à outrer leurs sensations, à rechercher les plaisirs extraordinaires : il se joint toujours à cette aberration de la sensibilité organique un haut degré de perversion morale, comme cela se remarque chez les aliénés, chez certains grands criminels (2). On voit souvent ces derniers ressentir bien plus douloureusement la privation d'une chose mauvaise en soi que d'un aliment réparateur (3). Les aberra-

(1) Maine de Biran, *loc. cit.*, p. 108.

(2) Sans faire allusion à l'affreuse pratique du marquis de Sade, nous devons dire que récemment la science a dû s'occuper, au point de vue médico-légal, de certaines monstruosités, des violateurs de cadavres.

(3) Voici un fait observé il y a quelques années, et qui est un exemple de la prépondérance qu'usurpent les besoins factices sur les besoins naturels Une voiture cellulaire déposa, un jour, dans la prison de Perrache, une vingtaine de criminels qui se rendaient au bagne de Toulon ; ces malheureux, exténués de faim, de soif et de fatigue, ayant les jambes engorgées par la constriction de la chaîne, ne

tions sensitives, fruits de la volonté de l'homme, remplissent les pages les plus tristes de l'histoire physiologique de l'humanité : elles sont une des plus puissantes causes de l'asservissement et de la dégradation de l'espèce, et cela dans les classes élevées, comme dans les classes inférieures. Les unes et les autres pervertissent leurs forces sensitives par des stimulants, divers par leur nature, appropriés à leur condition différente, mais qui, en définitive, amènent les mêmes résultats ; à celles-là les plaisirs raffinés, les jouissances délicates ; à celles-ci le *gin* et la brutale ivresse. Plus tard, nous reviendrons sur ce point.

C. *Force de calorification* ; *chaleur animale.*

Nous rangeons sciemment la chaleur animale parmi les manifestations vitales, quoiqu'on ait prétendu ingénieusement vouloir l'expliquer par les théories chimiques. Il n'est pas d'une saine physiologie d'expliquer la chaleur animale par le mécanisme des fonctions particulières, de dire qu'elle dépend soit de la respiration, soit de la digestion, etc. Sans doute, toutes les grandes fonctions sont des conditions de chaleur et en établissent la possibilité ; mais que ce soit elles qui produisent la chaleur, chacune pour sa part, que chacune d'elles en fasse naître une certaine quantité, et que de la réunion de ces parcelles résulte la température uniforme et constante de 39 degrés (Réaumur), c'est ce qu'on ne peut admettre. Les fonctions du corps ne s'accomplissent pas toujours avec la même énergie, et cependant la température du corps reste toujours la même. La vie plastique n'est point une opération qui marche d'un pas égal et d'une manière uniforme ; elle embrasse, au contraire, bien des contrastes ; à chaque oxydation, dit Burdach, correspond une désoxydation ; à chaque expansion, une contraction. Donc, la vie matérielle produit sur un point de la chaleur, et en détruit sur un autre (1) ; donc, elle n'entretient que la température donnée, et ce n'est point elle qui produit le degré de chaleur propre à l'homme et à chaque animal.

demandèrent d'abord ni pain, ni vin, ni repos ; mais ils supplièrent instamment le médecin qui les visitait de leur faire donner..... *du tabac à mâcher !*

(1) C'est à quoi n'ont point fait attention les chimistes qui, admettant que la calorification est le résultat de la combinaison de l'oxygène avec le carbone de nos tissus et une petite quantité d'hydrogène, lui donnent pour théâtre, non plus le poumon, mais bien les parties les plus déliées de la trame organique.

Il existe, d'ailleurs, une influence bien remarquable des forces vitales, en général, sur la chaleur ; et celle-ci peut servir de critérium pour apprécier le degré d'énergie des premières. Un médecin anglais du siècle dernier, Currie, a remarqué que des jeunes gens qu'il faisait asseoir dans une baignoire, après leur avoir mis un thermomètre sous la langue, et dont il arrosait la tête et les épaules avec de l'eau salée froide, éprouvaient un abaissement de température pendant la première minute, lorsqu'ils étaient peu robustes, tandis que, chez ceux qui jouissaient d'une force vitale plus énergique, la température demeurait la même et ne tardait pas à s'élever de 0,8 degrés (Réaumur) (1). Les vieillards présentent habituellement, par le fait de l'âge, un ralentissement dans la circulation ; il en résulte que la température de leur corps baisse sensiblement, et qu'ils sont très-vivement impressionnés par le froid extérieur. On a remarqué, dans tous les grands établissements de bienfaisance, qu'un faible abaissement de température de 2 ou 3 degrés, venu subitement en hiver, suffit assez souvent pour faire périr les vieillards les plus âgés, et qu'on les trouve tranquillement couchés dans leur lit, sans symptômes de maladies, et même sans autre indice de mort que le refroidissement général (2).

L'exercice serait, de tous les modificateurs, celui qui aurait le plus d'empire sur l'augmentation de la chaleur animale. Les expériences ingénieuses de Breschet et de M. Becquerel ont constaté que la température s'élevait d'un demi-degré au moins pendant la contraction d'un muscle : aussi sont-ils tentés d'attribuer à la force musculaire du cœur la chaleur supérieure à celle de tous les autres organes que ce viscère présente.

L'hygiène a encore prise sur la chaleur animale par les vêtements et par l'alimentation. Par les premiers, elle peut augmenter ou diminuer, à volonté, les pertes de la chaleur, en mettant le corps en contact avec les agents bons ou mauvais conducteurs du calorique. Nous verrons aussi, plus tard, que la *quantité* aussi bien que la *qualité* des aliments doivent se régler sur la quantité de chaleur cédée par l'organisme aux corps environnants ; qu'ainsi, la nourriture doit varier dans les saisons, dans les climats.

Un de nos savants amis, M. le professeur Bonnet, dans une étude

(1) *Philosophical transactions*, 1772, p. 217.

(2) Liebig, *Chimie organique, appliquée à la physiologie.*

sur la chaleur animale, a parfaitement fait ressortir le rôle de cette force vitale.

Il faut avoir égard, dit-il, moins au calorique *actuel* qu'au calorique *en puissance*, au produit qu'à la force de production. L'homme robuste, dont la santé est irréprochable, et l'homme faible, sujet au catarrhe, au rhumatisme, par exemple, n'atteignent pas avec une égale aisance au taux normal de 37°; le premier y arrive et s'y maintient sans peine, le second n'y parvient et n'y reste pas sans un effort pénible. Aussi à la moindre cause réfrigérante, l'un est en mesure de lui opposer immédiatement une réaction pyrétogénésique proportionnelle; l'autre faiblit, et sa défaite est marquée bientôt par une déviation de l'état normal, par le développement d'une chaleur morbide qui a des caractères particuliers (fièvre, inflammation). Cette chaleur nouvelle, M. Bonnet l'appelle *supplémentaire*, et il la regarde comme un moyen extraordinaire de défense de la part de l'organisme.

Ce calorique en puissance chez l'homme sain, cette force calorifique toujours prête à entrer en jeu, ou, si l'on aime mieux, cette faculté d'improviser au besoin, spontanément, une somme de chaleur suffisante pour neutraliser les causes réfrigérantes dépressives, c'est ce que nous appelons la *force de résistance au froid*.

L'étude des circonstances qui favorisent ou raniment cette force de résistance au froid constitue une partie importante de l'hygiène et de la thérapeutique.

Nous avons dit que l'énergie, l'intégrité de la calorification, dépendent du jeu intégral, énergique de toutes les fonctions. Alimentation substantielle et bien digérée, exercices musculaires, activité des sens, contentement moral, voilà les stimulants naturels de la calorification.

Si l'homme était un corps inerte, il augmenterait de chaleur à mesure qu'il en recevrait. Il n'en est rien. De même que nous pouvons résister au froid, de même nous possédons une *force de résistance au chaud*. Nous produisons d'autant moins de calorique, que nous sommes forcés d'en recevoir davantage. Cette communication grossière de la chaleur a donc pour effet d'affaiblir la puissance pyrétogénésique; les autres fonctions s'en ressentent, elles languissent. N'est-ce pas ce que nous éprouvons dans les fortes chaleurs de la canicule? La *résistance au chaud* a des limites plus restreintes que la *résistance au froid*. Nous ne vivrions pas longtemps dans une température à + 50°, tandis que à — 10° nous résistons très-bien.

Un des caractères de la santé qui chancelle, auquel on ne saurait, en hygiène préventive, attacher une trop grande importance, c'est la diminution de la *force de résistance au froid.* Cette faiblesse de *résistance au froid* ne se rencontre pas seulement chez les individus physiologiquement débiles, chez ceux en proie à une affection chronique, elle est évidente aussi dans le cas où la chaleur actuelle est considérablement diminuée (choléra, sclérème, etc.) ; on peut la reconnaître encore dans les maladies aiguës, alors que la température du corps monte à son plus haut degré thermométrique. L'expérience la plus vulgaire nous enseigne tous les jours l'imminence du *refroidissement* avec ses dangers dans les maladies fébriles, et justifie les soins que nous prenons de mettre les malades brûlants de fièvre à l'abri de cette périlleuse-atteinte.

D. *Forces de résistance vitale, forces agissantes, forces radicales.*

La grande et maîtresse vue, dans la science de l'homme, dit Barthez, est de le considérer comme un être essentiellement animé par les forces vitales, dont l'action est soumise à des lois primordiales de sympathie et de synergie (1). La force de résistance vitale est la plus éclatante manifestation des lois de réaction de l'organisme ; les faits les plus vulgaires attestent, à chaque instant, son indépendance des agents hygiéniques. En leur présence, le corps vivant, loin de céder à leurs atteintes avec l'indifférence des corps bruts, agit à leur rencontre, et se prête ou se refuse à leurs sollicitations. Comme nous avons eu déjà l'occasion de le remarquer, ce n'est point tant la belle et harmonieuse disposition des organes, les merveilles de leur texture et de leur configuration que nous devons admirer le plus, que les mouvements intérieurs, les immenses ressources déployées par le principe de vie dans des circonstances déterminées. En même temps que nous dépensons, à chaque heure, à chaque minute, à chaque seconde, dans les actes journaliers de notre vie, une somme telle de mouvements vitaux que les auteurs appellent *forces agissantes,* il reste dans notre organisme une source de forces, de puissance, destinée à faire face à la déperdition des premières : ce sont les *forces radicales.* Ces dernières, comme un corps de réserve, président surtout à la défense de la vie menacée ; elles se déploient à

(1) *Science de l'homme*, t. II, p. 12.

l'instant où de graves dangers entourent l'organisation, tels que les fièvres *graves, malignes, ataxiques* (1). Si, dans ces circonstances, ces dernières forces montrent une suffisante énergie, la réaction salutaire a lieu ; dans le cas contraire, c'est-à-dire si elles sont détruites, il ne reste plus au médecin qu'à se voiler la face : son malade est destiné à périr. Or, il est bien avéré, en hygiène, que les contrastes perpétuels d'un genre de vie dont les principes de la modération ne gouvernent jamais les actes, usent rapidement les forces, font dégénérer les maladies simples en affections adynamiques ou ataxiques, rendent enfin l'accès facile à toutes les maladies graves. Si on applique cette conséquence, non plus à l'individu seulement, mais à la population, l'on verra les épidémies ou les maladies malignes généralisées, peser de tout leur poids sur les contrées les plus populeuses, là où les contrastes du luxe et de la misère sont les plus frappants ; elles sont moins rigoureuses, à proportion, dans les régions moins peuplées, là où les commodités de la vie sont réparties plus uniformément (2).

Les excès de tous genres, les passions oppressives, et en particulier le remords, ôtent à l'homme son pouvoir de résistance vitale lorsqu'il devient la proie du mal physique. Ce point, un des plus importants de l'hygiène considérée dans ses rapports avec la morale, méritera, de notre part, une grande attention. Au milieu des préjugés sans nombre et des erreurs populaires qui règnent au sujet de la médecine, surnagent cependant des vérités que la science ne fai que sanctionner. Cette droiture de sens du vulgaire se remarque toujours dans le cas suivant : un homme, sain en apparence, est frappé, au milieu de ses occupations, d'une maladie simple en elle-même. L'expérience de tous les temps, de tous les lieux, de tous les hommes, affirme que cette maladie, *dans les circonstances ordinaires*, doit suivre des périodes fixes, régulières, et se terminer par le retour à la santé. Dans le cas dont nous parlons, il n'en est rien ; le sujet atteint est emporté en peu de jours. Les personnes étrangères à l'art de guérir, mais qui connaissaient les excès de longue date auxquels le malade s'était antérieurement livré, ont soutenu que, chez cet homme *usé*, la maladie, quoique légère, devait revêtir un

(1) Voir, dans la *Revue médicale de Paris*, année 1843, notre Mémoire sur la *Malignité dans les maladies fébriles*, etc.

(2) Fuster, *Des maladies de la France dans leurs rapports avec les saisons*, p. 27.

haut caractère de gravité. Elles ont raisonné parfaitement juste, puisqu'elles ont reconnu une organisation *modifiée*, qui a, elle-même, imprimé un caractère funeste à une maladie bénigne. Ainsi, voilà un fait exprimé tout d'abord par une croyance naïve, qui s'est toujours maintenue, malgré les vicissitudes et les fortunes diverses des systèmes médicaux.

Le corps humain, nous l'avons prouvé, ne vit que par son unité. La maladie n'est qu'un commencement de division entre les différentes parties du corps : le mot latin *morbus*, dérivé du grec (μόρος, *division*, et βία, *force*), exprime la division des forces. Or, comme les personnes livrées aux excès et aux plaisirs ont fait plus particulièrement abus des forces sensitives, lien des sympathies et des synergies nécessaires pour opérer la solution heureuse des maladies, pour déterminer les crises, elles sont privées de ce bénéfice de la nature dans leurs maladies intercurrentes : celles-ci revêtent alors ce cachet de malignité et d'ataxie qui est l'effroi de tous.

Les anciens médecins grecs, Hippocrate entre autres, étaient tellement frappés de la marche terrible, insolite, de ces maladies, qu'ils y admettaient un *divinum quid* (τι θεῖον). Ils voulaient expliquer par une cause inconnue des effets qu'ils ne pouvaient rapporter à des causes sensibles, et que ne pouvaient surmonter les forces du corps vivant. C'est une chose assez frappante que les effets promptement mortels des maladies malignes aient toujours produit de l'étonnement !

Il n'y a rien de plus funeste pour la solution des maladies que l'indifférence vitale, l'apathie de tout le système. C'est à cela cependant que les excès conduisent. L'homme a toujours besoin de forces, mais plus particulièrement dans la maladie, où il faut une remarquable énergie d'efforts réparateurs pour restituer son organisme à l'*unité*.

Ainsi, à chaque pas que l'on fait dans l'étude de l'existence de l'homme, on reconnaît de plus en plus que l'âme doit commander au corps et régler ses appétits ; que la volonté, disposant en souveraine des organes, peut exercer une influence fâcheuse sur la santé. C'est une belle prérogative qui nous distingue des autres animaux, dont l'intelligence est asservie à des besoins, dont l'organisation détermine la volonté ; mais, en même temps, c'est une prérogative qui peut nous coûter bien cher, si nous méconnaissons les lois de notre nature, si nous entrons dans un ordre subversif, en donnant la prééminence au physique sur le moral. Si nous usons de notre liberté dans le mal, nous y faisons bientôt des progrès ; car notre perfectibilité nous impose la nécessité d'avancer. Par ce moyen encore, la Providence, qui tire parti du mal physique pour notre amendement moral, nous avertit que, dès cette terre, un châtiment fatal est imposé à celui qui s'écarte de la ligne de ses devoirs.

La médecine, comme la morale, semble donc reposer sur la même base, et de même que l'ataxie, l'adynamie, la malignité révèlent en pathologie une déviation funeste de l'activité vitale, de même aussi le désespoir, le découragement, la violence, qui ont une si parfaite ressemblance avec les états morbides que nous venons de désigner, sont aussi regardés comme une dérogation aux lois de la sagesse et de la raison, et considérés comme des phénomènes pernicieux conduisant à l'abîme.

Nous venons d'étudier les grandes lois qui régissent l'économie humaine, celles qui découlent de forces propres, inhérentes à la matière douée de vie. Nous allons maintenant aborder l'examen d'autres lois plus complexes, celles d'*habitude* et de *perfectibilité*, qui n'intéressent pas moins l'hygiéniste à un très-haut degré. Cette étude complétera la synthèse que nous avons annoncée au commencement de ce chapitre, et qui a pour but de reproduire l'homme dans sa réalité vivante.

2° Lois d'habitude et de perfectibilité de l'organisme humain.

Nous réunissons ici ces deux facultés de l'organisme, parce qu'elles ont entre elles de nombreux rapports, et que l'une suppose l'autre. Toutes deux manifestent la tendance du corps humain à s'asseoir dans un état fixe, stable, soit en bien, soit en mal. Si le système physiologique est susceptible d'atteindre de beaux perfectionnements, on ne peut méconnaître que cette perfectibilité n'ait besoin du concours de la force d'habitude. Mais, en même temps, lorsque l'une est vicieuse, elle peut trouver dans l'autre un puissant correctif. C'est, en effet, un principe trop absolu, en hygiène, que celui qui porte à penser qu'il y a toujours péril à changer une habitude mauvaise, profondément enracinée. Si elle est réellement vicieuse, la tendance à la perfectibilité, mise en jeu, provoquée par de saines pratiques, amènera son extirpation. C'est ainsi que, dans l'économie humaine, la tendance au bien et la tendance au mal paraissent se balancer.

A. *Loi d'habitude.*

L'habitude que contracte le système physiologique de l'homme est aussi une faculté dont il faut faire mention. Si la nature humaine en était privée, il y aurait très-peu de personnes qui se portassent bien, comme le remarque Gaubius (1). En effet, l'habitude nous endurcit et nous fait supporter, sans aucun préjudice, une foule de choses qui sont nuisibles à ceux qui y sont moins accoutumés. C'est ainsi que les maladies mêmes deviennent, par l'habitude, et plus supportables et plus traitables, que les poisons s'adoucissent. C'est à cause de cette loi, qui rentre par beaucoup de points dans le système général des lois conservatrices, que des personnes valétudinaires, condamnées sans retour par des médecins instruits, vivent, souvent fort longtemps, contre toute espérance.

Envisagée, dans ses rapports stricts avec l'hygiène, la loi d'habitude doit être considérée particulièrement sous deux chefs: 1° dans son origine; 2° dans son état d'implantation, si nous pouvons nous exprimer ainsi. Il est presque inutile de dire que, dans le premier cas, il est du devoir de l'homme qui recherche non-seulement la santé, mais les plus grandes chances du bonheur relatif, d'agrément, d'indépendance, de repousser jusqu'à l'idée même d'un besoin factice, de ne s'assujettir qu'aux actes qui ont trait à ses besoins primordiaux, à son perfectionnement physique et moral. C'est par la répétition graduelle et successive de l'acte qui produit une impression (quelque minime qu'elle soit) sur la sensibilité physique ou percevante, que l'habitude naît, croît, grandit et se constitue définitivement.

Dans le second cas, l'intervention de l'hygiène est plus active. Elle s'exerce en opposant à l'habitude formée des actes contraires et meilleurs qui impressionnent, par degrés aussi et d'une manière successive, la sensibilité; par cette marche, qui est celle même de l'habitude antérieure, elle finit par en éteindre les premières impressions. C'est sur cette base, du reste, que repose l'éducation, qui a pour but de corriger et d'anéantir les mauvaises habitudes et de leur en substituer de meilleures. Comme la vie doit être soumise à des règles, il est bon de s'y plier le plus tôt qu'on peut. C'est le moyen

(1) *Pathologie*, trad. de Sue, p. 391.

d'éviter plus tard la contrainte, que l'habitude aura rendue inutile; et l'enfant, docile dès ses premières années, acceptera la loi sans murmure et sans faiblesse.

A l'égard des professions dans lesquelles l'habitude du travail s'est, pour ainsi dire, identifiée intimement avec l'existence, l'hygiène pose certains préceptes salutaires, et que l'homme, dans quelque carrière qu'il soit jeté, ne doit jamais perdre de vue. Le premier consiste à n'abandonner que d'une manière lente, insensible et progressive les occupations qui sont devenues une habitude de la vie ; et le second, plus efficace peut-être, à les remplacer progressivement par d'autres travaux adaptés aux goûts, aux penchants, dont l'exercice doit commencer longtemps avant d'abandonner les occupations accoutumées; de telle sorte qu'on remplace, par une habitude nouvelle insensiblement acquise, l'habitude ancienne qu'on se propose d'abandonner. Mais nous reviendrons sur ce point quand nous traiterons de l'art d'ordonner sa vie dans ses rapports avec la santé.

Sous le rapport moral, l'influence de l'habitude est si puissante qu'il n'est peut-être pas une seule position avec laquelle elle ne puisse peu à peu réconcilier nos désirs ; dans laquelle elle ne puisse, avec le temps, nous faire trouver plus de bonheur que dans celles que le vulgaire envie. Cette facilité de nous accommoder aux circonstances extérieures est comme un remède mis à notre disposition contre les maux accidentels que l'action des lois générales peut occasionner. C'est donc avec raison que les philosophes ont considéré le rôle de l'habitude dans la vie humaine comme une des marques de bienveillance de la part de la Divinité dont l'organisation de l'homme est empreinte (1).

B. *Loi de perfectibilité de l'organisme humain.*

Cette loi est inhérente au germe lui-même ; ses manifestations se déclarent dès l'instant de la fécondation. On peut dire qu'à cette heure l'homme est en *puissance*, tel qu'on l'observera à l'extrémité de la période ascendante de la vie. Le progrès guide, pas à pas, les développements de la vésicule amorphe qui, dans quelques jours, représentera la solennelle ébauche du type humain. Dans l'évolution

(1) Dulgald Stewart, *Esquisse de philosophie morale*, § 316.

embryonnaire de son appareil nerveux, la puissance vitale, comme pour se jouer, fait apparaître successivement les parties dominantes des animaux inférieurs. De telle sorte qu'un anatomiste célèbre a pu dire : En remontant dans la vie utérine d'un mammifère et de l'homme en particulier, on voit les parties de l'encéphale disparaître de manière que cet organe présente successivement les formes de l'oiseau, du reptile et du poisson; comme, en remontant l'échelle des animaux du poisson au mammifère, on voit l'encéphale se compliquer d'après les mêmes lois; de telle sorte que les premières formes des embryons supérieurs représentent les formes permanentes des animaux inférieurs (1). Ce pouvoir, dit le professeur Lordat, qui porte en lui la faculté de changer successivement les formes du corps, est une émanation d'un dynamisme doué de facultés progressives (2). Il existe un plan primitif, suivant lequel sont tracés les premiers linéaments de l'être, plan qui est en rapport avec la production d'un individu de son espèce et non de toute autre. Plus tard, l'activité de l'homme, la force de sa volonté, doivent tirer le meilleur et le plus grand parti possible de cette organisation, sur laquelle l'esprit de vie a soufflé le don de perfectibilité: c'est à l'homme d'élaborer sa propre substance, de rendre ses proportions plus belles et plus harmoniques, le jeu de ses organes plus souple et plus puissant.

Ainsi, l'hygiène perfective a une base solide, elle puise sa justification dans une des lois inhérentes à l'organisme humain. Celui-ci, après avoir oscillé quelque temps sous l'action des modificateurs qui le pénètrent, ne tarde pas à passer à un état transitoire, en harmonie avec la nature des agents qui l'ont dominé. De même que, sous ses deux faces physique et morale, l'homme a la faculté de grandir sans cesse, il a malheureusement celle de décheoir; placé entre une échelle ascendante et un abîme, il dépend de lui de gravir l'une ou de se laisser plus ou moins entraîner vers l'autre.

Ici est le lieu d'exposer avec un peu plus de développements que nous ne l'avons fait jusqu'ici, les belles applications de l'hygiène perfective : elles s'adressent aussi bien à la vie organique qu'à la vie animale. Ainsi, elles concourent à faciliter les développements normaux de la première, lorsqu'elles tracent des règles pour parer aux dangers ou du moins aux inconvénients qui naissent d'une con-

(1) Serres, de l'Institut, *Anatomie comparée du cerveau*, etc., t. II, p. 127.
(2) *Ébauche d'un traité complet de physiologie humaine*, p. 128. 1841.

stitution faible, d'un organe trop délicat, etc. Tout organe stimulé, exercé convenablement dans les proportions de son excitabilité, se fortifie ; sa vie gagne en intensité, en développement. De là, dit le docteur Réveillé-Parise, l'exercice organique : la vie, la santé ne sont qu'à ce prix (1). Il est évident que la force la plus grande est celle qui met l'homme en état, sans dérangement dans ses fonctions, de supporter le mieux les extrêmes, et de s'accommoder le plus promptement, le plus aisément aux vicissitudes de l'existence; c'est là le *summum* d'énergie organique. Un homme, dit Plutarque, qui s'imagine se procurer de la santé en vivant dans l'inaction, est aussi peu sensé que celui qui se condamnerait au silence pour perfectionner sa voix (2). Le grand ressort de la santé, c'est le mouvement; l'indolence la détruit. On peut comparer, d'après un autre ancien, la vie de l'homme à la nature de fer; si on l'emploie, il s'use ; si on ne l'emploie pas, la rouille le consume. De même, nous voyons les hommes s'user par le travail ; et, s'ils s'abandonnent à l'inaction, l'oisiveté les accable encore plus que l'exercice (3).

L'étude des difformités, poussée si loin dans ces derniers temps, a pleinement démontré que certains organes (les muscles, par exemple) changeaient de texture lorsqu'ils étaient soumis à une traction exagérée, et qu'ils reprenaient leur organisation normale lorsque l'art parvenait à modifier cette tension permanente. C'est là un fait bien curieux, mais bien positif; un fait bien propre à fixer l'esprit sur le degré de perfectibilité, de souplesse de l'organisation animale. Ici, laissons parler le médecin habile dont les travaux ont donné une grande extension à la branche de l'orthopédie : « J'ai montré, dit M. Jules Guérin, que les muscles rétractés et soumis à une traction exagérée se transforment en tissu fibreux. Voilà le fait simple, révélé avec sa condition spéciale de développement, par l'étude des difformités... Partout vous trouverez le développement de la partie fibreuse et tendineuse lié à la condition de traction, et toujours proportionné au degré d'action de cette derrnière... Et qu'on n'attribue point ce rapport à cette vague prévision de la nature qui prépare et adapte les choses à leur destination ; car les conditions changeantes de la difformité improvisent tous les jours les mêmes rapports avec les mêmes résultats, c'est-à-dire qu'un muscle charnu devient fibreux

(1) *Gazette médicale de Paris*, t. XI, p. 393.

(2) *Œuvres morales*. — *Le Banquet des sept Sages*.

(3) Caton, cité par Aulugelle. — *Nuits attiques*, lib. XI, cap. III.

là où il est soumis à des tractions continues et exagérées, et *vice versâ*. Le muscle fibreux redevient charnu quand il est ramené à ses conditions de longueur et de distension normales. Ajoutons, d'ailleurs, que ces lois ne contredisent point les vues primordiales de la nature : la prédétermination d'un plan implique les moyens de le réaliser, et la nature n'est que plus admirable d'avoir subordonné intimement et directement, dans le même fait, le résultat qu'elle avait en vue de produire, à la continuité d'action de la cause qui devait l'engendrer, c'est-à-dire d'avoir réuni d'une manière inséparable le but et le moyen (1). »

Voici un autre fait curieux et peu connu qui démontre encore péremptoirement l'influence de l'exercice sur le perfectionnement de l'organe et de la fonction. Le sourd-muet est sujet à des suffocations, à des palpitations, à des catarrhes, et très-souvent il meurt phthisique. Lorsqu'on songe à cette fréquence d'une lésion fonctionnelle identique, exerçant ses ravages dans un pensionnat, consacré à une classe particulière de jeunes gens, dépourvus de l'organe de la parole, on ne peut s'empêcher d'attribuer ces désordres de l'appareil respiratoire à, l'annulation de la faculté vocale (2). En effet, chez le sourd-muet, le larynx et la trachée, en un mot, le tronc de l'arbre respiratoire, atteignent un degré manifeste d'atrophie ; les poumons reçoivent en quantité moindre leur excitant naturel, dont la masse préside à leur ampliation. Mais cette atrophie de l'appareil respiratoire et sa débilité relative dépendent primitivement des actes phonateurs. Outre qu'elle fortifie le système musculaire du larynx, qu'elle élargit la glotte, la parole imprime aussi de la vigueur aux poumons ; son exercice, en répercutant les sons jusque dans les dernières profondeurs des cavités pulmonaires, excite l'organe, en développe le jeu et l'activité. C'est ainsi qu'en perfectionnant les appareils de sa vie de relation, l'homme, en même temps, perfectionne les *substrata* de sa vie organique.

Il est utile, cependant, d'appliquer ici, au développement de l'organe du morale humain, les mêmes lois qui régissent l'existence et le perfectionnement des autres organes. Ces lois sont bien simples ;

(1) *Vues générales sur l'étude scientifique et pratique des difformités du système osseux*. Paris, 1840.

(2) Nous tenons ce fait du docteur Théodore Perrin, médecin de l'établissement des sourds-muets de la ville de Lyon. Cet observateur distingué est, depuis longtemps, frappé de cette coïncidence.

la vie ne se maintient que par deux choses : premièrement, par un support, qui est l'organisation ; secondement, par un *stimulus* ou principe extérieur d'action. Tout organe a son *stimulus* spécial ; sans cela il serait destiné à périr et à entraîner la ruine du tout : l'estomac a les aliments, les poumons ont l'air atmosphérique. Or, le cerveau, qui accomplit des actes, sortirait de la loi commune des organes s'il n'avait aussi son *stimulus* particulier. Pour lui, ce *stimulus* se trouve dans tout ce qui l'astreint à la pratique de ses manifestations intellectuelles et morales : c'est l'enseignement, c'est l'état de société. Si ces modificateurs sont absents pour lui, il reste à un état d'infériorité relative, comme chez les sauvages ; car sa supériorité absolue sur celui des autres animaux reste toujours la même. C'est comme cela qu'on doit se rendre compte de la perfectibilité de ce sublime organe. Chez l'homme, il est à l'*état d'aptitude*, tant que des mobiles extérieurs, adaptés à la nature même des actes qu'il doit manifester, ne lui donnent pas d'impulsion. Ainsi, en physiologie comme en religion, la loi de perfectionnement est la conséquence d'une autre loi : celle d'exercice ou de travail.

Il est facile de démontrer encore que le cerveau humain doit nécessairement perdre sa prépondérance physiologique et se dégrader même, à mesure que baisse l'action de ses modificateurs naturels : rien, en effet, n'est plus palpable, plus avéré, que la dégradation d'un organe par le défaut de *stimulus* entretenant sa fonction. Si c'est un sens, l'œil, par exemple, les humeurs troublées pendant longtemps n'ayant pas permis aux rayons visuels de les traverser, on trouve, après la mort, les nerfs optiques atrophiés dans l'intérieur du crâne, réduits même au quart de leur volume ordinaire. Ceci s'applique de tous points à l'encéphale, qui subit, comme nous le voyons dans certaines tribus sauvages, un véritable retrait. Lorsqu'il ne fonctionne plus, dans le sens de la vie morale et de relation, au lieu d'être l'*organe roi*, comme l'ont nommé justement quelques physiologistes, il devient assujetti aux impressions organiques qui naissent des viscères intérieurs avec lesquels il est en connexion. Par conséquent, autant l'homme perd en intelligence et en moralité, autant il devient l'esclave de ses besoins et de ses instincts grossiers, et *vice versâ*. Les moralistes et les philosophes ont, dans tous les temps, reconnu la vérité de ces rapports, puisqu'ils ont dit : « L'homme ne doit point être l'esclave de ses sens. » La physiologie de l'homme, forte précisément des travaux des médecins matérialistes eux-mêmes, Cabanis et Broussais, déroule avec ampleur la raison et les preuves de ce fait constaté par l'observation, et qui est le plus sérieux de la nature humaine.

D'après eux, et cela est vrai, le cerveau est placé entre deux ordres de nerfs, dont les uns se terminent à la surface extérieure du corps, et les autres se plongent dans les tissus des viscères intérieurs, où ils forment des expansions sensitives sur les surfaces muqueuses ou de rapport : de là deux sortes de stimulations arrivant au cerveau, les unes venant du dehors, et les autres de ses sens internes. C'est, sans doute, quelque chose d'admirable que cette correspondance intime entre la vie morale et la vie de nutrition ; elle signale au plus haut degré l'individualité vivante. Tant que subsiste l'ordre physiologique, c'est-à-dire tant que chaque organe agit normalement comme il doit agir, que le cerveau se développe et grandit par le travail de la pensée et de l'enseignement, de l'exercice des devoirs et des obligations sociales, la secousse produite par ces impressions viscérales est faiblement ressentie par le cerveau, qui y répond pour satisfaire les besoins qu'elles indiquent. Il n'y a pas encore empiétement des viscères sur le cerveau, et ainsi sur la volonté. Mais lorsqu'il est faible, comme chez le sauvage, comme chez tous les hommes grossiers et livrés aux bas instincts, la réaction des surfaces internes de rapport, et en particulier du sens alimentaire, du sens génital, s'exerce sur lui d'une manière tyrannique. La liberté morale, sans périr tout à fait, demeure comme étouffée sous le poids des besoins des sens internes. Comme il n'y a qu'un problème posé dans l'intelligence avilie de l'homme de la nature, celui de se nourrir, et que sa solution devient plus difficile pour lui en face des obstacles qui l'irritent, il ne faut pas s'étonner s'il se livre à des excès d'inouïes cruautés. Que d'hommes, dans les carrefours de nos grandes cités, véritables sauvages au sein même de la civilisation, sont exclusivement livrés aux exigences des besoins viscéraux les plus dégradants et les plus funestes à leurs semblables ! Privés des secours et, surtout des relations, qui fondent seuls la vie morale et sociale, il ne leur reste plus que des stimulations intéressées, dont ils entretiennent constamment l'ardeur. Rien ne fait équilibre chez eux, et l'animal l'emporte.

Lorsque l'on presse les faits physiologiques, on demeure convaincu de plus en plus de la toute-puissance de l'exercice, d'une bonne direction pour le développement de l'intellect et de la moralité. Un des plus profonds anatomistes de notre siècle, Geoffroy-Saint-Hilaire, a émis cette opinion hardie concernant le rôle de la civilisation sur le volume du cerveau. Voici ses propres paroles : « L'artère carotide interne est un rameau de l'artère carotide primitive. Pour que le sang dévie de sa ligne d'ascension, et vienne en plus grande partie sur un rameau latéral, il faut que ce résultat dépende d'un événement étranger à l'organisation ; et j'ajoute, sans la moindre hésitation, que, dans ce cas qui nous occupe, il n'y a point à douter que cela ne dépende des travaux de l'intellect. L'activité de l'esprit croissant chez les hommes au fur et mesure de leur progrès dans la civilisation, rend leur cerveau de plus en plus consommateur... Le calibre de cet artère augmente là où cette cause agit, et toujours en raison du flot sanguin qui s'y engage. Qui sait si l'hypertrophie de la carotide interne, et par conséquent celle du cerveau, n'est point chez l'homme une acquisition de son domaine, un des produits du temps, une acquisition elle-même rendue transmissible par voie de génération (1) ? »

Les personnes qui ont suffisamment refléchi sur cette tendance à la perfectibilité de la nature humaine comprendront toute la vérité contenue dans ces paroles du philosophe Kant : « Si, quelque jour, un être d'une espèce supérieure se mêlait de notre éducation, on verrait alors ce que l'homme peut devenir. »

Mais, comme la vie de l'homme est une et indivisible, comme les distinctions que nous faisons de vie animale, de vie spirituelle, de vie organique sont des procédés de notre esprit, des conceptions nécessaires à la coordination méthodique des phénomènes physiologiques, il s'ensuit que l'hygiène perfective, pour être vraiment digne de sa mission, doit étendre une sollicitude égale sur toutes les faces de la vie. Sans cela, son œuvre serait tronquée, *non pane solùm vivit homo.* La nature humaine réclame, par son essence, une double éducation ; si le perfectionnement moral ne suit pas le développement physique, si celui-ci déborde, les lois physiologiques semblent violées, et l'individu ne possède plus alors que des forces apparentes, mais les sources de sa vitalité sont épuisées. C'est ce que l'antiquité nous démontre surabondamment chez ces lutteurs et ces athlètes qu'elle astreignait aux rigueurs d'un art particulier, et qui avait pour but de développer l'adresse et la force : cette extension prodigieuse de la puissance et de la force musculaire était un véritable état pathologique. Cette force artificielle était si éloignée d'un état de santé fixe et de force stable, qu'Hippocrate la regar-

(1) *Philosophie anatomique*, t. II, p. 360.

dait comme une disposition à plusieurs maladies très-dangereuses. Selon Platon, les lutteurs avaient une disposition à l'assoupissement et étaient souvent affligés de quelque maladie aiguë et violente. Galien exposant, avec plus de détails, les maux auxquels étaient communément sujets les malheureux qui, pour donner du plaisir aux autres par leurs traits de force, ruinaient leur santé, dit que plusieurs d'entre eux étaient subitement privés de la parole, qu'ils perdaient le sentiment et le mouvement, et tombaient même dans une apoplexie complète. Aussi, tout en faisant des vœux pour le retour, au sein des sociétés modernes, de certaines pratiques de gymnase en honneur chez les anciens, l'hygiéniste doit condamner l'abus qu'on pourrait en faire, non-seulement comme injurieux à la nature humaine, mais comme étant contraire aux intérêts de sa validité. Les bons modificateurs moraux, et en particulier le commerce intellectuel des hommes entre eux, la culture des bons sentiments, des pensées élevées, développent la sensibilité dans une juste mesure, par conséquent l'activité des rapports sympathiques entre les fonctions de l'économie ; la sphère des facultés vitales est donc, par cela, agrandie.

C. *Loi d'abaissement, de dégénérescence.*

Mais la loi de perfectibilité a son contraste dans la loi de dégénérescence, et il est d'un haut intérêt de la bien saisir. Sous l'empire de mauvais modificateurs hygiéniques, l'homme avance dans le mal, son organisme subit alors ce qu'on a appelé : *une déviation maladive du type normal de l'humanité* (1). Il y a dans certaines influences de milieux, lorsqu'elles sévissent depuis longtemps sur la population, un agent *dégénérateur* qui entraîne des modifications fatales dans les lois de l'organisme, lui impose une nature factice. Une longue pratique médicale dans un des plus vastes hôpitaux de France nous a depuis longtemps démontré qu'il existe dans les populations ouvrières un véritable tempérament maladif, une déviation du type général. Il faut attribuer cet effet à l'habitation dans des centres trop populeux ou malsains, à l'influence si profondément démoralisatrice qu'exerce la misère, au défaut de prévoyance, à l'abus des boissons alcooliques, aux excès vénériens etc. ; ces circonstances

(1) Morel, *Traité des dégénérescences physiques, intellectuelles et morales de l'espèce humaine*, p. 47 et suiv. 1857.

complexes, agissant à la longue, déterminent un état de détérioration organique qui se reflète jusque dans l'expression des traits du visage et jusque dans les nuances variées qui constituent ce que l'on est convenu d'appeler les habitudes extérieures.

Le mal moral joue un rôle important dans la production des dégénérescences. Si les passions mauvaises qui bouleversent le cœur humain, si la direction vicieuse imprimée à l'éducation intellectuelle et affective des enfants, si l'hérédité dans le mal moral ne peuvent se séparer complétement des conditions physiques de l'organisme, l'étude de ces causes se rattache néanmoins à un élément d'un ordre plus intellectuel que les professions insalubres, par exemple, à telle ou telle autre cause déterminée. C'est là que réside en partie le ver rongeur de l'humanité opulente. Ce sont également les causes mixtes qui font que, parmi nous, les familles s'abaissent, et déchoient comme ces races et ces tribus que l'alcoolisme ou l'opium anéantit après les avoir dégradées. Nous donnerons, du reste, dans la seconde partie de cet ouvrage, ainsi que dans la quatrième, les plus grands développements à cette question.

SECTION II.

DES DIFFÉRENCES INDIVIDUELLES, DES CONSTITUTIONS, DES TEMPÉRAMENTS ET DES AGES.

CHAPITRE I.

Des constitutions. — De leurs caractères. — De la faiblesse relative de certains organes. — Des moyens généraux de fortifier les constitutions : de divers exercices, du bain d'air comprimé. — Des tempéraments en général.

C'est à tort que, dans beaucoup d'ouvrages de physiologie et d'hygiène, on confond les constitutions avec les tempéraments. Sans doute, ces deux choses présentent entre elles de grandes affinités, elles se rencontrent intimement unies dans l'organisme, elles s'empruntent réciproquement certains caractères, certaines propriétés;

mais, radicalement, elles sont distinctes. Et d'abord, la constitution est fondée sur des caractères antérieurs à la formation du tempérament : celui-ci se développe progressivement, tandis qu'un enfant peut naître fort ou faible, bien ou mal constitué. Il y a, dit le professeur Dumas, de Montpellier, cette différence entre la constitution et le tempérament, que la constitution est ce qui détermine l'énergie des forces physiques de l'organisation, ainsi que les circonstances de la conformation naturelle du corps ou des organes ; au lieu que le tempérament est ce qui détermine le caractère des forces vitales avec les modifications les plus constantes dont elles peuvent être affectées (1).

L'une est le résultat général des conditions organiques dans lesquelles se trouvent les différentes parties du corps, c'est-à-dire de leur forme, de leur solidité, de leur dimension ; l'autre est le résultat particulier des forces et de l'action vitales appliquées à tout le corps et à ses différentes parties solides ou fluides, suivant des proportions qui varient selon les individus. Le tempérament est une chose essentiellement variable. L'âge seul suffit pour substituer un tempérament à un autre dans chaque individu considéré isolément et en lui-même ; de même les différents agents hygiéniques, le climat, l'habitation, le mode d'alimentation ou d'exercice, la profession, les mœurs et les habitudes, l'action réciproque qu'exercent l'un sur l'autre le physique et le moral : il n'en est pas ainsi de la constitution. Tout homme est doué, primitivement et originellement, d'une constitution propre, distincte du tempérament proprement dit, et à l'étude de laquelle se rattache essentiellement celle de l'hérédité dans la santé et dans les maladies. La constitution peut être modifiée par le régime, mais non détruite. En un mot, la constitution est le fond de la nature individuelle, le tempérament en est la forme plus ou moins durable (2).

La mesure d'ensemble que fournit la constitution est variable d'une personne à une autre : les constitutions ne peuvent donc être spécifiées, groupées, d'après leur essence et leurs propriétés ; elles se jugent, comme beaucoup d'autres causes, par leur résultat sommaire, qui est *force* ou *faiblesse* (3). C'est un caractère général de la

(1) *Doctrine des maladies chroniques*, t. II, p. 157.

(2) Royer-Collard, *Des tempéraments dans leurs rapports avec la santé*. Mémoires de l'Académie roy. de médecine, t. X, p. 168.

(3) Levy, *Traité d'hygiène*, t. I, p. 223.

vie qui se propage des auteurs aux produits. Outre l'ensemble des forces que nous avons précédemment étudiées et que l'on doit considérer comme les facteurs proprement dits de la constitution, il faut tenir compte de quelques autres circonstances, telles que l'énergie respiratoire, le poids du corps et la taille. Il est impossible de méconnaître la coïncidence d'une certaine élévation de la taille et le développement des forces organiques ; il en est de même du poids du corps, qui, représentant dans des limites moyennes le développement général des parties constitutives de l'organisme, entre comme élément dans la force de la constitution. Mais à ce point de vue il y a des restrictions à poser : il faut, sous le rapport du poids du corps et de l'élévation de la taille, rejeter les extrêmes en développement. Ainsi, pour les statures les plus élevées, il est d'observation que, sauf quelques exceptions athlétiques, elles n'ont de la force que l'apparence et le luxe extérieurs. La bonne constitution a pour attribut en général des formes carrées et fermes, une certaine harmonie dans les proportions.

Le plus souvent, il existe entre la constitution et le tempérament un accord tel, que l'une convient absolument à l'autre, comme chez les vrais sanguins, où les organes sont robustes, les formes carrées, les vaisseaux bien développés, les muscles bien nourris, etc. ; mais il peut arriver aussi que ces deux choses soient en opposition, qu'elles se contrarient mutuellement, et que les sanguins, par exemple, aient des organes faibles, les formes arrondies, les vaisseaux petits. Cette dissidence entre le tempérament et la constitution expose à une foule de maux, et particulièrement aux congestions sanguines : c'est à l'hygiène à y remédier. Elle le peut, soit en développant la constitution, en la mettant en harmonie avec la forme de tempérament (ce qui est le parti le plus convenable) par des exercices gymnastiques gradués, par l'alimentation ; soit en atténuant et en modérant, par des moyens appropriés, l'exubérance de force de tempérament, pour rendre celui-ci conforme à la faiblesse de la constitution. Il y a, dans cette tâche de l'hygiène préventive, une foule de moyens plus ou moins délicats, de petites précautions à mettre en usage, et qu'il serait fort difficile d'énumérer en ce lieu, car, dans ces cas particuliers, le médecin est le seul juge de leur opportunité. Mais, de plus, il ne faut point oublier que c'est en suivant pas à pas les développements de l'enfance, avant que le tempérament se soit définitivement fixé, que l'art peut le plus efficacement réagir contre une constitution vicieuse. Il ne faut point attendre que celle-ci se soit mise en équilibre avec le tempérament, car alors on n'aurait plus de prise sur ce dernier pour agir indirectement sur la constitution.

Lorsque nous traiterons des âges, dans un des chapitres suivants, nous verrons que c'est surtout à l'époque où la puberté va manifester ses signes, que l'hygiène doit utiliser au profit d'une constitution faible ou vicieuse la révolution spontanée qui s'opère dans l'organisation. Pour travailler avec fruit à se garantir des maladies auxquelles expose la faiblesse constitutionnelle d'un organe quelconque, surtout celle des poumons, il faut regarder cette infirmité, de quelque nature qu'elle soit, comme une cause déterminante, qui appelle vers les viscères ainsi viciés toutes les humeurs étrangères, et les maladies dont la masse du sang vient à se trouver surchargée. Toute l'organisation animale, dit Alexis Pujol, pèse et gravite sans cesse contre le viscère qui pèche par une débilité radicale ou par excès d'irritabilité. Le viscère simplement débile ne résiste pas assez, et reçoit l'humeur suspecte, faute d'une suffisante réaction. Le viscère délicat et irrité est un foyer qui sollicite et attire vers lui le jeu de tous les autres organes : c'est pour cela, entre autres, que dans les fièvres aiguës l'effort vital se dirige si constamment vers les organes affaiblis, et que le reflux des évacuations supprimées et répercutées se porte sur eux avec tant de facilité.

Moyens généraux de fortifier les constitutions.

Ce que l'on exige le plus souvent de l'hygiène dans les familles, c'est un plan raisonné pour fortifier les constitutions, pour donner du ton et du ressort à un organe affaibli. On a raison ; l'hygiène peut sans doute beaucoup pour cela ; mais on oublie trop aussi qu'il vaut mieux faire naître, engendrer de bonnes constitutions, que de les réparer lorsqu'elles sont viciées. Dans ce dernier cas les moyens, quoique puissants, sont aléatoires. Si dans les familles, au contraire, on se pénètre bien de la nécessité de fonder au lieu de blanchir, on peut arriver à créer de saines constitutions. Ce sont les générations qui forment ces dernières, et ce livre n'est fait que pour le démontrer.

Pour agir sur une constitution affaiblie, il faut le concours de toutes les influences hygiéniques favorables, depuis celle de l'allaitement jusqu'à celles exercées par le climat et les professions. A une constitution affaiblie totalement correspondent tous les agents généraux de l'hygiène; à la faiblesse radicale d'un organe doivent correspondre surtout des moyens particuliers. Nous ne pouvons, ici, qu'en parler en peu de mots.

On peut même instituer, pour certains organes, une sorte de gymnastique, qui a pour effet de réveiller leur énergie et d'étendre leur développement. Tel est, pour les poumons, par exemple, l'exercice que recommande Clark, auteur d'un bon traité sur *la Phthisie pulmonaire;* ce médecin prescrit de faire placer debout les jeunes sujets qui ont la *poitrine faible;* puis, ils portent les bras et les épaules en arrière, et tandis qu'ils sont dans cette position, ils inspirent seulement autant d'air qu'ils peuvent, et cela plusieurs fois de suite. Cette manœuvre doit être répétée au moins deux fois par jour, pendant un quart d'heure, une demi-heure et même plus, surtout quand la poitrine est étroite et difforme. On n'ignore point les bienfaits réalisés par le chant, la parole à haute voix, l'usage des instruments à vent, par les voyages, surtout lorsque ceux-ci se font dans les pays de montagnes, où l'on passe alternativement de l'air dense des vallées à l'air plus pur des hauteurs, de la température douce des premières au froid des secondes, et réciproquement. On sait à quel point tous ces exercices fortifient la santé et développent les organes pulmonaires.

Mais parmi les moyens régénérateurs de la constitution, nous devons en signaler un dont nous avons constaté par nous-même les effets merveilleux, et sur lequel nous avons appelé déjà l'attention. Nous voulons parler du *bain d'air comprimé.* Il serait vivement à désirer que ce moyen se généralisât, surtout dans les grandes villes, que des instituts pneumatiques y reçussent les enfants débiles et rachitiques, qui vont chercher ailleurs des moyens impuissants. Nous jugeons, d'après notre expérience personnelle et suffisamment étendue, cet agent comme bien supérieur aux bains de mer, aux exercices gymnastiques, qu'on peut d'ailleurs lui associer. Pour mieux faire connaître cette méthode hygiénique, que le savant Pravaz s'efforça vainement de propager, nous extrairons quelques détails de notre Mémoire :

Le mode d'administration du bain d'air comprimé repose sur la propriété fondamentale de l'air atmosphérique : la *compressibilité;* d'où il résulte qu'en le refoulant avec des pompes, on peut, dans le même espace, en retenir une quantité infiniment plus considérable que dans l'état ordinaire. C'est cet air condensé qui doit alimenter temporairement le poumon et déterminer deux effets physiologiques principaux : 1° une absorption plus grande d'oxygène ; 2° une aspiration plus puissante du sang veineux dans le ventricule droit. A ces deux phénomènes se rattachent les nombreux accessoires de l'air condensé et les mutations importantes qu'il détermine. L'air comprimé, contenant sous un volume donné une plus grande quantité absolue d'oxygène, augmente la solubilité de ce gaz dans le sang, et cette solubilité est favorisée par l'augmentation de la pression atmosphérique ; car, d'après M. Biot, la quantité en poids des gaz dissous dans un liquide croît proportionnellement à la pression que ces gaz supportent. Mais, comme Pravaz en a donné l'utile et claire démonstration, il y a, dans l'action de l'air condensé sur l'organisme, un autre élément que la multiplication des molécules d'oxygène sous un volume donné ; cet élément est une force mécanique supérieure à celle qui agit sur les gaz expérimentés à la pression ordinaire de 0^{m},76. Cette différence entre les conditions d'absorption fait pressentir une différence correspondante.

Lorsqu'on associe à ces deux grands effets physiologiques produits par le bain d'air comprimé les résultats fournis par l'observation clinique, les cures des diathèses tuberculeuses, la régénération des constitutions affaiblies, on est porté à admettre que c'est sous leur double influence que de si importantes modifications s'opèrent dans l'économie. En effet, d'une part, alimentation pulmonaire plus abondante, sang plus vitalisé ; d'une autre part, renouvellement plus rapide et plus intégral de la circulation veineuse, épuration facilitée du sang chargé du détritus des organes. Il existe donc là deux phénomènes corrélatifs, l'un pour la recorporation et l'autre pour la décomposition. Celle-ci se manifeste par une plus grande exhalation d'acide carbonique, n'ayant lieu toutefois qu'en dehors du bain d'air comprimé. « Lorsque, dit Pravaz, la respiration vient à se faire de nouveau dans l'atmosphère normale, la suroxydation des globules sanguins qui s'était produite pendant la durée du bain d'air comprimé ne peut manquer de donner lieu à des symptômes d'exaltation vitale, et à l'élimination en plus grande quantité du produit gazeux de la combustion du carbone, devenue plus active, puisque ce gaz cesse d'être soumis à la pression supérieure qui coerçait son expansibilité. » Le médecin qui aime à se rendre compte du mode physiologique présidant aux phénomènes curatifs, trouvera que les effets du bain d'air comprimé répondent aux tendances que comporte une saine méthode thérapeutique, appliquée aux diathèses. L'indication, dans ce cas, ne consiste-t-elle pas à refaire ce sang, à renouveler les matériaux sur lesquels s'exerce l'activité de la nutrition, à changer par conséquent les mauvaises tendances qu'imprime à cette activité la vicieuse organisation des tissus (1)? Nous le répétons encore, l'emploi du bain d'air comprimé a réalisé, sous nos yeux, d'étonnantes rénovations organiques, et nous pensons que sa vulgarisation serait un véritable bienfait pour l'espèce humaine. Il s'applique spécialement, d'une part, à l'organe qui est le plus constamment débilité, et, de l'autre, à l'altération nutritive, qui est l'élément capital de toute faiblesse constitutionnelle. Nous ne connaissons rien de mieux jusqu'à présent. Achevons ce que nous avions à dire de l'infirmité relative de certains organes.

L'observation la plus complète et la plus scrupuleuse, en médecine, prouve qu'il existe dans chaque homme au moins un organe qui manque, relativement aux autres, de ce degré d'énergie dont il devrait jouir dans l'état de santé le plus parfait. Cet organe exécute plus péniblement sa fonction, et est plus fréquemment affecté de maladie. Chez les uns, c'est l'estomac, la vessie, etc.; chez les autres, ce sont les reins, les poumons, le cerveau, etc. Il est à remarquer que, dans les organes où la réaction des forces vitales manque d'énergie ou de vivacité, des maladies longues et rebelles tendent à s'établir. Il résulte de faits recueillis par les grands maîtres, que les mêmes espèces de maladies, occasionnées par les mêmes causes, sont aiguës lorsque la proportion des forces se trouve à peu près égale dans les divers organes, et chroniques lorsqu'il existe des parties plus faibles relativement au reste du corps. Zimmermann, dans son *Traité de l'expérience en médecine*, prétend qu'il est parvenu à découvrir, dans chaque homme, quel est cet organe plus faible, après avoir remarqué que c'est toujours la partie qu'affectent les fortes émotions de l'âme. Il est certain que si l'on apportait une plus grande attention à cette dernière circonstance, et que si l'on avait également le soin de l'associer à celle de l'hérédité, on pourrait arriver à de précieuses indications hygiéniques. C'est par ce moyen que l'hygiène du jeune âge acquerrait de notables perfectionnements.

Nous venons de remarquer, au sujet des poumons, tout ce que

(1) *Du Bain d'air comprimé dans les affections graves des organes respiratoires, et particulièrement dans la phthisie pulmonaire*, par le docteur Francis Devay, médecin de l'Hôtel-Dieu de Lyon. Extrait de la *Gazette hebdomadaire de médecine et de chirurgie* (nº 11. — 16 décembre 1853).

peut l'hygiène préventive, ces organes étant très-accessibles à ses modificateurs. Et si, pour d'autres, tels que la vessie, le cœur, etc., la médecine ne saurait prescrire des exercices hygiéniques, il y aurait tout au moins la possibilité de tracer un plan de conduite, de régime approprié à la faiblesse organique congéniale, de faire éviter, pendant tout le cours de la vie, les modificateurs dont l'action a pour effet d'entretenir, d'aggraver même cette susceptibilité organique partielle. On ne peut calculer jusqu'à quel point cette surveillance, cette sollicitude de l'hygiène, exercée sur les infirmités latentes de l'espèce humaine, serait capable d'épargner de maux à celle-ci ; mais, pour cela, il faudrait que la médecine fût plus intimement unie qu'elle ne l'est, malheureusement, de nos jours, soit à l'éducation, soit au perfectionnement moral de l'homme. Il est impossible de révoquer en doute ce que peut l'hygiène cérébrale, la direction de la pensée de l'éducation sur des cerveaux héréditairement prédisposés aux affections organiques ou mentales. Mais ce que nous venons d'avancer se complétera par l'étude des tempéraments en général.

Des tempéraments en général.

Les tempéraments, comme nous l'avons dit déjà dans l'une des pages qui précèdent, sont des différences entre les hommes, constantes, compatibles avec la conservation de la vie et le maintien de la santé, caractérisées par une diversité de proportions entre les parties constituantes de l'organisation, assez importantes pour avoir une influence sur les forces et les facultés de l'économie entière, soit dans l'état de santé, soit dans l'état de maladie. Cette définition est longue ; mais il est impossible de la rendre plus concise, si l'on veut mettre en saillie toutes les conditions principales qui se rattachent au tempérament. Après avoir débuté par cette définition, le lecteur sera sans doute surpris de nous voir poser cette question : Existe-t-il des tempéraments ? Si l'on entend par cette dénomination la prépondérance absolue d'un appareil, d'un système, en un mot, comme le faisaient les anciens, la prédominance d'une seule qualité physiologique qu'ils matérialisaient par ces expressions : tempéraments *chauds, secs, bilieux, phlegmatiques ou ignés, sulfureux, salins*, nous répondrons : non, ils n'existent pas, ces tempéraments. La nature procédant toujours par des nuances insensibles, l'ignorance de l'homme a été obligée de déterminer, dans la série infinie qui s'offrait à lui, certains termes fixes auxquels il se rapportât dans ses jugements et dans sa conduite. Il ne pouvait étendre sa langue à l'infini, et, quoique chaque autre terme de la série eût son caractère particulier, il n'avait point de nom qui le désignât. Par exemple, naître, vivre et mourir, comme le remarque Clerc (1), font presque toute l'histoire de la durée de l'homme. Il en est ainsi des tempéraments : trois ou quatre mots en expriment toutes les variétés. La distinction des tempéraments en un certain nombre de classes ressemble à la distinction des couleurs au sortir de la boutique du marchand : ce n'est pas là la palette de la nature, ni celle du peintre ; ni lui, ni la nature n'emploient aucune de ces couleurs crues. La multitude des nuances très-distinctes dans le tableau est infinie, et il n'y a des noms dans l'art que pour quelques-unes. Il en est de même des médecins lorsqu'ils croient que la nature, dans son admirable travail de plasticité, dans la confection des organes de l'homme, s'assujettit à une combinaison géométrique de principes, combinaison impossible d'ailleurs, vu les vicissitudes journalières de l'organisme et l'action soutenue sur lui des modificateurs soit physiques, soit moraux. Donc, il nous faut rejeter de l'étude et de l'appréciation des tempéraments toute conception qui porterait à penser qu'un organe, qu'un système et qu'un fluide ont assez de puissance pour produire accidentellement et entretenir des changements bien marqués dans la constitution générale sur les corps, rompre l'équilibre originairement établi.

Le tempérament doit être conçu comme une disposition générale de l'organisme, produite par une impulsion initiale, innée, et qui constitue *l'idiosyncrasie*, puis par une manière de vivre, des habitudes particulières. Ainsi, le changement de climat, le genre de vie, le côté physique et moral de l'individu, sont les causes de ces modifications ultérieures, qui tendent à rendre le tempérament de plus en plus composé ; mais, comme le remarque Clerc, la somme de ces variétés rentre dans l'unité, dans l'uniformité de la constitution primordiale. Ce qu'on appelle tempérament dans chaque homme est une manière d'être affecté, soit physiquement, soit moralement ; Barthez l'a défini l'ensemble des affections constantes qui spécifient, dans chaque homme, le système des forces du principe vital.

(1) *Histoire naturelle de l'homme malade*, t. I, p. 187.

Aussi, pour qui veut acquérir de fructueuses notions sur le tempérament de chaque homme en particulier, pour le traiter soit pathologiquement, soit hygiéniquement, il est nécessaire que les notions soient multiples en présence d'un individu dont le médecin a intérêt à connaître parfaitement l'histoire physiologique ; il faut qu'il se dégage de toute idée préconçue, qu'il oublie les divisions, les catégories établies par les auteurs, pour fixer son intelligence sur la naissance, les maladies antérieures, les habitudes, l'état actuel des solides, des liquides, sur les forces, c'est-à-dire sur l'ensemble des mouvements qui animent l'organisme, enfin sur la tendance, le génie des passions. Il n'est pas une de ces choses qui n'entre comme facteur du tempérament, pas une dont il ne soit tributaire. C'est donc après avoir décomposé par l'analyse toutes les pièces qui constituent l'édifice qu'on nomme l'organisation humaine, qu'il pourra s'élever à un point de vue synthétique, qui présentera à sa vue le cachet propre de la constitution et du tempérament de l'individu. Et comme toutes ces circonstances varient dans chaque personne, que chaque être a une manière propre de sentir et de se mouvoir, la variété des tempéraments est incalculable ; il sera toujours impossible de leur assigner des classes précises.

Telles sont les considérations générales dont il nous a paru utile de faire précéder les remarques qui suivent sur les tempéraments en particulier; nous ne pouvons et nous ne devons les envisager que comme des groupes d'état simples, qu'il nous est bien rarement permis d'entrevoir dans leur réalité, dégagés de ces nuances, de ces mille combinaisons que la nature a la coutume d'apporter à chaque détail de son œuvre, mais dont l'étude est cependant utile sous plus d'un rapport. Elle offre à l'esprit un point de départ pour mieux apprécier les prédispositions natives d'un individu, et les écarts qu'une foule de circonstances ont imposé au jeu de son organisation, d'après le plan primitif. Nous devions poser toutes ces restrictions à l'égard des tempéraments, car beaucoup de médecins distingués de nos jours contestent jusqu'à leur existence même. Les bases sur lesquelles repose cette dénégation absolue, qui enlève ainsi à l'hygiène une notable partie de son *sujet*, doivent fixer un instant notre examen.

Feu Royer-Collard, professeur d'hygiène à la Faculté de Paris, a fait ressortir habilement, dans un savant mémoire, les incertitudes que présente la doctrine généralement admise sur les tempéraments. Selon ce médecin, tout y est vague ; des suppositions au lieu d'observations positives; des analogies quelquefois ingénieuses, mais presque toujours dénuées de preuves; enfin, l'oubli presque complet de toutes les découvertes qu'a faites l'analyse chimique dans ces derniers temps (1). Une partie de ces reproches est, en effet, fondée, si on les adresse à tel ou tel tempérament considéré uniquement dans des caractères extérieurs, tels que la coloration des téguments, des yeux, des cheveux, etc. Si, attachant une valeur trop absolue à ces circonstances physiques, on dit, par exemple : cet homme est lymphatique, parce que ses chairs sont molles et rosées, sa chevelure blonde; celui-là est bilieux, parce que sa peau est brune et olivâtre, etc., jusqu'alors ces assertions sont dénuées de preuves; il leur manque un cachet vraiment expérimental, le complément de l'observation médicale proprement dite. Et, remarquons-le bien, quoi qu'en ait pu dire Royer-Collard, jamais la chimie organique, jamais la pondération minutieuse des globules du sang et l'analyse des différentes humeurs ne pourront seules fournir les bases d'une classification médicale des tempéraments. Ceux-ci, comme l'a remarqué Haller, reposent sur un certain mélange de sang et de matière nerveuse, *mixtura quædam nervorum et sanguinis*. Si donc, élargissant le point de vue de vos observations, vous dites : telle personne a un tempérament déterminé, parce qu'à certains signes extérieurs elle joint telle ou telle aptitude à être affectée, soit pathologiquement, soit moralement, vous serez plus près de la vérité; et vous arriverez à reconnaître qu'il existe réellement des types organiques qui ne sont autres que des variétés et des formes de la santé; que tous les hommes qui se sont sérieusement occupés de médecine pratique ont conservé intacte la tradition des tempéraments, dans leurs divisions et leurs variétés.

Quoi qu'en ait dit encore Royer-Collard, il est certain que, dans les tempéraments, des états fixes du physique, des solides vivants correspondent assez généralement avec les dispositions particulières de la masse des fluides, la surabondance du sang, de la bile, de la lymphe. Ainsi, les fibres sont communément spongieuses et flexibles dans les hommes sanguins; sèches et élastiques dans les bilieux, plus tenaces dans les mélancoliques, lâches et molles dans les lymphatiques. On ne peut fonder de nouvelles objections sur les vicissitudes que les tempéraments peuvent subir dans le cours de la vie, car c'est

(1) *Ouv. cit.*, p. 147.

là précisément ce qui donne une immense valeur aux préceptes d'hygiène. Ainsi, de l'aveu même de ce regrettable savant, une foule de circonstances, étrangères au foie et à la bile, peuvent contribuer à développer dans l'organisation la plupart des principales conditions qu'on a coutume d'attribuer au tempérament bilieux (1). Rien n'est plus vrai, mais cela fait aussi comprendre qu'un tempérament flotte, pour ainsi dire, dans le cours de la vie, entre une association et une dégénérescence ; que les modificateurs hygiéniques peuvent ou le tenir en suspens, ou l'amener à l'un, ou l'abaisser vers l'autre; c'est la marque distinctive de la puissance de l'hygiène. Maintenant, dira-t-on, pour ce qui est du caractère moral, on ne peut lui donner pour cause tel ou tel tempérament, tel ou tel état du foie ou de l'appareil digestif. Les dispositions morales et intellectuelles, celles du moins qui sont permanentes et qui constituent le caractère, dépendent d'une organisation cérébrale particulière, et non d'une modification viscérale quelconque. C'est là, dit Royer-Collard, un des points les plus incontestables de la doctrine du docteur Gall, si contestables pourtant sous d'autres rapports (2). C'est précisément là ce qui a fourni le point de départ le plus solide pour réfuter le système du célèbre phrénologue ; on lui a reproché de n'avoir tenu aucun compte des tempéraments, non pas comme *cause*, mais bien comme simples *éléments* de la physionomie et du jeu des diverses modifications morales. Il n'est pas douteux, en effet, qu'il n'existe une certaine relation entre des habitudes morales pacifiques ou violentes, et telle ou telle forme de tempérament ; que ce dernier n'entre comme agent modificatif dans la destinée intellectuelle ou passionnelle de l'individu. On ne peut récuser les faits que nous offrent les vies des hommes les plus illustres, comme ceux qui nous sont fournis par l'observation des sujets les plus vulgaires. De même que certain tempérament donne de l'intensité à une forme particulière de maladie, lui imprime une tournure spéciale, ainsi il agit pour le caractère moral.

Nous croyons donc utile, d'après ces considérations, de conserver la doctrine régnante sur les tempéraments; non parce qu'elle est entièrement vraie, mais parce que, jusqu'à ce jour, elle fournit encore à l'hygiène une masse de faits précieux et d'utiles inductions.

(1) *Ouv. cit.*, p. 159.
(2) *Ouv. cit.*, p. 147.

Comme nous l'avons présentée d'ailleurs, on ne peut nier qu'elle ne soit fondée sur l'observation.

Tempérament idéal. — Nous ne pouvons parler que comme d'une douce chimère de ce tempérament, beau idéal de la constitution physique, que les anciens ont décrit sous le nom de *temperamentum temperatum, temperamentum ad pondus*. Tout y serait réglé et équilibré de manière à ce qu'aucun des systèmes généraux n'éprouvât une prédominance ; la santé s'y refléterait dans toute sa plénitude, et l'âme, liée par la plus heureuse, la plus belle des harmonies à une organisation type, n'éprouverait que des impressions modérées, des affections sympathiques, aimables et bienveillantes. Cette conception des anciens leur a été léguée, sans doute, par les vagues traditions de l'âge d'or ; Platon la rêvait dans ces parages fortunés où sa pensée le transportait par-delà l'Atlantide ; mais depuis que l'homme a été condamné à la maladie et à la mort, l'empreinte originelle de cette merveilleuse organisation a été entièrement effacée du globe. Tout ce qu'on y retrouve, ce sont des constitutions mixtes, au milieu desquelles les divers mouvements qui constituent la vie s'exerçent sans trop de troubles, où l'énergie et l'âpreté des passions n'y mêlent pas trop d'orages. Les anciens, dit Lorry, ont longtemps disputé pour savoir si ce tempérament si brillant, qui porte avec lui l'idée d'une santé parfaite, n'était pas un être de raison ; il ne l'est peut-être pas ; mais, s'il existe, c'est une lueur d'un moment qui ne peut pas subsister au milieu des agitations inévitables de la vie. Il n'appartient ni à l'enfance, ni à la jeunesse, ni à la décadence de l'âge : la vieillesse ne peut plus le connaître ; et quand cette espèce de point indéterminable serait possédé par un homme qui en sentirait toute la valeur, qui, par l'amour de la sobriété et par la médiocrité de ses passions, surpasserait le reste des hommes, n'est-ce pas l'homme le plus juste qui trouve les occasions les plus ordinaires de trouble et de chagrin (1) ? Tout ce que nous pouvons dire de plus au sujet du tempérament idéal se rapportant à ce que nous avons dit de la santé parfaite, nous y renvoyons le lecteur.

Nous allons passer à l'étude des tempéraments en particulier, en ayant soin d'indiquer et leurs modes de combinaison et les dégénérescences qu'ils peuvent subir. Nous assignerons en même temps les

(1) *Traité des aliments*, t. II, p. 114.

règles les plus générales de régime, applicables à chaque tempérament.

Nous admettons quatre tempéraments primitifs ou radicaux : le *sanguin*, le *nerveux*, le *bilieux*, le *lymphathique*. Tous les autres n'en sont que des dérivés ou des combinaisons. Nous avons cru devoir traiter un peu longuement du tempérament mélancolique, qui, tenant à la fois du nerveux et du bilieux, s'offre, de nos jours, comme une déplorable et fréquente anomalie.

CHAPITRE II.

Des tempéraments en particulier. — Modèles historiques, régime. — Tempérament sanguin. — Tempérament nerveux, mélancolique. — Tempérament bilieux. — Tempérament lymphatique. — Des tempéraments acquis. — Tempéraments exceptionnels.

1° **Tempérament sanguin.**	*Association :* — Lymphatico-sanguin, nervoso-sanguin, bilioso-sanguin.	*Dégénérescences :* — Pléthorique. — Constitution athlétique.

Les anciens, guidés d'après les notions incomplètes de la physique de leur époque, nommaient ce tempérament, *chaud et humide*. Une physionomie animée, un regard vif, la promptitude dans les mouvements, des chairs qui ne sont ni trop fermes ni trop molles, un pouls vif mais doux et uniforme, sont les signes individuels du tempérament que nous appelons sanguin. L'homme sanguin exerce toutes ses fonctions avec une facilité admirable ; il digère bien et lentement ; il a le ventre libre, mais il urine peu, parce qu'il transpire aisément. L'observation apprend encore qu'en général, l'homme sanguin est bon, franc, brave, courageux ; la vivacité, l'enjouement, la douceur et l'aménité forment son caractère ; son imagination est brillante, sa mémoire facile ; il a beaucoup d'esprit, des idées heureuses et promptes, un jugement vif, des expressions aisées ; il aime le luxe, les plaisirs, la table et les femmes. Maintenant, dira-t-on, la quantité du sang est-elle augmentée dans l'organisme ? la vitesse de son cours est-elle plus grande ? le cœur, les gros vaisseaux, sont-ils plus volumineux, plus vigoureusement constitués ? la respiration est-elle plus active, et les poumons sont-ils plus développés? Nous répondrons affirmativement à ces questions. Pour ce qui est de la quantité de la masse sanguine, il n'est pas nécessaire, pour apprécier les variations qu'elle peut offrir dans l'état de santé, d'avoir une idée à peu près exacte de sa proportion moyenne chez les différents individus : la science n'est point arrivée à un tel résultat. Mais il est un autre moyen d'induction, que les adversaires de la doctrine des tempéraments délaissent avec trop de facilité : c'est l'observation clinique, l'étude des maladies. Or, il n'est point douteux que certains sujets ne soient plus exposés que d'autres à des affections hémorrhagiques, à des saignements de nez, etc., à des maladies de nature effervescente, inflammatoire. N'êtes-vous point porté logiquement à attribuer ces circonstances pathogéniques, ces hémorrhagies critiques, supplémentaires, à une augmentation de la quantité du sang? Le praticien, qui se règle journellement sur ces faits pour proportionner ses émissions sanguines, n'admet-il pas tacitement cette vérité ? Et si vous trouvez, comme cela a presque toujours lieu, ces diverses prédispositions pathologiques associées aux signes extérieurs et physiologiques que nous avons attribués au tempérament sanguin, peut-on se refuser à admettre son existence? La solution de la première question implique celle de toutes les autres, et nous n'avons pas besoin de répéter qu'on vérifie expérimentalement que les muscles sont mieux nourris, plus développés chez les individus doués du tempérament sanguin.

Le tempérament sanguin, dit l'éloquent Rousselle, est communément celui des femmes, et réunit la santé et la beauté dans le plus haut degré de perfection où la nature humaine puisse atteindre. Une sensibilité toujours active et vigilante fait que toutes les parties du corps y jouissent d'un parfait équilibre, que l'action et la réaction entre les solides et les fluides s'y font avec la plus grande aisance et la plus grande régularité, et que les parties les plus éloignées du centre de la vie y possèdent exactement le degré d'énergie qui convient à leur destination. Au dedans, aucune irritation locale, aucune constriction spasmodique, en attirant vers un endroit la sensibilité qui doit être répandue sur toutes les autres parties, ne trouble cet accord, ce doux balancement, qui maintiennent les organes dans l'état respectif où ils doivent être (1).

Les modèles historiques de ce tempérament ne sont point rares :

(1) Roussel, *ouv. cit.*, p. 68.

nous en trouvons de très-caractérisés dans la vie d'Alcibiade, telle que l'ont tracée les traditions antiques, et dans celle de Marc-Antoine, d'après le tableau, plein de vérité, qu'en a esquissé Plutarque. Dans les temps plus modernes, le pape Léon X, à la figure épanouie, aux formes douces et bien exprimées, aux chairs colorées et pellucides, trahit la constitution sanguine, héréditaire dans la noble famille des Médicis. Ses passions, ses goûts la trahissent bien davantage. Son pontificat ne fut qu'une longue féerie, où le culte de la forme, des arts plastiques, des représentations magiques, fut exalté. Trop insouciant de l'avenir, ce pontife laissa, selon son expression, gronder à son aise un sauvage moine, dont il eût pu étouffer les clameurs, qui devaient détacher de la suzeraineté papale une partie du monde. Il eût fallu, peut-être, pour brider l'envahissement de la réforme, un pontife comme Jules II ou Sixte V, à la complexion bilieuse, au caractère impatient et énergique ! Qui sait jusqu'à quel point une prépondérance organique dans la constitution d'un homme, mis en présence de graves destinées sociales qu'il doit diriger, peut donner de l'essor à ces grands événements, ou comprimer leur explosion !

L'abbé Prévost, l'auteur de *Manon Lescaut*, offre un type remarquable des penchants et des habitudes morales de l'homme sanguin. Doué d'une grande mobilité morale, il recherche tour à tour le cloître et le monde, comme s'il n'y avait eu de bonheur pour lui que dans le silence absolu de l'un, ou dans la bruyante agitation de l'autre ; il passa plus de la moitié de sa vie à ignorer qu'il existait un état intermédiaire pour lequel étaient faites les jouissances tranquilles, seules capables de donner le bonheur. Régnard, notre second comique, fut porté aussi, par son tempérament, à rechercher toutes les manifestations extérieures du luxe et des plaisirs, et jusqu'à la vie aventureuse des voyages ; ses années s'écoulèrent au sein des passions amoureuses, de la bonne chère, du jeu et de l'ostentation. Au point de vue terrestre, on peut dire avec raison de lui qu'il fut, en ce monde, le plus heureux des mortels, parce qu'il en fut le plus insouciant, le plus volage et le plus aimable. Régnard fut un de ceux qui surent le mieux mettre en pratique le véritable épicurisme, l'épicurisme intelligent. Les hommes à la constitution sanguine furent les héros de cette folle époque de la régence, qui comptait, en première ligne, le duc d'Orléans, sanguin jusqu'à la pléthore ; le maréchal de Richelieu, modèle classique de la galanterie française ; l'abbé de Chaulieu, dont la muse, un peu libertine, aimait à chanter les plaisirs et les ris. Nous sommes incliné à penser, d'après nos réflexions particulières sur le génie littéraire et sur les hommes d'une époque, que les idées dominantes dans celle-ci, la nature des événements qu'on y voit surgir, impriment une direction particulière à la masse des tempéraments. Le bilieux et le sanguin sont ceux qui ressortent particulièrement.

A une époque d'insouciance et de plaisir correspond le tempérament sanguin; les hommes de cette complexion impriment le mouvement, comme rois des fêtes; ils sont les véritables dominateurs. La littérature, énervée, prend un caractère anacréontique, et se proportionne aux scènes de boudoirs. A une époque sourdement agitée par le bruit de grands événements qui se préparent, le génie révolutionnaire excitant les âmes, correspond le tempérament bilieux. Les hommes aux habitudes graves, aux pensées austères, se disposent à saisir le sceptre qui n'a fait que passer entre des mains peu fermes. Il y a déjà loin des encyclopédistes aux joyeux convives du Palais-Royal. Plus tard encore, lorsque la crise sera dans toute sa force, les hommes bilieux seront les acteurs qui prévaudront. On aura souvent, dans le cours de cet ouvrage, l'occasion de reconnaître combien ce modificateur multiple, qu'on nomme civilisation, exerce de puissance sur les tendances physiologiques de l'individu et de l'espèce.

On a assigné aux hommes doués du tempérament sanguin une aptitude particulière pour les arts ; il semblerait qu'il existe une relation mystérieuse entre les émotions que suscitent ces derniers et la nature expansive de la constitution sanguine. Le divin Raphaël se présente à nous comme la preuve de cette assertion ; il en est de même d'un de ses illustres contemporains, Benvenuto Cellini. Tout le monde a admiré la riche carnation de visage du fils de Sanzio, cette physionomie où la beauté se le dispute avec l'expression du bonheur. Raphaël, lui aussi, vida la coupe de toutes les voluptés de ce monde, et il mourut presque entre leurs fatals embrassements (1). Il n'y eut pas assez pour lui de fêtes, de luxe et d'éclat, de tout ce qui, en un mot, étend la surface de l'existence, mais en dessèche

(1) Voy. Vasari, *Vie des peintres, vie de Raphaël*. Cet historien, conjointement avec d'autres, attribue la mort du grand artiste, âgé alors de 37 ans, à une fièvre consomptive, produite par des excès amoureux avec la belle Fornarina. Il ajoute que les médecins, n'ayant point eu égard à la nature essentiellement asthénique de la maladie, hâtèrent la terminaison fatale par la médication qu'ils mirent en usage.

les racines. Raphaël, aimant la parure, se drapant d'un manteau broché d'or, au sortir du Vatican, et précédé de la foule de ses élèves ; Benvenuto Cellini, épanchant, comme il le dit dans ses confessions, son âme à toutes les émotions, usant de son corps pour tous les plaisirs, sont, pour le physiologiste, les grands artistes auxquels le tempérament sanguin imprime une puissante direction. Leurs vies, le caractère de leurs productions reflètent cette tendance. Chez le peintre du jugement dernier, dans Michel-Ange, au contraire, vous retrouvez les traces du tempérament mélancolique, se manifestant et par le génie des productions, et par les inquiétudes qui troublèrent la vie de Buonarrotti.

Le tempérament sanguin est, en somme, une heureuse condition de santé. Il a des affinités naturelles avec tous les autres, et c'est une chose importante à considérer dans la pratique de l'hygiène, puisque l'art peut s'en servir comme d'un auxiliaire pour redresser un tempérament vicieux. Comme nous le verrons bientôt, à l'extrême lymphatisme l'art opposera les modificateurs qui ont pour effet d'augmenter la masse des globules rouges et la densité de la fibre ; il tempérera l'éréthisme nerveux, en lui associant l'élément sanguin. Et le tempérament sanguin, lorsqu'il se trouve sur les limites de la pléthore, lorsque des humeurs trop denses et trop visqueuses circulent en grande quantité dans des vaisseaux très-forts et très-élastiques, est tempéré lui-même par les modificateurs qui entretiennent le tempérament lymphatique. Lorsqu'on y réfléchit, les grandes vues de l'hygiène reposent, en partie, sur une sorte de balancement, de compensation des tempéraments entre eux.

Règles hygiéniques. — Tous les modificateurs qui rafraîchissent le sang et qui en calment l'effervescence sont indiqués. L'homme sanguin doit s'abstenir de tous les mets trop assaisonnés, de tout ce qui est âcre ou contient beaucoup de parties aromatiques, etc. ; en général, les épiceries, les spiritueux, les vins fumeux, ne lui conviennent pas. On doit mettre dans la même classe les végétaux qui sont fortement médicamenteux, tels que l'ail, l'oignon, la moutarde, etc., les viandes noires, les oiseaux de rivière, les poissons de mer. Les herbes potagères, qui contiennent un mucilage doux, lui conviennent. Les personnes sanguines devant toujours avoir sous les yeux la pléthore comme un ennemi qui les menace, il est de leur intérêt de ne point trop se laisser aller à leur pente naturelle vers les plaisirs et les passions expansives. Elles doivent résister un peu à ces séductions enchanteresses, et se défier, comme le dit fort élégamment Celse, des faveurs de l'organisme : *Suspecta habere sua bona debent.* Quand arrive la pléthore, la maladie est bien proche; l'épée de Damoclès est toujours suspendue sur la tête des individus pléthoriques; au moindre changement dans leur économie, la congestion arrive, comme l'a dit encore, avec une élégante concision qui échappe à la traduction, le médecin romain que nous venons de citer : les constitutions pléthoriques, ne pouvant reculer vers un état moyen, arrivent précipitamment vers la ruine, *quia non ultrà progredi potest, retrò quasi ruinâ quâdam revolvitur* (1). On doit remarquer, de plus, que la nature prépare tous les changements qui se font dans le corps, par un état de pléthore bien évident, qui décide des pléthores locales sur divers organes; c'est une loi qu'elle semble s'être imposée. Or, combien le danger doit être imminent lorsque ces opérations naturelles s'effectuent dans un organisme déjà aux prises avec la pléthore ! C'est ce qui rend raison de la fréquence des morts subites, des apoplexies foudroyantes, aux époques climatériques. Stahl a eu raison de dire qu'une des causes morbifiques les plus fréquentes était la pléthore sanguine, à laquelle l'homme a sans cesse de la disposition, parce que, ordinairement, il mange plus que ne le demande l'alimentation de son corps, et que la réparation des parties exige un temps plus long que la réparation du sang (1).

2° Tempérament nerveux.	*Association :* — Lymphatico-nerveux, nervoso-sanguin.	*Dégénérescences :* — Bilioso-nerveux, mélancolique. — Hypocondrie; hystérie.

Les personnes de ce tempérament ont l'habitude du corps sèche et maigre, la taille ordinairement élancée, le teint un peu pâle; leurs mouvements sont brusques, leurs sensations vives, fugaces, leurs idées ont de l'exaltation, leur sommeil est léger et fréquemment interrompu par des mouvements en sursaut. Elles ont un appétit médiocre, digèrent lentement, et leurs goûts, en fait d'aliments, varient sans cesse. Leur système musculaire est fort peu développé; douées, par cela seul, de peu de force locomotrice, elles sont, au moindre exercice, épuisées de fatigue, et inaptes à tout travail qui

(1) *De re medicâ*, lib. II.
(2) *Theor. med. ver.*, p. 933.

exige une certaine dépense de force corporelle. Chez elles, les deux fonctions distinctes que dirige la masse nerveuse, la sensibilité et la contractilité, sont en complet désaccord. Dans le tempérament nerveux, en effet, tout tend à provoquer l'activité de la première, et à amortir l'énergie de la seconde; les habitudes sédentaires, les travaux intellectuels, souvent même la culture de tout ce qui tend à exalter l'imagination et à enflammer les passions, ne font qu'exagérer la faculté de sentir, et réellement, dans ce cas, le système musculaire, et, par conséquent, la puissance motrice, sont généralement réduits à leur minimum d'intensité.

Les sujets nerveux sont, d'ailleurs, doués d'une grande intelligence et d'une conception étonnamment facile et prompte; leurs idées tiennent du sublime. Rien de plus vif et de plus éclatant que leur esprit : il pétille en saillies, et semble s'échapper par tous les pores de leur être (1); le propre de leurs discours, c'est d'être variés, emportés, saccadés, comme tout leur individu. Ils doivent, au tact éminemment fin et délicat qu'ils possèdent, de pressentir et deviner presque tout ce qu'ils ont intérêt à connaître, en devançant, pour ainsi dire, leur jugement. On les voit se passionner facilement pour les spectacles, les jeux, la musique et la pantomime, à cause de l'excessive mobilité de leur sensibilité, qui se complaît dans la grande variété d'impressions qui proviennent de ces objets. C'est ainsi qu'il ne faut point chercher, dans ce tempérament, ce calme et cette sérénité qui font les délices de la vie; les personnes nerveuses ne les connaissent pas : leur existence s'écoule dans une agitation et un ébranlement trop vifs; et, toujours souffrantes par trop de sensibilité, elles ne semblent vivre que par accès et par secousses. Devant, au reste, à leur imagination trop active et à leur irritabilité, non moins vive au moral qu'au physique, de leur exagérer leurs sensations, de tout centupler en eux, le plaisir comme la peine, elles trouvent, dans cet excès de sensibilité, un triste avantage en ce monde, où la somme des douleurs l'emporte de beaucoup sur celle des plaisirs. Aussi leur excessive sensibilité est-elle susceptible de prendre une direction vicieuse. C'est principalement chez les femmes vaporeuses qu'on peut étudier tous les écarts dont le tempérament nerveux est susceptible.

Voltaire et lord Byron résument, à nos yeux, tous les caractères

(1) Le Dr Payan d'Aix, *Un aperçu physiologique sur les tempéraments*, Annales philosoph. et littér. 1843.

les plus tranchés de la complexion nerveuse. Voltaire passait en un instant de la colère à l'attendrissement, de l'indignation à la plaisanterie ; il est doux, souple, amer, insolent, flatteur, caressant, orgueilleux, indomptable, avec la plus étonnante facilité ; il consacre ses immenses travaux littéraires à plaire aux Parisiens, et il les appelle barbares, Welches, la *chiasse* du genre humain. Marmontel raconte dans ses *Mémoires* qu'étant allé le voir après la mort de la marquise du Châtelet, il le trouva fondant en larmes et inconsolable de la perte qu'il venait d'éprouver ; l'abbé de Chauvelin entre, se met à raconter quelques histoires plaisantes ; Voltaire se calme, écoute avec plaisir, et bientôt se met à rire aux éclats. Tel est l'effet d'une grande mobilité nerveuse, nécessairement inégale et fluctuante (1). Quel caractère que celui de Byron ! Considéré comme poëte et comme homme, sa fatuité de dandy, ses goûts efféminés, ses actions héroïques, sa morgue aristocratique, son dédain de la société, son génie, la bizarrerie de sa conduite, décèlent une dégénérescence du tempérament nerveux. Quant au premier, il lui a toujours manqué, dit un célèbre écrivain qui vécut dans l'intimité de Voltaire, même en critique purement littéraire, un fonds de solidité et d'équité, un accord constant de vues générales ; deux choses incompatibles avec l'extrême vivacité de ses conceptions et la violence et la mobilité de ses passions (2).

Règles hygiéniques applicables aux tempéraments nerveux. — La prophylaxie des maux sans nombre, auxquels conduit le tempérament nerveux, réclame de bonne heure un régime bien dirigé et suivi, pour le choix des aliments et des boissons, les excrétions, les veilles, le sommeil, l'exercice, le repos, les conditions atmosphériques et, surtout, les affections de l'âme. Il faut observer ce régime avec constance : les individus nerveux ont plus besoin que d'autres des bienfaits de la médecine préventive ; ils sont prêts à tomber dans cet état où l'organisation nerveuse, purement vitale et sensitive, n'obéit plus à l'âme humaine, mais à la nature et aux forces qui l'excitent, où des anomalies de sensibilité font prédominer telle partie du système nerveux, en y concentrant presque la vie entière. Qu'ils évitent tout ce qui cause des impressions surhumaines ; car c'est folie, avec la faiblesse organique actuelle, d'exiger de la vie plus que la vie ne peut donner !

(1) Réveillé-Parise, *Physiologie et hygiène des hommes livrés aux travaux de l'esprit*, t. I, p. 113. — 1834.

(2) Laharpe, *Cours de littérature*, t. II, p. 261.

L'accroissement des sciences, comme nous en avons déjà fait la remarque, et l'accroissement si considérable du nombre de ceux qui s'y livrent de nos jours, ont affaibli le corps par trop de repos, et fatigué l'esprit par une activité qui ne connaît pas de limites, et ont ainsi frayé une voie à toute espèce de névroses. En apportant, au contraire, une égale sollicitude à l'éducation physique et morale des enfants, on les prémunit, le plus sûrement possible, contre les maladies nerveuses ; et, protégés de la sorte, ils apprennent à supporter cette vie, où le bonheur n'est nulle part, sinon avec une parfaite égalité d'âme, du moins sans grandes secousses. Sur tout cela, cependant, et sur tout ce qui touche les violentes commotions morales, on ne réclame pas les secours des médecins avant que le mal ait fait de grands progrès, et dans ce cas, pourtant, les ressources de l'art consistent surtout à écarter les causes occasionnelles qui menacent d'agir plus fortement encore sur un esprit prédisposé, et à savoir donner à propos une direction contraire aux émotions de l'âme.

Les hommes très-nerveux doivent rechercher des professions où les mouvements passionnels ne soient pas trop exaltés et qui reposent l'imagination.

3° Tempérament mélancolique.

Ce tempérament est une association, une combinaison particulière des tempéraments bilieux et nerveux. On peut, en effet, aussi bien le ranger dans la classe des dégénérescences de l'un que dans celle de l'autre ; il a de grands points de contact avec la complexion atrabilaire, dont nous énumérerons bientôt les caractères distinctifs ; ce sont deux nuances qui peuvent renforcer le tempérament bilieux vers l'âge de quarante ou quarante-cinq ans.

Cependant, cette complexion peut se dessiner plus tôt chez quelques individus. Tel fut l'empereur Julien dit l'Apostat, qui, à l'âge de vingt ans, était astrologue, théurgiste, nécromancien. Le portrait que saint Grégoire nous a tracé de ce prince, le problème de son siècle et de la postérité, porte à croire qu'il était d'un tempérament mélancolique. Sa tête était dans un mouvement continuel ; il haussait et baissait sans cesse les épaules ; la vivacité de ses regards, toujours errants et incertains, avait quelque chose de rude et menaçant ; il portait dans ses traits et dans ses éclats de rire un air de raillerie et de mépris ; il avait les cheveux bouclés, la barbe hérissée, la teint pâle (1). Cet empereur austère, dont la vie fut si courte, fut avide de gloire comme les avares le sont de richesses ; il la chercha jusque dans les moindres objets, dans l'étude des lettres comme dans les batailles. Sa tempérance, poussée à l'excès, devint une vertu de théâtre. Son courage passa de bien loin les bornes de la prudence. Une grande partie de ses sujets ne trouva jamais en lui de justice. En réfléchissant sur le génie particulier de Julien, sur ses actions, ses goûts, on voit de suite qu'il fut victime des sciences occultes, qui saturèrent sa première jeunesse. Les kabalistes d'Edèse, qui firent de lui un fanatique, trouvèrent dans sa complexion mélancolique une matière toute préparée et prompte à s'allumer (2).

Quelques physiologistes regardent le tempérament mélancolique moins comme une constitution propre et naturelle à l'individu que comme une maladie d'acquisition, une sorte de vice héréditaire. C'est, en effet, une complexion des plus transmissibles par voie de génération, et c'est une circonstance sur laquelle nous nous proposons d'insister dans les chapitres que nous consacrerons à l'hygiène de l'espèce. Les individus doués de ce tempérament ont ordinairement la taille haute, le corps grêle, les muscles minces, mais fortement dessinés; la peau est lisse, polie; la physionomie est triste, inquiète; elle exprime une sorte d'énergie inquiète et vagabonde; le regard timide ou fixe; la sensibilité est exquise ; toutes les passions sont extrêmes ; ces individus aiment ou haïssent avec empressement et opiniâtreté ; rêveurs, taciturnes, défiants, ombrageux, ils concentrent leurs affections. La société les importune; ils la fuient, préférant la solitude dans laquelle leur imagination et leurs affections peuvent s'exalter sans importunité. Les femmes de ce tempérament ont la peau belle, mais sèche ; elles ont, presque toutes, une démarche nonchalante, soit qu'elles marchent ou qu'elles agissent. On peut dire que cette complexion, en les jetant hors des voies naturelles de leur sexe, les voue à des malheurs sans mesure. Comme les bilieux, les hommes mélancoliques sont très-propres à la culture des arts et des sciences ; ils ont peu de mémoire, mais leurs idées sont fortes, leurs conceptions vastes, leur imagination est exaltée ; une extrême mobilité est ce qui les distingue des bilieux, hommes tenaces par excellence. Un mélancolique heureux se croit le plus heureux des hommes ; un petit revers et une sensation douloureuse

(1) Grégor. Naz. or. 4, 20.

(2) Voy. Lebeau, *Histoire du Bas-Empire*, t. II, p. 448.

le jettent dans l'abattement et le désespoir, son malheur lui paraît extrême, il n'était fait que pour lui. Son imagination lui peint des chimères qui le troublent et le rendent très-souvent malheureux par la crainte de le devenir; *De futuris perpetuò dubii, dissidentes, suspicaces vivunt*; c'est ainsi que Sthal a caractérisé en peu de mots les mélancoliques. Hier, ils voyaient les objets à travers un prisme agréable; aujourd'hui, la scène est changée. Leur imagination, dit très-bien Clerc, est une chambre obscure, ils ne voient les objets qu'à travers un verre enfumé. Ces dernières circonstances, ressortant de la vie du mélancolique, signalent toutes les affinités qui existent entre leur tempérament et la constitution nerveuse. Cet état de mélancolie, qui coexiste avec la faiblesse du corps et qui n'est que le sentiment profond de cette faiblesse, est l'état de l'esprit le plus favorable au développement de ses facultés, comme les anciens philosophes l'avaient très-bien reconnu. Et cette puissante énergie de l'âme, a dit un professeur illustre de l'école de Montpellier, qui répond le plus constamment à une constitution du corps faible et débile, est un phénomène bien remarquable, qui prouve que ces deux substances sont bien distinctes, et qu'elles sont appelées à des destinations d'un ordre différent.

Nous avons recherché un modèle complet et saillant de la complexion mélancolique, et nous l'avons trouvé dans une des plus grandes figures historiques des temps modernes, Machiavel. Cet homme, dont le nom devait se transmettre aux races futures comme le symbole de l'inexorable *fatum* des anciens, dont les écrits dénotent un mépris souverain pour l'activité et la liberté humaines; cet homme qui préconisa toujours la force et le succès, qui les envisagea systématiquement comme la justification de toutes les hontes et de tous les crimes, avait un tempérament mélancolique. On ne peut en douter, lorsqu'en présence des divers portraits qui nous ont été laissés de lui, et qui se trouvent dans les galeries de Florence, on réfléchit aux diverses circonstances de sa vie, au génie de ses écrits, à sa mort même. L'auteur du fameux livre *Del principe* nous apparaît avec un regard inquiet et sombre, une physionomie marquée de traits amaigris et sévères, d'un teint livide et plombé; sa vie se passe au sein des intrigues d'une république corrompue, et il se montre sans cesse dévoré d'une inquiète ambition. Il conspire contre Jules II, il conspire contre la famille des Médicis, et finit par demander avec instance à l'un de ceux-ci un emploi subalterne. Ce génie transcendant, issu d'une race de nobles Gonfaloniers, meurt dans l'indigence et dans l'hypocondrie, à l'âge de cinquante-huit ans (1). Plusieurs années avant Machiavel, existait un autre homme dont le génie puissant avait imprimé à la civilisation la plus forte impulsion qui ait jamais été donnée. Christophe Colomb, car c'est lui, fut le porteur d'une âme des plus fortement trempées, quoique doué du tempérament mélancolique. Il était d'une taille au-dessus de la moyenne ; il avait le visage long, le nez aquilin, les yeux bleus, le teint fin, mais un peu enflammé ; sa constitution était robuste ; il était sujet à des attaques de goutte. Milton, le chantre sublime du céleste Éden, dont les *beaux yeux noirs d'aveugle brillaient sur la pâleur de son visage,* traîna, dit M. de Châteaubriand, assez de jours sur la terre *pour s'ennuyer,* pas assez pour épuiser son génie, qu'il posséda tout entier jusqu'à son dernier soupir (2). La complexion de ce grand poëte était mélancolique, il en avait reçu le germe de sa mère, et cette tendance maladive fut renforcée par les épreuves sans nombre qui traversèrent sa vie, au printemps de laquelle il s'écriait déjà : « Mes jours hâtés fuient en pleine carrière ; mais mon dernier printemps ne montre ni boutons ni fleurs, *but my late spring no bud, or blossom shew'th.* » Le Tasse, Cervantes, Camoëns, Pascal, Young, Gilbert, Schiller, peuvent être encore cités comme l'expression fidèle du tempérament mélancolique (3). Un seul, parmi eux, Cervantes, le plus malheureux de tous peut-être, n'a point imprimé à ses œuvres l'empreinte de ses poignantes tristesses ; mais Shakespeare, le peintre de tant de noirs tableaux, semblerait aussi avoir été un homme léger, insouciant. Quelquefois l'homme et le talent sont disparates, sans cesser d'être homogènes ; cela dépend des mystérieux rapports de la nature. Dans un ordre inférieur, mais pourtant saillant dans son genre, on peut encore citer l'acteur Monrose, mort récemment de la lypémanie, une des plus fatales dégénérescences du tempérament mélancolique. Qui se serait douté, en le voyant emprunter les masques les

(1) Voy. Bandinelli, *Préf. à la Collect. veter. monu.*, p. 32. Cet auteur cite la lettre d'un des fils de Machiavel, qui annonce la mort de son père à un professeur de Pise. Il est dit dans cette épître que l'illustre Florentin est mort d'une inflammation d'entrailles, produite par l'usage et l'abus de *certaines pilules.* Il est avéré que Machiavel avait l'habitude de prendre des médicaments, ce qui est un des indices de l'hypocondrie.

(2) *Essai sur la littérature anglaise.*

(3) Pascal disait de lui-même : *J'ai mon soleil et mes brouillards au dedans de moi.*

plus gais des Figaro et des Mascarille, que son âme nourrissait de mortelles douleurs !

Règles hygiéniques. — Le tempérament mélancolique, placé dans un milieu qui l'exagère, a trois issues funestes : ou l'hypocondrie, ou la lypémanie, ou le suicide. Ces trois maladies sont de la même famille, et jettent un voile bien sombre sur l'existence humaine. L'homme mélancolique, s'il ne veut pas aboutir à l'une de ces tristes fins, doit vivre dans un climat sec et tempéré, sous un beau ciel ; il doit entretenir ses forces physiques par le travail. C'est, dit Esquirol, le frein le mieux éprouvé contre les passions qu'il modère, en même temps qu'il empêche l'imagination de se mêler de nos plaisirs et de les corrompre. L'équitation est à recommander, car elle excite l'activité des viscères abdominaux, favorise la transpiration, repose et distrait l'attention. Le célèbre Alfiéri ne rendait supportable sa noire mélancolie que par la conduite d'une voiture. Les mélancoliques doivent éviter les professions qui exaltent l'imagination et les passions. Ils doivent proscrire les aliments salés, épicés, irritants, grossiers et de difficile digestion, les végétaux farineux, etc. L'abus des boissons chaudes et celui des liqueurs alcooliques tendent à pervertir davantage encore le tempérament mélancolique ; ils poussent à la lypémanie et au suicide. D'après Esquirol, c'est peut-être à l'abus des boissons chaudes et de l'alcool qu'il faut attribuer le grand nombre de suicides qu'on observe en Angleterre, et le spleen endémique chez cette nation. C'est aussi le sentiment de plusieurs médecins anglais. L'avenir du mélancolique est entre les mains de la médecine préventive.

4o Tempérament bilieux.	*Association :* — Bilioso-sanguin.	*Dégénérescences :* — Colérique ; mélancolique ; atrabilaire.

Les anciens auteurs, en appelant ce tempérament ***chaud et sec***, exprimaient une grande vérité physiologique. En effet, ce qui caractérise au plus haut degré cette constitution, c'est la raideur, la rigidité des solides, de la fibre (sécheresse), puis l'activité des mouvements organiques, la promptitude avec laquelle s'accomplissent les fonctions vitales (chaleur). Le pouls de l'homme bilieux est prompt, élastique, sec et raide. Il mange beaucoup, digère vite et facilement ; il est habituellement constipé. Son haleine est forte ; en général, le produit de ses sécrétions est âcre. Doué d'un médiocre embonpoint, d'une taille moyenne, il a une peau aride et sèche, d'un rouge foncé, brune, olivâtre et quelquefois noire ; les poils qui la couvrent ont la couleur des cheveux, qui sont presque toujours noirs et crépus.

Ce tempérament ne commence à se dessiner que vers l'époque de la puberté et n'atteint son *summum* de développement qu'à celle de la virilité. Il est plus rare chez la femme que chez l'homme ; ce tempérament offre les conditions d'un état organique, favorables aux travaux de l'intelligence et à la poursuite des grandes affaires. Je ne sais si je m'abuse, mais presque tous les hommes éminents, dans quelque carrière que ce soit, que j'ai connus, m'ont présenté des traces de cette complexion. En général, les hommes bilieux apportent dans leurs labeurs une grande somme de persévérance ; et c'est déjà un gage de succès. Ils ont de grandes conceptions, l'imagination sublime qui les transporte, comme Dante, dans des mondes invisibles et de sombres régions. Tout ce que leur intelligence réalise a du nerf, et s'exerce, en général, sur de graves sujets. Nous devons à ce tempérament les grands tragiques et les grands peintres ; plus d'un orateur célèbre lui doit sa réputation et ses succès. A en juger par la concision du style, par la sombre énergie des tableaux et des pensées, Tacite devait offrir un modèle de ce genre d'organisation.

Si ce tempérament n'était pas si exposé à subir des métamorphoses souvent fâcheuses pour le bonheur de l'homme, il serait à envier. Mais il arrive, précisément, qu'il trouve des agents stimulateurs dans les travaux qu'il suscite, dans la direction d'idées qu'il détermine, dans la position sociale où il vous a placé. Ces circonstances, combinées aux progrès de l'âge, lui font bientôt franchir les limites de son état normal pour l'amener à une nuance plus prononcée, *le tempérament colérique*. Haller a dit que ce tempérament était le produit d'une vive sensibilité unie à la force, ce qui est l'opposé du tempérament *hystérique*, où une grande sensibilité se trouve unie à la faiblesse. Le colérique, en effet, devient l'apanage des hommes bilieux chez qui les passions fortes et véhémentes, telles que l'ambition, la haine, ont été depuis longtemps tenues en éveil. On le trouve à un haut degré chez les grands hommes qui n'ont eu qu'une idée fixe, celle d'établir leur souveraine domination. Jules II, pape guerrier, qui s'élançait, le casque en tête, la lance au poing, à travers la brèche d'une ville ennemie, et oubliait, en face des révoltés, qu'il était pontife des miséricordes, avait une figure osseuse, expressive et hardie ; ses yeux étincelaient de feu et d'audace ; ses mouvements étaient brusques, vifs et ardents. Tout révélait en lui une nature dominatrice. Il en fut de même de Sixte-Quint, dont chacun connaît l'histoire, de Richelieu, de Cromwel, de Pierre le Grand, de Charles XII. Il est probable que, chez eux, le tempérament fût demeuré bilieux si leurs vies se fussent écoulées au milieu de circonstances moins difficiles et moins orageuses.

Les hommes bilieux, disposés aux affections abdominales, au choléra-morbus, aux fièvres ardentes, et dont les maladies ont, en général, un caractère singulier de véhémence et de rapidité, devront chercher dans l'observance des lois hygiéniques à tempérer l'excès de leur énergie. Qu'ils évitent une alimentation trop excitante, l'usage des liqueurs fermentées et trop spiritueuses, qu'ils humectent leur organisme par des boissons aqueuses, des bains dans une onde limpide : qu'ils aillent aussi, de temps en temps, demander à la vie tranquille de la campagne un repos, un calme nécessaires à leur incessante activité!

Ici nous devrions parler du tempérament mélancolique, comme une dégénérescence du tempérament bilieux. Mais déjà nous avons étudié cette forme à propos du tempérament nerveux, dont il devient une exagération morbide en quelque sorte. Nous devons toutefois établir en ce lieu que cette complexion, rendue fréquente par certains écarts de la civilisation moderne, paraît se rattacher, quant à sa nature intime, à l'éréthisme nerveux, d'une part, et, de l'autre, au tempérament bilieux, par le caractère des passions, qui y sont tristes, concentrées et durables. C'est là encore une des mille démonstrations de la combinaison infinie des tempéraments entre eux.

Le tempérament atrabilaire, heureusement pour l'humanité, est une forme excessivement rare du tempérament bilieux dégénéré. C'est à lui, plutôt qu'au tempérament mélancolique, que l'on doit rapporter cette dépravation morale, profonde, que Cabanis a parfaitement caractérisée. C'est ce tempérament, dit-il, qui paraît propre aux nations fanatiques, vindicatives et sanguinaires ; c'est lui qui détermine les sombres emportements de Tibère et de Sylla ; les fureurs hypocrites des Louis XI, des Robespierre ; les atrocités capricieuses des Henri VIII ; les vengeances persévérantes et réfléchies des Philippe II. Il joint l'audace à la violence, à la profondeur de l'ambition et des ressentiments (1). Les hommes doués de ce tempérament sont inflexibles dans leurs haines, dans leur domination ;

(1) *Œuvres complètes*, t. IV, p. 448.

ils brisent tous les obstacles qui s'opposent à leurs passions sanglantes, et peuvent dire, comme Henri à son lit de mort : « Je n'ai jamais refusé la vie d'un homme à ma colère, ni l'honneur d'une femme à mes désirs. » Malheur à ceux sur lesquels s'étend leur sceptre ! malheur aux temps dans lesquels on voit régner, comme sombres météores, ces exécrables organisations ! César les connaissait bien, lorsqu'il disait : Je ne crains rien des hommes à embonpoint et à belle chevelure (παχεῖς καὶ κομήτας). Je redoute bien plus ces hommes au teint jaunâtre, à la face maigre (ὠχρούς καὶ λεπτούς ἐκείνους) : il parlait de ses assassins mêmes !

Les époques qui sont marquées par des crises violentes, de graves perturbations sociales, où le fanatisme religieux et politique s'empare des esprits, fécondent l'accroissement des constitutions atrabilaires. C'est pour cela qu'on a dit que les hérésiarques étaient doués de cette complexion, et l'on a toujours cité Luther et Calvin. Mais cependant quelles différences dans leurs tempéraments, différences qui s'expliquent parfaitement par la vie, les passions de l'un et de l'autre ! Chez Calvin, dit un habile historien des deux sectaires, les lèvres plissées par le dédain et la moquerie, le teint plombé et bilieux, étaient des indices de ruse, de finesse et d'entêtement. Quand, à la bibliothèque de Genève, vous rencontrez l'image de Luther à côté de celle de Calvin, tout aussitôt vous devinez les facultés psychologiques des deux réformateurs. L'un avec sa figure fleurie, où le sang court et bouillonne ; avec son regard d'aigle et ses chairs brillantes d'un coloris tout vénitien, doit représenter l'éloquence populaire, la force brutale, l'enthousiasme lyrique : à lui la tribune, la place publique, la taverne. L'autre, avec sa face d'anachorète, usée par les veilles ou les maladies ; ses chairs foncées, son œil inquiet, son teint de cadavre, figurera le sophisme opiniâtre et l'aride argument ; c'est l'homme de l'école, du temple, du cabinet ; le théologien diplomate, le renard qui, pour se déguiser, a mis la calotte du moine (1). Luther était doué d'un tempérament bilioso-sanguin, et ses passions portaient le cachet de ce mélange ; il était violent, mais expansif, porté à la destruction, mais non pas implacable ; de nobles sentiments fleurissaient encore dans cette âme, que la lettre de la théologie n'avait pas desséchée. Calvin, au contraire, présente le type de cette nature mauvaise qu'enfante le tempérament bilieux dégénéré ; sa vie fut exclusivement livrée aux méditations les plus

(1) Audin, *Vie de Calvin*, nouvelle édition, t. I, p. 4.

sombres de la théologie, à l'orgueil qu'elles produisent, à la soif d'établir, quoiqu'il en pût coûter, sa propre domination.

Mais ce serait une erreur de penser que la complexion atrabilaire accompagne seulement les hautes facultés intellectuelles, qui servent ainsi d'auxiliaires à la perpétration de crimes et de forfaits éminents. Il est beaucoup de scélérats de bas étage, beaucoup de meurtriers par profession, vivant au sein d'impures ténèbres, chez lesquels ce tempérament prédomine. En eux, la dégénération s'est effectuée par la fixation journalière du moral sur de noirs projets d'assassinats, de violences et de pillage, par la vie d'inquiétudes, d'angoisses qu'ils ont dû nécessairement mener. Et comme, en même temps, ils dépensent beaucoup en exercices et en mouvements musculaires, la constitution sanguine, athlétique, acquiert aussi une prédominance : de là, une nouvelle combinaison de tempéraments, combinaison funeste, en ce qu'elle triple l'audace et les chances de succès d'un crime. Les scélérats célèbres qui peuplent les bagnes offrent d'ordinaire ce double caractère d'organisation. Ces génies du mal, dit Esquirol, envoyés dans le monde pour être l'effroi et les tyrans de leurs concitoyens, ne sont pas toujours exempts des tourments de la plus noire mélancolie ; leur physionomie, dure et repoussante, porte l'empreinte de leurs passions haineuses et malfaisantes ; leur aversion pour les hommes leur fait rechercher la solitude et fuir la présence de leurs semblables (1). Il semble qu'il y ait des organisations exceptionnelles pour le mal, comme nous en verrons exister pour le bien. Tel fut un homme de sanglante mémoire, Marat, l'ami du peuple. L'extérieur de cet homme révélait son âme. Petit, maigre, osseux, son corps paraissait incendié par un foyer intérieur ; des taches de bile et de sang marquaient sa peau. Sur la fin de ses jours il était dévoré par une fièvre lente et par une lèpre hideuse, *écume visible des bouillonnements de son sang*, a dit avec autant d'art que de vérité physiologique M. de Lamartine.

On ne pourrait douter, d'après cela, de combien de ménagements les individus d'un tempérament bilieux doivent être, de bonne heure, entourés. Leur direction morale doit avoir pour but de pacifier, pour ainsi dire, la fougue de leurs passions violentes ; le régime physique doit être, pour eux, essentiellement modérateur ; mais ce n'est pas ainsi que l'on se comporte.

(1) *Maladies mentales*, t. I, p. 430.

On se dit généralement, en voyant un jeune homme à la constitution sèche, au caractère décidé, aux pensées énergiques : il faut qu'il suive son impulsion, il faut que son âme, qui a soif des impressions profondes, s'ébatte à l'aise au sein d'une carrière où s'agitent les passions violentes, où l'ambition s'allume et monte sans cesse. S'il y trouve la gloire et les succès, en revanche, il y rencontrera bien des maux. Et, tout compensé, il eût mille fois mieux valu pour lui, et peut-être pour les autres, que ses années se fussent écoulées dans le sein de la médiocrité à l'ombre et dans le silence. Il faut prendre grade, disait l'antiquité : *ne fervens difficilè bile tumeat ; et ira sæviat circà jecur ulcerosum.* Nous reviendrons plus tard sur ce grave sujet.

5° **Tempérament lymphatique** (phlegmatique, pituiteux des anciens).	*Association :* — Lymphatico-sanguin, lymphatico-nerveux.	*Dégénérescences :* — Anémique ; scrofuleux, cachectique ; obésité (polysarcie).

Nous rencontrons ici une complexion tout à fait différente de celle que nous venons d'étudier. Les vieux livres de physiologie la rangent dans la classe des tempéraments *froids*, dans lesquels des solides lâches et languissants poussent avec peu de vigueur des fluides aqueux et dénués de principes actifs. C'est un des tempéraments sur lequel les moyens de l'hygiène ont le plus de prise, et dont elle peut le mieux entraver les fatales dégénérescences. Les individus lymphatiques sont les êtres les plus propres à recevoir l'impression qu'on leur donne ; pour eux l'habitude est la loi. Ils ont presque tous les chairs lâches, molles, couvertes de graisse ; leurs vaisseaux sont d'un très-petit diamètre, pleins d'un sang dont les principes ne sont pas bien liés entre eux. On vient, en effet, de vérifier expérimentalement que, dans les constitutions faibles, la partie globuleuse du sang est peu abondante, que celui-ci est devenu semblable à celui des malades auxquels on a pratiqué quelques saignées (1).

Ce défaut de plasticité du sang rend parfaitement compte du caractère général que revêtent les maladies dans ce tempérament. Maladies et passions, tout s'y déploie avec une faible réaction. Le pouls y est mou, lent, flexible, la respiration est lente aussi. Les

(1) Andral, *Essai d'hématologie pathologique*, p. 171.

phlegmatiques ont vraisemblablement été nommés ainsi, à cause de leur disposition aux catarrhes, aux accumulations de mucosités dans tous les organes de la tête, de la poitrine et du bas-ventre qui en sécrètent ; aux congestions, aux extravasations séreuses et lymphatiques, aux flux, aux stagnations, etc. L'embonpoint des hommes de ce tempérament est lui-même un état de *cachexie*. Aëtius a très-bien dit des animaux qui paissent les pâturages humides, que leurs parties sont pleines d'excréments superflus : *Carnes eorum superfluis excrementis scatent ;* l'observation est la même pour les tempéraments lymphatiques. Toutes les maladies qui frappent les individus atteints de cette complexion, ont une tendance bien marquée à passer à l'état chronique. C'est ainsi que les catarrhes mènent à des lésions organiques ou à l'hydropisie. Rien ne s'achève dans les mouvements curateurs, qui semblent avorter. On dirait que la nature n'agisse qu'avec des matériaux imparfaits, qui mettent obstacle à l'accomplissement de son œuvre. Ceci est littéral ; car l'*inflammation adhésive* de Hunter, cet auxiliaire puissant des forces médicatrices, ce ciment organique qui répare les dégradations des tissus, ne se forme dans ce tempérament qu'avec insuffisance ; ses produits réparateurs *s'organisent* mal ; de là les diathèses purulentes, scorbutiques, tuberculeuses, etc., expressions dernières et mortelles du tempérament lymphatique dégénéré. Toutes les humeurs qui se séparent du sang appauvri des lymphatiques, sont mal conditionnées et ne participent pas assez à la nature animale, selon Huxham, *neque à naturâ animali, quantùm sufficit, participant*. Un de nos savants amis, M. le professeur Bouisson, de Montpellier, dans des études fort intéressantes sur la lymphe, a parfaitement établi la réalité de ce tempérament. Ses travaux lui ont fourni de solides arguments contre ceux qui ont prétendu ruiner la doctrine généralement établie des tempéraments.

Nous admettons, dit-il avec Royer-Collard, la nécessité d'introduire dans la doctrine des tempéraments une réforme dont il a lui-même posé les bases avec de lumineux aperçus ; mais il ne faut procéder qu'avec circonspection quand il s'agit de rompre avec une idée d'une adoption presque universelle. L'admission du tempérament lymphatique, comme étant l'expression d'un mode d'être spécial de la nature humaine, est peut-être la plus légitime. L'observation démontre, du moins, une manière d'être bien caractérisée qui correspond à la dénomination de tempérament lymphatique, et nous trouverions, au besoin, dans les expressions dont se sert

M. Royer-Collard, la preuve qu'il n'a pu lui-même se détacher complétement de la notion qui s'y rapporte. Bien que la quantité absolue de lymphe n'ait pu encore être appréciée chez les sujets qui offrent le tempérament attribué à la prédominance de cette humeur, nous pensons qu'il y aurait quelque inconvénient à faire table rase d'une détermination physiologique aussi féconde en applications. Si l'observation a des données à recueillir concernant la nature et la quantité de la lymphe chez les sujets réputés lymphatiques, du moins est-on fondé à penser, d'après la coloration de leur peau, la mollesse de leur tissu, le caractère de leurs excrétions, la composition de leur sang, le développement de leurs ganglions, la nature de leurs maladies, que les matériaux aqueux ou lymphatiques de l'économie sont prédominants.

Les individus doués d'un tempérament très-lymphatique doivent être considérés comme des personnes malades, ou du moins comme des sujets dont la constitution engendre sourdement des maladies chroniques, et plus tard mortelles. C'est un principe qu'on ne saurait trop inculquer aux familles, pour qu'elles se mettent en garde et livrent de bonne heure, entre les mains de la médecine préventive, des enfants malingres et cachectiques. Il n'y a pas de temps à perdre ; il faut que tous les modificateurs propres à développer la constitution sanguine, l'air, les exercices, la nourriture, etc., agissent de concert ; il faut dessécher la fibre par degrés, raffermir les chairs, donner de la consistance aux matériaux du sang.

L'éducation médicale, ou l'hygiène préventive et perfective, comme nous le verrons dans le chapitre qui suit, se propose, dans un grand nombre de cas, de régénérer un tempérament vicieux, susceptible de mauvaises tendances organiques, en lui opposant une constitution opposée. Elle crée, au sein de l'organisme, une sorte d'antagonisme : et si ses efforts sont couronnés de succès, le tempérament artificiel prévaut, ou tout au moins tient en équilibre la diathèse native et empêche ses fâcheux développements. Les pratiques hygiéniques, si l'on ne veut pas qu'elles soient de vains mots, si l'on veut qu'elles tendent à une fin certaine, doivent se fonder sur cette loi d'antagonisme physiologique.

La tâche de la médecine préventive contre les constitutions lymphatiques est d'autant plus nécessaire, qu'il paraît aujourd'hui démontré, par le témoignage de tous les praticiens attentifs, que le système général des maladies a souffert une modification qui a fait prédominer la diathèse muqueuse, le *lymphatisme*, et qui l'a rendue beaucoup plus fréquente qu'elle ne l'était chez les anciens. Chez ceux-ci, à en juger par les relations qui nous ont été transmises par leurs bons auteurs, tels qu'Hippocrate, Galien, Cælius-Aurélianus, la constitution bilieuse, à laquelle répondent les fièvres tierces, les causus et leurs analogues, était plus fréquente qu'elle ne l'est chez nous. L'époque de ce changement, si remarquable dans la généralité des constitutions, semblerait remonter au seizième siècle, précisément dans le temps où le mal vénérien, qui est une affection éminemment muqueuse, prenait, dans toutes les parties du monde, une activité excessive, qui fit craindre, selon Paw, que notre espèce, succombant sous ses maux, et fatiguée de combattre contre sa destinée, ne parvînt à une extinction totale (1). Glisson, professeur célèbre de l'Université de Cambridge, qui le premier a décrit le *rachitisme*, maladie essentiellement lymphatique, pense aussi que la diathèse vénérienne, à force de pénétrer les organismes, a fait de l'ostéo-malacie une maladie comme nouvelle; non pas en changeant réellement l'état maladif, qui la décide et la produit, mais en rendant cet état maladif plus intense, en l'établissant plus profondément, et en donnant ainsi une activité insolite et nouvelle, en apparence, aux symptômes qui en dépendent. Lorsque l'esprit se fixe sur ces rapprochements, il est effrayé de cette masse de maux que le virus vénérien, lors de son apparition, a imposée aux générations futures.

Règles générales de régime. — Les personnes soumises à ce tempérament doivent écarter de leur régime alimentaire le laitage, les farineux, les mucilagineux. Elles leur préféreront les viandes noires, une nourriture succulente, stimulante même, et pourront user avec avantage des liqueurs fermentées. Pour occuper leur existence, elles ne choisiront pas des professions qui les contraindraient à un repos presque absolu, ou à habiter des lieux bas et humides, où le soleil ne pénètre pas. Aux lymphatiques, il faut, au contraire, le grand jour, la lumière solaire, un air vif et sec, de l'activité, de l'exercice. En secouant fortement leur organisme, en ne le privant pas des excitants directs qui peuvent le stimuler, ils tendront à diminuer la trop grande influence de la lymphe, qui domine en eux, et ils se mettront mieux à l'abri des inconvénients attachés à une constitution trop humorale. Comme il existe une sorte d'antagonisme entre le tempérament bilieux et les dégénérescences

(1) Grimaud, *Cours de fièvres*, t. IV, p. 68.

du tempérament lymphatique, Bordeu voulait qu'on visât, dans le traitement des écrouelles, à former un tempérament bilieux et *factice*; dans ceux qui sont affectés de maladies lymphatiques, il voulait *qu'on développât la constitution bilieuse du sang* (1). Nous verrons un peu plus loin que ce rapprochement est plus qu'ingénieux.

5° Obésité (polysarcie), conséquences du tempérament lymphatique mal dirigé.

Ici se place naturellement ce que nous avions à dire d'un état anormal du corps, qui n'est point, à proprement parler, une maladie, mais qui est du moins une infirmité pénible, qui rend l'existence à charge et finit par étouffer le germe de toute activité physique ou intellectuelle. L'obésité est propre aux tempéraments lymphatiques, ou lymphatico-sanguins, plus, par conséquent, aux femmes qu'aux hommes. Les anciens, et surtout les Lacédémoniens, avaient flétri par une loi l'embonpoint excessif, comme le fruit du luxe et de la mollesse. A Lacédémone, les éphores ordonnaient, entre autres choses, de battre de verges les enfants qui devenaient trop gros, ou qui étaient déjà parvenus à un état d'obésité. Les mêmes causes qui, dans le tempérament sanguin, amènent la pléthore, déterminent, chez les tempéraments lymphatiques, l'obésité. Le superflu de la nourriture, non contre-balancé par l'action des exercices, augmente, chez les uns, la masse du sang, chez les autres, la graisse. La polysarcie est une dégénérescence du tempérament lymphatique, qu'on pourrait appeler *secondaire*. En effet, elle n'a lieu que lorsque déjà, par des moyens hygiéniques appropriés, mais incomplets, l'individu a surmonté en partie sa disposition native. Un individu appartenant aux classes aisées de la société, qui peut par conséquent faire usage d'une nourriture animale, substantielle, évitera la scrofule, mais il ne pourra se mettre à l'abri de la polysarcie, s'il se prive d'exercice, s'il mène une vie inactive. C'est ce qui démontre encore d'une manière victorieuse que l'hygiène perfective, pour être vraiment efficace, ne doit point se borner à appeler à son aide un ou deux agents hygiéniques, mais bien combiner systématiquement l'action de tous.

(1) *Œuvres complètes*, t. II, p. 504.

Ainsi, nous le voyons, dans la direction des tempéraments lymphatiques, l'air, les exercices, la lumière, la nourriture, doivent s'associer pour compléter la régénération. C'est parce qu'on méconnaît trop souvent la vérité de cet axiome qu'il y a tant de mécomptes, si peu de résultats dans les actes de la médecine perfective et préventive. Si l'on en excepte quelques personnes qui, par une prédisposition inexplicable, engraissent au sein d'une vie laborieuse, au milieu d'un régime peu nourrissant, toutes les victimes de la polysarcie le sont devenues par des infractions aux règles du régime, par des repas trop succulents et trop rapprochés, par un coucher mou, un sommeil trop prolongé, par l'inertie de l'âme. Et, malheureusement encore, il arrive trop souvent que, préférant les apparences à la réalité, selon cette maxime d'Horace, *introrsùm turpem, speciosum pelle decorâ.* les personnes obèses regardent leur embonpoint excessif comme la marque d'une brillante santé, et négligent d'implorer à temps les secours de l'art et de changer de régime. Arétée de Cappadoce, qui a écrit sur les maladies aiguës et chroniques, a donné, dans un chapitre consacré à la polysarcie, des préceptes fort sages : il conseille de porter des fardeaux, de se livrer à l'équitation, à la natation, à la navigation, de lire à haute voix, de faire des courses ; il recommande des frictions sèches, au sortir du bain, les exercices du corps variés, la lutte, l'escrime, etc. Il faut surtout avoir égard en hygiène à un embonpoint qui n'est pas en rapport avec l'âge et le genre de vie des sujets. Souvent même la blancheur de la peau et les fausses apparences d'une belle santé n'excluent pas le vice scrofuleux. Si les sujets sont jeunes, on s'étonne de leur voir prendre en un an ou deux un embonpoint vraiment monstrueux, ce qui n'appartient pas à leur âge. Les adultes et les femmes sont plus exposés que d'autres à contracter cette polysarcie scrofuleuse.

Après avoir étudié les tempéraments en particulier, signalé leurs modes de déviations, exposé les règles de régime plus particulièrement applicables, nous devons compléter ces notions par quelques vues concernant les modifications que le régime ou l'influence des agents de l'hygiène apportent aux constitutions et aux tempéraments. Cette étude apportera de nouvelles preuves à l'appui de nos considérations précédentes sur la perfectibilité de l'organisme (V. p. 55 et suiv.) et mettra dans un nouveau jour la toute-puissance de l'hygiène pour imprimer à la vie de l'homme une saine direction. Nous ne ferons, d'ailleurs, qu'esquisser ici ce grave sujet, qui est l'essence et la fin, non-seulement de toute bonne médecine, mais de toute bonne éducation. Nous n'en doutons pas, il arrivera un moment où l'esprit humain, après s'être suffisamment fixé sur les inductions fécondes, qui découlent logiquement de l'étude des tempéraments acquis, après s'en être bien pénétré, jettera les bases d'une science nouvelle de l'éducation, et réalisera ainsi cette prophétie de Descartes : « Si l'homme peut atteindre de nouveaux perfectionnements, je pense que c'est par la médecine seule qu'on pourra obtenir un tel résultat. »

6° Des modifications que le régime apporte aux constitutions et aux tempéraments. — Des tempéraments acquis.

Ce serait peu, a dit avec beaucoup de raison Cabanis, que l'hygiène se bornât à tracer des règles applicables aux différentes circonstances où peut se trouver chaque homme en particulier : elle doit oser beaucoup plus ; elle doit considérer l'espèce humaine comme un individu dont l'éducation physique lui est confiée, et que la durée indéfinie de son existence permet de rapprocher sans cesse de plus en plus du type parfait, dont son état primitif ne donnait pas même l'idée ; il faut, en un mot, que l'hygiène aspire à perfectionner la nature humaine générale (1). C'est là une des plus belles prérogatives de l'hygiène, dont malheureusement on ne tient pas assez compte, soit que les hommes répugnent à changer des habitudes depuis longtemps contractées, soit qu'ils manquent de cette persévérance nécessaire pour donner de nouvelles directions aux tendances organiques. Quoi qu'il en soit, l'hygiéniste ne doit pas se lasser de proclamer qu'une constitution primitivement vicieuse, entachée même d'un vice héréditaire, qu'un tempérament peu conforme à cette même constitution, peuvent être amenés à un état d'amélioration compatible avec la santé de l'individu : l'emploi raisonné des modificateurs de l'hygiène, leur combinaison savante, changent littéralement la crase du sang, régularisent le jeu des puissances nerveuses, impriment du ton aux fibres délicates et fournissent de nouveaux développements à la résistance vitale. Le monde organique est essentiellement malléable sous la main de l'homme ; ses formes prennent de l'ampleur, son énergie productive s'accroît. L'activité de l'homme a pu créer, en quelque sorte, des espèces

(1) *Œuvres complètes*, t. III, p. 434.

nouvelles dans le monde végétal et animal. Il est bien temps qu'on songe à la culture des tempéraments et des constitutions des hommes, et que les esprits appliquent à cette sainte mission une partie de leurs réflexions et de leur temps.

Nous venons de dire que le monde organique était malléable sous la main de l'homme. Les prodiges de la culture sont là pour sanctionner cette vérité : on sait qu'elle adoucit les fruits âpres et sauvages; qu'elle réduit les plantes à des formes naines, ou leur fait atteindre des proportions gigantesques ; le tubercule de la pomme de terre a subi toutes ces transformations, et M. Villemorin a trouvé le moyen de développer progressivement, à l'aide des engrais, la racine de la carotte sauvage, naturellement grêle et coriace, et de la changer en une chair épaisse et succulente. Le jardinier, en modifiant la nourriture des plantes, parvient à changer toutes les parties du végétal. Les organes sexuels sont transformés en pétales; les pepins, les noyaux des fruits sont enveloppés d'une pulpe charnue, et les épines deviennent, à volonté, des tiges et des feuilles. Voilà pour le monde végétal.

Des influences hygiéniques profondes et continues peuvent non-seulement refaire un tempérament, mais imprimer à la matière organisée des formes toutes nouvelles, exceptionnelles même. L'action incessante d'un seul modificateur peut donner à l'appareil fonctionnel, sur lequel il opère particulièrement, des développements inouïs. Voici, à cet égard, un fait des plus étonnants de l'histoire naturelle, qui prouve jusqu'à quel point la forme de la matière organisée est susceptible de riches ampliations.

Les Quichuas ou Incas du Pérou ont les formes plus massives que les autres nations des montagnes. Ils ont les épaules très-larges, carrées, la *poitrine excessivement volumineuse*, très-bombée et plus longue qu'à l'ordinaire, ce qui augmente le tronc; aussi le rapport normal de longueur respective de celui-ci avec les extrémités ne paraît-il pas être le même chez les Quichuas que dans nos races européennes, et diffère-t-il également de celui des autres rameaux américains. Nous chercherons maintenant à expliquer ce fait par le grand développement anormal de la poitrine. Nous croyons que telle partie déterminée d'un corps peut prendre plus d'extension, par suite d'une cause quelconque, sans que les autres parties cessent de suivre la marche ordinaire. Nous en avons la preuve évidente dans le cas tout à fait opposé à celui que nous voulons établir : celui, par exemple, où telle partie du corps, par suite d'une difformité, ne prend pas, en apparence extérieure, tout son développement naturel, comme on le voit dans le tronc des bossus; ce qui n'empêche pas les extrémités d'acquérir les proportions qu'elles auraient eues, si le tronc avait reçu son accroissement. De là, ce défaut d'harmonie dans leur personne; de là, cette longueur des membres supérieurs et inférieurs, démesurés comparativement au tronc... Revenons aux causes qui déterminent, dans les Quichuas, le grand volume de la poitrine que nous avons observé: beaucoup de recherches ont dû nous les faire attribuer à l'influence des régions élevées dans lesquelles ils vivent. Les plateaux qu'ils habitent sont toujours compris entre les limites de 7,500 à 15,000 pieds, ou de 2,500 à 5,000 mètres d'élévation au-dessus du niveau de la mer; aussi, l'air y est-il si raréfié, qu'il en faut une plus grande quantité qu'au niveau de l'Océan, pour que l'homme y trouve les éléments de la vie. Les poumons, ayant besoin, par suite de leur grand volume nécessaire et de leur plus grande dilatation dans l'inspiration, d'une cavité plus large qu'aux régions basses, cette cavité reçoit, dès l'enfance, et pendant toute la durée de l'accroissement, un grand développement tout à fait indépendant de celui des autres parties. L'autopsie du cadavre de quelques-uns de ces Indiens des plus hautes régions a fait reconnaître aux poumons des dimensions extraordinaires, ce qu'indiquait la forme extérieure de la poitrine: leurs cellules étaient plus dilatées; leur dilatation augmentait notablement le volume des poumons; ceux-ci avaient besoin, pour être contenus, d'une capacité plus vaste (1).

Ce fait, sans doute, est une sorte de monstruosité, et ne peut être donné comme exemple de perfectionnement physiologique, mais il est assez remarquable pour fournir la juste idée de l'impulsion étonnante qu'imprime à la matière organisée, l'action d'un *seul* modificateur externe. Elle est capable de façonner une race entière, c'est-à-dire de lui donner un caractère permanent, transmissible par voie d'hérédité. On trouve encore, dans les travaux de Lamarck et de Geoffroy Saint-Hilaire, des preuves non moins décisives (2).

Un des plus beaux chapitres de l'immortel ouvrage de Cabanis, est celui qui le termine, et qui a pour titre : *Des tempéraments acquis.* En relisant ces admirables aperçus sur l'influence que les divers agents hygiéniques exercent sur les tempéraments primitifs, soit en modifiant leur nature, soit seulement en comprimant leurs ten-

(1) Prichard, *Hist. natur. de l'homme*, trad. franç., t. II, p. 180 et suiv.

(2) *Philosophie zoologique*, 1809, t. I, p. 255.

dances, nous avons toujours été surpris que l'**HYGIÈNE PERFECTIVE**, cette portion de la science médicale chargée d'introduire dans le système de nouvelles formes corporelles, de donner aux habitudes organiques de nouvelles directions, ait laissé tomber dans l'oubli de si importants corollaires physiologiques, ou ne leur ait pas donné, tout au moins, l'attention qu'ils méritent.

Il n'est pas douteux qu'il n'existe des relations nombreuses entre certains modificateurs physiques et moraux et certaines constitutions, certains tempéraments; que l'existence physiologique de l'individu, et par suite son existence morale, ne soient dominées, en quelque sorte, et par l'air qu'aspire sa poitrine, et par les sites où végète son individualité, et par les passions que fomente la profession à laquelle il s'est voué. Il est telle ou telle constitution qui a des affinités avec tel ou tel agent; tandis que telle ou telle autre ne se pondère pas avec ce même modificateur. Il est des tempéraments qui s'exagèrent (et tout tempérament dans son extrême est une maladie véritable), lorsqu'ils rencontrent, soit dans les habitudes de la personne à laquelle ils appartiennent, soit dans les circonstances atmosphériques, sociales, dans lesquelles ils sont plongés, des affinités que nous pouvons appeler *physiologiques*. C'est ainsi qu'une constitution faible, unie à un tempérament lymphatique (véritable constitution pituiteuse des anciens), tend à acquérir une fibre encore plus lâche, des humeurs encore plus aqueuses, une plus grande lenteur dans la succession des mouvements vitaux, lorsqu'elle est, en quelque sorte, implantée dans un sol humide, lorsqu'elle est saturée journellement par les vapeurs épaisses d'un ciel brumeux. Que lui faudrait-il, pour arriver à un équilibre à peu près physiologique des divers systèmes? Il faudrait réveiller, en elle, l'énergie du système sanguin, accroître la masse de ses matériaux excitants, pour qu'il pût contre-balancer l'atonie primitive. Les stimulants naturels doivent donner du ressort à ces organes paresseux. En un mot, une personne d'un tempérament lymphatique trouverait des conditions de santé meilleure, en passant sa vie dans un climat tempéré, au milieu d'un air sec et sous un ciel serein. Pour elle, on ne devrait pas redouter une carrière, dont le propre serait de mettre en jeu une certaine activité d'esprit, quelques passions fortes et soutenues. Des occupations, roulant sur des sujets difficiles, exigeant de l'opiniâtreté, du labeur; une vie qui ne s'écoule point trop uniformément et qui soit semée çà et là de quelques luttes, de quelques traverses, contre lesquelles le système entier soit obligé de se raidir, seront de puissants facteurs pour établir une certaine harmonie de développement entre les grands appareils. Pour les constitutions et les tempéraments dont nous parlons en ce moment, il faut combiner cette gymnastique morale à la gymnastique physique. On devrait interpréter, au point de vue hygiénique, tous ces exemples que nous offrent la vie de quelques grands hommes, chez qui la culture de l'esprit et une certaine direction dans les idées sont parvenues à changer complétement le tempérament. On cite par exemple le fameux J. J. Rousseau qui, dans sa jeunesse, était d'un tempérament lymphatico-sanguin, et finit par offrir, à un très-haut degré, tous les attributs d'un tempérament nerveux, et même mélancolique. Pour qui connaît l'histoire de sa vie, les tribulations nombreuses que lui attirèrent ses pensées hardies, sa manière sublime et intolérante de les exprimer, il n'est pas douteux que, chez lui, l'énergique réaction de l'âme n'ait effacé à demi l'empreinte originelle de la constitution. Ce fait ne peut nous servir que comme moyen d'induction et non comme modèle à suivre, car il eût valu beaucoup mieux, pour le bonheur de Rousseau, que sa manière d'être physiologique n'eût pas dépassé ce *medium* d'équilibre entre les forces sensitives et les forces motrices, inhérent à sa constitution primitive. Et il est vraisemblable qu'il a porté la peine de la *manière de vivre irrégulière*, à laquelle il s'était assujetti.

On conçoit aisément que le système de modifications qu'on se propose d'appliquer aux constitutions sèches et nerveuses, aux tempéraments bilieux, doit être totalement différent de celui mis en usage dans le cas précédent. Augmenter pour eux les sources de stimulation, serait augmenter, chez les uns, la tendance à l'éréthisme nerveux; chez les autres, la disposition à la constitution atrabilaire. Tout doit être tempéré dans leur régime physique et moral; le climat, la nourriture (Cabanis a remarqué, avec juste raison, que l'abus des épices porte vers le tempérament bilieux) ; les passions doivent être modérées, les impressions plutôt douces que fortes, et déterminer des mouvements moraux *expansifs*. Il faut faire en sorte que ces deux espèces de constitutions soient mises en relation avec les agents qui sont les plus propres à développer le tempérament sanguin. Avicenne a dit, avec raison, *que le sang tempérait la bile*. C'est ainsi, qu'en vue de la santé physique et morale de l'homme, en un mot, de son bonheur ici-bas, on équilibre les constitutions et les tempéraments les uns par les autres. Au tempérament lymphatique, on se trouvera bien d'opposer des conditions d'existence, un régime de vie qui provoquent quelques nuances du tempérament bilieux, qui est son extrême : l'emploi systématique et raisonné des modificateurs, qui contrastent avec la disposition physiologique primordiale, est un des principes les plus féconds de l'hygiène de l'individu et de l'espèce. Nous aurons plus tard l'occasion d'apprécier sa valeur dans l'hygiène des fonctions de la reproduction.

Haller, le plus grand des physiologistes jusqu'à ce jour, a reconnu la possibilité de développer le tempérament qu'il appelle *colérique,* par l'alimentation seule. Cette complexion, selon lui, peut être héréditaire ou bien acquise par une nourriture très-substantielle, composée, en partie, de viandes de gibier. Boerhaave parlait souvent, dans ses leçons, d'un homme de sa connaissance, dont l'âme naturellement douce, humaine, avait contracté de féroces penchants, depuis qu'il se nourrissait habituellement de pâtés de perdrix. Haller pense encore, que la chasse, les exercices rudes sous un climat brûlant, les boissons fortes, peuvent produire les mêmes effets que l'alimentation; rendre la consistance des chairs dure, augmenter la force des muscles ainsi que celle du cœur, développer enfin les passions abruptes, énergiques, comme la colère, l'audace, etc., qui naissent de la conscience qu'on a de ses forces physiques (1). Ce sont des faits que l'hygiène ne devrait pas se borner à enregistrer comme de curieux détails, mais qu'elle devrait systématiser au profit de l'éducation et du perfectionnement physique de la nature humaine. Il y a là des aperçus mille fois plus féconds en indications éminemment pratiques, qu'une foule d'autres points sur lesquels la science exerce son activité.

Tout ceci est d'une évidence qui ne peut laisser aucun doute dans l'esprit. Mais y pense-t-on généralement dans le monde? Fait-on les plus petits efforts pour se prêter à l'harmonisation de l'organisme humain avec les modificateurs extérieurs? Ceux mêmes, sur lesquels la main de fer de la nécessité ne pèse pas de son poids accablant, ceux qui sont libres et riches, en un mot, les *heureux du siècle,* songent-ils à entourer leurs propres vies ou celles de leurs enfants, de conditions physiques, au sein desquelles les facultés vitales se développent dans leur plénitude?

Non, sur ce point, la destinée de l'homme est entièrement livrée au hasard; il végète où il peut, et comme il peut : malheur à lui, si le sol qui l'a vu naître ne convient pas à ses organes, si la profession

(1) *Elem. phys. corp. hum.*, t. II, p. 142.

à laquelle on l'a voué allume et entretient le feu de passions contraires à sa constitution, à son tempérament; si, à chaque instant du jour, sa nature propre est violentée par des modificateurs auxquels il est obligé de se soumettre, par la répétition journalière d'actes qui doivent développer en lui le germe d'une affection mortelle, ou tout au moins, rendre sa santé chancelante! Un enfant vous est né, déjà le plan de sa destinée est arrêté dans votre esprit. Si vous êtes riche et oisif, vous devez en faire un être inoccupé comme vous-même, un être que le temps consumera doublement, au physique et au moral. Si vous êtes livré à une carrière lucrative, vous l'y lancez tête baissée, sans songer si, en échange de l'or, il y trouvera la santé et le bonheur.

Quant au choix des établissements, où l'enfant doit passer les années les plus précieuses, celles où l'organisation complète ses formes, où la vie entière se donne une direction, où, par conséquent, il aurait plus besoin de modificateurs physiques appropriés, on est généralement déterminé par des considérations étrangères aux nécessités de l'organisme. On ne songe ni à la qualité de l'air que ses jeunes poumons doivent absorber, ni au site, ni à la nature du sol, ni à l'exposition, toutes choses, qui, d'après les considérations que nous avons fait valoir précédemment, sont fondamentales.

En général, l'homme ne se prémunit point assez contre les circonstances extérieures, qui tendent à opprimer ses facultés; il est beaucoup de maux physiques qu'il subit comme une fatale destinée, et dont il pourrait s'affranchir par une patiente et énergique réaction. On laisse trop aux événements de ce monde, de ce qu'on pourrait leur ôter, *par conseil ou par prévoyance*, comme dit Bossuet, en parlant de Cromwell. Ce qui se passe dans la famille, a lieu également au sein de la société, cette grande famille des populations.

Le lecteur trouvera dans la suite, nous l'espérons du moins, la confirmation de ces principes, car nous avons pris à tâche, à propos de chaque modificateur hygiénique, de le mettre en relation avec tel ou tel tempérament, tel ou tel besoin de la vie. L'hygiène, comme on doit la concevoir, n'est autre chose que l'art de façonner pour le bien la créature humaine, de la développer au physique, et de la perfectionner au moral. Un mot, en terminant, sur les tempéraments exceptionnels ou pour mieux dire, sur certaines particularités dans les manifestations de la vie de quelques grands personnages.

Nous avons vu plus haut qu'il existait certaines relations entre la perversité des sentiments moraux et telle ou telle apparence de tempérament. C'est là une sorte de tempérament exceptionnel pour le mal. En serait-il de même pour le bien, pour les grandes choses ? Y aurait-il pour quelques grands hommes un mode particulier dans le rhythme de l'existence, dans les manifestations dynamiques ? Si cela est, sur quoi reposent ces particularités physiologiques ? C'est un mystère que nous ne pouvons approfondir. Ce qu'il y a de certain, c'est qu'il est des tempéraments heureusement équilibrés, dans lesquels les diverses nuances se fondent d'une manière harmonique, au profit de la puissance intellectuelle et morale de ceux qui en sont doués. Telles paraissent avoir été les conditions physiologiques qui aidèrent puissamment les travaux d'une belle et noble vie. Washington qui offrit le consolant spectacle d'un homme vertueux à la tête d'une bonne cause et assurant son triomphe, était de ce tempérament actif et hardi qui se complaît dans les aventures et les périls que suscite à l'homme la nature grande et sauvage. Il avait la force de corps, la persévérance et la présence d'esprit qui en font triompher (1).

Des remarques plus importantes ont été faites sur l'empereur Napoléon. Bien que l'on ait prétendu qu'il était d'une constitution faible, qu'il avait la fibre molle, et qu'il était toujours enrhumé, il n'a jamais senti ni sa tête ni son estomac ; c'était un corps bâti, maçonné pour le travail, qui n'a jamais pu connaître les limites de ce qu'il pouvait endurer ; il dictait à la fois à quatre ou cinq secrétaires qui écrivaient aussi vite que possible, et cela quinze heures de suite sans prendre ni repos ni nourriture ; dans une occasion majeure, il continua sa veille trois jours et trois nuits, soixante-douze heures ! Après les exercices les plus violents, il s'occupait trente-six heures d'affaires de cabinet ; en Espagne, il fit trente-cinq lieues à franc étrier en cinq heures et demie, et dans mille autres circonstances il donna des preuves d'une vigueur aussi extraordinaire. Corvisart, son médecin, avait fait cette remarque que son pouls ne donnait que quarante-cinq ou quarante-huit pulsations à la minute, au lieu de soixante ou soixante-quatre, comme celui des autres hommes.

Il dormait même au milieu de ces batailles surhumaines, de ces mêlées de géants qui duraient trois jours et trois nuits, et l'histoire a noté quelques-uns de ces miraculeux sommeils. Il se préservait ainsi des fatigues de l'inquiétude, et se maintenait dans son plan sans se laisser distraire par la vue de quelque détail ou de quelque cir-

(1) Voy. Marshall, *Vie de Washington*, t. II, p. 151, et Guizot, *Introduction*.

constance fortuite. En outre, il avait le cerveau divisé par tiroirs et par casiers qu'il ouvrait et fermait à son gré ; il évitait par là le conflit des idées et conservait les notions dont il avait besoin dans toute leur netteté primitive.

Nous le répétons, ces particularités physiologiques qui ont fait penser au vulgaire que les grands hommes étaient conçus dans un moule différent de celui des autres, sont inexplicables. On peut dire seulement que, chez les personnages hors ligne, Alexandre, César, Napoléon, etc., les phénomènes de la vie ont été marqués par une somme plus forte de résistance vitale.

CHAPITRE III.

Des sexes en général. — De la femme en particulier; de sa puberté et de son âge critique. — Des âges en général et en particulier; première et seconde enfance, adolescence, jeunesse, virilité, âge mûr, vieillesse. — Préceptes généraux relatifs à chaque âge.

A part quelques délicates nuances dans la constitution et le tempérament de l'homme et de la femme, et, chez cette dernière, les circonstances particulières de la puberté, de la grossesse et de l'âge critique, l'hygiène tient le même langage aux deux sexes. Nous ne nous étendrons donc pas longuement sur un sujet qui doit être traité, à mesure que l'on avance dans la série des applications hygiéniques ; c'est alors seulement qu'il conviendra de faire ressortir ce qui est purement applicable à l'homme et à la femme. Leur hygiène, d'ailleurs, reste confondue jusqu'à l'âge de la puberté, époque à laquelle les signes distinctifs aux deux sexes commencent à se dessiner visiblement. Disons-le d'abord, au sujet de la femme, celle-ci étant merveilleusement organisée pour la vie de famille, ne peut ambitionner une prépondérance sociale aussi forte que celle qui est départie à l'homme. La tête de la femme est plus uniformément arrondie, et présente moins de bosselures distinctes ; il y a, par conséquent, chez elle, plus d'uniformité et d'accord entre les parties du manteau cérébral ; aucune direction ne l'emporte sur l'autre. L'harmonie règne davantage dans sa vie intérieure, qui s'écoule avec plus de calme et d'uniformité (Burdach). Qui ne reconnaît ici une merveilleuse disposition pour la vie de famille? C'est l'esprit, surtout, qui prédomine dans l'âme de l'homme; la femme a plus de sentiment que d'esprit. D'après un des plus grands anatomistes, Sœmmering, le cerveau de la femme est plus pesant, proportionnellement au reste du corps, que celui de l'homme. Il suit de là encore que, chez elle, la vie intérieure prédomine, tandis que, chez l'homme, la sensualité, la masse matérielle, chair et os, font opposition plus forte au point central de la vie intérieure. C'est ce qui explique pourquoi toutes les proportions qui forment la beauté disparaissent, dès la première vieillesse, chez la femme, tandis que les proportions s'altèrent moins chez l'homme, pourquoi celui-ci a les chairs plus compactes et les muscles plus durs. Chez la femme, la sensibilité est plus active et prédomine davantage sur la force musculaire, la vie animale extérieure, ou le mouvement volontaire, a plus d'énergie chez le sexe masculin. La destinée physiologique de la femme est donc toute d'intérieur et de vie intime; c'est à l'homme qu'est départie la mission intellectuelle et protectrice : « *Quoniam vir caput est mulieris.* » (Saint Paul, *ad Ephes.*) Ainsi, pour son bonheur, et d'après les lois constitutives de sa nature, la femme doit demeurer dans sa sphère, qui est le foyer domestique. L'homme est d'une constitution plus active et moins souple que la femme; celle-ci a beaucoup de rapports avec l'enfant. Comme ce dernier, elle a des organes flexibles, qui cèdent facilement aux impulsions; une sensibilité vive, et, par cette raison, excessivement variable. C'est à raison même de ce que leur sensibilité extérieure est plus exercée, que les femmes sont disposées à ressentir plus souvent, et d'une manière plus marquée, les effets nuisibles que peuvent avoir sur leur constitution faible et délicate, diverses fautes de régime, dont elles sont ainsi engagées fréquemment à se défendre. Comme dans l'enfance, le régime alimentaire de la femme et l'exercice de ses sens réclament peut-être une plus grande simplicité et plus de modération que chez l'homme.

La grande flexibilité de la constitution féminine l'expose davantage à d'étranges écarts, par suite d'infraction aux lois de l'hygiène; un genre de vie contraire à sa nature, amène, chez la femme, des changements prodigieux. Tout le monde sait que les caractères sexuels généraux sont moins marqués, dans les basses classes du peuple que dans les classes élevées de la société; ces caractères sont presque effacés chez les tribus barbares et sauvages, où les femmes sont vouées aux travaux les plus rudes. Mais aussi, il faut l'avouer, quelques-uns de ces caractères sont exagérés dans ces hautes classes de la société, par le genre d'éducation et de vie auquel sont assujetties les femmes, dans nos mœurs actuelles. Les traits sous lesquels on a coutume de les dépeindre, se rapportent trop souvent à cette exception maladive des personnes du sexe féminin, qui doit à l'étiolement, aux veilles et aux passions, cette délicatesse de constitution et cette susceptibilité nerveuse, regardées comme un agrément et une qualité (1).

Le rapprochement de la constitution de la femme, de sa manière d'être physiologique de celle qui est propre à l'enfance, est fécond en hygiène ; il rend raison du bien-être que lui procure l'exercice bien dirigé. Comme chez l'enfant, les mouvements de la femme s'accomplissent avec plus de vitesse que de force ; il y a, chez elle, un léger défaut dans l'équilibre des forces motrices et des forces sensitives ; toute la vie, elle demeure plus ou moins sous l'empire des affections vaporeuses et convulsives. Or, un exercice modéré et soutenu, a pour effet d'établir et de consolider l'influence nerveuse sur l'action musculaire ; de disséminer, dans tous les organes, les mouvements de concentration nerveuse, de les pondérer. L'exercice est donc nécessaire à la femme ; mais sa constitution ne le comporte que pris avec modération. Ses faibles bras ne sauraient supporter des travaux trop rudes et trop longtemps continués, et les Grâces, dit Roussel, s'accommodent peu de la sueur et du hâle. L'exercice, que trouvent les femmes d'une condition moyenne, dans des occupations utiles et indispensables, est le plus salutaire, parce qu'il joint aux effets naturels du travail, la satisfaction intérieure que donne l'accomplissement d'un devoir : il est, par là, plus propre à remplir l'âme, et à l'empêcher de trop peser sur elle-même, comme elle fait dans les personnes dominées par la paresse (2). L'oisiveté est, chez les femmes du grand monde, la mère des affections nerveuses et irrégulières ; elle empêche les organes d'acquérir cette fermeté, qui rend leurs mouvements plus efficaces et plus assurés. On peut dire des personnes de cette classe qu'elles prennent à tâche, par un défaut absolu de réaction, de se mettre en antagonisme avec les agents extérieurs. Dans cette vie efféminée, dans le fonctionnement uniforme et imparfait de tous les organes, elles voient s'alanguir leur santé. On sait que les femmes du monde qui mènent une vie sé-

(1) Voy. *Dictionnaire de médecine*, t. XXVIII, p. 336.

(2) *Système physique et moral de la femme*, etc., p. 88. — 1775.

dentaire, qui ne parlent qu'à voix basse, qui respirent un air rendu tiède et uniforme par les précautions dont elles s'entourent, ont une susceptibilité extrême des voies respiratoires ; elles s'enrhument avec facilité, et la phthisie fait chez elles de nombreux ravages.

Le célèbre Tronchin, las des maladies vaporeuses, auxquelles étaient presque toutes sujettes ses nobles clientes de la cour de Louis XV, résolut de mettre un terme à cette épidémie d'un nouveau genre, en imposant à ses malades un régime de vie tout à fait insolite. Il astreignit, avec cet ascendant qui n'appartenait qu'à lui, toutes ces grandes dames à se lever de bonne heure, et à remplir, dans leurs demeures, pendant toute la matinée, l'office de leurs domestiques. On vit bientôt, d'après les relations du temps, de grandes duchesses, de hautes et puissantes dames, occupées à faire leurs lits, à frotter et essuyer leurs meubles et leurs appartements ; elles revêtaient, pour remplir ces fonctions, des habillements larges et aisés, que la mode nommait *robes à la Tronchin*. Il y eut, sans doute, du bien produit ; l'idée, en soi, était bonne ; mais malheureusement, le ridicule abolit peu à peu un usage qu'il eût peut-être été bon de conserver, en lui faisant subir quelques modifications, en harmonie avec l'époque et la condition des personnes.

On aura beau dire, la physiologie humaine protestera toujours contre les systèmes d'émancipation de la femme ; jamais elle ne pourra remplir la mission intellectuelle départie à l'homme. Il semble chez elle, que les fruits dérobés à l'arbre de la science altèrent sa sexualité. Des exemples fameux prouvent assez que la femme qui boit largement à la coupe du savoir devient semblable à la fleur dont on multiplie les pétales par la culture. Elle perd la faculté de se reproduire, à mesure que l'éducation poussée trop loin déplace la force de la vie.

Mais pour comprendre la physiologie féminine et les conséquences hygiéniques qui en découlent, il est indispensable de se fixer sur les deux circonstances majeures de la vie de la femme, la puberté et l'âge critique ; c'est là que se retrouvent mieux dessinées toutes les différences qui séparent l'hygiène de l'homme de celle de la femme. Nous plaçons donc ici ces deux études, tandis que nous ajournerons celle de la puberté chez l'homme au chapitre consacré à l'hygiène des fonctions des sens. Nous nous proposons d'ailleurs de revenir, à propos du mariage, sur la sexualité ainsi que sur sa prédominance relative dans certains cas.

1° De la puberté chez la femme.

Pierre Franck, dans sa *Médecine politique* (1), déplore le peu de soin qu'on a pris, en général, de tracer des règles pratiques pour l'éducation physique et morale des filles. Telle est la source de cette constitution délicate qui distingue les filles de la ville, livrées à l'oisiveté, à toutes les futilités que les modes ont consacrées, et plongées dans une ignorance absolue des précautions que réclame leur santé, des devoirs que la maternité doit un jour leur imposer. Engagées dans les liens du mariage, elles ne peuvent apprendre à leurs enfants, ce qu'elles n'ont jamais su, c'est-à-dire à ne pas s'effrayer de l'apparition des menstrues, à observer les précautions qu'exige le temps des règles, à éviter tout ce qui peut troubler le cours de ce flux périodique. On ne saurait trop conseiller aux mères de famille d'avertir leurs jeunes filles de la fonction supplémentaire, à laquelle elles se trouveront assujetties, par la nature de leur sexe. Ainsi prémunies, elles verront sans s'effrayer l'apparition des règles, et une pudeur mal placée ne les empêchera pas de demander à temps les conseils d'un médecin éclairé, si elles en ont besoin. Une frayeur subite, un froid saisissant et imprévu, un courant d'air, une glace, des boissons froides, sont autant de causes momentanées de la suppression des règles. Si la jeune personne ignore que son état est commun à toutes les personnes de son sexe, l'ignorance, comme nous l'avons vu bien souvent, l'empêchera de se plaindre du phénomène avant que le mal qui résulte inévitablement de son silence ait fait des progrès.

Chez un grand nombre de filles, le flux menstruel se déclare inopinément et sans aucun dérangement des fonctions; d'autres fois, il s'accompagne de divers symptômes qui, lorsqu'ils reviennent souvent et avec un certain degré d'intensité, amènent la chlorose ou un état hystérique fâcheux. Il est donc de la plus haute importance, pour l'avenir sanitaire de la femme, de régulariser les débuts de sa fonction supplémentaire, d'en atténuer les premiers accidents. Pour cela, il n'est besoin que de petites observances hygiéniques: il faut, autant que possible, aussitôt que les règles paraissent, ou que leurs signes avant-coureurs se manifestent, garder le repos du corps et de

(1) *System der medicinischen Polizey*, t. I, p. 305 et suiv.

l'esprit, la position horizontale, au moins les premiers jours, user d'aliments faciles à digérer, de boissons un peu dégourdies, s'abstenir des spiritueux, des aromates, éviter le froid comme le chaud.

L'époque de la première apparition des règles est aussi, souvent, pour les jeunes filles un temps d'orage et de trouble pour le moral ; et ce n'est pas un des moindres motifs pour appeler toute la vigilance des mères de famille sur l'éducation physique et morale de leurs enfants. On sait en effet que la monomanie incendiaire (pyromanie) est commune chez les sujets des deux sexes, à l'âge du développement sexuel, et les aberrations de ce dernier amènent un désordre mental, qui se traduit par la dévastation et la ruine. On sait encore, que la nostalgie est une passion des plus violentes, et en même temps des plus naturelles chez les jeunes filles, à l'époque qui sépare l'enfance de la puberté ; qu'à cette époque, la roideur de caractère, et ce qu'on appelle vulgairement une tête évaporée avec tendance à des déterminations audacieuses et désespérées, sont moins souvent le résultat d'un mauvais naturel que d'un trouble des fonctions nerveuses (1). Ce qui est encore bien démontré, c'est que le système nerveux garde, toute la vie, l'empreinte que les circonstances heureuses ou défavorables de la puberté lui ont imprimée ; que la femme, plus tard, conserve toujours dans sa constitution, quelque chose de l'impressionnabilité, qui est le résultat d'un développement prématuré.

Les règles commencent de quatorze à dix-huit ans dans nos climats. Elles paraissent plus tôt dans les contrées méridionales. Une vie active et laborieuse retarde leur apparition, dont l'oisiveté, au contraire, avance l'époque. Dans certains cas rares, elles ne se manifestent qu'à l'âge de vingt ans ou même après le mariage (Hufeland). Leur développement précoce annonce toujours une nature faible et un vif appétit vénérien. Il vaut mieux qu'elles apparaissent trop tard que trop tôt. C'est donc un point très-important, que de ne pas hâter le moment de leur développement, comme on a coutume de le faire, en se guidant d'après l'hypothèse que toutes les maladies ou incommodités qui s'observent alors chez les jeunes filles, proviennent de cette source. Mais on doit particulièrement appeler l'attention des mères de famille sur l'influence, en quelque sorte stimulante, et par cela seul fort dangereuse, qu'exercent certains

(1) Voy. Marc, *De la folie, dans ses rapports avec les questions médico-judiciaires*, t. II, p. 350 et suiv.

modificateurs sociaux, et sur le physique et sur le moral des jeunes filles. Ces considérations sont d'autant plus importantes, qu'on n'entrevoit pas généralement assez, dans le monde, les dangers auxquels on expose les jeunes personnes ; on n'apprécie jamais la gravité d'une trop grande précocité de la puberté, chez elles ; on ne calcule jamais les chances désastreuses qui en résultent pour l'espèce humaine.

C'est presque toujours par les femmes que commence la dégénérescence des races et des familles. Un médecin de mérite, dont l'ouvrage a été couronné par l'Académie de médecine, a parfaitement exposé les causes qui, dans les classes riches, contribuent à devancer le développement physiologique du sexe féminin : nous le laisserons parler ici, ses paroles vaudront bien des préceptes : « Combien de fois avons-nous vu, dit le docteur Brierre de Boismont, au milieu de ces foules qu'on appelle fastueusement des *raouts*, apparaître des jeunes personnes de huit à neuf ans, richement parées ; l'orgueil maternel attendant des compliments qu'on prodiguait de toutes parts ; comment ne pas louer les enfants d'un riche qui fait si bien les honneurs de sa maison ? C'était à qui inventerait de nouvelles formules. L'instinct de la coquetterie se développait ; le poison de la louange déposait son germe. A l'aspect de tant d'hommes graves s'extasiant sur leurs grâces, ces jolies poupées se regardaient déjà comme de petites femmes (1). » Sans doute, ces jeunes enfants ne se montrent qu'un instant dans cette atmosphère chaude, dangereuse, qui décolore tant de femmes ; mais cet air que vous leur faites respirer, est malsain. Ne jette-t-il pas déjà pour l'avenir quelques semences de maladies ? La parure, par les tentations nouvelles qu'elle fait naître, développe aussi d'autres sources d'excitation. Il faut des talents, et à peine viennent-elles de naître, que leurs petits doigts font résonner les touches d'un clavier ; bientôt le chant et la danse complètent cette partie de l'instruction. Quoi de plus propre à exalter leur système nerveux, que ces ébranlements voluptueux, déterminés par la musique ? Que de choses nous aurions à dire sur cette éducation purement intellectuelle, où la morale n'entre que comme accessoire ! Les spectacles secondent puissamment l'action de toutes ces causes. L'illusion scénique, la peinture des passions, le choix si souvent mal-

(1) Brierre de Boismont, *De la menstruation considérée dans ses rapports physiologiques et pathologiques*, p. 21 et suiv.

heureux des sujets, émeuvent avec force ces jeunes esprits déjà si impressionnables. On les voit verser des larmes sur les malheurs des personnages dramatiques. Ce monde imaginaire donne l'éveil au monde réel intérieur, et les passions qui sommeillaient font acte de présence avant le temps. Le régime des gens riches doit aussi être pris en considération : leur nourriture, déjà trop succulente pour eux, l'est beaucoup trop pour leurs enfants ; elle devient, pour ceux-ci, un élément inflammable qui imprime un cours plus rapide à ce sang déjà si difficile à contenir.

Il faut le dire bien haut aux mères et aux chefs de famille : Vous ne respectez point assez vos enfants. L'antiquité ne vous l'a-t-elle pas appris ? Pourquoi craignez-vous si peu de les scandaliser par de mauvais exemples, de les exciter par le goût des plaisirs fastueux, de les pervertir par l'usage des joies sensuelles ? Vos salons étincelants, vos soirées amollissantes, votre musique passionnée, vos tables délicates, vos livres romanesques, vos gravures molles, tout ce luxe énervant que vous étalez sans crainte à leurs regards, tout cela développe sans mesure leur excitabilité nerveuse, exalte leurs passions naissantes, et les prédispose à ces désordres malheureux qui éclatent plus tard avec une soudaineté apparente, mais qui ont été échauffés et nourris secrètement par ces habitudes délicates et voluptueuses de la famille.

Voici une autre partie du tableau de la puberté, chez la femme ; il s'agit maintenant des classes ouvrières. Dans les classes du peuple, dès le bas âge, les jeunes filles ont sous les yeux des exemples, entendent des discours, qui doivent donner une première impulsion à leurs sens. A peine les années leur ont-elles apporté quelque force, qu'on cherche à les employer utilement. Sans cesse aux prises avec la nécessité, ou bien fascinées par le luxe et poursuivies par la débauche, elles sentent naître en elles des besoins nouveaux auxquels elles résistent difficilement. Si l'instinct de la pudeur, inné chez les femmes, les soutient encore à défaut de principes moraux et religieux, elles cherchent des consolations, des espérances dans la lecture des romans. C'est un fait incontestable, que ce genre de littérature est le complément, ou plutôt la seule éducation morale de cette classe de la société. Au moment même où nous rédigeons ces lignes, nous apprenons le fait suivant d'une personne digne de foi, et qui en a été témoin. Une jeune ouvrière, âgée de dix-sept ans, d'une imagination vive, d'une tournure d'esprit romanesque, mais cependant portée à la piété, devient éperdument amoureuse de son confesseur, après la lecture du poëme de M. de Lamartine, intitulé *Jocelyn*. Sa tête s'égare bientôt ; un jour elle saute au cou du directeur de sa conscience, homme vénérable qui s'efforce vainement de lui faire comprendre l'indécence de sa conduite ; quelques jours après, elle se précipite de sa fenêtre, et se tue sur la place. Si une production littéraire, sortie de la noble plume de notre grand poëte, a pu bouleverser ainsi l'organisme d'une jeune fille appartenant à la classe la moins instruite de la société, que devront donc produire chez les jeunes ouvrières, ces romans lubriques dont elles saturent journellement leur imagination ! Aussi est-ce une cause fortement accusée par les observateurs contemporains et consciencieux, de cette plaie immonde, la prostitution, qui fait tant de ravages dans les classes inférieures. L'ouvrage de Parent du Châtelet enrichi de travaux scientifiques récents sur la prostitution dans les grands centres de la civilisation, jette la plus grande clarté sur la coïncidence de la dépravation morale avec la dépravation génésique (1).

La statistique a démontré que la menstruation est généralement plus tardive dans les campagnes que dans les villes ; que là, baignée continuellement par l'air, soumise à des travaux ordinairement pénibles, mais qui font réellement l'office de gymnastique, la fille de campagne prend un accroissement remarquable, et que, jusqu'à un certain point, sa constitution se rapproche de celle de l'homme. Dans les villes, et dans celles qui sont très-industrielles, la menstruation se montre de meilleure heure ; mais c'est surtout dans les grandes capitales qu'elle atteint son maximum de précocité. Et dans ces dernières, ce sont les jeunes demoiselles de la classe riche, celles qui font partie de la noblesse, du haut commerce, de la bourgeoisie et de la finance, qui voient leurs règles survenir beaucoup plus tôt. MM. Chomel, Andral et Récamier fixent la période de la menstruation entre douze et quatorze ans ; or, chez les filles de campagne, la plus forte proportion des âges où l'on voit survenir l'évolution menstruelle, apparaît dans deux périodes générales de quinze et de seize ans. Il est très-peu de femmes qui soient réglées avant l'âge de onze ans, tandis que l'on rencontre quelquefois, dans les hautes classes, un certain nombre de jeunes personnes qui sont réglées à sept, huit, neuf et dix ans (2). Ces exemples, pour ainsi dire mons-

(1) Voir le tome II de la 2e édition 1857.

(2) Voir les relevés statistiques de M. Brierre de Boismont, au commencement de son ouvrage déjà cité.

trueux, se rapprochent beaucoup du cas singulier rapporté par Blumenbach : il s'agit d'une jeune Suissesse qui devint enceinte à l'âge de neuf ans (1).

D'après ces faits, il est impossible de douter que certains éléments, épars dans la civilisation actuelle, tels que les images de la volupté perpétuellement placées sous les yeux de la jeunesse, l'oisiveté, la lecture des romans, les prestiges des spectacles, la promiscuité continuelle des sexes, les bals, etc., en sollicitant l'éréthisme des sens, ne devancent l'heure de la puberté, et par conséquent ne dévorent plus rapidement les instants de la vie. Les jeunes filles mondaines des capitales y croissent presque comme celles qui vivent sous les cieux des brûlants tropiques ; mais, comme celles-ci, leur jeunesse est bientôt fanée : *Citius pubescunt, citius senescunt.* Semblables aux fleurs des mêmes contrées, à peine écloses le matin, elles sont bientôt flétries par l'ardeur du jour. Ces désordres physiologiques portent le plus grand préjudice à la validité de l'espèce humaine en général, et à la vie physique et morale de la femme. C'est peut-être la raison pour laquelle celle-ci demeure si souvent réduite à un état de faiblesse et d'impuissance, au sein du foyer domestique. Elle a beau chercher, hors d'elle-même, les motifs de sa déchéance, la véritable raison de cette dernière réside dans l'épuisement organique, résultat d'une puberté prématurée, *exhausta pubertas.*

L'épouse et la mère ont des âges peu productifs, lorsque la jeune fille, plongée dans une brûlante atmosphère de luxe et de plaisirs, a déjà porté ses fruits. Les serres chaudes de l'horticulteur forcent aussi la nature des plantes qu'on leur confie, et leur font produire des fruits monstrueux ; mais cette merveille n'a lieu qu'une fois ; le végétal, dont la séve est épuisée, ne tarde pas à périr. Ainsi pour le type humain, lorsque son ascension physiologique est forcée par des modifications imprudentes. Si la voix de l'hygiéniste, qui est en même temps celle de la morale et du bon sens, était mieux écoutée de nos jours ; si les plus chers intérêts étaient mieux compris, la famille n'aurait ni assez de sollicitude ni assez de vigilance pour l'âge intéressant, pendant lequel s'opèrent de si radicales transformations. Au sein d'un air pur, au milieu du silence des campagnes, et à l'abri de tout signe de corruption, les jeunes filles et les jeunes garçons, se livrant aux exercices du corps, devraient attendre, en paix, l'é-

(1) *Ouvr. cit.*, p. 322.

volution naturelle de leur organisme. Cette crise une fois opérée, on les rendrait aux villes, aux exigences que réclame leur éducation ; et cette dernière n'y perdrait rien. Mais si les circonstances s'opposent à un plan de vie aussi salutaire, si les familles restent enchaînées, par leur position, aux grandes villes, il faut au moins qu'elles suppléent, autant que faire se peut, au séjour de la campagne. Dans ce but, les exercices musculaires devraient entrer plus communément qu'on ne le fait dans l'éducation physique des jeunes personnes. Chez celles-ci, la susceptibilité qu'a le système nerveux à contracter des habitudes irrégulières, qui deviennent plus tard la cause des vapeurs et des maladies hystériformes de tous genres, les modificateurs, dont elles sont environnées pendant la période de l'enfance et de la puberté, rendent indispensables des études gymnastiques rigoureusement poursuivies (1). La jeune fille, pour le parfait développement de ses organes, réclame de l'exercice ; la station assise, trop prolongée, lui est doublement funeste. Wan Swieten a remarqué que les rétrécissements du bassin, chez la femme, et les accouchements difficiles qui en deviennent la suite, doivent leurs causes à cette habitude de laisser les filles, lorsqu'elles sont encore fort jeunes, trop longtemps sur leur séant : le coccyx et le sacrum sont, alors, poussés trop en avant. Nous verrons ailleurs l'influence que peuvent exercer certains vêtements sur la conformation de la femme, ce sanctuaire de l'espèce humaine. Mais on peut dire d'avance et d'une manière générale, que c'est cette condition de maternité future qui commande sa conformation générale. Tout est subordonné chez la femme, à l'accomplissement de cette noble fonction, et tout caractère de beauté qui ne se trouve point en concordance avec ses nécessités est un caractère contestable et mal déterminé.

2° De l'âge critique chez la femme ; règles hygiéniques.

Nous devons consacrer un article particulier à la période qui est marquée, chez la femme, par la cessation de la vie sexuelle, car cette période est souvent pleine de troubles et amène quelquefois des

(1) Nous devons prévenir, ici, qu'il serait dangereux de tirer de cette proposition un principe trop absolu ; il faut bien se garder, comme on semble trop porté à le faire, depuis quelque temps, de soumettre *toutes* les jeunes filles à des exercices gymnastiques. Il en est beaucoup, nous le verrons plus loin, auxquelles ces exercices sont contraires.

dangers. Elle a lieu, dans nos climats, de la quarantième à la cinquantième année, et par conséquent, cette suppression clôt une carrière menstruelle, dont la durée a été de vingt-huit à vingt-neuf ans environ. Ce chiffre correspond au terme moyen de la fécondité, qui est de vingt-cinq à trente ans dans nos climats. L'hygiène, appliquée à l'âge critique, est surtout préventive : elle a pour but de faciliter la suppression d'une fonction temporaire, d'empêcher que les suites de la cessation n'aient une influence fâcheuse sur la constitution de la femme. Car il est bien démontré, de nos jours, que la mortalité de celle-ci n'augmente pas vers l'âge critique ; mais que, parmi les femmes qui succombent plus tard, un grand nombre périssent des suites du changement que subit la constitution.

Il est, heureusement, un grand nombre de femmes, dont la vie s'est écoulée paisible à travers la sainteté des devoirs de la famille, pour qui l'époque critique ne donne lieu à aucun danger ; le mieux, pour elles, est de s'en remettre aux soins de la nature. Mais il n'en doit point être ainsi pour celles dont la première menstruation a été orageuse, pour celles qui ont éprouvé, de temps en temps, des suppressions. Celles qui ont un organe faible doivent redoubler de précautions ; car rien de plus ordinaire que de voir se reproduire, à cette époque, les affections de la jeunesse et éclater des désordres que la force de la vie, ou le mouvement fluxionnaire de l'utérus avaient jusqu'alors comprimés. Que de fois nous avons été triste spectateur de la marche rapide de la phthisie pulmonaire qui, pendant de longues années, était restée stationnaire (1) ! La période de la cessation doit encore être un objet d'attention sérieuse pour les femmes, dont les mères ont eu des accidents à leur temps critique. Ces personnes doivent prévoir d'un peu loin les changements notables que leur organisation est appelée à subir, et s'astreindre à une plus grande régularité de régime, pendant les dernières années de leur vie sexuelle. Il faut, surtout, que les femmes mondaines et oisives des capitales, celles à propos de qui l'âge critique a été nommé, par un auteur, *l'enfer des femmes*, mettent quelque modération à la fougue de leurs plaisirs et de leurs émotions. Au lieu de se précipiter alors dans les fêtes, les bals, les spectacles, les intrigues de tous genres, comme pour faire un dernier appel à ce monde qui va leur échapper, elles doivent, peu à peu, battre en

(1) Brierre de Boismont, *ouvr. cit.*, p. 247. Nous avons vu quelquefois les scrofules dont les femmes avaient été atteintes dans leur jeunesse, reparaître à l'âge critique.

retraite, se soustraire graduellement à ce tourbillon du monde, où tant de modificateurs exaltent douloureusement leur sensibilité et échauffent leur sang. L'important, pour l'âge critique, en effet, c'est que le système sanguin et le système nerveux soient, à cette époque, dans leur assiette physiologique ; bien des maux seront évités à ce prix. Nous disons qu'elles doivent se prêter *peu à peu* à ces changements, pour nous accommoder à la faiblesse humaine, car ce serait peu connaître leur nature, que de leur imposer une brusque scission avec tous les agréments de la vie. L'esprit de la femme mondaine a bien de la peine à se faire à cette grande vérité physiologique. L'homme, à chaque pas de sa carrière, dit Bichat, laisse derrière lui une jouissance; arrivé au bout, il ne trouve plus que l'indifférence, état bien convenable à sa position, puisqu'il diminue la distance qui sépare la vie d'avec la mort.

Comme Lamaze, nous engageons les femmes, qui sont nées avec un tempérament porté à la volupté, à fuir les personnes avec lesquelles elles ont eu des liaisons tendres, à éviter les peintures lascives, les livres, les conversations licencieuses et l'oisiveté. Un auteur moderne, dans un bon livre sur l'hygiène des femmes nerveuses (1), leur conseille de profiter des bénéfices d'une révolution qui leur imprime une trempe plus semblable à la nôtre, pour se livrer au commerce des lettres et aux travaux de l'esprit. En donnant une pareille direction à leurs facultés, elles se créeraient de puissantes diversions, et se mettraient à l'abri de ces désenchantements qui assombrissent trop souvent le soir du déclin de la vie. C'est un moyen que le véritable médecin philosophe, non pas ce médicastre à la cervelle étroite, aux vues bornées, et qui ne sait rendre d'autres services à ses clients, qu'en leur prescrivant des potions et des pilules (si toutefois cela, de sa part, peut s'appeler des services), peut employer avec le plus grand avantage, s'il le fait avec discernement. La femme, arrivée à l'âge critique, doit entrer, en vue de sa santé et de son bonheur, dans les plans de la nature qui condamne à un assoupissement complet la faculté de la reproduction ; elle doit contenir ses désirs, aussitôt qu'un légitime espoir de postérité lui a été ravi par la cessation de l'évacuation menstruelle. Est-ce que la raison, disent fort bien MM. Martin, Saint-Ange et Grimaud de Caux, ne devrait pas produire, chez les femmes, le même effet que

(1) Auber, *Hygiène des femmes nerveuses, et conseils aux femmes pour les époques critiques de leur vie*, p. 479.

l'instinct chez les animaux, et ne devraient-elles pas, lorsqu'elles sont arrivées à l'âge climatérique, s'attacher à vaincre des désirs sans but, qu'aucun besoin véritable ne provoque et qui, au fond, ne sont que le fruit d'une concupiscence mal contenue ? Si le libertinage est dégradant chez le vieillard, s'il attire le mépris et l'ignominie sur les têtes que l'âge a dépouillées ou blanchies, c'est plus que tout cela chez la femme âgée ; il est ignoble et dégoûtant. « Si vous avez à craindre disait Bourdaloue aux femmes mondaines de son temps, les railleries du monde, ce n'est plus désormais quand vous vivrez séparées de lui, mais, au contraire, quand vous voudrez toujours entretenir les mêmes liaisons avec lui. Autrefois il eût demandé pourquoi l'on ne vous voyait point ici ni là ; mais peut-être commence-t-il maintenant à demander pourquoi l'on vous y trouve, et ce qui vous y attire. »

L'exercice modéré, la gymnastique, la promenade matinale ne sauraient être trop recommandés aux femmes. La promenade matinale, sur laquelle nous aurons, plus tard, l'occasion de revenir, a le grand avantage de faire respirer un air très-pur. La nourriture exige aussi une attention spéciale : les aliments seront de facile digestion, choisis parmi les fécules, les viandes blanches, les chairs colorées. Les viandes rôties sont préférables à celles qui sont assaisonnées. Les ragoûts, les épices, les vins capiteux, le café, les liqueurs, seront proscrits pendant toute cette période, surtout quand il existe des accidents. A l'époque de la cessation, la flanelle, et surtout les caleçons de la même étoffe, doivent faire partie intégrante du vêtement. Le séjour dans des cités humides et brumeuses, telles que Paris, Londres et Lyon, rend cette précaution indispensable. Nous terminerons par une remarque importante sur des faits peu connus et par conséquent négligés dans la pratique de la médecine par rapport à l'âge critique. Une observation attentive nous a démontré qu'il est un grand nombre de maladies, survenant à l'époque de la cessation qu'on doit considérer comme favorables en tant qu'elles ont pour but de rétablir un équilibre rompu. Ces maladies, qui sont ordinairement vitales, doivent être considérées comme des *crises* de l'*âge critique*. Si on ne prend pas garde à leur véritable caractère, si on les combat énergiquement, on fait courir à la femme de grands dangers. Ainsi il faut savoir respecter à cette époque certaines éruptions, certaines dartres, des sueurs profuses qui incommodent les malades et pour lesquelles elles réclament les secours de la thérapeutique. Ce sont des moyens curateurs ; régularisez-les, mais ne les supprimez point. Il n'en est pas de même des affections organiques (tubercules, cancer, etc.), qui surviennent alors : pour celles-ci, pas de médecine expectante. On ne doit pas perdre de vue que pendant la vie sexuelle, la femme a été soumise à un travail fonctionnel qui déchargeait son organisme de produits impurs : c'est une vieille idée que la science actuelle a rajeunie. En tenant compte, en effet, des travaux modernes, on doit reconnaître dans la menstruation une fonction dépurative chez la femme, l'exhalation d'acide carbonique par la respiration augmente pendant la seconde enfance, mais s'arrête à l'époque où s'établit la menstruation ; elle reste stationnaire tant que cette fonction persiste, pour augmenter ensuite et décroître à mesure que la femme avance vers l'extrême vieillesse.

Mais nous nous arrêterons ici; nous venons d'esquisser les particularités les plus saillantes de l'hygiène de la femme : nous reviendrons sur les détails et les préceptes, lorsque, dans la suite de cet ouvrage, le sujet le comportera.

1o Des âges en général.

On puise les grandes vérités à pleines mains, si l'on peut s'exprimer ainsi, dans les écrits du père de la médecine. C'est lui qui a dit encore : « L'état de vie est une maladie continuelle, *totus homo ab ipso ortu morbus est.* » Il a voulu reconnaître par là, que le cours total de la vie est partagé en différentes périodes qui correspondent à celles qui mesurent la durée totale, et que ces périodes sont également marquées et distinguées les unes des autres par l'action des organes. Un physiologiste moderne a donné, à notre sens, un profond commentaire de cette proposition hippocratique. La vie, a-t-il dit, est un état d'activité qui tend perpétuellement à la mort, et qui s'en rapproche par des nuances successives : la mort est la crise de cette longue maladie que nous appelons la vie. De même qu'une fièvre aiguë offre, dans son origine, un état de chaleur et de turgescence, un pouls vif et dur; dans son milieu, un caractère d'impétuosité, d'exacerbation et de trouble continuel ; enfin, vers sa terminaison, un affaiblissement de tous les symptômes, accompagné d'excrétions ; ainsi, la jeunesse est le temps de crudité, l'âge fait est la période de coction, la vieillesse et la mort sont l'époque de l'évacuation critique et de la cessation de la maladie (1).

En écartant toute idée préconçue, on ne peut s'empêcher de reconnaître que les septenaires n'aient une influence très-marquée sur les changements qui s'opèrent dans l'espèce humaine. Ainsi, par exemple, le corps du fœtus est complétement achevé, au bout de sept mois révolus ; il est viable ; c'est dans l'espace des sept premières années de la vie que se font la chute et la réparation totale des dents ; c'est à quatorze ans à peu près, ou à la fin de la seconde période septenaire, que se fait la puberté ; c'est à quarante-neuf ans, ou à la fin du septième septenaire, que le système des forces commence à éprouver une débilité bien marquée. Lorsque le corps commence à se casser et à s'affaiblir, il parcourt son huitième septenaire, qui finit à cinquante-six ans. La fin du neuvième septenaire, ou la soixante-troisième année, est une année climatérique ; c'est l'âge critique des hommes ; ils perdent ordinairement alors leur faculté d'engendrer, comme la femme, qui cesse d'être féconde à la septième semaine d'années. Le dixième septenaire est le temps de la diminution de tous les sens ; la vue baisse, l'oreille devient dure, le toucher insensible, le goût se blase, l'odorat s'émousse, l'esprit faiblit, la mémoire se perd. Ces notions deviennent importantes pour nous.

L'hygiène veut, en effet, qu'on ne donne point à un âge les aliments, les travaux, les plaisirs, les occupations d'un autre ; elle veut que les gradations soient étudiées dans les passages difficiles qui lient les grandes époques de la vie, et où se préparent et s'opèrent les grandes révolutions du corps humain. Ainsi, les dentitions, la puberté, les temps critiques des hommes et des femmes, sont des moments marqués par la nécessité de l'exactitude du régime. La vie de l'homme a ses crises, comme les grandes maladies ; qu'on ne soit pas alors prodigue de remèdes ; mais qu'on utilise en faveur de l'organisme, et cela au moyen de l'hygiène, les phases diverses, à travers lesquelles il passe, pour atteindre une nouvelle période de fixité. On comprend aisément tout le parti que la médecine, soit perfective, soit préventive, peut tirer de ces états transitoires où la nature semble aspirer, d'elle-même, à de nouveaux changements, et ne demander que de sages directions (2).

(1) Virey, *Dict. d'hist. nat.*, art. *Homme*.

(2) « Il faut hâter le développement et le perfectionnement de l'organisme dans

L'âge est la durée de la vie divisée en époques et en périodes. L'enfant naît après avoir vécu pendant à peu près neuf mois dans l'utérus. Après sa naissance, il croît, se développe, puis décroît et meurt ; et cela dans un espace qui varie beaucoup, suivant une foule de circonstances. La vie est ordinairement partagée en première enfance, qui comprend les sept premières années; seconde enfance, qui s'étend jusqu'à la puberté ; adolescence, ou passage de la seconde enfance à la virilité, qui dure de quinze à vingt-cinq ans ; jeunesse, de vingt-cinq à trente-cinq ; virilité de trente-cinq à quarante-cinq ou cinquante pour les hommes ; âge de retour et vieillesse, de quarante-cinq ou cinquante à soixante et dix ou quatre-vingts. Ainsi, toute vie comporte une période d'accroissement, une période de force et une période de décroissement. Mais il est facile de reconnaître que la période de force est plus étendue, non-seulement que chacune des deux autres, mais encore que toutes les deux prises ensemble ; et l'on reconnaît encore ici le cachet d'un plan primitif de la nature. En effet, si, dans les âges de l'homme, la faiblesse l'eût emporté sur la force, la nature eût mal ordonné son ouvrage, la vie de l'individu eût alors nécessairement succombé dans la faiblesse, et celle de l'humanité même eût été compromise.

2° De la première et de la seconde Enfance (*infantia*), et de ses caractères physiologiques.

Chez les enfants en bas âge, la nature ébauche, pour ainsi dire, la vie, par traits rapides et souvent répétés. Elle essaye faiblement et moins parfaitement toutes les fonctions ; elle y prodigue des forces dont les pertes exigent une prompte réparation, et elle semble revenir d'autant plus souvent à son ouvrage, qu'il a pris moins de consistance (1). Ce qui forme le caractère fondamental de l'enfance,

les périodes intermédiaires, afin qu'il soit préparé à lutter contre les causes plus actives de perturbation que lui réservent les périodes de transition. On doit, au contraire, quelquefois, modérer et ralentir l'accroissement au moment même où la transition s'opère, afin qu'elle devienne presque insensible, et que le développement gagne en régularité ce qu'il aura perdu en vitesse ; car, moins il y a de précipitation, plus il y a de sûreté dans les progrès de la vie. Ainsi le voyageur accélère sa marche sur une route facile, la ralentit dès qu'il aborde un écueil, et redouble de prudence pour l'éviter et le franchir. » (Barrier, *Traité des maladies de l'enfance*, t. I. — Introduction.)

(1) Barthez, *Science de l'homme*, t. II, p. 293.

c'est qu'elle n'est point une existence proprement dite, une existence arrêtée, mais un développement continuel de l'organisme encore inachevé. La vie de l'enfant, dit Hufeland, n'est donc point encore un état normal, c'est seulement une tendance à en venir là, un effet de maladie, une crise. Voilà le point de vue sous lequel l'hygiène et la médecine doivent l'envisager. Si l'on considère toute la fragilité de l'organisation, pendant les premières années de la vie humaine, on concevra facilement avec quelle promptitude et quelle facilité doivent agir, sur l'enfance, tous les agents qui l'environnent. Ainsi, conditions de climats, variations de température, erreurs de régime, abus provenant soit de l'ignorance ou des préjugés, soit de la faiblesse des parents : tout, en un mot, semble agir de concert pour briser une créature faible et le plus souvent incapable de résistance. Aussi assure-t-on que sur mille enfants qui naissent, la première année en voit mourir deux cent soixante, la seconde quatre-vingts, la troisième quarante, la suivante vingt-quatre, en sorte que, d'après ce calcul effrayant, il en resterait à peine la moitié au bout de huit ans (1).

Tels sont les préceptes les plus essentiels et les plus généraux que nous devions émettre sur l'hygiène de la première enfance ; ils sont également applicables, en partie, à la seconde dont nous compléterons ultérieurement le code hygiénique, lorsque nous traiterons de l'allaitement. L'hygiène perfective doit considérer la période de l'enfance comme la plus décisive, la plus digne de ses applications. A cet âge, la constitution, plus simple et plus flexible, laisse une plus forte prise aux modificateurs propres à donner de l'essor, du jeu à la perfectibilité de l'organisme. C'est particulièrement à cet âge que l'on ne doit point oublier que, si la nature de l'homme a la faculté de grandir sans cesse, elle a aussi, malheureusement, celle de déchoir. Placée entre une échelle ascendante et un abîme, elle peut, à l'aide de saines applications hygiéniques, gravir l'une, ou bien, vouée à l'abandon, à l'incurie, être précipitée vers l'autre. Si elle ne progresse pas vers le bien, elle progresse dans le mal, en parcourant une phase d'anomalies et de perversions.

L'économie humaine, dans ses écarts mêmes, porte l'empreinte de la force vive qui l'anime et la pousse, à travers des états transitoires, vers une période de fixité ou d'achèvement. On a dit de l'ordre moral : « *Abyssus abyssum invocat*, un abîme en appelle un autre ; » cette

(1) Duchesne-Duparc, *Traité des gourmes chez les enfants*, p. 6. — 1843.

maxime peut également s'appliquer à l'ordre physiologique. Ici, une lésion en amène une autre ; un germe morbide, à l'état moléculaire, infecte bientôt toute la masse du sang, distille un poison lent, mais dont l'action est infaillible, sur toutes les fibres, et dessèche les sources de la vitalité. La puissance économique et coordinatrice de la force vitale accommode tout le système de l'instrumentation, à une lésion, d'abord simple et isolée ; c'est ainsi que dans certaines déformations, soit du tronc, soit des membres, on voit des muscles, primitivement fléchisseurs, devenir extenseurs ; une difformité peu considérable tend à s'aggraver, soit par le jeu des organes eux-mêmes où siége la déformation, soit par l'exercice de la vie elle-même ; les traits extérieurs de la difformité ne peuvent que s'accentuer de plus en plus.

Ceci est la clef de la théorie de formation de bien des monstruosités. Le sort de l'homme dépend donc, en partie, de l'impulsion primitive qu'on donne à ses organes. (Voy. pour les *soins de l'enfance et l'allaitement*, la deuxième partie.)

3° De la Puberté et de l'Adolescence en général.

On trouvera dans les traités généraux de physiologie la description détaillée des phénomènes et des changements que la puberté apporte soit dans les organes, soit dans le caractère de l'un et de l'autre sexe. Nous ne pouvons les décrire ici, où nous devons surtout insister sur les circonstances hygiéniques qui résultent de cette révolution opérée dans le corps humain, circonstances qui sont assez nombreuses et assez importantes dans les deux sexes. Chez l'homme, dès que les organes génitaux sont entrés en exercice, ils établissent un nouveau centre de vie, dont l'action se porte sur tout le corps, change son habitude et altère profondément sa substance. Les muscles, faibles et délicats jusqu'alors, prennent une plus grande vigueur, ils grossissent et se prononcent fortement; les sens s'étendent et se perfectionnent ; l'esprit voit presque tout à coup ses facultés s'agrandir. Mais ce qu'il y a surtout de remarquable, c'est qu'à aucune époque de la vie, l'accroissement de la substance du corps ne se fait avec autant d'activité que pendant la puberté. Les recherches de MM. Quetelet et Villermé, sur le poids et la taille de l'homme à différents âges (1), ne laissent aucun doute à cet égard. Ainsi, l'aug-

(1) *Annales d'hygiène publique.* — Mars 1832. — Juillet 1833.

mentation annuelle du poids du corps qui, jusqu'à la puberté, n'était que de trois livres, monte, tout d'un coup, à cinq et six livres, quand cette période commence, et va jusqu'à plus de douze livres quand elle est à son *summum* d'intensité. Et ce qu'il faut bien remarquer, c'est que, chez les filles, dont la puberté est plus précoce que celle des garçons d'environ deux années, ce redoublement de nutrition commence aussi deux années plus tôt.

Les anciens médecins avaient profondément raison de considérer la puberté comme la crise naturelle des maladies de l'enfance, qui dépendent ou du relâchement des solides ou de la diathèse muqueuse des humeurs. En augmentant le ton des fibres, en développant le système artériel, elle achève souvent, à l'égard de ces constitutions débiles, l'œuvre que l'hygiène avait déjà entreprise ; elle assied le tempérament définitif. Hoffmann dit qu'il a vu des affections très-graves, telles que l'aliénation mentale, l'épilepsie, céder au développement de l'adolescence. Il cite quelques exemples d'enfants affectés d'idiotisme qui, parvenus à la puberté, sortaient de leur premier état et acquéraient de l'esprit et de la mémoire, à mesure que leurs membres extérieurs prenaient plus de fermeté et de vigueur (1). Bordeu pense que toute révolution d'âge est susceptible d'amener ou de favoriser un mouvement critique (2), et nous croyons qu'il est dans le vrai. Mais il faut bien se garder de devancer artificiellement cette époque, dans l'espoir d'en obtenir des bienfaits.

Ici, nous nous trouvons en face de cette grande loi de l'économie humaine, qui veut qu'on n'anticipe point sur les progrès de l'organisme ; l'infraction de cette règle de la nature est la source de bien des maux, comme nous le verrons dans les paragraphes suivants. L'histoire naturelle de l'homme démontre que les peuples qui deviennent pubères de bonne heure, sont aussi vieux et impuissants prématurément, tandis que ceux dont la puberté est lente et tardive, conservent leur vigueur, leur jeunesse et les forces génératrices jusque dans un âge très-avancé. Comparez, sous ce rapport, les peuples du Nord avec les Orientaux. On ne sait pas combien le développement prématuré des organes génitaux, développement que favorise une certaine éducation, est fatal à la vie, combien il détériore l'espèce humaine. (Voy. *Hygiène des sens* pour l'onanisme.)

(1) Op. omn., I, *De morb. ætat. mut.*, p. 109.
(2) *Maladies chroniques*, p. 110, 111.

4° Jeunesse, virilité, âge mûr.

La jeunesse est l'été de la vie. Les maladies de cet âge affectent un caractère d'impétuosité et d'effervescence; les hémorrhagies y sont très-fréquentes. Les forces vitales agissantes sont accélérées dans cette période de la vie, quoiqu'à un degré moindre que dans l'enfance. La jeunesse retient de l'enfance la disposition à être affectée, dans les parties supérieures du corps, principalement à la tête et à la poitrine: les spasmes, les inflammations et les fluxions sanguines, y sont les maladies dominantes. C'est à cet âge que l'on doit redouter l'apparition des premiers indices de la phthisie floride (*phthisis florida*, Morton) et se mettre en garde contre cette fâcheuse prédisposition, qui se traduit alors par les signes suivants : élongation du corps, rapidité de la croissance, longueur du col, aplatissement et dépression de la poitrine, saillie des omoplates en façon d'ailes, irritabilité du système sanguin, vitesse du pouls, rougeur circonscrite des pommettes, tendance aux révolutions et aux congestions du sang; dyspnée fréquente à l'occasion des mouvements.

C'est lorsqu'on a reconnu les caractères de cette constitution phthisique, qu'il faut instituer une hygiène spéciale, en faveur de ces sujets dont l'existence est compromise. Ces préceptes doivent embrasser à peu près tous les matériaux de l'hygiène, tels que la nourriture, les vêtements, les passions, les exercices. Il faut, en un mot, poursuivre le plan d'éducation physique qu'on a appliqué dès l'enfance, et n'avoir rien à se reprocher du côté de la persévérance. C'est dans la jeunesse, particulièrement, qu'on doit attendre de bons offices de la gymnastique, et même des exercices partiels. Nous nous joindrons ici à l'avis de plusieurs médecins célèbres qui conseillent aux jeunes gens, qui ont la poitrine serrée, étroite, aplatie, de sonner, de ramer, de frapper le marteau, de remuer le râteau et tous les outils de jardinage. En effet, ces exercices, en agitant les bras, développent la capacité de la poitrine, font de la place aux poumons, et corrigent ainsi, par la gymnastique, un défaut qui vient souvent de naissance et qui se perpétue malheureusement par la génération. A cet âge les exercices corporels ont un effet moral : plus le corps sera discipliné, plus il obéira. Les exercices corporels bien conduits par la juste répartition des énergies vitales, par l'équilibre qu'ils rétablissent et par le jeu normal de tous les organes qu'ils facilitent rendent les jeunes gens plus doux et plus accessibles à la raison. C'est un résultat de l'expérience.

Mais ce n'est pas seulement l'affection redoutable, dont nous venons de parler, qui décime la jeunesse; elle est encore la proie de maux accidentels, violents, qui naissent des infractions aux règles de l'hygiène, si communes à cet âge.

Ainsi, quand l'homme physique est entièrement développé, et qu'après l'âge de vingt ans, il paraîtrait devoir opposer le plus d'énergie à toutes les causes de destruction, il se manifeste, au contraire, un *minimum* dans les degrés de la viabilité (1). Cet excès de mortalité dure jusque vers l'âge de trente ans, époque à laquelle le feu des passions se trouve déjà un peu amorti. Au moral, la jeunesse ne présente pas moins de dangers : cette saison de turgescence, d'exubérance de la force génératrice, se signale par l'affluence des passions excentriques. Le funeste penchant au crime semble mieux se développer, en raison de l'intensité de la force physique des passions. Il atteint son maximum vers l'âge de vingt-cinq ans, époque où le développement physique est à peu près terminé, et où les passions ont le plus d'empire (2). La jeunesse possède tout ce qui affermit et sert à embellir l'existence; et si la mort fauche, dans ses rangs, un si grand nombre de sujets, c'est surtout parce qu'à cet âge, on se sert de l'imagination pour s'exciter à l'intempérance et aux excès de tous genres. C'est la jeunesse, qui aurait particulièrement besoin d'un enseignement hygiénique. Ici on nous permettra de répéter ce que nous avons dit ailleurs, il y a quelques années, et nous croyons, un des premiers (3).

Il serait vivement à désirer que les notions les plus essentielles de la physiologie et de l'hygiène fussent propagées dans l'enseignement universel; que les élèves destinés à recueillir dans leur esprit, les plus beaux principes des sciences humaines, reçussent du moins les éléments de celles qui intéressent le plus fortement tout homme devant jouer un rôle utile dans la vie sociale. Il n'est aucune science

(1) Quetelet, *De l'homme et de ses facultés*, t. I, p. 228.

(2) *Id.*, *ib.*, t. II, 243. — *Le compte rendu général de l'administration de la justice criminelle, en France, pendant l'année* 1839, offre les mêmes résultats. Chaque année, ils se reproduisent avec une régularité remarquable.

(3) *Des perfectionnements qu'on pourrait apporter au bien-être de l'individu et de l'espèce, par une saine application des principes de la physiologie de l'homme.* Discours lu au congrès scientifique de France, tenu à Lyon en 1841. *Revue du Lyonnais.*

qui puisse autant prêter main-forte aux règles de la morale que la physiologie de l'homme : les grandes vérités qui en découlent ont pour but de faire éviter l'*abus en toute chose*, et de conduire sa personne d'après les lois de la modération. L'étude des forces vitales, qui se dépriment si souvent à la suite des excès ; celle de la sensibilité, qui se pervertit et s'épuise, lorsqu'on la sollicite de mille manières, en outrant ses sensations ; celle de nos grandes fonctions, dont le mécanisme se détériore pour jamais, lorsque nous ne faisons de leur exercice qu'un moyen de jouissances, fourniraient matière à de précieux enseignements : l'élève qui en serait pénétré, n'irait pas, comme cela arrive presque toujours, risquer l'avenir de ses forces, de son intelligence et de sa vie, au sein de jouissances illicites, ou du moins constamment prématurées. Retenu par une intimidation salutaire, il respecterait davantage les facultés de son propre corps, et n'emploierait pas à sa ruine les premiers instants de sa liberté. Quel point d'appui solide de telles notions fourniraient aux préceptes de la morale, que l'âme rejette souvent, parce qu'elle lui paraît trop spéculative ! La physiologie, sous des aspects divers, donne la démonstration rigoureuse de la nécessité des bonnes mœurs, que le système d'éducation actuelle établit avec tant de peine et si peu de fruit. Formé aux précieuses leçons d'un enseignement hygiénique, appliqué à sa nature spéciale, qui se combinerait avec les autres éléments de son éducation, l'élève craindrait sérieusement les jouissances précoces et immodérées ; il redouterait de se créer une existence, resserrée par les calculs de l'égoïsme, de la composer de sensations et d'impressions qui sont bornées.

Après ces considérations, il nous reste à faire des vœux pour que l'on se hâte d'introduire, dans l'enseignement des colléges et des institutions, à l'époque consacrée aux dernières et aux plus hautes études, une branche de notions hygiéniques spéciales, et roulant sur l'ordre d'idées que nous venons de développer. Avant de former des physiciens, des naturalistes, des philosophes et des littérateurs, il convient de les initier à la connaissance des lois les plus importantes, qui régissent l'économie humaine, et de leur transmettre les règles les plus simples, touchant la bonne direction de l'organisme. Il s'agit ici de graves intérêts, et d'applications immédiatement pratiques, car les élèves doivent être pénétrés de bonne heure de cette sentence d'un philosophe ancien : Et comme en temps de calme, lorsqu'on est sur la mer, dit Plutarque, on doit faire provision des choses nécessaires à l'encontre de la tourmente : aussi faut-il, en jeunesse, se garnir de tempérance, de sobriété et continence, et en faire réserve et munition de bonne heure pour en mieux soutenir la vieillesse (1). Une jeunesse oisive et voluptueuse livre le corps à un dépérissement prématuré : *Iners et luxuriosa juventus tradit corpus senectuti* (Stahl).

Galien a dit aussi : C'est la jeunesse qui est le temps propre pour plier l'âme au devoir, pour lui faire contracter les habitudes de la vertu, pour la former sur toutes choses à la modestie et à l'obéissance, et l'on trouvera que c'est la voie la plus abrégée pour assurer au corps tout ce qui est essentiel à la santé, dans toute la suite de la vie (2).

Nous n'avons rien de spécial à dire touchant l'hygiène de la *virilité*. A cette époque de la vie humaine, s'appliquent toutes les règles générales que nous avons prescrites jusqu'ici, et que nous devons prescrire plus tard. On comprend sans peine qu'à l'âge viril, la force et la consistance de la santé dépendent principalement des habitudes de tempérance et de modération que l'on a prises, dès l'enfance, et où l'on s'est affermi pendant la jeunesse. Cependant l'on ne peut douter, d'après certains faits, que l'âge mûr n'exerce une sorte d'influence critique sur quelques maladies de la jeunesse. Ainsi le professeur Dumas, de Montpellier, a observé plusieurs cas de hernies volumineuses, qui avaient subsisté pendant toute la jeunesse, et qui ont disparu spontanément vers l'âge mûr, de trente à trente-six ans, lorsque les forces vitales, dirigées sur les organes du bas-ventre, changent leur consistance, leur dimension, leurs rapports. L'âge mûr n'est, le plus souvent, qu'une vieillesse anticipée, lorsqu'il succède à une jeunesse prodigue de ses forces. Les individus qui ont usé de la vie, à son printemps, voient survenir, à l'âge mûr, les maladies chroniques, attachées soit à l'affaiblissement radical de la constitution, soit à l'affaiblissement relatif de quelque propriété vitale, comme la sensibilité, la contractilité, l'irritabilité, la force absorbante, d'où naissent l'anesthésie, la paralysie, le scorbut, l'hydropisie (3).

C'est ainsi qu'un âge empiète sur le suivant, par les infractions aux règles de régime, et rétrécit la vie ; c'est ainsi, encore, qu'un âge est solidaire de celui qui l'a précédé; qu'il se développe au sein de

(1) *Œuvres morales*, II, p. 46.

(2) *De sanit. tuend.*, I, cap. II.

(3) Dumas, *Doctr. des mal. chron.*, t. I, p. 181.

la vigueur et de la santé, si la période qui l'a préparé a été elle-même saine et vigoureuse ; qu'il est languissant et cacochyme, s'il a hérité de l'appauvrissement et de l'imbécillité de l'âge précédent. L'enfance, dans le sens de l'hygiène perfective et des lois de la physiologie humaine, doit préparer la jeunesse ; celle-ci, l'âge mûr ; l'âge mûr, à son tour, doit préparer les matériaux propres à l'affermissement de la vieillesse. Il ne faut point attendre que le mal ait jeté de profondes racines, pour l'attaquer ; la victoire serait incertaine : mais il convient d'extirper les germes morbides, déposés à un âge, et qui doivent grandir au suivant. D'après Stahl, les individus, sujets à un genre de maladie, pendant toute la durée de leur âge, éprouvent, le reste de leur vie, d'autres maladies du même genre, avec les caractères propres aux affections de chaque âge nouveau. Les maladies habituelles, dans l'une des périodes qui divisent les âges, impriment une disposition singulière au retour du même genre de maladies, dans les périodes qui suivent (1). Ce point est capital en hygiène préventive, et malheureusement on n'y prend pas assez garde ; des faits nous feront mieux comprendre. Il est certain, par exemple, que la goutte et la maladie calculeuse sont des maladies propres à la première et à la seconde vieillesse, mais dont les éléments sont fournis, en grande partie, par les habitudes vicieuses de l'âge mûr. C'est à celui-ci de craindre les effets d'un régime habituel, consistant en une nourriture succulente et fortement azotée, en viandes de haut goût et riches en fibrine, en vins généreux ; d'éviter les trop longues stations assises, qui ont pour effet de débiliter le réservoir de la sécrétion urinaire. Mais nous ne devons ici qu'indiquer les faits, nous réservant de leur donner de plus grands développements lorsque nous traiterons de l'alimentation et des exercices.

5° Première vieillesse, caducité, décrépitude.

« *Trahit nos vitæ torrens ad oras æternitatis :* le torrent de la vie nous entraîne, par une pente insensible mais irrésistible, vers les abîmes de l'éternité, » a dit Haller. De même que l'organisme a plusieurs périodes, consacrées à ses perfectionnements, il en a aussi pour sa déchéance : *Corpus humanum transit ad perfectionem, transit*

(1) *De morb. ætat. fundam. pathol. theor.*, p. 10.

etiam rursùs ad interitum (1). Et remarquons aussi que, soit pour le progrès, soit pour la décrépitude, la nature ménage toujours des transitions, dans une vie qui parcourt sa marche naturelle ; l'homme mûr n'arrive jamais d'un bond à la caducité. La première vieillesse s'étend, depuis l'âge de cinquante-quatre ans jusqu'à la soixante-troisième année ; mais avant même la première vieillesse, il a franchi une phase s'étendant depuis l'âge de quarante-cinq ans, par laquelle il s'est trouvé préparé à un affaiblissement de plus en plus rapide ; il n'était déjà plus dans l'*âge consistant*, et il commençait à éprouver une première faiblesse, quoique d'une manière insensible. Parvenu à cinquante-quatre ans, il manifeste, dans ses goûts, le besoin qu'il a du repos ; tout ce qui marque le mouvement lui déplaît ; il est l'ennemi des innovations. Sans être vieux, il ne jouit pas entièrement des prérogatives de l'âge viril. Son appétit diminue, la circulation se ralentit, la locomotion perd en vigueur ce que les divers organes acquièrent en embonpoint, les sensations sont moins vives, la sécrétion spermatique est appauvrie. Aussi, eu égard à cette dernière circonstance, est-il nécessaire à l'homme de faire taire ses ardeurs amoureuses, leur trop fréquente satisfaction accélérerait sa ruine, à cet âge chaque plaisir retranche un jour. La faculté de procréer, dit le docteur Deslandes, n'est pas indéfinie chez l'homme : de même qu'elle ne lui arrive qu'après une certaine durée de la vie, il la perd aussi, lorsqu'une partie de sa carrière lui reste encore à parcourir. Le développement des organes génitaux avait attendu, pour se faire, que celui du reste du corps fût suffisamment avancé ; ils n'attendent pas que la vie soit au terme qui suit la décrépitude, pour s'atrophier ou se flétrir... Ce que je dis pour l'homme est applicable à tous les animaux ; la règle est générale ; Dieu a voulu que la période de maturité fût la seule que l'on consacrât à l'univers.

Ne doit-on pas en conclure qu'en voulant autrement, on s'expose à tous les dangers qui résultent de la transgression des lois qu'il a posées (2) ? Cette précaution, au moyen de laquelle l'homme éteint lui-même, et par gradations insensibles, sa faculté virile, suffit souvent pour lui faire franchir, sans obstacle, l'âge dangereux de soixante-trois ans. Cette soixante-troisième année, qu'on a nommée l'an-

(1) Frédéric Hoffmann, op. omn., t. V, p. 91. — Dissert. *De annorum climactericorum rationali et medica explicatione.*

(2) Deslandes, *ouvr. cit.*, p. 80.

née *climatérique*, est vraiment l'âge critique des hommes ; beaucoup y succombent (1). Et si cette époque est fatale au sexe masculin, c'est à cause de la mort partielle des organes générateurs, arrivant alors, et qui apporte de brusques changements dans l'économie animale, privée de l'irradiation sympathique et corroborante, qu'exerçait sur elle l'appareil de la génération. Or, cette année critique devient beaucoup plus meurtrière pour les vieillards, qui ont usé *jusqu'au bout* de leurs facultés viriles, qui n'ont point habitué leur organisme à la perte irrévocable d'une fonction intermittente. Combien de sexagénaires ont trouvé, dans le lit nuptial, une fin qu'ils auraient pu retarder, s'ils n'eussent exhumé une force dont la carrière légitime était depuis longtemps achevée ! Il n'est pas rare, et c'est une chose touchant laquelle nous ne saurions trop prémunir les hommes qui atteignent à l'apogée de la première vieillesse, il n'est pas rare, disons-nous, qu'un engorgement de la glande prostate, une irritation morbide du col de la vessie, déterminent de fausses sensations vénériennes. Le vieillard, qui en avait cru la source tarie chez lui, éprouve un certain plaisir mêlé d'orgueil, en les voyant renaître ; mais généralement il les paye trop cher pour s'en réjouir longtemps. Le sexagénaire doit se rappeler que l'histoire reproche au sage roi Louis XII, d'avoir failli à la haute raison dont il avait donné tant de preuves, et d'avoir hâté la fin de sa carrière en recherchant, vers l'âge de la décadence, les embrassements de la jeune et belle Marie d'Angleterre, sa nouvelle épouse (2). A l'âge de cinquante-trois ans, il se prit pour elle d'une passion, qui changea toutes ses habitudes. La jeune reine aimait beaucoup le monde et les plaisirs : il voulut se conformer à ses goûts. « Ce bon roi, dit l'historien de Bayard, avait changé, à cause de sa femme, toute sa manière de vivre ; car, où il voulait dîner à huit heures, il convenait qu'il dînât à midi ; et où il voulait se coucher à six heures du soir, il se couchait à minuit. »

C'est dans ces circonstances que nous avons vu succomber avant

(1) Voir Hoffmann, *dissert. citée* plus haut. Ce médecin admet que l'âge de soixante-trois ans est une époque vraiment critique pour les hommes, que beaucoup y périssent : *Quare autem sub sexagesimo tertio anno plures finem vitæ suæ impleant, ratio etiam non est quærenda in numero, quatenus est numerus, sed quatenus circa hoc tempus, virium præsentissimum fit decrementum et senectus ultima incipit.* (Loc. cit., p. 92.)

(2) *Biographie universelle, anc. et mod.*, de Michaud, XXXIV. Louis XII mourut par l'effet d'une dyssenterie, et à la suite, dit-on, d'excès amoureux.

l'heure et assez fréquemment pour en demeurer frappé, des sexagénaires pleins de vigueur, qui pouvaient se promettre de parcourir les phases normales de l'existence; ils ont été enlevés en peu de jours par une maladie insidieuse, revêtant les caractères des fièvres malignes rémittentes. Mais cette fièvre dépendait d'une lésion sourde des organes génito-urinaires, entretenue par des habitudes hors d'âge. Il est, en effet, d'observation que les affections de ces appareils ont la propriété de manifester des symptômes fébriles à caractères périodiques, dont la véritable nature peut échapper à qui ne sait pas voir leur dépendance. Ces fins prématurées sont communes plus qu'on ne le pense, à ces hommes qui ont toujours vécu parmi les plaisirs, dont l'imagination surexcitée par la vie du grand monde ne s'est point tue par les progrès insensibles de l'âge.

6° Hygiène de la vieillesse; préceptes généraux.

L'hygiène a ici deux buts : de pallier d'abord, autant que faire se peut, les infirmités qui viennent assiéger cette triste période de l'existence, puis de prolonger celle-ci, qui est semblable à la flamme vacillante dans le foyer abandonné :

> C'est le dernier éclat d'un feu prêt à s'éteindre :
> Au moment d'expirer, il tâche d'éblouir,
> Et ne frappe les yeux que pour s'évanouir.

On conçoit aisément, d'après tout ce que nous avons exposé précédemment, que l'hygiène constitue presque toute la médecine des vieillards. Cela est bien simple à comprendre, puisque l'action des moyens curatifs, dirigés contre leurs maladies, en consommant une partie des forces, pourrait, en même temps, ajouter aux principes du mal, et diminuer la puissance de le tolérer. Il faut assimiler les maladies à tous les résultats nécessaires de la constitution propre des vieillards : on se flatterait inutilement de les guérir, et le tenter serait vouloir empêcher les progrès de la dégradation naturelle et les ravages du temps (1). L'affaiblissement général et la dégradation successive de tous les systèmes d'organes, attirent à la vieillesse un grand nombre de maladies chroniques ; et ces maladies, dont le ca-

(1) Dumas, *ouvr. cit.*, p. 192.

chet est la faiblesse radicale, telles que les paralysies, les apoplexies, le tremblement des membres, les hydropisies, le scorbut, les catarrhes, etc., reposent sur la diminution des forces et la perte de la sensibilité, de la contractilité et de la force absorbante. L'hygiène, à laquelle on soumet les vieillards, doit donc faire face à leurs indications capitales : 1° réveiller les forces radicales ; 2° ranimer l'action des forces toniques (voy. p. 58). On satisfait à la première par une nourriture analeptique et restaurante, par les cordiaux dont le vin est peut-être le premier ; cette expression populaire : *Le vin est le lait des vieillards*, exprime une grande vérité physiologique.

Depuis longtemps nous sommes convaincu que la vieillesse, étant une *adynamie naturelle*, doit être traitée comme l'*adynamie accidentelle*, qui complique le cours de certaines fièvres graves. Nous agissons toujours en conséquence, lorsque des vieillards se soumettent à nos soins, et nous avons lieu de nous en féliciter ; les préparations de quinquina comme moyen hygiénique adjuvant, nous ont été d'un grand secours pour rallumer d'une manière sensible la flamme vitale, lorsqu'elle est près de s'éteindre. Mais il faut avoir soin, dans le régime des vieillards, de ne jamais dépasser les bornes de l'excitabilité ; chez eux, la période de stimulation se termine par la mort. L'exercice en plein air, le massage, les frictions avec la brosse, sont des moyens bien efficaces pour la restauration des forces toniques. Galien les a préconisés avec forte raison : ils entretiennent chez les vieillards, dit-il, un degré de chaleur convenable, et facilitent la distribution égale de la nourriture, dans toutes les parties de leur corps. Le célèbre médecin romain a soin de citer des exemples fameux de son temps, à l'appui de ses préceptes, et nous croyons être utile, et en même temps agréable à nos lecteurs, en mettant sous leurs yeux, l'histoire d'un octagénaire que connut l'illustre archiâtre de Marc-Aurèle ; les siècles donnent du prix à cette observation.

« Antiochus, le médecin, parvenu à l'âge de quatre-vingts ans, prit la coutume de se promener chaque jour environ trois stades, ou un demi-mille, pour aller de sa maison jusqu'au forum. Quand il devait aller plus loin pour voir ses malades, il faisait le chemin, ou en chaise à porteurs, ou en chaise roulante ; il avait, dans sa maison, un cabinet qu'il faisait échauffer en hiver avec un poêle, et rafraîchir en été ; là, tous les matins, il se faisait bien frotter et brosser, après avoir été à la selle. Vers les neuf ou dix heures, étant au forum, il mangeait un peu de pain avec du miel bouilli ;

ensuite, il demeurait à causer ou à lire jusqu'à douze. Alors il prenait un peu d'exercice avant son dîner, qui était toujours très-frugal et commençait par quelque nourriture apéritive ; à souper, il ne prenait que quelque chose de léger, à l'écuelle ; à moins que ce ne fût quelque volaille dans son propre bouillon (1). »

Si nous considérons comme dignes d'un profond oubli les remèdes proposés par le chancelier Bacon (2) pour prolonger la vie, nous faisons plus de cas de quelques-uns de ses préceptes, propres à affermir et à charmer les derniers jours du vieillard. Avec lord Verulam, nous pensons que l'octogénaire peut retirer les plus salutaires effets de la provocation de certaines passions expansives, telles que la joie, lorsqu'elle est déterminée par la fréquentation de personnes jeunes et aimables, ou par le souvenir des plaisirs de l'adolescence. L'homme n'est fort, il ne vit agréablement qu'à côté de son semblable : la solitude lui est funeste, au physique et au moral. On croit avoir observé que, dans les grandes sociétés, si les vieillards n'y vivent pas plus longtemps, ils y jouissent du moins plus longuement de leurs facultés, et que l'agitation générale les soutient contre l'affaiblissement de la caducité, comme si, dans la société, les individus s'excitaient réciproquement à vivre et se servaient l'un à l'autre de stimulant (3). L'expansion du moral, par le souvenir des joies de la jeunesse ou de la virilité, est encore une de ces modifications salutaires qui semblent rattacher le vieillard à la vie qui va lui échapper. L'empereur Vespasien en faisait un si grand cas, qu'étant devenu empereur, on ne put l'obliger à aller demeurer dans une autre maison que celle de son père, quoiqu'elle ne fût pas digne de lui, parce qu'il ne voulait rien perdre de ce que l'habitude y faisait trouver d'agréable à ses yeux et de ce qui lui rappelait son enfance. On raconte qu'il avait la coutume, par la même raison, de boire dans une coupe de bois, ornée d'un cercle d'argent, qui avait servi à sa grand'mère. Enfin, le vieillard doit avoir le plus grand soin de son estomac, que le chancelier appelle, d'une manière si pittoresque, le *père de famille*. Un bon estomac, dont les forces sont entretenues par un régime convenable et régulier, est la plus vivace

(1) Galen. Op. omn., *De sanit. tuend.*, lib. V, p. 90. Venetiis, 1655.

(2) Dans son *Histoire de la vie et de la mort*, il veut qu'on oppose à celle-ci les *bains d'eaux minérales* et les *onctions graisseuses ;* il recommande, de plus, d'employer les lavements et les purgatifs, pour chasser du corps les humeurs superflues.

(3) Roussel, *Mémoire sur les sympathies*. 1809.

racine de l'existence ; Cornaro le savait bien. Il faut aussi que la perspective de jours meilleurs et l'espérance d'une immortelle vie viennent souvent répandre leurs douceurs sur la vie dévastée de l'octogénaire ; que celui-ci ait une sorte d'intuition des clartés célestes, des joies sans mélange au sein desquelles son âme prendra bientôt son vol ; qu'il dise comme le vieux Cardan : « Je suis plus gai que je ne le fus jamais dans ma jeunesse. A la vérité, il faudra mourir et laisser ses amis; mais je sais aussi qu'ils me suivront, et qu'en attendant j'en trouverai d'autres au lieu où j'irai (1). »

Mais c'en est assez sur ce point ; l'hygiène morale nous apprendra le reste.

Nous venons de terminer l'examen des bases physiologiques de l'hygiène, celui des différences individuelles, à l'égard desquelles elle doit proportionner ses préceptes. Nous devrions maintenant poursuivre l'étude des modificateurs hygiéniques dans leur succession ordinaire, traiter des modificateurs externes, puis des agents moraux. Mais cette marche ne nous est point commandée par l'esprit général de ce livre, par l'enseignement particulier qu'il doit contenir. Après l'individu, il doit être question de la famille et du mariage qui la constitue. Nous atteignons ainsi la sphère de l'hygiène préventive, que tous les bons esprits placent bien au-dessus de l'hygiène ordinairement enseignée.

Dans cette seconde partie nous étudierons : 1° le mariage dans ses conditions hygiéniques, considéré en lui-même ; 2° le mariage comme source des maladies de famille ; 3° enfin, le mariage comme remède de ces mêmes maladies. Cette division nous permettra de parcourir toutes les questions qui se rattachent au perfectionnement physique et moral de l'homme, dans leurs rapports avec la fonction de propagation. L'allaitement, les soins hygiéniques de la première enfance, rentrent par leur nature et leurs résultats dans cette seconde partie.

(1) Op. omn., *De subtilitate*, p. 279-1570.

DEUXIÈME PARTIE.

HYGIÈNE DE L'ESPECE.

(FAMILLE.)

SECTION I.

DU MARIAGE, DE SES CONDITIONS HYGIÉNIQUES.

CHAPITRE I.

Considérations sur l'importance du sujet. — Incurie générale touchant la recherche des bonnes conditions des mariages. — Préceptes négligés ; du rôle du médecin. — De la polygamie ; unité et indissolubilité du mariage. — Utilité de la sanction religieuse dans le mariage.

Il existe un aveuglement à peu près universel touchant ce qu'on peut appeler la constitution organique de la famille, c'est-à-dire la santé des générations à venir. On fait beaucoup d'efforts pour leur transmettre l'opulence, mais on ne songe guère à les placer dans des conditions propres à en jouir. On attache beaucoup de prix aux splendeurs de la surface, et beaucoup moins à la qualité réelle du sol : ce sol des générations, c'est le sang. L'observateur ne peut qu'être saisi d'une émotion douloureuse, lorsqu'il considère, de près ou de loin, la violation presque constante des lois de l'hygiène dans le mariage, cet instrument si puissant pour asseoir la vitalité des familles.

On ne paraît pas se douter que le mariage soit un acte qui donne à une vie à venir les conditions où se trouve une vie antérieure ; un acte par lequel le père, nous ne dirons pas peut imposer, mais impose réellement aux enfants issus de son sang les conséquences de sa santé, de sa conduite, de ses mœurs, de ses erreurs et de ses souffrances. Ce qui faisait dire à une secte hindoue pénétrée de cette vérité : L'être est tout entier sous la fatalité, *la vie antécédente de l'être, c'est le destin.* Cela n'est que trop vrai pour cette multitude d'êtres souffrants, fruits de mariages réprouvés également par la raison et par l'hygiène, mariages qui n'ont été, à vrai dire, qu'un lien d'argent passé sur deux fortunes, pour lesquels il ne s'est agi que des avantages matériels des deux parties, voire même des chances éventuelles d'héritages éloignés. Que de générations ont été placées sous le cruel empire de cette fatalité hindoue, parce que leurs ascendants n'ont été rebutés ni par de scandaleuses disproportions d'âge, ni par des stigmates révélant de dégoûtantes infirmités! Le train ordinaire des choses de ce monde voile toujours les résultats d'une responsabilité lointaine. Nous verrons plus tard, les preuves à l'appui, que la fécondité a aussi besoin du mariage des âmes. Elle se refuse souvent à ces calculs matérialistes qui voient dans le mariage moins une affaire de cœur qu'une affaire industrielle, qui supposent les âmes prêtes quand les contrats sont fixés. La morale aussi bien que la physiologie doivent être plutôt consultées dans les mariages que les convenances artificielles.

Si l'on veut entrer dans les vues de la nature, se conformer à ses préceptes, et agir hygiéniquement aussi loin qu'il est possible de le faire, il faut bien l'étudier. Or, nous verrons qu'il faut d'abord renoncer à cette étroitesse d'observation, à cette paresse de l'esprit qui, en médecine, comme cela arrive trop souvent, ne fait rechercher les causes des maux physiques que dans les circonstances les plus immédiates et les plus contemporaines du mal. Les maux les plus profonds, les plus invétérés, ceux qui déconcertent le plus l'art médical dans ses tentatives, ont pour origine une cause fort lointaine. Elle est réputée occulte pour ceux qui veulent ignorer, ou pour ceux à qui il est fort indifférent de remonter aux générations du produit qui en est affecté. Là se trouve cependant le point de départ de presque toutes les maladies chroniques : le véritable observateur sait les y trouver. Il résulte de cette considération que, si les familles avaient assez de sagesse et de persévérance pour appliquer largement à l'acte de leur reproduction les préceptes de l'hygiène, elles serviraient du même coup la cause de la population et celle de la médecine; car celle-ci rencontrerait moins de ces maladies terribles, à propos desquelles elle n'est appelée, le plus souvent, qu'à contempler sa propre impuissance. La médecine (ceci est à sa gloire et n'est pas un paradoxe) peut plus souvent prévenir qu'elle ne peut guérir. Mais il faut des oreilles dociles à ses conseils; il faut, pour goûter ses préceptes, deux choses qui se rencontrent rarement, des lumières et une conviction. Il ne faut point considérer, ainsi qu'on le fait trop généralement, le mariage comme une simple affaire que le hasard fait conclure, mais comme un acte naturellement subordonné à la science de la vie, l'hygiène. Essayons d'en donner la démonstration.

Le plus grand savant de l'antiquité, Aristote, a dit : « L'homme est non-seulement un être politique et civil, c'est aussi un ÊTRE DE FAMILLE. Il ne s'accouple point pour un temps, comme les autres animaux, et au hasard. Mais il faut pour son union des *conditions précises* (1). » Nous verrons plus loin quelques-unes de ces conditions qui s'appliquent aux personnes à exclure de cette union ; ce sont les conditions préparatoires. Mais est-ce tout ? les préceptes de l'hygiène ne vont-ils point au delà ? tout doit-il être livré au hasard ?

Nous savons dans quel discrédit sont justement tombés ces codes licencieux qui prétendaient réglementer la couche nuptiale : nous savons qu'un coloris de fausse hygiène n'a servi le plus souvent qu'à déguiser l'obscénité de certains petits livres, lus aussi secrètement que l'on commet une mauvaise action ; nous savons aussi combien ces lectures fangeuses ont bercé les esprits d'illusions déplorables, de préjugés et de fausses promesses, allant jusqu'à faire espérer de changer l'essence et de suspendre l'action de la force primordiale de la procréation. Mais, ces folies mises de côté, c'est faire preuve d'une grande ignorance que de contester, à cet égard, toute intervention légitime de l'hygiène fondée sur l'expérience. Il est bien singulier que le même homme qui va chercher, avec tant d'empressement, auprès du médecin des conseils pour son régime alimentaire, afin de rétablir l'équilibre troublé de ses fonctions digestives, ne fasse aucun appel à la science médicale, là où il s'agit de la santé et de la vigueur de sa postérité ! Il est bien singulier que l'on assigne sans preuves les limites d'action d'une science où tout se lie, où tout s'enchaîne ; qu'on dise arbitrairement : Ici elle opère, là elle ne le peut ! Nous ne savons plus quel est le philosophe ancien qui a écrit ces paroles remarquables : « Veut-on planter un arbre ? on choisit le temps, la saison ; on ouvre la terre, on la prépare ; il y a des soins que l'on prend : quelle est la fleur qui n'en exige pas ? Il n'y a

(1) *Morale, à Eudème*, liv. VII, ch. x, 5. Traduction de Barthélemy Saint-Hilaire. 1856.

que l'homme qu'on produise sans préparation. On ne regarde ni à sa santé ni à celle de la mère ; on a l'estomac chargé d'aliments, la tête échauffée de vin ; on est épuisé de fatigue ; on est embarrassé d'affaires, abattu de chagrins, etc. »

C'est bien entrer dans le cœur même des choses, et toute personne sensée comprendra aisément ce que cela veut dire. Pour éclairer et compléter le sens qu'elle renferme, nous ajouterons : Est-il un grand nombre d'enfants nés sous une heureuse étoile, dans ces circonstances où des parents attentifs ont profité de l'entier épanouissement de leur santé, de la plénitude de leur être ? Malheureusement non; et c'est là cependant la prescription rudimentaire de l'hygiène. Est-il beaucoup de personnes (ceci est d'un enseignement plus relevé, mais également salutaire) qui sachent qu'un des moyens les plus puissants pour combattre le développement d'une maladie héréditaire que l'on redoute pour ses descendants, est d'éviter que l'enfant ne naisse dans la saison où le caractère de la maladie s'exaspère ? A cet égard, les agronomes qui préparent et règlent la saison de naissance des produits de leurs bœufs et de leurs chevaux nous donnent des leçons. Est-il beaucoup de personnes suffisamment éclairées pour savoir toute l'influence que la pureté de l'air exerce sur l'embryon, qu'il n'est point indifférent de donner naissance à l'être à la ville ou à la campagne, dans tel ou tel climat, dans tel ou tel quartier, etc. ? D'autres peuvent taxer de minuties hygiéniques, de précautions puériles de semblables préceptes ; mais la science se charge de leur justification. La même légèreté d'esprit peut faire révoquer en doute l'influence décisive qu'exerce sur la nature physique ou morale de l'enfant l'état momentané, soit physique, soit passionnel, où se trouvent les générateurs. Mais, ici encore, l'expérience domine le scepticisme.

Dans l'antiquité, c'était un dogme reçu et propagé unanimement par les médecins et les philosophes. « Jeune homme, disait Diogène à un enfant stupide, ton père était bien ivre quand ta mère t'a conçu. » Lorsque les Grecs faisaient naître Vulcain difforme de Jupiter enivré de nectar, ils exprimaient l'infériorité organique des enfants conçus dans le délire de l'ébriété. Les observations modernes recueillies par Hufeland, Burdach, Édouard Seguin, Prosper Lucas, Rœch, etc., ont démontré que les enfants procréés dans l'ivresse des parents peuvent naître avec une obtusion générale des sens et sont atteints d'idiotie.

Qui le nie ? une affection morale, une passion véhémente arrête et dénature l'acte chimico-vital de la digestion, détermine presque instantanément une jaunisse, bouleverse la sécrétion lactée chez la femme, et l'on voudrait qu'il fût indifférent de concevoir dans toutes les conditions morales où l'on peut se rencontrer! Cela ne saurait exister. Puisqu'un extrême produit des extrêmes, dit un des meilleurs médecins modernes, le sage auteur de la *Macrobiotique*, pourquoi n'admettrait-on pas qu'un enfant engendré dans un moment de mauvaise humeur ou d'incommodité, se ressentira lui-même plus ou moins de cette disposition? » Un des enfants de madame de Montespan, raconte Saint-Simon, conçu dans une crise de larmes et de remords que les cérémonies religieuses du jubilé avaient provoquée, garda, toute sa vie, un caractère qui le fit nommer des courtisans l'Enfant du jubilé. » Nous connaissons nous-même un jeune homme sur la vie duquel pèse une de ces incurables tristesses, de ces ennuis profonds dont la confidence ne peut se faire qu'à un médecin : ce sceau fatal a été imprimé à son organisme au milieu des circonstances émouvantes et terribles dans lesquelles s'était trouvée sa mère.

Nous ne pouvons donc rien trouver d'exagéré aux pensées que renferme ce passage du médecin qui a le mieux approfondi la grande question de l'hérédité naturelle; elles sont non-seulement ingénieuses, mais éminemment physiologiques, et expliqueraient autant que possible, si l'on pouvait jamais l'expliquer, le mystère de la propagation humaine.

« Il en est de la répétition organique de la vie par la génération, comme il en est de la représentation artificielle des formes par la photographie. L'image électrique que grave la lumière n'est point simplement celle du visage et des traits, mais celle de l'impression et de l'expression de l'âme au moment où ils sont saisis par le soleil : il en est de même en nous de l'image que vivifie la magique lumière de notre existence. L'éclair qui la propage et qui la réfléchit ne transmet point seulement l'empreinte du type physique et moral de notre être ; il transmet avec elle l'expression latente de la physionomie qu'il surprend à la vie, dans l'instant où le plaisir en féconde l'extase. Mais, dans la merveilleuse invention de Daguerre, là représentation est instantanée dans tous ses effets, et la ressemblance immédiate et réelle ; dans l'œuvre plus merveilleuse de la génération, l'image est au futur, et la ressemblance est dans le devenir (1). »

(1) M. Prosper Lucas, *Traité de l'hérédité naturelle*, etc., t. 1, p. 307.

Aux preuves particulières que nous venons de donner de l'importance de cette question d'hygiène intime, nous pouvons ajouter une preuve générale, ou, pour mieux dire, une preuve sociale. Car les faits d'où elle se tire sont sans cesse sous nos yeux, et se puisent dans une considérable masse d'observations.

Il est de ces mariages furtifs, de ces unions provoquées par la dépravation et le goût de la débauche, où, le plus souvent, des appréhensions excessives, le remords même traversent le cœur et l'esprit comme une sinistre influence. Dans ces désirs allumés par les émotions sensuelles, dans ces unions contractées dans le trouble et l'agitation, où nulle sécurité ne s'offre pour l'avenir, l'embryon humain pourrait-il prospérer ? Il est impossible pour tout bon observateur de ne pas reconnaître, dans la condition sanitaire de la plus grande partie des *enfants trouvés*, la déplorable empreinte de l'état momentané où se sont trouvés leurs parents. Si vous parcourez un hospice consacré à ces victimes du hasard, vous êtes aussi attristé des plaies morales que des plaies physiques, des causes que des résultats qu'elles ont amenés. C'est là que vous retrouvez toutes les variétés, et, si nous osions nous servir de ce terme, les richesses de l'affection scrofuleuse, du rachitisme, des tubercules; c'est là que vous rencontrez ces appauvrissements du sang, cette faiblesse de tempérament, qui permet rarement d'atteindre un âge avancé, etc. Nous n'ignorons pas que l'on a cité des faits exceptionnels; que beaucoup d'auteurs, de médecins même, à l'exemple de Vanini, ont été jusqu'à s'extasier sur les perfections organiques et morales dont étaient doués les enfants naturels ! Il semblerait, à les entendre, qu'il suffise de naître hors du mariage pour recevoir en naissant les dons les plus gracieux de la figure et de l'esprit. Ce n'est point ce que démontre la pratique médicale. Elle constate des exceptions, c'est vrai ; quel fait de l'ordre naturel n'en comporte pas? Mais elle apporte plutôt une solennelle sanction à cette parole de l'Écriture : « Les rejetons bâtards ne jetteront point de profondes racines, et leur tige ne s'affermira pas. » (*Sag.*, 3, 4, 5.)

On ne voit, parmi tous ces enfants de la *Grande-Maison*, que de petits individus, chétifs, étiolés, dont la figure n'exprime aucun sentiment, dont les facultés intellectuelles sont très-bornées, et dont la sensibilité de relation est dans une apathie complète. Cette espèce d'inertie du physique et du moral ne se remarque à un si haut degré dans aucune autre condition de la société ; elle apparaît comme une sorte de déchéance organique dans les produits d'unions que réprouvent la raison et la morale. La vie semble épuisée en eux, dans son principe lui-même. Ainsi, il résulte des recherches de Baumann et de Süssmilch, que la mortalité des nouveau-nés présente les rapports suivants, *toutes choses égales d'ailleurs :*

Morts-nés, 1 légitime, 2 illégitimes ; — premier mois après la naissance, 1 légitime, 2,4 illégitimes ; — quatrième, cinquième et sixième mois, 1 légitime, 1,7 illégitimes; troisième, quatrième année, 1 légitime, 1,3 illégitimes. Le dixième seulement des enfants illégitimes parviendrait à la maturité, d'après Baumann (1).

Cette triste condition physique et morale des enfants trouvés provient, on ne peut en douter, de ce que les pères qui gardent l'anonyme sont ordinairement des hommes qui vivent dans l'intempérance des plaisirs vénériens, une des causes les plus puissantes, comme nous venons de le voir, de la dégradation de la vertu prolifique. L'état sanitaire des enfants illégitimes, pris en masse, offre donc la preuve la plus saisissante des perturbations profondes qu'entraîne le libertinage dans la constitution physiologique de l'espèce.

La contre-partie du même fait a lieu ; elle peut devenir preuve à son tour, en plaçant sous nos yeux une plus consolante image. Là où d'ordinaire les rejetons de la famille grandissent et prospèrent, là où on admire le plus une forte séve et un beau sang, c'est dans ces positions moyennes où la vertu règle les mœurs, où une raison pratique favorise et maintient l'aisance. Nous défions à cet égard tout démenti. C'est sur l'assise solide des bonnes mœurs que les meilleures générations se forment, c'est sur le sol de la vertu que la santé s'affermit le mieux. Au sein de cette atmosphère de tempérance et de simplicité, dans un égal éloignement des situations orageuses et des besoins factices, dans cette régularité qui ne permet jamais de faire céder le devoir au plaisir, la justice à l'intérêt, au milieu d'un travail régulier, d'une aisance qui permet les saines pratiques hygiéniques, la famille peut atteindre son plus haut degré de prospérité sanitaire. L'hygiène est une : point d'hygiène physique sans hygiène morale. Bien plus, et nous avons observé nous-même ce consolant spectacle, des familles sont parvenues à se réhabiliter physiologiquement. A l'aide de ces trois choses, la moralité, l'ordre et l'aisance, l'homme a pu, jusqu'à un certain point, restreindre l'empire du mal physique sur lui et sur ses enfants. Des alliances

(1) Quetelet, *De l'homme et de ses facultés*, t. II, p. 232.

bien choisies ont contribué aussi pour une large part à cette œuvre, à élever, dans le sein de ces familles primitivement chétives, le niveau de la santé, et à faire refleurir les générations sur un tronc qui paraissait épuisé. Nous ne connaissons aucun fait dans la nature ou la société qui fournisse une plus consolante idée de la perfectibilité humaine et des conditions au prix desquelles elle se trouve attachée : la morale et l'hygiène. A ce prix seulement les races, les nations, les familles sont guérissables. Le travail réorganisateur peut être lent, mais il s'effectue insensiblement. Demandez à ces vieillards expérimentés et sagaces, pour qui avoir vécu c'est avoir appris, ce que leurs souvenirs leur rappellent sur ce point. Ils vous diront que dans le cours de leur carrière, ils ont vu souvent la parole de l'Évangile se réaliser : « Les premiers seront les derniers, et les derniers seront les premiers. » Ils ont pu suivre, dans une longue période de temps, les phases de certaines familles, leurs péripéties, leur décadence. Ils ont vu les unes avoir les plus brillants débuts, commencer dans la richesse, la force et l'influence, puis péricliter et s'éteindre au milieu de l'oubli des contemporains. Ils ont vu les autres poindre obscurément dans la faiblesse, puis s'élever insensiblement, fixer enfin sur elles, à travers des vicissitudes, les plus solides éléments de la prospérité. Or, quel est donc, d'une part, ce ver rongeur qui s'est attaché à cette félicité, qui a anéanti ces espérances, et de l'autre, d'où est venu ce secours inespéré, qui a édifié sur des ruines, qui a ranimé cette langueur ? Nous l'avons déjà suffisamment expliqué. Il faut peu de chose pour détruire l'individu, mais pour que des familles s'éteignent, il faut supposer de graves et longues infractions à l'hygiène ; ce travail de destruction, préparé de longue main, est autant le résultat de causes morales que de causes matérielles. Les familles qui s'embellissent, celles où les générations s'épurent et s'affermissent, ce sont celles qui, littéralement, ne se sont pas laissé vaincre par le mal, mais qui ont travaillé à vaincre le mal par le bien (1).

Si les mœurs modernes aussi bien que les institutions ne permettent plus de fonder des familles privilégiées, de ces grandes et fortes races qui, jadis, primaient sur tous autant par la supériorité physique que par la grandeur morale, il nous appartient de faire prévaloir des familles saines et robustes. Si l'on a dit que la civilisation actuelle

(1) *Noli vinci a malo, sed vince in bono malum.* (Paul, Rom., XII, 21.) Quelle admirable devise pour la pratique universelle de la vie !

avait pour résultat de répartir le bien-être d'une manière plus égale, d'élever les classes inférieures, cette tendance ne doit-elle pas se traduire par l'amélioration de l'état sanitaire de la famille? C'est vers ce but que doivent converger les efforts et l'activité de l'homme; c'est là qu'il doit placer ses épargnes ou ses richesses: des mariages sérieux, purs, harmoniques naissent ordinairement des enfants bien constitués au physique et au moral : l'éducation s'y trouve en germe.

Lorsque l'homme s'interroge sérieusement, quand il pèse toutes les joies, tous les plaisirs de ce monde, il n'en trouve de vrais, de réellement purs que dans la vie de famille. Lorsqu'il la voit fleurir, et que l'avenir lui promet quelque sécurité, son bonheur est sans égal, mais aussi, le contraste à ses joies ineffables, se trouve dans la famille même, aux jours d'angoisse. Le père en présence de la mort qui fauche ses rejetons, boit dans la plus amère coupe des maux de cette vie : il sent que quelque chose de vivant s'est détaché des profondeurs de son organisme. Ces joies et ces douleurs, pareilles dans leur intensité, témoignent que le mariage est le type distinctif de l'homme dans sa vraie nature, puisque la vraie nature est la société. Les animaux reproduisent leur espèce, l'homme seul crée la famille et perpétue sa race. Aussi le mariage ne peut ressembler à ces intimités passagères que la passion improvise et que le caprice détruit. Au point de vue hygiénique, au point de vue de la nature elle-même, le mariage doit reposer sur une base supérieure qui consacre ses deux conditions essentielles, l'unité et la perpétuité. C'est surtout pour lui qu'éclate cette impérieuse nécessité de garantie et de frein, car il consacre des nœuds qui ne doivent finir qu'avec la vie, et ces nœuds sont appelés à enchaîner par le devoir la plus mobile et la plus violente de toutes les passions. Où rencontrer un moment plus décisif et plus solennel dans l'existence? L'homme y trouve la fin de ses agitations stériles, le commencement de sa famille, le complément de sa véritable carrière. La femme y trouve la fin de son repos, le commencement de ses sollicitudes, la transformation de ses devoirs. L'un fixe ses pénates, l'autre quitte les siens. Le premier ne donne que des promesses de protection, sans aliéner son indépendance; l'autre abdique la sienne, et abandonne le toit paternel pour se donner tout entière à ce protecteur inconnu qui sera l'arbitre de sa destinée.

Mais personne n'a plus éloquemment exprimé la nécessité de l'intervention divine dans le mariage qu'un médecin de nos compatriotes, dans un livre peut-être un peu paradoxal, mais où on peut admirer, à titres égaux, la science et l'art de bien dire. Dieu, dit-il, par respect pour une intelligence créée à l'image de la sienne, a mis dans le cœur de l'homme le sentiment de l'indignité de l'acte copulateur. Il n'a pas voulu que l'homme s'unisse à la femme comme les animaux s'unissent entre eux; il ne s'est pas même contenté de fournir à l'intelligence humaine un motif rationnel du mariage, il ne s'est pas contenté de donner pour but à la copulation la propagation de l'espèce ; mais il a voulu que, par un acte de l'âme, qui n'est autre chose qu'une prière, l'homme élevât jusqu'au pied de son trône trois fois saint la pureté de ses intentions, afin que l'acte impur qui devait unir matériellement l'homme sur la terre, fût purifié, sanctifié même, dans le ciel, par l'acte qui produit l'union des âmes en Dieu. Ainsi, quand l'homme s'unit par la prière à la pensée créatrice de Dieu, quand il déclare au Créateur qu'il ne veut agir qu'en conformité de ses plans providentiels, cet acte sublime de l'âme relève l'homme de l'abaissement et de la dégradation qui pèsent sur lui; et lorsque son union a reçu ainsi la sanction du Ciel, il peut alors accomplir avec une sorte de dignité, nous dirons même de sainteté, ce qui le tient si près de l'animal, et qui paraît en effet bien au-dessous de ce que demande la majesté de sa nature, la majesté d'une âme douée d'intelligence et de raison. Voilà le sentiment de l'univers entier, voilà ce que prouve le consentement unanime des peuples dans la consécration du mariage. On trouve donc, au fond même de la nature humaine, un imposant témoignage qui atteste solennellement que l'homme a toujours considéré l'acte copulateur comme dégradant et indigne ; et ce témoignage est vrai autant que naturel, puisqu'il est de tous les temps et de tous les âges, puisqu'il a pour lui l'universalité et la perpétuité.

Oui, il est écrit au fond du cœur humain, que la religion doit intervenir dans le mariage : tel a été le sentiment de l'humanité partout et toujours; c'est donc à la fois le cri de la conscience et le vœu de la nature. L'homme qui refuse l'intervention de la religion dans son alliance avec la femme, l'homme qui ne permet pas à cette tendre mère de s'asseoir au foyer domestique, pour veiller à la sainteté de la couche nuptiale, se place en dehors de la loi commune; par conséquent, il se révolte contre la nature, il perd ses droits à la dignité d'homme, et devient semblable à la brute.

La religion prend dans ses bras notre nature déchue, elle reconstruit une à une toutes les ruines de l'humanité, elle élève l'homme à sa dignité première, en le rapprochant de Dieu, et en le séparant de toute la série animale. Car le sentiment religieux non-seulement est un sentiment naturel à l'homme, mais c'est un sentiment qui n'est naturel qu'à l'homme, un sentiment qui est plus noble, plus sublime, plus saint que tous les autres, et qui doit les sanctifier tous.

Ainsi se trouve physiologiquement démontrée, en même temps que le sentiment de l'indignité de l'acte vénérien, l'obligation naturelle du mariage religieux (1). Nous verrons en leur temps et lieu combien, sous le point de vue purement sanitaire, cette prescription est utile ; mais à présent il ne s'agit que des deux grands caractères du mariage : l'unité et l'indissolubilité.

1o De la Polygamie.

La polygamie est contraire à l'ordre physique, à l'ordre moral et aux intérêts de la société. L'homme polygame descend au rang de l'animal polygyne, et peuple son harem en vertu de ses convoitises et non de ses facultés physiques. Voilà aussi pourquoi la polygamie est la compagne ordinaire du despotisme politique, de même qu'elle ne peut subsister qu'à la faveur du despotisme domestique, et brise, à proprement parler, tous les liens de la famille. La monogamie est naturelle à l'homme, parce que le nombre des individus est à peu près égal dans les deux sexes, et qu'elle seule rend possible l'établissement d'une société fondée sur l'estime naturelle et la reconnaissance des droits de l'humanité. L'institution du mariage polygame, reposant sur la déconsidération du sexe féminin, asservi par le plus fort, sape la population en sapant la famille. La population, dit un économiste, ne gagne rien en quantité ni en qualité à ces unions mal assorties, même dans les rangs élevés, en dépit du choix brillant des femmes. C'est ainsi qu'à la fin de ses jours, il n'était resté au sultan Mahmoud que deux fils et deux filles d'une constitution assez délicate. Le terrible Hussein, l'exterminateur des janissaires, qui comptait, il y a quelques mois, dans son harem, vingt-huit des plus belles femmes de l'Orient, n'avait qu'un seul fils de quinze ans, auquel on n'avait encore appris, à cet âge, qu'à lire et à fumer (2). La polygamie, qui est une sorte de libertinage en grand, peut rendre

(1) Ennemond du Fieux, *Nature et Virginité*, p. 254 et suiv.

(2) Blanqui, *Voyage en Servie et en Bulgarie*, p. 102.

compte, jusqu'à un certain point, de la différence qui existe entre la civilisation orientale et celle de l'Occident. C'est ainsi qu'une simple question hygiénique tient en balance la destinée des peuples. La chasteté monogame du septentrional le rend plus robuste, plus courageux, plus industrieux et plus vivace que le Méridional. Celui-ci, polygame au milieu de son harem, s'abandonne à des jouissances prématurées qui l'énervent. L'affaiblissement de son appareil cérébro-spinal est l'une des raisons de l'abrutissement, de l'esclavage comme du despotisme, et la source première des affections débilitantes (peste, typhus, choléra asiatique) qui sévissent parmi les peuples de l'Orient ou de l'Inde. De là vient encore que ces Hindous, ces Chinois, inventeurs des sciences, n'ont rien su perfectionner néanmoins, dans leur société stationnaire depuis tant de milliers d'années.

Il est étrange d'entendre dire souvent qu'il est dans l'ordre de la nature qu'un seul homme puisse posséder plusieurs femmes, précisément chez les peuples qui ont les désirs plus ardents. Il ne faut jamais perdre de vue ce fait : l'organisation de la femme est ainsi disposée, qu'elle est continuellement susceptible de recevoir les approches du mari; l'homme, au contraire, est organisé de manière à ne pouvoir satisfaire la femme que par intervalles ; il a besoin pour l'accomplissement de l'acte copulateur de certaines conditions physiologiques prédisposantes, conditions qui ne sont pas placées sous l'influence de la volonté, qui sont momentanément, il est vrai, mais subitement anéanties par la satisfaction; chez lui l'acte reproducteur a besoin de repos. Quand l'homme est dans cet état, en vain la femme lui demanderait-elle de nouvelles caresses, il est impuissant à la satisfaire ; les organes générateurs ont besoin d'être vivifiés de nouveau, pour redevenir sensibles à l'excitation physiologique et se réveiller de leur léthargie. Ce que la physiologie constate, l'expérience le démontre quotidiennement. Tous les jours, les filles de mauvaise vie reçoivent un grand nombre d'hommes, et il serait physiquement impossible à l'homme de faire un seul jour ce qu'elles font tous les jours. Montesquieu lui-même a dit très-malicieusement, mais aussi très-judicieusement : « On dit que le roi de Maroc a dans son sérail des femmes blanches, des femmes noires, des femmes jaunes. Le malheureux ! à peine a-t-il besoin d'une couleur (1). »

De même que l'unité du mariage est, comme on vient de le voir,

(1) *Esprit des lois*, liv. XVI, ch. VI.

fondée non-seulement sur la morale, mais sur la physiologie, ainsi en est-il de son indissolubilité. Le mariage dans l'espèce humaine, dit Burdach, suppose l'amour pour l'individu de l'autre sexe et pour l'espèce ; mais l'amour pour l'individu ne porte réellement le caractère de l'humanité qu'autant qu'il n'est point variable et passager comme l'instinct sexuel; d'un autre côté, l'amour pour l'espèce est un concours perpétuel d'actions qui tendent à l'éducation de l'individu procréé. L'indissolubilité du mariage est donc son caractère particulier... L'amour conjugal ne peut, de sa nature, qu'être à vie, d'un côté, parce que l'amour est durable de son essence, et parce que, de l'autre, l'éducation des enfants se prolonge jusqu'à l'extinction de la faculté procréatrice (1).

2° De l'indissolubilité du mariage, du divorce.

C'est la perpétuité de l'espèce, ce sont les enfants qui rendent le lien conjugal indissoluble. La perpétuité de l'union conjugale, pour nous servir des expressions de Cuvier, découle de la longueur de l'éducation des enfants. Si un enfant ne peut être abandonné qu'à quinze ans, il est évident qu'il y aurait danger pour lui à ce que ses parents se désunissent et cessassent de veiller à son éducation et à son établissement avant que les quinze ans fussent accomplis. L'union conjugale, considérée quant à un seul enfant, doit donc avoir au moins cette durée; mais le terme moyen des enfants est de quatre, venant à des distances plus ou moins grandes ; leur éducation doit, par conséquent, prolonger d'autant le mariage, c'est-à-dire amener les deux époux à passer ensemble vingt-cinq ans et plus de leur vie d'adultes?

Permettre le divorce dans une situation pareille, quand le mariage a été régulier dans sa fin, dans ses résultats, c'est-à-dire quand la famille a commencé, c'est porter à la constitution de la société l'atteinte la plus dangereuse et la plus profonde. Si les enfants sont encore dans un âge tendre, le but du mariage est complétement

(1) Haller aussi a parfaitement reconnu la nécessité du caractère permanent du mariage pour l'espèce humaine. Selon lui, cette nécessité repose sur l'éducation des enfants. Voici la manière remarquable dont il expose ses idées : *Tantùm quùm animalia pleraque in conjugio non durent et quùm educatio filiorum brevi tempore absolvatur brutis animalibus fere ad eam cupidinem, certa in anno tempora præscripsit*, nullam homini qui ad conjugium sit destinatus *et qui ultrà omnia animalia diutissimè infans et alienâ ope sit indigus. Quarè nulla, quantùm in legendis itineribus profeci, nulla, inquam, natio est absque conjugio : cujus perpetuum vinculum perpetua voluptas sit.* (*Op. cit.*, t. V, 577.)

manqué, car la conservation de l'espèce exige que les enfants soient élevés, et la dissolution du lien conjugal en fait des orphelins ; il faut toujours voir dans le mariage l'union permanente des deux sexes au profit du genre humain.

Mais, dira-t-on, tous les mariages ne sont pas productifs, tous ne donnent pas lieu à un commencement de famille. Ici la liberté naturelle reprend ses droits, il peut même importer à la société que des époux mal assortis cherchent à former, chacun de son côté une union nouvelle, quand le but principal a été manqué : l'on se trouve alors dans des conditions plus rapprochées du véritable but de la nature. N'arrive-t-il pas tous les jours, en effet, qu'un homme et une femme, ne peuvent avoir de postérité, quoique l'un et l'autre soient parfaitement conformés, leur stérilité n'étant que relative? Si vous unissez la femme à un autre homme, et réciproquement, la fécondité se montre chez tous les deux. Toutefois, en considérant combien la société est intéressée à la stabilité des mariages, il resterait encore à savoir, jusqu'à quel point la possibilité de la dissolution dans ce cas lui serait profitable ou nuisible. Ne vaudrait-il pas mieux encore souffrir des maux individuels, quelque nombreux qu'ils puissent être, que de permettre la violation du contrat, même pour les cas les moins malheureux! Or, il nous a toujours semblé, disent des physiologistes (Martin Saint-Ange et Grimaud), que les restrictions admises dans la loi du divorce ne seraient pas suffisantes, même en y comprenant celle dont nous venons de faire connaître la valeur, et qui est relative aux enfants. Il vaut mieux éviter de faire des mariages malencontreux, mal assortis, que d'appeler la loi à son secours, lorsqu'ils sont consommés.

Il ne faut point le méconnaître, l'intérêt civilisateur, moral et sanitaire de l'humanité réclame de la part des lois et des institutions tout ce qui peut favoriser l'inviolabilité du mariage, tout ce qui doit consacrer sa grandeur. Comme hygiéniste, comme médecin, nous applaudissons de toute notre âme aux vœux formés par un éloquent orateur, un ancien président de nos assemblées parlementaires, touchant la concordance des lois civiles avec les institutions religieuses.

Il m'en coûte de l'avouer, dit M. Sauzet, c'est la loi française, la loi du peuple le plus justement fier de sa civilisation délicate, la loi du pays très-chrétien qui méconnaît les traditions du droit des gens, adoptées même par le paganisme, et rabaisse le mariage au niveau des plus vulgaires contrats que le caprice improvise et que l'inconstance détruit. L'homme y tient la place de Dieu, et la table du magistrat remplace l'autel du prêtre. Que dis-je ? la loi, qui réduit le mariage à un contrat civil, efface Dieu et sacrifie les consciences. Après les paroles de l'officier de l'état civil, le mariage est tenu pour consacré ; et si la jeune et timide vierge attend une autre sanction pour cet irrévocable changement de sa destinée, si c'est au ciel même qu'elle demande le signal de la transformation de ses devoirs et la consécration de son avenir, on pourra se rire impunément de ses scrupules et refuser à sa pudique piété le sceau de la bénédiction promise ! Il faut savoir adopter le sage esprit de la législation des Deux-Siciles, en l'appropriant à notre principe vital de la liberté des cultes (1).

Nous ne ferons après tout que reprendre notre bien, car Naples a emprunté l'institution du mariage civil à nos lois, et la nécessité de la célébration religieuse n'a pas cessé d'appartenir à nos mœurs. Le mariage perpétue la société civile et religieuse : qu'il se célèbre donc à la face de toutes deux. Que le magistrat règle les engagements des époux ; que le prêtre reçoive leurs serments. Seulement, que le contrat commence et que la bénédiction suive. De tels résultats valent bien la peine d'être achetés par une modification dans nos lois ; on peut même dire hardiment que jamais cause plus grave ne justifia mieux un changement de législation, que jamais réforme ne put être proclamée plus morale et plus salutaire. Le consentement unanime des peuples dans la consécration du mariage à la Divinité témoigne d'une nécessité qui n'a point échappé à Montesquieu. « Il est arrivé, dit-il, dans tous les pays et dans tous les temps, que la religion s'est mêlée des mariages. Dès que de certaines choses ont été regardées comme impures ou illicites, et que cependant elles étaient nécessaires, il a bien fallu y appeler la religion, pour les légitimer dans un cas, et les réprouver dans les autres (2). Passons maintenant aux conditions physiologiques du mariage.

(1) La législation des Deux-Siciles, sur le mariage, se résume par ces deux principes :

Le mariage civil ne produit aucun effet civil, s'il n'est suivi de la célébration à la face de l'Église.

Pareillement le mariage célébré à la face de l'Église ne produit aucun effet civil, s'il n'est précédé d'un contrat reçu par l'officier de l'état civil, en présence de quatre témoins, dans la maison commune, à peu près dans les formes réglées par l'article 75 du Code Napoléon.

Voir les art. 189, 75, 78, etc. du Code civil des Deux-Siciles.

(*Du mariage civil et religieux*, par P. Sauzet, p. 16 et suiv. 1853.)

(2) *Esprit des lois*, liv. XXVI, ch. XIII.

CHAPITRE II.

Du mariage. — Des qualités physiques et morales que doivent avoir ceux qui l'embrassent. — Du célibat; des aptitudes physiologiques et morales pour cet état. — Des contre-indications formelles pour l'état du mariage. — De l'âge auquel on doit se marier. — Mariages tardifs. — Mariages précoces.

Le mariage est le but final de la fonction génératrice : c'est cette institution, dit le sage Hufeland, qui empêche la consomption rapide, produite par les excès vénériens, en excluant l'attrait de la nouveauté et en soumettant l'instinct physique à un but moral plus sublime. Il est certain, en outre, d'après les dernières recherches des physiologistes et des statisticiens, que le mariage et la chasteté favorisent la fécondité, et qu'une production moins souvent répétée donne des produits plus parfaits (1).

Le mariage comparé au célibat, présente sur celui-ci une supériorité bien marquée, concernant le bien-être et l'abondance de la population. Le célibat n'est point du tout favorable aux intérêts de la société, d'abord parce qu'il produit beaucoup moins, et ensuite parce qu'il meurt toujours proportionnellement plus de célibataires que de gens mariés. Si l'on porte ordinairement le nombre d'enfants qui naissent dans la règle, par le mariage, à celui de quatre, il en résultera que, dans un espace de vingt-cinq à trente années, durée commune de la fécondité féminine, cent célibataires auront frustré la société de trois cent soixante citoyens. Est-il guerre meurtrière, ajoute le médecin à qui l'on doit cette remarque, dont les résultats funestes pour la population, puissent être comparés à celui-ci (2) ? Montesquieu avait déjà fait observer que les conjonctions illicites contribuent peu à la propagation de l'espèce, et l'expérience de tous les jours et de tous les pays confirme entièrement cette judicieuse remarque de l'illustre auteur de l'*Esprit des lois*. Les Anglais, voulant peupler Botany-Bay, y déportèrent, avec beaucoup de malfai-

(1) Voyez Parent-Duchâtelet et Marc. Ce dernier prétend que deux ou trois enfants seulement naissent de deux mille prostituées. Parent porte le nombre à vingt et un enfants sur mille. — *De la prostitution dans la ville de Paris*, t. II, p. 305. 1837.

(2) Marc, *Dict. des scienc. méd.*, t. IV, art. *Célibat*, p. 406.

teurs, un grand nombre de filles publiques. Celles-ci, qui étaient stériles dans leur patrie, se trouvèrent fécondes dès qu'elles furent assujetties à un mariage sévère (1).

Il ne faut point perdre de vue, pour juger sainement la question du célibat, certains faits économiques concernant la population, faits mieux appréciés qu'ils ne l'étaient à l'époque où écrivaient les auteurs que nous venons de citer. Le célibat a sa raison d'être providentielle dans la société : il est un des moyens d'empêcher cette tendance organique et virtuelle de la population à s'accroître plus rapidement que les moyens d'existence. On ne peut donc et on ne doit point le blâmer d'une manière absolue, il faut seulement avoir soin d'établir une distinction entre ceux qui se vouent par devoir au célibat, qui s'imposent la continence, et ceux qui s'y livrent par égoïsme et par plaisir. Il n'est guère besoin de faire sentir combien ces derniers nuisent à la cause de la population par les naissances illégitimes. C'est de ceux-ci qu'il est question en ce moment.

D'après Haigarth, le célibat, non-seulement serait défavorable à la population ou à l'espèce, mais à l'individu lui-même. Cet observateur a prouvé par ses tables mortuaires que, proportion gardée, il est mort plus de célibataires pendant les mêmes années que de gens mariés, et que les derniers vivent plus longtemps que les premiers (2). Hufeland, Sainclair et Deparcieux sont arrivés aux mêmes conséquences. D'après leurs observations, presque tous ceux qui sont parvenus à un âge fort avancé étaient mariés, et les femmes, même malgré les dangers auxquels les couches les exposent, vivent généralement plus longtemps que celles qui ne se marient pas. Il existe dans l'économie de l'homme célibataire en général, une alternative incessante d'irritations et d'épuisements; en proie à l'aiguillon de la chair, il est trop souvent obligé de fouler aux pieds la morale, quand il ne viole pas les lois du lien conjugal.

Il est certain, en outre, qu'en cherchant à déterminer d'une manière précise l'influence de l'état civil sur le développement de la folie, on arrive à des conséquences très-défavorables au célibat. Il résulte des recherches de M. Parchappe que le nombre des célibataires l'emporte parmi les fous des deux sexes, surtout parmi les hommes, sur celui des gens mariés; que le célibat et le veuvage peuvent être considérés comme une prédisposition à la folie dans les

(1) Voyage de Perron, t. I, p. 302.

(2) *Philosophical Transactions*, vol. 68, p. 147.

deux sexes, mais que le célibat paraît prédisposer à peu près également l'homme et la femme, tandis que le veuvage prédispose plus l'homme; de sorte que l'état de mariage est pour l'homme, plus que pour la femme, un préservatif contre la folie. Mais il importe ici de distinguer.

Il y a deux sortes de célibataires, ceux qui vivent de la vie de Dieu, et ceux qui vivent de la vie du monde. Les premiers sont généralement à l'abri des atteintes de la folie; leur genre de vie les éloigne davantage des causes habituelles de l'aliénation mentale, à l'exception peut-être de l'application aux travaux intellectuels. Les seconds, au contraire, sont continuellement environnés de toutes les circonstances les plus propres à déterminer cette déplorable maladie. Dans le monde, le cerveau, constamment surexcité, peut difficilement retrouver le calme et le repos qui lui sont nécessaires; de toutes parts ce sont des intérêts qui se heurtent et se froissent, des passions que l'on contient sans les dompter, et qui rongent le cœur, des vices dont l'habitude nous tourmente sans cesse, et dont la satisfaction ébranle le système nerveux; c'est la haine vis-à-vis de l'impossibilité de la vengeance, c'est l'ambition vis-à-vis de l'incertitude et de la difficulté de parvenir à ses fins, c'est la jalousie avec l'impuissance de nous procurer ce qui fait le bonheur des autres, c'est l'amour avec le tourment du désespoir, c'est l'ivrognerie avec ses tentations perpétuelles, c'est la débauche avec l'exaltation toujours croissante des désirs. Voilà des causes réelles de folie que le célibataire dans le monde trouve toujours à ses côtés, et que ne connaît pas le célibataire qui vit sainement.

Dans notre état actuel de civilisation, l'hygiéniste doit considérer le mariage au point de vue chrétien, c'est-à-dire comme devant être le résultat d'une vocation libre. Tous, dit l'Évangéliste, ne sont pas capables de se marier, mais ceux-là seulement à qui il a été donné d'en haut. Le joug du mariage, qui rend les deux personnes inséparables, et qui ne peut être rompu que par la mort, est difficile à supporter pour la plupart des hommes légers, inquiets et remplis de défauts. Il faut donc préciser les conditions qu'il réclame.

Les incompatibilités pour le mariage, se tirent de deux sources : 1° d'une disposition toute particulière du caractère, ainsi que des facultés de l'esprit; 2° d'un état maladif du corps.

1° Des incompatibilités morales.

L'homme enclin par tempérament à la débauche ne doit point chercher à devenir époux et père. S'il se corrige tardivement, il ne lui est même pas permis de faire de sa femme et de sa famille l'objet de l'épreuve de ses résolutions mal assurées. La débauche, surtout dans les rangs inférieurs de la société, est le vice le plus funeste dans le mariage. Dès que le mari ou la femme oublient les devoirs qu'ils ont juré de remplir, ou qu'ils dépensent à s'enivrer, ou dans les dissipations, les moyens dont ils ont besoin pour l'entretien du ménage, le sort d'une telle famille est des plus déplorables.

Les hommes d'un génie trop puissant, dont la supériorité déborde, qui, par leurs qualités et leurs talents, paraissent destinés à rendre des services signalés à leur pays ou à l'espèce humaine, ne sont point propres au mariage ; c'est d'eux que l'Apôtre a dit : « Je veux que vous viviez sans tourment d'esprit. » Newton n'a pu s'y faire. Les vigoureuses créations de son génie absorbèrent toute la somme de vitalité qu'il eût pu dépenser pour une génération vulgaire. La prédominance du pôle célébral l'entraîna, comme elle entraîna le célèbre Kant, qui passa sa vie au sein de la contemplation du monde métaphysique ; le ténébreux Vico qui consacra ses facultés à la recherche des lois qui président à l'existence des sociétés. Avant eux, Dante n'avait pas trouvé dans le mariage la paix désirée. En général, lorsque l'âme est trop fortement préoccupée d'un objet, lorsqu'elle est éprise d'une idée sublime et persistante, il y a vocation pour le célibat. Celui-ci est conforme, par ces motifs, à la destinée de ceux qui se vouent au culte du sanctuaire, à la méditation continue des mystères qui voilent la religion révélée. C'est en se plaçant à ce point de vue qu'est justifié, aux yeux du penseur, le célibat des prêtres.

Il est d'autres hommes, d'une trempe supérieure mais profondément égoïstes, qui doivent fuir le mariage, comme un état incompatible avec leurs ambitieux desseins et leurs graves préoccupations. Tel fut William Pitt, le fameux ministre de la Grande-Bretagne. Ce froid calculateur, dont le front fut rarement épanoui par un sourire, ne trouva jamais, dans le cours de sa vie, un sentiment attractif vers le beau sexe. A ces individus opposés au mariage, il faut joindre ces êtres moroses et intraitables qui aiment à vivre à l'ombre, loin des regards de leurs semblables ; chez qui l'atrabile prédomine, *fervet jecur ulcerosum.* Il faut y joindre les personnes fortement hypochondriaques, qui ont voué un culte exclusif à leur santé, pour lesquelles la moindre impression organique est un événement. Engagées dans le mariage, elles y apporteront, au détriment du repos de leur compagne, cette somme d'inquiétudes puériles, d'agitation désordonnée, fléaux de deux vies quelquefois trop longues. Nous connaissons de ces déplorables unions demeurées stériles, où la victime s'est mise à l'unisson de la maladie importée par un des conjoints, où le mariage s'est résumé dans la comédie de deux malades imaginaires.

2° Des incompatibilités physiques.

Ces incompatibilités ont trait : 1° à une idiosyncrasie particulière ; 2° à un état maladif.

Nous rangeons dans la première catégorie, l'homme qui, sans être malade, n'a point la force comparative de son sexe. La supériorité relative de l'homme doit être la loi fondamentale du mariage ; elle est le principe nécessaire du bonheur domestique ; elle l'est aussi de la moralité du mariage, car l'adultère est presque inévitable dans toutes les associations d'où elle est absente. L'infraction à cette règle est l'origine de bien des drames intimes, qui vont plus tard se dérouler, avec bruit et scandale, devant la police correctionnelle. Il n'est pas besoin d'insister sur le côté moral d'une position tellement fausse qu'elle a été ridiculisée dans tous les temps ; nous ne devons nous en occuper que relativement à la génération. Or, toutes les fois que la force comparative des sexes n'existe point, et qu'au contraire, l'homme est relativement plus faible, il ne perd pas seulement l'ascendant moral qui lui est naturellement dévolu, mais encore ses facultés de reproduction en sont profondément affaiblies. Cette faiblesse de complexion n'est point, à proprement parler, l'*impuissance*, mais elle en est un des degrés, et influe puissamment sur la vigueur du germe. Que l'homme ainsi organisé ne cherche point à compenser cette faiblesse par un mariage avec une femme d'une robuste santé ! Qu'il renonce volontairement à des nœuds au sein desquels il ne doit trouver que du mépris et des tribulations !

Un état maladif habituel, entretenu soit par une cachexie, soit par une faiblesse radicale, est une des raisons les plus militantes en faveur du célibat. Indépendamment des maux qui résultent pour la postérité de l'union d'une personne saine avec un sujet cacochyme, ces deux individus se trouveront sacrifiés ; c'est bien assez qu'il y en ait un. Rien, en effet, de plus avéré que cette sorte d'échange, de travail d'équilibration entre deux personnes mises dans des rapports convenables, comme dans l'état du mariage. Si l'un des sujets est malade, l'autre, continuellement exposé aux exhalations morbifiques, en éprouvera de funestes résultats : l'organisme sain se mettra bientôt à l'unisson de l'organisme malade. Car le travail de la vie produit chez tous les animaux, particulièrement chez ceux à sang chaud, une continuelle exhalation d'effluves particuliers, ayant une odeur propre à chaque espèce, lesquels, dans l'état de santé, loin d'être nuisibles à d'autres êtres sur lesquels ils s'attachent, leur donnent souvent, au contraire, une nouvelle vigueur. L'on connaît, depuis longtemps, l'avantage que retirent les vieillards de coucher avec des personnes pleines de vie et de santé. Ce même travail, dans l'état de maladie, donne lieu à des émanations de nature différente, et par conséquent nuisibles à ceux qui les reçoivent. Il s'est opéré un changement dans les fonctions naturelles et surtout dans les sécrétions. C'en est assez pour prouver combien sont coupables les parents avides qui, en vue d'un *établissement avantageux* pour leurs filles, les déposent dans un lit nuptial, contaminé par des effluves morbides, où se puise la langueur d'abord, puis la mort. Nous arriverons ainsi à préciser les maladies particulières incompatibles avec l'état de mariage. Mais cet intéressant objet, l'un des plus dignes de fixer l'attention des pères et des mères de famille, deviendra, dans la section suivante, le texte de développements approfondis ; nous reconnaîtrons également que la consanguinité, au point de vue de l'hygiène, est un légitime motif d'exclusion.

3° De l'âge auquel on doit se marier.

L'âge auquel on doit se marier a été l'objet d'incessantes méditations de la part des économistes, des moralistes et des médecins. Les premiers ont envisagé cette question au point de vue de la population et de la subsistance, les seconds eu égard aux mœurs ; les derniers, enfin, sous le rapport des intérêts hygiéniques et en particulier, sous le rapport de la constitution et de la vigueur des peuples (1).

Il faut se garder de confondre, avant de procéder au mariage, la véritable maturité ou la *nubilité*, comme on le fait trop journellement, avec la puberté. Il faut, dit Burdach, que la puissance existe pendant quelque temps sans entrer en exercice, pour qu'elle puisse se développer parfaitement, déployer en entier ses effets, et se répandre sur tout l'ensemble de l'organisme. Les rapprochements, sexuels prématurés sont aussi fâcheux pour l'espèce humaine que pour les animaux et les végétaux, et ils ne sont pas seulement préjudiciables pour les producteurs, mais en même temps pour les produits. Tout le règne organique est soumis à cette grande loi. Les jeunes arbres périssent facilement quand ils portent des fleurs de trop bonne heure. Les animaux n'acquièrent ni la taille, ni les formes qu'ils auraient pu avoir, quand on leur permet d'obéir aux premières impulsions de l'instinct de reproduction. Les chevaux que l'on a destinés de très-bonne heure à être étalons, et qui ont commencé trop tôt à engendrer, périssent plus tôt que les autres qui ont été ménagés. Ceux qui sont encore trop jeunes et qui se trouvent dans les haras pêle-mêle avec les juments, s'énervent de façon qu'on n'en peut presque plus tirer de service. La plupart des animaux ne recherchent la copulation que lorsque leur accroissement est presque terminé; s'il en est autrement dans l'espèce humaine, c'est que l'homme rapporte à lui-même une faculté qui, chez les animaux, n'est qu'instinctive et ne se rapporte qu'à la propagation de l'espèce. C'est particulièrement aux mariages prématurés, et à ce que le croisement des races ne s'opère pas d'une manière assez large, qu'il faut rapporter une remarque générale qu'on a faite depuis longtemps, savoir : que les grandes familles sont désolées par les scrofules, et qu'elles s'éteignent par les progrès héréditaires de cette maladie, principalement en Espagne, en Italie, en Angleterre ; et, probablement, parmi les classes privilégiées de tous les pays.

Le législateur, dit Aristote, devant pourvoir, avant tout, à la bonne conformation du corps des sujets qu'il faudra élever, il lui convient de commencer par bien régler les mariages, ou déterminer l'âge et la complexion de ceux qu'il juge admissibles à la société conjugale. Pour donner de bonnes lois sur cette association, il faut prendre

(1) Voir une dissertation de Fréd. Hoffmann, intitulée : *De ætate conjugio opportunâ*. Op. omn., t. II, Supplem.

garde : 1° à l'âge et aux qualités personnelles des futurs, afin qu'ils se conviennent en âge et en force ; si, par exemple, l'homme étant capable d'engendrer, la femme n'est pas stérile, ou si, au contraire, celle-ci pouvant concevoir, ce n'est pas l'homme qui est impuissant ; 2° à la succession des enfants, qu'il n'y ait pas entre eux et leurs père et mère, une trop grande distance d'âge, car alors les enfants ne peuvent marquer leur reconnaissance à leurs parents, dans l'arrière-saison, ni les parents secourir, autant qu'il le faut, leurs enfants. Mais revenons au point d'où nous sommes partis, c'est-à-dire à la bonne constitution des corps à naître que se propose le législateur. Le terme d'engendrer est, pour les hommes, à soixante ans, pour les femmes, à cinquante. Leur conjonction doit commencer dans la même proportion de ces deux âges. Celle des adolescents ne vaut rien pour leur progéniture. Dans toutes les espèces animales, les fruits prématurés de sujets trop jeunes, surtout si c'est la femelle, sont imparfaits, débiles et de petite stature. Il en arrive autant dans l'espèce humaine. On remarque, en effet, cette imperfection dans tous les pays où les personnes se marient trop jeunes; ils ne font que des avortons. L'enfantement des jeunes filles est d'ailleurs trop pénible, et il en meurt davantage. C'est ainsi que plusieurs entendent le reproche de l'oracle aux Trézéniens, de cueillir leurs fruits avant la maturité, c'est-à-dire de marier leurs filles trop jeunes. Il est aussi à propos, pour préserver le sexe des dangers de l'incontinence, d'attendre un certain âge après la puberté pour les marier. Celles qui commencent de trop bonne heure l'usage des familiarités conjugales sont ordinairement plus lascives. D'un autre côté, rien ne retarde ou n'arrête plus vite la croissance des jeunes garçons que de se livrer trop tôt au commerce des femmes, sans attendre que la nature ait élaboré entièrement chez eux la liqueur prolifique. Il y a pour la croissance une époque précise au delà de laquelle on ne grandit plus. Le véritable âge pour marier les filles est à dix-huit ans, et pour les mâles à vingt-sept ans ou environ. Par là se fera en pleine vigueur la conjonction des corps, et la génération cessera ensuite en temps convenable pour l'un et pour l'autre. La succession des enfants à leur père sera mieux placée dans l'intervalle de la force de l'âge, s'ils naissent à propos, et du déclin qui commence vers soixante-cinq ans. Tel est l'intervalle de la vie dans lequel doivent se faire les mariages (1).

(1) Aristote, *Politique*, lib. VII, c. XVII.

On voit, d'après cet important passage du philosophe de Stagyre, quel prix la philosophie antique attachait à l'âge pour le mariage. Platon le fixait à trente ans pour les hommes. A Lacédémone, le mariage n'était permis qu'à vingt-cinq ans pour les deux sexes. La loi Poppæa, donnée par Auguste, défendait à un homme qui avait soixante ans d'épouser une femme qui en avait cinquante : elle ne voulait pas qu'il y eût de mariages inutiles (1).

Tacite loue les anciens Germains de ce qu'ils ne se marient pas avant d'avoir atteint l'âge de la pleine vigueur, *tarda Venus, eòque inexhausta pubertas*. Chez eux, un jeune homme qui perdait sa virginité avant vingt ans, était diffamé. Les anciens Gaulois avaient à peu près la même manière de voir sur le mariage et la pureté des mœurs. César, en parlant d'eux dans ses Commentaires, dit : « Ils estiment fort ceux qui sont longtemps sans barbe; ils prétendent qu'ils en deviennent plus forts et plus robustes. C'est une honte parmi eux d'avoir commerce avec une femme avant l'âge de vingt ans (2). »

D'après Sadler, chaque ménage, dans les familles des pairs de la Grande-Bretagne, donne 4,40 enfants, lorsque la femme est au-dessus de seize ans ; 4,63, depuis cet âge jusqu'à vingt ans ; 5,21, de vingt à trente-trois ans, et 5,43, depuis vingt-quatre jusqu'à vingt-sept. La mortalité, toutes choses égales d'ailleurs, est beaucoup plus grande chez les enfants issus de femmes très-jeunes que parmi ceux dont les mères ne se sont mariées qu'après vingt ans. Il résulte de ce qui précède que c'est après l'âge de vingt ans, que les femmes de nos climats semblent le plus aptes à la reproduction, et que les produits de la génération présentent le plus de vigueur et le plus de chances de viabilité. L'intervalle compris entre la vingtième et la vingt-quatrième année, semble, à notre avis, le plus convenable pour le mariage des femmes en France. Chez l'homme, la période de puberté, marquée par l'éveil des organes génitaux et par la naissance d'impressions inconnues, est consacrée à l'affermissement de tout le système, comme nous l'avons déjà remarqué. Aussi faut-il réserver tout le temps de

(1) Selon Valère-Maxime, les Romains, en se mariant, étaient obligés d'affirmer par serment qu'ils avaient l'intention de procréer. Toute femme convaincue d'avoir cherché à éluder ce but, était notée d'infamie et ne pouvait plus se présenter à l'autel de Junon avant d'avoir expié sa faute en sacrifiant un agneau femelle, cérémonie à laquelle on devait assister les cheveux épars.

(2) *De bello Gallico*, lib. VI, cap. XIX.

cette période à la consolidation de l'individu, pour que la nature achève la croissance et les proportions du corps. Le mariage avant la vingt-cinquième année, est chez l'homme une fatale dérogation. C'est à trente ans qu'il est le plus apte à une saine procréation. Une autre raison, tirée de l'ordre moral, qui devrait engager les parents à ne point marier les enfants de bonne heure, c'est que ceux-ci, après s'être livrés, dans les premiers temps de l'hyménée, aux plaisirs de l'amour avec tout entraînement, se dégoûtent bientôt l'un de l'autre. L'habitude des plaisirs ainsi que les excès en émoussent le sentiment, et les époux inconstants vont bientôt chercher ailleurs des jouissances nouvelles ; la foi conjugale une fois méprisée, il en résulte une dépravation de mœurs, qui, faisant chaque jour de nouveaux progrès, traîne à sa suite la ruine des familles, le crime et le désespoir.

On voit par là que la règle établie dans nos lois, qui fixe dix-huit ans révolus pour l'homme et quinze pour la femme, est peu conforme aux véritables intérêts de l'un et de l'autre. En exigeant des deux côtés un âge plus mûr, on se trouverait plus près de la nature et de la vérité. Supposons l'accroissement complet à dix-huit ans (il ne l'est pas), est-ce à dire pour cela, que cet âge doit être pris comme base de la règle ? Non, sans doute, car il faut nécessairement laisser aux diverses parties du corps qui y ont participé le temps de se fixer dans leurs relations respectives et de consolider les changements qui sont la conséquence de leur arrivée à cette dernière limite. D'après de récents travaux, le développement de l'homme ne serait complet qu'à l'âge de vingt-deux ans révolus qui devrait être celui de l'année de la conscription. Un médecin militaire allemand (le Dr Wurth) a reconnu dans une carrière de plus de cinquante ans, que la société devrait opérer une réforme à cet égard. Ainsi il a trouvé un grand nombre d'individus qui, réformés à l'âge de 20 ans comme trop petits, trop faibles, sont devenus très-aptes au service des armes à l'âge de vingt-deux ans. Quand le premier consul opinait pour n'autoriser le mariage qu'à vingt-un ans pour les hommes, il avait raison, et le conseil d'État aurait dû adopter ses motifs. En résumé, l'âge le plus convenable au mariage se trouverait placé entre vingt-deux et demi et quarante-cinq chez l'homme, et entre dix-sept et demi et trente-cinq chez la femme ; mais si l'on fait attention que le but de la vie sexuelle est la reproduction, et que l'homme, l'être le plus longtemps faible dans la jeunesse, est celui dont l'éducation est aussi la plus longue, on sera conduit à admettre vingt-sept ans pour l'homme et vingt et un ans pour la femme, comme l'époque précise la plus favorable et qui laisse au nouveau ménage assez d'années et de force pour s'occuper de l'éducation d'une famille dont le nombre s'élèverait au maximum (1).

Quelles sont les limites dans lesquelles il est prudent de se marier, et dans quels rapports doivent être les années des époux ? La femme étant plus précoce que l'homme, et ses devoirs dans la société conjugale en quelque sorte inférieurs, son âge doit être moindre que celui du mari ; mais une différence trop grande compromet manifestement les intérêts de la morale et de la société.

A. *Mariages tardifs.*

Il est donc dangereux de faire des mariages mal assortis, comme d'unir une jeune femme avec un vieillard, une femme déjà avancée en âge avec un homme jeune et robuste, et de ne consulter en aucune manière l'inclination des époux. Ces sortes de mariages sont aussi opposés aux vues de la nature qu'au bonheur. Voici un fait péremptoire, recueilli par un accoucheur distingué, qui prouve combien un sperme vicié dans sa nature, celui d'un père dont la vie est usée par la débauche, la vieillesse, communique au nouvel être un principe de vie qui ne tarde pas à s'éteindre.

M. Guillemot attribue à cette cause les nombreux avortements d'une jeune dame qui le consultait. Son mari, quoique d'un âge mûr, portait tous les caractères de la caducité. Devenue veuve, elle se remaria, et depuis elle eut des enfants à terme sans avoir éprouvé d'avortement (2).

Nous avons observé nous-même des faits semblables. Toutefois nous devons dire, l'expérience à la main, que nous avons vu des vieillards reproduire des enfants robustes et sains, tandis que nous avons vu naître quelquefois la plus triste et la plus infirme progéniture d'hommes de quarante ans. Ce n'est point un jeu de la nature, mais le résultat de la vie antérieure menée par les générateurs. Il s'agit, dans le premier cas, de vieillards ayant affermi une constitution primitivement bonne par une forte hygiène ; dans le second, d'hommes épuisés par les plaisirs, les excès, et vieux bien avant le temps dicté par la nature.

(1) Grimaud de Caux et Martin Saint-Ange, *Physiologie de l'espèce*, p. 405.

(2) Cazeaux, *Traité théorique et pratique de l'art des accouchements*, p. 227 Paris, 1840.

La décroissance des facultés de reproduction commence à quarante-cinq ans environ; d'abord peu marquée, elle l'est davantage quelques années plus tard. Ainsi la durée des jours commence à diminuer à l'époque du solstice d'été; mais cette diminution n'est bien sensible qu'à la fin du mois de juillet. La marque de cette décroissance, de cette espèce d'âge de retour que l'homme éprouve, peut être remarquée chez les célibataires qui, se mariant trop tard, conservent néanmoins assez de virilité pour que leurs premiers enfants soient bien constitués : leur progéniture décroît à mesure qu'elle se multiplie. C'est à cinquante-deux ans environ que la faculté génératrice de l'homme est déjà trop affaiblie pour donner de bons rejetons ; à cet âge, l'homme n'est plus dans les conditions physiologiques nécessaires pour créer un être dont le premier besoin est de croître, et dont l'accroissement le plus rapide doit avoir lieu immédiatement après sa conception. A cinquante-deux ans, l'homme sage doit d'autant plus s'abstenir que, d'après son état de santé et selon la durée moyenne de la vie, il ne peut se promettre de diriger ses enfants dans aucune carrière, et qu'il n'a dans l'avenir que la triste perspective de les léguer mineurs et infirmes à la justice des hommes.

Malheureusement pour eux et pour leur postérité, on ne voit que trop souvent des individus qui ont longtemps gardé le célibat, y renoncer tardivement pour contracter une alliance d'âge disproportionné; les sollicitudes et les chagrins qu'ils se préparent seront cuisants. Leur progéniture naît faible et sujette à beaucoup de souffrances jusqu'à sa mort prématurée. A leur naissance, les enfants sont moissonnés, ou, s'ils survivent, ils offrent des signes d'une précocité de mauvais augure, puisqu'elle annonce une vieillesse hâtive, une vie qui n'aura ni jeunesse ni âge adulte, qui s'éteindra sans avoir acquis son développement, faute de bons éléments d'organisation et d'une impulsion native assez énergique.

Les mêmes considérations sont applicables au côté maternel : lorsque la femme approche de l'âge critique, sa fécondité, qui va bientôt cesser, est déjà très-affaiblie, et les fruits qu'elle porte sur son déclin renferment rarement les germes d'une robuste santé et d'une longue vie.

B. *Mariages précoces.*

Un homme bien expérimenté en matière d'économie politique et sociale, Franklin, a loué en des pages charmantes les mariages qui se font à l'heure même que la nature a marquée. « Un mariage fait dans ces conditions, dit-il, habitue de bonne heure les jeunes gens à une vie fructueuse et régulière ; il est possible même qu'on prévienne fort heureusement, en se mariant de bonne heure, quelques-uns de ces accidents, plusieurs de ces liaisons qui nuisent soit à la santé, soit à la réputation, quelquefois même à toutes deux. Entre autres inconvénients que présentent les mariages tardifs, je ne ferai remarquer que le peu de probabilités qu'ils offrent aux parents de pouvoir vivre assez pour veiller à l'éducation de leur famille : « Les enfants qui naissent trop tard sont de bonne heure orphe-« lins, » dit un proverbe espagnol. Triste sujet de réflexion pour les gens qui peuvent se trouver dans ce cas. Chez nous, en Amérique, on se marie communément dans le matin de la vie : nos enfants sont, dès le milieu de notre carrière, élevés et produits dans le monde ; quand vient le moment de nous retirer des affaires d'ici-bas, nous nous trouvons encore avoir à jouir d'une après-midi charmante, et enfin d'une soirée qui nous offre un repos délicieux. En nous mariant jeunes, nous avons le bonheur d'avoir une famille plus nombreuse ; et comme il est d'usage chez nous, suivant le vœu de la nature, qu'une mère allaite et nourrisse elle-même ses enfants, nous avons la satisfaction d'en pouvoir élever davantage : aussi les progrès de la population sont-ils infiniment plus rapides dans nos contrées qu'en Europe (1). »

Notons bien qu'il ne peut s'agir ici, et d'après les paroles de Franklin, que des mariages contractés à l'heure marquée par la nature, et non des mariages précoces, c'est-à-dire anticipant sur cette heure. Ceux-ci sont toujours désastreux. Si, en général, les mariages précoces épuisent plutôt les hommes que les femmes, la trop grande jeunesse de ces dernières influe plus directement sur le fruit qu'elles portent. Comme nous le verrons plus loin, il est prouvé que le degré de force physique d'un enfant tient, dans les règles, de la mère plutôt que du père. On trouve toutefois, dans quelques familles certains préjugés en faveur de l'union conjugale précoce qui doivent être combattus, quoique sérieux en apparence. On la regarde comme un moyen d'arrêter le libertinage des jeunes gens qui, sans cela, prodigueraient à des concubines les prémices d'une vigueur qui devrait être réservée pour l'épouse légitime. Mais, dirons-nous avec des médecins expérimentés, s'il n'est d'autres moyens que le mariage

(1) *Correspondance inédite et secrète*, t. I, p. 13. Paris, 1818.

de retenir la jeunesse jusqu'à ce qu'elle soit formée, il ne nous reste plus qu'à gémir sur le sort funeste des générations issues de pères imberbes. Cependant ni la précocité de l'instinct producteur, ni la dépravation des mœurs ne sont encore parvenues au point de nécessiter un moyen aussi extrême. Et puis, il reste toujours à savoir si le mariage arrêtera des excès qu'on peut prévenir par d'autres remèdes, et en premier lieu par l'éducation. Ceci nous conduit naturellement à discuter une question intéressante, agitée souvent dans le sein de la famille et qui se rapporte à l'utilité des mariages dans quelques circonstances. Il y a d'autant plus d'opportunité à le faire, que très-souvent l'autorité ou les préjugés du médecin exercent une sorte de pression à cet égard, et que sur cette matière les mauvais conseils abondent.

CHAPITRE III.

Du conseil du mariage donné comme moyen hygiénique dans quelques circonstances. — Ce qu'on doit en penser. — État de la science à cet égard.

Beaucoup de médecins sont portés à considérer le mariage comme le remède le plus propre à faire cesser les accidents multiples qui constituent l'affection hystérique. Lorsqu'on cherche à se rendre compte de cette tendance générale, on trouve qu'elle est moins le résultat de données expérimentales sévères, que du sentiment de l'impuissance de l'art et d'une sorte de galanterie fort peu scientifique. Les enseignements de l'expérience sérieusement interrogée ne concordent pas avec la doctrine des médecins qui vantent l'utilité du mariage dans l'hystérie. Les femmes mariées sont loin d'être à l'abri de cette affection, et c'est parmi elles peut-être qu'on l'observe le plus souvent et sous les formes les plus insolites. Puis d'ailleurs, la disposition hystérique, loin d'appeler l'excitation de la matrice, exige, au contraire, le calme des sens, la sédation d'un système nerveux surexcité; l'union conjugale dès lors ne peut convenir dans ce cas. Nous ne prétendons pas incriminer l'intention ; elle est bonne assurément, et elle découle d'ailleurs des idées qui ont cours dans la science depuis des siècles sans qu'on ait osé les soumettre à une révision quelconque. Du moins, ici, les bonnes mœurs sont sauves, et bien peu de nos confrères sentent la responsabilité qu'ils assument en provoquant de ces unions *secundùm artem.*

Mais, lorsque le médecin croit devoir se servir d'une pareille influence dans une intention thérapeutique, il doit avoir une intelligence assez élevée pour apprécier à l'avance toutes les conséquences que peut entraîner sa détermination. Non-seulement la morale, mais le bonheur des familles est intéressé au plus haut degré dans cette question, et le médecin ne saurait, sans encourir la plus grave responsabilité, conseiller le mariage aux hystériques comme il leur prescrit des calmants et des bains de pieds : il est certain que l'on a étrangement abusé, dans le monde médical, des prétendus dangers de la continence tant chez l'homme que chez la femme. Chez cette dernière, la nymphomanie, l'hystéricisme, certaines formes de chlorose ont été légèrement attribuées à des désirs comprimés, tandis qu'elles étaient plutôt la conséquence d'une direction vicieuse imprimée à l'imagination à l'époque de la puberté. Si, comme nous en avons déjà fait la remarque, la jeune fille s'abandonne à des rêveries voluptueuses et repaît son imagination de lectures en harmonie avec la direction de ses idées, si surtout des habitudes vicieuses viennent ajouter directement à l'éréthisme de l'appareil génital, aux sollicitations que le cerveau lui envoie déjà, il est bien à craindre que le rapprochement sexuel ne devienne d'une impérieuse nécessité, et on risquerait fort, en cherchant à comprimer ce besoin dans de telles circonstances, de voir survenir les affections dont nous avons parlé précédemment. Mais, encore une fois, peut-on sérieusement rendre la nature responsable de maux qu'il serait possible de prévenir par des habitudes régulières et conformes aux enseignements de la morale? Voilà sur ce point ce qui repose sur la vérité.

Malheureusement on a encore été plus loin. On a fait jouer un rôle à une prétendue *pléthore spermatique* dans l'étiologie de différentes affections mentales. Le conseil sérieux de marier de bonne heure des épileptiques, des tabescents, a été donné. Le mariage, a-t-on dit, est, dans un certain nombre de cas, l'unique moyen de rétablir chez les malades une constitution délabrée, en mettant fin à des habitudes funestes, et en rappelant les organes au jeu régulier de leurs fonctions. Mais est-ce une chose de peu de conséquence que de conseiller le mariage indistinctement à tous les individus placés dans de telles conditions? N'est-ce pas s'exposer à faire le malheur de la femme innocente, qui se sera engagée dans cette imprudente union, à rendre incurable une maladie dont une thérapeutique plus patiente, une hygiène plus sage eussent facilement triomphé ? Que, dans quelques cas de ces maladies, on ait constaté l'influence heureuse des relations sexuelles, c'est ce que nous nous garderons bien de nier, car nous l'avons nous-même constaté plus d'une fois ; mais l'observation n'a point encore appris à distinguer les cas où cette influence favorable se fait remarquer, de ceux bien plus fréquents où elle est suivie d'un résultat tout contraire. Nous passerons sous silence les pratiques honteuses préconisées par certains médecins, prenant les inspirations d'une imagination souillée pour les sévères inductions de la science. Il s'agit des rapports illégitimes, conseillés pour combattre l'épilepsie, l'hystérie, l'aliénation mentale, et cela au nom des lois de la nature !

Heureusement, cet antagonisme entre les lois de la nature et celles de la morale n'est qu'imaginaire, et le médecin n'est jamais condamné à la dure alternative de faire violence à son cœur ou de faillir à son devoir. Nous le disons hardiment, partout où ce conflit semble se rencontrer, il y a des recherches à faire, parce que là la science est en défaut, soit par suite d'une mauvaise observation des faits ou de leur interprétation vicieuse. Ne nous hâtons donc pas d'user de notre indépendance absolue dans le choix des moyens curatifs pour couvrir de notre autorité et de notre conseil des pratiques contraires aux mœurs.

« Quelque prix que l'homme attache à un bien aussi précieux que la santé, il n'est pas permis au médecin, pour lui en assurer la jouissance, de recourir à des moyens que la morale réprouve. Le principe qui commande à l'homme de renoncer à la vie plutôt que de violer la loi du devoir, commande bien plus impérativement encore au médecin de ne point mettre sa science au service des mauvaises passions qui pourraient porter le premier à éluder cette loi. En manquant au devoir qu'une morale rigoureuse lui impose en semblable circonstance, il se rend doublement coupable. Son conseil immoral, quel qu'en soit d'ailleurs le résultat, est d'abord une faute grave, et ensuite, outre les conséquences diverses et éloignées qu'il peut entraîner, il en a une immédiate et presque inévitable : c'est de corrompre, et, en la corrompant, d'aveugler la conscience à laquelle il s'adresse. L'homme que la passion égare et conduit à des actes réprouvés a dans sa conscience un témoin qui lui reproche sa faute et le force à rougir ; cette honte est le symptôme d'une réaction généreuse qui pourra le ramener dans la ligne du devoir. Celui, au contraire, qu'un médecin oublieux de sa propre dignité aura poussé dans la même voie, y marchera avec une sorte de sécurité qui trahira l'atteinte profonde portée à sa constitution morale. Obéissant à la seule impulsion de ses propres instincts, peut-être se fût-il arrêté sur la pente de l'abîme ; fort du conseil de l'homme qui le guide dans cette fatale direction, il ira jusqu'au bout. La passion ne cherche que des prétextes pour se soustraire aux reproches amers de la conscience. Où pourrait-elle en trouver de plus spécieux que dans les conseils du médecin qui fait des séductions du plaisir un moyen de la thérapeutique ? Il est pour l'homme quelque chose de pis que le vice, c'est cet état d'anesthésie morale qui l'empêche de sentir l'aiguillon du remords (1). »

Un médecin très-expérimenté de nos jours, M. le docteur Briquet, a voulu reviser, les faits à l'appui, les assertions des auteurs touchant les mauvais effets de la continence pour les maladies nerveuses des femmes. A l'aide d'une statistique riche et en même temps raisonnée, il est arrivé à des conclusions diamétralement opposées à celles qui ont eu cours jusqu'ici. Voici comment il s'exprime dans son mémoire.

« J'arrive, dit-il, à un sujet très-délicat à traiter, à la propriété hystérifique de la continence.

« J'avais grande envie de ne pas l'aborder, mais il a été dit sur cette matière tant de choses contraires à ce que donne l'observation, qu'il m'est impossible de le passer sous silence. La continence, d'après Louyer-Villermay, est un état contre nature qui peut donner naissance à l'hystérie ; le savant auteur a oublié de dire à quel âge il est contre nature. Or, cet oubli a quelque importance, attendu que le maximum de fréquence des invasions de l'hystérie ayant lieu de douze à vingt ans, on ne sait plus trop à quelle époque les jeunes filles devraient mettre en usage la prophylactique nécessaire pour ne pas être dans un état contre nature. La chose serait bien plus embarrassante encore, si l'on supposait que la continence a produit l'hystérie chez les 86 enfants au-dessous de douze ans sur lesquels j'ai observé cette maladie.

« On sait combien les anciens avaient horreur de la continence, et jusqu'à quel degré elle passait, parmi eux, pour être nuisible. Aussi la continence a-t-elle été considérée par eux comme la cause la plus puissante de l'hystérie.

(1) Max. Simon, *Déontologie médicale*, p. 483. Noble et excellent ouvrage dont tous les médecins devraient se pénétrer.

« Galien avait dit : « Tous les médecins sont d'accord pour reconnaître que l'hystérie est plus fréquente chez les veuves que chez les « autres femmes. » On voit tous les auteurs gémir sur le sort de ces pauvres veuves, la proie obligée de l'hystérie. Il faut croire que leur sollicitude pour cette intéressante partie du beau sexe était bien grande, car elle leur a fait singulièrement exagérer le danger qu'elle courait.

« En effet, sur 375 cas d'hystérie recueillis par M. Landouzy dans les écrits des divers auteurs, il ne se trouve que 12 veuves.

« Sur les 430 hystériques observées par moi, il ne s'en trouvait non plus que 14; en tout 26 veuves sur 800 femmes, ou une veuve sur 30 hystériques, ce qui n'est assurément pas une forte proportion, et peut permettre aux premières de se rassurer sur leur sort futur.

« Avec un nombre aussi limité de veuves hystériques, il eût été nécessaire, si l'on voulait prouver quelque chose, d'indiquer à quelle époque du veuvage les accidents hystériques avaient apparu ; or, les auteurs sont muets sur ce point. Cela avait pourtant quelque importance relativement aux privations qu'impose cet état. J'ai donc fait des recherches, et j'ai trouvé que, sur les 14 veuves hystériques observées par moi, les accidents avaient apparu, chez 6 le jour même de la mort du mari, et chez 4 dans le courant du mois suivant.

« Les partisans du danger de la continence ont du malheur dans les preuves qu'ils apportent en faveur de leur hypothèse. Ainsi, tous les écrivains se sont accordés pour prétendre que les femmes qui professent l'état monastique et qui, par conséquent, gardent la continence, sont très-exposées à l'hystérie ; que celles qui donnent aux besoins génitaux la satisfaction voulue y sont peu exposées; et que les femmes publiques, qui leur donnent une satisfaction illimitée, sont très-rarement atteintes de cette maladie.

« Or, voici ce que donne l'observation faite dans les temps présents :

« Les religieuses ont en général, parmi elles, très-peu d'hystériques ; et quand il y en a, ce qui est rare, elles se trouvent dans les ordres très-austères, où le jeûne, les macérations et la contemplation des grandes vérités de la religion sont la pratique habituelle. Or il est, pour toutes sortes de raisons faciles à deviner, plus rationnel de mettre l'hystérie sur le compte de ces usages plutôt que sur celui de la continence.

« Si des religieuses on passe aux femmes qui donnent satisfaction à leurs besoins génitaux, on trouve précisément encore le contraire de ce qu'ont prétendu les auteurs. Je pourrais citer vingt écrivains, parmi lesquels se trouveraient les noms les plus respectés, qui prétendent que l'exercice des organes génitaux prévient et guérit l'hystérie.

« Or, sur 300 femmes devenues hystériques après l'âge de quinze ans, et dont j'ai pris l'observation, 139 étaient mariées ou vivaient en ménage; entre elles toutes, il y avait eu 367 enfants, sans compter les fausses couches : ce qui indique qu'elles avaient satisfait au vœu de la nature. Parmi les 161 autres, il en était fort peu qui se fussent résignées à la continence.

« Il est un hôpital, celui de Lourcine, où vont les ouvrières et les domestiques de Paris quand elles sont atteintes de la syphilis ; or dans cet hôpital deux de mes anciens élèves internes, MM. les docteurs Besançon et Goupil, ont constaté, l'un, que sur 180 de ces femmes 84 étaient hystériques, 21 d'entre elles ayant des attaques, l'autre, que sur 52 de ces femmes 23 étaient hystériques, 8 d'entre elles ayant des attaques.

« Enfin, M. le docteur Carrère, un autre de mes élèves, a trouvé dans le même établissement que, sur 192 de ces femmes, 62 étaient hystériques.

« On voit que, contre l'opinion de Baillou, l'observance de la recommandation des auteurs n'a pas prévenu la maladie.

« Voyons maintenant comment les choses se passent chez les femmes publiques, réfractaires à l'hystérie (selon les auteurs). Avec le concours de MM. les docteurs de la Morlière et Boys de Loury, j'ai examiné 197 femmes publiques retenues à Saint-Lazare pour cause de maladie syphilitique. Or, sur ces 197 femmes, il y en avait 106 hystériques, parmi lesquelles 32 avaient des attaques convulsives ; 28 femmes étaient très-impressionnables, et 65 seulement n'étaient ni hystériques ni impressionnables.

« Que penser après cela des assertions des auteurs, et entre autres de celles de Parent-Duchâtelet ! Cet écrivain prétend qu'au couvent du Bon-Pasteur, où l'on reçoit les filles repentantes, et où la continence est observée, on trouve beaucoup d'hystériques, tandis que dans les salles où sont renfermées les filles publiques non repentantes, il n'y a pas d'hystériques, parce qu'elles se dédommagent des privations que leur impose la réclusion, par des moyens supplémentaires. Évidemment, Parent-Duchâtelet s'en est laissé conter.

« Il se trouve, d'après cela, que les femmes qui observent la continence sont rarement hystériques; que celles qui ne l'observent pas du tout sont assez fréquemment prises d'hystérie, et que celles qui donnent dans l'extrême opposé y sont les plus sujettes de toutes. C'est terrible pour les partisans du danger de la continence, mais c'est comme cela. La raison de ce fait, si peu en harmonie avec les idées des auteurs, est très-simple. Parmi ces diverses classes de femmes, les unes vivent tranquilles, les autres ont assez de préoccupations, et les dernières sont la proie d'émotions très-violentes et très-fréquentes (1). »

On peut juger, d'après tout ce que l'on vient de lire, combien on doit être réservé dans les conseils à donner pour le mariage dans certaines circonstances. Il faut renoncer à s'étayer des opinions anciennes qui ont eu cours jusque-là. Lorsque le médecin conseille le mariage dans un but donné, il doit tenir compte d'une foule de circonstances très-délicates, tirées autant de l'ordre moral que de l'ordre physiologique ; il faut surtout, s'il s'agit de névroses, calculer si elles sont héréditaires. Dans ce cas, une femme hystérique à laquelle on conseille le mariage peut donner le jour, comme nous l'avons vu nous-même, à un enfant atteint d'une forme de la maladie beaucoup plus grave. Ce sont des considérations qu'il faut gravement peser.

CHAPITRE IV.

Du mariage considéré en lui-même. — Conditions hygiéniques particulières. — Du libertinage ; des habitudes contre nature ; onanisme conjugal. — Réflexions sur un problème délicat de la famille. — De la stérilité, de ses caractères.

La propagation est une fonction sociale par excellence, puisque c'est à sa faveur que se perpétue l'espèce, que s'éternise, en quelque sorte, la créature humaine contrainte de souffrir la mort. Aussi faut-il peu s'étonner si les législateurs ont voulu exercer une surveillance directe sur cette fonction organique ; si, à toutes les époques de civilisation, a existé un code régulateur pour réprimer les écarts de l'instinct génésique. En effet, des aberrations de ce dernier naissent de grands maux, tant pour l'espèce que pour l'individu. De sa

(1) *De quelques erreurs accréditées en médecine, en matière de prédisposition à l'hystérie*, dans l'*Union médicale*, XXI, 39. 1857.

régularisation, c'est-à-dire de son harmonie avec la nature et les lois de la morale, naissent et la consolidation du repos public et le maintien des vertus de famille. Aucune autre partie de l'hygiène n'embrasse des intérêts aussi sacrés.

La propagation est une fonction au moyen de laquelle l'être humain engendre un être semblable à lui-même. Comme ce produit est le plus parfait de tous les actes organiques, il exige un notable degré de force et d'énergie vitales. Dans les organisations les moins perfectionnées, la faculté procréatrice s'exerce d'une manière plus précoce et plus multipliée, parce que le produit est moins noble. L'intensité de cette faculté, c'est-à-dire sa perfection, est en raison inverse de son extension. (Burdach.) Et, nous ne saurions trop le répéter, elle est bien mensongère, cette philosophie tolérante, qui ne voit rien de nuisible pour l'organisme dans les actes qui entraînent avec eux la sensation de plaisir. Ce dernier cache très-souvent, en définitive, la dégradation et la ruine de l'organisation humaine. Tout, dans les actes physiologiques, proclame la nécessité de l'empire des sentiments supérieurs de haute moralité sur l'instinct organique, dont l'influence, loin de maintenir la conservation du corps, ne sert souvent qu'à entretenir l'ardeur d'une sensualité sans bornes. La volupté vénérienne est celle qui altère le plus rapidement la constitution du corps, et c'est la plus irrésistible ; c'est elle qui laisse après son exercice le plus d'épuisement et de langueur : et cependant, au milieu même de cette consomption qui semblerait le convier à une sage retenue, l'homme consent à peine à faire trêve un instant à cette jouissance terrible, à laquelle il sait que sa perte est unie. Lorsque, enfin, la vie morale et la vie intellectuelle ne tiennent plus dans l'existence humaine le rang qu'elles doivent occuper, on voit les stimulations du sens vénérien usurper, en quelque sorte, la place de toutes les autres sensations, de toutes les habitudes. Si l'on fréquente les hospices d'aliénés, on est misérablement frappé de voir ces pauvres créatures adonnées à l'onanisme et aux manœuvres corporelles les plus viles. Tous les médecins des hôpitaux de fous ont remarqué que la diminution de l'intelligence ou sa suppression partielle était suivie d'une lubricité excessive. Les plaisirs superflus sont non-seulement du libertinage, mais une perte immense pour l'homme. Comparez donc à cette pauvreté d'action et de durée l'exigence quotidienne et perpétuelle des autres conditions de notre existence ! La nature nous interroge à toute heure pour nos besoins réels ; et, tout au contraire, elle se refuse absolument aux excès que notre imagination sollicite parfois en amour. Les prescriptions et les défenses de la morale religieuse ont pour but d'opérer sur les objets de nos désirs cette transformation qui les épure, et sans laquelle ils nuisent à toute l'économie de la vie humaine. *Non mœchaberis!* Le noble historien Tacite, dans son parallèle entre Alexandre et Germanicus, place celui-ci au premier rang, parce que, dit-il, Germanicus fut plus modéré dans les plaisirs, qu'il se borna à un seul mariage et qu'il n'eut pas d'enfants naturels : *modicum voluptatum, uno matrimonio certis liberis egisse.*

Tout ce qui précède nous amène à conclure que la faculté procréatrice n'a point été donnée à l'homme pour servir ses plaisirs individuels, mais pour arriver à un but plus parfait, l'accroissement et le maintien de l'espèce. Il faut, si nous pouvons nous exprimer ainsi, qu'une idée de devoir sanctifie et utilise l'acte générateur ; sans cela, ce n'est qu'une vile déjection. Il doit donc y avoir, pour que la vérité physiologique subsiste, subordination du besoin individuel au besoin de l'espèce. C'est ce dernier mobile qui est le seul respectable, l'autre n'est rien que le libertinage. Celui-ci pollue ce qu'il y a de plus sacré dans l'âme humaine, énerve ce qu'il y a de plus fort dans l'entendement, en faisant prendre le change sur le véritable moyen que la nature emploie pour déterminer les sexes à s'unir, l'amour. Il existe réellement deux espèces d'amour : l'un qui repose sur la matière, sur les formes extérieures, sur tout ce qui est fugitif et passager dans l'organisme ; l'autre qui s'attache à l'esprit, à la beauté morale, c'est-à-dire à ce qui est immortel. Quant aux différentes sortes d'amour, dit Burdach, celui qui repose uniquement sur la beauté du corps, quoique différent de l'instinct de la copulation, s'en rapproche beaucoup, et, comme lui, ne remplit qu'un instant rapide dans la vie ; car tout ce qui tient au corps est en soi pauvre et monotone. Les jouissances qui s'y rattachent amènent promptement la satiété, et laissent après elles le dégoût, quand on en abuse. Ce qui tient à l'esprit, au contraire, est riche et inépuisable. Au point de vue de la famille et de la société, le libertinage, qui est caractérisé par la première forme d'amour, amour sensuel et égoïste, entraîne une foule de calamités contre lesquelles ne peut avoir d'action que la pratique sévère des lois morales et religieuses ; la législation, qui ne s'adresse qu'à la superficie des choses, est impuissante pour détruire ce virus redoutable, qui mine sourdement l'organisme social, la vie intime du foyer domestique. Pénétrons à présent dans les questions d'hygiène intime ; nous tâcherons, comme dit Buffon, en traitant un sujet délicat, d'entrer dans les détails avec cette sage retenue qui fait la décence du style, et de les présenter, comme nous les avons vus nous-même, avec cette indifférence philosophique qui détruit tout sentiment dans l'expression et ne laisse aux mots qu'une simple signification.

Nous ne révoquons point en doute ce fait, c'est que la maternité a pour condition un sentiment moral; il faut, pour que la femme éprouve les tressaillements intérieurs d'une saine fécondité, que son cœur soit doucement ému par un attachement mêlé de respect pour le sujet qui coopère à la fécondation. C'est un fait dont on a généralement le tort de contester l'importance, mais les curieuses recherches de Parent-Duchâtelet le mettent hors de doute. Les observations sérieuses, lorsqu'elles sont faites même dans les sentines de l'humanité, éclairent toujours les questions d'hygiène et de morale. Tous ceux, dit-il, qui ont étudié les prostituées dans les hôpitaux et les prisons, ont fait la remarque qu'elles attribuent toujours leur grossesse à un individu particulier, et qu'elles ont la prétention de pouvoir désigner d'une manière positive quel est le père de l'enfant (1). Mille prostituées fournissent à peine six accouchements dans le courant d'une année. N'y a-t-il pas en cela une belle loi de la Providence ? Celle-ci semble vouloir dans ce cas abandonner la conservation de l'espèce, et préfère tarir la source de la vie plutôt que de propager un germe de corruption. Il s'y trouve aussi une leçon pour les pères de famille. Il est de leur devoir de ne

(1) Un ancien registre d'inscription, commencé en l'an IV de la République française, m'a fourni un document curieux, bien capable de jeter quelque jour sur cette prétention qu'ont les filles publiques d'attribuer à leurs amants les grossesses qu'elles peuvent avoir...

En voici le résultat. Sur 620 femmes inscrites :

217 refusèrent de donner des renseignements;
213 déclarèrent qu'elles n'avaient pas d'amants, et n'avaient pas eu d'enfants;
125 avouèrent qu'elles avaient des amants qui les avaient rendues mères ;
31 dirent que, bien qu'elles eussent un amant, elles n'avaient jamais eu d'enfants ;
26 répondirent qu'elles n'avaient pas d'amants, ce qui ne les avait pas empêchées de concevoir;
8 enfin avaient eu des enfants ; mais, comme elles étaient mariées, elles attribuaient à leur mari les enfants qu'elles avaient eus.

(*De la prostitution dans la ville de Paris*, par Parent-Duchâtelet, t. I, p. 230 à 239.)

point s'opposer systématiquement à cet entraînement spontané des deux sexes, qui les guide aussi sûrement que pourrait le faire la physiologie ; c'est même la cause la plus ordinaire des sympathies les plus promptes et les plus durables, des préférences involontaires dont on ne peut soi-même se rendre compte. Cette attraction instinctive n'aurait besoin que d'être dirigée par des parents éclairés pour aider au vœu de la nature et au bien de la société. Ainsi, pour première condition, nous dirons simplement : attraction, sympathie morale ; pour seconde condition, nous dirons : tempérance, empire sur soi-même.

Lorsqu'on interroge la nature avec une philosophie sérieuse, on demeure bientôt convaincu que son but n'a point été de fournir, dans le sens génital, un appât de plus pour les jouissances individuelles. Bien au contraire, elle a annexé l'appareil procréateur aux puissances constitutives de notre être, pour prouver que nous ne devions l'exercer que dans certaines limites, et dans le but seul d'être utile à l'espèce. Dans les organismes les plus inférieurs, la nature est allée plus loin ; elle a rattaché la destruction de l'être lui-même à sa faculté procréatrice. Beaucoup d'insectes et d'arachnides, mâles surtout, ne survivent que peu à la génération ; la plupart, d'ailleurs, donnent les signes d'un collapsus depuis longtemps remarqué, et une sorte de syncope ou de résolution des forces pendant l'accomplissement de l'acte procréateur. De sorte que le principe qui nous engage à multiplier notre espèce, tend aussi, lorsqu'il n'est pas réglé, à la destruction de notre être : la source de la vie devient celle de la mort. Celse, l'élégant, le judicieux écrivain romain, nous donne là-dessus le précepte le plus sage et le plus fructueux. « Quant aux personnes fortes et bien constituées, dit-il, elles ne doivent pas se livrer avec trop d'ardeur aux plaisirs du mariage, ni s'en abstenir avec trop de scrupule. Ces plaisirs, pris avec modération, donnent de l'activité et de la légèreté au corps, au lieu que l'excès affaiblit et énerve (1). » Mais ce sont surtout les personnes faibles, celles qui ont la poitrine délicate, qui doivent réprimer les mouvements fougueux de la chair : il n'y a pas d'écueil plus dangereux pour elles que les jouissances de l'amour ; c'est à elles particulièrement que s'adressent ces vers latins :

Principium dulce est, sed finis amoris amarus;
Læta venire Venus, tristis abire solet.

(1) *De re medicâ*, lib. I, cap. I.

Les excès vénériens, en abâtardissant l'individu, rendent sa progéniture cacochyme; c'est là une cause puissante des diathèses rachitiques et écrouelleuses, qui déciment les familles et la population. La sécrétion du sperme, en effet, comme celle de tous les autres produits de l'économie animale, est soumise à des lois hors desquelles elle est imparfaite et de mauvaise nature. La liqueur spermatique, sécrétée par les testicules, est conduite dans les vésicules séminales, où elle doit séjourner pendant un certain temps pour y achever son élaboration. Le sperme ainsi perfectionné est l'excitant naturel de la copulation, et il en fait naître le besoin; l'acte conjugal est alors viril ou puissant, et les enfants qui en proviennent sont vigoureux en raison de la force et de l'âge des parents ascendants. Mais si l'acte de la copulation commence par des excitations extérieures; si la liqueur séminale est sécrétée immédiatement avant son éjaculation; si elle ne fait que traverser les réservoirs dans lesquels elle devrait séjourner, et qu'elle en soit expulsée avant que les molécules intégrantes se soient unies d'une manière intime et homogène, ce n'est plus alors qu'une semence encore imparfaite, qui n'a point de maturité, qui manque de qualités prolifiques et dont les rejetons ne peuvent avoir ni force ni durée; il ne peut en éclore que des embryons entachés d'une faiblesse originelle, qui rend laborieuses et maladives toutes les phases de leur développement (1). L'énervation du facteur amène celle du produit.

Enfin, osons le dire, l'amour dans le mariage comporte, dans l'intérêt de son produit à venir, un certain degré de chasteté. Ces deux choses peuvent paraître de prime abord inconciliables, mais les personnes réfléchies nous comprendront aisément : il s'agit de la prédominance du désir des sens. Aussi, après l'acte de la fécondation, la femme qui n'a pas été déréglée par le plaisir doit tomber aussitôt dans le sommeil. Le repos de l'âme et du corps, immédiatement après la génération, favorise la fécondation. Car celle-ci peut être troublée dans ce premier moment par toute nouvelle excitation. L'apaisement

(1) Le professeur Lallemand, de Montpellier, dans ses belles recherches sur les pertes séminales, a toujours remarqué que les mouvements des *zoospermes* étaient plus vifs, plus prolongés dans ceux qui provenaient des vésicules séminales que dans ceux qui étaient tirés des canaux déférents et surtout des testicules. Cette partie, que l'on peut appeler pour ainsi dire *vitale* de la semence, subit donc, dans les vésicules séminales, lieu de son repos, un perfectionnement progressif; les animalcules sont plus développés à mesure qu'ils se rapprochent de l'orifice excréteur. (T. II, p. 430.)

du désir des sens est un des moyens qui contribuent le plus à assurer la fécondation, parce que la vitalité des organes intérieurs où s'opère la conception s'exalte à proportion du retour dans le repos des organes extérieurs. La continuation de l'exaltation des organes génitaux externes par le plaisir, entrave et amoindrit d'une manière très-grave l'action dès lors si importante des organes génitaux internes. Pendant les premiers temps de la grossesse, la délicatesse du fœtus ne pourrait supporter sans dangers le désordre que produit souvent, dans toute l'économie, l'extase de la volupté.

Le premier effet des excès vénériens est de diminuer la passion qui les a fait naître, de détruire les illusions relatives à l'objet aimé. C'est ce que devraient comprendre, dit un médecin, ou deviner les bonnes ménagères; c'est ce que les pères devraient inculquer profondément à leurs fils en les mariant. Nous prions le lecteur de prendre acte de cette importante proposition et de la rattacher d'avance à ce que nous pourrions dire des plaisirs légitimes du mariage. Il faut, selon Plutarque, peu estimer l'amour qui n'est allumé que par la chaleur de la jeunesse et la beauté du corps. Il faut qu'il s'appuie sur la sensibilité morale et pénètre jusqu'à la partie pensante, où il prend le caractère d'une affection de l'âme (1). L'amour des courtisanes, celui qui s'allume dans la contemplation des formes, celui, en un mot, qui prend naissance en dehors de la raison et du libre arbitre, se change bientôt en haine, si, ce qui est pis, il ne développe point dans l'âme certain délire, au milieu duquel on voit cet amour s'entretenir plutôt par la discorde que par la paix (2). Cette réflexion de Spinosa plonge dans les profondeurs de la nature humaine, et les faits malheureusement en vérifient chaque jour la justesse. Les livres bibliques, qui nous exposent souvent à nu tous les écarts de la sensualité vénérienne, font ressortir cette vérité à l'occasion de l'inceste d'Ammon, fils de David, avec Thamar : aussitôt il conçut pour elle une étrange aversion, de sorte que la haine qu'il lui portait était encore plus excessive que la passion qu'il avait eue pour elle auparavant (3). L'observation a placé sous nos yeux l'exemple d'antipathies mortelles qui n'avaient point d'autre cause.

(1) *Œuvres morales*, t. III, p. 186. — 1806.
(2) Spinosa, *Opera posthuma*. Ethices, p. 227.
(3) *Rois*, c. XIII, v. 15.

A. *Libertinage, onanisme conjugal.*

Troisième et dernière condition : respect de la nature de l'instinct organique dans l'accomplissement de l'acte conjugal : *natura veneranda est, non erubescenda.*

Les mœurs publiques doivent en grande partie leur dégradation, et les familles leur désordre aux scènes scandaleuses de l'alcôve, trop souvent transformée en véritable lupanar. L'immoralité du mari apprend à sa jeune épouse les ingénieux stratagèmes inventés par la débauche. Révoltée d'abord dans sa pudeur, jusque-là respectée, secrètement avertie par sa conscience de l'outrage à la morale dont elle se constitue l'innocente complice, la femme se souviendra, si jamais sa vertu vient à succomber, des leçons qu'elle a reçues pour tromper la nature et s'assurer l'impunité, tout en violant odieusement la foi conjugale, ce palladium des sociétés. A qui la faute? si ce n'est à l'imprudent qui n'a pas su conserver précieusement chez sa compagne la chasteté, cette sauvegarde que Dieu lui-même a placée dans le cœur de la femme pour préserver sa faiblesse et l'avertir du danger; car la femme qui ne rougit plus est livrée sans défense aux suggestions du vice : et si alors l'honneur du mari demeure intact, c'est que les circonstances le serviront bien plus que sa sagacité (1). Un Père de l'Église, saint Jérôme, a dit avec beaucoup de vérité : Il n'y a rien de plus honteux que de traiter sa femme comme une adultère. Il y a toujours danger à s'écarter des voies de la nature en la trompant. Certes, nous ne voulons pas l'ignorer, la morale a des conditions d'origine bien plus élevées que les simples lois organiques, mais il n'en est pas moins remarquable de voir que la transgression de ses préceptes tourne toujours au détriment de l'organisation, et que le mépris ou l'abrutissement de la raison soit en quelque sorte totalement puni par quelque désordre profond de la nature; mais, on peut le dire, tous les écarts de la passion vénérienne, toutes ses aberrations se résument dans une pratique où le mariage n'est souvent qu'un voile derrière lequel se cachent tous les raffinements du libertinage : il n'est pas un médecin qui ne puisse rendre témoignage de la multitude des cas d'onanisme conjugal qu'il rencontre dans sa profession, il n'est personne qui en doute dans la société, comme cause occulte et bien avérée de la dégradation de l'es-

(1) Dr Al. Mayer, *Des rapports conjugaux*, etc., p. 51.

pèce, des générations futures, en les privant de séve, obligées qu'elles sont, selon l'expression énergique et vraie du docteur Dufieux, de surgir au milieu de ce vaste effort du néant. Ce fait mérite de nous arrêter un instant.

C'est dans la Genèse qu'on trouve signalé pour la première fois un attentat commis dans le lit conjugal, violateur des lois de la nature et préjudiciable aux intérêts de l'espèce ; nous voulons parler de l'*onanisme conjugal: Semen fundebat in terram ne liberi nascerentur, et idcircò percussit eum* (*Onam*) *Dominus, quòd rem detestabilem faceret* (1). Nous devons indiquer, ici, les dangers de plusieurs ordres qui sont attachés à une pratique malheureusement trop commune dans l'intérieur des familles. Et d'abord, disons-le, l'expérience prouve que le but de la procréation est souvent atteint, malgré les mauvais vouloirs et les efforts criminels du mari. Qui sait si les enfants, si souvent faibles et chétifs, ne sont pas le fruit de ces actes incomplets et anormaux, où la nature outragée et plus ou moins frustrée semble devenue impuissante à former des êtres parfaits ; et qui sait encore si, momentanément privée de sa force plastique et créatrice, la nature ne pourrait pas créer quelquefois des anomalies ou des monstruosités par défaut (2) ? Cette considération ou ce doute vivement exprimé ne serait peut-être pas sans quelque force pour détourner les onanistes de leur criminel dessein.

Il n'est point difficile de concevoir le degré de perturbation qu'une semblable pratique doit exercer sur le système génital de la femme, en provoquant des désirs qui ne sont point satisfaits. Une stimulation profonde retentit dans tout l'appareil ; l'utérus, les trompes et les ovaires entrent dans un état d'orgasme. L'orage n'est point apaisé par la crise naturelle ; une surexcitation nerveuse persiste. Il se passe alors ce qui aurait lieu si, présentant des aliments à un homme affamé, on les retirait brusquement de sa bouche après avoir ainsi violenté son appétit. La sensibilité de la matrice, tout le système de la reproduction sont tiraillés en sens contraire. C'est à cette cause, trop souvent mise en action, que l'on doit attribuer ces névroses multiples, ces bizarres affections qui ont pour point de départ le système génital de la femme. Notre conviction, à cet égard, repose sur un assez grand nombre d'observations. Il y a plus, les rapports

(1) *Gen.*, XXVIII, 9, 10.

(2) Debreyne, *Essai sur la théologie morale considérée dans ses rapports avec la physiologie et la médecine*, 2e édit., p. 101.

moraux entre les époux subissent des changements fâcheux ; cette affection, fondée sur une estime réciproque, s'efface peu à peu, par la répétition d'un acte qui souille le lit nuptial ; de là, certaines aigreurs, certains ressentiments profonds qui, grossissant peu à peu, déterminent ces ruptures scandaleuses, dont le vulgaire ignore presque toujours le véritable motif.

Ce que nous disions à cet égard, lors de la première publication de cet ouvrage, s'est singulièrement confirmé; nos observations se sont multipliées.

Pour nous, l'onanisme conjugal est la source occulte d'une foule de maladies tant chez l'homme que chez la femme.

Chez l'homme, l'acte génésiaque, accompli *normalement* et *complétement*, laisse à sa suite un état de bien-être comparable à celui qui résulte de la satisfaction d'un besoin impérieux. A l'ébranlement nerveux le plus formidable succède bientôt un calme parfait, et aux dispositions d'esprit les plus sombres une tendance à la gaieté et à l'expansion du cœur. Au contraire, quand la fonction a été interrompue par un calcul préalable, l'éréthisme persiste accompagné d'abattement et de fatigue, et surtout d'une teinte de tristesse où nous serions tenté de voir un phénomène de conscience comparable au remords, ce premier châtiment d'une faute commise.

L'onanisme, nous en avons la preuve, conduit à tous les raffinements de la débauche ; et celui qui, par calcul, restreint les plaisirs légitimes que peut lui donner le mariage, regrette nécessairement ce que lui fait perdre l'imperfection de ses actes. Si nous considérons l'onaniste à ses débuts, nous le verrons se contenter d'abord de tromper la nature dans l'accomplissement de l'acte copulateur, qu'il sait rendre imparfait et infécond ; plus tard, l'acte imparfait ne lui suffit plus, ses jouissances ainsi modifiées ne lui paraissent plus assez étendues ni assez complètes, il éprouve le besoin d'agrandir à son profit le domaine du plaisir. C'est pourquoi il cherche à se procurer des sensations plus voluptueuses, et il croit avoir réussi au delà de ses espérances lorsqu'il est parvenu à contredire grossièrement la nature, parce que les moyens qu'il emploie, moins délicats et moins propices, irritent davantage l'organe de la sensibilité vénérienne, et semblent amplifier la jouissance par les impressions exagérées qu'ils déterminent.

C'est là, nous sommes porté à le croire d'après quelques révélations, une des causes de la grande fréquence des affections des centres nerveux (myélite, ramollissement cérébral, etc.). Nous avons vu des paraplégies survenir à la suite de ce libertinage conjugal, et il est facile d'en comprendre l'étiologie.

Les abus vénériens ont surtout pour résultat de produire un *épuisement nerveux*, en lassant le système cérébro-rachidien qui maintient l'intégrité des effets nerveux organiques. C'est particulièrement sur la moelle épinière qu'ils agissent. La physiologie enseigne, en effet, que cette colonne nerveuse est la cause de la puissance et de la tension sexuelle : l'exercice du penchant à la reproduction est régi par elle. On ne saurait contester que cet organe est un des plus affectés dans le coït ; nous en avons pour preuve les violents mouvements réflectifs qui succèdent aux irritations sensorielles des nerfs de la verge, dans les vésicules séminales et les muscles du périnée. L'accablement qui suit l'acte vénérien ne peut avoir sa cause que dans la moelle épinière. Les forces de cette colonne ne reviennent que peu à peu au degré de tension nécessaire pour la répétition de l'acte ; il faut du temps pour ramener en elle cette exubérance du principe actif (1). Aussi, depuis longtemps a-t-on considéré l'abus de la faculté générative comme le plus pernicieux aux facultés encéphaliques, soit pour affaiblir l'intelligence, soit pour énerver les fonctions sensitives et motrices et accourcir la longévité. C'est avec raison qu'un ingénieux physiologiste admet qu'il existe, pour le déploiement et la dépense de la vie nerveuse, deux tendances ou oscillations opposées aux pôles inverses de l'animalité, le pôle encéphalique et le pôle génital. Il existe un antagonisme remarquable entre les deux pôles, manifesté par les exemples suivants : dans la série zoologique, les races les plus fécondes (les rongeurs, les poissons) sont également les plus stupides par l'étroitesse de leur cerveau. L'organe génital acquiert plus de volume, et développe par la suite une fécondité plus riche chez les êtres dans lesquels le système encéphalique est le plus restreint.

Il y a déjà quelques années que nous avons publié nous-même une série d'observations touchant une forme particulière de paralysie des membres inférieurs, à la suite des abus vénériens. Nous avons prouvé que l'évacuation trop répétée et trop abondante de la liqueur séminale interrompait dans les membres inférieurs la propagation de *l'influx sensitif et moteur*. Nous avons remarqué également chez les sujets atteints de cette maladie, à la suite d'excès du coït, une diminution dans le mode d'énergie des facultés de

(1) Muller, *Physiologie du système nerveux*, t. I, p. 369.

l'esprit. Eux-mêmes étaient les premiers à avouer que leur mémoire était moins fidèle, leur jugement moins sain, leur aptitude à la réflexion moins prononcée depuis l'accident qu'ils avaient éprouvé (1).

Il est facile de comprendre la théorie des morts subites, si fréquentes chez les libertins *in ipso coïtu :* elles arrivent par une sidération générale des forces nerveuses. En effet, si les excès vénériens sont capables de produire l'abolition partielle de l'influx nerveux, qui se distribue aux membres inférieurs, d'après les lois de connexion de l'appareil cérébro-rachidien, qui forme un tout organique, ce mode d'épuisement peut atteindre, non-seulement la moelle épinière, mais encore le cerveau. Le sage Morgagni fait suivre de cette réflexion l'histoire tragique d'un jeune débauché qu'une courtisane, à son réveil, trouva glacé sur son sein : *Sed tamen peccatorum ultor Deus non patitur semper occultari, quomodò in delicto per delictum ipsum pœnas sumat* (2).

Chez les femmes on peut observer, comme résultats de la souillure du lit conjugal, beaucoup de ces affections qui font le désespoir de la vie. Un grand nombre de névroses générales nous paraissent ne pas reconnaître une autre cause; beaucoup de femmes que nous avons interrogées à ce point de vue nous ont fortifié dans cette manière de voir. Mais ce qui, chez nous, est passé à l'état de vérité incontestable, c'est que les troubles de l'innervation utérine chez les femmes mariées, les symptômes hystériques qu'on rencontre presque aussi souvent chez elles que chez les jeunes filles vierges, tiennent aux pratiques vicieuses employées par les maris dans leurs rapports conjugaux. Nous recommandons ce point de doctrine étiologique aux investigations et aux méditations de nos confrères. Mais il est une affection beaucoup plus grave qui se propage chaque jour davantage et qui, si rien n'arrête ses envahissements, aura bientôt atteint les proportions d'un fléau; nous voulons parler des dégénérescences de la matrice. Nous n'hésitons pas, dit le docteur Mayer, à placer au premier rang dans l'étiologie de cette redoutable maladie le raffinement de la civilisation, et particulièrement les artifices introduits de nos jours dans l'acte génésiaque. Et il n'est pas difficile

(1) *Mémoire sur l'impotence des membres inférieurs, à la suite des excès vénériens*, etc., par F. Devay. — (Mémoires de la Société médicale d'émulation de Lyon. 1841.)

(2) *Epist. anat.-med.*, XXI, 12.

de concevoir le mode d'action de cette cause pathogénique, si l'on considère combien il est vraisemblable que l'éjaculation et le contact du sperme avec le col utérin constituent pour chacun des conjoints la crise de la fonction génitale, en apaisant l'orgasme vénérien, en calmant les convulsions de la volupté sous lesquelles s'agitait frémissante l'économie tout entière. Et puis, enfin, qui nous démontre qu'il n'existe pas dans la liqueur fécondante quelque propriété spéciale, *sui generis*, qui fait de sa projection sur le col de l'utérus et de son contact avec cet organe une condition indispensable à l'innocuité du coït? Cette opinion, que nous n'avons trouvée consignée dans aucun livre, un praticien des plus distingués, M. le professeur Villars, de Besançon, nous affirme qu'il la partage complétement, et que depuis de longues années il n'a cessé de la propager et de la défendre chaque fois qu'il en a trouvé l'occasion.

Notre opinion, depuis quelques années, est tout à fait conforme à celle de ces derniers médecins. Soit dans notre service d'hôpital, soit dans notre clientèle particulière, nous avons pu, à la suite d'interrogatoires précis, constater que plusieurs fois de graves maladies de la matrice, terminées dans quelques cas par la mort, n'avaient pas d'autre origine. Plusieurs de ces malades nous ont révélé avoir eu le pressentiment des accidents qui devaient survenir par l'état d'angoisse, de souffrances pénibles éprouvées dans les instants où elles se trouvaient victimes de la violation des lois de la nature. Cette cause, par la difficulté de l'aveu, échappe souvent à l'observation commune; mais, lorsqu'on voudra bien prendre la peine de le vérifier, elle sera, sans aucun doute, mise dans sa véritable valeur. La femme, comme on l'a dit, n'est-elle pas la proie d'une terrible spécialité, inconnue à nos grand'mères, à propos de laquelle un chirurgien fort distingué disait dans une réunion médicale très-nombreuse : La chirurgie a eu son Robespierre et l'utérus son 93 (1) ?

B. *Question délicate, contrainte morale.*

Dans la première édition de cet ouvrage, il nous est arrivé d'agiter une question grave, confinant à la fois au domaine de la théologie et à celui de l'hygiène et de l'économie politique. Nous avions même cru pouvoir, à cette époque, donner la solution d'un pro-

(1) P. Tessier, *De l'enseignement medical en France.* — *Univers*, 1854.

blème délicat, objet de bien grandes sollicitudes dans les familles et parmi les économistes. Mais nous avons cru devoir y renoncer dans le présent ouvrage, soit que cette solution ait paru choquer certains esprits, soit surtout que de plus amples lumières nous aient démontré qu'à supposer que cette solution eût des bases solides dans la physiologie humaine, elle n'arriverait point à détruire un mal que nous voulions surtout combattre. Mais il n'en est pas moins vrai que le problème est plus agité que jamais, que la question est brûlante, qu'elle est envisagée d'une manière très-opposée soit dans les rangs du clergé, soit dans le camp des économistes. Comme, depuis la publication de notre livre, notre opinion a été assez souvent invoquée sur ce sujet délicat, qui se lie par plusieurs points d'ailleurs à l'hygiène des familles et en particulier à ce qui a été énoncé plus haut, nous pensons devoir en dire quelques mots, toutefois avec les plus grandes réserves. Nous nous adresserons cette simple question : L'instinct seul doit-il présider chez l'homme à l'acte de la reproduction ? Ce que nous avons exposé y répond déjà en partie ; pénétrons plus avant.

Il est beaucoup d'hommes vertueux, disions-nous, de nos jours, qui embrassent l'état de mariage dans les vues les plus pures et les plus honnêtes ; mais leur âme se trouble bien vite, lorsque la population intérieure de leur foyer dépasse les *limites des subsistances* par l'irrésistible loi de la reproduction. Cette inquiétude atteint presque le degré du désespoir, si leurs ressources pécuniaires sont limitées, s'ils ne voient rien de rassurant dans l'avenir, si leur activité est dépassée par les obstacles que soulève une fortune adverse. Il faut être médecin, il faut avoir sondé bien des plaies vives, avoir fréquenté bien des mansardes ignorées, pour comprendre tout ce qu'il y a de poignant dans une situation pareille. Ils pourraient, à la rigueur, nourrir un ou deux enfants ; mais six, huit, dix, cela dépasse souvent l'aptitude d'un père peu fortuné. *Croissez et multipliez*, est-il dit dans la Genèse ; cela est vrai ; mais il y aurait danger à donner à ces paroles une interprétation trop absolue. Ceci ne peut s'entendre que d'une multiplication saine, légitime, dont les membres trouveront le pain quotidien et la sécurité.

Il est incontestable, comme nous l'avons déjà remarqué, que ce n'est pas tout que de faire des enfants : il faut les élever. Élever un enfant, c'est fournir à tous ses besoins, des aliments, du feu quand il fait froid, un abri contre l'intempérie des saisons, des vêtements appropriés à toutes les températures, les secours de la médecine en cas de maladie, et finalement tous les soins que peut réclamer sa position. En d'autres termes, l'éducation d'un enfant, telle que nous l'entendons, ne se compose pas seulement de la nourriture, mais aussi de tout ce qui lui est utile ou nécessaire pour vivre, jusqu'à ce qu'il soit en état d'y suppléer par lui-même. Or, le travail de l'homme est borné, comme ses facultés, et comme nul ne peut se donner plus de facultés qu'il n'en a reçu de la nature, nul ne peut en étendre indéfiniment le produit. Il peut être parfaitement établi que, quelques soins qu'il se donne, les sueurs d'un père ne pourront alimenter qu'un certain nombre d'enfants. S'il en fait plus qu'il n'en peut faire vivre, ils souffriront tous, et les plus faibles paieront pour les plus forts. Les pères de famille imprévoyants agissent comme ces tristes conquérants qui lèvent une nombreuse armée sans s'occuper des fournitures de toute espèce qui lui sont nécessaires.

Maintenant, dira-t-on, une des prescriptions de la loi religieuse, c'est la multiplication du type humain, convié à d'immortelles destinées! Vous restreignez, de cette sorte, la germination physique et spirituelle du plus beau des chefs-d'œuvre de la Divinité! Il y a deux choses à répondre à cela. Il faut d'abord laisser à Dieu le secret de ce qui n'existe point. Cette accusation aurait toute sa valeur si on l'appliquait à l'embryoticide, à cette doctrine affreuse, généralement répandue dans l'antiquité, qui refuse de reconnaître à l'embryon des droits imprescriptibles à la vie. Ici la question change de face : toute manœuvre capable d'étouffer le genre humain dans sa première ébauche même, est un meurtre véritable. Il faut songer, de plus, que l'imprévoyance dans l'acte de la procréation tend évidemment à compromettre la moralité, et, par conséquent, le salut à venir d'êtres qui ne trouvent point de moyens d'existence assurés. La misère entraîne généralement au vice et au crime ; c'est un fait qu'on ne peut contester. Lorsque Dieu nous commande de multiplier et de remplir la terre, cela signifie seulement que nous devons obéir à cet ordre, en nous conformant aux lois immuables prises par lui pour la continuation de notre race; c'est la conservation de sa santé, c'est son bonheur, c'est sa longévité. Voilà ce qui est exigé de nous comme créatures raisonnables, et non pas la multiplicité de naissances, produites aux dépens de nouveau-nés, en les frustrant de l'aliment qui leur a été destiné. Le commandement à nos premiers parents de croître, de multiplier, de peupler la terre, a été, sans doute, souvent mal compris par beaucoup de théologiens et de législateurs, qui ont perdu de vue le point essentiel, que quand Dieu leur fit ce commandement, il leur avait accordé l'abondance de toutes choses, les poissons de la mer, les oiseaux de l'air, les fruits de la terre, le pouvoir sur tous les autres animaux. Il y avait naturellement abondance de toutes choses pour plusieurs générations après Adam et Ève, et conséquemment après Noé et le petit nombre de personnes qui, avec lui, sont sorties de l'arche. Mais le commandement que Dieu jugea convenable de faire à nos premiers parents, à Noé, et, par la suite, à sa famille, fut, dans la sagesse du Tout-Puissant, changé lors de la promulgation du Décalogue. A cette époque, les moyens de subsistance ne pouvaient suffire à l'immense population existante. Dans le Décalogue, nous voyons le droit de propriété clairement reconnu ; dans toutes les lois données sur le mont Sinaï, l'on découvre positivement une contrainte morale. Et puis, d'ailleurs, en ceci comme en toutes choses, Dieu a fait l'homme libre et lui a imposé le devoir, sous peine de sévères châtiments, d'user de sa liberté, de son intelligence et de sa raison pour prévenir la misère et l'influence des maux.

Par ces réflexions nous ne prétendons pas vouloir démontrer autre chose, sinon que l'homme, dans la fonction de propagation, est tenu de faire acte de créature intelligente, morale et responsable. Rien n'est plus triste à considérer que les unions dans les classes pauvres, où le désir de procréation agit plus énergiquement que le besoin de la conservation du bien-être; où le concubinage, la démoralisation se présentent comme les tristes fruits de cette incurie brutale ; où, si les enfants ne naissent point pour mourir, ils survivent infirmes, chétifs, accablés de maladies incurables : car, on ne le sait pas assez, l'empire que l'homme doit exercer sur son instinct reproducteur est à la fois justiciable de la morale et de l'hygiène, qui toutes deux s'accordent, à leurs points de vue respectifs, pour prescrire au chef de la famille le respect de la compagne de sa vie. *Maxima debetur sponsæ reverentia;* ce serait là un précepte qui ne fait peut-être pas assez l'objet de l'éducation intime que le père doit à son fils quand il a atteint l'âge de raison et qu'il aspire lui-même à fonder une nouvelle famille. Ce respect, on ne saurait trop le faire pénétrer dans l'esprit de toutes les classes de la société, de celles surtout qui s'adonnent à l'intempérance de la table et à l'ivrognerie. L'intempérance et l'ivrognerie ont une grande part dans les misères de ce monde : elles font perdre aux hommes le sentiment de leur dignité envers eux-mêmes, celui du devoir envers leurs familles ; elles étouffent la voix de la raison ; elles neutralisent toute prévoyance intérieure, amènent après elles le découragement, bientôt suivi de l'affaiblissement du ressort moral (1). On arrive, et c'est là surtout qu'il est de notre devoir d'insister, à cette étrange aberration où les stimulations de l'ivresse sont prises pour le vœu de la nature, où les sollicitations du besoin provoqué par des excitations morbides inclinent la créature humaine à assouvir une passion brutale qui, comme nous l'avons déjà dit souvent, doit, dans l'intérêt de l'espèce, être réglementée par des instincts supérieurs. De là une progéniture épileptique, convulsée, des rejetons étiolés, rabougris, dont l'aspect inspire la pitié. De là cette effrayante mortalité des enfants des nécessiteux dans les grands centres industriels. Quoi qu'on en ait dit, ils meurent plus vite et plus souvent et ne comblent aucun déficit. A Mulhouse, la vie probable, pour les enfants des ouvriers, est seulement de deux ans ! De là les ravages sur les générations de l'*alcoolisme chronique*, maladie nouvelle sur laquelle les travaux modernes ont répandu de bien sinistres clartés.

Toutefois il y a dans la raison de l'homme éclairée et soutenue par les croyances religieuses, plus qu'un palliatif : il y a l'idée de devoir dans sa plus haute consécration. Nous sommes sur ce point de l'avis de quelques religieux et savants économistes qui revendiquent en faveur de la contrainte morale par le catholicisme le pouvoir d'arriver à quelques résultats. Ainsi, d'après eux, c'est dans le catholicisme seul que les sociétés européennes peuvent trouver un frein à la fois moral, sérieux et efficace contre la puissance génératrice de l'homme ; c'est à lui seul qu'on peut demander utilement de tenir en échec cet excès de force procréatrice que ne suffit point à contenir la prudence purement humaine ; c'est lui seul qui vient renforcer cette sorte de prévoyance, et plus souvent encore la suppléer, pour épargner à notre vaine pitié le spectacle cruel d'une population exubérante moissonnée par la misère ; seul il peut maintenir d'une manière durable et permanente, sans secousses, sans souffrances, par une simple action préventive, l'équilibre entre la population et le capital. Il le fait en inspirant aux hommes une prévoyance instinctive ou réfléchie qui leur conseille de ne pas user de toute la plénitude des facultés génératrices dont ils sont doués ; en portant les uns à se maintenir dans le célibat, les autres à retarder le mariage ; en conseillant à ceux-ci de n'en user qu'avec modération, à

(1) Garnier, *Du principe de la population*, p. 101. 1857.

ceux-là de n'en pas user d'une façon réprouvée par la morale (1).

Nous en resterons là sur ces considérations; nous ne proposerons cette fois-ci aucun remède. Nous ne discuterons point sur la prospérité attachée d'ordinaire, selon quelques-uns, aux familles nombreuses, et sur beaucoup d'autres questions objets de controverse. Nous devions nous borner à ce simple énoncé : « Tout, dans l'acte de la procréation, ne peut être livré à l'instinct génésique. » L'hygiène et la morale nous donnent à cet égard une solution conforme; toutes les situations de l'existence ne sont point également propres à constituer une saine et robuste génération : celle-ci donne de meilleurs produits en raison inverse de son extension. Voilà des vérités expérimentales généralement peu connues et dont on ne saurait trop se pénétrer. Nous aurons plus loin l'occasion de revenir sur quelques-unes d'entre elles; d'un autre côté, nous ne le dissimulons point, on est peut-être en droit de se maintenir en défiance sur ce que les économistes et beaucoup d'autres personnes désignent sous le nom de *contrainte morale*. C'est une expression des plus équivoques et des plus élastiques : si elle s'applique aux moyens destructifs, c'est un enseignement corrupteur; si l'on veut par là désigner la continence absolue, elle dépasse le but. Il y a dans la solution de cette question deux écueils : celui du libertinage et celui du mysticisme. Il faut, en cela, que l'homme fasse appel à sa conscience, à tous ses sentiments supérieurs; il faut, et ce sera notre dernière considération, qu'il jette aussi les yeux sur le sort de sa compagne.

Nous avons parlé plus haut du respect dû à l'épouse. Eh bien, réfléchissons sur ce fait qui se présente toujours sans exception : c'est la femme elle-même, si disposée à tous les sacrifices, si pleine des sentiments de la maternité, qui demande grâce ; c'est la femme, dont la foi religieuse est si vive, qui supplie de faire une halte dans cette carrière d'une incessante reproduction ; c'est elle, enfin, qui prévoit l'avenir avec terreur au milieu de l'épuisement de ses forces, et qui succombe quelquefois sous un fardeau trop lourd à porter ! Chez le riche et chez le pauvre, vous entendrez proférer les mêmes plaintes !

(1) Voy. Villeneuve de Bargemont, *Économie politique chrétienne*, t. I, *passim* et Metz-Noblat, *Correspondant*, 1854. Ils citent entre autres cette parole de saint Paul : « Les personnes qui se marient imprudemment souffriront dans leur chair des afflictions et des maux que je voudrais vous épargner. »

2° De la stérilité et de ses caractères.

Nous ne pouvons terminer cette partie, consacrée à l'hygiène des fonctions de reproduction, sans dire quelque chose de la stérilité, qui jette souvent une grande désolation dans le sein de la famille. Cette maladie, car c'en est une véritable, dépend de diverses causes. Tantôt elle dépend d'un vice primitif de conformation chez la femme, tantôt d'une détérioration de la constitution, par suite de la négligence des parents à observer les règles hygiéniques réclamées dans le jeune âge. Elle peut venir, comme nous l'avons dit précédemment (voy. p. 99), des excès du mari dans la première jeunesse, ces excès ayant affaibli ou détruit la puissance des organes de la génération. Enfin, la cause la plus fréquente chez la femme, c'est un désordre général dans les actes du système nerveux, amené par une vie dissipée, s'écoulant au sein du luxe et des divertissements. Chez ces femmes, la matrice, irritée, atteinte d'un véritable état spasmodique, expulse l'ovule, sans qu'on s'en aperçoive, dès les premiers jours de la conception. On a vu quelquefois un changement de fortune rendre féconde une femme jusqu'alors stérile. Un médecin anglais cite le fait suivant :

« Une femme n'avait pas eu d'enfants dans la prospérité, et dès qu'elle fut devenue pauvre, quoiqu'elle ne fût pas privée de viandes, elle se vit, en peu d'années, mère d'une nombreuse famille. Avant son revers de fortune, elle menait, du matin au soir, une existence somptueuse et dissipée à Londres, éprouvant le dépit de n'être pas admise dans une classe au-dessus de sa condition ; mortifiée de ce que ses charmes, ses bijoux, ses dîners splendides, ses bals n'étaient point en vogue parmi l'aristocratie (1). »

Nous avons déjà reconnu, en traitant des sexes, combien les raffinements du luxe, l'action des modificateurs sociaux, qui entrent pour une si large part dans ce qui constitue la vie civilisée, avaient de puissance pour ôter à la femme ses conditions sexuelles. Des faits analogues se représentent fréquemment.

Lorsque l'impuissance et la stérilité sont radicales, lorsqu'elles dépendent soit d'une lésion locale des organes, lésion permanente, soit d'une disposition de l'organisme que l'on ne saurait modifier,

(1) Loudon, *Solution du problème de population*, p. 306.

la médecine offre peu de ressources. Il faut dire aussi que les médecins sont peu portés à s'occuper de cette sorte d'affection autrement que pour remédier au délabrement de l'individu. Ils font peu d'attention à l'état de la fonction qui nous occupe ; leur zèle, disent MM. Grimaud et Martin Saint-Ange, pour le soulagement de l'humanité souffrante ne saurait les pousser, en effet, à consumer leurs veilles dans la recherche des moyens de procurer au vice et à la dépravation quelques éclairs de satisfactions nouvelles. D'ailleurs, quel bien la société pourrait-elle attendre de la lignée dégénérée d'individus que des moyens factices pourraient seuls monter au ton d'une virilité équivoque? Néanmoins, il s'est trouvé des médecins qui ont dirigé leurs travaux de ce côté. On a publié des livres dans lesquels on parle de moyens mécaniques qu'on dit propres à solliciter le réveil et même à déterminer le développement des organes de la génération.. Comme nos observations nous ont amené bien souvent à reconnaître l'abus de ces promesses illusoires, nous ne saurions trop prémunir contre elles les personnes intéressées. Il y a plus : de véritables dangers ont lieu lorsque ces étranges spécialistes administrent des substances dites aphrodisiaques dans le but de rendre l'illusion plus complète. En fait de stérilité et d'impuissance, il ne faut jamais perdre de vue qu'elles sont ou absolues ou relatives. Et comme l'une ou l'autre, dans le premier cas, peut exister avec une conformation très-régulière en apparence, et une santé qui comporte une dose convenable de gaieté, d'appétit et de sommeil, on a peine à se croire à tout jamais impuissant ou stérile ; on court après les leurres du charlatanisme, tandis qu'on ne devrait s'adresser qu'aux lumières d'un médecin consciencieux.

L'impuissance et la stérilité qui sont guérissables rentrent dans le domaine de la médecine rationnelle. C'est ainsi que la guérison des pertes séminales chez l'homme, et la restauration de l'organisme chez la femme, le traitement d'une diathèse nerveuse, strumeuse, peuvent rendre la fécondité. Nous pourrions citer de nombreux faits tirés de notre pratique à l'appui de cette assertion. Ainsi, nous nous souvenons d'avoir rendu la joie et le bonheur à un jeune ménage, en guérissant chez l'époux une affection spasmodique occulte, qui le rendait impropre à l'accomplissement du devoir conjugal. Chez la femme, c'est le plus souvent à l'hygiène qu'il faut s'adresser pour remédier à cette affliction. Nous avons vu des femmes demeurées longtemps stériles que l'influence des bains de mer, de la navigation, avait rendues fécondes. Souvent un changement de résidence, de climat, a une grande efficacité. Larrey, dans ses *Mémoires de médecine militaire,* mentionne plusieurs cas où la stérilité des femmes de soldats disparut par le changement de climat entre la France et celui de l'Égypte. Enfin, les époux ne doivent pas perdre de vue les enseignements précieux de la physiologie. Tous les observateurs sont unanimes pour considérer la conception comme beaucoup plus facile vers l'époque qui suit la période menstruelle. Hippocrate conseillait à toutes les femmes stériles de faire une grande attention à ces moments. Boerhaave avait également remarqué que les femmes deviennent presque toujours enceintes à la fin des époques menstruelles : *Feminæ semper concipiunt post ultima menstrua et vix ullo alio tempore.* Haller s'exprime, à cet égard, à peu près de la même manière (1). Chacun sait ce que dit l'histoire au sujet de Henri II, qui consulta son médecin sur les moyens de combattre la stérilité de la reine. Le célèbre Fernel se borna à inviter le roi à suivre exactement le précepte du Père de la médecine. Ce conseil porta ses fruits : après onze ans de tentatives inutiles et d'impatience, Catherine de Médicis devint enceinte et combla ainsi les vœux de la France (2).

Nous ne dirons rien de particulier concernant la stérilité ou l'impuissance, liée à un vice de conformation ou à une lésion permanente des organes : ces formes ne sont point justiciables de l'hygiène. Nous terminerons par quelques mots sur une forme particulière de stérilité peu connue et que nous avons observée.

Le libertinage, chez les femmes, amène la stérilité, par l'action d'une maladie contagieuse. Les femmes publiques, les filles de joyeuse vie, deviennent assez rarement mères, comme on sait. Il importe de reconnaître que les maladies auxquelles elles sont exposées (blennorrhagie, écoulements contagieux) deviennent pour elles une cause fréquente de stérilité, en produisant une oblitération de la trompe des ovaires. Des faits nombreux et incontestables prouvent, en effet, que la blennorrhagie de la femme peut se transmettre au péritoine par les trompes, réduire encore celles-ci à l'état de cordon filamenteux.

(1) *Elementa phys. corp. hum.*, t. VIII, p. 302.

(2) Plus loin, à propos des maladies héréditaires, nous aurons à nous expliquer sur l'influence hygiénique de la période menstruelle relativement à la conception. Ce qui est dit ici, ne doit être considéré que comme une exception.

SECTION II.

Du mariage considéré comme source des maladies héréditaires.

Nous l'avons dit déjà dans le cours de cet ouvrage : en ayant égard au principe de l'hérédité morbide, à cette loi souffrant peu d'exceptions, qui veut que l'enfant issu de parents malades ou vicieusement affectés soit solidaire d'une partie ou de la totalité de leurs maux, l'hygiène proteste contre des alliances matrimoniales qui auraient pour résultat la production d'un germe auquel la force plastique imprimerait une vicieuse impulsion. Elle enseigne aux individus placés sous le poids d'une maladie ou d'une infirmité héréditaire et qui veulent se perpétuer, à rechercher un accouplement où la force plastique qui doit couver l'embryon ait un caractère opposé à la leur. C'est en ce sens que les prévisions de l'hygiène peuvent exercer une heureuse réaction sur la tendance initiale de la force plastique. Là est en grande partie le secret de vaincre les maladies héréditaires. Or, les alliances conjugales sont à peu près les seules voies par lesquelles la réaction de l'homme puisse s'exercer sur l'empiétement de ces terribles calamités; les moyens ordinaires de la médecine sont impuissants, il faut le confesser en toute sincérité. L'hygiène dévoyée dans ses procédés ordinaires doit donc aller à la recherche de secours puisés dans le sein même de la famille.

Le mariage doit être considéré sous deux chefs, comme source et comme préservatif des maladies héréditaires. Sous le premier chef, comme nous en aurons bientôt la démonstration, il inocule à une famille (l'expression, quoique figurée, est exacte) des maladies auxquelles elle était étrangère ; il altère sa constitution organique native, il dénature, en un mot, l'état sanitaire de cette même famille. Ainsi le mariage, à ce point de vue, à titre de l'enseignement irréfragable de l'expérience, devient une cause hygiénique de maladies. Sous le second rapport il peut devenir un modificateur favorable, en agissant en sens contraire. Tandis que, dans le premier cas, il apparaît comme multiplicateur des infirmités humaines, dans le second il agit comme condensateur ; il restreint dans la famille l'empire du mal moral et du mal physique. Il peut faire décheoir, il peut réhabiliter, il peut éteindre, il peut rallumer. Dans le sens physiologique et sanitaire on peut lui appliquer ce que l'antiquité disait de l'arme d'Achille : Il guérit les blessures qu'il a faites. C'est souvent à cela, à cette circonstance heureuse, mais méconnue, qu'il faut attribuer les doutes émis par beaucoup de personnes sur l'hérédité morbide, sur la transmission séminale du mal physique. On ne prend pas garde que, si quelquefois un véritable assainissement s'opère dans une famille, il n'est point dû au hasard, mais à la coïncidence de mariages salutaires qui ont purifié le sol organique, qu'on nous passe l'expression, de la famille contaminée. Ce sont des observations que nous avons faites et que chacun peut faire à son tour. Il y a une logique dans la création de l'hérédité morbide au sein d'une famille, comme il y a une logique dans sa disparition. L'essentiel est de bien observer les faits et de les observer sur une large échelle et pendant une période suffisamment longue. Si une observation superficielle peut induire en erreur, donner lieu à des illusions, faire nier ce qui est cependant palpable, il n'en est pas de même d'une observation patiente, longue, méditée, réfléchie. Il serait à désirer que beaucoup de points en médecine fussent aussi suffisamment établis que l'est le dogme de l'hérédité morbide. Nous disons dogme, car malgré quelques légères dissidences au sein de l'école, la dénomination est acceptée par le plus grand nombre des médecins, comme l'expression d'un fait général.

Nous allons donc, dans cette section, nous fixer sur l'hérédité morbide, en général, sur les maladies véritablement héréditaires, sur les secours précaires qu'offre actuellement l'hygiène contre leur existence. Enfin, nous rechercherons si la famille ne possède point, dans le choix raisonné des alliances, un puissant instrument pour conjurer le développement des maladies constitutionnelles, originellement acquises.

CHAPITRE I.

Des maladies de famille et des maladies héréditaires ; de leur distinction. — De l'hérédité en général. — De sa marche, de ses modes et de ses degrés d'intensité. — Transmission héréditaire des circonstances accidentelles, des maladies aiguës. — De l'hérédité de la nature morale.

On est peut-être trop porté à confondre les maladies dites *de famille* avec les maladies *héréditaires*. Il y a cependant une distinction importante à établir.

La pratique médicale, mais surtout la pratique civile, démontre ce fait capital : c'est que cet être collectif, cet ensemble d'individus qu'on désigne sous le nom de *famille*, possède, comme l'individu lui-même, une tendance pathologique propre, un génie, si l'on veut admettre cette expression, capable d'exprimer, de réaliser certaines formes de maladies ; il a, en un mot, sa constitution particulière, la crase de ses humeurs, son tempérament proprement dit. C'est ainsi que l'on voit un grand nombre d'individus appartenant à une même famille fléchir sur un point : pour les uns, c'est le système nerveux avec ses innombrables et disparates affections ; pour les autres, c'est le système lymphatique, point de départ de tant d'altérations pathologiques. Le médecin qui suit avec attention et clairvoyance les phases de la santé dans les familles, peut bientôt rattacher à un lien commun toutes ces affections, quelque variées que soient leurs apparences. Il y a donc les maladies dites de *famille*, distinctes en plusieurs points des maladies *héréditaires* : tandis que celles-ci, dérivant des générateurs, ont des précédents morbides dans les familles qu'elles frappent, celles-là dérivent de ce que le docteur Lucas appelle justement la loi d'*innéité morbide*. Ce sont, d'après ce médecin, des affections séminales qui n'ont point de précédent morbide dans la famille, qui commencent en elle.

C'est cette loi qui crée au sein des familles ces variétés spontanées, cette diversité des enfants avec les parents ou des enfants entre eux, variétés s'exprimant soit par la stature, soit par les dimensions, le tempérament, la santé, le moral, etc. Bébé, ce fameux nain du roi Stanislas, mort à 23 ans et dont la hauteur était de 33 pouces, était né dans les Vosges, de parents bien faits, vigoureux, bien portants.

Dans les mêmes familles, des *mêmes parents*, il naît des enfants à la chevelure brune, il naît d'autres enfants à la chevelure blonde, variétés *spontanées*, dont une prévention enracinée jusque parmi des médecins, et qui jette souvent le trouble dans les familles, s'obstine à n'admettre inconsidérément d'autre explication que celle de l'adultère. C'est cette loi qui constitue le type individuel dans la même famille, c'est elle qui réagit victorieusement contre les conséquences de l'hérédité, qui y fait échapper certains membres dans une famille contaminée.

Rien ne démontre mieux pour nous la dissémination dans le sein de la famille de certains caractères, de quelques maladies qu'on ne peut attribuer à l'hérédité proprement dite que les faits suivants. On observe quelquefois, entre des parents souvent fort éloignés, et tout à fait en dehors de la ligne directe, entre les oncles et les neveux, les nièces et les tantes, les cousins et les cousines, les arrière-neveux même et les arrière-cousins, des rapports saisissants de ressemblance, de conformation, d'inclination, de passions, de caractère, de facultés, et même de monstruosités et de maladies. Il est bien évident que, dans ces cas, l'oncle, ni la tante, ni le cousin, ni la cousine, n'ont, par la supposition, aucune part à la génération de l'enfant ; donc la ressemblance ne procède pas du fait de la génération. Cette singulière représentation des collatéraux dans la nature physique et morale du produit a été attribuée à ce que les auteurs nomment l'*hérédité indirecte*.

Il vaut mieux, à notre sens, voir dans ces faits l'influence des maladies de famille. En pratique, les maladies de famille offrent une grande analogie avec les maladies héréditaires, puisqu'en définitive elles finissent par rentrer dans les conditions de transmission. Il importe néanmoins de considérer, indépendamment de l'hérédité, l'ensemble sanitaire de tous les membres qui constituent une famille, puisqu'un principe héréditaire, introduit dans cette famille, pourrait avoir pour conséquence de renforcer les chances de transmission séminale. Rien de plus funeste que la combinaison des maladies de famille avec l'hérédité. Si, comme nous le verrons, les alliances entre consanguins ont de si grands désavantages, c'est parce que la répétition d'un même sang dans les générations transforme définitivement les maladies de familles en maladies héréditaires.

1° De l'Hérédité en général.

Les pères de famille devraient toujours avoir présente à la mémoire cette sentence d'un des plus grands médecins de la France : *Ut bonorum hæreditates, ità et malorum successiones ad posteros perveniunt* (1) : « Les maux comme les biens se transmettent par héritage. » La source où l'être prend naissance, a dit encore Fernel, exerce sur les destinées de la vie une influence incalculable, et ceux qui ont puisé cette vie au sein de la vigueur doivent être réputés fort heureux. Il est peu de médecins qui n'aient souvent gémi sur l'extension que prennent, au milieu des populations, certaines maladies meurtrières et marquées du sceau fatal de l'hérédité. Il en est peu qui n'aient eu l'occasion d'assigner pour cause, soit à la phthisie pulmonaire qui ravage toute une famille, soit à l'épilepsie qui l'attriste, soit à la maladie cancéreuse qui lui fait subir d'horribles tortures, une alliance matrimoniale imprudemment contractée. On voit alors dans le monde ceux que Dante vit avec effroi dans les sombres demeures : ils blasphèment le temps de leur naissance et la semence de leur semence et de leur enfantement (2).

Toutes les fois que la constitution des humeurs se trouve viciée, quel que soit le genre de cette altération, le sperme de l'homme aussi bien que la liqueur contenue dans l'œuf de la femme doivent indispensablement se ressentir de ce vice général.

La matière séminale, en effet, prenant sa source dans le sang, en étant comme l'essence, doit donc en retenir la nature ; et si le sang est infecté de quelque virus particulier, la matière séminale sera aussi viciée, et par conséquent le germe participera au virus dominant de son père. Il ne faut pas se persuader que cette étincelle d'un feu primitif puisse souvent s'altérer ou s'éteindre, et elle ne peut pas changer aisément de nature ; c'est un levain qui fermentera et qui augmentera à mesure de l'évolution et de l'accroissement du germe. On ne peut point douter que le sperme et l'ovule ne se ressentent de l'état général de la constitution de l'homme et de la femme, et que, dès lors, la matière organique, qui par la fécondation devient vivante,

(1) Ballonius, *Consil. med.*, t. III, 2. *Junge Fred.* Hoffmann. *Dissertatio physico-medica de affectibus hæreditariis.* Supplem. sec. t. I, p. 549.

(2) *Divina comedia.* Inferno, cant. III.

ne retienne une partie des propriétés appartenant aux deux êtres dont elle émane. Par là se transmet immédiatement au germe, pour se perpétuer ensuite dans le fœtus, dans l'enfant, et enfin jusque dans l'homme fait, une disposition à tel ou tel tempérament, à telle ou telle constitution, à telle ou telle maladie. Toutes les influences de l'hérédité peuvent donc très-bien se concevoir comme modifiant, soit la quantité de la force vitale émise au moment de la fécondation, soit les qualités du substratum fécondé, devenu vivant et nourri par la femme pendant toute la gestation. Si l'influence héréditaire est puissante, il peut y avoir maladie pendant la vie embryonnaire ; si elle est plus faible, la maladie apparaîtra plus tard, à moins que la prédisposition ne soit neutralisée par d'autres influences.

Maintenant il est difficile, dira-t-on, d'expliquer comment la liqueur fécondante que le père ou la mère fournit, peut contenir le germe d'une maladie quelconque, et notamment d'une affection qui ne doit se développer que dans la succession des âges, à dix-huit, à vingt, à trente ans même, et au delà. Mais on ne peut nier que les semences végétales, dont la forme, le tissu et toutes les qualités intrinsèques diffèrent si fort de leurs productions futures, contiennent néanmoins la cause efficiente de la germination de plantes semblables, portant les mêmes fleurs, les mêmes fruits, et qui plus est, étant douées de la même odeur, du même goût et ayant les mêmes propriétés. La faculté de l'organisation végétale est, pour ainsi dire, comme un atome dans la petite graine qui en est pourvue ; et la propriété de la reproduction d'une diathèse est également concentrée dans le germe, dont nous ne pouvons connaître ni la forme ni la manière d'exister. Il est certain que la même main qui calque si scrupuleusement la physionomie du fils sur celle du père et de la mère, doit passer aux ressemblances intérieures, et rendre avec la même exactitude organe pour organe, viscère pour viscère, constitution pour constitution. Il est certain que les enfants reçoivent en héritage de leurs parents, outre la ressemblance des physionomies, plusieurs autres qualités extérieures et visibles, qui sont autant de preuves de l'influence toute-puissante du père et de la mère sur l'organisation totale de leur progéniture. Il est assez ordinaire de voir qu'un mari et une femme, tous deux d'une belle figure et de taille avantageuse et bien proportionnée, mettent au monde de beaux enfants qui prospèrent et grandissent comme eux. Le célèbre Haller se vantait d'appartenir à une de ces heureuses races, dont les individus, par leur stature imposante, semblent nés pour commander aux autres hommes, et l'on peut dire de lui que la grandeur de son corps répondait à celle son génie (1). Faut-il ajouter que les parents ont non-seulement le pouvoir de transmettre à leurs enfants les simples vices de conformation extérieure, mais qu'ils leur communiquent aussi le mode spécial de leur organisation la plus intime, et qu'ils influent par là jusque sur leur constitution physique et morale ? Enfin, il ne faut point oublier que l'enfant hérite des dispositions maladives de celui de ses parents auquel il ressemble le plus : les maladies héréditaires suivent très-généralement les ressemblances.

Il est utile que nous établissions ici la distinction faite par tous les pathologistes qui se sont occupés de l'hérédité morbide : nous voulons parler de la différence qui existe entre les maladies véritablement héréditaires et celles qui sont acquises pendant la vie intra-utérine après la fécondation, et généralement désignées, depuis Boërhaave, sous le nom de *morbi connati.* Une division secondaire est admise en outre par M. Piorry parmi ces dernières maladies, qu'il distingue encore de celles que l'enfant contracte à son passage depuis le col utérin jusqu'au dehors des parties de la génération. Dans ces deux cas, qui n'impliquent nullement pour lui des affections héréditaires, ce Professeur trouve des modes différents de contagion, dont l'un s'établit par la peau de la même façon qu'elle peut avoir lieu chez l'adulte, tandis que l'autre s'effectuerait par le cordon ombilical (2). Petit rapproche des *maladies connées* celles que communique la nourrice à l'enfant pendant l'allaitement, et il pense, avec raison, qu'une maladie peut être à la fois connée et héréditaire, si un concours de circonstances favorables venait à agir pendant la grossesse, pour développer chez le fœtus une maladie dont la disposition lui aurait été transmise dans l'acte de la génération (2).

2° Marche de l'Hérédité.

Nous devons ajouter, pour compléter ce que nous venons de dire de l'hérédité en général, que très-souvent il arrive qu'une génération entière est exempte d'une maladie héréditaire se développant chez la génération suivante. On ne peut expliquer cette impuissance

(1) *Elementa physiol.*, t. VIII, lib. xxx, sect. 2, § 2.

(2) A. Petit, *Essai sur les mal. hér.*, in-8°, p. 14. Paris, 1817.

temporaire du germe morbide, qui se développe ensuite avec une plus grande intensité ; mais c'est un fait positif : *Silente sæpè morbo in genitore dùm ex ævo derivatur in nepotem* (1). C'est ce qu'on appelle l'hérédité *en retour*, l'*atavisme* ; c'est l'hérédité directe brisée. On dirait qu'elle est soumise à cette singulière loi de l'intermittence qui régit la plupart des états de la vie. C'est ce que Girou appelle *loi de rappel*, commune aux végétaux ainsi qu'aux animaux. Quelquefois, dit Burdach, l'hérédité transmet seulement la prédisposition à une qualité qui n'apparaît elle-même que dans la génération suivante. Cette qualité manque donc pendant une génération durant laquelle sa prédisposition demeure latente, et se montre de nouveau à la génération qui suit, de manière que les enfants ressemblent non à leurs parents mais à leurs grands-parents. Il y a dans le fœtus une série de représentations ascendantes, dont chaque terme est d'autant plus faible qu'il remonte plus haut. Un individu complétement normal, mais issu de parents mal conformés, voit renaître dans ses enfants les anomalies qui avaient affligé ceux-ci. La gibbosité, le pied bot, la claudication offrent souvent dans leur propagation les mêmes intermittences (2). Elles sont également communes dans le transport de la plupart des maladies et des diathèses. Il nous est arrivé à cet égard d'observer les faits les plus singuliers. Nous avons vu, au moment de la mort de certaines personnes, les traits de celles-ci revêtir l'expression de la physionomie d'aïeux avec qui elles n'avaient eu, durant la vie, aucun point de ressemblance. On eût dit qu'à ce moment solennel de l'agonie, la nature eût voulu déposer sur la physionomie des mourants l'empreinte des ascendants qu'ils allaient rejoindre.

Ces réapparitions des types antérieurs ne sont pas exclusives au seul mécanisme de l'organisation ; elles se représentent dans tous les attributs de son dynamisme. Les modes individuels de sensations, ceux des sentiments, penchants et caractères, ceux de l'intelligence, du mouvement, de la voix, sont sujets à ces retours ; mais si fréquents qu'ils soient, pour les retrouver encore plus manifestes, il faut les étudier dans la transmission des singularités, des excentricités et des bizarreries qui peuvent atteindre ces modes du dynamisme des êtres. Les anomalies de la vision, celles de l'audition, etc., nous offrent de ces lacunes, ou plutôt de ces sauts de génération :

(1) Boërhaave. — Aphoris. 1077.

(2) Isid. Geoffroy-Saint-Hilaire, *Des anomalies de l'organisation*, t. I, p. 406.

nous avons rappelé, d'après Venette, le fait de ce muet de Surgères, fils d'un homme qui parlait, et petits-fils d'un muet (1). Il existe aujourd'hui, à l'Institution royale des Sourds-Muets, un cas analogue : c'est celui d'un enfant seul sourd-muet de cinq enfants doués de la voix et de l'ouïe, qui descend d'une grand'mère paternelle sourde-muette (2). Il y faut joindre le fait récemment recueilli par Florent Cunier, fait si intéressant où nous voyons l'exemple de la double transmission à une même petite-fille de la surdi-mutité et de la microphthalmie provenues de grand'mères de côtés différents.

Giron de Buzareingue raconte qu'une demoiselle avait une ressemblance frappante avec le frère de son aïeule paternelle, auquel ne ressemblaient ni son père ni cette aïeule. Curieux de connaître l'origine de ce fait, il apprit que le père et la mère de cette jeune personne étaient l'un et l'autre issus, par deux sœurs, d'un bisaïeul commun auquel elles ressemblaient probablement. De l'une de celle-ci étaient nés et ce grand-oncle maternel auquel ressemblait cette demoiselle et l'aïeule paternelle à laquelle elle ne ressemblait pas ; de l'autre sœur était né l'aïeul maternel de la même demoiselle.

Quand on est parvenu, par des soins réitérés, dit Vandermonde, à corriger les imperfections dans une souche, il arrive quelquefois qu'elles reparaissent dans quelque individu. Un individu complétement normal, mais issu de parents mal conformés, voit renaître dans ses enfants les anomalies qui avaient affligé ceux-ci. Il n'est pour ainsi dire point de difformité ni de monstruosité, de celles du moins susceptibles de se reproduire, dont la reproduction n'offre de ces exemples. L'induction que nous puiserons plus loin dans ces documents aura pour but de démontrer aux familles que, pour vaincre les maladies héréditaires, il faut un plan suivi de générations en générations. Poursuivons l'étude des modes de l'hérédité morbide.

Comme toutes les autres influences hygiéniques, l'hérédité s'exerce avec plus ou moins d'intensité dans la famille. Ainsi, ses ravages sont quelquefois si limités que l'on est généralement porté à les mettre sur le compte des circonstances accidentelles : dans une génération, deux ou trois membres, quelquefois moins, sont atteints ; tout le reste est épargné ; elle semble alors ne vouloir qu'attester sa pré-

(1) P. Lucas, *ouvr. cit.*, t. II, p. 50.
(2) J. B. Puybonnieux, *Mutisme et surdité*, p. 27.

sence. D'autres fois, et c'est son mode de manifestation le plus habituel, elle agit avec une force modérée, mais elle décime par coupes réglées, elle frappe un nombre moyen de membres d'une génération. L'hérédité peut être faible, moyenne et forte. Enfin, elle apparaît quelquefois comme le produit d'une force douée d'une impulsion terrible ; c'est alors le véritable génie de l'extermination qui plane sur la famille. Tout y est décimé, les ascendants depuis longtemps disparus ont laissé pour derniers survivants des rejetons plus ou moins nombreux, mais qui portent les stigmates apparents d'une fin prématurée. Ce sont littéralement de ces fruits qu'un germe de mort altère au centre des sources de la vie. On dirait que sur ces familles plane ce terrible arrêt de l'Écriture : Il n'y aura point chez vous des vieillards, *non erit senex in domo tua.* Quelquefois on observe une amélioration trompeuse dans l'état sanitaire de ces enfants, qui sembleraient devoir surmonter les dangers attachés à leur naissance ; mais cette illusion dure peu. On voit des enfants jusqu'à treize ou quatorze ans rester pâles et maigres, puis acquérir tout à coup une grande beauté, le coloris de la santé, se faner ensuite et dépérir. Ils semblent, dit un célèbre médecin, Lancisi, qui a fait ces remarques, aller au-devant de la mort d'une marche aussi précipitée que les vieillards, *similes senectæ, in necem ipsam incurrunt.* Nous ne parlerons point ici de ce que l'on a désigné sous le nom d'hérédité *indirecte* ou *collatérale*, cette forme rentrant mieux, d'après nous, dans les maladies dites de famille.

Nous sommes loin de vouloir passer en revue tous les points relatifs à l'hérédité même en général : des volumes entiers ont été écrits sur ce sujet sans l'épuiser. Nous nous bornons à considérer les lois les plus essentielles et qui conduisent à des préceptes pratiques. Sous ce rapport, nous ne pouvons pas passer sous silence l'hérédité des conditions accidentelles où se trouvent les générateurs.

3° Transmission héréditaire des circonstances accidentelles.

Il est hors de doute que le produit de la génération reçoit de ses parents, à l'instant de la formation, quelques qualités variables dont les parents sont eux-mêmes pourvus ou par une disposition innée ou par *accident* (1). De là cette conséquence ou plutôt ces con-

(1) Lordat, *Des lois de l'hérédité physiologique.* 1841.

séquences qui saisissent l'esprit relativement à l'importance de l'état *actuel* où peuvent se trouver les générateurs, à la transmission possible, par voie d'hérédité, des maladies aiguës, et enfin aux bases physiologiques des préceptes de l'hygiène. On n'a jamais suffisamment réfléchi sur le point capital de l'hérédité qui est le nœud de la question, le gage des espérances des familles pour leur réhabilitation. Si, en effet, une déviation *accidentelle* du type normal, non-seulement peut se transmettre une fois, mais parvenir à la longue à façonner une race toujours pourvue de ce caractère, n'est-ce point reconnaître implicitement la possibilité de réagir victorieusement contre l'hérédité elle-même ? Le caractère absolu et fatal dont quelques esprits se sont complu à vouloir la doter s'efface devant la réaction intelligente de l'homme. Si le mal est, dans quelques cas, le mobile de son impulsion, le bien peut le devenir à son tour. La prévoyance humaine, la raison éclairée par l'expérience ont prise sur ce fait occulte, enveloppé tout entier dans l'obscurité vitale. Les observations que nous allons faire passer sous les yeux du lecteur prouveront encore qu'il existe dans la nature organique et dans la nature humaine une tendance à reconquérir sa situation primitive.

Or, une maladie héréditaire qui afflige une famille depuis un certain nombre d'années n'est elle-même qu'une déviation du type originel. C'est un accident fortuit, étranger au type essentiel de l'organisme, qui sera redressé dès qu'un certain nombre de générations aura subi une salutaire épuration.

La physiologie, comparée dans ses rapports avec l'agriculture, possède des principes certains, presque invariables, pour atteindre le but qu'elle se propose par le croisement des espèces animales. Il n'est pas rare, en effet, dans nos pays, de voir former de nouvelles races de moutons, de bœufs, chez lesquelles prédominent certains caractères particuliers estimés par tels ou tels éleveurs. Cela se fait de deux manières ; d'une part, en croisant des races déjà établies et bien connues ; de l'autre, et c'est plus fréquemment le cas, en choisissant pour les reproduire, dans tout un troupeau, les individus qui présentent déjà à un plus haut degré que les autres les particularités recherchées, et en procédant ainsi pendant plusieurs générations successives. Dans ces cas, la variété naturelle ou congénitale qui apparaît peut-être pour la première fois dans un individu, se perpétue en vertu de la transmission héréditaire des caractères, qui est une loi de l'économie animale.

On trouve un exemple frappant de ce fait dans la formation d'une nouvelle race de moutons dans l'état des Massachusets, exemple cité par plusieurs auteurs qui se sont occupés de cette question :

En 1791, dans la ferme de Seth-Wright, une brebis mit bas un jeune mâle qui, sans cause connue, se trouva avoir le corps plus long et les jambes plus courtes que le reste de sa race ; les jambes de devant étaient crochues. La conformation de cet animal le rendait incapable de sauter par-dessus les clôtures ; on voulut tenter de propager la particularité qui le distinguait, et l'expérience réussit ; on obtint une nouvelle race de moutons que l'on nomma, d'après la forme du corps, la race loutre. Lorsque le père et la mère appartiennent à cette race, les agneaux qui en naissent héritent de cette particularité de forme. C'est, à ce qu'il paraît, un fait constant (1).

Il existe donc manifestement chez toutes les espèces d'êtres organisés une tendance à la reproduction, par voie de génération, des particularités corporelles qui sont une fois survenues dans une lignée. Cette vérité, on le sentira sans peine, a une portée incalculable, lorsqu'on en fait l'application à l'hygiène de l'homme. C'est, du reste, par les déviations d'un type commun que la formation des diverses races humaines a son point de départ ; c'est par l'hérédité que les caractères physiques de quelques peuplades sont devenus permanents. On sait que les variétés sont plus nombreuses et plus remarquables, dans les animaux, chez les espèces passées à l'état de domesticité, et qui continuent à se propager dans des conditions quelquefois bien différentes de celles qui leur étaient naturelles dans l'état libre et sauvage. Toutes les espèces d'animaux que l'on a trouvées capables de se plier à la domesticité sont donc divisées en un grand nombre de races diverses, tandis que, parmi les habitants indomptés et indomptables des déserts, on trouve comparativement très-peu de diversité. Le chien, qui, depuis les temps les plus reculés, est le compagnon de l'homme et l'a suivi dans tous les climats, est peut-être l'animal qui présente les variétés les plus nombreuses et les plus caractérisées. Le monde organique contient toutes sortes de variétés, c'est à nous de les débrouiller du chaos, d'opérer une sorte de création en combinant avec intelligence les différentes productions de la nature.

Les Indiens de la Guyane savent habiller les perroquets et peindre leur plumage comme ils veulent, en leur faisant pousser des plumes jaunes, rouges ou vertes. Ils savent faire de ces oiseaux des

(1) Prichard, *Histoire naturelle de l'homme*, t. I, p. 61.

variétés admirables (1). L'illustre physicien Réaumur a tenté les mêmes expériences et a réussi quelquefois (2).

Voici d'autres faits plus importants encore : c'est la transmission héréditaire d'habitudes données dans l'origine aux parents, dans un but déterminé et au moyen d'une certaine éducation.

Les chevaux qu'on élève dans les fermes du plateau de la Cordilière sont dressés à l'amble et au pas relevé; ce mode de progression ne leur est pas naturel; mais on les y accoutume de bonne heure, et tant qu'on les monte, on a le plus grand soin de ne jamais leur permettre de prendre un autre pas. Il arrive fréquemment qu'après un certain temps, les jambes de ces chevaux s'engorgent; alors, s'ils sont d'ailleurs d'une belle forme, on les lâche dans les pâturages comme étalons. Il résulte de là une race chez laquelle l'amble est l'allure naturelle. On donne à ces chevaux le nom d'*Aguilillas*. M. Roulin, qui a passé six ans en Colombie, a observé le développement d'un nouvel instinct dans la race de chiens que l'on trouve chez les habitants des bords de la Magdeleine, et que l'on emploie à la chasse du pécari. L'adresse du chien, dit-il, consiste à modérer son ardeur, à ne s'attacher à aucun animal en particulier, mais à tenir toute la troupe en échec. Or, parmi ces chiens, on en voit maintenant qui, la première fois qu'on les mène au bois, savent déjà comment attaquer; un chien d'une autre espèce se lance tout d'abord, est environné, et, quelle que soit sa force, il est dévoré en un instant. La circonspection de ces chiens, si habiles chasseurs, est un fait héréditaire (3).

Les descendants de nos animaux domestiques héritent d'une manière remarquable des habitudes acquises de leurs parents. Cela se voit chez tous les animaux; mais chez les chiens, c'est vraiment porté à un degré étonnant : l'animal semble hériter non-seulement des passions et des inclinations, mais encore des haines de la famille dont il sort. Ces penchants caractéristiques des races n'ont donc d'autre origine que les habitudes acquises par les premiers parents, habitudes dont les descendants héritent, et qui deviennent chez ceux-ci ce que j'appellerai des penchants instinctifs héréditaires (4).

(1) De la Condamine, *Relation du voyage à la rivière des Amazones*, p. 147.
(2) *Art de faire éclore*, etc., p. 147.
(3) *Mémoires du Müséum*, t. XVII, p. 201.
(4) Prichard, *ouvr. cit.*, p. 95.

Ces faits, ainsi que bien d'autres que nous pourrons indiquer, prouvent incontestablement que, lorsque les animaux domestiques ont été placés dans certaines conditions en vertu desquelles leur nature a subi une modification particulière, et lorsqu'ils ont obéi pendant plusieurs générations à une nouvelle loi, *l'habitude devient pour la race* comme une seconde nature. Or, ce que nous observons pour les races d'animaux inférieurs s'observe aussi pour les races humaines. Nous avons vu ailleurs que, chez les nations qui occupent depuis des siècles les hauteurs des Andes de l'Amérique du Sud, la poitrine est plus développée, les poumons sont plus larges que parmi les tribus du plat pays. Cette particularité de constitution, devenue transmissible, a été produite par les circonstances locales dans lesquelles la race des Quichuas se trouvait destinée à vivre.

L'histoire naturelle fournit encore une loi bien importante par l'application qu'on en peut faire à l'hygiène, pour prévenir les maladies héréditaires. C'est la tendance de chaque espèce à reconquérir ses caractères primitifs, son type particulier, lorsque les circonstances extérieures qui l'avaient entraînée à des déviations ne pèsent plus sur elle. Voici un fait des plus remarquables, observé par M. le docteur Roulin.

En Europe, on trait généralement la vache depuis le moment où elle devient féconde jusqu'à celui où elle cesse de l'être. Cette pratique, incessamment répétée chez tous les individus, pendant une longue suite de générations, a produit sur la race ce résultat, que la sécrétion du lait y est devenue une fonction constante dans l'économie animale ; les mamelles ont acquis une ampleur plus qu'ordinaire, et le lait continue d'y affluer, alors même que le nourrisson est enlevé.

En Colombie, l'abondance du bétail et diverses autres circonstances ont interrompu cette habitude. Or, remarque M. Roulin, il n'a fallu qu'un petit nombre de générations pour que *l'organisation, libre de contraintes, remontât vers son type normal*. Cette observation nous prouve que la permanence du lait chez nos vaches d'Europe n'est qu'une modification de l'économie animale (1). M. Roulin a vu des cochons marrons, dans les plaines ou *Llanos* qui s'étendent à l'est de la Cordilière des Andes, notamment sur la rive gauche du Méta, pays où les conguars et les jaguars sont cependant très-nombreux. Ces animaux, errant en toute liberté dans les vastes forêts du nou-

(1) Prichard, *ouvr. cit.*, t. II, p. 46.

veau monde, ne se nourrissant que de fruits sauvages, étant revenus, en un mot, au genre de vie de leurs premiers ancêtres, en ont aussi repris en partie les caractères physiques. Leur aspect, en effet, rappelle, à bien des égards, celui du sanglier de nos forêts : leurs oreilles sont redressées, leur tête s'est élargie, relevée à la partie supérieure ; enfin, leur couleur n'offre plus ces variétés que l'on trouve dans les races domestiques. Voilà deux faits qui démontrent incontestablement les oscillations en sens contraire des formes organiques, sous l'influence des habitudes acquises. Il trouveront plus loin leur application.

Chez l'homme, l'hérédité pathologique des conditions *accidentelles ou acquises* se voit tous les jours. Ainsi, les circonstances et le genre de vie développent-ils, chez les pères, des dispositions aux affections cérébrales et hépatiques, à l'apoplexie, etc. : de là conséquemment des générations frappées de ces maladies. Les prédispositions aux affections morbides du système nerveux, chez les enfants issus de parents épuisés par l'excès des travaux de l'intelligence, nous offrent une démonstration de ce même principe. La goutte accidentelle se transmet héréditairement, comme l'a observé Fodéré.

La plupart des auteurs ont nié l'hérédité des maladies aiguës, ou n'y ont vu tout au moins que l'hérédité *de prédisposition*. Nous pensons, en effet, que l'hérédité exerce une action remarquable sur les *aptitudes* à contracter beaucoup de maladies aguës, mais qu'elle peut aller au delà. Ainsi, sans parler des congestions actives, des fièvres éruptives, le rhumatisme aigu est très-héréditaire. Nous avons observé, il y a une dizaine d'années, un fait très-remarquable et peut-être unique dans la science, de rhumatisme articulaire aigu développé chez un fœtus. La mère durant sa grossesse avait eu plusieurs attaques de cette maladie. L'accouchement, arrivé à terme et qui fut très-laborieux, donna le jour à un enfant mort dont toutes les jointures étaient tuméfiées. L'ouverture des principaux articles nous démontra cette phlogose des synoviales et des tissus environnants, qui ne pouvait laisser aucun doute sur la nature de la maladie ; cette observation du reste a été publiée. Nous arrivons actuellement à une grave question, celle de l'hérédité morale.

4o De l'Hérédité de la nature morale.

Pour aborder ce sujet, objet de graves controverses, il faut d'abord placer en dehors tout ce qui est relatif à la liberté morale, y voir non l'hérédité des *actes moraux*, mais simplement celle des *dispositions* et des *impulsions*. Ni les impulsions ni les dispositions ainsi communiquées ne sont irrésistibles. Leur reconnaître ce caractère, ce serait proclamer du même coup le règne de la fatalité, ce serait saper la responsabilité humaine, détruire la morale, cette loi divine de notre conduite ici-bas, enfin, ce serait s'attaquer à Dieu lui-même, justice infinie et source de toute bonté. Ces éternels attributs ne sauraient exister en face de l'irrésistible nécessité de céder à des influences, à des impulsions et à des dispositions fatales qui nous ont été transmises avec la vie et que toute l'énergie de notre âme est impuissante à vaincre. Ce n'est point à cela que doit tendre une doctrine devant avoir pour but l'amélioration morale de l'homme.

Les auteurs qui ont admis l'hérédité des penchants aux crimes, et qui ont étalé un luxe de preuves à l'appui de leur opinion, ont beaucoup trop négligé l'étude d'une influence capitale : nous voulons parler de l'*éducation*, de ses directions vicieuses, du milieu moralement délétère dans lequel naît, vit et grandit l'individu, et de l'*exemple* qui décide souvent de ses tendances fâcheuses et criminelles. En effet, l'ivrognerie, la passion du jeu, le libertinage, la crapule et le meurtre lui-même, observés chez les enfants nés de parents adonnés à ces déplorables forfaits, trouvent le plus souvent leur raison d'être dans les causes que nous venons d'énoncer, et principalement dans une éducation morale incomplète ou nulle. La généralité de ces faits se remarque surtout chez ceux qui, ayant vécu constamment dans une atmosphère viciée, en société de parents dont la conduite justifiait la leur quand elle ne l'encourageait pas toujours, ont été entraînés à cette criminelle imitation. Aussi l'influence que nous signalons n'a-t-elle pas échappé à l'observation des hommes qui s'occupent de l'amélioration des classes inférieures de notre société, et toute leur sollicitude est-elle acquise à ces intéressants enfants du peuple que la misère et une sorte de contagion vicieuse, plutôt qu'une transmission fatale, poussent chaque jour sur la route de la dépravation et du crime.

Il faut encore distinguer certaines *dispositions*, quelques *impulsions* qui sont *instinctives*, et qui pour cette raison rentrent dans l'hérédité pathologique de la folie. Tel est le cas, par exemple, souvent cité, de cette petite fille écossaise qui manifesta un penchant décidé à l'anthropophagie, pour laquelle son père et sa mère avaient été brûlés, lorsqu'elle n'avait pas encore un an. Une semblable disposition est purement *instinctive*, et, pour cette raison, appartient à la force vitale; car cette force, chez l'homme, est douée d'un certain degré d'instinct, c'est-à-dire de l'aptitude à opérer directement et sans volonté. Ces restrictions posées, il est impossible malheureusement de méconnaître que l'empire de l'hérédité de la nature morale ne soit assez étendu. Ces impulsions transmises, ce penchant au mal plus prononcé chez quelques-uns, cette coïncidence d'ascendants coupables dans des familles tarées aux yeux de l'opinion publique, témoignent suffisamment de prédispositions héréditaires. Le vulgaire accepte ce fait dans son entier, lorsque, dans les campagnes, où la filiation des générations est connue, il signale de *mauvaises* comme de *bonnes* familles. Avons-nous besoin de remarquer qu'il existe de ces dernières où une invariable transmission des sentiments supérieurs, d'une probité rigide, d'un dévouement inaltérable pour l'humanité, des pères aux enfants, excite les sympathies universelles? La NOBLESSE, ce nom l'indique assez, n'a été autre chose que la consécration de la transmission, à travers les générations et les races, des vertus chevaleresques et des traditions d'honneur.

Aussi est-ce à tort, selon nous, qu'un savant physiologiste, adversaire de toute participation de l'hérédité pour la nature morale de l'être, a enseigné ce qui suit: « Mais, on le sent, un pareil mérite, une telle noblesse est purement personnelle; elle n'est point transmissible par la génération. La noblesse héréditaire est *légale*, instituée par des raisons politiques très-élevées; mais elle n'est pas naturelle. Aussi, quand il se trouve des esprits supérieurs, incomparables... posez-les isolés, seuls, indépendants de l'idée de toute génération ascendante ou descendante. Qui sont, en effet, les parents et les progénitures même adoptives des génies de Moïse et de Pierre le Grand, d'Homère et de Tasse, de Sophocle et de Racine, de Térence et de Molière, de Phidias et de Michel-Ange, d'Apelles et de Raphaël, de César et de Napoléon (1)? » Non, la légalité seule n'eût point été capable de fonder une aristocratie; ce sont les mœurs qui ont constitué l'institution de la noblesse et qui l'ont propagée. Elle s'est évanouie aussitôt que les vertus ont disparu de son sein; dès lors les lois et toutes les raisons d'État n'ont pu la réveiller.

Pour éclairer expérimentalement cette question ardue, l'étude de l'histoire est d'un grand secours. Dans cette immense galerie d'individualités puissantes, de familles dominatrices dont les actes ont exercé une si grande influence sur les événements et sur le sort de

(1) Lordat, *Lois de l'hérédité*, p. 345.

l'humanité, vous retrouvez presque toujours l'hérédité morale soit du côté du bien, soit du côté du mal; du côté de l'intelligence comme du côté des sentiments, il y a, la chose ne peut être contestée, pour les familles privilégiées, pour celles qui ont un rang historique, une *hérédité de type de la famille*, dans les qualités les plus éminentes comme dans les vices les plus profonds du caractère. Nous devons être sobre de ce genre de preuves; les exemples nous conduiraient trop loin; nous n'en signalerons qu'un petit nombre, mais choisis et concluants. Charles-Quint nous semble présenter, sous ce rapport, un grand intérêt :

Charles-Quint a été le souverain le plus puissant et le plus grand du seizième siècle. Issu des quatre maisons d'Aragon, de Castille, d'Autriche, de Bourgogne, il en a représenté les qualités variées, et, à plusieurs égards, contraires, comme il en a possédé les divers et vastes États. L'esprit politique et souvent astucieux de son grand-père Ferdinand le Catholique, la noble élévation de son aïeule Isabelle de Castille, à laquelle s'était mêlée la mélancolique tristesse de Jeanne la Folle, sa mère, la valeur chevaleresque et entreprenante de son bisaïeul Charles le Téméraire, auquel il ressemblait de visage, l'ambition industrieuse, le goût des beaux-arts, le talent pour les sciences mécaniques de son aïeul, l'empereur Maximilien, lui avaient été transmis avec l'héritage de leur domination et de leurs desseins. L'homme n'avait pas fléchi sous la charge du souverain. Les grandeurs et les félicités que le hasard de nombreuses successions et la prévoyance de plusieurs princes avaient accumulées sur lui, il les porta à leur comble. Pendant longtemps ses qualités si différentes et si fortes lui permirent de suffire non sans succès à la diversité de ses rôles et à la multiplicité de ses entreprises.

Que ne sait-on pas de la famille des Borgia et de celle des Médicis? Chez ceux-ci on retrouve toujours l'esprit de domination, la soif du pouvoir et de la richesse. En Flandre les Nassau, en Angleterre les Stuarts, en France les Condé et les Valois nous offrent la même hérédité de type de famille. Presque toute la famille royale des Valois était d'une humeur sujette aux plus soudaines et aux plus frénétiques exaspérations de toutes les passions qui fermentaient en elle. « Toute la lignée des Guise, Voltaire en fait la remarque, fut té-« méraire, factieuse, pétrie du plus insolent orgueil et de la poli-« tesse la plus séduisante : depuis François de Guise jusqu'à celui « qui, seul et sans être attendu, alla se mettre à la tête du peuple « de Naples, tous furent d'une figure, d'un courage et d'un tour

« d'esprit au-dessus du commun des hommes. — J'ai vu, ajoute « Voltaire, les portraits en pied de François de Guise, du Balafré et « de son fils : leur taille est de six pieds ; mêmes traits, même courage, « même audace sur le front, dans les yeux et dans l'attitude (1). »

La famille des Condé, dont Saint-Simon, ce maître en portraits historiques, a buriné les traits avec cette énergie et cette sûreté de main qui rendent l'âme et la vie aux hommes du passé, la famille des Condé est digne, sous le même rapport, d'être mise en regard de cette ancienne maison : chez presque tous les princes de ce nom qu'il évoque, Saint-Simon nous fait voir une chaude et naturelle intrépidité, une remarquable entente de l'art militaire, de brillantes facultés de l'intelligence ; mais, à côté de ces dons, des travers de l'esprit voisins de la folie ; des vices odieux du cœur et du caractère, la malignité, la bassesse, la fureur, l'avidité du gain, une avarice sordide, le goût de la rapine et de la tyrannie, et cette sorte d'insolence qui, dit-il, a plus fait détester les tyrans que la tyrannie même.

Maintenant serait-il possible de nier la prodigieuse influence exercée par la mère sur la vie morale des enfants ?

« Il suffit de consulter l'histoire, dit à ce sujet Girou de Buzareingues, pour reconnaître Scipion dans Cornélie ; Cornélie, dans les Gracques ; Caton, dans Porcie ; Cicéron, dans Tullie ; Livie, dans Tibère ; Caligula, dans Julie Drusille ; Agrippine, dans Néron ; Sœmie, dans Héliogabale ; Faustine, dans Commode ; Alphonse IX, dans ses trois filles, Bérangère, Blanche et Urraque ; Bérangère, dans saint Ferdinand ; Blanche, dans saint Louis ; Louis XII, dans la reine Claude ; Catherine de Médicis, dans Charles IX et dans Henri III ; Henri II, dans Marguerite de Valois ; Catherine de Navarre, dans Henri II de Navarre ; Henri II, dans Jeanne d'Albret ; Jeanne d'Albret, dans Henri IV ; Henri IV, dans Henriette d'Angleterre ; Marie de Médicis, dans Louis XIII ou dans Gaston ; Anne d'Autriche, dans Louis XIV ; Marie-Charlotte Leckzinska, dans la Dauphine ; Henri VIII, dans Marie ou dans Élisabeth (2). »

C'est ainsi que l'humeur dissolue et sanguinaire de Néron rappelle les déportements d'Agrippine et ses haines homicides. C'est ainsi que la belle âme de saint Louis pousse comme une douce et radieuse fleur de la tige bénie de la reine Blanche.

(1) *Dictionnaire philosophique*, art. Caton et Suicide.

(2) Girou de Buzareingues, *Philosophie psychologique*, p. 311. — Voyez aussi *De la génération*, p. 285 et suiv.

Louis XIV, né d'une Espagnole, eut dans son règne et dans son caractère la grandeur, la fierté, les passions ardentes et les goûts fastueux de sa mère.

On a dit que la mère des deux Corneille avait l'âme grande, l'esprit élevé, les mœurs austères comme une Romaine ; elle ressemblait à la mère des Gracques. Celle de Racine fut une de ces bonnes et tendres femmes à l'âme pieuse, au cœur aimant, qui portent en elles un trésor inépuisable de miséricorde, de dévouement, de douces tristesses et de prières ; il existe une sorte de solidarité entre la mère et le fils, et que l'histoire consacre pour la vie morale.

Tous les noms fameux que la postérité a proscrits ou préconisés réveillent l'idée d'une mère coupable ou vertueuse, qui partage leur honte ou leur gloire.

Pour bien comprendre le sens véritable que nous attachons à l'hérédité dans ses rapports avec la nature morale, il faut se reporter à ce que nous avons dit précédemment de la perfectibilité de l'organisme. (*Voy.* Ire partie.) Nous avons reconnu que le cerveau humain se développait dans le sens de la vie intellectuelle et morale ; nous avons suffisamment expliqué ce fait plus haut, et nous pensons qu'il est au-dessus de toute contestation. Or tout caractère organique ou dynamique étant transmissible par voie d'hérédité, il n'y a rien d'étrange à concevoir la transmission d'ascendants aux descendants, de certaines prédispositions ou inclinations vers le bien ou vers le mal. Cet héritage est le produit du plus ou du moins de culture morale chez les ancêtres, de l'éducation dominante, etc.

Les mêmes considérations sont applicables à l'hérédité *intellectuelle* proprement dite. On a également nié la possibilité de cet héritage ; on a dit :

Si nous interrogeons l'expérience, dont le témoignage donne de l'autorité aux savantes formules de la science, on voit combien peu d'enfants ressemblent à leurs parents par l'intelligence. Et, en cherchant bien, on trouverait même que le petit nombre de ressemblances qui paraissent les plus parfaites offrent une telle différence dans la direction, les formes et les diverses manifestations de l'esprit, qu'il ne peut exister aucune analogie, aucune similitude, aucune lignée du père au fils. « Quand je considère plusieurs générations d'une même souche, j'observe, dit le savant professeur Lordat, que, malgré les influences didactiques que les premiers ont pu exercer sur les subséquents, il n'arrive presque jamais que les qualités intellectuelles et affectives des divers individus aient un air de famille. *Père avare, enfant prodigue ; petit-fils d'un grand-père,* sont des proverbes qui expriment cette vérité. Il en est de même de l'épigramme lâchée contre un père ordinaire ou nul, dont le fils est devenu célèbre : *Ce père,* dit-on, *est plus puissant que Dieu.* »

Si l'on y regarde de près, l'objection est sérieuse, car l'exemple est patent, les faits sont presque sans exception. Il est bien vrai que, tandis que les pères se sont illustrés dans une carrière, ont brillé par l'éclat de leurs travaux, le mérite de leurs découvertes, les fils, pour la plupart, ont croupi dans l'obscurité. Leur inutile vie s'est ternie d'autant de la gloire acquise par le père, le contraste a été d'autant plus marqué. Mais est-ce bien le fond héréditaire qui a fait défaut, ne sont-ce pas plutôt les circonstances qui ont empêché sa mise en œuvre? Nous répondons par l'affirmative. Si, en effet, nous jetons un regard sur la progéniture de quelques contemporains illustres, nous la trouvons déchue, nous voyons qu'elle n'a point porté de fruit ; mais le plus souvent ce n'est point à cause de la fécondité du sol. D'autres raisons expliquent mieux cette impuissance. La paresse, les richesses acquises, le défaut des stimulations qui ont aiguillonné les pères, ont paralysé les talents des fils. Nous ne le nions pas : sans doute les *génies* sont le plus souvent, comme on l'a fort bien dit, des enfants trouvés ou des célibataires ; ils finissent et commencent la gloire de leur famille. Mais le contraire se voit aussi. Il n'est, pour ainsi dire, point de genre de talent où la célébrité d'une famille ne l'atteste : les faits d'hérédité fourmillent dans la sculpture, dans la peinture et dans l'art musical (1).

Si nous sortons de ces exemples d'élite, si nous embrassons des faits plus vulgaires et plus constants, nous remarquerons que certaines facultés mentales dominent dans des familles entières ; qu'il est de ces dernières où se voit une *spécialité de type* par rapport à l'intelligence. Ces facultés se répartissent, se spécialisent d'après l'éducation, la profession ; mais il est facile de les rattacher à une souche commune. Ainsi, dans telle ou telle famille, vous admirez chez presque tous les membres une certaine élévation d'esprit, une vigueur particulière d'intelligence s'appliquant à des sujets donnés ; dans telle autre, vous retrouvez soit la solidité du jugement, soit les mirages de l'imagination ; il en est où tous les membres naissent

(1) Voy. Prosper Lucas, *ouvr. cit.*, t. I, p. 581 et suiv., où les exemples sont cités en nombre.

capables, c'est-à-dire aptes à employer utilement leurs facultés ; il en est où les facultés restent à l'état d'engourdissement et de torpeur, malgré tous les efforts tentés par l'éducation. Nous en avons assez dit sur ce point : il nous reste à faire jaillir de tout cela quelques données pratiques, déjà prévues en partie.

De l'hérédité morale comprise de la sorte, découlent pour les familles des conséquences analogues à celles qui sont relatives à l'hérédité physiologique et morbide. Nous dirons d'une manière générale que, là où le niveau de l'intelligence s'affaisse, là où se remarque chez la plupart des membres sinon une complète inaptitude, du moins un état peu florissant des facultés de l'esprit, il est important de rechercher des alliances dans des familles remarquables par la vivacité de l'intelligence de leurs rejetons. L'expérience démontre qu'une sorte de compensation s'établit alors : il nous serait facile, si nous l'osions, de citer des exemples célèbres ; il n'est point douteux que la culture morale et intellectuelle, agissant sur une génération, ne fasse sentir son heureuse influence sur les générations suivantes. Ainsi, un homme qui, dans sa jeunesse, utilise son intelligence, perfectionne son moral en s'astreignant à la pratique du devoir, capitalise des biens pour sa famille à venir : un heureux contrecoup retentit sur sa race. Il faudrait renoncer à pouvoir interpréter le langage de l'expérience, si l'on récusait des faits semblables. Une famille n'est, dans la plupart des circonstances, sous le rapport moral et sanitaire, que ce que l'ont faite ses aïeux par leurs travaux et leurs sacrifices, comme la civilisation d'un peuple n'est le plus souvent que la résultante des faits accomplis au sein des générations antérieures.

CHAPITRE II.

Quelles sont les maladies que l'on doit réputer vraiment héréditaires ? — Aliénation mentale, épilepsie, suicide, névroses diverses. — Diathèses : scrofules, tubercules, rachitisme, syphilis, goutte, cancer, scorbut, dartres. — Maladies chroniques. — Vices de conformation.

On peut dire, avec Etmuller, que les maladies chroniques dont le caractère est fixe et tenace, et dont l'art ne triomphe qu'après de longs combats, sont celles qui sont les plus propres à prendre racine dans les familles et à s'y perpétuer par la génération (1). Ce sont celles-là, en effet, qui opèrent dans les individus les impressions les plus profondes, qui pénètrent la substance entière du corps humain, qui vicient les fluides, altèrent les forces On peut diviser les maladies héréditaires en deux grandes classes : 1° celles qui consistent dans une perturbation des fonctions nerveuses, qui frappent plutôt l'ensemble des forces que la texture des organes, qui altèrent plutôt le jeu fonctionnel que la crase du sang ; 2° les maladies diathésiques, qui nous représentent autant de modes d'altérations spécifiques du sang, et qu'il est inutile d'énumérer en ce lieu. On peut dire qu'il existe une hiérarchie dans la classe des maladies héréditaires par rapport à leur degré d'intensité : les unes frappent les générations comme 10, les autres comme 5, les autres comme 1. Il est utile de suivre cette progression.

1° Maladies du système nerveux.

A. Aliénation mentale, épilepsie, suicide, etc.

De toutes les maladies, dit Esquirol, l'aliénation mentale est la plus éminemment héréditaire. Quoique notée 337 fois sur 1,375 aliénés, je suis persuadé que cette cause prédisposante est encore beaucoup plus fréquente (2). Sur 14,362 aliénés admis dans divers établissements, l'influence de la prédisposition héréditaire a pu être constatée 1,682 fois. La folie est plus souvent transmissible par la mère que par le père ; les enfants qui naissent avant que leurs parents aient été fous, sont moins sujets à l'aliénation que ceux qui sont nés après. Le docteur Baillarger a démontré, dans un mémoire lu à l'Académie royale de médecine, que la folie de la mère est plus fréquemment héréditaire que celle du père, dans la proportion d'un tiers ; que les garçons tiennent à peu près aussi souvent la folie de leur père que de leur mère ; mais que les filles, au contraire, héritent au moins deux fois plus souvent de la folie de leur mère que de celle de leur père. En faisant l'application de ces résultats au pronostic à porter sur les enfants nés de parents aliénés, on arrive aux conclusions suivantes : 1° la folie de la mère, sous le rap-

(1) Op. omn. *Institut. med. Pat. thes.* 25.

(2) *Ouvr. cit.*, t. II, p. 683.

port de l'hérédité, est plus grave que celle du père, non-seulement parce qu'elle est plus fréquemment héréditaire, mais encore se transmet à un plus grand nombre d'enfants; 2° la transmission de la folie de la mère est plus à craindre pour les filles que pour les garçons : celle du père, au contraire, est plus à craindre pour les garçons que pour les filles; 3° la transmission de la folie de la mère n'est guère plus à craindre pour les garçons que celle du père: elle est, au contraire, deux fois plus à redouter pour les filles (1).

L'*épilepsie* est une des maladies les plus franchement héréditaires : les médecins, tant anciens que modernes, sont unanimes sur ce point. Zacutus Lusitanus cite le cas d'un homme qui avait huit enfants et trois petits-enfants, qui tous étaient épileptiques comme lui. Selon J. Copland, il faut souvent chercher chez les grands-parents, les oncles, les tantes du malade, cette influence héréditaire (2). Sur 110 malades observés par MM. Boucher et Cazauvieilh, 31 étaient nés de parents épileptiques (3). La propension au *suicide* semble quelquefois comme héréditaire parmi beaucoup de membres d'une même famille. On voit des oncles, des tantes, des cousins, deux, trois, cinq, six frères, accomplir la résolution la plus désespérée. C'est souvent aussi à une période déterminée de leur vie que ces infortunés cèdent à la violence de leur impulsion, en accomplissant la fatalité de leur destinée. On n'a, malheureusement, que l'embarras du choix entre les faits désolants qui prouvent l'hérédité du suicide; elle est d'autant plus à craindre que les ascendants sont devenus aliénés, ou ont été portés à la mort volontaire sans motif appréciable, ou pour une cause légère ou imaginaire. On a vu, lit-on dans Esquirol, des familles entières se tuer ou devenir aliénées (4).

Après ces deux maladies, qui jettent de grandes douleurs dans la vie humaine, il faut parler de cette classe d'affections multiples, issues de la même famille, mais variées dans leurs formes, et qui sont vaguement désignées sous le nom d'*affections nerveuses*. Le fond commun à ces affections, parmi lesquelles nous rangeons l'hypocondrie, l'hystérie, la mobilité nerveuse, etc., est une sorte de diathèse originelle, acquise par le fait du père ou de la mère.

(1) *Gazette médicale de Paris*, p. 226. 1844.

(2) *Praxis medica admiranda*, lib. I, obs. 36.— Junge Stahl, *De hæredit. dispos. ad var. affection.* — Copland, *Dictionary of practical medicine*, art. *Epilepsy*.

(3) *Mémoire sur l'épilepsie* dans *Archiv. gén. de méd.*, t. IX. 1845.

(4) Brierre de Boismont, *Du suicide*, p. 59. 1856.

Souvent, dit avec raison Portal, les maladies nerveuses héréditaires se remplacent dans les familles. On voit dans l'une d'elles, un enfant maniaque, un autre épileptique, un autre succomber à l'apoplexie (1). On voit dans l'autre, des hystériques, un aliéné, des sourds et des aveugles.

La règle générale veut que, dans les familles où existent des aliénés, des épileptiques, se trouvent également des affections nerveuses à formes multiples, protéiformes, plus bénignes en apparence, mais dépendant en réalité de la nature des premières maladies : toutes, dans le cercle familial, ont un fonds commun. Nous avons vu un père simplement gastralgique donner le jour à un enfant maniaque : il y avait eu quelques cas d'aliénation mentale chez des ascendants éloignés. Nous avons également observé un cas d'angine de poitrine, affection mortelle et dont la nature est encore peu connue, sur un sujet issu d'une famille où un grand nombre de membres avaient succombé à des accidents cérébraux. Ces faits, dont nous pourrions facilement multiplier le nombre, font prévoir une conséquence importante : c'est que, si le plus souvent toutes les maladies nerveuses des parents se reproduisent sous une forme *semblable*, elles peuvent également se transmettre sous une forme *dissemblable*. On doit se rappeler à cet égard ce que nous avons dit de l'hérédité de famille. Si, chez le plus grand nombre des membres de cette dernière, on constate ce mode pathologique désigné vaguement sous les noms de surexcitation nerveuse, éréthisme nerveux, mode qui ne se réalise pas chez eux par une ou plusieurs affections bien définies, cette réalisation s'effectuera chez les descendants de cette famille. Ainsi, la surexcitation nerveuse, mal définie chez les ascendants, deviendra l'origine d'une affection bien caractérisée chez les descendants, telles que la manie, l'épilepsie, l'hystérie, etc. Ce sont des vues dont nous engageons les familles à se bien pénétrer.

Il est fort difficile, d'après M. Piorry, de nier que l'état de l'innervation chez l'enfant soit la conséquence des dispositions des parents... Or, si l'on accorde ce principe, ajoute-t-il, il faut bien en subir les conséquences, et toute maladie que l'on supposera être en rapport avec l'innervation pourra être en partie le résultat d'une aptitude héréditaire (2). On trouve quelquefois les exemples les plus singuliers de ces transformations de ces maladies.

(1) *Considérations sur le traitement et la nature des maladies de famille*, p. 90.

(2) *De l'hérédité dans les maladies*, p. 17.

Le docteur Monett de Washington, dit M. Gintrac, après avoir rapporté plusieurs exemples d'hérédité de névropathie et de surexcitation nerveuse, a publié l'observation d'un garçon de dix ans atteint de spasmes, de céphalalgie, ayant envie de mordre, etc., dont le père avait été épileptique, et la mère, hystérique.

2° Diathèses diverses.

B. Scrofules, tubercules.

Nous devons insister particulièrement sur les diathèses qui jouent le plus grand rôle dans les maladies de famille, soit par leur fréquence, soit par leurs transformations héréditaires. Dans les familles dégradées par la maladie, par toutes les misères physiques, vous rencontrez toujours la scrofule : c'est elle qui plane et domine surtout, dans les classes pauvres comme dans les classes opulentes. C'est une affection dont les variétés d'aspect sont loin d'être suffisamment connues, même par les hommes de la science.

L'hérédité est une cause des maladies scrofuleuses; cette cause même serait, d'après un médecin habile qui a étudié spécialement les scrofules, la seule qu'il ait pu reconnaître et constater (1). Les études auxquelles ce praticien s'est livré sur les causes dites pathologiques et sur les causes extérieures occasionnelles, lui ont démontré qu'elles étaient vaines et controuvées; tandis que ses recherches sur la santé des parents qui engendrent des enfants scrofuleux lui ont donné des résultats constamment les mêmes. Il a toujours trouvé la relation la plus intime entre la santé des parents et celle de leurs enfants. Le docteur Lugol ayant, à propos des maladies scrofuleuses, étudié toutes les nuances de l'hérédité, nous ne croyons pouvoir mieux faire qu'en consignant ici les principaux résultats auxquels il est parvenu.

Non-seulement l'hérédité est évidente dans la famille, dont elle augmente singulièrement la mortalité, mais elle l'est encore par le développement parallèle des scrofules dans les diverses branches issues d'une origine commune. Lorsque le père ou la mère se marie plusieurs fois, les enfants de chaque lit offrent une santé particu-

(1) Lugol, *Recherches et observations sur les causes des maladies scrofuleuses.* Paris, 1844.

lière. Ils sont scrofuleux toutes les fois que l'un des parents ascendants est affecté de scrofules, et cette transmission cesse d'avoir lieu lorsque le père et la mère sont également purs de maladies héréditaires.

M. Lugol a fait très-bien sentir la parenté des maladies scrofuleuses avec les tubercules pulmonaires. En effet, la phthisie pulmonaire et les scrofules ont également une origine héréditaire ; elles sont, l'une et l'autre, générales dans la famille, et y occasionnent la même mortalité. Mais ce qui renforce la similitude de ces deux maladies, c'est, 1° que les scrofules ont le plus souvent une origine tuberculeuse ; 2° que ces deux maladies coïncident ordinairement dans la même famille ; 3° que presque tous les scrofuleux sont tuberculeux pulmonaires. Dans les familles scrofuleuses, on perd des enfants de la poitrine, et réciproquement, dans les familles tuberculeuses pulmonaires, quelques enfants succombent à des maladies scrofuleuses. Ce sont des faits qui sont connus de tous les praticiens.

Des parents dont la jeunesse a été scrofuleuse, mais qui jouissent présentement d'une bonne santé, engendrent souvent des enfants scrofuleux. On sent tout de suite l'immense portée de ce résultat clinique pour les hommes qui ont à cœur d'empêcher, par des alliances heureuses, que le vice scrofuleux ne se perpétue dans les familles. Quoique restauré à l'époque de son mariage, quoique dans un état relativement beaucoup meilleur, l'individu qui a été scrofuleux dans son enfance est dans le cas d'avoir une progéniture infectée du virus écrouelleux. Celui-ci, comprimé dans l'organisme du père, semble se rallumer dans celui de ses enfants. M. Lugol cite l'exemple frappant d'un homme qui présentait, dans son enfance, des signes de scrofules qui ont disparu momentanément à l'âge de la puberté. Non-seulement il paraît guéri, mais il acquiert une force physique plus qu'ordinaire. Voyez néanmoins sa postérité : elle est de quatre enfants, dont deux meurent en bas âge, et les deux qu'il a conservés sont tous deux scrofuleux, etc. Aucun de ses enfants n'a encore atteint l'âge de la puberté. Je ne connais aucun autre fait, ajoute le médecin qui le rapporte, qui prouve autant que celui-ci à quel point le tempérament de naissance reste radicalement le même, quelque amélioration qu'il puisse éprouver par l'influence salutaire de la puberté, et à quel point nous perpétuons notre race selon la santé que nous avons en naissant (1).

(1) Lugol, *ouvr. cit.*, p. 105.

Des parents qui ne paraissent pas être scrofuleux, mais qui ont des frères et sœurs qui le sont, ont très-souvent eux-mêmes une postérité scrofuleuse. Ceci démontre combien l'être collectif que l'on nomme famille peut conserver à l'état latent le germe d'un vice originaire. Lorsque celui des scrofules existe dans une famille, il n'atteint pas tous les enfants au même degré ; ses caractères extérieurs, très-prononcés sur le plus grand nombre, peuvent l'être beaucoup moins ou même manquer sur quelques-uns. Quand un homme ne paraît pas scrofuleux, ses frères et sœurs l'étant, il est certain qu'il jouit d'un état de santé relativement meilleur, de bonnes règles d'hygiène peuvent fortifier encore davantage sa santé et le rendre propre à engendrer des enfants sains. Mais, dans les cas de ce genre les plus avantageux que l'on puisse observer, il est néanmoins à craindre que les enfants ne soient scrofuleux.

Ce fait n'est pas douteux pour nous. La scrofule est peut-être la diathèse qui emprunte, lorsqu'elle est à l'état latent, les signes les plus insidieux de la force et de la santé ; l'observateur le plus sagace peut s'y méprendre. Nous reviendrons sur ce point lorsque nous esquisserons les caractères extérieurs des tares imprimées par les maladies héréditaires.

Les considérations précédentes peuvent s'appliquer, en tout, à la *phthisie pulmonaire*, qui a tant d'affinités avec le vice scrofuleux. L'on peut affirmer sans crainte, dès aujourd'hui, que c'est à la transmission héréditaire qu'est due en grande partie la funeste propagation de cette maladie. Mais loin d'admettre, à l'exemple de certains auteurs (ce qui anéantirait la portée de l'hygiène et la rendrait illusoire), que les parents, dans ce cas, transmettent à leurs enfants une disposition organique qui doit *nécessairement*, à une certaine époque de la vie, donner lieu au développement de tubercules ; nous pensons que la phthisie n'est héréditaire qu'en ce sens que les parents transmettent à l'enfant une conformation, une organisation qui le rend plus disposé qu'un autre à être atteint de phthisie.

L'observation permet encore d'établir que la prédisposition congénitale aux tubercules reconnaît souvent pour cause : 1° l'âge trop avancé ou trop précoce des époux ou de l'un d'eux ; 2° le mariage entre individus d'un tempérament lymphatique, *surtout s'ils appartiennent à la même souche ;* 3° le mariage entre individus débiles, affaiblis par des excès, par des maladies antérieures, par la misère. Il faut remarquer en outre que la propagation héréditaire de la phthisie est singulièrement favorisée par les circonstances suivantes : 1° les phthisies accidentelles, acquises, peuvent se transmettre par voie héréditaire ; 2° la prédisposition héréditaire augmente avec le nombre des générations ; 3° il suffit que l'un des parents soit lymphatique, débile, pour que l'enfant soit prédisposé à la phthisie, quelque robuste que soit la constitution de l'autre conjoint. Ceci devient majeur, et on le comprendra aisément pour ce qui a trait au mariage. Il ne faut point se fier à la disparition momentanée de la phthisie dans la famille. Il arrive quelquefois, en effet, que cette maladie, après avoir fait périr une ou plusieurs générations, disparaît pendant une ou deux autres générations, pour se remontrer avec une nouvelle intensité chez la génération suivante. Et, chose non moins remarquable, c'est ce qui fait aussi que l'influence héréditaire est d'autant moins à craindre que l'apparition de la phthisie dans la famille remonte à une époque plus rapprochée.

C. Rachitisme.

Avec Baumes et Hufeland, il est impossible de méconnaître pour le rachitisme une sorte de parenté avec l'affection scrofuleuse ; le rachitisme paraît sous l'influence des mêmes causes : dans les familles scrofuleuses vous verrez toujours un ou plusieurs membres atteints de rachitisme. Un individu rachitique, s'il a une nombreuse lignée, donnera toujours naissance à des enfants scrofuleux. Le rachitisme est une diathèse fixe qui, dans l'âge adulte, est compatible avec une santé passable, tout en imprimant à l'extérieur de l'individu des caractères propres ; mais il ne faut point se fier à cette santé apparente pour les générations futures. Le rachitisme, sorte de mélange hybride de scrofules et de syphilis, est peut-être l'expression la plus complète et la plus commune de la dégénérescence des races et des familles. C'est la diathèse qui fait le fonds de celles-ci lorsqu'elles sont altérées par la fréquence de la consanguinité.

Outre les causes à proprement parler héréditaires, et que nous venons de mentionner, il en est d'autres qui proviennent du fait même de la génération. On observe très-fréquemment les scrofules et la phthisie pulmonaire chez les enfants trouvés qui sont engendrés et naissent au milieu des conditions les plus funestes : les mères sont des filles trompées ou vivant dans le libertinage et la misère, souvent infectées par la syphilis, et qui cherchent à se faire avorter ;

les pères de ces malheureux enfants sont égalem[illegible] dans les mêmes conditions. Les orphelins sont aussi très-[illegible]quemment affectés de scrofules, parce que leur père et leur mère, morts prématurément de misère et de maladies, les ont engendrés dans les circonstances les plus déplorables. Mais nous devons revenir sur le point important.

Si toutes les diathèses, comme les maladies du système nerveux, sont susceptibles de varier de siége, de signe et de lésion sans changer de nature; si les formes les plus diverses peuvent voiler le type morbide de chacune d'elles, on peut dire que cette tendance appartient surtout à la scrofule. Nulle affection n'est plus protéiforme, et c'est ce qui très-souvent induit en erreur le public. Lorsqu'on voit si fréquemment, dans une famille nombreuse, des enfants atteints les uns de chorée, d'autres de dartres, d'autres de rachitisme, d'autres de tubercules, d'autres rester sains en apparence, il est bien difficile pour les parents de saisir, au sein de cet amalgame pathologique, le lien d'origine de toutes ces affections, la scrofule héréditaire. On voit là des maux accidentels, on est disposé à accuser plutôt le sort que l'influence de l'hérédité, qui est cependant trop certaine. Il vous sera très-difficile de faire comprendre aux familles que la danse de saint Guy, qu'un eczéma sont congénères d'une maladie se traduisant par des engorgements des glandes, des caries osseuses, etc., comme l'hypochondrie, les névropathies convulsives, le sont de l'aliénation mentale. Il y a, dans cette difficulté du vulgaire à saisir les nuances et les affinités pathologiques, bien des raisons qui s'opposent aux perfectionnements sanitaires des races et des familles, bien des motifs propres à perpétuer les préjugés et la routine; mais c'est aux médecins seuls qu'il appartient d'éclairer non pas seulement les masses, mais aussi les classes qui se disent instruites.

Le lecteur pourra juger de l'influence meurtrière de ces diathèses, surtout dans les grandes villes, par le tableau suivant, qui récapitule le mouvement de la mortalité à l'hôtel-Dieu de Lyon pour l'année 1856. Il remarquera d'abord qu'il résulte du chiffre des admissions que les habitants de la campagne admis à l'hôtel-Dieu y représentent à peu près le tiers de la population secourue, et ne figurent que pour un cinquième environ dans les décès, quoiqu'ils se présentent, le plus souvent, quand leur maladie a déjà fait des progrès funestes.

Nous ne croyons pas sans intérêt les remarques suivantes, résultant des relevés faits sur les causes principales de décès, à l'hôtel-Dieu, en 1856.

Les causes dominantes sont, comme toujours, la phthisie et les scrofules.

	Hommes.	Femmes.	Décès.
La phthisie a compté...........	195	180	375
Les scrofules..................	105	42	147
TOTAL.............			522

Ces deux causes de décès, qui représentent à elles seules le quart du chiffre total, ont frappé les populations urbaine et rurale dans la proportion suivante :

	Phthisie.	Scrofules.
Habitants des villes....................	327	129
— des campagnes...............	48	18

Ce sont, en général, les caries vertébrales qui enlèvent le plus de malades parmi les scrofuleux (sur 147 décès de scrofuleux, on en compte 43 par suite de la maladie de Pott).

Mais les scrofules, qui se produisent sous tant de formes, influent beaucoup plus sur le nombre des malades traités et sur la durée du séjour que sur le nombre des décès.

D. Syphilis.

La diathèse qui a le plus de rapports d'affinité avec les précédentes est la diathèse syphilitique. Il est impossible pour tout médecin de méconnaître le rôle que joue la syphilis dans la dégradation physique de l'espèce humaine. Sans doute, l'opinion de Portal, de Sanchez, de Poitroux, qui voyaient dans la maladie vénérienne le principe générateur de toutes les maladies, ne peut soutenir l'examen. Mais ne peut-on pas dire aussi que, de nos jours, l'opinion est trop optimiste à cet égard ? Nous nous rangeons sur ce point de l'avis d'un médecin qui a écrit un savant livre sur cette maladie.

Je n'ignore point, dit-il, que de nos jours l'opinion générale considère la vérole comme déchue de sa virulence primitive : on en est venu à la croire tombée, par sa bénignité, au rang d'un ennemi sans importance, et dont il est permis de dédaigner les coups.

Cette croyance erronée est un danger de plus : elle entraîne les malades à un laisser-aller funeste, les médecins à une déplorable condescendance.

Sous le prétexte que maintenant la syphilis n'est plus accompagnée, comme dans les premières années de son apparition, d'un cortége d'accidents primitifs formidable, on s'endort sur la foi d'une apparente mansuétude; on n'oppose d'ordinaire à ses premières manifestations aucune espèce de traitement, ou bien (et ceci arrive dans la majorité des cas) on ne se soumet qu'à une médication insuffisante, que quelquefois la rapidité même d'un apparent succès fait promptement abandonner. On regarde surtout comme trop lourd et comme inutile le joug, autrefois si patiemment supporté, d'un régime austère et prolongé; rarement se résout-on à consulter un médecin : c'est bien assez d'avoir recours au pharmacien. Le plus souvent, on se soigne d'après ses propres lumières, ou à l'aide de l'expérience personnelle d'un ami (1).

Les faits sont trop graves pour qu'on puisse sourire des lazzi que se permettent de complaisants spécialistes. L'expérience prouve qu'un homme de bien, ayant des projets d'établissement légitime, ne peut pas envisager comme une faute légère et sans conséquence les atteintes de l'affection vénérienne. Celle-ci d'ailleurs est transmissible avec les caractères qui lui sont propres, et le produit de la conception en porte le hideux stigmate. « La foi nous oblige, dit un illustre médecin, de croire que l'âme de l'enfant qui est au ventre de sa mère est tachée du péché de notre premier père, aussitôt qu'elle lui est infuse, et l'expérience journalière nous montre que son petit corps porte aussi dès ce temps-là la peine des fautes dont il n'est pas coupable, quand la mère est affligée de la maladie vénérienne. Car nous voyons tous les jours des enfants dont les pères et les mères en sont infectés, naître pleins de pustules et de vilains ulcères, et assez souvent mourir avant que de venir au jour, ou peu de temps après être nés. Nous avons eu des personnes très-considérables qui nous ont donné de suffisantes preuves par leur propre exemple (2). » Il n'est pas rare de constater souvent, de nos jours, ce que Mauriceau avait observé.

Il est très-difficile d'établir les conditions suivant lesquelles un père ayant eu la vérole peut la transmettre à l'enfant qu'il doit engendrer. Dans quelques circonstances, des individus, les plus complétement guéris en apparence, n'éprouvant plus d'accidents actuels, mais toujours sous le coup d'une diathèse, dont les manifesta-

(1) Prosper Yvaren, *Des métamorphoses de la syphilis*, etc., p. 29.

(2) Mauriceau, *Des maladies des femmes grosses*, liv. I, p. 181. 1721.

tions apparaîtront, indépendamment de toute contamination nouvelle, quatre, six, huit ans plus tard, ces individus donnent souvent naissance à des enfants syphilitiques. Récamier avait l'habitude, en parlant de la syphilis constitutionnelle et de sa transmission héréditaire, de dire que de nombreux faits observés dans sa pratique lui avaient appris que des hommes mariés, avec l'apparence de la santé la plus florissante, à des femmes également bien portantes, n'avaient jamais pu avoir que des avortons, les enfants arrivant morts au sixième, huitième mois de la grossesse, ou, s'ils arrivaient à terme, arrivant dans un tel état, qu'ils succombaient presque immédiatement. Il attribuait ces morts prématurées, non à la mauvaise constitution de la mère, mais à une syphilis antécédente du père. Étudiant avec soin l'histoire pathologique de celui-ci, il voyait se confirmer ses prévisions, et, après avoir soumis le père et quelquefois la mère elle-même à un traitement antisyphilitique plus ou moins prolongé, ces mariages inféconds rentraient dans la loi générale de la nature. M. Trousseau, qui cite ces faits, en a observé de nombreux exemples. Pour nous, c'est presque une conviction que le virus syphilitique a pour l'ovule une propriété léthifère.

Nous allons passer à l'étude du *virus vénérien*, considéré comme transmissible par voie d'hérédité et affligeant la famille de nombreuses diathèses.

Depuis plusieurs années, notre attention est fixée sur ce grave sujet. Des observations cliniques nombreuses, auxquelles nous attachons une grande importance, puisqu'elles ont été recueillies dans l'espace de quinze ans à l'Hôtel-Dieu de Lyon, vaste agrégation de maladies lymphatiques et chroniques, permettent à l'auteur de soutenir cette proposition : « L'influence occulte, héréditaire, du virus vénérien est la cause la plus puissante des maladies qui atteignent les classes pauvres et, par-dessus tout, de la diathèse scrofuleuse. » Cette dernière est considérée peut-être avec de justes raisons par plusieurs auteurs comme une transformation du virus syphilitique dans l'espèce humaine : l'identité du siége anatomique de l'une et l'autre affection porterait à penser qu'il en est ainsi. Mais ce dont l'observation clinique ne permet pas de douter, c'est qu'une affection syphilitique même légère, guérie par les remèdes appropriés, peut placer l'individu qui l'aura contractée dans des conditions propres à engendrer des enfants scrofuleux. Les scrofules seront alors, non l'héritage direct d'une maladie scrofuleuse dont le père est atteint, mais bien le résultat transformé d'une ancienne affection syphilitique. Nous avons reconnu fréquemment que les pères de jeunes enfants, réduits au dernier degré de la cachexie scrofuleuse, avaient contracté la maladie vénérienne sans être scrofuleux eux-mêmes. Dans beaucoup de cas, il nous a été possible, en nous transportant au domicile des malades, de reconnaître que les circonstances hygiéniques auxquelles étaient soumis ces malheureux, n'étaient point du nombre de celles qui sont réputées génératrices de l'affection scrofuleuse, telles que l'humidité, le défaut d'insolation, la mauvaise nourriture, etc. On ne doute plus aujourd'hui dans la science du pouvoir *scrofulogène* de la syphilis héréditaire. L'influence spécifique des accidents tertiaires sur l'hérédité semble aller toujours en décroissant, pour ne devenir plus tard qu'une des causes héréditaires des scrofules (1). Les scrofules de lignée vénérienne ont des caractères plus féroces, si l'on peut s'exprimer ainsi, que les scrofules purement héréditaires. Le désordre, dit le docteur Diday, qui a parfaitement étudié la syphilis, chez les nouveau-nés, ne se borne pas, comme chez les scrofuleux purs, à des engorgements ganglionnaires, à des altérations osseuses, à des éruptions diverses ; c'est l'ensemble de l'économie qui est atteint, il n'est pas une fonction qui ne souffre ou languisse. Le développement physique est lent ou imparfait... L'embonpoint, ce thermomètre de la santé du nouveau-né, ne s'élève jamais beaucoup au-dessus de *zéro ;* le teint est pâle, les chairs flasques ; les cheveux sont rares, minces, décolorés. Plus tard la puberté, crise heureuse pour d'autres organisations, devient pour celle-ci une occasion de nouveaux dangers... Le rachitisme, les gibbosités, s'ajoutent aux lésions caractéristiques du système osseux. Des convulsions ou quelques troubles plus sérieux de l'innervation se déclarent et reparaissent sans aucune cause appréciable. La face est ravagée par le lupus ; les maladies intercurrentes même les plus étrangères à cet état semblent lui emprunter un degré spécial d'opiniâtreté ou de gravité. Tronchin en avait déjà fait la remarque lorsqu'il écrivait : « Si l'enfant né de parents vérolés ne meurt pas en naissant, la moindre des maladies l'enlèvera (2). » Ce tableau est pris sur nature.

L'influence de la syphilis héréditaire agit sur certaines familles comme une sorte de ferment qui met en jeu l'activité des diathèses humorales. Si elle tombe sur des générations déjà en partie viciées

(1) Ricord, *Lettres sur la syphilis*, p. 249.

(2) Diday, *Traité de la syphilis des nouveau-nés*, p. 201.

par le lymphatisme, inclinant vers les scrofules, elle donne lieu à de nouveaux composés morbides, aussi singuliers par la confusion de leurs symptômes que par leur influence meurtrière.

D. *Goutte, ses formes diverses.*

Les anciens étaient unanimes pour classer la goutte à la tête des maladies héréditaires. Le vulgaire sait que son mode le plus habituel de transmission est l'hérédité *en retour*. Mais, à cet égard, il faut établir des distinctions entre la goutte articulaire, forme la plus connue et la goutte viscérale ou protéiforme. Il est vrai que celle qu'on nomme dans la famille goutte proprement dite, celle qui attaque les petites articulations, saute fréquemment une ou plusieurs générations; mais on ne peut point dire que les générations intermédiaires en soient totalement exemptes. Elle peut se traduire chez elles sous forme d'asthme, de maladies du cœur, de gastro-entéralgie, etc., affections qui ont leurs attaques comme la goutte articulaire. L'hérédité de la goutte a pu être niée parce que l'on a méconnu les affections dont elle est la mère.

Dans la ville que j'habite, dit Pujol de Castres, il est une famille ancienne et très-honnête qui, dans l'espace d'environ cent ans, a communiqué à dix autres familles auxquelles elle s'était alliée, cette maladie douloureuse, dont elle était en possession de temps immémorial..... Chacune de ces familles ainsi infectées sait fort bien comment et à quelle époque la goutte est entrée chez elle; et par les goutteux il lui est facile de remonter à la source de cette infection (1). On sait quelles affinités pathologiques existent entre la goutte et la gravelle. Celle-ci est également héréditaire : Fernel, Franck et Prout ont cité des familles où régnait *insita renum calculosa constitutio*, et dont tous les membres étaient affectés de gravelle. Le dernier de ces médecins parle d'une famille dont le grand-père et le père sont atteints, tous les deux, d'un calcul lithique, et dont le fils, âgé de douze ou treize ans, est très-disposé à la même affection, comme le prouve son urine qui dépose souvent une grande quantité d'acide lithique sous forme de sédiment pulvérulent ou cristallin (2).

La goutte peut se transmettre héréditairement en tant que goutte ou sous forme de gravelle. Nous avons observé plusieurs faits

(1) *Œuvres de médecine pratique*, t. I, p. 213.
(2) Will. Prout, *Traité de la gravelle*, p. 184.

de ce genre, un entre autres en ce moment. Il s'agit d'un ancien fabricant célibataire, sobre, de mœurs régulières, qui se trouve atteint de gravelle d'acide urique : son grand-père était goutteux, tandis que son père a été préservé.

La goutte héréditaire importe dans les familles une diathèse mixte, la diathèse rhumatismale goutteuse, point de départ d'une foule de lésions viscérales qui deviennent elles-mêmes héréditaires. Le fait est constant pour les maladies du cœur.

E. *Maladies chroniques diverses.*

Nos propres observations ont confirmé l'opinion de Corvisart. Outre les lésions organiques du cœur, nous voyons tous les jours des affections viscérales se transmettre avec leur siége et leur nature (tumeurs du foie, de l'estomac, de la matrice, etc.). Mais nous pensons que, comme le plus souvent ces lésions locales sont sous la dépendance d'une maladie constitutionnelle et héréditaire, c'est surtout cette dernière qui se transmet par génération. Aussi devient-il très-important en médecine pratique, pour la cure de ces sortes de lésions locales, de remonter aussi haut que possible dans la filiation des diathèses dans la famille des sujets atteints. C'est un point trop négligé et très-fructueux de la clinique. Il nous est arrivé de guérir les affections organiques les plus graves en faisant reposer l'indication thérapeutique sur les diathèses de famille. Ainsi nous avons obtenu les plus beaux résultats en traitant quelquefois par la médication dépurative des sujets atteints de lésions viscérales graves, lorsque nous avions acquis la certitude que leurs ascendants avaient eu des dartres invétérées. Que de maladies de matrice, aggravées par des méthodes banales et routinières, guériraient infailliblement si on faisait à leur égard l'application de ces principes ! Mais c'est un point sur lequel nous devons revenir.

Des faits nombreux ne permettent pas de douter que les *maladies du cœur* ne soient ou ne puissent devenir héréditaires. La quarante-septième proposition de l'ouvrage de Lancisi sur les anévrismes est consacrée tout entière à prouver l'hérédité des maladies du cœur ; il y rapporte que, dans la même famille, l'aïeul, le grand-père et le fils ont été successivement affectés d'anévrismes du cœur. Dans l'un des mémoires de l'Institut de Bologne, Albertini parle d'une femme déjà fort âgée, qui avait eu cinq frères morts à la fleur de l'âge, de maladies du cœur, et qui elle-même luttait depuis plus de trente ans contre une maladie semblable.

L'hérédité dans les maladies, dit Corvisart, ne peut être révoquée en doute. On l'a admise pour plusieurs ; je crois ne pas trop avancer en disant qu'on doit l'admettre pour le plus grand nombre, même pour certaines qui, par leur nature, semblent en être le moins susceptibles ; plus j'ai apporté d'attention dans mes observations, plus je me suis convaincu de cette vérité. Les maladies organiques surtout ont ce caractère, et les lésions du cœur sont loin de faire exception à cette règle presque générale (1).

F. *Cancer.*

On a peut-être trop été porté, dans ces derniers temps, à restreindre pour le cancer l'influence de l'hérédité. Si elle a perdu du terrain parmi les hommes de la science, elle en gagne tous les jours auprès du vulgaire.

L'hérédité du cancer ne peut être mise en doute, quoi qu'en disent certains auteurs. Madame Deshoulières, si célèbre par ses poésies et ses idylles, succomba, ainsi que sa fille, héritière d'une partie de ses talents, à un énorme cancer du sein. Madame de la Vallière et la duchesse de Châtillon sa fille moururent de cette affection. Portal a vu, dans une même famille, trois sœurs succomber à une affection cancéreuse. Le médecin saisit, à travers le beau et poétique langage de Châteaubriand sur la maladie de l'empereur Napoléon, un sens médical très-profond : « Bonaparte approchait de sa fin, rongé d'une plaie intérieure (cancer de l'estomac) envenimée par le chagrin ; il l'avait portée, cette plaie, au sein de la prospérité : c'était le seul héritage qu'il eût reçu de son père ; le reste lui venait des munificences de Dieu. »

Nos propres observations confirment pleinement l'hérédité de la maladie cancéreuse. Sur 137 malades que nous avons traités et dont quelques-uns appartenaient aux classes les plus aisées et les plus éclairées de la société, nous avons constaté, après de minutieuses interrogations, 40 fois l'hérédité directe, et 18 fois l'hérédité en retour ; il reste 79 malades chez lesquels l'hérédité n'a pu être établie. Chez la plupart, chose singulière, l'hérédité du siége de la

(1) *Essai sur les maladies organiques du cœur*, p. 364.

maladie coïncidait avec la nature de l'affection. Beaucoup de malades atteintes soit de cancers de sein, soit de cancers de la matrice, avaient des parents frappés des mêmes lésions organiques. Il nous paraît donc que cette cruelle maladie a très-souvent, dans ses conditions héréditaires, un lieu d'élection. L'hérédité du cancer a cela de particulier par rapport aux autres affections constitutionnelles héréditaires, qu'elle reste à l'état de prédisposition latente pendant trente à cinquante ans et au delà. C'est une maladie surtout fréquente au retour d'âge. Il résulte de là que, comme diathèse, elle n'infecte pas la famille à un degré égal à celui des maladies précédemment examinées. Elle produit surtout des ravages à l'époque descendante de la vie, et c'est pour cela qu'on s'habitue à perdre de vue son hérédité. Si l'hygiène avait sur cette affection cruelle autant de prise qu'elle en a sur les scrofules et sur le rachitisme, le cancer deviendrait une maladie susceptible d'être prévenue, puisqu'une longue période d'incubation laisserait le temps d'agir. Mais malheureusement il n'en est encore rien. Toutefois, lorsque nous donnerons quelques préceptes généraux pour la guérison des diathèses, nous signalerons à propos du cancer un état constitutionnel, qu'on peut considérer comme une période prodromique de l'explosion de la maladie et qui devrait être l'objet des prévisions rationnelles de l'hygiène. La prévention du cancer a été jusqu'ici trop négligée soit de la part des malades, soit de la part des médecins (1).

G. *Dartres, hémorrhagies.*

Nous avons à peu près épuisé l'examen des principales affections héréditaires ; il nous reste à dire quelques mots de la diathèse herpétique, dartreuse, et de la diathèse scorbutique. Nous nous occuperons peu de la première, puisque, pour nous, elle est le plus souvent l'émanation des scrofules et de la syphilis. Cependant il est des individus où se remontre une certaine acrimonie humorale, qui donne lieu à des fluxions variées du côté de la peau, où les dartres pullulent comme sur un sol fertile. Ici on ne peut pas douter que les humeurs ne soient pénétrées d'un principe particulier donnant lieu à des jetées du côté de la peau. Le principe dartreux se trans-

(1) Voir nos *Recherches sur le principe actif de la ciguë appliqué au traitement des maladies cancéreuses*, etc. 2e édit. 1853.

met alors comme hérédité de famille; il cache, sous l'exubérance de ses manifestations, les scrofules ou la syphilis, ou plutôt les transformations héréditaires de ces dernières maladies.

Il est des familles dans lesquelles règne une sorte de diathèse scorbutique, où l'appauvrissement des qualités plastiques du sang se traduit de différentes manières; chez quelques membres, ce sont d'abondantes épistaxis, des saignements de gencives qui sont fongueuses et ulcérées; chez d'autres, c'est une coloration blafarde de tous les téguments, qui sont parsemés de temps à autre de petites taches brunâtres; une disposition particulière aux hémorrhagies des membranes muqueuses se remarque chez tous, et particulièrement chez les femmes. On peut dire alors que ce qui domine dans la vie médicale de cette famille, et ce qui y modifie les organisations, c'est un défaut de consistance dans les principes du sang et dans la tension de la fibre. De là, la propension aux maladies que les anciens désignaient sous le nom de *flux séreux*, et qui sont marquées par la déliquescence de toutes les humeurs. Ces familles sont d'ordinaire décimées par les hydropisies dont le siége est si multiplié. La science est également riche en exemples de familles épuisées par les hémorrhagies. On a vu des enfants mourir d'accidents (piqûres légères) provoqués par des causes incapables d'entraîner, sans prédisposition, de pareils résultats. Qui n'a vu certaines personnes avoir des ecchymoses à la moindre pression de la peau sous un corps dur?

Enfin il existe des maladies chroniques, très-communes de nos jours, où les troubles morbides des liquides passent aussi des auteurs aux produits. De cette nature sont toutes les altérations ou modifications de composition, soit du sang en lui-même, soit des sécrétions dont l'analyse chimique a montré la relation avec un ordre déterminé d'affections, et dont l'expérience prouve l'hérédité par l'hérédité de ces affections elles-mêmes : telles sont le diabète et l'albuminerie, la première ou du sucre, la seconde ou de l'albumine, passent du sang dans l'urine; telle serait encore la maladie dite *bronzée d'Addisson*.

Une dernière classe enfin d'altérations chimiques ou physiques des liquides, la plus nombreuse de toutes, dans l'état de la science, et que nous venons suffisamment d'étudier, comprend les caractères et les altérations des humeurs organiques, qui échappent plus ou moins aux sens, aux instruments et à l'analyse, et n'ont d'autre expression que celle des conséquences ou des états morbides qu'elles déterminent. C'est la classe des diathèses et des cachexies, des principes herpétique, scorbutique, arthritique, goutteux, tuberculeux, scrofuleux, cancéreux, des vices syphilitiques, sources vénéneuses de maux qui ont pour ainsi dire leurs racines dans l'essence des éléments de l'être, et dont la contagion s'infuse avec la vie (1).

3° Vices d'organisation, infirmités diverses.

Le premier exemple qui s'offre à nous, par sa fréquence, dans la classe des *anomalies par excès de développement*, est la polydactilie, et surtout le sexdigitisme. Anna, d'après Burdach, parle d'un père et d'un fils qui avaient tous les deux douze doigts et douze orteils. Van-Derbach cite une famille espagnole dont quarante membres étaient porteurs de doigts surnuméraires. Mais la science compte de nombreux faits du même ordre. En 1827, Adrien de Jussieu communiquait à deux Sociétés savantes une observation pleine d'intérêt au point de vue de l'hérédité. La femme qui en fait le sujet portait trois mamelles, dont une placée à la région inguinale servait d'ordinaire à l'allaitement. La mère de cette femme était, comme sa fille, née avec trois mamelles, mais toutes les trois étaient placées à la partie antérieure du thorax (2).

Comme la catégorie qui précède, celle des *anomalies par arrêt de développement* fournit des preuves incontestables en faveur de l'hérédité des caractères physiques. Les observations publiées par différents auteurs et récemment par M. Demarquay, aide-anatomiste de la Faculté de Paris, au travail duquel nous empruntons celles qui suivent, ne laissent aucun doute à cet égard. L'une de ces observations est celle d'un charpentier et son fils, tous deux affectés de *bec-de-lièvre*. Une autre, empruntée au docteur Lebert, est l'histoire d'une petite fille de dix ans, portant la même anomalie et née d'une mère conformée comme elle (3). D'après M. P. Lucas, le docteur Thierry a opéré, pour cette difformité, un jeune homme dont le père en avait été délivré lui-même par Desault (4). Le même auteur parle d'un homme qui, ayant le palais mal conformé,

(1) F. L. Gaillard, *Histoire générale des sept diathèses.* (*Gazette médicale* IIe série, t. I, p. 263, 264.)

(2) *Gazette médicale de Paris*, 25 janvier 1845.

(3) P. Lucas, *ouvr. cité*, t. I, p. 307.

(4) Fodéré, *Traité de médecine légale*, t. V, p. 362.

engendra quatre fils bien constitués et trois filles atteintes de bec-de-lièvre et de scission du voile du palais. La sœur de sa mère avait eu, au contraire, cinq filles bien conformées et cinq fils affectés de bec-de-lièvre. La science possède d'autres faits de ce genre, et nous pourrions les citer si leur nombre n'importait moins que leur exactitude. Nous citerons encore les *pieds-bots* et toutes leurs variétés, *la gibbosité*.

Certaines dispositions du globe oculaire et de ses annexes sont fréquemment héréditaires : la *myopie* l'est presque toujours. M. L'Héritier cite, à l'appui de ce fait, plusieurs membres de sa famille dont il tient lui-même ce vice héréditaire (1). Un cas analogue est à notre connaissance, et la science en fournirait bien d'autres; mais c'est surtout à l'égard de la cataracte que les exemples d'hérédité sont nombreux. Nous empruntons au mémoire de M. Piorry les détails suivants, qui lui ont été communiqués en grande partie par M. Furnari. Wentzel, Wardrop, Demours et Dupuytren ont opéré souvent le grand-père, le père et le petit-fils, etc. Richter a traité une malade dont le père et l'aïeul avaient été atteints de la même affection, et dont le fils commençait, à cette époque, à l'avoir également. M. Maunoir vit la femme, le fils, le grand-père, l'oncle, la tante et plusieurs cousins du côté paternel être affectés de cataracte. Il existe à Lille, au rapport du même auteur, une famille dont le chef, qui portait une cataracte, a engendré une série d'enfants qui offraient la même lésion dès leur enfance. Enfin, M. Roux a opéré de la cataracte trois frères appartenant à une famille anglaise dont le père avait été aussi affecté d'opacité du cristallin, et dont le quatrième enfant en fut atteint plus tard (2).

La disposition aux hernies se propage et leur production dépend, suivant quelques auteurs, de dimensions primitives et anormales de l'anneau qui facilitent la sortie des intestins. Sur huit cas de hernie, recueillis récemment, il s'en est trouvé quatre où des malades avaient des parents atteints de la même maladie (3). Marc a connu une famille dans laquelle les hernies ombilicales étaient héréditaires depuis trois générations (4). Enfin l'influence de l'hérédité est généralement reconnue sur quelques maladies organiques réputées chirurgicales. M. Vidal de Cassis l'admet dans la production du va-

(1) P.-A. Piorry, *ouvr. cité*, p. 120.

(2) *Ibid.*

(3) *Ibid.*, p. 104.

(4) *Dict. des sciences méd.*, t. VI, p. 527.

ricocèle, et M. le professeur Bouisson a pu la constater, à l'égard de cette dernière maladie, sur plusieurs membres de la même famille. Dans un cas, plusieurs frères étaient atteints de varicocèle ; dans un autre, c'était le père qui l'avait transmis à ses fils ; une fois c'était l'aïeul.

Nous ferons, à propos de cette classe, de ce tribut de l'hérédité, les remarques faites précédemment. La plupart sont des projections des grandes maladies constitutionnelles que nous venons de passer en revue, la suite des produits modifiés, dénaturés, si l'on veut, des diathèses scrofuleuses ou rachitiques. Remarquons, en effet, que les pieds-bots, le bec-de-lièvre, etc., se retrouvent presque toujours dans le sein des familles nombreuses où la scrofule semble donner essor à tous les caprices de ses créations : l'image est vraie. Ces anomalies et bien d'autres apparaissent dans les familles où la consanguinité s'est répétée : nous le verrons tout à l'heure. Toutes attestent une débilité radicale, un relâchement des tissus qu'explique fort bien l'action de ces grandes diathèses.

Après l'examen des maladies héréditaires, nous ne pouvons pas passer sous silence un mode particulier de transmission des maladies entre époux, soit par l'intermédiaire du produit de la conception, soit par la cohabitation. Dans le premier cas, on retrouve d'une manière manifeste l'action de l'hérédité, puisque le fœtus est inficié par l'époux ; dans le second, nous rencontrons des maladies qui se puisent dans le mariage lui-même. Sous ces deux rapports, les questions soulevées dans le chapitre suivant sont dignes d'exciter l'intérêt.

CHAPITRE III.

De la transmission entre époux d'une affection constitutionnelle dont l'un d'eux est atteint. — Exemples de transmission de la syphilis, de la scrofule, de la phthisie pulmonaire du mari à la femme par l'intermédiaire du fœtus. — Questions intéressantes relatives à l'influence du père sur la constitution et la reproductivité de la femme. — Influence de la cohabitation seule sur la transmission des maladies entre époux.

Il ne s'agit plus, ici, des conséquences lointaines de l'hérédité, de son action sur l'avenir des générations, mais bien de ses conséquences immédiates sur les générateurs eux-mêmes. Ce n'est plus, à proprement parler, l'hérédité qui agit alors, mais bien une sorte de contagion. Nous avons dit plus haut que l'hérédité inoculait aux familles ses propriétés fatales; ici elle développe une sorte de ferment contagieux, qui imprime à la marche du mal une évolution rapide, aiguë même. Il y a bien là un élément héréditaire, puisque c'est un fœtus inficié par le père qui transmet le mal; mais c'est une hérédité modifiée. Quelque difficile que soit l'explication du fait en lui-même, il ne peut malheureusement pas se nier. Les exemples nombreux qui ont frappé d'effroi certaines familles attestent que des jeunes femmes, douées des plus beaux attributs de la santé et de la force physique, se sont brusquement fanées presque aussitôt après le mariage, et ont fini par succomber aux atteintes d'un mal qui affligeait ou l'époux lui-même ou sa famille : c'est une grossesse qui a été le point de départ du dépérissement. Que nous avons entendu de plaintes de la part de mères de famille; que nous avons entendu de regrets exprimés sur le sort d'enfants qu'elles avaient unies dans la plénitude de la beauté et de la santé à des maris cacochymes! Nous devons donner à cette question neuve et intéressante tous les éclaircissements qu'elle comporte dans l'état actuel de la science, et faire appel à l'observation. Aux faits déjà publiés dans la première édition de ce livre, nous en ajouterons d'autres.

A. *Infection transmise de l'époux à la mère par le fœtus.*

La femme qui s'allie à un homme d'une faible constitution, appartenant à une famille où règne la phthisie pulmonaire, court les plus grands risques, et peut elle-même succomber à cette affection, lors même qu'elle n'y serait nullement prédisposée. Voici une observation authentique qui nous a été transmise par un de nos savants confrères, M. Barrier.

« M. X..., issu d'une famille où la phthisie a fait périr successivement son père et plusieurs de ses frères et sœurs, présente lui-même les indices d'un tempérament très-lymphatique et d'une constitution appauvrie. Cependant, grâce à son travail et à ses talents, il a pu s'élever à une position sociale, qui lui a permis d'opposer les bons soins de l'hygiène à la prédisposition originelle. Celle-ci est demeurée à l'état de germe, sous l'influence d'une bonne nourriture, de bons vêtements, d'une bonne habitation, etc. M. X... se marie à une demoiselle appartenant à une famille très-saine, douée elle-même des plus beaux attributs du tempérament bilioso-sanguin, brune, forte. A peine est-elle enceinte, qu'elle commence à dépérir; les caractères de la phthisie se dessinent de jour en jour, et deviennent plus marqués vers la fin de la grossesse. L'accouchement accompli, elle succombe après avoir donné le jour à un enfant scrofuleux.»

Nous avons observé, depuis, deux faits exactement semblables. Chez une des deux dames, la phthisie parcourut une période très-rapide, *galopante;* elle se blessa au troisième mois, et le mari, qui se trouvait, à l'époque de son mariage, atteint de phthisie au premier degré, n'a pas tardé à succomber lui-même. Le professeur Simpson d'Édimbourg a publié le fait suivant :

Madame H..., exempte en apparence de toute atteinte de scrofule, avait épousé un homme qui mourut de phthisie. Elle eut de cet homme un enfant qui mourut de la même maladie. Elle épousa ensuite un homme aussi sain qu'elle-même, dont elle eut deux enfants : l'un d'eux est mort phthisique, et l'autre d'une maladie mésentérique tuberculeuse, ayant des ulcérations scrofuleuses aux extrémités inférieures (1). Nous citons ce fait, qui ne rentre pas immédiatement dans la nature de ceux que nous venons d'énumérer, mais qui aura plus tard son application, pour mieux faire comprendre le mode physiologique selon lequel de semblables phénomènes se produisent. Le système général de la femme, son sang, ses humeurs peuvent être imprégnés des effluves morbides d'un mari atteint d'une affection constitutionnelle. Dans ces cas, l'on doit supposer que l'embryon, produit par l'organisme du père, est atteint de la viciation héréditaire; la mère recevant le sang qu'elle lui a fourni d'abord, subit peu à peu les atteintes de l'infection; le fœtus qu'elle nourrit et qui se développe dans ses entrailles, est littéralement pour elle un foyer d'infection. On conçoit aisément que la syphilis puisse se transmettre de la même manière. L'ovule, d'abord simple portion de l'organe de la mère, se nourrit comme par imbibition, puis il devient le siége d'un développement vasculaire nouveau. Les deux courants vasculaires de l'embryon et de la mère s'abouchent, les relations deviennent intimes, directes. C'est alors que la transmission par le sang, contagion véritable, quoi qu'on en ait dit, peut s'opérer et s'opère en effet. Si le fœtus est sous le coup d'une dia-

(1) *Gazette médicale de Paris*, 1850, t. V, p. 136.

thèse soit strumeuse, soit syphilitique, on peut concevoir comment la mère peut recevoir dans ses veines un poison distillé continuellement et goutte à goutte.

Mais, chose plus curieuse et que l'observation citée fait pressentir, la mère peut résister aux influences délétères de son fœtus; elle demeure, quoique saine elle-même, l'intermédiaire de transmission. Ainsi, des faits positifs, mais inexplicables, qui se rapportent à la génération, font croire à la possibilité des résultats suivants : Un principe morbide, comme la syphilis, par exemple, communiqué une fois au corps d'une femme, peut exercer son influence sur plusieurs ovules et continuer à se manifester sur les fruits des grossesses à venir, lors même que la fécondation a eu lieu par un homme en parfaite santé, et que la mère s'est trouvée exempte de toute maladie. Ainsi, lorsque la jument arabe du comte Morton fut saillie par le *Quagga*, non-seulement le mulet qui fut engendré porta les caractères du père, mais lorsque, par la suite, cette même jument fut saillie par un autre arabe, et en eut des poulains à plusieurs époques, deux de ces poulains offrirent des qualités particulières, manifestes, du *Quagga*, en même temps qu'ils eurent des marques de leur origine arabe (1). Le physiologiste anglais Mayo rapporte qu'un fait semblable a été observé par Giles sur une portée de cochons qui fut de la même couleur qu'une portée antérieure, engendrée par un sanglier (2). Il peut donc se faire qu'une veuve bien portante, mariée en secondes noces à un époux irréprochable sous le rapport sanitaire, ait de cette union des enfants entachés d'un vice heréditaire, inhérent à son premier époux. On s'est beaucoup occupé de ces curieuses recherches en Angleterre, dans ces derniers temps.

Le docteur Allen Thomson, dans un article sur la génération qui a paru dans le CYCLOPÆDIA D'ANATOMIE ET DE PHYSIOLOGIE, fait la remarque suivante : « On assure qu'une femme mariée deux fois a quelquefois des enfants du second lit qui ressemblent à un premier mari tant physiquement que moralement. » — Le docteur George Olgive (d'Aberdeen) cite un cas arrivé dans sa pratique. « Une femme d'Aberdeen, mariée deux fois, avait eu des enfants des deux lits. Tous ses enfants étaient scrofuleux comme le premier mari de cette femme, quoique la femme elle-même ainsi que son second mari fussent tout à fait exempts de cette maladie, et jouissent d'ailleurs

(1) *Philosophical transactions*, p. 21. 1821.
(2) *Outlines of physiology*, 3e édit., p. 376.

d'une bonne santé. » Le docteur Harvey, professeur à Aberdeen, a soumis à la critique les faits de ce genre, et, quoiqu'il soit sévère pour un très-grand nombre, il en admet cependant quelques-uns.

« Nous admettons donc sans aucune difficulté, dit-il, au sujet du fœtus, que, quoique sa connexion avec la mère ne soit que médiate, les propriétés constitutionnelles inhérentes au sang et provenant du père peuvent être transmises à la mère par cette même voie. Et lorsque nous songeons à tout le temps que dure cette connexion, à l'activité du développement du fœtus et à la probabilité que le principe particulier communiqué par le mâle à l'œuf au moment de la fécondation (quelle qu'en soit la quantité infinitésimale), imprègne comme un ferment une grande partie du sang fœtal, nous n'avons pas de peine à concevoir que le sang et la constitution générale de la mère puissent être à ce point imprégnés de la nature du premier mâle, qu'elle le transmette ensuite à des enfants engendrés par d'autres mâles. Mon collègue le docteur Dyce dit avoir connu un exemple (sinon plusieurs) de femme créole ayant eu des enfants blonds d'un Européen, et qui, mariée ensuite avec un créole, avait eu de ce dernier des enfants ressemblant à son premier mari autant par les traits que par la complexion. Cependant deux de mes amis très-intelligents, dont l'un est propriétaire aux Indes occidentales et l'autre médecin, habitant tous deux la Jamaïque depuis un grand nombre d'années, m'assurent n'avoir jamais vu ni entendu parler de faits de ce genre, quoique les croisements de cette sorte soient fort communs dans ce pays. Il est singulier, si des faits analogues arrivent quelquefois, ou même s'ils arrivent fréquemment, qu'ils n'aient pas été remarqués dans le pays. Cependant il n'est pas improbable qu'ils aient échappé à l'observation, à cause de la finesse des traits européens moins accusés en général, ou bien qu'ils soient demeurés inconnus parce que l'attention n'y a pas été dirigée.

« Si le mâle exerce l'influence dont nous parlons sur les organes reproducteurs de la femelle, il serait à supposer que, chaque fois qu'une femme est fécondée par le même homme, cette influence doit s'accroître. S'il en était ainsi, les plus jeunes enfants devraient, toutes choses égales d'ailleurs, avoir une plus grande ressemblance avec le père que les aînés. Ce fait particulier, s'il était certain, serait en même temps le plus général de la théorie. Cependant je ne connais aucun exemple qui le confirme ni aucune tradition populaire sur lesquels on puisse l'étayer, si ce n'est une famille très-nombreuse d'un Européen mariée avec une négresse dont les enfants, au dire de mon ami le docteur Loing, se sont rapprochés graduellement du type européen.

« Quoi qu'il en soit, on croit généralement qu'une femme, au bout de quelques années de mariage, finit par ressembler à son mari, non-seulement pour les manières, les habitudes, mais encore pour les apparences physiques. Si toutefois il y a du vrai dans cette opinion populaire, je pense qu'elle ne doit s'appliquer qu'aux traits qui ont une relation immédiate avec les facultés intellectuelles qui peuvent, après un long commerce, devenir communes entre le mari et la femme. En supposant qu'il en soit ainsi et que les conjoints aient eu plusieurs enfants, nous demandons si cette ressemblance ne vient pas de l'influence que le mari exerce sur la femme par le moyen du fœtus. Mais c'est peut-être ici une question oiseuse et la remarque elle-même une erreur populaire. S'il y avait cependant quelque chose de vrai au fond de toute cette théorie, elle donnerait une signification particulière, et l'on pourrait ajouter physiologique, à ces paroles de l'Écriture : « Ils ne forment tous deux qu'une même chair. »

Ce qui me paraît cependant d'un intérêt immédiat et pratique, c'est de s'assurer si le mari peut transmettre à la femme, au moyen du fœtus, le virus syphilitique, la diathèse scrofuleuse ou toute autre tendance morbide, la folie elle-même. Ces faits manquent, mais ils méritent certainement qu'on les recherche avec persévérance. Le cas du docteur Olgive, cité plus haut, pourrait, s'il était certain, appuyer cette présomption. En effet, pour qu'une mère pût transmettre la scrofule aux enfants de son second mariage, il faudrait qu'elle eût elle-même pris la maladie du premier mari au moyen des enfants qu'elle a eus de lui. Et quoiqu'elle soit demeurée, en apparence, libre de toute atteinte du même mal, il est présumable qu'il ne faudrait qu'une cause occasionnelle pour que la maladie latente se manifestât. Quant au virus syphilitique, il est facile de comprendre que si le fœtus est contaminé par le père, il peut le transmettre à la mère. MM. Maunsell et Evanson disent avoir des notes sur un enfant syphilitique dont la mère avait reçu la syphilis d'un premier mari, mais avait guéri cinq ans avant la naissance de l'enfant, et dont le père (le second mari) était exempt de cette maladie. Ces messieurs ajoutent que leur expérience leur permet de citer plusieurs cas curieux au sujet de la contagion du virus syphilitique. Peut-être que ces faits fourniraient des arguments à la question qui nous occupe. Il a été affirmé qu'un sujet atteint une fois de syphilis et bien guéri pouvait.

à une époque subséquente, donner cette maladie à son enfant sans pour cela en infecter la mère. Nous l'admettons; mais il n'en résulte pas que la mère n'en puisse être infectée aussi, et l'observation est en ce sens fallacieuse; car même dans le cas en question la femme peut avoir absorbé le virus, quoique sous forme latente, et donner par la suite une preuve qu'elle en était atteinte en infectant un enfant qu'elle aurait d'un homme parfaitement sain. A ce point de vue il serait fort important, dans le cas où il s'agit d'épouser une veuve, de s'assurer des particularités constitutionnelles de son premier mari (1). »

Les cas qui suivent, et qui me semblent propres à éclairer la question, m'ont été communiqués récemment, le premier par mon ami le révérend M. Charles Combie (de Tillyfour), ministre de Lumphanan, en Aberdeenshire; le second par le professeur Simpson (d'Édimbourg).

Obs. I. — M..., voisine de M. Combie, avait été mariée deux fois; elle avait eu cinq enfants du premier lit et trois du deuxième. Un de ces trois derniers, une fille, a une ressemblance frappante avec le premier mari de cette dame. Ce qui rend cette ressemblance plus singulière, c'est la différence qui existe entre la physionomie et l'aspect général des deux maris.

Obs. II.—Une jeune femme résidant à Édimbourg, de parents blancs (Écossais), mais dont la mère avait eu, avant son mariage, un mulâtre d'un nègre, a des traits de ressemblance très-remarquables avec le nègre. Le docteur Simpson, qui a eu occasion de traiter cette jeune femme, ne se souvient pas actuellement jusqu'à quel point cette ressemblance existe; mais il se rappelle en avoir été frappé, et avoir remarqué surtout chez elle les cheveux qui sont particuliers à la race nègre.

Obs. III. — Une femme, après avoir été guérie de la syphilis et s'être remariée, mit au monde deux enfants qui moururent de maladie syphilitique. Le second mari étant mort sans avoir jamais présenté de symptômes, la veuve se maria pour la troisième fois et eut deux jumeaux qui succombèrent comme les premiers enfants, et un quatrième chez lequel se développa une syphilis que l'on parvint à guérir. La mère de cette triste progéniture n'offrit à aucune époque de nouveaux symptômes vénériens (2).

(1) *The Lancet* et *Gazette médicale de Paris*, 1850, t. V, p. 136.

(2) *Compendium de médecine pratique*, t. VIII, p. 75.

Nous en avons dit assez sur ces curieuses et intéressantes particularités physiologiques et sur les conséquences hygiéniques qui peuvent en découler. Si, comme tout porte à le croire, les recherches ultérieures vérifient la réalité de ces faits, elles établiront un nouveau principe général concernant la physiologie de la génération, plein d'intérêt et de la plus haute importance. Déjà Pariset, d'après Huzard, avait dit : « Pour peu qu'on approfondisse la génération, on est porté à penser que l'acte de la fécondation ne se borne pas toujours à l'embryon qu'il vivifie ; qu'il peut s'étendre sur les germes voisins ; qu'il peut en pénétrer toute l'économie, en ébaucher les dispositions intérieures et y déposer des principes de force ou de faiblesse, de santé ou de maladie, de vice ou de vertu.

B. *Contagion par la cohabitation.*

L'influence de la cohabitation seule sur la transmission de certaines maladies ne saurait être révoquée en doute. On peut dire qu'aujourd'hui les observations scientifiques tendent à détruire la sécurité trop générale dans laquelle se trouve le public touchant la transmission d'une maladie *d'un époux à l'autre.* Le docteur Fournet, dans son *Traité de la phthisie pulmonaire*, parle d'un médecin qui a vu sa femme, jeune encore, succomber à cette cruelle affection, et qui lui-même avait éprouvé, pendant tout le temps de sa cohabitation et surtout à la fin, tous les signes rationnels d'un commencement de phthisie : ces symptômes ont disparu graduellement peu de temps après la mort de sa femme, pour ne pas revenir.

On doit à M. Guérin l'observation suivante, qui est bien propre à frapper les esprits : « Une femme mourut de phthisie pulmonaire au troisième degré, après avoir couché avec son mari jusqu'à ses derniers moments. Celui-ci, d'une constitution robuste, issu d'une famille où jamais il n'y avait eu de phthisiques, épousa en secondes noces une personne également bien constituée et née de parents sains. Après dix-huit mois de mariage, il succomba à une phthisie pulmonaire des mieux caractérisées. La seconde femme n'avait pas cessé de cohabiter avec lui jusqu'à la mort. Peu de temps après, elle se remaria ; mais, deux ans après ce second mariage, elle mourut de phthisie. Son second mari, fortement constitué, issu d'une famille où l'on n'avait jamais vu d'exemple de phthisie, succomba à son tour à cette affection quelque temps après la mort de sa femme. »

Nous avons vu des affections dartreuses se transmettre d'un époux à l'autre, et cela dans des unions infertiles. Mais le fait que nous avons vu le plus fréquemment, c'est le suivant, et il mérite de fixer à un plus haut degré l'attention des pères de famille. Si la maladie elle-même, avec ses caractères propres, ne se communique point toujours de l'époux malade à l'époux sain, il arrive très-souvent que ce dernier subit, dans sa santé générale, les changements les plus déplorables. On dirait qu'il devient la proie d'un *empoisonnement lent*, d'une sorte d'infection chronique qui métamorphose son teint et détériore son tempérament. On retrouve chez lui une empreinte maladive dont on ne saurait bien caractériser la nature, mais qui se rapproche des affections consomptives. Qui n'a souvent remarqué dans le monde de belles et brillantes jeunes femmes qui se sont rapidement flétries, qui ont, en peu de temps, revêtu les caractères d'un sénilisme anticipé, après leur union avec des maris languissants ou ruinés par la débauche? Si les femmes sont particulièrement les victimes de cette contamination nuptiale, de cette absorption d'effluves morbides, c'est qu'elles savent ou désirent moins se soustraire aux exigences de la cohabitation. Il ne faut cependant point croire que les hommes en soient exempts. Nous pourrions citer l'exemple de jeunes gens qui, ayant consenti, dans des vues de lucre, à des alliances disproportionnées et malsaines, ont altéré leur constitution et dévasté leur jeunesse. Pour eux, l'expiation a été terrible.

Il nous reste, pour achever la revue des maladies dont le mariage est l'origine et la source, à traiter du danger des mariages entre consanguins au point de vue sanitaire. Nous reproduisons, dans les chapitres qui suivent, les études que nous publiâmes l'an dernier sur ce sujet, et qui, à notre très-grande satisfaction, ont déjà porté leurs fruits, en éclairant quelques familles bien intentionnées. Ces recherches, que nous avons complétées, achèveront de porter la lumière dans la grande question de l'hérédité morbide. Il est temps du reste que l'on se préoccupe hygiéniquement de l'influence de la consanguinité. Deux ou trois lignes dans les traités d'hygiène ont suffi, jusqu'à ce jour, pour condamner les mariages consanguins et démontrer ce que les hommes de l'art en pensaient. Mais c'est tout. Il est juste toutefois de nommer deux médecins qui ont, dans ces derniers temps, plus spécialement attiré l'attention sur ce point : MM. les docteurs Ménière et Rilliet de Genève. Le premier n'a signalé le danger des alliances consanguines que par rapport à la surdi-mutité;

le second n'a, jusqu'à ce jour, publié qu'une note très-courte dans laquelle il n'expose point de faits, mais il pose de simples conclusions. Ces travaux, ces efforts témoignent au moins de l'attention des savants mieux fixée sur ce point isolé de l'hygiène, et de l'importance qu'on y attache de plus en plus. Nous venons aujourd'hui lui apporter notre tribut, bien incomplet lui-même sans doute, mais qui pourra peut-être susciter sur cette matière de nouvelles recherches. Nous appelons surtout l'attention du lecteur sur ce fait entièrement neuf et que nous avons mis en évidence : la coïncidence des déviations organiques, des aberrations de la force plastique, avec la consanguinité.

CHAPITRE IV.

Mariages consanguins contraires à la nature. — Des causes particulières et générales des mariages consanguins ; de leur fréquence. — Notions sur ce qu'on entend par degrés de parenté au triple point de vue religieux, civil et physiologique. — Faits et observations propres à l'auteur. — Stérilité ; avortements. — Anomalies de l'organisation dans la structure; monstruosités. — Maladies proprement dites : ichthyose, surdi-mutité.

L'opinion générale attache aux mariages entre parents une idée néfaste. Si vous l'interrogez à cet égard, elle vous répondra par des exemples de malheurs, d'accidents imprévus, accumulés sur les familles qui ont bravé cette réprobation universelle en se propageant dans leur propre sein.

Mais dans cette défaveur exprimée par le public, il s'agit surtout de malheurs attachés à la condition sociale, d'infortunes diverses ayant un caractère fortuit. Ainsi on vous dit toujours : « Ce mariage a mal tourné. » Il est vrai d'ajouter que ces sortes d'alliances entraînent après elles une idée de malédiction, parce qu'elles sont une violation de la loi religieuse qui les prohibe. Comme la religion catholique, toutes les communions chrétiennes, les lois hindoue, mahométane, les usages d'une foule de peuplades barbares telles que les Iroquois, les Hurons, les Samoïèdes, les interdisent formellement. Indépendamment de l'idée religieuse, on peut dire encore que la consanguinité dans le mariage viole les instincts naturels des nations civilisées. D'après une règle commune à presque toutes les nations policées, dit un jurisconsulte éminent, la famille ne doit pas trouver dans son propre sein les éléments d'une famille nouvelle. Le sang a horreur de lui-même dans le rapport des sexes ; c'est par un sang étranger qu'il veut se perpétuer. Les Romains furent fidèles, dès les temps les plus anciens, à cette loi de la nature, et toute leur histoire dépose de leur aversion pour les noces incestueuses (1).

Le christianisme trouva de sages prohibitions établies à Rome, mais elles ne lui parurent pas suffisantes ; il les élargit. En cela il tendit à épurer les relations civiles, à propager, à répartir sur une plus grande masse de personnes les sentiments de confraternité, de solidarité et de dévouements de tous genres. Saint Augustin a parfaitement exposé les motifs de ces prohibitions religieuses : « Or qui peut douter qu'il ne soit plus honnête aujourd'hui de prohiber le mariage même entre cousins? Et non-seulement pour les raisons précédemment alléguées, afin de multiplier les affinités, dans l'intérêt de la fraternité humaine, au lieu de les réunir sur une seule tête ; mais encore parce qu'il est un noble instinct de pudeur qui, en présence de personnes que la parenté nous ordonne de respecter, fait taire en nous ces désirs dont nous voyons rougir même la chasteté conjugale (2). »

Nous savons qu'on a fait à cela certaines objections. Si, a-t-on dit, nous nous reportons à l'origine du monde, si nous assistons à cette première fête nuptiale qui a dû se passer au berceau de l'humanité, alors qu'Adam donnait à ses fils leurs propres sœurs pour épouses, notre foi de catholique se demande si véritablement les mariages consanguins sont essentiellement contraires à la physiologie humaine, à la nature de l'homme? Et la science, aussi bien que la foi, semble nous répondre que la physiologie humaine ne repousse pas essentiellement ces sortes d'unions. Du côté de l'organisme, qu'ils soient consanguins ou non, des êtres munis d'organes générateurs nous paraissent, au contraire, essentiellement capables de procréer physiologiquement au nom de la nature. Au point de vue moral, qu'ils soient consanguins ou non, des êtres doués de sentiment nous semblent, au contraire, essentiellement capables d'éprouver l'un pour l'autre une mutuelle affection.

(1) Troplong, *De l'influence du christianisme sur le droit civil des Romains*, p. 191.

(2) *Cité de Dieu*, liv. XV, chap. XVI.

On oublie trop que les livres de l'Ancien Testament même opposent certaines restrictions aux mariages entre consanguins. Leurs inconvénients ou leurs dangers sont implicitement signalés dans ces versets du Lévitique :

« Vous ne découvrirez point ce qui doit être caché dans la sœur de votre père, parce que c'est la chair de votre père. — Vous ne découvrirez point ce qui doit être caché dans la sœur de votre mère, parce que c'est la chair de votre mère. — Vous ne découvrirez point ce que le respect dû à votre oncle paternel veut être caché, etc., etc. (1). » On reconnaît, dans l'esprit qui règne dans tout le chapitre d'où ces versets sont tirés, une prohibition formelle des mariages consanguins.

Aussi, les institutions canoniques chrétiennes, d'où dérive, en grande partie, la moralité de notre législation moderne, ont-elles donné la preuve d'une sage prévoyance, fondée sur une science profonde des lois de la vie, en prohibant l'union matrimoniale entre certains degrés de parenté. Le christianisme, dans les premières époques de son établissement, travailla beaucoup à élargir le cercle des empêchements matrimoniaux. Les empereurs chrétiens portèrent leur plus grande attention du côté où le mal était le plus pressant ; ils lui firent une guerre soutenue, voulant que dans tout l'empire la famille reposât sur la base d'affections pudiques, et que le lien de la parenté fût, en quelque sorte, spiritualisé. Constance, par une loi donnée à Antioche, en 339, et adressée à la province de Phénicie, défendit, sous peine de mort, le mariage entre l'oncle et la fille du frère ou de la sœur. Quant aux mariages entre cousins germains, les traditions du christianisme en avaient empêché l'usage entre les fidèles ; mais le paganisme n'y voyait rien d'illicite. Théodose le Grand fut le premier empereur chrétien qui s'occupa de faire pénétrer les prohibitions chrétiennes dans les lois civiles : il crut même nécessaire d'armer ses lois prohibitives d'un grand appareil d'intimidation. Il ne s'agissait de rien moins que de la mort et du feu. Il y avait aussi dans ces prohibitions un haut degré de moralité ; car souvent l'espoir du mariage enhardit la passion et fascine la faiblesse.

Pour le physiologiste et le médecin, la consanguinité dans le mariage est la violation d'une loi organique, et leur expérience ne peut que prêter un puissant appui à l'opinion commune. Toute combi-

(1) *Levit.*, XVIII, 12, 13, 14.

naison physiologique est due à une véritable *affinité vitale*, et le mystérieux appel à l'hymen des parties ou des caractères hétérogènes des êtres, sous les types *spécifique et individuel* du transport séminal, a, dans tous les organes, dans toutes les fonctions, dans tous les éléments du produit qu'il compose, la condition unique de la *diversité harmonique des auteurs*. L'affinité fondée sur cette condition est le premier mobile de l'attrait sexuel. La règle est qu'il n'existe que dans l'opposition des sexes, loi si puissante, qu'elle parle à l'instinct jusque dans les écarts organiques de la vie, et que toute tendance à la similitude des parties génitales éveille la répulsion même entre les sexes contraires. L'affinité agit aussi profondément sur la fécondation ; il semble même que ce soit à l'action intime qu'elle exerce sur elle que la répulsion instinctive des semblables réponde dans certains mariages ; est-il prouvé du moins que la fécondation a besoin de certains rapports de différence entre les deux auteurs (1).

De là cette observation si souvent faite par les médecins, savoir : que les alliances entre époux trop uniformes entre eux, si bien constitués qu'ils soient chacun à part, sont souvent infertiles ; la fécondation est d'autant plus assurée dans une même espèce, qu'il y a plus d'intervalle entre les tempéraments, ou l'état actuel du mâle et celui de la femelle. C'est pour cette raison que la plupart des accouplements consanguins ne réussissent pas, ou réussissent mal.

Un médecin d'un grand savoir, à propos de notre travail, nous a paru apprécier assez justement le rôle spécial de la consanguinité.

Ce qu'on reproche aux mariages consanguins, ce n'est pas, dit le docteur Dechambre, de perpétuer dans les familles, par le moyen des alliances, les maladies susceptibles de transmission héréditaire, ni certaines formes de tempérament, ni certaines prédispositions organiques, comme l'étroitesse de la poitrine ou quelque autre vice de conformation. Il est manifeste que la condition de la consanguinité en soi n'ajoute rien aux chances d'hérédité morbide, lesquelles, dépendant de la santé des conjoints et de celle de leurs ascendants réciproques, ont la même source dans toute espèce de mariage. On accuse les alliances entre parents de même souche, d'amener, de créer, par le seul fait du non-renouvellement du sang, une cause spéciale de dégradation organique, fatale à la propagation de l'espèce.

Cette cause, en se répétant dans une même famille, agirait, sous un certain rapport, à l'inverse de l'hérédité morbide. Celle-ci s'é-

(1) Prosper Lucas, *De l'hérédité*, etc., t. II, p. 238.

puise avec le temps. Souvent, il est vrai, le caractère qui la traduit va s'accentuant de plus en plus pendant plusieurs générations ; mais ensuite il s'efface et se perd dans la diversité des alliances, dans la complexité des influences de lieu, de climat, de tempérament, de constitution. Il en est, à cet égard, des maladies et des vices organiques comme des signes du type individuel ; et de même que les ressemblances sont emportées plus ou moins vite dans le mouvement des générations, et que les familles elles-mêmes s'éteignent (il n'y en a pas, suivant Benoiston de Châteauneuf, dont la durée *nominale* ait dépassé trois siècles), de même la reproduction des dispositions morbides est de moins en moins vivace à mesure que la souche commune vieillit davantage. Pour en donner des exemples, nous citerons les familles Colburn et Nougaret, dont l'histoire est racontée par M. Prosper Lucas (*Traité de l'hérédité*), qui l'emprunte lui-même à Carlisle et à M. Szokalsky. « Dans la famille Colburn, dit M. Lucas, l'hérédité d'orteils et de doigts surnuméraires affecta cette marche : la normalité y fut successivement à l'anormalité :

« Dans la première génération.	: : 1 :	35
« Dans la seconde —	: : 1 :	14
« Dans la troisième —	: : 1 :	3,75

« Et de degré en degré, elle finit ainsi par y disparaître.

« La généalogie plus récemment tracée de la famille Nougaret, où l'héméralopie, depuis six générations, est héréditaire, tend à la même issue. La proportion des membres atteints était à celle des membres restant exempts de l'anomalie :

« A la première génération.	: : 1 :	1
« A la deuxième —	: : 2 :	3
« A la troisième —	: : 1 :	6
« A la quatrième —	: : 1 :	9

« Dans les cinquième et sixième générations, cette proportion dernière n'avait point varié ; mais, contrairement à ce que M. Szokalsky conjecture, l'extinction finale de cette hérédité, à moins de faute commise dans le choix des alliances, nous semble inévitable. » Nous sommes, sur ce point, de l'avis de M. Lucas.

Tout au contraire, les effets attribués aux mariages entre parents, souvent nuls ou peu marqués après une première alliance, se multiplient et s'aggravent après une seconde, une troisième, et ainsi de suite. La progéniture devient de plus en plus misérable, et la famille se dégrade peu à peu, en dépit des précautions apportées dans le choix des conjoints. La consanguinité tendrait donc à annuler doublement le bénéfice souvent cherché dans les alliances; elle ferait obstacle au passage des qualités sanitaires des parents dans les produits de leur union, et elle rendrait au domaine de l'hérédité morbide, en vouant ceux-ci à des maladies qu'ils pourront transmettre plus tard, tout ce que le temps en retranche dans tous les systèmes d'alliances, mais surtout dans celui des alliances croisées.

Un exemple saisissant de cette sorte d'antithèse des effets de l'hérédité proprement dite et des effets de la consanguinité, est fourni par les animaux domestiques, chez qui l'étude expérimentale de la question est beaucoup plus facile que dans l'espèce humaine. On sait ce qu'on appelle en Angleterre la *production en dedans* (*breeding in and in*) : c'est la propagation par l'inceste, quand on accouple les parents les plus proches, le père avec la fille, le frère avec la sœur, etc. On se sert de ce moyen pour propager, pour affermir et rendre plus aisément transmissible à un certain nombre de générations les qualités reconnues à un des producteurs ou à tous les deux. Mais, en même temps, l'influence débilitante de ces accouplements est si bien reconnue, qu'on la met à profit pour produire des individus à squelette petit et à chair molle, excellents pour la table. Et si l'emploi du moyen est continué trop longtemps, on dépasse le but; on n'obtient plus que des produits chétifs, malingres, difformes, de peu de longévité et parfois impropres à la reproduction. Ce que nous disons du bœuf, du mouton, du porc, on l'a observé chez les volatiles; on dit l'avoir constaté même dans les plantes.

On ne saurait douter que la nature n'ait imposé pour condition de prospérité à la vie organique, la loi d'échange des attributs physiologiques contraires. Cette appréciation découle de la vue d'ensemble des phénomènes naturels. Le règne végétal s'est perfectionné par la transplantation. On ne peut plus admettre l'idée, longtemps en vogue, que la plupart des races ou variétés de fruits que nous possédons seraient dues à l'effort graduel et continu des greffes successives; elles sont, en général, nées du changement de climat, de sol ou d'exposition des races ou des espèces, et sorties du semis de graines recueillies sur des individus ainsi transportés (1). L'art maintenant a recours à ce mode de formation pour développer, dans l'un

(1) Puvis, *De la dégénération et de l'extinction des variétés des végétaux* p. 37, 38.

comme dans l'autre règne, des variétés nouvelles. Lorsque ces variétés ne naissent point d'elles-mêmes, qu'il ne s'en présente point chez les générateurs, il suffit de modifier les circonstances physiques des milieux où ils vivent, l'air, le sol, le climat, le genre de nutrition, etc., pour que leurs descendants offrent presque certainement de nouveaux caractères (1).

Ce serait une erreur de penser que les faits qui démontrent les conséquences désastreuses des alliances consanguines au point de vue sanitaire, sont trop peu nombreux et trop exceptionnels pour exciter quelque sollicitude de la part de l'hygiéniste. Ils se passent, dira-t-on, dans une sphère trop bornée pour mériter autre chose qu'un sentiment de curiosité. C'est déjà beaucoup, sous ce dernier rapport, de scruter une question hygiénique restreinte et limitée, un de ces points d'étiologie occulte, liés d'ailleurs à la question capitale de l'hérédité. En second lieu, sans être une cause générale de la déchéance de l'espèce, sans pouvoir être invoqué comme exerçant la même influence que les autres modifications hygiéniques connues, ce fait tire de certaines localités, de certaines circonstances sociales quelque importance.

1° Causes particulières des alliances consanguines.

Ainsi nous avons constaté, d'après nos recherches, que les alliances consanguines étaient plus communes, d'une part, dans les petites villes industrieuses et riches, et, de l'autre, dans les localités pauvres, isolées et privées de voies de communication. Dans les premières, ce fait a lieu depuis un temps immémorial, et l'on pourrait citer des petites villes où presque toutes les familles, surtout les plus riches, sont alliées entre elles et à des degrés très-rapprochés; dans lesquelles il existe un amalgame tel de parentés, que la recherche de la filiation devient inextricable. Nous en connaissons où des oncles sont devenus gendres de leurs propres nièces, etc. C'est surtout parmi ces familles que l'influence de la consanguinité sur la déchéance de la race peut être fructueusement étudiée dans son ensemble. Le plus souvent ces alliances sont accomplies par le désir de *superposer* des fortunes lentement acquises, de les réunir dans le sein d'une même famille : un fils et une fille riches sont unis et

(1) Magne et Grognier, *Hygiène vétérinaire*.

constitués gardiens d'une opulente succession. Il arrive cependant que ce n'est point tout à fait l'instinct de cupidité qui préside à ces mariages : c'est quelquefois la connaissance plus intime que l'on a entre parents de certaines qualités morales et vertus domestiques, c'est la croyance à l'hérédité des penchants au bien qui sollicite à mettre ces unions en pratique. Quelquefois ce sont des motifs plus louables encore: des oncles épousent leurs nièces pour les faire participer à des successions auxquelles elles avaient droit de prétendre, mais dont elles avaient été dépouillées. Nous connaissons des exemples semblables. On compte plus sur soi que sur autrui pour le bonheur domestique. Le désir d'augmenter un patrimoine territorial, de le rendre plus productif en diminuant les frais de main-d'œuvre, et un peu aussi l'amour-propre, qui fait voir en perspective la reconstitution d'un petit fief dans la famille, sont la cause la plus fréquente des mariages consanguins parmi quelques gentilshommes campagnards. A cet égard, quelques bons esprits que nous avons consultés sur cette question, et qui en sont, comme nous, préoccupés, attribuent à la législation actuelle sur les successions les causes de la multiplication des mariages entre parents. D'après eux, il serait certain que l'égalité des partages, la restriction trop absolue du pouvoir paternel dans la disposition des héritages, provoqueraient, chaque jour, le plus grand nombre de ces mariages. Avec la législation actuelle, après quelques générations, les patrimoines les plus considérables sont réduits à rien. « Aussi, nous écrit un savant et pieux prélat de France, quand on nous demande la dispense des empêchements de parenté, on allègue ordinairement la nécessité de conserver les biens dans la famille. C'est l'instinct de la conservation qui lutte dans la société domestique contre l'action dissolvante de la loi. » Nous devions mentionner, à propos d'une question hygiénique si grave, cette interprétation étiologique qui offre d'ailleurs bien des points spécieux, qui occupe l'attention des économistes et des jurisconsultes par rapport à l'agriculture et à la propriété.

On peut dire, en thèse générale, que ce sont les classes riches qui payent le plus large tribut à la consanguinité dans les alliances; nous venons d'en voir les motifs. Mais chez les classes pauvres, et dans quelques conditions particulières, le même fait se produit, mais sur une petite échelle. Ainsi, ce n'est ni dans les grandes ni dans les petites villes qu'on peut constater des alliances consanguines dans les classes pauvres, mais bien dans les localités montueuses, séquestrées, éloignées des voies générales de communication. Des personnes recommandables nous ont cité quelques villages chétifs, où la population amoindrie se maintenait dans un état de déchéance physique et morale, par la consanguinité. Dans une telle situation, on ne peut alléguer ni l'instinct de la cupidité, ni le désir de réaliser certaines convenances, comme cause déterminante, mais une sorte de nécessité physique. Les véritables éléments du mariage font, ici, défaut, comme ceux de la civilisation en général. Et puis il arrive même, comme nous en avons eu la preuve, que, dans leur ignorance et leur incurie de toute chose, ces personnes alliées par le mariage ignorent leur propre consanguinité; leur filiation de parenté est révélée par la notoriété commune, et par des habitants plus intelligents et plus au courant des traditions de famille dans ces tristes localités. Nous nous sommes assuré, dans un travail sur le goître et crétinisme dans le département du Rhône, présenté par nous au Conseil de salubrité, il y a quelques années, que les cas, assez peu nombreux du reste, de cette détérioration organique, qui ont été constatés dans les vallées resserrées de la crête du Beaujolais, étaient quelquefois moins l'effet des causes locales que d'habitudes invétérées de consanguinité dans les mariages des familles atteintes. Les travaux récents entrepris en Suisse et en Savoie, sur le goître et le crétinisme endémique dans ces contrées, ont placé l'action de cette cause dans une plus grande évidence.

Nous l'avons dit plus haut, il ne faudrait pas croire que les mariages consanguins fussent des faits très-exceptionnels, peu dignes, à cause de leur rareté, de rentrer dans l'ordre des choses dont s'occupe l'hygiène publique. Dans certaines contrées, ces alliances vont jusqu'à l'abus; les personnages qui ont autorité sur les populations s'en émeuvent, et nous avons sous les yeux la lettre pastorale d'un évêque du midi de la France qui, dans sa vigilante sollicitude, les signale aux fidèles de son diocèse comme un danger redoutable toujours croissant. « ... Ce qui nous afflige, dit-il, ce qui est propre à inquiéter notre sollicitude, c'est le nombre, qui va toujours croissant, des demandes de dispense qui nous sont adressées, et par suite de la multitude de ces mariages que l'Église ne permet jamais qu'à regret, pour de graves raisons, et dans des cas particuliers. Ces exceptions deviennent chaque jour plus fréquentes; elles nous font craindre que la règle en soit ébranlée, et que les heureux fruits que la religion espère de ces prohibitions pour le bien de la société chrétienne, ne soient entièrement neutralisés et rendus illusoires. »

Après avoir signalé avec chaleur le but spirituel et social qu'a voulu atteindre l'Église en promulguant ces défenses, but qui consiste à donner une plus grande diffusion à la charité et à la fraternité dans le monde entier, à rendre les relations de peuple à peuple plus fréquentes, plus douces et plus bienveillantes, à raffermir la morale dans les relations domestiques en maintenant le respect du sang, le savant prélat passe à des considérations de l'ordre hygiénique. Son expérience et sa sagacité l'ont éclairé sur ce point ; on nous saura gré de reproduire le passage où il entre au cœur même de la question :

« ... L'expérience ne prouve-t-elle pas que les unions interdites par la loi ecclésiastique ne sont pas moins réprouvées par la nature elle-même ? On les voit bien souvent frappées d'une désolante stérilité, et, si elles se multiplient, si elles se répètent plusieurs fois dans la même famille, elles ont pour effet ordinaire, après plusieurs générations, l'affaiblissement de la constitution physique dans les enfants, et quelquefois une altération, plus déplorable encore, de l'intelligence et des facultés morales. *C'est la loi naturelle qui est ici en parfait accord avec la défense religieuse* ; et cette loi, remarquez-le bien, n'est point particulière à l'espèce humaine, elle atteint tous les êtres vivants, à tous les degrés, et dans tous les cercles de la création, ceux mêmes qui ne vivent que d'une vie grossière et végétative. Selon l'ordre du Créateur, le fleuve de la vie ne doit pas couler toujours sur les mêmes terres : il faut que son cours soit sans cesse interrompu, pour recommencer sans cesse en des climats nouveaux et sous des latitudes différentes. Ce n'est qu'à cette condition que les êtres conservent leur vigueur native et leur force première : telle est la règle universelle établie de Dieu pour la perpétuité de ses œuvres. Si le mal que nous combattons persistait, s'il s'étendait de plus en plus, si son action funeste s'exerçait pendant une longue période de temps sur les sources où, à chaque instant, se renouvellent les existences, les siècles à venir recueilleraient les tristes fruits de cette *déviation* de l'ordre, et ne porteraient plus que des races d'hommes moralement et physiquement dégénérées (1). »

Son Éminence le cardinal Villecourt, ancien évêque de La Rochelle, nous a dit avoir constaté, pendant la longue durée de son ministère épiscopal, les plus tristes résultats de la consanguinité

(1) *Lettre pastorale* de monseigneur l'évêque de Viviers (actuellement archevêque de Tours), sur l'importance des lois ecclésiastiques qui défendent les mariages entre parents. (Janvier 1856.)

chez certaines familles de son ancien diocèse. Ce qu'il a lu dans notre travail, a-t-il ajouté, il l'avait vu dans la réalité sur la nature vivante.

Dans les contrées protestantes, l'abus serait peut-être plus grand encore que dans les pays catholiques. Le docteur Rilliet, de Genève, dans une note récemment publiée sur ce sujet, remarque que, dans les pays soumis aux prescriptions de la religion réformée, la législation n'étend pas, en général, au delà du second degré l'interdiction du mariage entre parents (1).

2° Des Degrés de parenté.

Comme cet ouvrage a principalement pour but d'éclairer les familles sur un de leurs intérêts les plus chers, et que, dans le cours de notre pratique médicale, nous avons maintes fois observé que les intéressés se rendaient en général un compte peu exact de ce qu'on doit entendre par *parenté* et *degrés de parenté*, nous croyons utile de placer ici, sous forme de sommaire, quelques notions précises sur ce sujet.

On reconnaît quatre sortes de parenté : la première qu'on appelle *spirituelle* ; la seconde, *légale* ; la troisième, *naturelle* ; et la quatrième, *naturelle et légale* tout ensemble.

La *spirituelle* est celle qui se contracte par le baptême, en sorte qu'il n'est pas permis sans dispense au parrain d'épouser la filleule, ni la mère de la filleule ; et à la marraine de se marier au filleul, ni au père du filleul.

La *légale* est celle qui vient de l'adoption ; mais ce n'est pas un empêchement parmi nous, où elle n'est pas reçue, pour faire contracter une alliance.

La *naturelle* vient d'une conjonction illicite, et sert d'empêchement. On ne peut pas, par exemple, épouser le bâtard de sa sœur, parce que cette espèce de parenté est considérée, pour le mariage, de même que la légitime.

La parenté *naturelle et légitime*, qui est reconnue de la nature et de la loi, reçoit de plus grandes distinctions. En ligne directe, le mariage est prohibé à l'infini, et toute conjonction entre ascendants

(1) *Note sur l'influence de la consanguinité dans les produits du mariage.* (Mai 1856.)

et descendants est un inceste abominable, qui est très-sévèrement puni et dans la personne des coupables, et dans celle de leur postérité toujours odieuse.

En ligne collatérale, la même chose s'observe entre le frère et la sœur, entre le neveu et la tante, l'oncle et la nièce, le petit-neveu et la grand'tante, le grand-oncle et la petite-nièce, avec cette différence qu'entre frères et sœurs le pape ne peut jamais dispenser, pour quelque cause que ce soit; qu'entre l'oncle et la nièce, le neveu et la tante, il le peut pour de grandes raisons, en faveur des rois et des princes; et qu'entre le grand-oncle et la petite-nièce, le petit-neveu et la grand'tante, et à l'infini, il faut aussi de puissantes considérations, mais sans distinction des personnes, en sorte que les simples particuliers peuvent, aussi bien que les grands, espérer cette grâce quand il y a raison de l'accorder; même il est remarquable que cette alliance est généralement permise en Portugal, parce que le grand nombre des Juifs, avec lesquels il n'est pas libre de contracter, empêche qu'on ne trouve aisément des partis plus convenables. C'est à ceux qui désirent contracter ces sortes de mariages à prendre garde de recourir à des impostures honteuses et criminelles pour obtenir plus facilement une dispense.

Il n'en est pas de même entre les cousins et cousines, car la prohibition ne s'étend qu'au quatrième degré canonique inclusivement, qui est le huitième degré civil; encore bien en obtient-on la dispense de Rome, sans exposer autre chose que l'amour mutuel des contractants et l'intérêt de l'un ou de l'autre. On exige aussi ce qu'on appelle dans le langage de la théologie des *raisons canoniques*, telles que l'âge de la fille, qui dans ce cas doit être de 24 ans révolus, la petitesse du lieu qu'elle habite, et où elle ne peut trouver que difficilement un parti sortable, etc.

L'alliance légitime se règle comme la parenté, et celle qui procède du péché est restreinte au deuxième degré. Or, dans l'alliance légitime, le beau-père ne peut pas épouser la bru; le gendre, la belle-mère; le fils en premières noces, la seconde femme de son père; ni le second mari, la fille en premières noces de sa femme; à cause que l'honnêteté et la bienséance de nos mœurs veulent que ceux qui tiennent aux enfants lieu de pères ou de mères soient privés à l'infini et sans limitation du nom de leurs maris ou de leurs femmes.

Le beau-frère est pareillement exclu de l'alliance de sa belle-sœur, mais il semble que depuis quelque temps on ait voulu adoucir cette sévérité si contraire à l'ancienne loi, qui, bien loin de défendre ces mariages, en fait un précepte, en recommandant au frère du mari décédé d'en épouser la veuve. Aussi, sans chercher des exemples éloignés, nous voyons que le pape en a accordé la dispense à un homme d'une condition privée (1).

Les parents *consanguins* sont ceux qui sont formés d'un même sang ; on appelle frères consanguins ceux qui sont d'un même père et de différentes mères. La consanguinité est donc la parenté entre des personnes descendantes d'une même souche. En ligne directe, le mariage est prohibé entre ces sortes de personnes à l'infini ; et, en collatérale, jusqu'au 4e degré inclusivement (4e degré canonique, ce qui fait le 8e degré civil). Les anciens, chose singulière et peut-être fondée sur la nature, établissaient un degré plus intime de consanguinité lorsqu'elle provenait de la mère (c'est ce qu'à Athènes on appelait consanguinité utérine) ; il y était permis d'épouser la demi-sœur par le père, ou cousine consanguine, et non d'épouser la demi-sœur par la mère, ou cousine utérine.

Les éloignements qui sont entre parents s'appellent degrés ; et pour savoir en quel degré on est parent selon notre droit français, conforme au canonique, il faut compter, en ligne directe, autant de degrés qu'il y a de générations jusqu'à la souche commune, que l'on ne compte point ; de sorte, par exemple, que le petit-fils est parent de son aïeul ou grand-père au second degré. Le fils est, par conséquent, parent de son père au premier degré. Pour trouver les degrés, en ligne collatérale, on ne monte que par l'une ou l'autre des deux colonnes, et il y a autant de degrés qu'il y a de générations, sans compter non plus la souche commune. Exemple :

Pierre

Paul	1	Jacques	1
Marie	2	Françoise	2
Julien	3	Christophe	3
César	4	Madeleine	4

Pierre est la souche commune d'où descendent, de génération en génération, César et Madeleine ; ces deux derniers, suivant la computation canonique observée en France, sont parents au 4e degré ; suivant le droit romain (antique), ils seraient au 8e degré, attendu que ce droit comptait les degrés dans les deux colonnes.

(1) *Dictionnaire de droit civil et canonique*, année 1717.

3° Faits et observations propres à l'auteur.

Il y a déjà bien des années que nos recherches sont entreprises sur ce sujet. En 1846, lors de la première publication de notre *Hygiène des familles*, nous avons signalé quelques faits propres à éclairer cette question. « Nos observations, écrivions-nous alors, sont au nombre de trente-neuf ; treize ont été recueillies dans le cercle de nos connaissances, les vingt-six autres ont été fournies soit par des renseignements authentiques, soit par nos propres malades. Dans la première catégorie, nous trouvons deux oncles qui ont épousé leurs propres nièces ; trois tantes qui se sont unies à leurs petits-neveux ; le reste a trait à des alliances entre cousins germains ou petits cousins. Or, huit de ces mariages ont été stériles, quoique les époux ne fussent pas d'âge trop disproportionné ; quatre ont engendré des enfants scrofuleux, moissonnés à la fleur de l'âge, et dont aucun n'a dépassé quatorze ans. La dernière de ces alliances malencontreuses a, il est vrai, mis au jour un rejeton vivace, mais qui est affligé de l'*ichthyose*, d'une espèce de lèpre dégoûtante qui l'a arrêté dans sa carrière et dans ses projets d'établissement. Nous ajouterons, de plus, que sur les enfants scrofuleux et rachitiques qui n'ont point eu, en quelque sorte, le droit de vivre, deux étaient nés avec des doigts surnuméraires, comme si la nature eût pris à tâche d'associer la difformité à la faiblesse originelle.

« Sur les vingt-six observations de la seconde catégorie, nous trouvons onze alliances malheureuses ; elles ont eu lieu entre cousins et cousines ; un enfant épileptique est issu d'un de ces mariages ; trois autres ont engendré des enfants morts hydrocéphales ou dans les convulsions. Parmi les sept autres, nous comptons deux unions stériles, et les cinq dernières ont produit deux rejetons dont l'état sanitaire laisse beaucoup à désirer. Quatre seulement, pour compléter le nombre de vingt-six, ont eu des mariages féconds dont les produits paraissent jouir d'un état de santé médiocre (1). »

Depuis ces premières observations, nous n'avons pas cessé d'avoir l'œil ouvert sur tous les faits analogues, d'enregistrer scrupuleusement les résultats de la consanguinité. Nous n'avons point été surpris de les voir tous nous tenir le même langage, c'est-à-dire at-

(1) *Hygiène des familles*, t. II, p. 176.

tester ce fait, savoir : que les alliances consanguines sont aussi contraires à l'accroissement de la population qu'à sa validité. En un mot, ou ces unions sont stériles, ou elles frappent les rejetons dans leur structure et dans leur santé. Tels sont les résultats qui découlent du moins de nos propres recherches, et nous pouvons dire que les preuves de cette assertion se sont accumulées au gré de nos désirs. Les faits recueillis par nous ont presque tous trait à des alliances consanguines non répétées dans la même famille : ce sont des écarts qui ont succédé à une seule génération. Aussi sommes-nous peu disposé à partager la confiance de quelques médecins et de certaines personnes du monde, qui ne voient pas de danger proprement dit dans un mariage consanguin qui reste solitaire. Pour eux, il n'y a de danger que lorsque l'habitude de la consanguinité passe, en quelque sorte, à l'état chronique dans la famille. Tout ce que l'on peut dire, c'est que, dans le premier cas, il y a des exceptions : les individus issus d'une première génération consanguine peuvent rester indemnes en petit nombre. Dans le dernier cas, il y a moins d'exceptions : la famille est contaminée dans son essence. « Si certaines familles, dit dans sa note le docteur Rilliet, et cela nous paraît la légitime expression des faits, paraissent en tout ou en partie échapper à l'action de la consanguinité, il est à craindre que l'influence funeste de cette cause, en épargnant la première génération, ne se fasse sentir sur les suivantes, et que le résultat définitif de ces alliances ne soit l'anéantissement de la famille. »

Étudions le langage des faits.

Aux 39 observations citées en 1846, nous en ajouterons 82 recueillies depuis et qui portent sur des faits que nous avons vérifiés. Nous passons sous silence d'autres observations mi-authentiques qui nous ont été transmises par des personnes recommandables, mais étrangères à la médecine, et qui ne sont pour nous que des ouï-dire. On conçoit, sans que nous ayons besoin de justifier notre réserve, combien les recherches de cette nature doivent être faites avec discrétion et mesure. Tandis que les autres points du domaine de la médecine demandent l'observation détaillée, circonstanciée, ici l'honneur du médecin exige le mystère ; l'intérêt de la famille veut qu'on ne la désigne pas.

Nous avons donc un total de 121 faits, où il nous a été possible de voir les résultats de l'influence de la consanguinité sur la conception ou sur ses produits. Les 82 faits nouveaux présentent un bilan pathogénique offrant beaucoup d'analogie avec le précédent, composé de 39 cas. Sur ces 82, le chiffre de la stérilité a atteint le nombre 14. Or, en tenant compte des 8 existants, on a sur le nombre total le chiffre de 22. Ces alliances qui, pour la plupart, datent de huit à dix ans, ont eu lieu entre cousins germains ou issus de germains. Quatre seulement regardent des oncles qui ont épousé leurs petites-nièces.

Parmi ces 22 cas de stérilité, nous en comptons 16 de stérilité *absolue*, c'est-à-dire sans conception, et 6 dans lesquels il y a eu conception, mais suivie d'avortements dans les premiers mois de la grossesse. Sur le nombre total de 121, nous constatons 17 fois l'avortement. Ainsi, nous avons d'une part 6 avortements non suivis ou précédés d'une conception ordinaire, et de l'autre 11 observations dans lesquelles il y a eu, soit après, soit avant ces avortements, grossesse arrivant à terme.

Lorsque l'attention des observateurs et des médecins se sera suffisamment fixée sur ce point, elle constatera presque toujours ce fait remarquable : c'est que la nature semble témoigner, par gradation, sa répulsion pour les mariages fondés sur la consanguinité. Très-souvent, et ce qu'on pourrait peut-être considérer comme une issue favorable, elle les frappe de stérilité ; puis, s'il y a fécondité, elle semble faire des produits, des épreuves bizarres, incomplètes, qu'elle signale par des anomalies. Enfin, elle tient en réserve les monstruosités véritables, les déviations pathologiques. Dans une série un peu importante de produits, issus de lignées consanguines, on rencontre presque toujours un ou plusieurs sujets frappés d'accidents organiques singuliers, qui étonnent et attristent en même temps les familles. On peut remarquer des cécités congéniales ainsi que des hémiplégies.

De toutes les déviations organiques, celle que nous avons le plus fréquemment observée, c'est la polydactylie. Nous avons vu, dans une famille composée de trois enfants, et dont le père et la mère étaient parents au quatrième degré, deux de ces enfants présenter de petits orteils surnuméraires ; les mains avaient la structure normale. Sur nos 121 cas, nous avons rencontré 17 fois cette anomalie, et sur ce nombre, 13 fois aux deux mains. Le phénomène contraire, *l'ectrodactylie*, est moins fréquent : deux fois seulement nous l'avons observé, et cela à la main (absence du petit doigt).

La main, cet organe ou plutôt cette partie de l'instrumentation que Galien a louée comme le plus bel attribut physiologique de l'espèce humaine, serait-elle donc une des premières lésées par la consanguinité qu'on pourrait appeler une déviation de l'ordre naturel ?

En présence de ce nombre de faits réunis par un seul observateur, il nous est permis de penser que la consanguinité est peut-être la cause efficiente de ces aberrations, de ces déviations individuelles sans nombre, dont rien, le plus souvent, n'explique l'origine. En remontant, en effet, au principe seul de l'hérédité pour expliquer ces *hémitéries*, on reconnaît avec étonnement qu'elles proviennent de *parents placés dans les meilleures conditions de santé et de la conformation la plus irréprochable* (1). Si, depuis longtemps, les médecins eussent tenu compte de ce point délicat d'étiologie, peut-être eût-il été possible de remonter à la consanguinité comme cause d'arrêts ou d'excès de développement, de bizarreries pathologiques que la science enregistre comme des objets de simple curiosité. Ainsi les enfants affectés de bec-de-lièvre naissent presque toujours, dit Is. Geoffroy Saint-Hilaire, de parents bien conformés. Pour nous, nous avons déjà observé deux fois le bec-de-lièvre sur des enfants issus de mariages consanguins, et une fois le *spina bifida*. Nous tenons de feu le docteur Latil de Timécour, auteur d'une monographie sur cet arrêt de développement, la relation d'un fait où il avait pu juger de l'influence de la consanguinité : l'enfant était né de cousins germains. Enfin, 5 fois nous avons vu sur les 82 cas des enfants atteints de pieds-bots (*varus equin.*). Cette difformité est en outre très-commune dans les familles où l'habitude de la consanguinité persiste depuis longtemps.

Nous ne possédons qu'un fait de monstruosité proprement dite, sur les 121 cas : c'est celui d'un fœtus *anencéphale*. Les parents étaient cousins germains; et depuis l'accouchement qui a fourni ce produit, il n'y a pas eu de nouvelle grossesse. Cet accident causa une grande sensation dans la famille, fut autant que possible tenu secret, et la jeune mère l'a toujours ignoré : pour elle l'enfant mourut en naissant, mais bien conformé.

Au moment même où nous écrivons ces lignes, nous avons sous les yeux un fœtus que nous devons à l'obligeance de M. le docteur Gubian fils, chef de clinique médicale à l'École de médecine. Ce fœtus, également anencéphale, offre, en outre, les particularités les plus curieuses. C'est un spécimen de presque toutes les déviations organiques dont nous venons de parler et l'argument le plus

(1) Prosper Lucas, *ouvr. cit.*, t. I, p. 135.

irrésistible qu'on puisse peut-être opposer à la pratique des mariages consanguins. Nous constatons sur lui un *bec-de-lièvre*, un appendice charnu et long de 15 centimètres sur l'épaule droite, une ectrodactylie double (*quatre* orteils au pied gauche et *trois* au pied droit) ; les fémurs et les tibias sont excessivement courts. Chez ce monstre si remarquable, la nature a, en quelque sorte, multiplié les anomalies, bouleversé les lois du développement organique, pour servir de leçon à ceux qui seraient tentés de taxer d'exagération les vues générales que nous avons émises. En considération de l'extrême importance de ce fait, nous ajouterons les détails que nous a fournis M. le docteur Gubian, sur les sources de ce produit.

Madame ***, âgée de 34 ans, d'une bonne constitution, d'un tempérament nerveux, sujette à l'hystérie, ayant toujours été bien réglée, avait résolu d'abord de rester fille, lorsque des convenances de famille et divers changements survenus dans sa position la décidèrent à épouser, à l'âge de 33 ans, son cousin germain, âgé lui-même de 39 ans et d'une excellente constitution. Elle devint enceinte à la fin de l'année même de son mariage ; la grossesse fut bonne, l'accouchement fut très-laborieux ; on ne pouvait pas reconnaître les parties qui se présentaient ; les douleurs durèrent dix heures : au bout de ce temps, madame *** accoucha d'un monstre, que nous classâmes, mon père (1) et moi, dans les anencéphaliens désencéphales de M. Is. Geoffroy Saint-Hilaire.

En lisant les ouvrages qui traitent des monstruosités, nous sommes toujours demeuré frappé des lacunes qu'ils présentent touchant les causes de ces désordres organiques ; jamais une cause éloignée, même probable, de ces anomalies n'y est alléguée. L'influence étiologique de la consanguinité ne paraît pas avoir été soupçonnée. A l'heure qu'il est, nous pensons que tout médecin qui, dans sa pratique, aura à enregistrer de nouveaux faits, sera tenu de mentionner au moins cette circonstance lorsqu'elle existera.

Nous le répéterons encore, car cette pensée nous paraît être l'expression d'un fait général, la nature, à laquelle on fait violence par les alliances consanguines, qui semblent vouloir déranger l'ordre providentiel, l'ordre de l'univers, selon l'expression de Burdach, semble protester contre cette violence par une terrible ironie. Elle prête la main au désordre physiologique. Ainsi, dans quelques cas, elle inflige une petitesse de taille ridicule par rapport à celle des pa-

(1) M. le docteur Gubian, ancien médecin de l'Hôtel-Dieu, praticien distingué.

rents ; elle atrophie la nature humaine. Quelquefois elle pose un seul stigmate comme une sorte de signalement ; il n'offre rien de pathologique ; il exprime seulement la bizarrerie. Nous connaissons, à cet égard, un jeune garçon, âgé actuellement d'une douzaine d'années, né de père et de mère cousins germains, qui présente sur le *vertex* une chevelure panachée (blanche et noire). Il est bien conformé et bien portant du reste. Si l'on admet, ce qui est très-probable, selon nous, que la consanguinité éteigne l'amour réciproque du père et de la mère, leur sympathie, on pourra tenir compte de cette assertion émise par un grand physiologiste : « Quand les parents ont de l'aversion l'un pour l'autre, ils produisent, dit Burdach, des formes désagréables, leurs enfants sont moins vifs, ils sont moins dispos. »

Il est des maladies du genre mixte, qui, atteignant plutôt la texture que l'ensemble des forces vitales, semblent cependant revêtir quelques caractères propres à certaines diathèses : telle est l'ichthyose par rapport aux affections cutanées, et l'*enchondrome* par rapport aux maladies du système osseux. Or, nous avons vu l'une et l'autre coïncider avec la consanguinité. Sur nos 82 cas nouveaux, nous avons retrouvé l'ichthyose une fois : le produit était issu de mariage d'oncle à nièce.

Quant à cette dernière maladie, on peut avoir quelques doutes par rapport à la cause ; néanmoins il existe de fortes présomptions. Voici le fait : « Une jeune femme, atteinte de phthisie, entra dans notre service à l'Hôtel-Dieu, en 1854. Outre la maladie principale, elle présentait à la face dorsale de la main gauche trois tumeurs offrant le volume de petites pommes de terre ; ces tumeurs étaient dures et de consistance osseuse. Plusieurs fois, pendant sa vie, on l'interrogea sur sa famille ; on insista pour savoir si ses parents n'étaient point alliés à un degré quelconque ; elle répondit qu'elle l'ignorait, qu'elle ne l'avait jamais entendu dire, mais que cela pourrait bien être, vu que dans le pays où elle était née (montagnes du Vercors, près de Die, Drôme,) *les familles étaient souvent alliées entre elles*. Peu de temps après, cette malade ayant succombé aux progrès de la phthisie pulmonaire, l'autopsie démontra la nature osso-cartilagineuse des tumeurs de la main, formant une sorte de coque ; c'était un enchondrome. La pièce est conservée au musée de l'École de médecine.

Nous ne comptons qu'une jeune fille qui soit atteinte de surdimutité, parmi les faits d'alliances consanguines que nous avons recueillis. Elle est née d'un mariage contracté entre cousins issus de germains. On nous a signalé de semblables exemples parmi des familles que nous connaissons, mais où la consanguinité dans les alliances est érigée en pratique. De même que l'idiotie et l'aliénation mentale, la surdi-mutité apparaît comme une fréquente coïncidence de la consanguinité. Le docteur Menière, médecin de l'institut impérial des Sourds-Muets de Paris, l'a signalée avec vigueur. « Il est de fait, dit-il, que beaucoup de sourds-muets sont nés dans des circonstances de ce genre (mariages consanguins)... je puis affirmer, dès aujourd'hui, que les cas de surdi-mutité congéniale observés dans les familles ainsi constituées sont assez nombreux pour être pris en sérieuse considération. Il importe beaucoup d'être prévenu de la possibilité de ce fait singulier (1). »

M. Th. Perrin a constaté que, dans l'établissement des sourds-muets de Lyon, dont il est le médecin, le quart au moins de ces infortunés est le fruit de mariages consanguins, et il en est de même dans la maison des incurables d'Ainay, dont le quart à peu près présente une semblable origine. Ce sont là des faits étonnants, surtout lorsqu'on calcule que le nombre de ces mariages ne peut guère être évalué à plus d'un vingtième des mariages ordinaires.

Les sourds-muets sont surtout très-nombreux dans les localités restreintes, comme le sont certains cantons de la Suisse, quelques îles du littoral occidental de la France, certaines petites villes éloignées des grands centres de population, et partout enfin, où des habitudes sédentaires, une vie calme et peu de besoins s'opposent aux migrations des jeunes gens. Il résulte de là que les familles ne contractent pas d'alliances avec les étrangers, que le sang ne se renouvelle pas, que des constitutions identiques se trouvent corroborées par des éléments semblables, et que les générations successives se perpétuent avec leurs caractères propres, jusqu'à ce que l'exagération même de ces états originels entraîne la perte des individus et l'extinction définitive de la famille. Le docteur Menière, en médecin éclairé, regrette que la loi civile ne mette aucune restriction à ces unions de famille, qu'elle laisse à cet égard liberté complète aux contractants. La loi religieuse lui semble beaucoup plus sage par les empêchements dirimants dont elle entourait autrefois les mariages. La sévérité dans les temps anciens était sans doute exorbitante, mais elle était basée sur des principes exacts que l'on a eu le grand

(1) *Gazette médicale de Paris*, 1846, p. 225 et suiv.

tort de méconnaître de nos jours. Aujourd'hui, l'état civil domine tout, les dispenses ecclésiastiques pour les mariages entre parents, à quelque degré que ce soit, s'obtiennent nécessairement; les intérêts de fortune qui motivent ces sortes d'unions ne viennent plus échouer contre un pouvoir qui ne transigeait presque jamais ; aussi voit-on se multiplier des mariages qui sont contraires aux plus simples notions de l'expérience et du bon sens (1).

Depuis quelque temps nous avons été mis sur la voie d'observer un fait très-curieux et qui rentre dans la catégorie de ceux que nous avons déjà signalés : c'est un retard dans la *dentition* chez des enfants issus de mariages consanguins. Ainsi, nous connaissons de ces enfants âgés actuellement de trois, quatre ans, qui n'ont point encore de dents. Un jeune docteur de Lyon, très-instruit, M. Léop. Ollier, nous assure avoir observé fréquemment ce fait dans le département où il est né et où la consanguinité dans les mariages est commune. A ce retard de la dentition, se joint presque toujours un arrêt dans le développement du corps et de l'intelligence.

Telles sont les anomalies et les maladies un peu exceptionnelles que nous avons eu l'occasion de constater dans des alliances où, pour la plupart, la consanguinité n'était point répétée, où elle datait, pour ainsi dire, d'hier. Dans ces observations, il est un grand nombre d'enfants qui sont exempts de toute infirmité et qui présentent au moins les attributs de la santé moyenne. En résumé, nous avons, sur 121 cas, 52 faits d'altérations diverses. Si, de ces 52 faits, on défalque les 17 cas de polydactylie, qui constituent plutôt des bizarreries que des infirmités véritables, il ne nous reste plus que 35 cas affectés soit à des désordres vraiment pathologiques, soit à des accidents qui ont éteint les germes, ces premières espérances d'un homme, comme dit le poëte, *prima spes hominis*. Sans doute, on peut alléguer qu'un pareil nombre exprime bien plus qu'une coïncidence, mais nous reconnaissons qu'il serait encore insuffisant à donner une démonstration péremptoire du fait que nous cherchons à établir, si l'on ne poursuivait pas la recherche des preuves dans l'ensemble même des familles, là où la consanguinité a établi son empreinte par sa durée. Les faits isolés projettent alors beaucoup de lumière, ils attestent le danger, le signalent pour ainsi dire ; le second ordre de faits le confirme. Par ceux-là, la nature indique où elle peut arriver ; par ceux-ci, où elle tend infailliblement. En un mot, dans

(1) Menière, *loc. cit.*, p. 226.

le premier cas, il y a une menace ; dans le second, une réalité. Cette réalité existe non-seulement pour les médecins, mais pour toutes les personnes du monde qui possèdent un peu d'esprit d'observation. Celles-ci vous signaleront, lorsque vous les mettrez sur la voie, des familles où toutes ces anomalies d'organisation se rencontrent ; où un idiot côtoie un hémiplégique de naissance ; où l'on voit çà et là les affections dartreuses avec leurs formes les plus exubérantes et, si nous osions le dire, les plus excentriques ; où l'on voit des sujets atteints de mélancolie, et même de mélancolie suicide ; où tout se rencontre en un mot, même l'extraordinaire pathologique.

Depuis la publication de ces recherches (un an environ), nous avons été mis en possession de nouveaux documents. Deux nouveaux cas de *polydactylie*, un cas *d'hypospadias* rendant l'époux stérile, une jeune fille de vingt ans née d'un mariage d'oncle à nièce, portant des cheveux entièrement blancs, sont des faits qui rentrent dans la catégorie des anomalies d'organisation. Un grand nombre de nos confrères nous ont cité des exemples fâcheux puisés soit dans la stérilité, soit dans des maladies diverses ; mais chose plus curieuse et bien capable de démontrer la solidité de ces observations, des faits analogues nous ont été fournis par des personnes étrangères à la médecine. Soit après la lecture de notre mémoire, soit après nous avoir consulté, plusieurs jeunes gens hésitaient encore sur le parti à prendre relativement à des mariages consanguins, arrêtés d'avance. Quelques-uns d'entre eux, que nos conseils n'avaient fait qu'ébranler, sont revenus après, nous apportant les résultats de leurs propres observations, puisées dans les localités qu'ils habitaient, et nous ont fourni de petites statistiques. Un d'entre eux, depuis que son attention a été éveillée sur ce point, a observé parmi des unions consanguines de sa connaissance, un cas d'épilepsie, un cas d'idiotie et deux cas de rachitisme. Ce que nos conseils n'avaient pu faire, l'expérience personnelle l'a accompli : ces personnes ont renoncé aux hasards auxquels pouvaient les exposer des unions relativement très-avantageuses.

Le docteur Boinet (de Paris) a raconté à M. Macario qu'il connaissait cinq idiots dans cinq familles différentes issues de ces sortes de mariages : Il est, dit le docteur Macario, dans le compte rendu qu'il a fait de notre travail, auquel il a ajouté quelques observations personnelles, une très-riche famille juive, fort connue dans le monde, qui compte dans son sein des cécités congéniales, des hémiplégies, etc., résultat d'alliances consanguines. Un célèbre jurisconsulte, marié avec une cousine germaine, a perdu trois enfants d'hydrocéphalie. Un fabricant de Lyon, marié également à une cousine, a eu quatorze enfants dont huit sont morts de convulsions en bas âge ; parmi les autres il y avait un cul-de-jatte, des tuberculeux, des rachitiques, etc., qui ont succombé à la fleur de l'âge ; un seul a survécu (1). Depuis quelque temps, les médecins américains font des recherches sur ce point d'hygiène qu'on peut dire publique et privée à la fois. Nous plaçons sous les yeux du lecteur les observations faites le plus récemment : on verra combien elles sont confirmatives des nôtres.

M. Bemiss est parvenu, après avoir vaincu bien des difficultés, à recueillir d'exacts renseignements relativement aux résultats de 34 mariages consanguins. De ces 34 mariages, 28 ont eu lieu entre cousins au premier degré, c'est-à-dire entre parents au troisième degré suivant la loi civile, et 6 entre cousins au deuxième degré, parents au quatrième degré suivant la loi. Sur les 34 exemples qui forment la base du travail, 7 fois l'union a été stérile, 27 fois elle a été féconde. Les 27 mariages féconds ont produit 191 enfants. Le sexe des enfants n'a pu être déterminé que relativement à 13 unions, lesquelles ont donné 49 garçons et 42 filles.

Sur les 28 mariages entre parents au troisième degré, 23 ont été féconds et 5 stériles, et sur les 6 mariages entre parents au quatrième degré, 2 ont été stériles et 4 féconds. Dans les deux derniers exemples d'infécondité, la femme était elle-même issue d'un mariage entre consanguins.

La relation entre le nombre des enfants et le nombre total des mariages est représentée par la proportion 1 : 5,6. Chaque union féconde a donné en moyenne 7 enfants et une légère fraction.

Pour les mariages entre parents au troisième degré, le nombre des enfants produits est représenté par 6,87 ; il est représenté par 8,5 pour les mariages entre parents au quatrième degré.

Sur les 192 enfants issus de tous ces mariages, 58 sont morts peu de temps après la naissance. Dans 24 cas la cause de la mort a été indiquée : 15 fois la phthisie a été invoquée, 8 fois des affections spasmodiques, et une fois l'hydrocéphalie.

Sur les 134 enfants qui sont parvenus à l'âge adulte, il en est 46 qui sont d'une bonne constitution et bien portants ; 32 sont indiqués comme étant mal constitués et habituellement mal portants,

(1) *Annales médico-psychologiques*, t. III, p. 467, juillet 1857.

mais sans détails particuliers sur leur état. Il en est 9 sur le compte desquels on n'a pu obtenir aucun renseignement. Quant aux 47 autres, ils sont tous mal conformés ou atteints de maladies plus ou moins graves : 23 d'entre eux sont scrofuleux, 4 épileptiques, 2 aliénés, 2 muets, 4 idiots, 2 aveugles, 2 difformes (?), 5 atteints d'albinisme, 6 ont la vue faible, un enfin est atteint de chorée (1).

CHAPITRE V.

De l'influence de la consanguinité sur l'ensemble de la famille. — Diathèses diverses. — Maladies mentales. — Preuves historiques : aristocraties, races diverses, Israélites. — Des races maudites en France : Cagots des Pyrénées, Colliberts du Poitou, Callots, etc. — Conclusions.

L'influence de la consanguinité doit être encore étudiée dans son ensemble, c'est-à-dire dans la famille elle-même, où les alliances entre parents se sont perpétuées depuis un certain nombre de générations, où les familles se sont, pour ainsi dire, usées par l'exagération de leur propre individualité. Ici, la déchéance organique, l'abaissement du niveau des qualités qui expriment la santé et l'intégrité morale, apparaissent dans leur vrai jour. Cette dégénérescence de la famille se reflète dans mille caractères extérieurs qui frappent même les personnes étrangères à la médecine. Ainsi, on remarque une flétrissure dans la beauté de la face; sa coloration s'étiole, ses traits s'épatent et se vulgarisent : peu à peu on voit succéder à cette altération de la beauté du type humain, dans les familles livrées à la consanguinité, une laideur que nous appellerons *maladive;* elle est l'expression d'une ou plusieurs diathèses, et principalement de la diathèse scrofuleuse ou de la diathèse rachitique. Il est rare de ne point rencontrer plusieurs membres atteints de claudication soit congéniale, soit liée à des arthrites chroniques consécutives; on rencontre également des individus ayant des cheveux rouges et des rousseurs à la peau. Ceci conduit à approfondir l'état pathologique de ces familles. A cet égard, on ne peut point affirmer

(1) *North American medico-chirurgical Review*, janvier 1857, p. 97.

qu'une affection générale naisse plus spécialement ; on retrouve de tout dans ces familles, toutes les diathèses semblent s'y donner la main. Comme l'a déjà signalé le docteur Rilliet, on y voit : l'épilepsie, l'imbécillité, l'idiotie, les maladies tuberculeuses, etc., et ces maladies sont hors de proportion, quant au nombre, avec celles qu'on observe dans d'autres familles. C'est là le fait incontestable, nous dirions, pour mieux exprimer notre pensée, que les affections constitutionnelles apparaissent à l'état d'*endémie* dans les premières familles, tandis que dans les secondes, elles sont sporadiques.

Une longue et suffisante observation a depuis longtemps démontré aux historiens, aux publicistes et aux médecins, que l'abus de la consanguinité dans les mariages amenait la dégradation de l'intelligence. Cette dégradation de l'intelligence a des nuances, et ne s'exprime pas toujours par ses formes les plus accusées, telles que l'aliénation mentale et l'idiotie : on trouve comme intermédiaire l'incapacité ou l'impuissance mentale. C'est bien le cas le plus commun pour les familles dont il est ici question. On y voit dans une proportion plus considérable qu'on ne le voit ailleurs, des individus qui, sans être imbéciles, n'ont aucune aptitude pour remplir les obligations de la vie, de ces individus déclassés, sans vocation, livrés à une stérile oisiveté, sur le compte de qui la notoriété commune s'exprime avec sévérité. Ce sont ceux-là qui ruinent matériellement ces familles dont la prospérité s'était édifiée à la faveur de la capacité des ascendants. C'est dans ce sens, c'est en faisant allusion à de tristes catastrophes, que Monseigneur de Viviers s'exprime ainsi dans la lettre pastorale déjà citée : « ... Dites aux parents que la religion n'approuve point ces mariages, que rarement ils reçoivent la bénédiction et la fécondité du ciel.. Dites-leur que Dieu soufflera, dans sa colère, sur ces riches héritages que l'on veut transmettre aux générations futures, par des voies que la sagesse réprouve. »

Cet état d'impuissance mentale est le premier échelon de l'aliénation, de l'idiotie, de l'imbécillité, de la démence, dont les exemples pullulent dans les familles où le sang ne se renouvelle point. Les faits révélés par Esquirol, Spurzheim, Ellis, touchant la fréquence de l'aliénation mentale et de son hérédité dans les grandes familles de France et d'Angleterre, et attribués par eux à la consanguinité, apparaissent avec autant d'évidence dans les familles de la bourgeoisie où les mariages sont consanguins. Nous ne ferons aucune citation, mais nous sommes sûr que chacun de nos lecteurs intelligents fera les rapprochements les plus curieux et vérifiera sans peine au sein des familles qu'il peut connaître, la vérité de nos assertions; il lui sera facile d'y rencontrer une proportion plus forte qu'ailleurs de déments, d'idiots, d'aliénés, d'individus aux mouvements passionnels bizarres et excentriques. Notre collègue le docteur Arthaud, médecin en chef de l'hospice de l'Antiquaille, nous a dit avoir été souvent frappé de la coïncidence des maladies mentales avec la consanguinité; il a recueilli dans sa vaste pratique des faits décisifs à cet égard. M. le docteur Carrier, médecin de l'hospice de Saint-Jean-de-Dieu, vient récemment de nous affirmer la même chose.

Mais, comme nous l'avons déjà fait remarquer, l'ensemble des familles qui se renouvellent dans leurs propres éléments est frappé, non-seulement par des maladies identiques entre elles, mais par ces affections multiples, variées à l'infini dans leurs formes, et se rattachant à la classe des maladies lymphatiques, strumeuses, tuberculeuses, source de la plupart des maux chroniques : ce qui permet d'observer dans ces familles la plupart des variétés des infirmités humaines. Voici un exemple que nous avons recueilli dans notre clientèle depuis plusieurs années : Une famille, afin de conserver une industrie lucrative, a pris pour loi de se constituer en faisceau par des alliances consanguines, et cela depuis cinq ou six générations. La reproduction y est singulièrement restreinte, la longévité abrégée. A l'heure qu'il est, elle se trouve constituée par dix-huit membres que nous avons vus successivement. Sur ce nombre se rencontrent 2 épileptiques, 1 phthisique, 2 rachitiques, 3 scrofuleux, et une jeune personne atteinte d'ascite liée à un engorgement du foie. Les autres membres ont une santé passable, mais tous ont une physionomie étiolée, de la bouffissure dans les traits, plusieurs ont des éruptions dartreuses. L'observateur, en les voyant, reconnaît les membres d'une famille organiquement déchue.

Si maintenant nous jetons les regards sur certains phénomènes sociaux, sur l'ensemble des familles aux destinées desquelles celles des peuples ont été associées, on retrouvera des résultats identiques à ceux que signale la pratique médicale. Les faits exprimeront le même langage : dégradation physique et morale, abâtardissement, extinction. L'anéantissement des aristocraties est un lieu commun historique; que n'a-t-on pas répété à cet égard ? Leur consomption est surtout le résultat des limites que leurs préjugés ont apportées aux éléments de leur propagation. Déjà le savant Niebuhr avait fait cette remarque à propos des anciens Spartiates, corps privilégié et orgueilleux qui, pour maintenir sa bravoure et sa discipline militaire, vivait dans l'isolement, se recrutait dans sa propre tribu. Quoique abondamment pourvu de vivres et soulagé de toutes les fonctions serviles par les Ilotes, ce corps s'éteignit graduellement ; il était même devenu si peu nombreux après la journée de Leuctres, qu'il eût péri en entier sans les recrues fournies par les Laconiens. En poursuivant le cours des siècles, l'illustre historien constate la fin prématurée de toutes les aristocraties.

Un statisticien célèbre, M. Benoiston de Châteauneuf, dans ses belles recherches sur les causes du dépérissement des familles nobles en France, restreint beaucoup, s'il ne supprime pas tout à fait, le rôle de la consanguinité dans la production de cet important phénomène social. « De toutes les raisons, dit-il, que l'on a données jusqu'ici du peu de durée que semble comporter cette existence moyenne, les plus vraisemblables, celles qui semblent le plus naturellement indiquées par les faits rapportés dans ce mémoire, sont l'état militaire d'abord, et ensuite l'état ecclésiastique ; de ces deux professions embrassées par la plus grande partie des nobles, l'une les obligeait au sacrifice de leur vie, l'autre les condamnait à ne pas la donner. J'ajouterais encore à ces deux causes une troisième : la grande quantité d'enfants qu'ils perdaient, ou qui, parvenus à l'âge d'homme, moururent sans avoir été mariés. »

Nous répondrons à ces raisons qu'il est fort difficile à une personne étrangère aux études médicales, de bien se pénétrer du rôle que peut jouer une influence qui est toute du domaine de la physiologie. Il est naturel qu'un écrivain, pour l'explication de certaines particularités, se laisse aller à la pente naturelle de ses études et mette en lumière surtout l'action de causes qu'il a mieux étudiées, mieux définies. Cette action lui a échappé, voilà tout ce qu'on peut dire. Mais la consanguinité comme influence n'en subsiste pas moins. La destruction ne peut pas toujours s'expliquer par les batailles, par les vœux monastiques, etc. Seraient-ce ces causes, par exemple, qui rendraient compte de l'*effrayante mortalité des enfants en bas âge*, fait sur lequel M. Benoiston revient très-souvent ?

« Je ne sais, dit-il encore, si, dans les temps qui ont précédé les nôtres, les enfants des pauvres mouraient en aussi grande quantité qu'aujourd'hui, mais la mort paraît n'avoir guère épargné ceux des nobles. Beaucoup étaient enlevés dès le berceau ou dans les premières années, par les maladies de l'enfance ; plus tard, par les excès, les duels, la guerre, les accidents de tous genres. Les autres prenaient le parti de l'Église. Au bout de quelques années, de tous les nombreux rejetons d'une grande famille, il ne demeurait, pour la continuer, que des religieux voués au célibat, ou des filles qui la laissaient tomber en quenouille. Elle cessait d'exister. »

Très-bien ; mais ce qui pour le savant académicien est une *cause*, devient un *effet* pour le physiologiste. Où gît donc la cause de cette effrayante mortalité des enfants nobles ? On ne saurait alléguer, ici, la misère et les privations ; il y a donc là un fait de l'ordre vital, un phénomène organique dans la déchéance de ces grandes familles. Qui doit mieux en rendre raison que la consanguinité dont les effets connus, bien constatés, sont d'introduire un principe léthifère dans les races comme dans les familles ? Et puis d'ailleurs toutes les familles nobles, ou privilégiées, n'ont pas guerroyé, toutes n'ont pas suivi l'état ecclésiastique, et toutes ont eu le même déclin. En 1583, le conseil souverain de la ville de Berne avait accordé le droit de bourgeoisie à 387 familles ; sur ce nombre, 279 s'éteignirent en deux siècles : en 1793, il n'en restait plus que 108 (1). Les aristocraties les plus pacifiques, les grandesses les moins exposées au sort des batailles, ont subi la loi commune aux aristocraties exclusives et concentrées.

Enfin, il faut avoir garde de l'oublier, ce ne sont point des causes brusques, des accidents qui ont amené le *dépérissement*, comme une tourmente enlève les récoltes. Avant de dépérir, ces races et ces aristocraties étaient malades, c'est-à-dire que leur séve était altérée. Le titre même que M. Benoiston donne à son travail, laisse supposer un état consomptif, une viciation dans les actes organiques. C'est, en effet, ce qui avait lieu chez ces familles aristocratiques, et ce que l'observateur pouvait constater à des signes palpables, soit sur les grands d'Espagne, soit chez les patriciens de Venise inscrits sur le livre d'or. La guerre extermine, les vœux monastiques suppriment, mais tout cela n'amène point la dégénérescence physique et morale. Il faut d'autres causes, qui agissent sur la vitalité même.

Un vétérinaire qui porte un beau nom, M. Huzard, a, dans ces derniers temps, publié une note sur les accouplements consanguins chez les animaux. A ses yeux ces accouplements sont favorables;

(1) *Recherches sur la population et sur la faculté d'accroissement de l'espèce humaine*, par William Godwin, liv. I, trad. de Constancio.

ce qui est contraire aux idées généralement admises chez les hommes compétents, aux faits les mieux établis. Nous serions disposé à ne faire aucune allusion à ce travail, incomplet du reste, si M. Huzard n'avait point fait une échappée des plus malheureuses su le domaine de la consanguinité dans l'espèce humaine. Nous citons ce passage pour donner une idée de la confusion qu'on peut apporter dans le discernement des faits relatifs à une question en litige, lorsque, par la nature de ses études, on n'est point au courant de la matière :

« D'un côté, dit-il, l'observation ayant fait voir que, dans la grande espèce humaine, des familles qui avaient eu l'habitude de ne contracter des alliances qu'entre leurs membres étaient restées, jusqu'à un certain point, sous le rapport intellectuel, en arrière des autres familles qui contractaient des alliances en dehors d'elles-mêmes ; et d'un autre côté, la religion et le législateur, tout à fait d'accord par les plus hautes raisons de perfectionnement de l'humanité, ayant défendu les alliances à un certain degré de parenté, n'est-il pas résulté de la réunion de ces deux circonstances une idée générale qu'on a appliquée instinctivement et fort mal à propos à tous les cas, et qui, pour moi, n'est alors qu'un *préjugé* par rapport aux races d'animaux domestiques ?

« Je finis par une remarque, c'est que la dégénérescence dans les familles humaines, quand on l'a observée et quand on a pu l'attribuer à des alliances entre consanguins, n'a été *qu'intellectuelle et non pas physique* ; c'est que cette dégénérescence ne s'est produite que parce que les familles ont négligé de développer suffisamment leur intelligence, et qu'ainsi tenues en dehors des progrès de l'esprit humain elles se sont trouvées inférieures aux autres familles de la société. Si elles avaient suivi ces progrès de l'esprit humain, elles n'auraient certes pas été inférieures. Je m'arrête ; ces questions, bien autrement élevées que nos questions agricoles, ne sont plus de mon ressort. »

C'est un grand malheur pour la thèse de M. Huzard, d'être obligé de reconnaître que la dégradation physique et la dégradation morale ont marché toujours simultanément dans les familles, qui ont été altérées par la consanguinité. Ce n'est point volontairement qu'elles sont restées en arrière des progrès de l'esprit humain ; c'est par un défaut de capacité *acquis*, par une altération progressive dans les facultés mentales ; ici encore M. Huzard prend l'effet pour la cause. Mais poursuivons notre sujet.

Certaines convenances nous empêchent de désigner trop nettement des races et des familles préposées par la Providence et pendant longtemps aux postes les plus sublimes; des races et des familles qui ont rempli le monde de leur grandeur, qui ont primé également sur tous par les avantages et la vigueur physiques, puis qui, avant de s'évanouir, ont attristé les contemporains par le spectacle de leur impuissance et de leur décrépitude! Qui ne le sait? Mais ce qu'on sait moins, c'est que ces rejetons des grandes et fortes races ont été placés par la fatalité des circonstances, par des motifs religieux, dans les conditions les plus défavorables à leur validité physique. Le grand et terrible événement de la réforme au seizième siècle, a obligé les puissantes aristocraties catholiques à se régénérer dans leur propre sang; elles n'ont plus eu le choix de leurs alliances et sont restées cantonnées en elles-mêmes. Chez elles, on a pu voir la multiplicité des mêmes affections qu'on peut remarquer dans les simples classes bourgeoises qui s'exposent volontairement aux mêmes dangers (1).

« La consanguinité dans les mariages des rois devient, après plusieurs générations, funeste aux peuples. Car les passions qui naissent de l'autorité, des résistances et de la flatterie, et le caractère qui en est le fruit, passent du père à la fille, de celle-ci au garçon, et sont enfin l'héritage commun de *tous* les enfants appelés à régner : héritage qui se transmet sans altération, parce que le caractère de la mère étant celui du père, celui du fils est aussi celui de la fille; il n'y a point de neutralisation.

« Les rois d'Égypte épousaient presque toujours leurs sœurs. On croirait, dit Anquetil, que ces alliances perpétuées dans les familles, de race en race, auraient dû être un gage perpétuel d'amitié et de concorde : ce fut, au contraire, le germe des haines qui, non-seulement ensanglantèrent le trône, mais qui firent le malheur des peuples, entraînés par leurs princes dans les guerres civiles.

« La famille de Physcon (gros ventre), roi d'Égypte, le plus cruel des hommes, se composa de deux fils, dont l'un tua sa mère, l'autre égorgea indistinctement étrangers et sujets, et de trois filles qui s'entre-déchirèrent.

« Il eut encore un enfant illégitime, nommé Appion, fils de la

(1) On peut lire dans les *Mémoires de Saint-Simon* des détails qui ne laissent aucun doute à cet égard, quoique l'aristocratique et éloquent écrivain ne donne point aux faits la même interprétation.

concubine Irène, qui ne ressembla point à son père, et qui rendit ses peuples heureux.

« Dans la Syrie aussi, les crimes se multiplièrent, depuis Ninus et Sémiramis, jusqu'à la fin des Séleucides, par les mariages consanguins (1). »

Il existe certains faits qui paraissent contradictoires ; il est certaines races qui se sont maintenues debout, quoique reproduites de temps immémorial par la consanguinité. Tel est le peuple juif. Disséminé par toute la terre, il a conservé une grande partie de son empreinte primitive, sous les climats les plus opposés, parce qu'il ne s'est point croisé avec les populations indigènes ; et, même dans chaque localité, le nombre des coreligionnaires étant peu considérable, les alliances n'ont pu avoir lieu qu'entre parents. Voilà sans doute une exception à cette loi qui implique une diminution de la capacité de résistance vitale, de ténacité de vie, soit pour les familles, soit pour les races qui se recrutent entre elles. La population israélite subsiste, tandis que, depuis plusieurs siècles, toutes les oligarchies, toutes les castes qui avaient avec la nation juive des conditions communes de propagation, ont été anéanties. Mais si l'on réfléchit aux conditions climatologiques, à la situation nomade sur le globe de la population juive, on cessera d'être surpris de cette anomalie apparente. Et puis, d'ailleurs, le plus simple examen des attributs physiologiques, de la stature, du type, des maladies des familles juives, est là pour justifier la loi générale. Personne ne le conteste, le type israélite a perdu de sa vigueur et de sa beauté. Si nous scrutons ces familles, nous y trouverons en foule les mêmes maladies, les mêmes infirmités que nous avons signalées plus haut. Dans les familles les plus opulentes, nous rencontrerons des misères physiques et morales équivalentes à leur extrême richesse, et que le vulgaire peut attribuer à une sorte de compensation providentielle, mais qui sont plutôt l'effet direct de la consanguinité.

Il n'est point douteux que la dissémination de la population juive sur les points extrêmes du globe, n'ait fait une sorte d'équilibre à sa fâcheuse condition de consanguinité : cela a constitué, en quelque sorte, au sein même de la race typique des variétés qui ont pu modifier son uniformité, introduire quelques conditions nouvelles dans les mariages, expliquer en un mot la persistance, la longévité

(1) Girou de Buzareingues, *Philosophie physiologique*, Paris, 1828, 1 vol. in-8°, p. 312 et 313.

de la nation juive. Si l'on compare l'embonpoint lymphatique du juif hollandais à la maigreur nerveuse de ses coreligionnaires d'Afrique, on pourra faire aisément la part des modifications produites par le climat. La race israélite commerçante et nomade échange mperceptiblement sa population ; il y a chez elle mobilisation de ses enfants, comme il y a une mobilisation de ses capitaux.

Ainsi on peut dire qu'une famille juive, cantonnée dans les régions d'une zone tempérée, reçoit l'influence du Midi comme celle du Nord et *vice versâ*. Aussi voit-on toujours avec étonnement, apparaître de temps à autre, dans ces mêmes familles où la vulgarité sinon la laideur est la règle commune, de ces types de beauté féminine qui rappellent involontairement les femmes de la Bible et les plus belles créations des régions de l'Orient. Outre la ténacité vitale de la race, il y a la ténacité vitale individuelle ; on remarque un grand nombre de vieillards et même des centenaires parmi les Israélites.

Le docteur Boudin, dans son ouvrage sur la géographie médicale, a beaucoup insisté sur le cosmopolitisme des juifs.

Il est, dit-il, des types de races qui semblent s'adapter merveilleusement aux divers changements de climat, alors que d'autres supportent à peine les moindres déplacements. Parmi les premiers, on peut citer le juif et peut-être le bohémien. Le juif occupe aujourd'hui toutes les parties du monde, on le trouve en Europe depuis Gibraltar jusqu'en Norwége ; en Afrique, depuis Alger jusqu'au cap de Bonne-Espérance ; en Asie, de Cochin au Caucase, et de Jafa à Pékin ; en Amérique, on le rencontre depuis Montevideo jusqu'à Québec ; depuis cinquante ans, il a envahi l'Australie, et déjà il a fait ses preuves d'acclimatation sous l'équateur, où les populations d'origine européenne n'ont jamais réussi à se perpétuer. Sous le rapport de l'altitude des lieux, bien que le juif habite peu la montagne, probablement à raison de ses tendances industrielles et commerciales, néanmoins, rien ne fait présumer chez lui une incompatibilité physique pour les lieux élevés. En revanche, le juif a vécu pendant des siècles, et il vit encore aujourd'hui, sur le seul point du globe situé à plus de 400 mètres *au-dessous* du niveau de la mer, pays dans lequel il est très-douteux que l'Européen parvienne jamais à propager sa race. D'autre part, partout où la race juive a été étudiée jusqu'ici, elle s'est montrée soumise à des lois statistiques de naissance, de décès, de sexe, complétement différentes de celles qui président aux autres nationalités au milieu desquelles elle vit. Assurément, ce fait, si contraire aux prévisions du raisonnement, n'est pas un des moins intéressants parmi ceux dont la démonstration est due à la géographie médicale.

La bourgeoisie catholique ou protestante ne peut avoir, eu égard à sa fixité au sol où elle a pris naissance, ce que nous pouvons nommer les *circonstances atténuantes* de la consanguinité. Par contre elles ne peuvent être vivaces comme la nation juive. Chez elles il y a identité de milieu, comme il y a identité de sang. C'est le plus ordinairement l'instinct casanier, l'amour du chez-soi, la recherche de conditions sociales, de mœurs, de goûts identiques, etc., qui font désirer aux membres d'une même famille de ne point sortir de leur propre sein pour se régénérer. On se trouve alors dans les pires conditions de la consanguinité, et c'est ce que l'expérience démontre.

L'interrogation de la nature, son observation impartiale, chose si rare, indique, que dans notre espèce même, les caractères des formes, la beauté, la couleur, ne dérivent point toujours de la nature des parents, mais qu'ils peuvent être aussi des émanations du ciel ou du pays où les enfants sont nés (1). Il y a, dans ce fait, une immense question d'hygiène sociale qui est peu comprise, ou plutôt de laquelle l'attention se détourne, comme cela malheureusement se pratique vis-à-vis des choses les plus utiles. Là, cependant, réside un des moyens les plus efficaces pour rompre la chaîne inflexible des maux héréditaires, pour fortifier et embellir l'espèce humaine. Lallemand, de Montpellier, avait remarqué qu'un des moyens les plus sûrs de neutraliser l'hérédité était l'union des individus qui ont quitté leur pays natal, avec les habitants au milieu desquels leur santé s'est améliorée. En général, rien n'est plus favorable au perfectionnement des populations que leur croisement avec celles qui vivent dans des conditions opposées, parce que des prédominances fâcheuses de part et d'autre se neutralisent dans les descendants. Je n'ai pas vu, dit-il, de plus belles familles, dans le Midi, que celles qui proviennent d'Allemands ou de Hollandais alliés à des femmes du pays (2). Nous avons fait la même remarque dans la contrée que nous habitons : les familles qui nous paraissent les plus irréprochables, par rapport à la beauté du sang, sont celles qui ont agrandi le cercle de leurs alliances matrimoniales ; celles qui, par un choix raisonné, ou bien par une sorte d'instinct physiologique, se sont

(1) Prosper Lucas, *ouvr. cit.*, t. II, p. 448.
(2) *Éducation publique*, p. 78.

régénérées avec de fortes souches venues du Nord ou du Midi. Ceux qui ont voyagé longtemps dans le nord de l'Europe, et particulièrement en Hollande et en Allemagne, savent que la plupart des familles de ces pays, qui ont produit des hommes éminents dans les lettres, les sciences, la politique, etc., sont de souche française, des réfugiés de l'édit de Nantes. En Prusse cela est notoire : que d'hommes supérieurs à Berlin ont des noms français ! Bien plus, sous le rapport physique, ces familles sont heureusement organisées.

D'autres preuves sérieuses et irréfragables sont tirées, comme nous allons le reconnaître, de l'histoire, non pas de cette histoire générale stéréotypée, mais de l'histoire intime et privée des populations, histoire physiologique autant que morale, qui éclaire singulièrement la science de l'homme et l'hygiène sociale, lorsqu'on sait bien l'interroger et la comprendre.

Il est un problème historique fort curieux, qui à la fois jette le plus grand jour sur l'abâtardissement déplorable où peuvent parvenir les races et les familles humaines qui se recrutent dans leur propre sang, et ne peut se résoudre que par l'influence de la consanguinité. Ce problème est celui qui couvre l'origine de ce qu'on appelle les *races maudites* de la France et de l'Espagne, et qui a fait l'objet de travaux pleins d'érudition ; on désigne ainsi les *Cagots* des Pyrénées, les *Vaqueros* des Asturies, les *Colliberts* du bas Poitou, les *Marrans* ou *Marrons* de l'Auvergne, etc. L'existence et l'état misérables des *Cagots*, si peu et si mal connus hors des lieux qu'ils habitaient, sont des faits incontestables que l'ignorance seule pourrait vouloir révoquer en doute ; mais leur origine, déjà problématique vers la fin du moyen âge, s'obscurcit de jour en jour ; chaque siècle, en passant, laisse tomber son voile sur elle comme pour la dérober aux regards des races futures. Cette origine a fourni matière à nombre de conjectures plus ou moins probables, plus ou moins ingénieuses ; ce qu'il y a de certain, c'est que ces êtres dégradés par l'opinion, et portant sur eux je ne sais quel sceau de malédiction, étaient bannis, repoussés de partout comme des pestiférés dont on redoutait le contact et la vue. Ils étaient sans nom, ou, s'ils en avaient un, on affectait de l'ignorer pour ne les désigner que par la qualification humiliante de *Crestiaa* ou de *Cagot*. Leurs maisons ou, disons mieux, leurs huttes s'élevaient à l'ombre des clochers et des donjons, à quelque distance des villages, où ils ne se rendaient que pour gagner leur salaire comme charpentiers ou couvreurs, et pour assister à l'office divin à l'église paroissiale. Ils n'y pouvaient entrer que par une petite porte qui leur était exclusivement réservée ; ils prenaient de l'eau bénite dans un bénitier à part, ou la recevaient au bout d'un bâton. Une fois dans le lieu saint, ils avaient un coin où ils devaient être séparés du reste des fidèles. On craignait même que leurs cendres ne souillassent celles des races pures ; aussi leur assignait-on, dans le champ du repos, dans le lieu où tous les mortels sont égaux, une ligne de démarcation. Le peuple, en général, était tellement imbu de l'idée que ces cagots ne ressemblaient en rien au reste des hommes, qu'un père réduit à la plus extrême misère aurait mille fois mieux aimé voir sa fille tendre la main à la charité publique, que de l'unir à un cagot. Ce préjugé passa du peuple aux plus hautes classes de la société, et l'Église et l'État furent d'accord pour repousser de tous les emplois honorables les victimes sur lesquelles il s'acharnait. Enfin, il les poursuivit avec une opiniâtreté tellement minutieuse, qu'il leur désigna jusqu'aux sources où ils devaient puiser l'eau qui leur était nécessaire. Sous l'empire de pareilles idées, doit-on être surpris de voir planer sur eux les imputations les plus calomnieuses, les soupçons les plus flétrissants ? Ils étaient sorciers, magiciens ; ils répandaient une odeur infecte, surtout pendant les grandes chaleurs ; leurs oreilles étaient sans lobe, comme celles des lépreux. Les membres de cette caste flétrie par l'opinion étaient astreints, par la législation alors en vigueur, à porter une marque distinctive appelée pied d'oie ou de canard dans les arrêts des parlements de Navarre et de Bordeaux (1).

Il ne faudrait pas croire qu'il ne reste aucun vestige de ces races, qu'elles se soient entièrement fondues dans la grande famille française, ou tout au moins que les préjugés qui avaient existé contre elles soient complétement anéantis. La civilisation dont notre époque se glorifie n'a pas lui également sur toutes les localités encore habitées par les descendants des races maudites ; si dans les unes elle a entièrement dissipé le préjugé qui les frappait, dans d'autres, elle n'a fait qu'en diminuer l'intensité (2). La race pure de Lescun considère les cagots comme une population maudite et dépravée, et ne voit dans le quartier où ils habitent en plus grand nombre qu'un lieu de perdition. Les alliances entre ces deux races sont rares ; il faut, pour qu'un cagot soit admis par un mariage dans

(1) Nous avons puisé ces détails dans le savant ouvrage de M. Francisque Michel, intitulé : *Des races maudites de la France et de l'Espagne,* 2 vol. 1847.

(2) Fr. Michel, *ouvr. cit.*, t. I, p. 5.

une race pure, qu'il se recommande par une position sociale et par des qualités supérieures à celles de cette famille ; encore les parents de celui des deux époux qui n'est pas cagot, ne consentent-ils le plus souvent à une pareille union qu'avec la plus grande répugnance, tant la prévention qui pèse sur les malheureux en question a encore des racines profondes parmi cette population imbue de tous les préjugés de ses pères (1) ! Dans le canton de Salies, près d'Orthez, les familles qui, de nos jours, passent pour appartenir à cette race, sont au nombre de huit ; elles entrent dans l'église par leur porte particulière, prennent de l'eau bénite dans leur bénitier et vont se placer en bas contre le confessionnal, dans un coin séparé par une balustrade du reste de l'église (2).

Le temps, les vicissitudes qu'il entraîne et, par-dessus tout, les conditions de reproduction des autres races maudites de la France, les ont fait disparaître. Ainsi il n'y a plus ni Oiseliers, ni Marrans, races pareilles à celle des cagots pour l'aversion dont elles étaient l'objet, mais infiniment moins considérables. Cependant les Colliberts du Poitou existaient encore, il n'y a pas bien des années. Voici ce qu'en raconte un historien de leur pays, un témoin oculaire qui nous paraît avoir assez bien apprécié leur condition. « ... Cette population exiguë, presque sauvage, dont le domicile habituel, ainsi que celui de toute leur famille, est dans les bateaux, habite le marais, dans le bas Poitou, et se livre à la pêche... J'ignore sur quels documents se sont appuyés certains auteurs modernes pour prononcer que mes Colliberts étaient des espèces de *crétins*. On peut être sale, dégoûtant, paraître idiot, hébété dans toutes ses actions, avoir le regard effaré, sans être un *crétin*. J'ai eu occasion d'en voir quelques-uns : je suis intimement persuadé que leur maladie principale tient essentiellement et particulièrement au défaut absolu d'éducation, à leur genre de vie et à la privation de communication avec les autres hommes, dont ils restent constamment séquestrés. Rendez ces malheureux à la société, faites-leur-en apprécier les avantages, et vous aurez bientôt perfectionné leur moral et changé leur physique (3).

C'est dans l'étude physiologique de l'homme que l'on peut puiser les éléments les plus sûrs pour éclaircir le mystère qui voile les origines des races maudites ; les inductions les plus spécieuses tirées de l'histoire, des sources diverses où l'érudition la plus savante put

(1) Fr. Michel, *ouvr. cit.*, t. I, p. 192.

(2) *Ibid.*, p. 193.

(3) *De l'ancien Poitou et de sa capitale*, par Dufour. Poitiers, 1826.

fouiller, n'éclairent qu'un point de la question, et ne rendent nullement raison de l'ensemble et des détails de ce fait singulier d'ethnographie. L'histoire à la main, on peut fixer le point de départ, la migration de ces races, mais on ne va pas au delà. Il est indubitable que les misérables populations, objet pendant un si grand nombre d'années du mépris de la race indigène, n'aient été des étrangers opprimés, forcés de quitter leur patrie. Ce sont des vaincus sur lesquels ont pesé de tout leur poids les préjugés et l'iniquité d'alors. Contraints de vivre séquestrés, cantonnés dans des lieux retirés, par une ombrageuse répulsion, ils ont été forcés de vivre et de se reproduire par la consanguinité. De là ces aberrations organiques qui en ont constitué des classes à part, et qui, par cela seul, ont grossi les préjugés des nationaux contre eux. De là ces exagérations du vulgaire qui, dans ces familles dégénérées, entrevoyait l'action divine punissant en elles de grands coupables. Ce que les légendes et les traditions populaires avaient transmis aux indigènes devenait en quelque sorte palpable, lorsqu'ils avaient sous les yeux la déchéance physique et morale de ces populations malheureuses, et lorsqu'ils les voyaient atteintes de la lèpre, ayant les oreilles difformes, etc. (1). Car on ne saurait douter, d'après les témoignages des médecins contemporains, tels que Laurent Joubert, A. Paré, que la lèpre ne fît de grands ravages parmi eux. M. Francisque Michel, leur savant historien, est lui-même obligé d'en convenir. Il faut conclure, dit-il, de tout ce que nous venons de rapporter, que les dispositions législatives et réglementaires prises à l'égard des cagots, dispositions qui nous paraissent si étranges, tenaient au soupçon de ladrerie dont ils étaient l'objet, et non pas, comme on l'a cru jusqu'à présent, au mépris qu'ils inspiraient comme étrangers. L'extension de la lèpre et de la syphilis était aussi mise sur le compte des Marrans d'Auvergne, race pauvre et malheureuse, descendant des Morisques espagnols, que l'abandon de leurs anciens coreligionnaires, aussi bien que la méfiance des chrétiens, mainte-

(1) M. Francisque Michel, qui paraît ajouter peu de foi à la déchéance organique de ces races, qui n'a étudié la question qu'au point de vue des origines historiques, convient cependant de cette particularité qu'il a observée : « Quelque peu fondée, dit-il, que soit l'opinion populaire qui voit un signe de *cagotisme* dans le peu de longueur du lobe auriculaire, il est cependant à remarquer que toutes les personnes de la première de ces trois communes (Sus) désignées comme cagotes, ont cette partie de l'oreille fort courte. » *Ouvr. cit.*, p. 139.

naient dans un isolement absolu (1). Il ne nous est pas difficile de comprendre pourquoi la lèpre, maladie qui n'existe plus guère qu'à l'état sporadique sous le climat d'Europe, sévissait d'une manière si cruelle dans le moyen âge, pourquoi elle était considérée alors comme une sorte d'apanage des classes maudites. Nous n'hésitons point à l'attribuer à la multitude des mariages consanguins, disons mieux, à leur nécessité dans un état social qui comportait une masse considérable de parias répandus sur le sol de la France. Cette présomption acquiert une grande valeur de l'examen de ce fait, savoir : que l'*ichthyose*, maladie cutanée qui a le plus d'analogie avec la lèpre, apparaît de temps à autre comme le fruit de ces unions que la nature réprouve (voy. p. 256). Nous pensons, de plus, d'après une analogie ressortant de l'ensemble des faits et quelques lumières fournies par certains détails, que les familles dites de *truands*, de *bohêmes* qui inondaient la France il y a quelques années et qui étaient presque toutes remarquables par leurs difformités, leurs plaies physiques, étaient des dérivés des anciennes races maudites. Il faut voir peut-être autre chose dans les *Calots* ou *Collots*, comme on les appelait, que des mendiants ou des voleurs, que des besoins ou des vices communs, et non les liens du sang, retenaient ensemble; ils constituaient une sorte de démembrement des anciennes races maudites qui, à la fin, durent disparaître, comme le veut cette loi inflexible de la vitalité des races et des familles, loi en vertu de laquelle les agglomérations et les diverses tribus humaines sont absorbées par les races les plus nombreuses. Ces types humains déplorables, ignorant leur propre origine, étaient la dernière progéniture de ces races maudites dispersées. Cette vue nous paraît plus que spécieuse lorsque nous interrogeons certains souvenirs.

A une époque qui n'est pas très-reculée, il y a vingt à vingt-cinq ans, on voyait affluer à une foire qui jouissait de quelque célébrité (2), une multitude de mendiants, d'individus difformes, couverts d'ulcères larges, étalés au grand jour, presque tous boiteux. C'était un spectacle qui excitait autant la curiosité que la foire elle-même. L'opinion commune d'alors, nous nous en souvenons très-bien, les faisait provenir d'une colonie sarrasine des bords de la Saône, et qui a joué son rôle parmi les races maudites de la France. On les appelait communément des *Sarrasins*. Cette colonie sarrasine consistait dans des peuplades

(1) Depping, *les Juifs dans le moyen âge*, p. 401.
(2) La foire de Montmerle, village des bords de la Saône.

répandues sur les territoires de Sermoyer, d'Arbigny, de Boz, communes du département de l'Ain, canton de Pont-de-Vaux. Une tradition immémoriale et constante les faisait descendre des Sarrasins qui inondèrent la France au huitième siècle et qui furent chassés par Charles-Martel. Si cette origine a été contestée, ce qui ne l'a point été, c'est la haine et le mépris qui poursuivaient les Chizerots et les Burins, comme on les appelait encore. Ils ne trouvaient pas même à se marier avec la fille d'un fermier, d'un laboureur, ou même d'un journalier à son aise (1). Là, se voit donc encore le même phénomène que nous avons observé plus haut : isolement, séquestration, puis déchéance, extinction. Pour les races, pour les tribus, pour les familles, c'est la même gradation des faits, ce sont les mêmes conséquences. Les voyageurs qui ont visité l'Orient et qui l'ont exploré scientifiquement, ont été frappés de l'état misérable dans lequel se trouvaient certaines tribus isolées, vivant uniquement entre elles. La population de la presqu'île de Malacca entre autres a particulièrement fixé l'attention du docteur Yvan : il a trouvé là des êtres humains vivant dans la plus affreuse promiscuité, aussi déchus physiquement et moralement qu'une race peut le devenir (2).

L'histoire consacre, en outre, un fait qui a une immense portée hygiénique et qui est établi par la physiologie. Il est d'expérience que, lorsqu'on croise deux espèces ou deux races, la race ou l'espèce de la constitution la plus énergique prédomine toujours dans les descendants. Il est encore d'expérience que, dans le règne végétal, dans le règne animal, lorsqu'on mêle deux races, l'une d'origine nouvelle, l'autre de vieille origine, la première s'efface et la seconde persiste presque exclusivement dans tous les produits (3). C'est pour cela que nous voyons les peuples conquérants perdre physiologiquement les caractères de leurs races. Presque partout ils se sont effacés et se sont confondus avec la population la plus nombreuse et la plus ancienne. Il n'y a point de Francs en France, point de Goths en Espagne, point de Lombards, de Visigoths ni de Huns en Italie (4). Partout le petit nombre s'assimile au grand nombre : c'est une loi providentielle dont l'action efface les tares individuelles et se remarque autant dans les familles que dans les races. Si, en

(1) Voy. Fr. Michel, *ouvr. cit.*, t. II, p. 109 et suiv.

(2) Morel, *Traité des dégénérescences de l'espèce humaine*, p. 415 et suiv.

(3) Voy. Magne et Grognier, *Hygiène vétérinaire*, p. 255.

(4) Moreau de Jonnès, *la France avant ses premiers habitants*, etc., p. 354.

effet, dans celles-là, les maladies héréditaires finissent par s'éteindre, c'est à la condition pour elles de s'assimiler au plus grand nombre, au lieu de s'isoler. De là découle, pour les pères de famille, un dernier enseignement que nous ne pouvons pas passer sous silence.

Les effets physiologiques de la consanguinité et ce qui vient d'être dit éclairent sur la portée d'un autre abus qui existe dans les familles relativement aux choix des mariages : ces choix ont un caractère trop exclusif, trop restreint.

Ainsi, nos mœurs, nos habitudes sociales portent généralement les pères de famille, et souvent dans des vues honorables, à rechercher pour l'établissement de leurs enfants ce qu'on appelle généralement une *position identique* à la leur. On pense que tout doit aller pour le mieux lorsqu'on a réuni la communauté de goûts, de mœurs domestiques, de fortune, de situation sociale, etc. La fille d'un négociant épousera le fils de son confrère, si ces conditions se rencontrent, s'il habite la même ville et souvent le même quartier. On cède à cet attrait sans s'en rendre bien compte.

Cette manière d'agir a aussi ses dangers, et nous allons en reconnaître la raison : c'est là ce que nous appellerons une *consanguinité factice*. On oublie trop généralement, disons mieux, on ignore complétement que toute situation sociale entraîne un régime spécial de vie, que des habitudes de famille comportent l'action continue de certains modificateurs hygiéniques, que tout cela agit uniformément sur l'organisme et donne au système vivant quelque chose de spécial. Deux familles habitant la même cité, ayant une manière de vivre identique, issues également de souches bourgeoises et commerçantes, offrent généralement de grands points de ressemblance sous le rapport physiologique et sanitaire. C'est, à peu de chose près, le même tempérament, la même carnation des chairs, la même tendance à être affecté par les modificateurs hygiéniques, à avoir des maladies similaires. Il existe entre ces familles des rapports que l'on peut comparer à ceux qui existent entre certaines tribus, entre certains animaux soumis au même empire de la domestication. Ces rapports se reflètent jusque dans les attitudes et les physionomies. Or, il résulte de cette trop grande uniformité de deux êtres, des conséquences qui se rapprochent un peu des effets qu'amène la consanguinité réelle. Cela imprime aux maladies héréditaires un plus grand essor, donne aux produits le cachet des scrofules ou du rachitisme. Des parents qui n'étaient que lymphatiques, en unissant, dans la conception, leur prédominance, leur identité physiologique, ont donné à leurs enfants ce qu'on pourrait appeler l'*excès en mal* de leur tempérament, de leur constitution. La santé des parents se trouvait en équilibre, celle de leurs enfants ne l'a plus été. La même chose peut se dire du tempérament nerveux et des affections qui en découlent. Ce qui, chez les deux parents, peut ne pas dépasser les bornes de l'impressionnabilité nerveuse, peut revêtir le caractère de l'*affection convulsive* chez leurs produits. Nul médecin éclairé et un peu au courant de la matière ne saurait infirmer ce que nous venons d'avancer. Ce n'est donc point émettre une opinion hasardée que d'engager les pères et les chefs de famille à user d'une grande réserve, d'une prudence en quelque sorte méticuleuse, pour le choix des alliances d'où la santé et le bonheur de leurs générations dépendent. Tout n'est point fait encore lorsqu'on a associé aux convenances sociales le bien-être qui peut découler de l'aisance ou de la richesse et d'une vigueur moyenne ; il faut compléter ces avantages par la recherche d'une certaine diversité physiologique. La famille, pour se constituer dans un état de force, d'intégrité et de durée, doit viser plutôt à l'épanouissement qu'à la concentration. C'est une proposition qui ressort très-explicitement de notre travail, mais qui est mieux démontrée encore par l'action visible de la Providence sur les choses humaines.

Dans ce labeur immense, dans cette agitation des peuples modernes, dans cette fièvre sociale, au sein même des souffrances qui nous atteignent, nous ne pouvons méconnaître un plan suivi en vue d'un destin qui va s'accomplir. C'est ce qui faisait, au commencement de ce siècle, un célèbre écrivain s'écrier : « Nous sommes bien « misérablement broyés; mais, si mes misérables yeux peuvent con- « templer les secrets divins, nous ne sommes broyés que pour être « mêlés. »

Dans l'ordre naturel, dans l'ordre social, dans l'ordre religieux, tout indique la diffusion, tout la commande. Pas plus que les races, ces grandes familles humaines, les familles en particulier ne sauraient se soustraire à cette influence : toute lutte qu'elles entreprennent contre ce principe tourne inévitablement à leur désavantage. Trop souvent un amour, qui rarement existe entre parents rapprochés, sert de prétexte à l'orgueil et à la cupidité pour obtenir la réalisation de mariages prohibés. Si les enfants des deux frères s'unissent, c'est pour que l'héritage morcelé de l'aïeul se retrouve tout entier entre les mains des petits-enfants, et l'on croit avoir établi sa postérité sur de solides fondements, parce qu'on lui a donné pour base la fortune. Vous réunissez vos possessions, vous faites rentrer le patrimoine dans la famille ; cela est vrai : mais si la nature vous refuse des successeurs, ne cumulez-vous pas pour le néant? Vous voulez que vos héritiers futurs aient un rang dans la société; mais, s'ils ne sont que des idiots et des crétins, ne seront-ils pas fatalement placés au dernier degré de l'échelle sociale? Vous voulez que votre postérité puisse jouir ; mais, si vous n'avez que des rejetons étiolés et maladifs, auront-ils autre chose devant eux que l'image importune de la mort, image en face de laquelle toutes les jouissances s'évanouissent ?

Le lecteur pourra facilement tirer de ces faits et considérations les conclusions suivantes :

1° Les mariages consanguins sont opposés à la nature de l'homme : l'instinct naturel les repousse. De temps immémorial, les mœurs et les préceptes religieux de divers peuples ont réagi contre leur coutume.

2° Il ressort de l'expérience fondée sur un très-grand nombre de faits, que ces mariages compromettent l'espèce humaine par la stérilité, par les infirmités et les maladies qui peuvent atteindre les enfants lorsque ces mariages sont féconds. Il paraîtrait qu'il est de leur essence de produire des anomalies de l'organisation, des arrêts de développement, l'obtusion de l'intelligence, etc.

3° Cependant, sous le rapport sanitaire, il faut établir une distinction entre un mariage consanguin isolé et ceux qui se répètent. L'influence de la consanguinité peut épargner la première génération, mais, presque à coup sûr, elle n'épargnera point les autres.

4° Là où la consanguinité se répète, la famille déchoit sous les rapports de la beauté, de la force physique et de l'intelligence. Là se rencontrent en foule les anomalies d'organisation, les difformités, l'idiotie, l'aliénation mentale, etc. A cet état de choses doit inévitablement succéder l'extinction. Ces faits sont autant prouvés par l'expérience médicale que par l'étude des races, l'ethnographie et l'interprétation de certains faits historiques.

5° Les mariages consanguins pourraient être considérés, à la rigueur, comme une infraction à l'hygiène publique, et réclamer ainsi la surveillance du législateur. Mais, en présence des difficultés que, dans l'espèce, soulèverait cette intervention, il vaut encore mieux agir par persuasion, éclairer la raison de tous sur leurs véritables ntérêts, signaler les dangers. Il faut, en un mot, agir sur l'opinion publique de manière que celle-ci amène à la longue une réprobation universelle de la consanguinité dans le mariage.

Toutefois, il serait à désirer que l'autorité ecclésiastique maintînt plus énergiquement son action *suspensive*. Qu'elle ne tolère plus ce qu'elle défend !

« Le temps est venu, a dit Joseph de Maistre, où, pour le bonheur de l'humanité, il serait bien à désirer que les papes reprissent une juridiction éclairée sur les mariages, non par un *veto* effrayant, mais par de simples refus qui devraient plaire à la raison européenne... Quelle loi dans la nature entière est plus évidente que celle qui a statué que tout ce qui germe dans l'univers désire un sol étranger?... De tous côtés on appelle la semence lointaine... La loi dans le règne animal devient plus frappante ; aussi tous les législateurs lui rendirent hommage par des prohibitions plus ou moins étendues. Chez les nations dégénérées, qui s'oublièrent jusqu'à permettre le mariage entre des frères et des sœurs, ces unions infâmes produisirent des monstres. La loi chrétienne, dont l'un des caractères les plus distinctifs est de s'emparer de toutes les idées générales pour les réunir et les perfectionner, étendit beaucoup les prohibitions; s'il y eut quelquefois de l'excès dans ce genre, c'était l'excès du bien, et jamais les canons n'égalèrent sur ce point la sévérité des lois chinoises... Heureusement toutes nos fautes ne sont point mortelles ; mais toutes cependant sont des fautes, et toutes deviennent mortelles par la continuation et la répétition. Chaque forme organique portant en elle-même un principe de destruction, si deux de ces principes viennent à s'unir, ils produiront une troisième forme incomparablement plus mauvaise ; car toutes les puissances qui s'unissent, ne s'additionnent pas seulement, elles se multiplient. Le souverain pontife aurait-il, par hasard, le droit de dispenser des lois physiques ? Partisan sincère et systématique de ses prérogatives, j'avoue cependant que celle-là m'était inconnue. Rome moderne n'est-elle point surprise ou rêveuse, lorsque l'histoire lui apprend ce qu'on pensait, dans le siècle de Tibère et de Caligula, de certaines unions alors inouïes ? et les vers accusateurs qui faisaient retentir la scène antique, répétés aujourd'hui par la voix des sages, ne rencontreraient-ils point quelque faible écho dans les murs de Saint-Pierre ?

« Sans doute que des circonstances extraordinaires exigent quelquefois ou permettent, au moins, des dispositions extraordinaires ; mais il faut se ressouvenir aussi que toute exception à la loi admise par la loi, ne demande plus qu'à devenir loi. Quand même ma respectueuse voix pourrait s'élever jusqu'à ces hautes régions où les erreurs prolongées peuvent avoir de si funestes suites, elle ne saurait y être prise pour celle de l'audace ou de l'imprudence. Dieu donne à la franchise, à la fidélité, à la droiture un accent qui ne peut être ni contrefait ni méconnu (1). »

SECTION III.

DU MARIAGE COMME REMÈDE DES MALADIES HÉRÉDITAIRES.

Puisqu'il ne peut être douteux pour nous qu'à la suite d'une propagation morbide, dans l'acte de la génération, il s'établit chez les enfants une aptitude malheureuse qui, dans des circonstances données, manifeste les différents actes pathologiques qui ont eu lieu chez les ascendants, le devoir du médecin est donc : 1° de s'opposer à cette propagation ; 2° de combattre la prédisposition qui en résulte, lorsqu'on soupçonne son existence chez les descendants, afin d'en prévenir le développement ; 3° de traiter ses effets. Ces trois modes pathologiques des maladies héréditaires, contre lesquels luttent quelquefois vainement la science et la pratique, appellent tous les efforts de l'art médical, bien que le succès soit douteux et souvent très-difficilement atteint. En effet, s'il est un but digne du zèle et de la noble ambition du médecin, c'est, certes, de s'opposer à l'hérédité des maladies, de détruire cette solidarité fatale, de briser ce lien qui enchaîne plusieurs générations aux mêmes maux. La thérapeutique alors s'élève à la hauteur d'un besoin social, et, en guérissant, on fait autant pour l'individu que pour l'humanité.

Nous allons embrasser surtout les deux premières indications, parce qu'elles ressortent particulièrement du mariage et de ses conditions, et que, d'ailleurs, la prévention du mal est l'objet important par excellence. Quant au troisième point, le traitement des effets, l'expérience médicale nous apprend combien sont précaires les moyens hygiéniques les plus suivis et les mieux entendus, pour empêcher le développement de germes morbides, chez un individu

(1) Le comte Joseph de Maistre, *Du pape*, t. I, p. 217 et suiv.

qui a eu le malheur d'apporter en naissant quelques-uns de ces germes. L'art aux prises alors avec un *fait accompli* dans l'organisme, perd le fruit de ses tentatives et de sa constance. Aussi ne nous bornons-nous pas seulement à demander à l'hygiène contre l'hérédité morbide quelques formules banales, quelques recettes stériles. Allons plus avant, et demandons à l'art s'il ne peut point indiquer les moyens capables d'anéantir, même dans la totalité des familles, ces germes destructeurs ; s'il ne peut point libérer de tout venin les races inficiées, de façon qu'elles puissent désormais se perpétuer sans perpétuer en même temps leurs infirmités. La réaction intelligente de l'homme peut, en se servant du mariage hygiéniquement, avoir prise sur la tendance initiale de la force plastique, qui prépare et développe les germes de l'hérédité. C'est, comme on le voit, trancher le nœud gordien.

Quant à l'action du mariage comme remède des maladies héréditaires, il est important d'établir deux distinctions dans ses effets, de le considérer sous deux points de vue. Ce sont des choses sur lesquelles on n'a point assez insisté jusqu'à présent et qui sont capitales. Hygiéniquement, le mariage agit comme préservateur ou comme atténuant par rapport aux maladies héréditaires. Ainsi, tout le monde peut le comprendre, lorsqu'une famille incline vers telle ou telle maladie chronique du genre de celle dont nous avons parlé, et que, par un choix raisonné dans les alliances qu'elle contracte, elle parvient à l'assainissement de ses générations, le mariage ayant été l'instrument de cette amélioration, a eu une action préservatrice; il a arrêté quelques descendants penchés sur l'abîme de l'hérédité. S'il a seulement amélioré la situation de cette famille, il a eu une action atténuante. Ainsi le mariage, quant à sa constitution, quant à son adaptation, en un mot, quant au choix des membres qui doivent le contracter, a une action préservative ou atténuante vis-à-vis de l'hérédité morbide.

Mais ce n'est point tout. Le mariage, en dehors des circonstances antérieures à l'acte de la propagation telles que celles que nous venons d'examiner, agit encore par les circonstances, les conditions *intrinsèques* de l'acte lui-même. C'est ici que nous nous trouvons en présence de graves et neuves questions que l'observation scientifique parvient peu à peu à dégager des limbes où l'on s'est complu trop longtemps à les laisser enfouies, soit à cause de l'obscurité inhérente aux faits eux-mêmes, soit par un certain dégoût pour des observations et des préceptes qui ont, jusqu'à ce jour, défrayé des productions extrascientifiques. Mais, comme nous en avons déjà fait la remarque, cet ordre d'observations, quoique compromis par une fausse science, n'en est pas moins justiciable de recherches sérieuses, n'en est pas moins digne d'estime. A leur aide, la pratique médicale peut aller plus loin qu'elle n'a raison de prétendre. On doit considérer, en effet, comme une vérité incontestable, le pouvoir qu'a l'hygiène de transformer les circonstances de l'union des sexes où opère la puissance procréatrice. Or, en les transformant, elle peut jusqu'à un certain point transformer, ainsi que l'a dit justement le docteur Lucas, la nature des actes que détermine cette puissance, influer sur les produits du mariage. L'hygiène, comme nous le verrons, réglemente relativement à la procréation les conditions de *temps*, de *lieux* et d'*état*, et cela indépendamment des personnes à exclure ou à élire.

CHAPITRE I.

Opinions des médecins en général sur les dangers attachés à certaines alliances; leur appel à la législation. — Règles à suivre dans la famille pour l'assortiment hygiénique des mariages. — Du croisement des tempéraments. — De l'opposition de sexualité.

On peut dire que les médecins sont unanimes pour signaler les dangers attachés à certains mariages, foyers de transmission des maladies héréditaires. Il en est un certain nombre, et parmi les plus méritants, qui ont fait un appel aux prohibitions légales. Cette opinion, si elle est exagérée, si, comme nous l'avons exprimé déjà, elle tend à enlever à la liberté individuelle de bien chères garanties, signale du moins la grandeur du péril.

Presque tous les médecins dont le nom fait autorité dans la science, n'ont point hésité à appeler l'attention du législateur sur les terribles effets, pour l'espèce, de certaines unions matrimoniales, permises par des institutions trop tolérantes. Ils ont vu dans notre Code une lacune fâcheuse. A voir la sollicitude avec laquelle la loi a pris en main les intérêts des enfants (car c'est surtout en vue des enfants que le Code civil prononce l'indissolubilité du mariage), on ne saurait comprendre comment elle ne s'est pas occupée, avant toutes choses, de leur assurer le premier des biens, c'est-à-dire la santé. Le bonheur domestique par la famille est brisé, lorsque l'un des époux apporte dans la communauté le germe de maladies héréditaires. Le mariage n'est interdit que dans un seul cas, le cas de la démence, et cela non à cause de la transmissibilité de la maladie, mais uniquement parce que le consentement n'est pas libre. Le bien général, dit Corvisart, semblerait provoquer à cet égard des lois hygiéniques, comme le moyen le plus sûr et le plus prompt de préserver l'espèce humaine de l'affreuse contagion des maladies héréditaires (1).

Ne serait-il pas utile, dit un autre médecin, qui pendant sa vie s'est occupé de la médecine dans ses rapports avec la législation, que tout individu près de contracter un mariage produisît un certificat de santé qui lui serait délivré par des médecins judiciairement constitués et assermentés? Ce projet, ajoute le docteur Marc, n'offrira de ridicule qu'à ces esprits à la fois légers et superficiels qui ne pourront ou ne voudront pas en saisir toute la portée (2). Loin de nous, sans doute, la pensée de méconnaître ce que la haute dignité de notre espèce réclame de liberté pour les individus mis en état social; mais la législation n'enfreint-elle point les lois de la physiologie, et, par conséquent, de la nature, quand elle permet, par exemple, les mariages entre les personnes saines et les personnes affectées de maladies héréditaires (3).

On a multiplié, dit le docteur Lugol, les formalités administratives qui précèdent l'accomplissement du mariage; mais la loi ne s'est réservé aucun droit de s'enquérir si les individus qui se marient sont dans un état de santé qui leur permette de procréer des enfants bien portants, capables de rendre des services à l'État, et qui, dans tous les cas, ne retombent pas à sa charge, comme cela n'est que trop commun dans les classes indigentes. Nous voyons journellement accomplir, sous nos yeux, des mariages qui portent le germe de toutes les infirmités que peuvent produire la phthisie, les scrofules; des mariages qui troubleront certainement toute l'existence des époux par des maladies héréditaires et la mortalité que celles-ci occasionneront parmi les enfants. Est-il un avenir plus redoutable? La société devrait cependant veiller sur les enfants avec la sollicitude d'un père de famille. Cette sollicitude devrait s'exercer des deux parts.

(1) *Traduction d'Avenbruger*, p. 168.
(2) *Dictionn. univ. des scienc. méd.*, t. VI, art. *Copulation*.
(3) Adelon, *Physiologie de l'homme*, t. IV, p. 105.

La société est tutrice des enfants, comme l'homme est tuteur des siens propres. Ces idées sont d'une telle simplicité qu'elles devraient être reconnues de tout le monde; elles ne sont cependant ni dans nos mœurs ni dans nos lois écrites. C'est à la science, selon beaucoup d'autres médecins, qu'il appartient de préparer les voies d'une législation sur l'importante question de l'hérédité des maladies dans les familles. La propagation de ces maladies par le mariage ressort si souvent et avec tant d'évidence de l'observation médicale, qu'on ne peut nier qu'un des grands intérêts de la société ne soit de régler le mariage à des conditions qui éloignent les causes héréditaires, celles surtout qu'une expérience constante nous apprend être transmissibles des parents à leurs descendants.

On le voit, la médecine est unanime sur ce point, mais de grandes difficultés surgissent du mode d'application des lois. Celles-ci, nous le répétons, ne sauraient exercer ce genre de juridiction, sans porter une grave atteinte à la plus pure et à la plus utile des conquêtes de la civilisation moderne, la liberté individuelle.

Nous ne cesserons de le penser et de le dire : on ne doit et on ne peut tout attendre des lois, de leurs effets répressifs. Ce sont les mœurs, ce sont les coutumes, ce sont les idées qui opèrent les réformes, qui amènent les perfectionnements durables. Puisque le législateur recule justement, selon nous, devant l'idée d'intervenir directement dans une question aussi délicate, puisqu'il est effrayé des obstacles qu'il rencontrerait sur sa route, il n'en est pas de même de la famille, qui, mieux éclairée sur ses véritables intérêts, devrait se placer d'elle-même sous la juridiction naturelle des lois de la propagation. Qu'elle ne laisse plus à des considérations de fortune ou d'ambition le soin de présider despotiquement aux mariages ! Une riche écrouelleuse, un noble suspect de phthisie entrant dans des maisons saines, les infectent bien plus qu'ils ne les enrichissent. L'honneur ou le bien-être qui en rejaillit sur les races futures ne les empêche nullement de languir, de souffrir, de se consumer et de maudire, en finissant, les nœuds intéressés et mal assortis qui ont fait leur malheur. Il faut inculquer dans l'esprit des familles, comme on y inculque les vérités morales et religieuses, que leur avenir sanitaire repose en entier sur le choix raisonné des alliances. Celui-ci, qui n'est autre chose que le croisement judicieux des races, est le moyen le plus facile et le plus généralement applicable pour éteindre dans les familles le germe des maladies héréditaires ; par là, les excès et les défauts se compensent et s'entre-détruisent. Mais c'est un point très-délicat à traiter : beaucoup de personnes tombent dans l'exagération à cet égard, et ont besoin d'être éclairées. Elles supposent que tout croisement est utile, remplit le but que l'on veut atteindre ; ce qui est une grave erreur. Enfin, il y a une foule de nuances à saisir, une foule de difficultés à vaincre. Nous allons suivre pas à pas et dans leurs détails les règles que l'hygiène peut légitimement consacrer.

Règles à suivre dans les familles pour assortir les mariages.

Ces règles se rapportent : 1° aux personnes intéressées ; 2° aux tempéraments et aux prédispositions ; 3° à la sexualité ; 4° aux maladies elles-mêmes.

A. *Règles relatives à la famille et au médecin.*

Avant toutes choses il faut comprendre et il faut vouloir. Or, dans l'espèce, une pareille disposition d'esprit est assez rare ; il est bien peu de familles qui apportent à la grande affaire de leur reproduction la clairvoyance et la décision convenables : la clairvoyance, pour juger sainement de leur propre situation sanitaire, de leurs besoins physiologiques ; la décision, pour appliquer sans hésitation le remède, une fois qu'il est connu. Il faut le dire, et c'est là un des plus puissants obstacles à la réalisation des bienfaits de l'hygiène préventive : ou l'on ne se connaît pas, ou l'on semble redouter de se connaître. Si des soupçons traversent un moment l'esprit, si l'évidence offusque un instant les regards, on la repousse comme une vision pénible. On semble appréhender quelque sinistre trouvaille, en scrutant l'état sanitaire des siens : les pères et les mères de famille, en général, refusent de voir clair dans le bilan de la santé, de la vie de leur progéniture, comme ces négociants qui, se doutant d'une ruine imminente, ajournent leur inventaire. L'illusion ne remédie jamais à rien : en médecine, elle dépasse les limites ordinaires. Tandis que les yeux les moins clairvoyants peuvent découvrir chez des enfants les ravages des scrofules, des dartres héréditaires, la mère de famille sera toujours prête à vanter la pureté du sang de sa famille. Que de médecins, arrivés, après de laborieux efforts, sur les traces d'une affection héréditaire et disposés à donner dans ce cas d'utiles conseils aux parents, ont été déroutés par d'inflexibles dénégations! Dans son vif désir de sauver ce qu'elle croit être l'*honneur* des siens, la bonne mère a toujours l'adresse d'imputer à des causes *accidentelles* ce qui dérive d'elle-même, de ses pères ou de son mari, comme l'eau provient de la source. Ainsi, le premier point, c'est de se connaître, c'est de se rendre compte de la nature de ses actes morbides et physiologiques, de tâter sa fibre et d'analyser son sang.

Afin de ne rien laisser au hasard pour accomplir, en toute sécurité, un acte sur lequel repose l'avenir d'une ou de plusieurs générations, il est bon de remonter le plus haut qu'il sera possible dans l'histoire médicale de la famille, et d'y rechercher, pour ainsi dire, le type originel de la santé des parents ascendants. Cela demande sans doute, de la part des familles, des attentions inquiètes, des recherches suivies et bien réfléchies; mais ce travail est de toute rigueur. Ce premier problème étant une fois résolu, il faudra en résoudre un autre, moins compliqué, à la vérité : il ressortira de la comparaison du degré de force, de santé respectives des deux futurs conjoints. Il faudra peser, dans ces cas, leurs affinités physiologiques, si nous pouvons nous exprimer ainsi, les différences dans leurs tempéraments, dans leurs modes d'être affectés. Nous reconnaîtrons facilement qu'une telle appréciation, qui roule en partie sur des données physiologiques et médicales, ne peut être laissée au libre arbitre du père de famille. Malgré son activité et son bon vouloir, ne pouvant juger que par des caractères superficiels, par des renseignements incomplets, soit de l'état sanitaire de sa propre famille, soit des prédispositions du sujet auquel il veut unir son fils ou sa fille, sa sollicitude sera sujette à des mécomptes dans le choix de l'individu chargé de perpétuer son nom avec son existence. L'intervention directe d'un homme de l'art est ici nécessaire : il faut, à tout prix, un ami véritable, et, mieux que cela, un médecin de la famille. Nous arrivons ainsi au rôle du médecin.

On ne saurait dire si c'est un malheur pour l'homme de l'art d'être si rarement consulté d'une manière directe pour le choix des alliances dans les familles, tant la mission est délicate, tant elle est capable de le soumettre à de rudes épreuves! Néanmoins, il ne saurait l'abdiquer lorsqu'elle lui incombe, puisqu'en définitive c'est un honneur rendu en même temps à ses lumières et à sa profession. Mais combien cette tâche doit être remplie avec mesure et avec prudence! La première règle, règle invariable, c'est de faire abstraction des personnes.

Il faut que le médecin ignore complétement le nom, la qualité de ceux qui sont en cause. Il ne lui convient pas d'énumérer les tares personnelles, de signaler à un tiers les imperfections physiques d'un personnage absent, dont les intérêts sont en jeu. Il faut faire de cette question une question scientifique, générale, rendre son verdict comme le fait tout juge intègre et indépendant, ne voir que la cause, rien que la cause. C'est une règle dont nous ne nous sommes jamais départi nous-même dans les circonstances où nous avons eu à émettre une opinion. Mais, dira-t-on, cela devient bien difficile, si les pièces du procès ne sont pas sous les yeux. Comment formuler un conseil en l'absence du sujet?

Une simple réflexion suffira pour démontrer que ce problème n'est point aussi difficile à résoudre qu'il le paraît. Vous n'êtes ordinairement consulté sur ce point que par une des parties, celle dont vous connaissez les besoins physiologiques, en un mot la santé de famille; si vous ignorez tout cela, il vous est facile de puiser auprès d'elle toutes les sources de renseignements, de connaître *de visu* un des sujets intéressés. Or, vous possédez ainsi les véritables éléments de votre consultation, sans avoir besoin de connaître la seconde personne intéressée, mais qui ne vous consulte pas. Vous répondez conformément à ce que l'expérience vous a révélé touchant les besoins, les aptitudes physiologiques des consultants, qu'il est avantageux pour eux d'exclure de leurs alliances telle ou telle personne, d'élire telle ou telle autre. Votre tâche est bien simplifiée si l'on vous donne, comme cela a lieu quelquefois, mais sans désignation particulière, des renseignements détaillés sur la santé de la famille et sur l'état actuel du sujet avec lequel on est sur le point de contracter un mariage. Vous pouvez alors entrer dans toutes les délicatesses de la question, établir la balance des avantages et des inconvénients, et mieux préciser tout ce qu'il convient de faire.

Une famille éclairée et confiante, un médecin instruit et honnête, peuvent, en réunissant leurs efforts, sans se compromettre et sans désobliger autrui, constituer de ces alliances matrimoniales, fondées sur le véritable rapport des races entre elles, à la faveur desquelles il y a sécurité pour les générations à venir. C'est là un des plus beaux aspects de l'hygiène envisagée comme science, un des plus beaux résultats de la médecine préventive. Lorsque l'influence des médecins, à cet égard, sera mieux méritée et mieux appréciée, on constatera de véritables progrès sous le rapport sanitaire. Mais il faut pour cela une confiance sans bornes de la part des familles, il faut que le médecin soit bien au courant de la filiation des maladies parmi les ascendants; il faut, en un mot, lui ouvrir à la fois et son cœur et les archives où sont consignées les traces de l'état sanitaire des aïeux. La réussite et le bonheur de la pratique médicale usuelle ne sont qu'à ce prix. Les familles ne doivent point oublier que le médecin doit ensevelir dans sa conscience, avec une religieuse discrétion, des secrets auxquels se rattachent des intérêts si graves. La paix, la sécurité, le bonheur des familles reposent en partie sur la discrétion des hommes qui sont appelés par leur profession à soulager les infirmités humaines : ils sont, comme le dit le docteur Max. Simon, forcément initiés à un grand nombre de secrets de la vie intime, et alors même qu'on les leur dissimule, la maladie indiscrète les leur révèle souvent.

B. *Croisement des tempéraments.*

Il faut, autant que possible, raisonner au point de vue physiologique le mariage qu'une famille se propose. S'il est d'usage, entre les deux parties qui sont sur le point de contracter une alliance, de s'appesantir longuement sur le degré de convenances sociales, sur les affaires d'intérêt; de prendre des garanties légales pour la conservation du patrimoine, il est bien plus urgent encore de prendre des sûretés pour l'avenir sanitaire de la progéniture, qui est le but final de tout mariage. L'application des lumières de la physiologie au choix des alliances donne un premier principe qui est : l'antagonisme raisonné des tempéraments. Il est bien clair, en effet, que si l'on veut corriger leurs extrêmes dans les familles, et les rendre des tempéraments moyens, on ne saurait mieux faire que de les croiser par les mariages, en unissant, par exemple, les sujets lymphatiques aux sujets bilieux, et les sanguins aux nerveux, etc. Le produit de ces sortes de mélanges doit donner des tempéraments mixtes, des tempéraments qu'on pourra appeler vraiment tempérés; et, par cet artifice, toutes les maladies auxquelles les tempéraments extrêmes donnaient auparavant des dispositions héréditaires, seront, en un petit nombre de générations, tout à fait et nécessairement abolies (1).

Ces vues d'un des praticiens les plus clairvoyants sont vraies en général. Mais il y a des restrictions à poser, on ne doit pas toujours

(1) Pujol, *ouvr. cit.*, p. 348.

croiser les tempéraments. Il n'est opportun de croiser, comme on l'indique, les *tempéraments*, que dans les cas où il soit démontré que l'état, ou que la disposition morbide dont on veut prévenir l'hérédité, ait son origine, son essence ou sa cause dans le *tempérament*.

C'est le seul cas où l'indication soit rationnelle : encore, dans ces cas mêmes, faut-il se demander si la maladie court ou si elle ne court pas de chances d'aggravation d'un pareil changement, et se prononcer d'après la relation qui existe entre la nature de tel ou tel tempérament et la nature de telle ou telle espèce morbide. Ainsi, un homme sanguin, je suppose, est attaqué ou menacé de phthisie; que, d'après le précepte général, on l'unisse à une femme lymphatique : on n'ôte rien au danger de la propagation, et on soumet alors les enfants à la chance de la pire des phthisies, la phthisie *scrofuleuse*, au lieu de la phthisie *floride* dont ils étaient menacés sans le croisement. Dans une foule d'autres cas où, comme dans la plupart des affections locales, la maladie demeure complétement étrangère au tempérament, le croisement de tempérament est sans aucune action sur la reproduction de la maladie (1).

Le premier des préceptes, et le plus général, est donc de donner pour base au croisement, ou à l'opposition de personne et de famille du second générateur, la constitution la plus irréprochable et l'état de santé le plus parfait possible.

Le deuxième précepte se réduit à ces points : recourir au croisement du tempérament, si le tempérament est propre ou favorable à la maladie; n'y point recourir, si la conversion du tempérament suffit pour l'aggraver, ou s'il est sans action médiate ou immédiate sur la maladie. Un exemple tiré de la pratique journalière fera comprendre aisément le sens de ces préceptes : Voici une jeune fille d'un tempérament très-lymphatique, chez laquelle on redoute les scrofules pour ses enfants, quoiqu'elle n'en soit nullement atteinte elle-même. Un jeune homme s'offre pour l'épouser; il réunit les attributs du tempérament sanguin : voilà, dira-t-on, un mariage physiologique, il porte toutes les chances favorables à la progéniture. Nullement; si, dans la famille de ce jeune homme, la diathèse scrofuleuse est endémique; si, ce qui arrive souvent, c'est un *individu* échappé au naufrage, aux avaries qui ont frappé ses ascendants, il recèle en lui l'hérédité de famille qui, dans le mariage, se combinera avec l'hérédité directe; et l'on peut en prévoir les conséquen-

(1) P. Lucas, *ouvr. cit.*, t. II, p. 910.

ces : il vaudrait mieux pour cette jeune fille et pour les destinées sanitaires de sa race s'unir, dans ce cas, avec un jeune homme lymphatique aussi, mais pur d'antécédents héréditaires. Le tempérament n'étant pas toujours l'expression sincère de la tendance morbide, on s'exposerait, dans les familles, si l'on se bornait à ne tenir compte que de ses caractères propres, à aggraver une situation qu'on désire améliorer. Le croisement des tempéraments est bon, d'une manière *absolue*, de familles saines à familles saines; il contribue à introduire dans leur sein cette diversité physiologique dont nous avons déjà parlé; il perfectionne les générations. Mais dès qu'il s'agit de familles où règnent les tares héréditaires, on doit poser les restrictions qui précèdent.

Nous concevons très-bien encore que des familles où le sang est appauvri, dont l'état sanitaire est moins marqué par des maladies *fixes* des solides que par une diathèse purement humorale, l'atonie et la faiblesse des tissus, recherchent un croisement raisonné des tempéraments. Il y a bénéfice pour elles : l'expérience le prouve.

C'est une obligation, pour ces dernières familles, de se recruter parmi celles qui présentent des attributs physiologiques tout contraires, et dont la vie pathologique est dominée par des phénomènes opposés. Ainsi, il est des individus en qui se remarque une constitution sanguine athlétique, transmise par voie d'hérédité. Chez ceux-ci un sang riche et abondant, une respiration active, entretiennent le *molimen* inflammatoire, attisent les stimulus et tiennent toujours la vie suspendue sur le danger des congestions actives. On conçoit facilement que les enfants qui proviendraient de mariages entre les individus appartenant à ces deux catégories, offriraient une constitution et un tempérament mieux équilibrés: ils représenteront vraiment un produit moyen où se trouveraient réunis le trop et le trop peu, le plus et le moins, l'excès et le défaut. C'est ce que Pujol a formulé d'une manière peut-être un peu trop originale et avec des expressions que nous trouvons surannées de nos jours : « Le feu d'une tête chaude, dit-il, doit être tempéré par les glaçons d'une tête froide ; un poumon humide et un poumon sec, un poumon délicat et un poumon robuste et peu irritable, doivent, pour l'union matrimoniale, donner des poumons moyens et solides, qui seront également éloignés du spasme et de l'atonie, des obstructions chaudes et des obstructions froides, de l'inflammation et de l'hydropisie. Pour ce qui est intempéries du foie, de l'estomac et des autres viscères, on peut recourir avec confiance aux mêmes ressources prophylactiques (1). »

Le croisement dans le cas d'*excès* d'un tempérament est toujours un bien; il atténue les maladies qui, se déclarant pendant le cours de la vie, peuvent être considérées comme la suite naturelle, le maximum d'un tempérament extrême. D'après cela, quelques médecins ont pensé que toutes les maladies auxquelles on se trouve spécialement disposé par un tempérament héréditaire, méritent proprement et d'une manière particulière le nom de maladies héréditaires. Fréd. Hoffmann pensait qu'on doit réputer transmises par les parents, toutes les affections morbifiques qui sont le fruit naturel de la constitution spéciale que les enfants ont reçue d'eux : *Fibrarum vitia... et inde pullulantes morbi plerùmque ad liberos propagantur* (2).

Ainsi, un homme qui a reçu de ses ancêtres un tempérament bilieux, porte toujours au dedans de lui un penchant décidé aux maladies bilieuses, à toutes les affections du foie et des autres viscères qui sont en communauté de fonctions avec lui. Toutes ces maladies, dit Pujol de Castres, lorsqu'elles surviennent dans un tel individu, ne sont pas proprement accidentelles : on doit les considérer comme un accroissement, ou plutôt une ramification d'un germe antérieur et héréditaire.

On peut en dire autant de chacune des affections qui sont la suite naturelle des autres espèces de tempérament, échues par droit de succession. Les hémorrhagies, les coups de sang et les inflammations locales qui surviennent si familièrement aux constitutions sanguines, sont par conséquent des maux vraiment héréditaires et qui doivent être envisagés comme tels par le médecin. Si le tempérament que l'on a tiré de ses aïeux est faible et lymphatique, on aura des anasarques, des congestions froides, des empâtements lymphatiques des viscères, des épanchements séreux. Par la même raison, les divers genres d'affections cérébrales et nerveuses, qui sont le fruit ordinaire du tempérament mélancolique, ont aussi leur origine dans la disposition constitutionnelle des parents, et sont encore des maux héréditaires.

Pour saisir toute la portée de l'influence du croisement et son

(1) *Ouvr. cité.*

(2) *Dissert. physico-medic. de affectibus hæreditariis.* Op. om. supplem. sec., t. I, p. 549.

action sur les maladies héréditaires, il faut le concevoir comme multipliant les chances de diversité parmi les produits de l'acte générateur. Il élargit ce qu'un savant physiologiste appelle le *cercle des variations*, ce que le docteur Lucas désigne sous le nom d'innéité. Ainsi autant est enlevé aux chances de retour de l'hérédité.

Chaque espèce végétale ou animale renferme en elle-même, et indépendamment de toute influence extérieure, un certain *cercle de variations*. C'est à cette circonstance que tiennent toutes les formes différentes qui peuvent procéder d'un seul et même acte générateur. Chaque individu d'une espèce a en soi la possibilité de produire telle ou telle partie de ce cercle de variations, car il n'est pas tenu d'engendrer des êtres qui aient une parfaite ressemblance avec lui ; s'il procrée, c'est toujours selon l'empire des lois qui régissent l'espèce en général. Ces variations dépendent en grande partie d'une différence qui existe entre les parents sous le point de vue de la complexion, ou de ce que l'un d'eux exerce une influence prépondérante sur les produits de leur union (1).

C. *Sexualité.*

De ce fait très-important découle encore une conséquence qui est moins connue que ne l'est le croisement des tempéraments, et sur laquelle insistent beaucoup Girou et le docteur Lucas : c'est un antagonisme de sexualité.

Un autre précepte est, à la condition de constitution, de santé et de tempérament préférables, de joindre, dans l'auteur opposé, celle d'une force et d'une sexualité supérieures. L'importance de ce précepte grandit, selon la nature de la maladie, selon qu'elle tient, par exemple, à l'adynamie partielle ou générale de l'organisation, ou qu'elle rentre dans la classe des affections soumises à la sexualité. Dans le cas où l'affection soit ainsi, de sa nature, spéciale à l'un des sexes, ou dominante chez lui, l'indication logique serait de propager le sexe contraire au produit, si cela était dans les limites du possible. Mais, en présence de l'obscurité d'une semblable question, malgré tous les efforts tentés par quelques observateurs, il ne reste qu'à faire appel à une sexualité supérieure dans le cas où l'hérédité a pour origine un des deux sexes, dans le cas où les maladies de fa-

(1) J. Muller, *Manuel de physiologie*, t. I, p. 765.

mille paraissent greffées sur lui comme un fruit sur sa tige. Il reste donc à revenir sur les caractères propres à chaque sexe.

Chez l'homme, on reconnaît la prépondérance relative du pôle cérébral, des systèmes cutané, musculaire, tendineux, ligamenteux, osseux, celle des divers organes et des fonctions diverses de la circulation, de la respiration, de la digestion, des sécrétions muqueuses, biliaires, urinaires; enfin, dans le dynamisme, celle correspondante de l'irritabilité, de la force physique, de la force motrice et de la puissance mentale. On reconnaît, au contraire, chez la femme, la prépondérance du pôle génital, des systèmes cellulaire, adipeux, lymphatique, nerveux, et, comme corollaire, celle de la sexualité, de la plasticité, de la sensibilité, de l'instinct, sous toutes les formes.

En appliquant la même échelle de proportion à la comparaison de la fréquence relative, entre les deux sexes, des maladies communes à l'homme et à la femme, on a pu induire, et jusqu'à certain point l'expérience a prouvé la plus grande fréquence, chez l'homme, de l'encéphalite, de l'ichthyose, de la lèpre et de plusieurs autres affections de la peau; celle du rhumatisme, de la goutte, des indurations, des ankyloses, des ossifications, des concrétions pierreuses, de la gravelle, du calcul, de l'asphyxie, de la cyanose, des hémorrhoïdes, de l'hypochondrie, des maladies bilieuses et de la fièvre typhoïde.

La plus grande fréquence relative, chez la femme, de la diathèse scrofuleuse, des diathèses cancéreuse et tuberculeuse, des ramollissements, des écoulements muqueux, de la leuco-phlegmatie, de toutes les affections du système lymphatique, et principalement de celles du système nerveux, les névralgies externes ou internes, les migraines, les convulsions, la chorée, la catalepsie, et la plupart des formes de l'aliénation.

Les mariages qui sont harmoniques, c'est-à-dire qui sont constitués par deux individus en pleine possession des attributs de leur sexualité respective, excitent en général une grande sympathie. L'opinion commune y attache, et cela avec raison, une idée de prospérité et de bonheur. On sent instinctivement que le vœu de la nature est rempli et qu'elle s'apprête à favoriser l'éclosion d'une saine et virile génération. Tel est, en effet, le sort le plus ordinaire de ces mariages de familles saines à familles saines. Dans une autre situation, dans une circonstance où il est nécessaire de contre-balancer un vice, une diathèse de famille, on comprendra aisément quel parti on peut tirer de la prédominance sexuelle d'un des conjoints. Si l'on redoute de voir se perpétuer dans une famille cette effémination maladive, cette mollesse unie chez les enfants, et cela si fréquemment, à une grande mobilité nerveuse, le choix de la prédominance d'une forte et robuste sexualité masculine pour les mariages ultérieurs est impérieusement commandé. Si, au contraire, l'essor prématuré d'une constitution trop virile amène à redouter pour l'ensemble des membres composant une famille, la pléthore, l'énergie musculaire en excès, des formes trop athlétiques, le développement des passions brutales, l'indication est de viser à faire prédominer, pour les alliances, la sexualité féminine dans ce qu'elle a de plus accompli. C'est un antagonisme qui complète celui des tempéraments.

Ces principes sont journellement appliqués avec succès dans l'hygiène vétérinaire ; ils peuvent l'être aussi sûrement dans l'hygiène humaine. Dans l'appareillement des animaux, dit un agronome distingué, on ne doit pas s'occuper exclusivement des individus ; on doit encore faire attention à leur race, sous le rapport de toutes les qualités qu'on désire reproduire et de tous les vices que l'on craint ; et spécialement à celle de la femelle pour la taille, la fécondité, les formes du tronc et du bassin, pour tout ce qui tient, en un mot, à la vie intérieure ou en reçoit les influences ; à celle du mâle, pour la force musculaire, les dimensions de la poitrine et la forme de la tête et des membres ; à l'une et à l'autre, pour le tempérament. Les tares du corps, ainsi que les vices du caractère, vont très-souvent en empirant : on doit donc les proscrire, non-seulement dans la génération actuelle, mais encore dans les générations ascendantes. Les tares héréditaires sont plus à craindre que les tares accidentelles (1). Ces données s'appliquent de tout point à l'espèce humaine.

Lallemand, de Montpellier, auquel on ne peut contester, malgré quelques paradoxes moraux et scientifiques, un profond savoir uni aux vues les plus originales, s'exprime ainsi sur ce point :

« Eh quoi ! nous ne faisons pas, pour la conservation de notre espèce et de notre sang, ce que font les Arabes pour l'amélioration des races de leurs chevaux ; ce que nous faisons nous-mêmes tous les jours pour le perfectionnement de nos animaux domestiques ! Quand il s'agit de chiens, nous avons le plus grand soin de ne permettre que des unions propres à fournir les meilleurs produits ; nous prenons des précautions infinies pour empêcher des croisements malencontreux ; nous faisons tout pour nous procurer des petits provenant de

(1) Girou de Buzareingues, *De la génération*, p. 226.

père et de mère bien connus par l'excellence de leurs qualités ; quand il est question de bœufs, de moutons, de chevaux de trait ou de chevaux de course, nous avons l'attention de choisir parmi les mâles et les femelles les plus beaux types, les plus propres à fournir les qualités spéciales que nous désirons ; nous voyons ces avantages se développer par des choix persévérants ; nous obtenons des améliorations rapides et variées dans les descendants, suivant nos besoins ; cependant, nous n'en tirons aucune conséquence par rapport à nous. Un tel aveuglement nous permet-il de nous placer si fièrement au-dessus de la brute ?

« Nous ne pouvons pas douter de l'influence de la femelle sur la taille et sur la vigueur du produit, quand nous comparons le mulet, provenant de la jument et du baudet, avec le bardeau, fourni par l'ânesse et le cheval ; nous préférons les mulets, c'est tout simple, et, pour en avoir de plus beaux, nous choisissons les plus belles juments, de la plus grande taille ; et nous faisons bien encore. Mais nous nous gardons d'appliquer ces données à notre espèce. Ce serait nous rapprocher du reste de la création !

« Nous savons aussi parfaitement combien le choix d'une nourrice a d'importance pour la santé, pour la vigueur du nourrisson, combien elle peut avoir d'influence sur le reste de la vie ; aussi nous montrons-nous très-difficiles à cet égard : nous la voulons jeune, fraîche, brune, bien colorée ; ni trop grasse ni trop maigre, ni trop vive ni trop apathique, exempte enfin de tout vice physique ou moral ; mais ce n'est pas tout, nous voulons aussi que son lait ne soit pas trop vieux, qu'il ne soit pas trop léger, trop aqueux ; qu'il ait les qualités plastiques les plus propres à la nutrition ; et nous avons raison de rechercher toutes ces conditions dans une nourrice. Mais, avant tout, ne serait-il pas bien autrement important d'être difficile sur le choix de la mère ? N'est-ce pas elle qui fournit à l'embryon, dans l'ovule, le premier moule de son organisation ? N'est-ce pas d'elle qu'il reçoit, pendant neuf mois, le sang qui le nourrit dans l'utérus ? Si les premiers éléments de la trame organique sont mauvais, si le sang qui les alimente est vicié, comment le meilleur lait de la meilleure nourrice pourrait-il y remédier (1) ? »

La tirade est peut-être un peu vive ; mais on ne peut s'empêcher d'y voir un grand fond de vérité. Nous continuerons, dans le chapitre suivant, l'étude du croisement dans ses rapports avec les maladies

(1) *Éducation physique*, p. 79.

CHAPITRE II.

Suite des règles pour l'assortiment des mariages. — Du croisement des maladies. — Des signes distinctifs des tares héréditaires. — Ce qu'on peut légitimement espérer, dans les familles, du croisement raisonné dans le mariage.

La morale et la prudence devraient poser naturellement des interdictions au mariage, dans quelques circonstances, à défaut d'obligation légale. Les interdictions que l'hygiène réclame devraient comprendre, au point de vue de la santé des produits :

1° Tous les individus *personnellement* atteints de l'une des maladies qui, comme l'épilepsie, l'aliénation mentale, la phthisie, la scrofule, etc., sont également redoutables pour toutes les familles;

2° Tous les individus *personnellement* atteints d'une maladie quelconque, dont la famille trouve, dans son état de santé ou dans le caractère de son organisation, des raisons de redouter le transport aux produits ;

3° Tous les individus *personnellement* exempts de ces maladies, mais dont les ascendants, immédiats ou médiats, directs ou indirects, père, mère, grand-père, grand'mère, ou oncles, ou tantes, en ont été frappés.

Ce sont des exclusions qui découlent naturellement des lois de l'hérédité pathologique et sur lesquelles nous avons tant insisté. Mais il n'en est point ainsi dans le train ordinaire des choses de ce monde ; de révoltantes spéculations ont lieu. Nous avons vu dernièrement un jeune homme épouser une fille réduite au dernier marasme de la phthisie ; la noce se fit au pied du lit de la mourante, souillé pour ainsi dire des sueurs de son agonie.

Il se commet en ce genre, dit le docteur Lucas, les plus odieux abus : on cache à une famille que le fils ou la fille dont on lui offre la main est épileptique, ou qu'il est scrofuleux, ou qu'il a présenté des signes d'aliénation, ou qu'il est impuissant, ou qu'il est affecté de quelque anomalie ; on dissimule d'autres maladies antérieures ; on jette un voile épais sur celles de la famille, on trompe sur la personne.

On trouve dans l'ancien code des Hindous cette stance : « Si un « homme donne en mariage une fille ayant quelque défaut, *sans en*

« *prévenir*, l'époux peut annuler l'acte du méchant qui lui a donné « cette jeune fille. »

Ailleurs : « Un phthisique, un épileptique, un homme affligé d'une « inflammation des glandes du cou, un lépreux, un méchant, un « fou, un aveugle, et enfin un contempteur des Védas, doivent « être exclus.

« Que les hommes dont la conduite est répréhensible *ou qui doi- « vent leurs infirmités ou leurs maladies à des fautes commises dans « une naissance précédente ;* qui sont indignes d'être reçus dans une « assemblée honorable, et les derniers de la classe sacerdotale, soient « exclus des deux cérémonies par tout judicieux Brahmane (1). »

Mais puisque ce système de prévoyance, cette prophylaxie hygiénique sont loin d'être entrés dans nos mœurs, qu'il serait exorbitant de condamner au célibat des personnes issues d'ascendants suspects, il faut trouver ailleurs les moyens d'atténuer les chances d'hérédité que leurs alliances comportent naturellement.

1° Du croisement des maladies.

Des praticiens de grand mérite (Portal, Poilroux) ont avancé qu'il fallait dans certains cas opposer les maladies les unes aux autres, les mettre par là en une espèce de combat singulier, dans lequel elles puissent s'attaquer et se détruire naturellement. D'autres ont dit : Il ne faut jamais croiser les maladies. On a exagéré de part et d'autre. Mais, il faut bien le remarquer, dans la pratique générale, en supposant un choix arbitraire de la part des familles, il vaudrait presque mieux poser le dernier principe d'une manière absolue. Du mélange incohérent de deux diathèses, peut naître une maladie plus grave que celle qu'on veut détruire. L'alliance d'un épileptique avec une scrofuleuse ne peut que frapper d'une dégénérescence plus marquée les générations à naître ; il en sera de même de l'association du rachitisme avec une affection dartreuse, de la goutte avec le rhumatisme. Mais nous n'en pensons pas moins que, s'il est dangereux d'unir deux maladies *confirmées*, quoique opposées dans leur essence, on peut utilement se servir du croisement des simples *prédispositions* à ces mêmes maladies. Mais il ne faut le faire qu'à bon escient,

(1) *Lois de Manou*, liv. III, v, p. 162, 167. Traduction de Loiseleur-Deslongchamps.

après une enquête des plus scrupuleuses. Des exemples feront bien comprendre ce point de haute hygiène.

Il est notoire, par exemple, que l'aliénation mentale et l'épilepsie sont héréditaires dans une famille ; chez quelques parents ascendants, on a vu tantôt la folie la plus franche, tantôt des bizarreries de caractère, tantôt des maladies convulsives. On dira dans ce cas qu'un père ferait mieux de ne pas marier son fils ou sa fille. Mais les représentations les plus sensées échouent devant la force de sa volonté. Ce mariage est un mal ; il s'agit d'en atténuer le plus possible les mauvais effets. Si le père ne se fait pas illusion, quelle sera donc la conduite à tenir par lui, pour qu'un mariage auquel il tient par-dessus tout ne soit pas, pour sa postérité, une source de contagion? Évidemment, il ne peut unir son fils ou sa fille à un sujet que lui recommandent seulement et les convenances sociales et la position de fortune. Il devra par-dessus tout rechercher une famille où règne, de temps immémorial, un état de calme et de régularité dans le rhythme de la vie nerveuse, dont les membres se distinguent, en général, par la solidité du jugement, la modération dans les idées. C'est dans le sein d'une famille où les sujets sont plutôt apathiques que doués d'une imagination brillante, plutôt froids qu'emportés, qu'il trouvera l'époux ou l'épouse qui sont destinés à contre-balancer le développement et les ravages de la surexcitation nerveuse, inhérente à sa propre famille. C'est ainsi qu'un mariage, bien entendu au point de vue sanitaire, peut devenir un correctif de bien des maux, et quelquefois un véritable remède. C'est un exemple qui s'offre fréquemment dans la pratique. Nous pouvons affirmer pour notre part, que nos conseils suivis dans des circonstances semblables ont été couronnés des plus heureux résultats. Les enfants issus de ces unions, dont quelques-uns ont atteint leur quinzième année, possèdent toutes les conditions physiques et morales opposées aux caractères de la surexcitation nerveuse. C'est dans ce cas que le précepte de Portal nous paraît de toute justesse : « Pourquoi, dit-il, ne pas chercher dans des familles à la fibre solide et à physique, pour ainsi dire, impassible, des individus pour unir à ces machines frêles et délicates, qui ne se meuvent presque que par des convulsions? Il faut toujours, si l'on veut obtenir un produit moyen, réunir par les mariages le plus et le moins, le trop et le trop peu, l'excès et le défaut (1). »

(1) *Considér. sur la nat. et le trait. des maladies de famille*, p. 117.

La même conduite est à tenir pour les autres maladies héréditaires dont on veut étouffer le germe dans la famille. Quelle prudence et quelle circonspection sont nécessaires dans le choix d'un époux pour la jeune fille prédisposée par sa famille et par sa propre constitution à la phthisie pulmonaire! Dans ce cas, la première chose à faire, c'est de recourir à une famille pure de tout vice scrofuleux et rachitique, au milieu de laquelle la consomption pulmonaire n'a apparu qu'à de rares intervalles, comme un phénomène isolé (car, de nos jours, il serait impossible de trouver une seule famille où cette cruelle maladie n'ait point fait quelques ravages). Après cela, on devra opposer, autant qu'il sera possible, d'après les principes émis précédemment, le tempérament au tempérament, la constitution à la constitution. Si le sujet a la poitrine étroite et aplatie, si les muscles qui la recouvrent sont flasques et émaciés, ce serait une imprudence blâmable que de ne point rechercher à l'unir à une personne douée d'un beau développement de la charpente thoracique.

La prédisposition goutteuse ne nous a point paru être incompatible avec les prédispositions aux maladies de nature atonique, aux hémorrhagies passives. Des familles dartreuses, mais chez lesquelles le système nerveux exécute ses actes avec fermeté, où le moral est sain, peuvent contracter sans inconvénient des alliances avec des familles où se rencontrent les prédispositions à l'éréthisme nerveux. Nous avons eu l'œil ouvert sur des mariages faits dans ces conditions, et nous n'avons point observé que les descendants fussent gravement atteints de maladies prédominant dans l'une et l'autre souche. Dans les conseils que l'on est appelé à donner à cet égard, il faut toujours avoir soin de tenir compte du genre de vie, des habitudes professionnelles et sociales, toutes choses qui peuvent modifier les actes de la vie dans les familles et répandre parmi elles certaine diversité physiologique. Il faut tenir compte également du mode et de la marche de l'hérédité; il faut redouter d'allier des familles où celle-ci, quoique s'appliquant à des maladies différentes, a une marche rapide et s'exerce avec violence. Il faut le confesser du reste, nous avons beaucoup à apprendre encore sur l'antagonisme des maladies entre elles. Si l'on parvenait, à cet égard, à des données certaines, ce serait un grand progrès pour l'hygiène préventive: les préceptes pourraient être logiquement et invariablement posés.

On se souvient de ce que nous avons dit précédemment touchant l'hérédité de certaines difformités. Il y a du danger à violer même les rapports harmoniques de formes dans le mariage.

Ce principe, qui se tire des contrastes physiologiques, doit également trouver son application lorsqu'il s'agit de caractères purement physiques. Il faut avoir, en ce sens, une grande attention à la différence ou à la réciprocité des figures de l'homme et de la femme, et corriger, s'il est possible, les défauts de l'un par les perfections de l'autre. On doit éviter de faire des mariages disproportionnés par la taille; il ne faut pas unir un petit homme avec une grosse femme, ou un gros homme avec une grosse femme; parce que le produit serait mal proportionné ou difforme. Il y a des nuances qu'il faut suivre dans la nature, des règles dont il est dangereux de s'écarter quand on aime le beau. Il ne faut donc pas, dit Vandermonde, assortir un borgne avec une femme qui a l'usage de ses deux yeux; un homme bien fait avec une boîteuse, ou, ce qui est encore plus à craindre, un sourd avec une aveugle. Tous ces assemblages sont contraires à la belle nature, et le produit qui en doit résulter ne peut être du beau. Ces défauts deviennent héréditaires et se perpétuent de race en race, de façon qu'il est très-difficile de les détruire; il faut plusieurs générations choisies pour les effacer (1).

2° De quelques caractères physiques décelant des tares héréditaires de l'organisme.

Il est des familles qui s'abusent sur les signes d'une santé apparente, lorsque surtout les tares héréditaires sont voilées par un genre particulier de beauté. Il est, en effet, certaines diathèses qui impriment à la physionomie, à l'éclat de l'œil, à la coloration des téguments, des cheveux, un charme spécial qu'une investigation superficielle peut aisément confondre avec le coloris de la vigueur et de la santé. Nous avons eu l'occasion de vérifier combien l'empire exercé par cette séduction pouvait être funeste aux familles; combien il leur importait d'être éclairées à cet égard pour ne point prendre l'ombre pour la réalité. Les diathèses scrofuleuses et rachitiques sont surtout celles qui exposent le plus à ces fatales méprises; la phthisie pulmonaire vient ensuite. Il est nécessaire de bien se pénétrer d'une vérité que nous avons déjà essayé de mettre en lumière : c'est qu'un individu peut recéler, avoir en puissance un

(1) *Essai sur la manière de perfectionner l'espèce humaine*, t. I, p. 86. Paris, 1756.

germe morbide, sans être atteint lui-même; l'évolution de ce germe s'effectuera sur sa lignée, s'épuisera sur elle. Il est des organismes qui, par leur énergique vitalité, compriment les effets de certains virus, comme quelques métaux résistent à l'action corrosive des plus forts acides. Il est essentiel d'être prémuni à cet égard, de pouvoir saisir quelques caractères assez précis pour déterminer chez un sujet une des principales diathèses en puissance ou à l'état latent. C'est un genre d'observation assez délicat, qui demande cette perspicacité particulière désignée sous le nom de tact médical, et provenant autant de l'expérience même que d'une certaine aptitude de l'esprit.

Pour les diathèses les plus dangereuses, les scrofules et le rachitisme, par exemple, nous croyons être parvenu, à la suite d'une longue et patiente observation, à démasquer au milieu des apparences actuelles de force, de santé, de beauté même, certains signes accusateurs de tares héréditaires. Ainsi, chez quelques jeunes gens au teint vermeil, à la peau fine, aux yeux bruns ou bleus, vous rencontrez une dépression assez considérable avec léger épaississement des rebords du *sillon médian de la lèvre supérieure*; c'est déjà l'indice d'une dyscrasie scrofuleuse. Lorsqu'à ce signe se joignent des cils très-longs, très-épais, que les paupières sont diaphanes, légèrement bleuâtres, il y a lieu d'apporter la plus grande rigueur dans les investigations touchant la famille. Chez ces sujets l'odeur de la transpiration est acide, ils ont parfois des éruptions d'acné sur le visage. Quoique robustes en apparence, ils se fatiguent promptement. Ce qui, à nos yeux, donne une grande valeur à ces signes, c'est qu'ils apparaissent comme les *diminutifs* de ceux que l'on retrouve dans la diathèse scrofuleuse ou tuberculeuse la mieux confirmée; dans les cas de caries osseuses, de mal de Pott, de tubercules mésentériques ou pulmonaires, les malades alors ont un facies *sui generis*. L'épaisseur de la lèvre supérieure formant une sorte de lobe proéminent, la finesse de la peau, la dépression des os et des sinus du nez, etc., constituent la physionomie des scrofuleux. Chez tous, lorsque des ophthalmies graves n'ont point enlevé les cils, ceux-ci sont remarquables par leur longueur et leur beauté. On observe fréquemment une difformité du nez qui s'effondre, s'aplatit, et il en résulte une disgracieuse torsion du lobe de l'organe (*nez retroussé, en pied de marmite*).

Quand on réfléchit à l'importance que certaines familles aristocratiques attachaient à la conformation du nez et des pieds chez leurs aïeux et leurs descendants, lorsqu'on rapproche cette opinion de quelques expressions passées dans la langue vulgaire et s'appliquant aux mêmes idées, comme celles de *nez de race*, de *pieds plats*, etc., on n'y voit point seulement un puéril et sot préjugé. Il y a à cela une raison vraiment physiologique : ces caractères corporels reflètent presque toujours l'état sanitaire de l'individu, ou bien accusent le plus ou moins de pureté du sang et des matériaux de la trame organique. Une conformation régulière du nez, la fermeté de ses arêtes, attestent d'ordinaire l'absence de tout état dyscrasique ; il en est de même d'un pied solide et bien cambré. Un pied aplati, exposé aux entorses les plus graves, est l'effet de la distension des ligaments, de la mollesse du tissu osso-fibreux, apanages des sujets scrofuleux. L'expression de *pied plat* est un terme de mépris que les gentilshommes jetaient orgueilleusement à la tête des *vilains*, mais qui primitivement a dû s'appliquer à des races altérées et maladives, telles que les *races maudites* dont nous avons parlé précédemment. L'aplatissement des pieds est presque général dans les classes les plus exposées, de nos jours, aux dégénérescences produites par les mauvais soins hygiéniques ; c'est un cachet héréditaire chez les tisserands, les ouvriers sédentaires mal nourris, mal vêtus et mal logés.

On peut également reconnaître les tares imprimées par la diathèse rachitique, lors même que les sujets paraissent robustes, que leur santé est manifestement bonne. Le rachitisme, comme nous l'avons remarqué, joue un grand rôle dans la dégénérescence des familles, c'est lui qui résume le mieux les caractères de leur détérioration : cela n'est point douteux pour les familles viciées par de fréquentes alliances entre consanguins. Les derniers rejetons des aristocraties éteintes ont été des rachitiques. Le rachitisme, en effet, paraît avoir pour résultat d'arrêter le développement du squelette, de réprimer son essor : de là ce qu'on nomme constitutions rabougries, de là ces avortons sur lesquels pèsent cruellement les conditions physiques et morales où se sont trouvés leurs pères. Mais le rachitisme, qui est si répandu dans les familles, le plus souvent y existe sous une forme déguisée. Ce ne sont pas toujours des individus atteints de gibbosité ou de pieds bots qu'on y rencontre, mais des sujets en apparence pleins de vigueur et doués d'assez belles formes. Si on les examine attentivement, on découvre chez eux un léger enfoncement de la tête dans les épaules, elle semble ne point se dégager complétement du tronc ; les membres, particulièrement les inférieurs, sont longs et grêles, légèrement arqués. La démarche est un peu chancelante, et, comme le dit avec raison le vulgaire, ce sont des individus mal plantés. Chez les femmes, le tronc s'allonge au détriment du bassin dont l'ampleur moindre se traduit par l'effacement des hanches. Si l'on remonte un peu vers les ascendants de ces sujets, on en rencontre qui ont été atteints de déviations de la taille, de difformités véritables. Des dents martelées, des gencives engorgées, sont encore des signes exprimant des tares.

Mais nous le répétons, cette séméiotique des tares exprimant un état constitutionnel latent, est encore peu avancée et mérite de fixer l'attention des observateurs. Il y a des nuances délicates, des expressions fugitives à saisir; quelques exemples analogues peuvent servir de guide. On sait qu'après la huitième génération, l'œil exercé des créoles distingue encore, dans la conjonctive et le pourtour des ongles, quelque chose de jaunâtre, de grisâtre, imperceptible pour un Européen, mais qui décèle encore d'une manière sûre quelques traces de sang nègre chez des individus à peau très-blanche, à cheveux longs et lisses. Ce sont des tares provenant d'une infériorité de race non encore complétement effacée. Eh bien! les maladies héréditaires, avant de s'éteindre tout à fait dans une famille, ne peuvent-elles pas laisser chez quelques individus une empreinte peu marquée, mais qu'une observation sagace peut traduire?

3° Ce qu'on peut légitimement espérer dans les familles du croisement raisonné dans le mariage.

Nous n'ignorons pas que dans quelques cas, faute d'une suffisante persévérance, l'utilité de ce croisement a été compromise. Nous connaissons des familles où on l'a tenté avec courage d'abord; puis, les résultats ayant paru insignifiants, on s'est lassé et tout a été remis au hasard ou plutôt à la garde de Dieu. Ces exemples ont servi d'arguments pour contester la valeur même du croisement dans les maladies héréditaires. Dans d'autres on est demeuré convaincu de son utilité, mais les effets ont paru devoir s'effectuer dans un avenir si éloigné que l'on a renoncé à le tenter ou tout au moins à le poursuivre. Ce n'est point par le découragement que l'on arrive à de grandes et d'utiles conquêtes.

« Telles précautions qu'on prenne, dit un habile observateur, le résultat du croisement doit donc être, comme il l'est, des plus contradictoires, quand on ne le *poursuit pas ;* quand, dans la maladie, il ne se fait qu'en vue de l'effet *immédiat,* c'est-à-dire dans le but d'agir sur les produits d'une seule génération, et non dans le but d'agir sur l'avenir d'une famille.

Mais en est-il ainsi quand, à cette dernière fin, on applique au croisement les règles méthodiques de réduction progressive d'une race ou d'une espèce à une autre race ou à une autre espèce, c'est-à-dire quand on le *suit* dans la succession des générations de la même famille, sans varier de système ?

Les règles de la durée de l'hérédité et les résultats si plausibles du croisement *suivi,* dans le métissage, nous apprennent quel en est, dans ces conditions, en pathologie comme en physiologie, l'effet *définitif.*

Dès cet instant, il acquiert et il nous représente la force irrésistible *de l'action du grand nombre sur le petit nombre,* et, dans un temps donné, il ramène fatalement l'anomalie de famille à la loi du *type,* la maladie de famille à la loi de l'*état* spécifique de l'être.

Malheureusement, l'homme, dans le rapprochement sexuel des animaux, mû par son intérêt, considère l'avenir et le progrès de la race, tandis que les familles, malgré des intérêts plus graves et plus sacrés, n'ont en vue, dans le mariage, que le présent immédiat et que l'individu. »

Nous sommes convaincu, contradictoirement aux assertions du docteur Lucas, qu'un croisement fait dans de bonnes conditions, à l'aide des lumières fournies par la connaissance intime de la santé des familles respectives, peut avoir, même à la suite d'une *seule* génération, l'influence la plus salutaire. Un seul mariage peut d'une part diminuer la mortalité des enfants au berceau, restreindre ainsi l'action meurtrière d'une diathèse et diminuer l'intensité de ses effets chez ceux qui doivent vivre. On observe, dès la première génération issue d'un mariage croisé d'après les règles, un assainissement marqué dans les familles jusque-là les plus tarées sous le rapport sanitaire. On ne doit point perdre de vue que, si le conjoint choisi apporte, comme cela doit avoir lieu, la supériorité de puissance relative d'organisation ou de constitution, il s'assimile les produits immédiatement, en vertu de cette loi anthropologique qui veut que le type supérieur absorbe le type inférieur.

Mais, pour parvenir à des résultats plus assurés, il faut faire appel à la persévérance : c'est le précepte capital. Si une famille attaquée d'un vice héréditaire quelconque voulait s'assujettir avec persévérance à ne jamais s'allier qu'à des familles saines et établies dans des climats tout différents de ceux qu'elle habite elle-même, ce vice héréditaire *s'affaiblirait à chaque génération*, et se trouverait absolument anéanti à la quatrième. Quelle plus flatteuse perspective à offrir à la sollicitude des parents, pour les exciter à adopter avec des restrictions l'usage utile et précieux de croiser toujours les races dans les mariages de leurs enfants ! On a constaté que le goître et le crétinisme, maladies héréditaires et endémiques, pouvaient disparaître tout à fait par un heureux assortiment des alliances.

Voici, suivant Fodéré, médecin qui a fait une étude approfondie de ces affections, l'ordre le plus constant que suit la propagation du crétinisme :

1° Si un mâle goîtreux, fils de goîtreux, à demi crétin, épouse une femme aussi demi-crétine, leur enfant est tout à fait crétin; 2° si, au contraire, un mâle crétin au deuxième degré épouse une femme bien constituée de corps et d'esprit, de cette union naîtra un enfant qui ne sera que fort peu crétin; et si celui-ci s'allie comme son père, l'enfant qu'il aura sera encore moins crétin que lui; et ainsi successivement, en croisant toujours les races, le crétinisme pourra s'éteindre tout à fait dans cette famille; 3° mais si les races ne continuent pas à se croiser, et que, au contraire, le fils épouse une femme aussi crétine que lui, alors l'enfant ressemble au grand-père et non au père (1).

Il paraît qu'il suffit de quatre générations constamment croisées, d'après le même système, pour faire passer le Nègre au Blanc, le Blanc au Noir (2). Il a suffi de trois, en Amérique, pour voir des mulâtres rentrer dans celle des deux races à laquelle ils s'allient (3). Les Hindous eux-mêmes, malgré le rigorisme de leur esprit de caste, admettent, par la même voie, l'assimilation du Soûdrâ au Brahmane, et la réduction du Brahmane au Soûdrâ, au bout de la septième génération; nous trouvons, en effet, dans le Manava-Dharma-Sastra ces curieuses stances :

« Si la fille *d'une* Soûdrâ et *d'un* Brahmane met au monde une « *fille* qui s'unit de même à un Brahmane, et *ainsi de suite*, la basse

(1) *Du goître et du crétinisme*, p. 309.
(2) Valmont de Bomare, *Dictionn. d'hist. nat.*, t. I, p. 511.
(3) *Dictionnaire des sciences médicales*, t. XXXIV, p 522.

« classe remontera au rang le plus distingué, à la septième génération.

« Un Soûdrâ peut aussi s'élever à la condition de Brahmane et le « *fils* d'un Brahmane et d'une Soûdrâ descendre à celle de Soûdrâ « *par une succession de mariages* ; la même chose peut avoir lieu pour « la lignée d'un Kchatriya et pour celle d'un Vaisya (1). »

Ainsi, treize cents ans avant l'ère chrétienne, les Hindous appliquaient à la dégradation et à l'anoblissement des races ou des castes de l'espèce humaine les principes qu'aujourd'hui les agronomes appliquent à l'amélioration des races de chevaux, de bœufs et de brebis.

Ce sont des faits bien significatifs que ceux qui se voient dans l'union d'un blanc avec une négresse, et celle d'un même individu avec un autre de sang mêlé. Un mélange égal des deux couleurs se produit dans le premier cas, puis survient le quarteron issu d'un blanc avec une mulâtresse. L'union du blanc avec la quarteronne donne l'octavon, et ainsi de suite. On voit disparaître successivement les caractères pour ainsi dire anatomiques de la race, à la suite de ces croisements répétés. La saillie des pommettes, le volume des mâchoires et des lèvres, le crêpu des cheveux, la longueur des bras, la maigreur des mollets, la courbure des tibias et des fémurs, la saillie des talons, etc., diminuent progressivement avec la couleur foncée de la peau. Il ne faut point le méconnaître, nous l'avons déjà bien des fois signalé, une maladie de famille, une maladie héréditaire, constituent une dégénérescence de la race. Toute dégénérescence, n'étant point un caractère fixe et permanent, tend à changer d'aspect, à se métamorphoser, sous l'influence de nouveaux modificateurs.

L'ethnographie et l'histoire apportent un merveilleux appui à ces préceptes salutaires formulés par l'hygiène. L'une et l'autre nous fournissent leur contingent de preuves pour établir d'une part : 1° que toute race supérieure en contact avec l'inférieure tend à absorber celle-ci ; 2° que rien n'est plus funeste que le mélange d'êtres dégénérés à êtres dégénérés.

La physiologie, non contente d'observer les caractères des races à l'état élémentaire, a cherché l'action que ces races exercent les unes sur les autres en se croisant. Voici quel a été le résultat de ses informations : toutes les races humaines ont la faculté de se reproduire entre elles. La nature a pourtant mis certains obstacles au

(1) Manava-Dharma-Sastra, liv. X, stances 64-65, p. 438.

rapprochement de leurs extrêmes. L'union d'un individu de la race éthiopique avec une femme blanche est douloureuse, antipathique, le plus souvent improductive. La condition inverse est, au contraire, favorable au mélange des sexes; l'union du blanc avec la femme noire est facile, sympathique et presque toujours féconde. Si l'on interprète avec intelligence les vues de la nature, on trouve qu'elle a mis un dessein dans ce point d'arrêt et dans cette barrière matérielle : la nature *veut l'élévation des races, elle ne veut pas leur abaissement*. Or, dans le premier cas, le produit descend vers la race éthiopique; dans le second, c'est-à-dire dans le cas de l'union de l'homme blanc avec la femme noire, le produit est élevé vers la race caucasique. On entrevoit déjà que le mélange des races, dans certaines limites fixées par la nature, est un des moyens de perfectionnement de l'espèce humaine. Quand le mélange de deux individus de races diverses est fécond, la race supérieure fournit au moins les deux tiers à la nature du produit (1).

Le mélange des familles humaines, qui présentent toutes quelque chose d'identique, le type constitutif de leur nature commune, et quelque chose de divers, la modification de ce type, doit opérer les innombrables combinaisons de tous les développements effectifs par lesquels se manifestent les puissances virtuelles que renferme le type général, le type essentiel de l'homme. C'est dans cette communion universelle de tous les peuples que l'organisation, successivement modifiée, présentera une série de perfectionnements où s'éteindront les mauvaises aptitudes des types inférieurs, car la victoire reste toujours aux qualités essentielles de la nature humaine, dans ce vaste conflit organique de la propagation. Quelques économistes de premier ordre aperçoivent dans cette tendance le fait culminant de la civilisation moderne. Voici comment s'exprime l'un d'eux : « La mise en rapport des deux civilisations orientale et occidentale est, sans contredit, le plus large sujet dont l'esprit humain puisse s'occuper ; c'est l'événement qui, aux yeux de l'humanité, est le plus gros d'espérance. »

De même que pour l'individu et la famille, la loi de la propagation tend à faire rechercher, par un heureux accouplement, deux individus opposés par certains contrastes physiologiques ; ainsi, pour l'heureux équilibre du monde, pour son enfantement civilisateur, il

(1) Serres (de l'Institut). — *Cours du Muséum*, 1845. Voy. *Revue des Deux Mondes*. Avril.

faut que les races opposées se recherchent et s'unissent. C'est un fait dont la raison, comme d'ailleurs tout ce qui a trait à la solennelle fonction de la propagation, est environnée de mystère, mais qui n'en est pas moins attesté par l'histoire. Ainsi, le Nord et le Midi ont toujours réagi l'un sur l'autre. Le Midi a agi sur le Nord, en lui envoyant les germes de la civilisation sans lui imposer sa race ; et le Nord, pour réveiller la civilisation endormie dans le Midi, lorsque les populations y étaient énervées, y a vomi des essaims d'énergiques Barbares, *audax Japeti genus*. C'est ainsi que s'accomplit la grande prophétie sur Japhet : « *Et inhabitat in tabernaculis Sem.* »

Je regarde, dit un des plus grands hommes des temps modernes, l'invasion des pays de l'Orient et de l'Occident par le Nord comme un mouvement périodique, arrêté dans les desseins de la Providence, qui a ainsi régénéré le peuple romain par l'invasion des Barbares.

L'émigration des hommes polaires est comme le fleuve du Nil qui, à certaines époques, vient engraisser de son limon les terres amaigries de l'Égypte. J'ai trouvé la Russie rivière, je la laisse fleuve. Mes successeurs en feront une grande mer destinée à fertiliser l'Europe appauvrie, et ses flots déborderont malgré toutes les digues que des mains affaiblies pourront leur opposer (1).

Le passé est presque garant de ces paroles prophétiques. Le monde romain fut régénéré par les essaims d'énergiques Barbares que le Nord, cette fabrique du genre humain, selon l'expression du Goth Jornandès, lança sur lui. Le pur sang des Romains s'était corrompu par les mélanges des races esclaves et dégénérées de l'Orient. Sous ce rapport, la succession d'Attale, roi de Pergame, amena de grands désastres. Tous les trésors dont le peuple romain hérita dans cette occasion ne firent point à l'État un tort aussi irréparable que la foule prodigieuse d'esclaves qui furent amenés en Italie par millions, par nations entières, des pays vaincus et des villes conquises. L'effet de cet entassement d'esclaves dans un même lieu fut non-seulement de dépeupler les autres contrées de la terre et d'empoisonner les mœurs des Romains, mais encore d'abâtardir

(1) *Testament de Pierre le Grand.* Cette pièce, citée par tous les journaux, est-elle bien sortie de la plume du grand Czar ? Cela est douteux. Quoi qu'il en soit, nous l'avons citée parce qu'elle renferme des idées vraies, des considérations profondes.

les vraies races. Aussi, lors du Bas-Empire, les illustres familles étaient éteintes; la domination n'était plus exercée par les familles patriciennes, mais par les cochers du Cirque et les maîtres d'armes.

Ce fait prouve, et nous pourrions en citer mille autres dans l'histoire, que certains mélanges, ceux, entre autres, de races dégénérées à races dégénérées, sont des plus funestes, et entraînent une extinction rapide. Chardin remarque que les Perses, ce peuple jadis si brillant et si renommé par la beauté de son sang, avait dégénéré peu à peu par le mélange du sang tartare, et n'offrait plus que des visages difformes et des corps mal proportionnés. Ils n'ont dû leur retour à leurs anciennes prérogatives qu'aux belles Géorgiennes, dont ils ont soin, depuis quelques siècles, de fournir toujours leurs harems (1). Ce qui arrive pour les nations, en grand, a lieu, en petit, chez les familles. C'est le même point physiologique qui varie dans ses proportions. La détérioration physique et morale qui s'observe dans les grands centres industriels, et qui forme des races à part au sein même de l'unité sociale ; cette laideur repoussante à laquelle se joint la grossièreté des instincts et qui semble se perpétuer dans certaines classes, tout cela est en grande partie l'effet d'alliances presque inévitables entre familles dégénérées. C'est une des causes qui contribuent le plus à fixer le mal physique et le mal moral dans le monde, à abaisser la supériorité du type humain. Un mariage de ce genre correspond, pour les résultats, à l'union du nègre avec la quarteronne, avec la mulâtresse, etc., union qui ramène de plus en plus au type nègre, c'est-à-dire inférieur.

C'est dans le mélange des races dégénérées que l'on trouve la solution de certains problèmes sociaux qui, sans cela, demeureraient couverts d'obscurité.

L'union des Européens avec les diverses tribus à peau rouge d'Amérique, avec les peuplades disséminées dans l'Océanie, avec les populations jaunâtres, bistrées, cuivreuses, olivâtres de l'Inde, produit des mélanges analogues ; ils sont encore plus variés et plus complets au Brésil et dans les anciennes colonies espagnoles, où les blancs, les nègres et les peaux-rouges sont croisés dans toutes les proportions et d'une manière inextricable pour les étrangers, quoique les habitants sachent faire la part qui appartient à chaque race. Malheureusement, l'influence de tous ces mélanges ne se borne pas au physique ; et c'est surtout à cette cause qu'il faut attribuer les

(1) Chardin, *Voyages en Perse*, t. IV, p. 98.

désordres et l'agitation qui ne cessent de bouleverser les républiques de l'Amérique du Sud. L'influence de la race caucasique s'étant exprimée sur ce sol par des types dégénérés, par des vagabonds important les vices des grandes métropoles de l'Europe, n'a pu maîtriser encore les caractères des races indigènes et les réduire à son propre type par l'influence du plus grand nombre. Nous avons le regret de ne pouvoir ici fournir de plus amples détails sur cette question si belle et si intéressante : les exigences de notre livre nous imposent des limites.

CHAPITRE III.

De la prophylaxie des maladies héréditaires tirée des circonstances où s'opère la conception. — Du choix des temps. — Exemples. — De l'influence des lieux et des localités. — Influence d'un traitement médical dans quelques circonstances.

L'hygiène, une fois ses préceptes violés, une fois l'accomplissement de mariages qu'elle réprouve réalisé, n'abandonne point encore ceux qui, ou par ignorance ou par tout autre motif, ont méprisé ses lois. Elle tient pour eux en réserve des ressources précieuses pour atténuer le mal.

Ce sont d'elles que nous allons nous occuper. Mais, diront peut-être quelques esprits timorés, en présence de la nouveauté de ces questions, ce sujet est bien scabreux. Nous répondrons à ces craintes que la science et, en particulier, la médecine ne scandalisent jamais, qu'il est de leur essence de tout agrandir, de tout élargir, de tout purifier. S'il y a eu quelquefois du scandale, ce n'est point elle qu'il faut en rendre responsable, mais bien à l'esprit de leurs interprètes qu'il faut l'imputer. Mais la question de bon sens ne domine-t-elle pas le tout? Avons-nous besoin de répéter ce que nous avons précédemment écrit? Il est bien singulier que le même homme qui va chercher, avec tant d'empressement, auprès du médecin des conseils pour son régime alimentaire, afin de rétablir l'équilibre troublé de ses fonctions digestives, ne fasse aucun appel à la science médicale, là où il s'agit de la santé et de la vigueur de sa postérité! Il est bien singulier que l'on assigne sans preuves les limites d'action d'une science où tout se lie, où tout s'enchaîne; qu'on dise arbitrairement ici elle opère, là elle ne peut ! Nous ne savons plus quel est le philosophe ancien qui a écrit ces paroles remarquables : « Veut-on planter un arbre, on choisit le temps, la saison ; on ouvre la terre, on la prépare ; il y a des soins que l'on prend, quelle est la fleur qui n'en exige pas ? Il n'y a que l'homme qu'on produise sans préparation. On ne regarde ni à sa santé ni à celle de la mère ; on a l'estomac chargé d'aliments, la tête échauffée de vin ; on est épuisé de fatigue ; on est embarrassé d'affaires, abattu de chagrins, etc. » C'est bien entrer dans le cœur même des choses, et toute personne sensée comprendra aisément ce que cela veut dire.

Le choix des *temps* comprend les circonstances relatives à l'état sanitaire des générateurs, à leur situation physique et morale, aux circonstances extérieures, telles que les saisons. Le choix des climats et des localités comprend le mode d'influence de ces agents hygiéniques vis-à-vis de telle ou telle forme de maladie héréditaire.

1° Choix des temps.

Pour le choix des époques de la vie, nous renvoyons à ce que nous avons dit des âges par rapport au mariage (p. 160 et suiv.).

Les préceptes qui règlent le choix des moments les plus propres à la *conception* ne découlent pas seulement de l'hérédité des âges, mais de l'hérédité des époques de santé et de maladie.

Les indications de cette nature rentrent toutes dans deux règles générales : celle de préférer l'époque de la plus parfaite santé, du plus entier bien-être des deux auteurs ; celle de préférer l'époque de l'intermittence ou de la rémission la plus complète possible de la maladie (1).

1° La première concerne les pères et mères exempts de toute affection morbide. Ses prescriptions sont simples : elles se bornent à faire choix, pour la conception, de l'âge, de la saison, du mois, du jour, de l'heure, où la condition de l'entier épanouissement de la santé des parents, et du bonheur, hélas ! si fugitif, d'être, est le mieux et le plus heureusement remplie.

Dira-t-on que, grâce à l'instinct naturel, c'est la loi commune ? Mais les confidences journalières faites au médecin donnent à cela

(1) P. Lucas, *ouvr. cité*, t. II, p. 314.

le plus sérieux démenti. Que d'excitations étrangères viennent souvent hâter un acte pour lequel la nature n'est pas prête! Ne sait-on pas combien l'imagination a d'influence sur les désirs d'un moribond? Hufeland, ce profond hygiéniste, ce rare praticien, a raison de dire que l'état momentané dans la génération est un point beaucoup plus essentiel qu'on ne le croit d'ordinaire, et que son influence peut être décisive sur la nature physique ou morale de l'enfant. Les exemples déjà cités de l'influence de l'ivresse sur la conception jettent une très-grande clarté sur ce point d'hygiène intime.

Des mères d'enfants idiots ont affirmé à M. Édouard Seguin que leur mari était dans un état d'ivresse prononcé, au moment de la conception (1). Nous tenons nous-même, dit le docteur Lucas, ce fait d'un membre de la famille où il s'est produit : une femme du Monistrol donnait, d'abord, le jour à de très-beaux enfants; elle se livre tout à coup, avec frénésie, à la passion de l'eau-de-vie; l'ivresse devient chez elle un état ordinaire : elle n'engendre plus que des enfants rabougris, dépourvus de vigueur, de formes désagréables, de marche vacillante, d'intelligence torpide, et qui succombent tous. Ce n'est point tout : d'après Rœch, si à l'ébriété dans la conception se joint l'influence des lieux où règne le crétinisme, les enfants ne naissent point simplement idiots, ils naissent crétins.

A. *Influences morales.*

Il faudrait oublier volontairement ce que l'expérience la plus vulgaire enseigne touchant l'influence exercée par les passions sur nos principaux actes fonctionnels, pour nier cette même influence sur l'acte propagateur, celui où la dépense de force nerveuse est la plus grande (2).

Les passions ou les affections morales sous l'influence desquelles s'exerce l'acte, si passagères qu'elles soient, peuvent transpirer

(1) *Traitement moral, hygiène et éducation des idiots*, p. 181.

(2) Chez l'homme, le fluide fécondant, résultat de l'élaboration des organes sécréteurs, est le plus riche et le plus compliqué de tous les produits de sécrétion : sa formation s'opère à travers les filières les plus vastes, dont l'œil de l'anatomiste n'a pu encore mesurer l'étendue (canaux séminifères), et au moyen d'une grande quantité de sang artériel. Une fois produite, cette liqueur offre le spectacle inouï d'un fluide animé où, pour emprunter le langage de Charles Bonnet, le su-

dans le nouvel être, et se réveiller chez lui en impressions natives, par une réminiscence héréditaire de l'âme. Animés, en quelque sorte, de la contagion de l'acte auquel ils président, ils ont, dit-on, le pouvoir de déterminer le caractère et la trempe d'esprit de l'enfant (1). Ainsi, la conception, sous la passion de l'envie, dispose, d'après Cardan, l'enfant à cette passion; et la conception, dans un état de tristesse, le dispose à la tristesse (2). Cette conviction antique dictait à Hésiode le précepte de s'abstenir au retour de cérémonies funèbres, de crainte de transmettre à l'enfant l'impression mélancolique qui agirait trop fortement sur son âme. Il ne faut sans doute rien exagérer, il faut craindre de tomber dans d'excessives minuties. Il est impossible à l'homme militant de trouver ce parfait équilibre par lequel ses facultés morales, mises dans un état de douce quiétude, sont inaccessibles à toute émotion forte, à tout mouvement passionnel. Cela ne se trouve pas mieux que la santé idéale, ou le tempérament parfait. Mais on ne peut nier que, dans notre manière de vivre, dans nos habitudes, se trouve souvent l'oubli de règles qu'on applique sans hésiter à d'autres situations da la vie. Le sujet comporte une grande sobriété de détail, nous ne l'ignorons pas. Aussi nous bornerons-nous : le philosophe ancien que nous venons de citer en dit assez sur ce point. N'a-t-on pas observé que dans les années calamiteuses, marquées par de grand désastres, où les appréhensions excessives dominent l'esprit des masses, la production humaine, cette suprême richesse des nations, comme la dé-

prême architecte de l'univers a semé des corpuscules vivants, comme il a semé des planètes et des comètes dans les plaines immenses du ciel (*).

La physiologie moderne semble justifier de bien des manières l'antique opinion d'Alcméon et de Platon, qui considéraient le sperme, l'un comme une goutte du cerveau, *stilla cerebri*, l'autre comme une émanation de la moelle épinière. Le fluide séminal, dit Ocken de Zurich, n'est autre chose que le nerf-fluide, agissant sur les organes femelles, comme le cerveau agit sur le corps humain (**). Mais si l'on répugne à l'admission de cette doctrine, et cette répugnance peut être justifiée par le vague que l'on découvre toujours lorsqu'on arrive au faîte des plus hautes questions physiologiques, toujours est-il qu'après avoir rejeté les rapports d'identité parfaite, on est forcé de reconnaître des rapports de solidarité entre l'émanation nerveuse (transmission sensorielle) et le fluide séminal.

(1) Lucas, *ouvr. cité*, t. II, p. 505.

(2) Cardan, *De subtilitate*, lib. XVIII, p. 292.

(*) Spallanzani. — *Opuscules physiologiques*. Traduc. de Senebier, t. II, p. 16.

(**) *Gazette médic.* de Paris, numéro du 26 septembre 1840.

signe Bossuet, est altérée dans son essence, que son jet a moins d'essor ? L'influence d'un moral agité chez les parents n'est-elle donc pour rien dans ces conceptions malheureuses ? Les tristes années de 1813 et 1814 ont rendu témoins de cette infériorité de l'espèce humaine. Les mariages de ces époques ne donnèrent presque tous naissance qu'à des enfants sans taille, sans apparence, sans vigueur corporelle. Jamais les conseils de révision ne motivèrent plus de réformes sur la débilité physique des conscrits, que dans les deux classes de 1833 et 1834, classes correspondantes à 1813 et 1814 (1).

B. *Influence de la menstruation.*

Ce doit être une loi entre époux de garder fidèlement le précepte du Lévitique : « Vous ne vous approcherez point d'une femme qui souffre, ce qui arrive tous les mois ; et vous ne découvrirez point en elle ce qui n'est pas *pur* (2). » Nous l'avons déjà établi, les règles sont la crise d'une fonction dépurative, périodique chez la femme. Or, la conception dans ce temps est rationnellement dangereuse, elle l'est expérimentalement.

De là diverses prescriptions :

La première, commune à toute femme féconde, d'éviter de *concevoir* pendant toute la durée de la menstruation ;

La seconde, de l'éviter dans les huit ou dix derniers jours qui la précèdent, bien que la disposition à concevoir, en ce moment, soit très-prononcée : le sang étant alors chargé de plusieurs principes qu'il doit éliminer, particulièrement si la femme est atteinte de quelque cachexie, il est inévitable que l'enfant engendré et développé dans le sein maternel, sous l'empire de cette mauvaise condition générale des liquides, en subisse l'influence, et il est à craindre qu'il n'apporte à la vie une moindre pureté du sang, une santé moins solide, une prédisposition aux diathèses morbides.

Lalouette et Lepelletier ont constaté l'influence funeste de la conception pendant l'écoulement des règles pour le développement de

(1) Il est vrai d'ajouter que la loi de la conscription, poussée alors jusqu'à la dernière rigueur, entraina les familles, déjà si décimées, à marier leurs enfants longtemps avant l'époque de la nubilité.

(2) *Ad mulierem quæ patitur menstrua, non accedes nec revelabis* fœditatem *ejus*. Lev., cap. XVIII, vers. 19.

la scrofule. Nous avons rapporté nous-même à cette même influence quelques cas d'une maladie très-grave par ses résultats sur l'avenir d'un enfant, *l'ophthalmie des nouveau-nés*. Il faut attendre que le mouvement fluxionnaire qui s'opère à cette époque du côté des organes de la femme soit entré dans sa période décroissante.

Le moment d'*élection* commence, selon nous, vers le huitième jour qui suit la cessation des règles, pour celles des femmes qui se portent bien, à cette époque, lorsqu'elles ont pris les soins de propreté nécessaires, et un ou deux bains.

Mais comme l'indication la plus fondamentale est de se guider ici d'après l'état relatif de la santé de la femme, et que plusieurs femmes ne se portent jamais si bien que vers le quinzième jour qui précède le retour de la menstruation, c'est ce moment, pour elles, qui est le préférable. Nous n'oserions rappeler ici ce précepte dont nous avons déjà parlé, précepte tout de pudeur, de loi naturelle, si nous n'avions pas acquis la malheureuse conviction qu'il est souvent violé. Il s'agit ici des conceptions qui succèdent presque *immédiatement* aux suites de couches, dans lesquelles un embryon prend la place que vient de laisser un fœtus. Le plus souvent la pauvre mère succombe aux désordres organiques qu'amène cette situation anormale tout à fait contre nature; et lorsque, par une sorte de miracle, cette grossesse intempestive suit un cours, le triste rejeton, baigné dans des sucs viciés, se développant dans un milieu impur, arrive au jour dans des conditions telles que la mort serait préférable (1). C'est ce qui explique souvent comment il se fait que dans de nombreuses familles, composées de beaux et sains enfans, vous en trouvez un ou deux qui tranchent sur le tout par leur *chétiveté :* on dirait de petits vieillards cacochymes. Ces faits surprennent beaucoup : on ne peut invoquer ici l'état sanitaire du père ou de la mère ; mais tout s'explique lorsque le médecin apprend que ces avortons ont été *conçus* quinze jours ou un mois après la *naissance* d'un de leurs frères. Nous avons vu un grand nombre de cas de ce genre.

Nous arrivons à une règle très-importante, faisant suite à la preièrue indiquée plus haut.

(1) Nous avons eu l'occasion, dans le cours de notre pratique médicale, à l'Hôtel Dieu de Lyon, d'observer les faits de ce genre les plus déplorables. Chez de malheureuses femmes atteintes de métro-péritonites puerpérales, ayant succombé, nous avons trouvé quelquefois des embryons greffés sur un organe rempli de sanie, totalement altéré dans sa substance.

Le choix de l'époque de l'intermittence, ou de la rémission la plus complète possible de la maladie, concerne exclusivement les pères et mères atteints d'une affection morbide.

Ainsi un père ou une mère atteint d'une affection constitutionnelle, de tubercules, de scrofules, de goutte, etc., choisira l'époque où la santé relative sera la meilleure, surtout lorsqu'un traitement médical aura exercé quelque influence. Dans ces circonstances, nous avons conseillé la conception après la saison passée soit aux bains de mer, soit à des eaux thermales, selon les besoins.

L'indication à suivre, pour le choix de la saison, se résume en deux préceptes : éviter d'engendrer dans toutes les saisons où le caractère de la maladie s'exaspère ; éviter que l'enfant ne naisse dans la même saison, surtout quand il s'agit de maladies qui, telles que la scrofule ou le tubercule, peuvent frapper l'enfant presque dès le berceau.

Ces préceptes sont faciles à comprendre, d'après ce que nous connaissons du mode d'agir des saisons sur les maladies atteignant le corps humain. La fin de l'automne et l'hiver, saisons brumeuses, exaspèrent les affections du système lymphatique; l'humidité devient cause occasionnelle et aggravante des diathèses scrofuleuses, tuberculeuses et rachitiques. Il y a donc avantage pour des parents, frappés de ces affections, à concevoir et à faire coïncider les naissances aux époques saisonnières les moins défavorables (fin du printemps, été). Lorsqu'on a de légitimes raisons d'appréhender la transmission des maladies nerveuses (épilepsie, manie, surexcitation nerveuse, etc.) affections surlesquelles le printemps exerce une influence, dont il semble réveiller les accès, le devoir des parents est d'agir en conséquence, de suivre une règle conforme à cette donnée de l'expérience, de choisir une saison contraire aux paroxysmes de l'éréthisme nerveux. A l'hérédité des affections gastriques et bilieuses, correspond le choix des saisons froides ou du moins tempérées. L'influence des lieux que nous allons indiquer complétera ce que nous venons de dire.

2° Influence des climats, des localités.

Il résulte de tous les faits les mieux observés la nécessité de neutraliser les dispositions transmises par des moyens contraires à ceux qui les ont fait naître.

Parmi ces dispositions héréditaires, celles qui dépendent d'influences locales très-prononcées ne peuvent être mieux combattues que par l'habitation des localités dans lesquelles des causes opposées prédominent; par la même raison que le passage fréquent d'une condition d'existence à une autre est favorable à l'équilibre des fonctions.

Le docteur Lucas a réellement rendu un des plus grands services à la prophylaxie des maux héréditaires, en précisant avec beaucoup de détails dans son livre, cet ordre d'influence. Nous ne pouvons mieux faire que de lui laisser la parole.

« Un précepte de l'élection de lieu est relatif à l'action qu'indépendamment de la pureté de l'air, les climats et les lieux exercent sur toutes celles des affections morbides dont ils sont l'origine : la règle est d'éviter, le plus qu'il se peut, de concevoir sous une telle influence, même quand, pour ainsi dire, on ne fait que la traverser.

« Cette règle est bien plus impérieuse encore dans le cas où le mal de la famille remonte à cet ordre de causes; le changement de climat ou de lieu des auteurs est presque, pour les enfants, l'unique voie d'échapper à l'hérédité de la maladie, et il ne faut point croire qu'il faille, dans tous les cas, se transporter alors à de grandes distances : les bizarreries de la distribution géographique des maladies et des circonstances favorables ici, défavorables là, que leur offrent les lieux, sont telles qu'il peut suffire du moindre déplacement, d'une simple mutation de ville, de village, de hameau, de quartier, de rue ou de maison, pour soustraire les enfants qui sont encore à naître à la propagation séminale de l'action pathologique des lieux.

« Est-il, par exemple, rien de plus instructif sur ce point que l'énorme disproportion de fréquence de la phthisie pulmonaire, selon les différents points de la même province, des mêmes départements, des mêmes localités ?

« Mais le déplacement doit, indépendamment de la distance, se faire alors d'après ces principes :

« 1° Ne point seulement quitter les lieux originaires de l'affection de famille, mais se transporter dans ceux qui sont le plus contraires à son développement, où elle est le plus rare, le moins grave, le mieux et le plus spontanément curable ;

« 2° Si le père et la mère ne peuvent se déplacer à la fois tous les deux, ni définitivement, imposer le devoir de ce déplacement temporaire à celui des auteurs qui se trouve atteint de la maladie ;

« 3° Se garder d'engendrer *immédiatement après* la mutation de climat, de pays ou de lieu ; mais laisser s'écouler, avant la conception, un temps plus ou moins long, selon l'ancienneté de l'influence morbide du séjour antérieur ; selon l'influence endémique des lieux abandonnés ; enfin selon la nature et la durée commune d'incubation du mal qui les a fait fuir :

« Il faut, en d'autres termes, avant la conception, laisser le temps de s'épuiser à l'action morbide du séjour antérieur ; laisser à l'action favorable du séjour nouveau le temps de se produire ; ou, si l'un des auteurs s'est seul et momentanément éloigné, profiter au contraire des premiers temps de retour, pour ne point la laisser se dissiper et se perdre dans la vieille influence du séjour habituel (1). »

Rien de mieux avéré, pour quelques affections, que ce génie des lieux, où certaines espèces morbides sont endémiques, à frapper les enfants conçus sous leur empire du mal qu'ils n'ont point eu l'énergie de produire chez les générateurs. L'expérience a montré aux médecins de Savoie que les hommes les plus sains, qui viennent habiter et se marier dans les lieux où les goîtres sont fréquents, peuvent donner le jour à des enfants crétins. Procréent-ils dans d'autres lieux, les enfants naissent exempts de crétinisme. Le docteur Dubini confirme ces deux faits ; on voit, d'après lui, non pas uniquement des parents bien portants, mais des parents crétins, avoir des enfants sains, dès qu'ils se transportent dans des localités soumises à de meilleures conditions hygiéniques. Les étrangers qui viennent se fixer dans ces vallées encaissées après la puberté, n'en sont pas atteints, mais leurs enfants y sont exposés, et leurs petits-enfants ne peuvent guère y échapper. D'un autre côté, les habitants de ces vallées, qui s'établissent dans des pays secs et bien exposés, ne transmettent guère cette infirmité à la première génération, et jamais elle ne va jusqu'à la seconde. Un préfet éclairé du Valais, quand le Valais faisait partie de la France, avait même diminué beaucoup cette disposition au goître en donnant du travail, dans des lieux élevés, aux habitants des parties les plus profondes ; en faisant allaiter leurs enfants sur les montagnes, et en les y laissant plusieurs années. Un fonctionnaire que nous connaissons, père d'une famille très-saine, est envoyé près de Grenoble, dans une résidence où le goître est endémique ; un an après, sa femme met au monde un enfant crétin.

Des familles vouées, dans le nord de la France, à la phthisie pul-

(1) *Ouvr. cité*, t. II, p. 706.

monaire, se sont prémunies en se fixant dans les contrées méridionales. Chez des familles lyonnaises, habitant des quartiers exposés au nord, à l'abri de la lumière solaire, les enfants périssaient en bas âge dans l'étiolement et le rachitisme ; elles se sont établies d'après nos conseils dans des quartiers exposés au sud, bien percés, et cela a suffi pour améliorer l'état des enfants, diminuer leur mortalité. On a vu cette influence des lieux être favorable même dans la grossesse ; il y a bien longtemps que les habitants des pays envahis par cette infirmité, le crétinisme, ont remarqué ce privilége des hauteurs et les qualités bienfaisantes de l'air vivifiant qu'on y respire, pour prévenir ou améliorer l'état physique ou intellectuel des enfants prédisposés à devenir crétins. C'est dans ce but qu'ils *envoient les femmes accoucher* et leurs enfants séjourner un certain temps sur la hauteur. C'est aussi sur cette opinion populaire qu'est fondée l'expérience entreprise depuis une vingtaine d'années par le docteur Guggenbuhl à l'Albendberg (1105). Persuadé que les couches élevées de l'atmosphère exerçaient une influence préventive sur le développement du crétinisme, le docteur philanthrope a eu, le premier, l'heureuse idée d'employer ce moyen pour combattre les progrès du mal, et l'arrêter ainsi dans son développement. Je n'ai pas à me prononcer ici sur l'étendue des résultats obtenus par cette méthode, dit M. le docteur Lombard de Genève; mais ce qui me paraît résulter des faits venus à ma connaissance personnelle, c'est qu'un certain nombre de crétins et idiots sont sortis de cet établissement dans un état physique et intellectuel assez notablement amélioré pour que l'on doive admettre, avec le docteur Guggenbuhl, qu'une portion notable de ce changement peut être rapportée à l'atmosphère des hautes montagnes, qui non-seulement empêche l'apparition du crétinisme, mais qui peut aussi en arrêter le développement lorsqu'il a déjà paru.

Nous terminerons ces utiles prescriptions, si peu connues encore en hygiène préventive, par des préceptes relatifs à un état maladif très-décidé chez les époux ou sur l'un d'eux seulement. Ces circonstances ne sont malheureusement pas rares ; trop de personnes s'engagent dans le mariage avec la perspective de faire peser sur leurs enfants leur destinée sanitaire ! Dans ce cas, pour atteindre au but hygiénique relatif aux enfants, il faut que les parents affectés soient soumis à un entraînement médical.

La maladie est-elle plus ou moins résistante à la guérison, et susceptible seulement d'une cure palliative ? Traiter la maladie *avant la conception*, dans le simple but d'arrêter ses progrès, de la réduire à des formes ou à des degrés moins graves, et de ménager ainsi au produit, dans le cas de transport séminal de la maladie, le bénéfice de degrés ou de formes moins graves de l'affection transmise.

La règle est, en deux mots, de suivre à l'égard du père ou de la mère malade, avant la conception, la ligne de conduite que l'art indique de suivre, après l'accouchement, à l'égard des nourrices: elle est de les soumettre au traitement curatif ou palliatif de la maladie qu'on veut épargner aux enfants.

Les maux les plus redoutables nous donnent des exemples de l'efficacité de cette méthode logique. Ainsi Rozen avait fait l'observation que, lorsque les parents atteints de syphilis avaient eu le soin de prendre des médicaments, et, sinon de guérir radicalement, du moins de traiter leur maladie, leurs enfants n'héritaient point d'eux de maux vénériens proprement dits.

L'indication de traiter, dans tous les cas, le mal chez les générateurs, est d'autant plus urgente, qu'en raison de la tendance générale au progrès du phénomène transmis, du moins tant qu'il n'a point atteint chez les auteurs son terme de décroissance, il y a présomption que, si le mal est transmis sans modification ni traitement antérieur chez le père ou la mère, il aura chez l'enfant un caractère plus grave. Convaincu qu'il est peu de points en médecine pratique aussi immédiatement utiles, que la cure ou tout au moins l'atténuation des maladies chroniques se trouve attachée à une semblable conduite, nous n'avons cessé jamais de la préconiser aux familles à qui elle devient nécessaire. Lorsque nos conseils ont été accueillis avec conviction et suivis fidèlement, les résultats ont été aussi heureux pour les enfants qu'encourageants pour le médecin. C'est là, nous ne saurions trop le dire, un riche filon pour la médecine préventive. Lorsqu'à ce traitement, *en vue de la conception,* on combine au profit de l'enfant un régime convenable, que l'hygiène de l'allaitement et celle de la première enfance sont scrupuleusement surveillées, la guérison des maladies de famille ne devient plus un vain mot. Tant qu'il n'a pas été question, vis-à-vis d'elles, d'une méthode de traitement préservatif reposant également sur le bon sens et l'expérience, on a mauvaise grâce de se plaindre de l'incertitude, disons mieux, de l'inanité des moyens ordinaires de la médecine.

CHAPITRE IV.

Du traitement hygiénique des maladies héréditaires transmises. — Règles hygiéniques relatives à la grossesse : influences morales. — Hygiène des couches. — De l'allaitement maternel : indications et contre-indications. — Du choix des nourrices. — De l'allaitement artificiel.

Pour travailler avec quelque espoir de succès à combattre, chez un sujet, le développement d'une maladie héréditaire dont il a reçu l'empreinte avec la vie, on doit le prendre dès sa plus tendre enfance, et le traitement prophylactique qu'on doit lui faire subir est nécessairement long et a besoin quelquefois d'être prolongé durant toute la vie. Cependant ces maladies n'existent point encore, et se trouvent cachées dans leurs causes prédisposantes, comme les rudiments de la plante dans la graine qui doit la reproduire, ou même comme le poulet dans l'œuf qui n'a pas été fécondé. Il est nécessaire de bien remarquer que, pour avoir une espérance raisonnable de succès dans le traitement préservatif de toutes les maladies héréditaires en général, il faut le mettre en usage dès la première enfance, et ne pas attendre qu'en grandissant et en s'affermissant avec le corps, le vice ait pris une consistance et une fixité qui le rendraient ensuite indestructible. Comme il est question, dans ce genre de traitement, de changer l'état constitutionnel des enfants, d'opérer en eux une seconde formation, on doit prendre la direction de tous les actes de leur vie. Après la lactation, la prophylaxie des maux héréditaires dérive, pour l'enfant, des principes de l'hygiène générale, des soins que l'on doit apporter à son éducation, etc.

Les règles de traitement découlent : 1° des causes qui ont agi sur les générateurs ; 2° de la nature de la maladie.

Soumettre, d'abord, l'enfant à des conditions inverses de celles qui ont causé la maladie du père et de la mère, et, dans ce but, remonter à la cause première du mal chez les auteurs.

Cette cause appartient-elle a l'influence des *lieux*, transporter les produits dans des lieux d'une nature pathogénique contraire, mais toujours favorables à l'hygiène de l'enfance. Provient-elle de la profession des parents, ou de leur régime de vie, ou de leurs habitudes, changer les habitudes, le régime, la profession : se conformer, en un mot, et sous tous les rapports, à l'égard du produit, aux principes prescrits, pour sa génération, au père et à la mère, et sur lesquels il n'est nul besoin de revenir.

Les indications tirées de la nature de la maladie se résument toutes dans celles du traitement préventif de l'espèce morbide dont on veut enrayer le développement dans l'être. Les principes sont les mêmes, à la seule différence, que la prudence conseille d'en prolonger l'action depuis le premier instant de la conception jusqu'à l'âge où le produit a dépassé l'époque d'explosion naturelle de la maladie : l'hygiène de la grossesse, de la lactation, de l'éducation, tout doit s'en inspirer, tout doit tendre aux mêmes fins.

Nous allons nous occuper successivement de ces choses.

1° Hygiène de la grossesse et des suites de couche.

Nous ne reviendrons point sur ce que nous avons déjà dit, en traitant des âges de la femme, de certaines particularités hygiéniques applicables à la femme pendant son état de grossesse. Nous répéterons seulement ici, comme complément de cette partie de l'hygiène physique, qu'il importe beaucoup, de nos jours, de rendre les jeunes personnes capables d'accomplir leurs devoirs dans l'état du mariage, et qu'on ne s'en préoccupe point suffisamment. Parmi les moyens à mettre en usage, se rangent en première ligne les exercices. Indépendamment de toutes les autres considérations, les médecins grecs, aussi bien que les médecins modernes, ont remarqué que les femmes habituées aux exercices corporels ressentent moins les douleurs de l'enfantement que celles qui ont été élevées dans la mollesse. L'aptitude à remplir la fonction de grossesse s'acquiert par les pratiques hygiéniques. La femme enceinte, en s'assujettissant, surtout pendant les derniers mois de la gestation, à un exercice régulier, se met à l'abri des engorgements veineux des viscères abdominaux, circonstance qui détermine particulièrement les dangers des suites de couche.

A. *Grossesse.*

Hygiène physique disciplinée, hygiène morale surveillée dans l'état de grossesse, alimentation restaurante et douce, tels sont les points essentiels.

La femme grosse doit, pour se mettre au lit, attendre que sa première digestion soit achevée. Elle ne doit pas user de boissons spiritueuses; car, outre les effets nuisibles qu'elles ont pour elle-même, elles sont de véritables poisons pour l'enfant qu'elle porte dans son sein. Elle doit se garder d'ajouter foi à ce misérable préjugé qui prescrit de *manger pour deux;* la suspension des pertes menstruelles subvient aux frais qu'exige la nutrition du fœtus. Ne voit-on pas même quelquefois la pléthore survenir pendant la grossesse; et d'ailleurs, comment concevoir qu'il soit nécessaire de manger davantage, quand il ne survient pas plus d'appétit?

L'énervation produite par les plaisirs mondains, par une vie dissipée, les émotions fortes, doivent être soigneusement évitées. La femme grosse doit être placée dans une atmosphère de calme.

C'est ici le lieu d'examiner l'influence de l'esprit de la mère sur le développement de son fruit, sur le fœtus, et de reconnaître si tout est faux dans cette opinion du vulgaire, qui attribue à l'imagination de la mère le pouvoir de produire sur le fœtus une aberration dont la forme doit correspondre à celle que l'esprit de la mère s'est représentée. Nous dirons que tout ce que la raison et l'expérience permettent d'admettre à cet égard, c'est qu'une passion vive quelconque, ressentie par la mère, peut exercer sur le conflit organique entre elle et l'enfant une influence brusque, par suite de laquelle la formation du fœtus s'arrête à quelqu'une des périodes qu'elle parcourt dans son évolution successive. Il n'est pas douteux, dès-lors, que des enfants monstrueux le soient devenus par suite d'une émotion morale éprouvée par la mère.

Ce principe doit conduire à certaines précautions hygiéniques, tirées en partie de l'ordre moral.

L'extrême susceptibilité du système nerveux chez les femmes enceintes doit nous convaincre de la nécessité de les empêcher d'être temoins de scènes de grande souffrance ou de malheur, telles que des maladies et surtout des affections convulsives. On doit aussi les éloigner d'autres femmes en travail; le spectacle d'une femme en douleur d'enfantement doit faire naître de la crainte non-seulement chez les personnes naturellement craintives, mais encore chez les femmes qui déjà, dans plusieurs délivrances, ont montré du courage et de la résignation. Les femmes doivent, pendant la grossesse, éviter le danger des maladies contagieuses, car ces affections, pour lesquelles, du reste, elles paraissent avoir moins de disposition que hors l'état de gestation, exposent à un avortement; et lors même que les femmes enceintes ne sont pas atteintes de ces maladies, il est à craindre que les enfants n'en soient affectés, comme le prouvent plusieurs exemples de variole chez les nouveau-nés.

Pendant la gestation, les femmes doivent, autant que possible, éviter l'aspect d'objets dégoûtants, car, quoique ces objets ne portent pas de préjudice à l'enfant, l'esprit de la femme n'est que trop disposé à la pensée inquiétante qu'il pourrait en résulter une difformité ou monstruosité du fruit qu'elle porte. Quant à ce sujet, bien que je sois éloigné, dit un accoucheur célèbre, de me constituer le défenseur de l'une ou de l'autre opinion sur les effets de l'imagination maternelle sur les formes du fœtus, ou de me poser le champion de ces contes absurdes et ridicules au moyen desquels on s'efforce de prouver cet effet, je ne puis pourtant pas me dispenser de déclarer que, dans l'état actuel de nos connaissances, il ne répugne point à la raison de croire qu'une impression violente, sur l'esprit ou le système nerveux de la mère, puisse exercer un effet fâcheux sur le fœtus, et qu'il est du moins toujours conforme à la prudence et à la sûreté d'agir comme si cet effet existait. Car (pour me servir ici des paroles de Morgagni), quoique je ne puisse ajouter foi à ces exemples (de l'influence de l'imagination de la mère sur la production des monstruosités), je dois convenir cependant qu'il y a des cas où il me serait pénible de ne pas partager une opinion généralement reçue et professée par les hommes les plus distingués (1).

Les médecins, en général, peut-être trop enclins au scepticisme en cette matière, ne prémunissent pas suffisamment les mères de famille sur les dangers qu'elles peuvent courir.

Tout le monde est d'accord sur ce point, que les causes externes, pendant la grossesse, peuvent s'opposer à l'accroissement du nouvel être, en produisant une gène dans la force de végétation animale; eh bien ! les causes internes ou morales qui agissent sur le système nerveux de la mère peuvent, sans aucun doute, nuire au développement du fruit en embarrassant la circulation fœtale. Trop de phénomènes constatent la relation vitale qui existe entre la mère et le fœtus, relation qui s'explique parfaitement par la circonstance que les deux organismes sont soumis au même système nerveux. Trop de faits, et des faits authentiques, militent en faveur de l'influence d'une secousse morale sur les formes fœtales. Les recueils périodiques fourmillent d'exemples qui parlent en faveur de l'opinion que nous

(1) Montgomery, *An exposition of the signs and symptoms of pregnancy, the period of human gestation and the signs of delivery*. London, 1837; in-8, chap. I.

défendons, et il nous serait facile de les réunir ici. Nous avons connu dans notre pratique deux femmes qui eurent des enfants idiots, par suite d'une vive frayeur éprouvée pendant les premiers mois de la gestation et occasionnée par de fatales catastrophes de famille.

Qui nierait les impressions morales comme causes des lésions des fonctions utérines? Qui nierait l'effet des causes morales dans la production des maladies de la matrice? On comprendra donc aisément qu'une cause de l'ordre moral, qui, en agitant l'imagination et en faisant fortement émouvoir le centre de la circulation, détermine une suppression des règles ou un écoulement excessif des menstrues, peut également occasionner du désordre dans les fonctions de l'utérus à l'état de grossesse, désordre qui doit réagir sans doute sur le fœtus.

Ceux qui n'admettent point le consensus si évident entre la mère et le fruit, disent que beaucoup d'enfants naissent sains, bien que leurs mères aient eu à subir des troubles sensoriaux et intellectuels très-graves pendant la gestation. Mais c'est une vérité bien triviale que la même cause ne produit pas toujours le même effet. Si certaines femmes éprouvent pendant la grossesse, par suite d'émotions violentes, des accès d'hystérie, des convulsions, sans que le fœtus en subisse une difformité quelconque, il faut considérer que ces anomalies nerveuses ne produisent pas toujours leurs influences pernicieuses sur le fœtus, et en outre qu'il arrivera souvent que le résultat du désordre observé sur la mère ne sera pas évident immédiatement après la naissance et qu'il se montrera plus tard dans une prédisposition de l'enfant à des maladies nerveuses. Nous avons observé les faits les plus graves et les plus décisifs sur ce point. Lorsque le mal héréditaire est de nature névropathique et de source maternelle, une grossesse orageuse renforce les chances de transmission.

B. *Hygiène des couches.*

Quelques mots maintenant sur l'hygiène de la femme en couche. Elle doit être placée dans une chambre vaste, bien aérée, modérément chaude et exempte d'odeurs bonnes ou mauvaises. En été, on aura soin d'ouvrir chaque jour portes et fenêtres. Pendant qu'on renouvellera l'air de l'appartement, on aura soin de couvrir l'accouchée et de fermer les rideaux, pour que les courants d'air n'aient pas accès auprès d'elle. Le reste du temps, les rideaux ne seront pas fermés. La chambre doit être tenue très-propre, les suites de couche prédisposant la femme à des congestions qui se forment avec une rapidité presque foudroyante sur les principaux organes, et cela sous l'influence de causes très-légères dans l'état de santé (1). En outre, il y a dans cette disposition organique désignée sous le nom d'*état puerpéral* une tendance à un dégagement de miasmes putrides. Ces deux circonstances fixent l'esprit sur l'obligation d'entourer les nouvelles accouchées de tous les soins de propreté et d'aération bien entendus.

Le repos devient, dans cette circonstance particulière de la vie des femmes, une impérieuse nécessité qu'elles ont, de nos jours, une trop grande tendance à enfreindre. Elles semblent ignorer que tous les organes du bas-ventre, après le travail de l'accouchement, se trouvent distendus, relâchés outremesure ; que les os du bassin, au niveau de leurs articulations, sont soumis à un travail particulier de ramollissement, qui facilite l'expulsion de l'enfant. Rien n'est plus propre que l'immobilité absolue à établir et consolider ce grand travail de réparation. On a vu, quelquefois, des femmes, qui avaient eu l'imprudence de se lever prématurément, mourir dans l'espace de peu de jours. La complexion des femmes des grandes villes, chez lesquelles les parties sont dans un plus grand état de relâchement, les oblige, en général, à garder le repos complet pendant quinze jours au moins. L'infraction à cette règle devient pour elles l'origine de relâchements de l'utérus, d'ulcérations, d'affections diverses, qui dégénèrent en squirrhe et en cancer. La première sortie doit se faire en plein air et en plein jour. La plupart des femmes, mues par un sentiment religieux, vont à l'église lors de leur première sortie ; ces temples étant toujours humides et froids, elles en reviennent souvent avec le germe d'une maladie inflammatoire qui ne tarde pas à se développer. Le médecin doit conseiller de renvoyer cette cérémonie religieuse, appelée les *relevailles*, à une époque plus reculée.

Les aliments que l'on donne aux femmes doivent être doux et de facile digestion. Nous n'avons pas besoin d'ajouter que l'excitabilité du système nerveux est telle chez les nouvelles accouchées, qu'on doit éviter avec le plus grand soin toute émotion morale vive, éloigner d'elles tout ce qui pourrait les impressionner.

(1) Les morts subites, à la suite de couches, sont le plus souvent déterminées par des épanchements séreux qui se forment soudainement dans les ventricules du cerveau et le péricarde.

2° De l'allaitement maternel et des nourrices.

Ici s'offre à nous une question préjudicielle souvent débattue dans la famille, et souvent résolue en sens contraire, ou du moins d'une manière trop absolue. Cette question, c'est celle-ci : L'allaitement maternel est-il toujours préférable ? Doit-on toujours faire en sorte que la mère nourrisse son propre enfant ? Essayons de répondre à ces deux questions, qui ne sont, à le bien prendre, que les deux termes d'une même proposition.

Il est certain que, lorsque la femme le peut physiquement, il est de son devoir d'aplanir toutes les difficultés qui pourraient surgir de sa position sociale ou de ses habitudes. Si sa santé le lui permet, si elle est forte, elle doit, dans l'intérêt de son enfant, et dans le sien propre, fouler aux pieds tous les obstacles extérieurs à elle-même. Si, en un mot, elle est femme du monde, elle doit pour un temps se constituer nourrice. Voilà ce que l'on peut dire d'une manière absolue, toutefois, à une seule exception près, comme nous allons le voir. En saine hygiène, nous l'avons déjà remarqué, il est important, surtout, de se conformer au plan de la nature, à ses lois harmoniques. Or, rien n'est moins contestable que ce principe, savoir : que c'est entrer dans le sens des lois naturelles que de continuer la nutrition d'un être dont on a, en quelque sorte, déjà édifié les matériaux organiques avec sa propre substance. Quant à l'exception unique que nous avons signalée, elle se tire non pas de l'état actuel de la mère, mais de ses précédents, ou plutôt des précédents de sa famille. Ceci, comme on le voit, rentre dans le domaine des maladies héréditaires. Ainsi, une femme est grande, jeune, belle et forte ; son lait abondant a toutes les qualités requises ; elle possède toutes les qualités morales pour l'état de nourrice qu'elle prétend exercer avec dévouement, avec tout cet admirable trésor d'abnégation maternelle. Eh bien ! malgré tout cela, malgré tous ces avantages, nous ne conseillerions point à cette femme de persévérer dans sa résolution ; nous la dissuaderions même de toutes nos forces, s'il était avéré pour nous qu'une affection essentiellement héréditaire fût du chef de sa famille ; si nous savions positivement que l'aliénation mentale, l'épilepsie, ou des affections pulmonaires, ont décimé, à plusieurs reprises, quelques-uns de ses membres. Quoique cette mère n'ait elle-même aucune atteinte de ces maux, il nous suffit de connaître les mystérieuses lois des affections héréditaires pour recommander, d'après le principe que nous avons signalé plus haut, d'enlever l'enfant, pendant les premiers mois de sa vie, du milieu de sa famille ; il lui faut à tout prix une nourrice étrangère, un lait qui lui donne des molécules organiques différentes de celles propres à la généralité des membres de sa famille. Voilà la seule exception à l'allaitement pour les mères dont la santé apparente est irréprochable. Abordons maintenant une autre question dont on se préoccupe beaucoup depuis quelque temps : c'est l'influence que le non-allaitement exerce sur la santé de la femme.

On a sans doute beaucoup exagéré les dangers attachés au défaut d'allaitement de la part des mères. On a dit que les affections utérines les plus dangereuses, les plus rapides dans leur marche fatale, se déclaraient de préférence chez les femmes qui s'étaient soustraites au devoir de la lactation. Mais les faits dont on s'est servi pour étayer cette proposition ont-ils toute la valeur désirable ? Si l'on veut bien y réfléchir, on verra que ces observations reposent presque toutes sur des pétitions de principe. On voit telle femme mourir d'un cancer au sein, à la matrice, et qui n'a point nourri. On se hâte d'établir une relation de cause à effet, mais on oublie que si cette femme n'a point allaité, c'est que ses forces, ses conditions physiologiques s'y opposaient ; c'est qu'elle était placée sous le poids d'une affection générale qui devait être mortelle. Il ne faut pas perdre de vue, d'ailleurs, que lorsque l'organisme est affaibli par une cause quelconque, la sécrétion laiteuse est peu abondante et se tarit bien vite. Avec cela on a beaucoup de peine pour expliquer les prétendues répercussions de l'humeur laiteuse sur les viscères intérieurs. Ces phénomènes se comprennent bien mieux chez les femmes vigoureuses, bien constituées, qui sont *réellement organisées pour être nourrices*, et qui renoncent à cette pratique dans la crainte de sacrifier quelque chose à leurs plaisirs. C'est véritablement chez ces dernières qu'il y a danger.

Mais ce que l'on peut affirmer, d'après les lumières fournies par la plus saine observation médicale, c'est que les femmes médiocrement dotées sous le rapport sanitaire, habitant les grandes villes, font mieux de ne point nourrir ; que loin d'avoir aucun danger à courir pour elles-mêmes, elles ont plus de chances de se fortifier, en n'allaitant pas. Il est, en effet, des mères qui n'étant point malades à proprement parler, n'ont point, cependant, les conditions affectées pour être bonnes nourrices. Telles sont ces femmes frêles, étiolées, dont la fibre est molle, le sang appauvri, qui ont les dents mauvaises, les gencives saignantes, qui sont sujettes à des éruptions croûteuses dans l'intérieur des narines ou vers les ailes du nez ; celles dont l'appétit est médiocre. Or, comme en fait d'allaitement il faut toujours recourir au mieux, nul ne pourra contester qu'une étrangère, parfaitement saine, n'ait de grands avantages par rapport au nourrissage de l'enfant. Celui-là, d'ailleurs, non-seulement pèche par la qualité chez les mères qui s'obstinent à vouloir nourrir. et qui offrent les attributs dont nous venons de parler, mais encore par la quantité. C'est ainsi qu'on est souvent obligé de venir en aide par l'*allaitement artificiel*, à cette disette du sein maternel ; on sustente l'enfant par de petits potages, etc. Nous pensons donc qu'à notre époque, on a peut-être trop exagéré la nécessité pour les femmes de nourrir elles-mêmes leurs enfants; qu'on ne tient pas assez compte des exceptions très-nombreuses où l'allaitement étranger doit être préféré.

Il est à désirer, sans aucun doute, que l'allaitement maternel devienne la loi commune ; lorsqu'il ne sera plus une exception, on pourra supposer, à juste titre, une amélioration de l'état sanitaire des familles, que leurs habitudes se rapprochent des lois de la nature et tendent à s'y conformer. Il y aura de plus une garantie morale ; car, la remarque est facile à faire autour de soi : les enfants nourris par leur mère sont en général plus enclins au bien, moins soumis que les autres aux emportements des passions ; on retrouve chez eux plus d'harmonie et de quiétude dans les actes de la vie morale.

A. *Du choix des nourrices.*

Ceci exige une délicatesse, une perspicacité dont le médecin de la famille est seul capable. Le lait d'une mère délicate et faiblement constituée ne ferait, quoi qu'on en dise, que confirmer et augmenter de plus en plus la débilité héréditaire de son fils. C'est bien assez pour l'enfant d'avoir vécu neuf mois dans un corps frappé d'une maladie constitutionnelle; il faut le placer dans des conditions tout à fait opposées à celles au milieu desquelles ses père et mère ont vécu. C'est pour cela que non-seulement il faut avoir recours à une nourrice étrangère, mais encore faire élever l'enfant à la campagne, loin des foyers paternels, si sa famille habite une cité. Les caresses de parents malades, leur cohabitation pouvant de plus en plus lui nuire, il faut, pour ainsi dire, violenter la nature pour réparer les torts qui peuvent être regardés comme son ouvrage (1).

La nourrice doit être habituellement bien portante et née de parents sains; ses mamelles, bien développées, ne doivent point contenir un lait ayant plus de cinq ou six mois. C'est un préjugé de croire qu'un nouveau nourrisson renouvelle un lait de dix à douze mois : une nouvelle couche peut seule donner un lait nouveau. Si l'enfant doit être nourri à la campagne, il est de la plus haute importance que l'habitation de la nourrice soit saine, bien aérée et dans une bonne exposition. Logés à un rez-de-chaussée humide, les enfants périssent du carreau.

L'on tiendra aussi à ce que la femme à laquelle on va confier l'existence d'un enfant ait beaucoup d'ordre et de propreté, qu'elle ait un peu d'aisance, et qu'elle ne soit pas obligée de se livrer habituellement à des travaux pénibles qui appauvriraient nécessairement son lait. La placidité de caractère de la nourrice est une condition essentielle. Deyeux et Parmentier ont eu l'occasion d'examiner le lait d'une nourrice sujette à des attaques de nerfs, et chaque fois qu'elle éprouvait des attaques, son lait devenait transparent, visqueux. Tout dans son hygiène morale doit concourir à apporter le calme : les mêmes observateurs ont remarqué que les chèvres donnaient de mauvais lait quand on maltraitait leurs nourrissons. La nourrice devra être, autant qu'on le pourra, jeune, vigoureuse et habituée aux travaux rustiques. Son lait acquerra une propriété encore plus tonique et plus restaurante, si, à ces travaux accoutumés et à son régime simple et frugal, elle joint l'usage d'une quantité médiocre de vin, toujours tempéré par beaucoup d'eau. Ces dernières conditions sont de rigueur, lorsque les parents habitent une grande cité et que l'influence des *lieux* paraît exercer assez d'influence sur leur propre santé. On doit ajouter une grande importance à observer les tares que la nourrice pourrait présenter. Le détail que nous en avons donné plus haut à propos des mariages, doit servir de guide pour le choix de la nourrice. L'allaitement, comme on l'a fort bien dit, étant une génération continuée, il faut qu'il soit contraire à la nature même du mal que l'on veut combattre. Lorsqu'un enfant a reçu de ses parents le germe d'une maladie héréditaire, il est de toute nécessité d'avoir recours à une nourrice étrangère, dont l'organisme et les prédispositions originelles soient en opposition avec la santé de la mère. Il faut, en un mot, *croiser* la nourrice par rap-

(1) Baumes, *De la phthisie pulmonaire*, t. II, p. 145.

port aux parents, comme nous l'avons indiqué pour les mariages. Le lait chez les nourrices dont nous venons de nous occuper est ordinairement de bonne qualité, pur dans sa composition et suffisamment abondant. L'analyse chimique peut seule faire connaître les proportions de beurre, de matière caséeuse, de sucre que ce liquide contient ; mais les applications domestiques n'exigent pas une base aussi rigoureuse. Lorsque, après une investigation faite d'après les principes qui précèdent, nous trouvons les conditions qui suivent : tempérament sanguin lymphatique, poitrine large, 25 à 30 ans, seins piriformes sans veines trop dilatées, lait blanc à reflet léger bleuâtre, pas trop épais et d'une saveur sucrée, nous avons une bonne nourrice, propre à remplir le but proposé.

B. *Allaitement artificiel.*

Il faut distinguer l'allaitement *artificiel*, de celui qui est opéré par les animaux eux-mêmes, et où l'enfant puise le lait à la source même. Ainsi, l'allaitement par une chèvre a eu lieu quelquefois avec succès chez des enfants exposés héréditairement à la scrofule et au rachitisme. Mais cette sorte d'allaitement serait très-nuisible à un enfant prédisposé aux maladies convulsives. Nous ne nous arrêterons, ici, que sur l'*allaitement artificiel*, déplorable pratique qu'on voit encore de temps à autre en usage dans les familles, plus désireuses de rechercher l'économie et la commodité que l'intérêt véritable de leurs enfants. Quelques faits exceptionnels de réussite que l'on puisse opposer à l'opinion qui le condamne, celle-ci ne repose pas moins sur les lois les plus évidentes et les plus imprescriptibles de la nature, et sur des masses de faits. Il y a dans les hôpitaux d'enfants trouvés deux manières de nourrir les enfants à la mamelle. La première consiste à leur donner un aliment avec une cuillère ou une bouteille, et l'autre à les confier à des nourrices ; dans quelques grandes villes, où l'on suit le premier système, la mortalité est presque inconcevable ; à Paris, où l'on en fit une fois l'essai, il en mourut, la première année, dix sur douze. M. le docteur Merriman affirmait à sir Astley-Cooper que dans la population entière de l'Angleterre, parmi les riches, les pauvres et les bourgeois, il ne survivait, pendant dix-huit ou vingt mois, que deux sur dix des enfants élevés à la main. Un ecclésiastique français, l'abbé Gaillard, a dignement consacré plusieurs années de sa vie à l'investigation de ce sujet. Il nous apprend que dans les maisons où les enfants étaient exclusivement nourris au biberon ou à la cuillère, jamais un domestique ni une servante ne nièrent que la plupart des décès ne pussent être attribués à d'autre cause qu'à la privation du lait de leur mère. A Parthenay, où l'on exige que les enfants soient confiés à des nourrices étrangères, il n'en est mort, pendant cinq ans, que trente-cinq sur cent; tandis qu'à Poitiers, où l'on ne faisait usage que de biberons, le nombre des décès se montait, à la même époque, à quatre-vingts sur cent, chaque année. Dans un hôpital que, par délicatesse, il ne nomme pas, où l'allaitement n'était point permis, il ne survivait à la fin de l'année que vingt-neuf enfants sur cent vingt-sept (1). Le résumé des investigations de M. Villermé sur le système de non-lactation est de sept mille cent cinquante-quatre décès avant la huitième année sur sept mille sept cent soixante-seize enfants. On peut donc conclure en toute assurance que sur la totalité des enfants, privés de soins et du lait maternel, il en meurt de soixante-quinze à quatre-vingts par cent avant la fin de la troisième année, et que le nombre de ceux ainsi élevés qui décèdent avant d'arriver à un âge où ils peuvent gagner leur vie est au moins de quatre-vingt-quinze sur cent. Ainsi l'allaitement artificiel doit être complétement rejeté.

Dans le chapitre suivant, nous nous occuperons de l'allaitement régulier.

CHAPITRE V.

Hygiène de la première enfance. — De l'allaitement régulier, du sevrage et de l'allaitement prolongé. — Hygiène des fonctions de la vie de relation : sommeil, exercices, éducation physique et intellectuelle.

Nous considérerons sous deux chefs principaux les règles d'hygiène qui ont trait au *régime* et à l'*éducation physique* des enfants : 1° l'hygiène des fonctions nutritives ; 2° l'hygiène des fonctions de la vie de relation.

(1) *Résultats du défaut d'allaitement des nouveau-nés*, par l'abbé Gaillard. (*Annales d'hygiène*, 1838.)

1° Hygiène des fonctions nutritives.

Un enfant a moins qu'un adulte le pouvoir de vivre de sa propre substance ; il se consume plus rapidement et exige une restauration continuelle. La nourriture doit être facile à digérer et à assimiler, mais restaurante et appropriée à la nature de l'enfant, selon ses différentes périodes. Ainsi, pendant la première période, celle du passage de la vie parasite à la vie indépendante, la nourriture est encore préparée par un autre organisme ; l'enfant suce le lait de sa mère ou de sa nourrice, et, à défaut du sein, on lui donne du lait bouilli coupé avec moitié d'eau. Le mieux est qu'il ne prenne que du lait pendant la première année. On peut cependant, après les premières six semaines, lui donner, d'abord une fois par jour, puis deux et ensuite trois, de la panade ou du gruau un peu clair. On s'en abstient si la nourrice pourvoit aux besoins de l'enfant.

A. *Allaitement régulier.*

Dès que le nouveau-né commence une existence indépendante, il ne doit y avoir qu'un seul mode d'alimentation, l'allaitement naturel : soit que dès les premiers jours de l'accouchement et avant la montée du lait, la mère donne déjà le sein à l'enfant, soit qu'elle diffère jusqu'au moment de la fièvre de lait, et qu'en attendant, elle trompe l'appétit de l'enfant, et prépare ses organes digestifs en lui faisant prendre de l'eau sucrée, l'allaitement naturel une fois commencé doit toujours être continué sans interruption jusqu'à ce que l'enfant ait au moins douze dents. La disposition des instruments de la mastication, la susceptibilité des organes digestifs, démontrent surabondamment la sagesse de ce précepte. La nourrice, d'ailleurs, et l'enfant y trouvent un égal avantage : la nourrice, puisqu'il est d'observation générale que les femmes engraissent pendant les cinq ou six premiers mois de l'allaitement ; l'enfant, puisqu'on lui donne ainsi la nourriture la plus appropriée à ses besoins et la plus assimilable.

Il arrive pourtant quelquefois que des motifs impérieux obligent à suspendre l'allaitement naturel. Nous ferons connaître dans quelles conditions relatives, soit à la dentition, soit à l'état général de l'enfant, doit être pratiqué le sevrage. Comment remplacer alors, le moins mal possible, le lait maternel? Quels aliments peut-on administrer ?

Avant tout, les premiers aliments à donner à l'enfant doivent être liquides, et parmi eux il n'en est pas qui soit à la fois plus assimilable et de plus facile digestion que le lait. C'est le passage le plus naturel de l'allaitement naturel à l'alimentation si différente à laquelle l'enfant sera soumis ultérieurement. Le lait peut provenir de sources bien diverses. Mais le lait de vache a sur tous les autres l'avantage d'être moins dispendieux, plus facile à se procurer, sans être moins nutritif.

On peut administrer le lait de trois manières: à la cuiller, au verre, au biberon. Mais si l'on considère que les deux premiers moyens n'exigent de la part de l'enfant aucun effort de succion, que pourtant les efforts doivent être entretenus, afin que l'enfant ne perde pas complétement l'habitude de teter, on n'hésitera pas à donner la préférence au biberon. Ajoutons, d'ailleurs, qu'il est pour la nourrice d'un emploi beaucoup plus facile que tout autre moyen. On peut aussi, dans tous les lieux et à tout moment, donner à l'enfant le lait dont il a besoin.

Peu de temps après sa naissance, l'enfant peut faire un repas presque à toutes les heures. Le plus souvent, néanmoins, il lui suffit de prendre le sein toutes les deux ou trois heures. Les nourrices donnent trop souvent le sein aux enfants pour les calmer. Il ne faut pas que du lait nouveau arrive dans l'estomac pendant la digestion et se mêle à du lait à moitié digéré. Lorsque l'enfant crie, ce n'est pas toujours parce qu'il a besoin de manger. Dès les premières semaines de la vie, il faut éloigner un peu les repas. Au bout de deux ou trois ans, quatre ou cinq repas suffisent. Dans l'adolescence, deux ou trois seulement. Enfin, il arrive un âge auquel on ne fait plus guère qu'un seul repas solide par jour. Il ne faut pas que, dans sa faiblesse insensée, une mère recoure aux aliments, aux moindres cris de l'enfant; elle doit le faire quand la faim et l'appétit naturel le demandent, ce qu'on reconnaît à la vacuité et à la souplesse du ventre.

B. *Du sevrage et de l'allaitement prolongé.*

L'époque de la séparation de l'enfant d'avec le sein doit être fixée, afin que la mère se prépare à ce sacrifice; car s'il est des mères qui, par la crainte de s'éloigner des plaisirs bruyants, ou par celle d'être assujetties à des devoirs respectables, se hâtent de livrer leurs enfants à des mains étrangères, il en est aussi qui, ou trop sensibles ou trop indulgentes, allaitent au delà d'une et même au delà de deux années, comme il en est d'autres qui, s'étayant sur des raisons particulières, que l'autorité seule du médecin peut vaincre, se décident à sevrer leurs enfants au sixième mois et quelquefois au huitième. Le meilleur parti que l'on puisse prendre à cet égard, c'est de consulter et de suivre la nature, qui semble en déterminer l'époque, qui est communément celle de la pousse des dents au nombre de six et huit. Notons encore qu'il ne faut pas sevrer les enfants avant de s'être assuré qu'on pourra remplacer le lait par des aliments d'une autre nature, et c'est pourquoi il est nécessaire de leur en donner peu à peu le goût, pour les préparer au sevrage.

Des aliments tout à fait liquides, on passera graduellement aux aliments demi-solides. La bouillie est de tous le plus fréquemment employé. Quoi qu'en ait dit J.-J. Rousseau, plus philosophe sans doute que médecin, la bouillie constitue encore le meilleur aliment de la première enfance. Elle a pour base, d'une part le lait, la substance la plus appropriée aux organes de l'enfant ; d'autre part, la fleur de farine, c'est-à-dire une substance qui contient la meilleure fécule et le meilleur gluten. Il n'y a pas d'aliment qui réunisse sous le même volume plus d'éléments nutritifs et des éléments plus facilement assimilables.

D'autres substances peuvent sans doute convenir à l'enfant. Tels sont le tapioka, le sagou, l'arrow-root, le salep, et un grand nombre de fécules livrées au commerce sous des noms plus ou moins étranges, et par des mains exclusivement industrielles. La bouillie ordinaire, la bouillie vulgaire, a sur toutes deux grands avantages : le premier, d'être d'un prix bien moins élevé ; le second, de leur être très-supérieure en propriétés nutritives.

Il arrive quelquefois, qu'en vertu de dispositions individuelles, la bouillie est difficilement supportée, ou ne suffit pas à l'alimentation. On lui substitue alors avec succès la crème de pain, préparation plus digestible, d'une part, parce qu'elle a subi la fermentation ; d'autre part, parce qu'elle est plus divisée. Le meilleur moyen de la préparer consiste à faire bouillir la croûte ou la mie de pain, à la passer, puis à la mélanger avec du lait.

M. Donné s'élève contre le préjugé de beaucoup de personnes, qui excluent le régime animal de la diététique des enfants. Convaincu, par expérience, du désavantage d'un régime exclusivement végétal pour les enfants de notre pays, il recommande la viande après le sevrage, et dès que les enfants ont assez de dents pour broyer le blanc du poulet ou quelque autre chair aussi tendre. L'eau rougie avec le vin, et légèrement sucrée, est la boisson la plus salutaire. Il est bien entendu que si nous posons ces préceptes, d'une manière générale, comme avantageux dans notre climat, nous leur subordonnons quelques exceptions. C'est au médecin de juger si, dans certains cas, la nourriture animale ne doit pas être proscrite, lorsque, par exemple, elle serait susceptible d'imprimer un caractère trop phlogistique au sang, et de donner lieu à des accidents inflammatoires. Quelques circonstances réclament qu'on devance le régime animal, mais la règle générale veut qu'on suive les transitions. Ce n'est qu'à partir de la seconde année, lorsque l'enfant a douze dents, qu'en général on doit permettre l'alimentation animale. Des potages à la crème de riz, au vermicelle, à la semoule, de petites panades au gras, telles sont les meilleures préparations à administrer. On retire aussi de grands avantages des œufs à la coque très-peu cuits, et surtout du jaune d'œuf, qui n'est, en définitive, comme le lait, qu'une émulsion de graisse. La transition du régime maigre au régime gras devra se faire d'ailleurs lentement et par degrés : le premier repas au lait pourra être remplacé d'abord par un potage, puis successivement on ajoutera un nouveau potage, et de cette manière, en quelques semaines, l'alimentation animale sera substituée à l'usage exclusif du lait et des fécules.

C'est là un régime à continuer longtemps. Il suffit parfaitement aux besoins de l'enfant pendant les 30 premiers mois de la vie. Ce n'est que lorsque l'enfant aura au moins 16 dents qu'on peut lui donner des aliments qui exigent l'usage de la mastication, et cesser complétement l'allaitement artificiel ou naturel. La susceptibilité de l'intestin ne permet pas de devancer impunément cette époque.

Tel est le mode d'alimentation générale que l'on doit adopter chez les enfants. Il est bien évident qu'un grand nombre de circonstances peuvent obliger à y introduire des modifications. Il est clair aussi, qu'ici comme en thérapeutique, il y a des idiosyncrasies à respecter. Tel enfant supporte mal un aliment, qui se trouvera très-bien d'un autre moins généralement toléré. Chez l'un la fermentation préalable de la crème de pain, chez l'autre l'addition de beurre à la panade, empêchera la digestion de l'aliment. Ce sont là les dispositions individuelles dont on doit tenir le plus grand compte.

A partir de la troisième année l'enfant doit être amené, par gradations, à l'usage d'aliments ordinaires. Ses repas doivent être faits à des heures réglées, et se composer de mets donnés en qualité et en quantité convenables. Les aliments que l'on donne aux enfants doivent être doux, mais non dépourvus de sel, cette substance étant un des éléments les plus nécessaires à l'entretien de l'économie. Puisque la période d'accroissement de l'enfance peut être considérée comme une continuation de la génération, où la force plastique agit dans toute sa plénitude, où les organes se développent et se perfectionnent, où des sphères d'existence entièrement nouvelles se dessinent, il est indispensable que l'alimentation fournisse d'excellents matériaux, que le sang transmette à toute l'économie. Ceci, comme nous l'avons déjà remarqué, est un des grands fondements de l'hygiène perfective. Celle-ci rejette, comme complétement erronées, les prescriptions austères de certains philosophes qui recommandent d'habituer les enfants à une nourriture frugale, et de ne pas regarder au choix des aliments, afin de les endurcir de bonne heure et de leur apprendre à supporter toutes les privations de la vie. Je regarde ces principes sévères, dit le docteur Donné, comme funestes pour la constitution des enfants, particulièrement dans notre climat, où l'on ne saurait apporter trop de soins à consolider l'organisation pour résister aux affections morbides, qui s'attaquent de préférence aux tempéraments chétifs et débiles. S'il y a un moyen de combattre la disposition aux productions tuberculeuses, à la phthisie pulmonaire, qui exerce tant de ravages dans les classes pauvres et mal nourries, c'est bien certainement, même à tout âge, l'alimentation riche et substantielle ; les privations ne sont pas faites pour l'enfance, et la meilleure manière de disposer les hommes à les supporter un jour avec avantage, c'est de commencer par les nourrir le mieux possible, et de leur constituer l'organisation la plus vigoureuse et la plus énergique que comporte leur nature. Mais revenons au sevrage. Il est des cas où il doit être devancé, il en est d'autres où l'allaitement doit être prolongé.

Il arrive quelquefois que de graves considérations d'hygiène plaident en faveur d'un sevrage prématuré. Il est de notre devoir de les indiquer en ce lieu : si la nourrice occupe une chambre étroite et malpropre, si elle ne fait pas d'exercice, si elle vit avec trop de délicatesse; si, pour comble de fatalité, elle s'abandonne aux passions, à la volupté ou à la colère, si sa manière de vivre est déréglée, il est urgent de priver l'enfant du lait de sa mère. Nous avons fait suspendre l'allaitement au bout de six mois à des femmes qui étaient en proie à des chagrins domestiques : l'allaitement artificiel, dans ce cas, a rétabli la santé d'enfants qui dépérissaient tant qu'ils se trouvaient au sein maternel. Il serait imprudent de se fier à ce dernier mode de lactation, si des circonstances impérieuses exigeaient le sevrage dès le quatrième mois : la substitution d'une autre nourrice est préférable. Voyons maintenant ce qu'il faut penser de l'allaitement prolongé.

D'après des médecins fort estimables, l'allaitement prolongé est une chose trop méconnue dans la famille ; ses avantages y sont trop peu appréciés. C'est, selon eux, l'allaitement incomplet ou vicieux, qui est la source du plus grand nombre des maladies de l'enfance ; c'est lui qui moissonne des milliers d'enfants dans tous les pays ; c'est lui qui, par contre, donne lieu à une exubérance de population, en multipliant, contre toutes les lois naturelles, les époques de nouvelles conceptions. Il y a dans cette manière de voir une grande exagération. S'il est indiqué dans quelques circonstances, dans les cas de débilité excessive de l'enfant, il ne faut point perdre de vue ce que la nature manifeste le plus ordinairement. Ce mode d'alimentation n'est bientôt plus en rapport, chez l'enfant, avec les besoins d'un accroissement rapide. Aussi voit-on des enfants qui, dans les premiers mois de leur naissance, jouissent d'une santé robuste, tomber dans le dépérissement qui persiste jusqu'à ce que le sevrage les ait fait soumettre à un régime mieux approprié à leurs besoins. On doit tenir compte aussi de l'âge du lait, qui perd de ses qualités nutritives en vieillissant. Nous admettons quelques exceptions pour les natures frêles et délicates, dont les organes digestifs ne sont point encore préparés à l'élaboration des aliments solides : pour elles l'allaitement peut être continué au delà du douzième ou quinzième mois. Nous admettons comme fort instructifs les faits cités par Pujol de Castres, grand partisan de l'allaitement prolongé ; ces faits encouragent à le prescrire dans des cas analogues.

J'ai vu, dit cet habile praticien, plusieurs sujets qui, à raison d'une constitution totalement ruinée, ont teté pendant trois et même quatre années entières. Dans les derniers temps de cette longue lactation, le lait de deux femmes suffisait à peine à leur nourriture. Non-seulement ce régime purement laiteux les a préservés de dangers pressants, auxquels leur pitoyable état les exposait sans cesse, mais encore par son moyen leur santé s'est raffermie, et leur constitution a acquis quelquefois une vigueur à laquelle je ne me serais jamais attendu. En général, parmi nous, on sèvre trop tôt les enfants. Nos ancêtres les gardaient plus longtemps à la mamelle ; c'est, en grande partie, ce qui les rendait si sains et si vivaces. Jamais peut-être les frères Machabées, qui se distinguèrent si fort par leur fermeté, sous Antiochus, n'eussent été des héros, si leur mère aussi tendre que généreuse n'eût fortifié leur constitution, en les nourrissant de son lait pendant les trois premières années de leur vie.

On a prétendu encore que l'allaitement prolongé aurait une portée immense sous le point de vue de l'économie politique et de la population. Un médecin, auteur d'un ouvrage rempli d'idées neuves et originales, préconise sous ce rapport l'*allaitement triennal.*

L'allaitement triennal, dit-il, rendrait le plus grand service à ces pauvres femmes, dont la position sociale exige qu'elles contribuent, pour leur part, anx moyens de soutenir une famille. La discontinuation prématurée de l'allaitement est habituellement suivie d'une autre gestation. La naissance d'un enfant chaque année, ou tous les vingt mois, diminue les profits du travail ou augmente les dépenses. Les frais indispensables du moment de la parturition et ceux qu'entraîne l'entretien de plusieurs enfants, incapables de rien gagner, précipitent les classes ouvrières dans les abîmes de l'indigence ; tandis que souvent, faute de donner à l'enfant précédemment né les soins qui lui sont dus, une grossesse annuelle amène la maladie et la mort de l'un des enfants ou des deux à la fois. Avec l'attention et l'affection concentrées sur un seul enfant, ces crises seraient moins fréquentes, puisque l'allaitement naturel conserverait mieux leur santé. Les préparatifs de l'accouchement n'étant nécessaires que tous les quatre ans, si l'enfant précédent vit encore, les épargnes auraient le temps de s'accumuler et les parents seraient moins gênés par cet événement qui fait époque dans leur vie. D'ailleurs, des grossesses fréquentes ne sont pas seulement une source de misère et de pauvreté dans les classes industrielles ; mais la promptitude avec laquelle se succèdent les naissances, inspire de l'effroi à bien des pauvres mères qui, indépendamment des douleurs de l'accouchement, redoutent les difficultés de pourvoir à la subsistance de leurs futurs enfants (1).

Nous reprochons à ces considérations, qui paraissent spécieuses en apparence, de ne point être assez d'accord avec l'intérêt général de la société qu'elles ont en vue surtout. Elles ne tiennent pas compte

(1) Loudon, *Solution du problème de la population et de la subsistance, soumise à un médecin dans une série de lettres*, p. 311.

de la débilitation qu'un allaitement trop prolongé peut amener chez la mère et chez l'enfant. Et puis l'accomplissement de ce long devoir est réclamé de la part des personnes même qui sont le plus défavorablement placées pour le remplir. Ne sont-ce point, en effet, les femmes d'artisans, logées dans des rues étroites et humides, qui sont le plus dans la nécessité de confier leurs enfants à des nourrices de campagnes? Mais nous en avons dit assez sur ce point.

2° Hygiène des fonctions de la vie de relation, dans l'enfance.

Ce second chef comprend le sommeil, les exercices, le soin des fonctions de la peau, la direction des facultés morales et intellectuelles. Le sommeil a une haute importance pendant les six premiers mois de la vie. C'est pendant le sommeil que la nature continue son œuvre de création. Il faut que l'homme dorme pour que la plante prospère, dit Hufeland, et l'on doit bien se garder de troubler ce repos salutaire. On doit laisser à l'instinct le seul soin de raccourcir peu à peu la durée du sommeil. Nous sommes cependant d'avis qu'on fasse cesser, vers l'âge de dix-huit à vingt-trois mois, l'habitude du sommeil du jour. Il est si important, en effet, de faire prendre l'air aux enfants tous les jours, de leur donner de l'exercice à la promenade, qu'il faut tout sacrifier à cette règle, même une partie de leur sommeil, quand ce sommeil ne leur est plus absolument nécessaire; la nuit, d'ailleurs, compensera bientôt ce qu'ils perdront de leur repos du jour : ils dormiront mieux, d'un sommeil plus profond et plus complet, quand ils seront, d'une part, privés de leur sieste habituelle, et, de l'autre, quand ils auront respiré le grand air et pris de l'exercice en plein vent. C'est le meilleur moyen de fortifier le système nerveux et le système cutané, et de se mettre à l'abri des affections, soit nerveuses, soit catarrhales et rhumatismales. Les bains d'air rendent les mêmes services que les lotions faites avec de l'eau froide sur la surface du corps, dès la sixième semaine, et tant vantées par J. P. Franck et Hufeland.

Nous avons vu précédemment que l'exercice convient à tous les âges; l'enfance en a besoin pour se développer et s'affermir; la vieillesse, pour entretenir la souplesse de ses membres, attaqués par la rigidité sénile, et pour empêcher les *raptus* mortels qui s'opèrent alors sur le cerveau. A l'égard des enfants, la marche réclame quelques précautions particulières. En général, on ne doit point se presser de faire marcher les enfants ; ce n'est qu'après le sevrage, vers le douzième mois, et lorsque les extrémités inférieures ont assez de force pour soutenir le poids du corps, qu'on doit les y exercer. La meilleure méthode est de les soutenir par la main. On doit proscrire l'usage des *lisières*, d'une manière absolue. Il a l'inconvénient de faire pencher l'enfant, et de le rendre voûté, parce que, dans cette attitude, la poitrine devient le centre sur lequel porte le poids du corps : il en résulte que la poitrine rentre en dedans, et que la respiration devient gênée. Ce qui vaut mieux, c'est de leur laisser recevoir des leçons de la nature même et de l'expérience ; on les laisse se rouler par terre. Cet exercice, non-seulement les fortifie, mais leur apprend encore à faire usage de leurs membres ; ils commencent ainsi à marcher seuls, de bonne heure, sans avoir besoin de guides ni de maîtres. Après cela, dès que l'enfant peut marcher, il faut le laisser s'exercer lui-même au grand air, et se livrer aux mouvements et aux jeux de son âge.

L'enfant doit toujours respirer un air pur, soit au dehors, soit dans le domicile paternel. Il faut que les appartements où il séjourne et où il sommeille, soient vastes, bien aérés, et soumis à l'influence solaire ; nous défendons, comme dangereux, le séjour des enfants dans les alcôves, surtout lorsqu'ils sont en grand nombre ; il faut se garder d'emprisonner l'atmosphère autour d'eux, en les plaçant dans des lits mous et chauds, et en les couvrant de vêtements épais et même fourrés. Un enfant qui passe sa vie, comme cela arrive trop fréquemment parmi les classes inférieures de la société, dans une chambre échauffée, encombrée de lits nombreux, ne peut jamais prospérer ; il suce, dans cet air impur, le germe de maladies constitutionnelles. (Voir le chapitre sur l'AÉRATION.) La propreté est donc une des principales conditions de toute bonne éducation : elle comprend la pureté de l'air, le soin d'éloigner de la chambre des enfants toutes les émanations qui pourraient leur nuire, celui de leur nettoyer le corps par des lotions ou des bains, celui enfin de renouveler fréquemment leur linge de corps et le lit. La précaution de laver souvent le corps des enfants n'est point seulement prescrite sous le point de vue de la propreté ; c'est un moyen de les fortifier, de donner du ton à leur peau, de disposer cet organe à bien remplir ses importantes fonctions et de les prémunir contre l'action des agents extérieurs.

Une règle fort importante aussi, c'est d'accoutumer les enfants à ne pas s'inquiéter de leur état physique ; il faut les habituer à supporter les maux légers, les incommodités, les douleurs, sans y faire beaucoup d'attention. Une conduite contraire, la manifestation d'un trouble exagéré, lorsqu'ils ne se sont fait qu'un mal très-léger, les disposent à la pusillanimité par l'excès des soins dont on les environne. Il est bon d'apprendre à l'enfant à supporter la douleur, et de plus, il faut que les accidents lui servent d'avertissement, afin qu'il devienne prudent et adroit. Si, comme nous l'avons vu plus haut, la privation des premières nécessités n'est point faite pour l'enfance, il ne faut point en conclure qu'il faille l'engourdir, touchant sa douloureuse initiation à la vie d'ici-bas. Il subirait trop de mécomptes, quelques années plus tard, si son bas âge et sa seconde enfance l'avaient totalement abrité contre les orages, les tribulations qu'on retrouve, en proportion croissante, dans la voie ascendante de la vie. La famille doit les détourner de dessus sa tête ; mais, lorsqu'ils s'offrent naturellement, elle doit les bénir, comme des épreuves bienfaisantes propres à raidir le moral, à donner du ressort à la volonté, ou tout au moins propres à dessiller les yeux de l'enfant, touchant sa destinée ultérieure : *homo es*.

Ce n'est point dans la première enfance que l'on peut entrer franchement dans l'importante carrière de l'éducation morale et intellectuelle. Il faut laisser végéter l'arbuste, employer ce temps, sans partage, à fortifier le jeu des organes, à constituer une bonne santé, sans laquelle il n'y a jamais de complète possession des facultés de l'esprit. Jusqu'à l'âge de huit ans, il ne faut s'adresser, chez les enfants, qu'au sentiment de l'obéissance, dégagé de tout ce que les autres notions plus compliquées du devoir y ajoutent plus tard. Il y a, dans ce précepte, plus qu'une simple question d'éducation de famille, il y a un intérêt social. Astreindre, en effet, dès le bas âge, l'individu au principe d'autorité, ce serait travailler à la consolidation du repos public, au perfectionnement des institutions de l'État et de la société, qui ne sont solides et prépondérantes qu'autant que les individus sont soumis et disciplinés. L'exercice de l'autorité, chez les enfants, dispense de toute discussion puérile, de ces mille subterfuges, de ces contradictions qu'on est obligé de faire jouer pour s'en faire obéir. Mais il faut encore que les instituteurs de la première enfance apportent une grande unité de conduite dans l'emploi du principe d'autorité, qu'ils ne passent pas d'une sévérité excessive à la douceur, et *vice versâ*. Les enfants soumis à l'autorité, contenus par une volonté douce, mais constante et régulière, ne détruisant pas le lendemain ce qu'elle a prescrit la veille, sont généralement d'un caractère docile; mais rien n'est plus propre à troubler leurs idées, à fausser leur jugement, à leur ôter toute confiance dans l'autorité, que le désordre et l'irrégularité, dans la manière dont elle leur est imposée. C'est en s'empressant trop de satisfaire, dit un profond physiologiste, à tous les caprices de l'enfant, qu'on l'habitue à des désirs impérieux; en lui refusant ce qu'on était dans l'usage de lui accorder, ou en lui retirant ce qu'on lui avait déjà donné, on lui apprend à opposer à l'inconséquence une fâcheuse opiniâtreté d'humeur; en cherchant à triompher de lui, on le porte à l'entêtement; mais on ne peut mieux lui enseigner à vouloir tout emporter de vive force, qu'en finissant par lui céder; alors, tout pouvoir de se restreindre lui-même lui devient étranger (1).

L'enfant objet, de la part de ses parents, d'une déplorable tendresse; l'enfant auquel on n'a jamais su résister, qui a vu toujours l'accomplissement de ses désirs, avant même qu'ils fussent clairement manifestés; celui auquel un fatal aveuglement a pris à tâche de créer une vie dorée, exempte de toute contrainte, de toute amertume, celui-là est exposé, d'après une expérience malheureusement trop certaine, aux chances douloureuses de l'aliénation mentale.

C'est ici le lieu de recommander la plus grande réserve relativement au développement prématuré de l'intelligence et des facultés; nous verrons, plus loin, combien une éducation précoce restreint les chances de longévité. Il n'y a aucun bénéfice à commencer de bonne heure, dès l'âge de trois ans, par exemple, comme on le fait aujourd'hui, à apprendre à lire aux enfants. Il faut toujours avoir présente à l'esprit cette vérité, à savoir que leur cerveau est journellement surexcité par le grand nombre d'acquisitions involontaires qu'ils font et qu'ils doivent faire. Les connaissances transmises par le père ou la mère, durant les quatre premières années, ne doivent pas dépasser le *Pater* et l'*Ave*, et quelques entretiens fort simples sur la bonté de Dieu.

On doit considérer, comme un usage très-pernicieux, celui qui a pour but de procurer aux enfants des plaisirs recherchés, et d'exciter outre mesure les sens qui sont en grande activité chez eux, tels que la vue et l'ouïe. C'est pour cette raison que les soirées, les divertissements, les bals et les réunions déguisées auxquels on conduit de très-jeunes enfants, sont condamnables, au point de vue de l'hygiène. L'éclat des lumières, le bruit, le mouvement, ébranlent

(1) Burdach, *Physiologie*, t. IV, p. 128.

leurs jeunes cerveaux, les disposent aux maladies mentales et nerveuses. Un assez grand nombre de faits particuliers, que nous avons recueillis, nous portent à assigner un rôle important à ces modifications excitatrices pour la production de l'épilepsie, de l'idiotisme, qu'on voit si souvent se déclarer dans le cours de la première enfance. Répétons-le, cette dernière doit s'écouler à l'ombre du repos et de la simplicité. La vie de relation ne doit refléter alors que des impressions douces et sereines, tandis que la vie plastique doit s'affermir au sein de l'abondance, par les exercices, l'air et le soleil.

La philosophie antique a dit ce mot plein de sens : On doit à l'enfant un très-grand respect ; *maxima debetur puero reverentia*. Que ne pouvons-nous le faire entendre, ce mot si religieux et si vrai, à tous ceux qui entretiennent au sein de la famille les goûts dépravés du siècle ! Oui, respect à vos enfants, leur dirions-nous. Respect à leur innocence, à leur candeur, à leur nature impressionnable et chaleureuse.

Mais c'est surtout dans la première enfance que l'hygiène doit travailler contre les suites d'une mauvaise constitution. Malheureusement, de nos jours, les relations peu étroites qui existent entre les familles et les médecins mettent obstacle à l'accomplissement du plus grand des services qu'on pourrait rendre à l'espèce humaine. Il faudrait, dit très-bien le docteur Donné, que les hommes eussent réciproquement le courage de reconnaître et de s'avouer les chances qui menacent la santé future des enfants, pour la prémunir contre l'envahissement du mal que l'on redoute, et pour combattre les prédispositions, à l'époque où le travail d'organisation permet de jeter les bases d'une constitution solide ; sans doute, il est impossible de réformer complétement une constitution vicieuse héréditaire, et de faire un hercule d'un enfant délicat, né de parents chétifs ; mais, peut-on nier l'action puissante des influences extérieures bonnes ou mauvaises, de la nourriture, de l'air, du soleil, et de tout ce qui constitue le régime de vie en général ? Peut-on même dire où s'arrêtent les limites de cette action, et ne vont-elles pas encore beaucoup au delà de ce que nous supposons ? Pour moi, j'ai sous les yeux des exemples qui me portent à croire que la puissance des causes journalières, incessantes, agissant à tous les moments sur le corps et le pénétrant de toutes parts, est, pour ainsi dire, incalculable, lorsqu'on sait bien s'en servir et la diriger (1).

(1) *Conseils aux mères sur la manière d'élever les enfants nouveau-nés*, etc., p. 250.

Ce serait donc au médecin, toutes les fois que la position des familles leur permet de faire les sacrifices nécessaires, à les prévenir longtemps d'avance, dès l'âge le plus tendre, des précautions qu'il y aurait à prendre pour mettre les enfants à l'abri des dangers qui les menacent, lorsqu'il est possible de le prévoir. Combien d'enfants qui périssent dans le climat où ils sont nés, qui ne s'élèvent qu'avec la plus grande peine, qui restent dans un état débile et toujours menaçant, et qui triompheraient des vices de leur organisation, si on les élevait de bonne heure dans des lieux plus propices, si on les envoyait de bonne heure dans un climat plus doux, si on faisait leur éducation, et s'ils passaient leur jeunesse dans une pension éloignée, tantôt au midi, tantôt au nord, selon les circonstances, au lieu de les enfermer dans un collége de leur pays natal. La médecine ne rendra tous les services qu'elle peut rendre, et les médecins n'auront rempli tous leurs devoirs, que lorsqu'ils auront le courage de donner ces salutaires avertissements en temps utile, et bien avant l'apparition du danger.

C'est surtout aux deux points extrêmes de la vie que l'influence de l'aération et de la campagne se fait sentir; les enfants et les vieillards se trouvent généralement bien d'aller s'y retremper pendant la belle saison. Le plein air et le soleil fortifient les uns, raniment les autres, et, à voir l'effet remarquable que le séjour au milieu des champs détermine, si rapidement quelquefois, chez tous les deux, on serait tenté d'attribuer à l'air des champs quelque vertu particulière et cachée, dont la masse plus ou moins grande, sa circulation plus ou moins libre, et surtout l'analyse chimique de ses principes, ne rendent pas tout à fait compte. Quand je vois, par exemple, dit M. Donné, des enfants élevés à Paris, auxquels on ne refuse ni l'air, ni la promenade, ni le soleil, que l'on conduit tous les jours dans les jardins publics bien exposés, où ils passent à peu près toutes les heures que n'absorbent pas leur sommeil et leurs repas, qui se livrent à tous les exercices que comporte leur âge, ne jamais arriver à cet état florissant, à cette plénitude de force et de santé qu'ils acquièrent par un séjour de quelques semaines à la campagne, je me demande à quelle influence on peut attribuer de pareils effets, et si un peu plus ou moins d'air est seul capable de produire des changements si prompts et si manifestes? N'y a-t-il pas autre chose que ce que nous pouvons sentir et apprécier dans ce nouvel air qu'ils respirent, auquel les vieillards eux-mêmes ne sont point insensibles, qui semble ranimer leurs forces et prolonger leur vie?

Tels sont les préceptes les plus essentiels et les plus généraux que nous devions émettre sur l'hygiène de la première enfance; ils sont également applicables, en partie, à la seconde dont nous compléterons ultérieurement le code hygiénique, lorsque nous traiterons de l'éducation en général et des sens en particulier. L'hygiène perfective doit considérer la période de l'enfance comme la plus décisive, la plus digne de ses applications. A cet âge, la constitution, plus simple et plus flexible, laisse une plus forte prise aux modificateurs propres à donner de l'essor, du jeu, à la perfectibilité de l'organisme. C'est particulièrement à cet âge que l'on ne doit point oublier que, si la nature de l'homme a la faculté de grandir sans cesse, elle a aussi, malheureusement, celle de déchoir. Placée entre une échelle ascendante et un abîme, elle peut, à l'aide de saines applications hygiéniques, gravir l'une, ou bien, vouée à l'abandon, à l'incurie, être précipitée vers l'autre. Si elle ne progresse pas vers le bien, elle progresse dans le mal, en parcourant une phase d'anomalies et de perversion.

L'économie humaine, même dans ses écarts, porte l'empreinte de la force vive qui l'anime et la pousse, à travers des états transitoires, vers une période de fixité ou d'achèvement. On a dit de l'ordre moral : *Abyssus abyssum invocat*, un abîme en appelle un autre; cette maxime peut également s'appliquer à l'ordre physiologique. Ici une lésion en amène une autre; un germe morbide, à l'état moléculaire, infecte bientôt toute la masse du sang, distille un poison lent, mais dont l'action est infaillible sur toutes les fibres et dessèche les sources de la vitalité. La puissance économique et coordinatrice de la force vitale accommode tout le système de l'instrumentation à une lésion d'abord simple et isolée; c'est ainsi que dans certaines déformations, soit du tronc, soit des membres, on voit des muscles primitivement fléchisseurs, devenir extenseurs; une difformité peu considérable tend à s'aggraver, soit par le jeu des organes eux-mêmes où siége la déformation, soit par l'exercice de la vie elle-même; les traits extérieurs de la difformité ne peuvent que s'accentuer de plus en plus.

Nous allons maintenant parcourir le domaine de l'hygiène générale, en commençant par l'hygiène *physique* et en terminant par l'hygiène *morale*. Nous n'oublierons point, au milieu de tous ces détails, que nous avons à achever le traitement des maladies héréditairement

(1) *Ouvr. cité*, p. 253.

transmises, que nous devons nous conformer en tout à l'esprit de ce livre. Or, c'est dans les préceptes de l'hygiène générale que nous puiserons ce complément : il nous appartiendra de signaler, soit à propos des modificateurs physiques, soit en traitant l'hygiène morale, les préceptes qui se rattachent le plus à l'hygiène perfective.

Dans les parties suivantes, nous traiterons de la *matière de l'hygiène*, c'est-à-dire de toutes les choses qui peuvent agir sur l'homme; en même temps, nous aurons soin de combiner à ces parties l'étude *des moyens ou des règles de l'hygiène*, comme, du reste, nous l'avons fait précédemment. Cette troisième division de l'hygiène, envisagée comme science, ne peut être, en effet, séparée des deux autres, puisqu'elle en est, en quelque sorte, le corollaire : on ne peut isoler de l'étude du sujet et de la matière de l'hygiène, la connaissance des règles qui déterminent l'usage de ces choses et leur emploi convenable pour le rétablissement de la santé ou l'amélioration des organes.

TROISIÈME PARTIE.

HYGIENE PHYSIQUE.

SECTION I.

DE L'ATMOSPHÈRE, DES LIEUX ET DES HABITATIONS.

CHAPITRE I.

De l'air atmosphérique. — Influence de sa pression, de sa pureté, sur l'organisme. — De l'air non renouvelé ou confiné. — Conséquences qui en découlent par rapport aux appartements et aux habitations. — De l'air vicié par certaines opérations domestiques : éclairage, chauffage, effluves. — De l'air vicié par les émanations d'individus vivants : infection, contagion.

L'air atmosphérique, qui nous environne, agit sur le corps humain de deux manières : premièrement, par sa masse, secondement, par ses éléments chimiques qui entretiennent la respiration et répandent la chaleur dans toutes les parties. L'air atmosphérique est un fluide élastique, diaphane, pesant, électrique, capable de raréfaction et de condensation, qui enveloppe le globe terrestre et le revêt d'une couche de quinze à seize lieues d'épaisseur. L'air est composé de 21 volumes de gaz oxygène, et de 79 de gaz azote ; on y rencontre, de plus, une très-faible proportion de gaz acide carbonique ; suivant M. Théodore de Saussure, la moyenne de ce gaz serait de 0,00049. Dans ces derniers temps, M. Boussingault est parvenu à démontrer la présence dans l'air, d'un principe hydrogéné, qui s'y trouverait, à peu près, dans la proportion de 0,0001. L'air constitue donc un mélange d'oxygène, d'azote, d'acide carbonique et de gaz des marais (1).

On a récemment découvert un autre élément dans l'atmosphère,

(1) Dumas, *Statique chimique*, p. 16.

c'est l'*ozone*, pris d'abord pour un corps simple, mais que des expériences répétées ont fait reconnaître pour de l'*oxxgène électrisé* positivement; plus loin nous dirons un mot de son rôle. Nous condenserons dans cette section toutes les influences hygiéniques qui se rattachent aux habitations, depuis l'aération jusqu'à l'exposition des lieux. En un mot, nous étudierons les éléments du milieu où l'homme vit et où il respire.

1° De la pression atmosphérique; de ses effets physiologiques.

La pression de l'air atmosphérique, dont la pesanteur est de 16,000 kilogrammes, s'exerce sur le corps de l'homme en tous les sens, se nivelle également sur tous ses contours. C'est grâce à cette égalité parfaite de pression que l'organisme n'est nullement incommodé de ce poids énorme, qu'il supporte en réalité. La pression produite par une forte colonne d'air, en fournissant à la respiration une grande abondance de principe réparateur, en renouvelant l'hématose, imprime une vigueur et une énergie salutaires à toute la constitution. C'est véritablement, alors que le baromètre est très-élevé, que l'homme, en se sentant vivre, éprouve une jouissance indicible. S'il existe, au contraire, une diminution très-notable dans le poids de l'air, comme cela arrive à l'homme qui s'élève à quelques mille mètres au-dessus du niveau des mers, la respiration devient fréquente, pénible, haletante; le pouls s'accélère; on ressent un malaise général, joint à une extrême débilité. Plus tard, si l'effet se prolonge, il survient des hémorrhagies par le nez, les yeux, les oreilles et les poumons. Il n'est pas douteux que ce phénomène ne soit produit par la diminution de pression extérieure; celle-ci ne faisant pas équilibre à l'effort que le sang exerce sur les parois des vaisseaux, le fluide sanguin transsude à travers ces mêmes parois, qui ont perdu leurs conditions de résistance. Cependant, ces accidents peuvent ne point se manifester, lors même qu'on s'élève à de très-grandes hauteurs. Ainsi, M. Gay-Lussac, bien qu'il fût parvenu à 7,000 mètres au-dessus du niveau des mers, près de la dixième partie de la hauteur totale de l'atmosphère, n'éprouva autre chose qu'une accélération de la respiration et de la circulation, une sécheresse douloureuse de la bouche et de la gorge. On voit, par là, que la pression atmosphérique, dans certaines limites, est une condition de vie, aussi bien que l'absorption de l'oxygène. Si l'on admettait par la pensée, que cette pression cessât de s'exercer, à l'instant même il y aurait anéantissement de l'existence de tous les êtres de la nature ; on verrait survenir une dissociation de tous les éléments qui entrent dans la composition des corps ; les fluides deviendraient gazeux, les solides se rompraient et deviendraient la proie de la décomposition. Ce n'est point que cette pression soit, comme on l'a avancé, l'agent immédiat de la circulation dans les vaisseaux capillaires et dans les veines ; mais elle exerce une influence directe et incessante sur la contractilité, de laquelle le mouvement des liqueurs animales n'est jamais indépendant. La contractilité est d'autant plus en échec que la pression de l'atmosphère a subi une diminution plus considérable. Cette diminution se remarque aussi dans quelques circonstances météorologiques, indépendantes de l'ascension vers des lieux élevés.

C'est dans ces circonstances atmosphériques que la vie humaine est si souvent menacée, et que les morts subites sont en grand nombre. Duhamel a remarqué qu'au mois de décembre 1747, le baromètre ayant baissé, en moins de deux jours, d'un pouce quatre lignes, ce qui produisait, pour l'homme, 1400 livres de moins dans le poids de l'air, il y eut beaucoup de morts subites. Il est certain que les apoplexies mortelles, la rupture des poches anévrismales arrivent alors, par la plénitude des vaisseaux et l'absence de contractilité de la part de leurs parois. Un illustre médecin du commencement du siècle dernier, Lancisi, auteur d'un traité *Des morts subites*, sans parler de la pression atmosphérique comme cause de ces épidémies, pendant lesquelles la vie humaine est, en quelque sorte, suspendue sur l'abîme, donne des conseils très-sages pour prévenir l'accident le plus terrible auquel l'humanité puisse être sujette. C'est dans ces circonstances que l'homme doit veiller particulièrement sur lui-même ; qu'il doit se mettre à l'abri des passions violentes, qui occasionneraient des *raptus* de sang mortels, éviter les excès de table, les exercices violents. Si, dans les circonstances ordinaires, les infractions aux règles de l'hygiène sont capables de produire des déchirures d'organes, des ruptures de poches anévrismales, à plus forte raison sont-elles dangereuses dans ces moments, où la diminution de pression affaiblit la résistance des fluides et des solides vivants. La plus minime impulsion de la colonne sanguine suffit alors pour occasionner des extravasations mortelles. Et si le célèbre physicien dont nous venons de parler put conserver la vie dans sa périlleuse ascension, il en fut redevable à la précaution qu'il eut de rester, pendant tout le temps que dura l'expérience, immobile dans la nacelle du ballon, et de se dispenser de toute action musculaire. Enfin, les personnes disposées aux congestions cérébrales devront, dans les grands abaissements barométriques, éviter tout ce qui pourrait apporter obstacle à la circulation, comme des vêtements trop étroits, une trop grande réplétion de l'estomac, des efforts musculaires.

Si l'on ne tenait compte que de la pression atmosphérique pour juger de l'aération dans les plaines et dans les pays montueux, on ne pourrait pas expliquer comment il se fait que la fonction respiratoire s'exerce avec beaucoup plus d'avantage sur les montagnes d'une médiocre élévation que dans la plaine. Dans celle-ci, la pression atmosphérique est plus considérable, et cependant l'énergie fonctionnelle, provoquée par une respiration puissante, est moindre dans les plaines que dans les montagnes. Cette supériorité de vigueur du montagnard sur l'habitant de la plaine paraît due à ce que le désavantage de la diminution de pesanteur de l'air, qui résulte de l'élévation du premier, est plus que compensé par la condensation qu'éprouve, en réalité, ce fluide, à raison de la température, généralement plus basse, et de la plus grande sécheresse ; de sorte que, tout balancé, l'habitant des montagnes de hauteur moyenne respire, malgré son élévation, une masse plus considérable d'air que l'habitant de la plaine (1). C'est à cette condensation et à d'autres qualités,

(1) Nous croyons utile de consigner ici quelques recherches personnelles sur les effets de la pression atmosphérique dans quelques maladies de l'appareil respiratoire.

On sait que l'abaissement d'un millimètre dans le baromètre entraine une diminution d'un gramme un tiers de pression par centimètre carré des muqueuses pulmonaires, et que dans les variations extrêmes, qui peuvent être de soixante millimètres environ sous notre latitude et dans notre climat, la muqueuse pulmonaire supporte une pression de quatre-vingts grammes par centimètre carré de plus au beau fixe qu'à la grande pluie. L'observation a de même constaté que la colonne barométrique s'abaissait par suite de la diminution de la pression de l'atmosphère sur le mercure de la cuvette, à mesure que l'on s'élève au-dessus du niveau de la mer, ce qui a également lieu lorsque le temps se dispose à la pluie ; au contraire, la colonne barométrique s'élève dans les circonstances opposées. Or, nous avons pu remarquer, et cela s'expliquerait par les données précédentes, que les malades de notre service, atteints de catarrhe, d'emphysème, d'asthme, de dyspnée, etc., se trouvaient bien d'une diminution de pression atmosphérique, surtout à sa limite extrême, tandis que les phthisiques avaient à gagner à l'état inverse : chez ceux-ci (1er et 2e degré seulement), la toux et les crachats diminuaient au beau fixe, et les hémopthysies coïncidaient presque toujours avec le vent du sud qui d'ordinaire nous amène la pluie.

L'expérience a démontré, en outre, et c'est un fait connu de tous les praticiens,

dont nous parlerons plus tard, que l'air des montagnes est un modificateur hygiénique si puissant, qu'il convient surtout aux tempéraments mous et lymphatiques, à ceux qui sont atteints d'affections cachectiques, atoniques, ou convalescents de maladies qui ont porté une atteinte grave aux forces vitales, comme les fièvres graves ou malignes. Mais, dans ces dernières, il ne faut point oublier que la convalescence est elle-même une maladie semée de dangers nouveaux, d'accidents inopinés; qu'on doit alors user avec la plus grande réserve des modificateurs même les plus favorables, mais dont l'action n'est pas suffisamment graduée. De même qu'un grand nombre de convalescents périssent d'indigestions occasionnées par des substances très-saines et très-réparatrices, mais qu'on leur donne avec trop de prodigalité, ainsi une aération trop riche peut compromettre la vie. Leur organisme, exténué, ne peut être de suite mis en rapport avec une atmosphère trop subtile, comme est celle des pays élevés. Il faut les y faire parvenir, en ménageant les transitions. C'est un précepte dont nous recommandons vivement l'application aux hommes de l'art, car nous avons vu souvent de graves accidents résulter de son infraction.

2° De la pureté de l'air.

On nous saura gré de transcrire ici, sur le sujet qui nous occupe, ce charmant passage de J. J. Rousseau, où est exprimée d'une manière si poétique, mais en même temps si vraie, l'action bienfaisante sur l'organisme, de l'air pur des montagnes. « Ce fut là que je démêlai sensiblement, dans la pureté de l'air où je me trouvais, la véritable cause du changement de mon humeur, et du retour de cette paix intérieure que j'avais perdue depuis si longtemps. En effet, c'est une impression générale qu'éprouvent tous les hommes, quoiqu'ils ne l'observent pas tous, que sur les hautes montagnes, où l'air est vif et subtil, on se sent plus de facilité dans la respiration, plus de légèreté dans le corps, plus de sérénité dans l'esprit ; les plaisirs y sont moins ardents, les passions plus modérées. Les médi-

que l'habitation des lieux élevés est favorable aux emphysémateux, asthmatiques, etc., tandis que les lieux bas, surtout sous un climat tempéré, sont indiqués de préférence aux phthisiques. Le docteur Gubian fils, chef de clinique de notre service, a apporté beaucoup de soin à ces expériences.

tations y prennent je ne sais quel caractère grand et sublime, proportionné aux objets qui nous frappent ; je ne sais quelle volupté tranquille qui n'a rien d'âcre et de sensuel. Il semble qu'en s'élevant au-dessus du séjour des hommes, on y laisse tous les sentiments bas et terrestres, et qu'à mesure qu'on approche des régions éthérées, l'âme contracte quelque chose de leur inaltérable pureté. On y est grave sans mélancolie, paisible sans indolence ; content d'être et de penser : tous les désirs trop vifs s'émoussent ; ils perdent cette pointe aiguë qui les rend douloureux ; ils ne laissent au fond du cœur qu'une émotion légère et douce ; et c'est ainsi qu'un heureux climat fait servir à la félicité de l'homme les passions qui font ailleurs son tourment. Je doute qu'aucune agitation violente, aucune maladie de vapeurs pût tenir contre un pareil séjour prolongé, et je suis surpris que des bains de l'air salutaire et bienfaisant des montagnes ne soient pas un des grands remèdes de la médecine et de la morale (1). »

Rien n'est plus conforme aux données physiologiques, car il est certain que l'action cérébrale est sous la dépendance d'un sang parfaitement artérialisé, et par conséquent de la respiration ; et il n'est pas rare, dans les maladies, de voir les sujets gais ou maussades, aptes ou non à déployer les ressources de leur esprit, suivant que leur respiration est libre ou gênée, et que la prédominance appartient au sang artériel ou au sang veineux. Il en est de même du mouvement volontaire. Ce dernier a pour condition l'affluence du sang artériel, d'où il suit que la respiration est aussi la condition de la force musculaire. Le développement des organes respiratoires est, dans la série animale, en raison directe de la facilité et de la vélocité du mouvement volontaire (2). De plus, il ne faut point oublier qu'il y a un antagonisme entre le foie et les poumons ; que le premier, éliminant le carbone sous forme combustible, fait opposition aux poumons, qui le chassent du corps sous celle de produits brûlés (acide carbonique). Cela étant, la respiration, entretenue par l'air le plus pur et le plus vital, dégage d'autant le foie, empêche les stagnations de sang veineux, si fréquentes dans cet organe. L'air des montagnes entretient donc la prépondérance respiratoire, ou celle des poumons sur celle du foie, et aspire à susciter et nourrir, par un sang rutilant, oxygéné, les organes de la vie extérieure, surtout

(1) *Nouvelle Héloïse*, p. 64. Édit. Didot, 1843.
(2) Burdach, *ouvr. cité*, t. XI, p. 557.

les appareils nerveux et musculaires. C'est pour cette raison que ce modificateur peut être d'une si grande utilité dans quelques affections commençantes du foie, dans les engorgements passifs de cet organe ; et qu'il guérit si promptement quelques formes d'hypocondrie, liée à cet état organique. De là, les incalculables modifications qu'un séjour au sein des montagnes peut apporter au caractère moral, et que Rousseau a si bien appréciées. Aussi ce séjour convient-il à ces natures apathiques, paresseuses, somnolentes, dont les chairs sont abreuvées de sang désoxygéné ; l'air des montagnes deviendra leur véritable excitateur.

Les habitations situées sur des hauteurs assez considérables pour déterminer une légère accélération des mouvements respiratoires et circulatoires, seront très-favorables aux tempéraments lymphatiques, aux personnes dont la peau a besoin d'être excitée, aux scrofuleux. Ici, il est nécessaire de placer une importante remarque d'hygiène pratique, et qui a trait à la thérapeutique de la phthisie pulmonaire. Trop souvent il arrive que l'on recommande à tous les individus menacés de consomption pulmonaire, l'habitation dans des lieux un peu élevés et l'absorption d'un air vif et excitateur. Sans doute cela convient dans la forme commençante de phthisie scrofuleuse, lorsque le système est excitable, lorsque les fluides y sont appauvris, la sanguification y est languissante. Mais en est-il de même pour cette forme si fréquente de phthisie pulmonaire, caractérisée par une grande irritabilité, par un véritable élément inflammatoire ? Dans cette forme de phthisie floride, desséchante, fébrile, une trop forte oxygénation du sang, en activant l'excitation pulmonaire, ne ferait que précipiter la ruine du sujet. Il y a donc là un écueil à éviter, et son appréciation est entièrement livrée au jugement et au tact du médecin.

Abordons maintenant d'autres questions relatives à l'aération.

Voici comment la science moderne rend compte des rapports généraux de l'atmosphère avec les créatures existantes. L'atmosphère nous apparaît donc, dit M. Dumas, comme renfermant les matières premières de toute l'organisation ; les volcans et les orages, comme les laboratoires où sont façonnés d'abord l'acide carbonique et l'azotate d'ammoniaque, dont la vie avait besoin pour se manifester et se multiplier.

A leur aide, la lumière vient développer le règne végétal, producteur immense de matière organique ; les plantes absorbent la force chimique qui leur vient du soleil, pour décomposer l'acide carbonique, l'eau et l'azotate d'ammoniaque, comme si les plantes réalisaient un appareil réductif, supérieur à tous ceux que nous connaissons ; car aucun d'eux ne décomposerait l'acide carbonique à froid.

Viennent ensuite les animaux, consommateurs de matière et producteurs de chaleur et de force, véritables appareils de combustion. C'est en eux que la matière organisée revêt la plus haute expression, sans doute, mais ce n'est pas sans en souffrir qu'elle devient l'instrument du sentiment et de la pensée ; sous cette influence, la matière organisée se brûle, et en reproduisant cette chaleur, cette électricité, qui font notre force et qui en mesurent le pouvoir, les matières organisées ou organiques s'anéantissent pour retourner à l'atmosphère d'où elles sortent. L'atmosphère constitue donc le chaînon mystérieux qui lie le règne végétal au règne animal (1).

L'air atmosphérique exerce une action constante sur nos organes, modifie leur disposition intime : on peut considérer son action comme celle d'une force extérieure sans cesse active, qui rend durables les changements qu'elle provoque dans l'économie animale. C'est en effet cette permanence d'action qui rend si important le pouvoir de l'air atmosphérique sur le corps vivant ; car si les variations que son impression première introduit dans les mouvements des organes, se maintiennent ; si l'ordre particulier qui s'établit alors dans chaque fonction de la vie, devient un état fixe et constant ; si la digestion, la circulation, les sécrétions, en un mot, tous les actes de la vie assimilatrice, conservent un autre mode d'exercice, cette nouvelle manière d'exister opérera bientôt une mutation dans la complexion actuelle de toutes les parties vivantes ; après un temps plus ou moins long, l'économie animale ne sera plus dans les mêmes conditions ; le corps aura acquis une nouvelle disposition organique (2).

Si l'homme avait un choix à faire entre une bonne nourriture et la respiration d'un bon air, l'intérêt le plus immédiat de sa conservation exigerait que son choix tournât au profit du second ; en un mot, il lui serait plus facile de se passer d'une bonne alimentation que d'un air salubre. C'est vainement qu'il tenterait de donner à l'organisme toute sa vigueur, par une nourriture abondate et

(1) *Statique chimique*, p. 10 et 11.
(2) Barbier, *Traité d'hygiène, etc.*, t. I, p. 49.

choisie, si une complète oxygénation du sang veineux ne concourait à l'élaboration des substances alibiles. Lorsque le poumon ne fonctionne point avec une suffisante énergie, l'économie se surcharge d'éléments qui résistent à l'assimilation ; de là, tant d'affections constitutionnelles, tuberculeuses, chez les enfants, goutteuses, dans l'âge adulte, etc. Toutes choses égales d'ailleurs, il faut, pour l'entretien de la santé, comme nous l'avons déjà remarqué, qu'un rapport normal existe entre les deux grandes fonctions, la digestion de l'air et celle des aliments. La première, avec des matériaux parfaits, peut, en quelque sorte, suppléer à la seconde ; tel est le cas de certains montagnards, aux formes athlétiques, à la plus riche carnation ; on croirait, de prime abord, que c'est avec des substances alimentaires, sinon recherchées, du moins parfaitement restauratrices, qu'ils entretiennent cette vigueur luxuriante : ils ne mangent souvent que du laitage et du pain grossier, et de la viande seulement deux ou trois fois par mois. Mais, chez eux, la chylification aboutit à une hématose parfaite, le sang veineux se purifie entièrement de son carbone. La contre-épreuve est fournie par les personnes riches et oisives : les aliments de très-bonne qualité, qu'elles absorbent journellement, ne leur profitent en rien. Bien plus, un régime trop succulent, composé de viandes animales, semble faire un appel plus direct à une respiration plus ample et plus puissante. Les gastronomes ont plus besoin de respirer que les individus soumis à des habitudes de frugalité. Suivant les expériences de MM. Yvart et Lassaigne, la quantité d'oxygène atmosphérique consommée par les animaux se nourrissant de substances azotées, est d'un cinquième plus considérable que celle qui a lieu sous l'influence d'aliments non azotés. Et l'on peut dire que si la recherche culinaire est ruineuse pour les organismes, c'est surtout parce qu'elle se pratique au sein des grandes cités, où l'homme ne peut satisfaire en entier son besoin pressant de respiration. C'est un fait que nous invitons les personnes sensuelles à profondément méditer.

Si la partie de l'hygiène qui regarde l'aération est négligée dans la conduite générale de la vie, on peut dire qu'elle ne l'est pas moins dans ses rapports avec la thérapeutique. Sur ce point, nous sommes fort inférieurs aux médecins de l'antiquité, qui faisaient de l'air un remède puissant, en changeant artificiellement ses qualités physiques, en lui donnant une force active qui opérait une mutation avantageuse dans l'état actuel du corps malade. Les méthodistes, surtout, excellaient dans l'application des choses les plus simples à la guérison des maladies. Ils voulaient qu'on fît plus d'attention à l'air qu'on respire qu'aux substances que l'on mange, parce qu'on ne prend des aliments que par intervalle, au lieu que l'on est continuellement soumis à la puissance des fluides atmosphériques. Ils choisissaient, tantôt un appartement facile à échauffer, dans lequel ils entretenaient une grande chaleur, tantôt un lieu frais et souterrain, dont ils couvraient même le plancher de branches de vigne, de mryte, de saule, etc., qu'ils arrosaient d'eau fraîche (1). Enfin, l'air se trouvait toujours au nombre des agents médicinaux qu'ils mettaient en usage. De nos jours, dit Barbier, on ne s'occupe guère du fluide atmosphérique dans lequel un malade est plongé, que pour le rendre pur et sain ; on veut seulement l'empêcher de nuire, mais on ne cherche pas à en tirer un secours positif dans le traitement des maladies, en changeant sa température et son état hygrométrique, et en lui donnant des qualités physiques convenables.

3° De l'air non renouvelé ou confiné.

La nature a placé, dans son laboratoire, une telle abondance d'oxygène en réserve, que la proportion consommée, chaque siècle, par la respiration animale, n'excède pas 17,02 de l'atmosphère. Et cependant, comme si le démon du suicide nous poussait à la contrarier dans ses prévisions bienfaisantes, nous fermons nos portes et nos fenêtres, nous obstruons, par des draperies et de doubles rideaux, toutes les issues de nos maisons. Nous allons à la recherche des plaisirs, en bravant, dans une salle de spectacle encombrée, l'air le plus délétère et le plus infectieux ; pourvu que l'appât du gain soutienne nos courages, nous ne redoutons point de nous loger dans des rues étroites et sombres, où, à chaque instant, nous absorbons un fluide qui vicie notre sang et amoindrit les chances de durée de la vie. Pour les classes pauvres, c'est pis encore dans les grandes villes : elles sont confinées dans de véritables *ghetto*, ou elles passent leur vie dans des ateliers infects. L'habitation d'appartements malsains et malpropres déprave l'ouvrier, en même temps qu'elle altère profondément sa constitution physique. Il y a une corrélation directe entre les habitudes domestiques et les mœurs : mal logé, mal vêtu, sans propreté sur sa personne, l'ouvrier perd tout respect de

(1) Daniel Leclerc, *Histoire de la méd.*, p. 103 et suiv.

lui-même. Il est rentré fatigué et épuisé chez lui, il n'y trouve point de repos ; il a besoin d'être restauré et récréé, mais tout ce qui l'environne annonce la privation et la misère : sa maison telle qu'elle est ne saurait lui plaire, aussi n'y reste-t-il que le moins qu'il peut. Pressé d'en sortir, il établit son domicile dans les cabarets ou dans les lieux de débauche, devient paresseux, ivrogne, querelleur, et tombe souvent dans les plus grands vices.

Au contraire, lorsque l'ouvrier a une habitation décente et salubre, il contracte le goût de l'ordre et de propreté : tout chez lui l'attache et il aime à y rester. Comme il ne fait pas de dépenses au cabaret, ses économies lui profitent, il se nourrit mieux et il est mieux vêtu. Par cela même qu'il respire en quantité suffisante un air sain, il se porte mieux et gagne davantage. Content de son domicile, il a plus de respect pour la propriété et pour les lois, il est plus attaché à l'observation de ses devoirs.

D'après M. Dumas, un homme brûle, par l'effet de sa respiration, tant en carbone qu'en hydrogène, une quantité équivalente à 10 grammes de carbone par heure, et la quantité d'air totalement dépouillée d'oxygène par cette combustion est de 116 grammes environ dans le même temps, ou de 90 litres à peu près. D'après le nombre des expirations (seize à dix-sept par minute) et leur volume (un tiers de litre, environ), il sortirait des poumons huit mètres cubes d'air, à peu près, par vingt-quatre heures, lesquels contiendraient 4 p. 100 d'acide carbonique, en moyenne. Voilà donc une première cause, bien puissante, d'altération de l'air. Une seconde, c'est la combustion du charbon dans les foyers et les appareils d'éclairage ; une troisième est la respiration cutanée et pulmonaire, dont le produit ne peut se découvrir par l'analyse chimique, mais qui se révèle par une odeur repoussante, que l'on peut très-bien sentir lorsqu'on se place à l'embouchure d'une cheminée d'appel, destinée à conduire au-dehors l'air d'une salle de théâtre, ou de tout autre lieu fréquenté par un grand concours de personnes. Il faut joindre encore à l'exhalation de l'acide carbonique, la quantité d'eau évaporée par les effets réunis de transpiration cutanée et pulmonaire : chaque homme en évapore, dans les vingt-quatre heures, jusqu'à 800 et même 1000 grammes. L'air non renouvelé se trouve vicié par défaut d'oxygène libre, par la prédominance de l'azote, et par la présence de la vapeur aqueuse *animalisée*, qui s'exhale par la transpiration cutanée et la transpiration pulmonaire. La vapeur *aqueuse animalisée* détermine d'autres viciations, par la matière organique qu'elle renferme. Une atmosphère contaminée par la réunion d'un trop grand nombre d'individus peut devenir un foyer d'infection, comme le prouvent de mémorables exemples.

De nos jours, la chimie, éclairant la question intéressante de l'infection produite par une grande réunion d'individus, la rapporte à une altération de la composition de l'air. M. Leblanc a démontré, par des analyses, que l'air confiné n'a plus sa composition normale, et qu'il est altéré d'une manière évidente. Il a trouvé, dans la salle Notre-Dame du Rosaire, à la Pitié, service de M. Serres, que l'air recueilli au bout d'une nuit de clôture contenait 0,003 d'acide carbonique, c'est-à-dire cinq fois plus que l'air normal, et l'oxygène avait éprouvé un affaiblissement à peu près proportionnel. A la Salpêtrière, dans la salle du Calvaire, service de M. Trélat, salle qui est placée dans des conditions tout à fait désavantageuses, à raison de sa faible capacité et du nombre de lits, l'air a donné jusqu'à 8 millièmes d'acide carbonique.

Dans une salle d'asile pour l'enfance (2e arrondissement, rue Neuve-Coquenard), l'air recueilli dans le préau où cent seize enfants, de trois à six ans, avaient séjourné pendant trois heures, a donné à l'analyse 0,003 d'acide carbonique, et une diminution proportionnelle d'oxygène : l'odeur qui y régnait était forte et désagréable.

Dans la chambre des députés, après deux heures et demie de séance, l'air contenait 25 dix-millièmes d'acide carbonique. La salle de l'Opéra-Comique (salle Favart) a fourni un air qui renfermait 25 dix-millièmes d'acide carbonique pour le parterre et 43 dix-millièmes pour les parties les plus élevées de la salle (1). S'il est permis de croire, suivant M. Leblanc, que la dose d'acide carbonique pur qu'un homme pourrait supporter, sans succomber immédiatement, est assez considérable, il n'en est pas moins vrai que sa santé doit subir, par ce fait seul, quelques atteintes. Il faut, suivant M. Peclet, 6 mètres cubes à 10 mètres cubes d'air par heure à chaque homme ; et 6 mètres d'acide carbonique, accumulés dans une enceinte par l'effet de la respiration, est une limite qu'il ne faut jamais laisser franchir.

L'atmosphère des grandes villes peut-être comparée, dans ses altérations et ses effets, à l'air confiné. On peut croire que ce n'est point sans en ressentir une fâcheuse influence que l'homme vit con-

(1) Leblanc, *Recherches sur la composition de l'air confiné*. Paris, 1842.

tinuellement exposé aux émanations de nature animale et végétale qui s'échappent sans cesse des grandes villes. Est-il donc étonnant, comme nous le verrons, que la vie humaine y soit si fort abrégée ? Parmi les nombreuses affections sur lesquelles cet ordre de causes paraît exercer un grand empire, la fièvre typhoïde se place en première ligne. Plusieurs auteurs admettent qu'elle est produite par infection, et des milliers de preuves parlent en faveur de cette opinion : en effet, n'est-ce pas sur les sujets qui viennent habiter les villes populeuses et se renfermer dans de sombres réduits, privés d'air et de lumière, que la fièvre typhoïde se manifeste d'une manière presque exclusive ? Elle choisit ses victimes parmi les hommes les plus robustes, si la fatigue, le chagrin, la mauvaise nourriture, les excès de tous genres en favorisent le développement ; ces causes sont insuffisantes pour les produire à elles seules, il faut l'intervention d'un agent toxique, qui paraît être engendré par les corps vivants. Et de même que les effluves marécageux donnent lieu à un empoisonnement qui se traduit par une pyrexie intermittente, de même aussi le miasme de nature animale, fourni par les corps vivants, va produire cet autre empoisonnement, dont la manifestation morbide est une pyrexie grave et essentiellement continue, que l'on appelle *fièvre typhoïde* (1).

Il n'est pas nécessaire de dire que la combustion des chandelles, des bougies, des lampes, etc., dans une pièce où l'air n'est point renouvelé ou ne l'est qu'incomplétement, contribue puissamment à vicier l'atmosphère. Un kilogramme d'acide stéarique, en brûlant, peut verser, dans une capacité de 50 mètres cubes, près de 4 pour 100 d'acide carbonique en volume, c'est-à-dire amener cette atmosphère au même degré d'altération que l'air expiré par nos poumons. Une chandelle de 12 au kilogramme absorbe le tiers de l'oxygène contenu dans 340 litres d'air ; une bougie de 10 au kilogramme consomme le tiers de celui que renferment 435 litres d'air ; et une lampe à gaz, pendant qu'on y brûle 42 grammes de combustible, absorbe le tiers de l'oxygène contenu dans 1,680 litres. Que l'on juge maintenant de la rapidité avec laquelle l'air est vicié dans nos salons lorsque, indépendamment d'un luminaire considérable, plusieurs centaines de personnes se trouvent réunies (2).

D'après les faits qui précèdent et que nous avons eu soin de

(1) Fleury et Monneret, *Compendium de médecine pratique*, t. V, p. 174.
(2) Orfila, *Traité de toxicologie*, t. II, p. 554, deuxième édition.

grouper, on peut voir combien le défaut de renouvellement de l'air atmosphérique est susceptible d'apporter de préjudice à la santé. Les personnes étrangères aux notions physiologiques pourraient considérer comme exagérée l'opinion qui place l'inspiration habituelle d'un air plus ou moins imprégné d'émanations animales, tel que celui qui règne dans des appartements trop soigneusement clos, parmi les causes qui nuisent le plus à la vigueur des habitants des villes ; pour les hommes de l'art, l'expérience leur a appris dès longtemps que la santé est plus fréquemment altérée par des influences de cette nature, d'une intensité très-faible, mais constante, que par des accidents brusques et appréciables à nos sens.

4° Appartements, chambres à coucher.

Les habitations privées, il faut le dire, tendent chaque jour, dans les grandes cités industrieuses, à devenir de plus en plus en désaccord avec les besoins respiratoires de l'espèce humaine : la cupidité, en morcelant, à son profit, les appartements dont elle dispose, en subdivisant à l'infini les compartiments d'un édifice, semble vouloir réduire la famille à la plus minime portion d'air respirable. C'est là un fait beaucoup plus grave qu'on ne le pense. Nous avons, à la vérité, des salons spacieux et splendides ; mais nos chambres à coucher, pour la plupart étroites, hermétiquement closes et placées dans les parties les plus obscures, ne ressemblent guère à celles de nos pères. Si celles-ci manquaient d'élégance et de cette recherche d'ameublement à laquelle nous attachons tant de prix, elles recevaient du moins, dit un hygiéniste, par leurs ouvertures mal calfeutrées, par leurs vastes cheminées, qui provoquent notre sourire, des torrents de ce fluide qui a été appelé avec raison *l'aliment de la vie* (1). Si un luxe mal entendu, si la satisfaction d'une misérable vanité, ne venaient si souvent mettre obstacle à l'accomplissement de choses qui intéressent directement notre bien-être, nos besoins primordiaux, la chambre à coucher, dans la famille, devrait être, sous tous les rapports, la partie de nos appartements pour laquelle nous dispenserions nos soins les mieux entendus. La chambre à coucher, cette demeure où s'écoule une si considérable portion de notre vie, dans une circonstance physiologique (sommeil) pendant laquelle l'ab-

(1) Pravaz, *De l'influence de la respiration sur la santé et la vigueur de l'homme*, p. 14. Lyon, 1842.

sorption des miasmes infectieux est si active, doit être la partie la plus vaste, la mieux exposée de nos appartements : si l'on est dans la nécessité de s'imposer des sacrifices, il vaut mieux que ceux-ci portent sur d'autres objets. Les habitants des grandes villes, qui ont de beaux salons, de somptueuses salles à manger, mais qui respirent nuitamment dans une pièce étroite et reculée, comprennent aussi mal leurs intérêts que ces esclaves vaniteux des bienséances sociales, qui recouvrent de beaux vêtements un linge sordide qu'ils ne renouvellent jamais. Les alcôves fermées, et qu'on n'ouvre que vers le soir, peu d'heures avant de prendre du repos, sont condamnables, au point de vue de l'hygiène ; et il serait à désirer qu'on les supprimât dans les constructions nouvelles : la meilleure place pour un lit serait au milieu d'une vaste chambre à coucher, comme nous l'avons déjà dit ailleurs, à l'égard des enfants et des vieillards. Il est important aussi qu'on n'accumule point dans ces dernières des hardes et des provisions, d'où se dégagent des miasmes qui contribuent aussi à contaminer l'atmosphère de la pièce dans laquelle on séjourne.

Quand on réfléchit à ce que démontre l'hygiène éclairée par les sciences physiques, touchant les *nécessités respiratoires* de l'espèce humaine, on voit de suite combien nous nous y conformons mal.

On peut admettre que l'homme fait passer 7 à 8 mètres cubes d'air par jour dans ses poumons ; dans un air raréfié ou condensé, la respiration accélérée ou ralentie s'arrange de manière à fournir aux hommes, dans un temps donné, une quantité d'oxygène toujours égale à celle que ces 8 mètres cubes représentent. Mais on commettrait une erreur grave, si on pensait qu'un homme réduit à ne recevoir que 8 mètres cubes d'air continuerait à vivre sans souffrance. Suivant M. Peclet, on trouve qu'un homme a besoin de 6 à 10 mètres cubes d'air frais par heure ; car il ne suffit pas de rendre à l'homme l'oxygène qu'il consomme, mais il faut le lui offrir convenablement délayé dans l'air pur. En admettant qu'un homme passe 9 heures dans sa chambre à coucher, il lui faudra un espace de 63 mètres cubes ou une chambre représentant un cube de 4 mètres de côté ou de 12 pieds environ.

Parmi les exemples que nous pourrions citer à l'appui des propositions précédentes, et qui prouvent le danger qu'il y a à prendre son sommeil dans une chambre étroite et mal aérée, le suivant nous revient à la mémoire.

Une dame de Lyon, âgée de 67 ans, habitant une rue assez

étroite, était sujette depuis plusieurs années à une éruption papuleuse (prurigo), qui se fixait particulièrement sur les bras et les avant-bras ; sa santé générale, sauf une légère oppression, était du reste assez bonne. Comme sa position de fortune le lui permettait, nous lui prescrivîmes le séjour à la campagne. Là, elle se trouva sur-le-champ débarrassée de ses petits maux. Lorsqu'elle revint à la ville, l'éruption reparut dès les premiers jours : nous demandâmes à visiter sa chambre à coucher, et nous vîmes, avec étonnement, que celle-ci consistait en un petit cabinet, une sorte de couloir éclairé seulement par une petite lucarne, donnant sur une cour étroite et obscure. Nous imposâmes à cette malade, non sans difficultés, l'obligation de coucher dans une pièce qu'elle avait sur le devant, et de renoncer à tout jamais au bouge dont elle avait eu l'imprudence de faire pendant si longtemps sa chambre à coucher. Dès les premières nuits qu'elle passa dans son nouveau logis, éclairé par deux fenêtres qui donnaient sur la rue, elle se trouva débarrassée de son éruption et respira avec plus de liberté. Il y a, dans ce fait, une relation évidente entre le défaut de renouvellement de l'air, et le développement d'une affection de nature dartreuse.

On sait que M. Baudelocque attribue le développement des scrofules à ce que l'air qui entoure les jeunes sujets, soit pendant leur sommeil, soit pendant le jour, n'est pas suffisamment renouvelé. Il s'est efforcé de prouver que, si les enfants qui appartiennent à la classe aisée de la société ne sont pas exempts de scrofule, cela tient à ce que l'air est encore trop confiné dans les habitations qu'ils occupent. C'est une opinion sans doute exagérée, mais on ne peut nier que le défaut d'aération n'amène l'étiolement de l'en fance

Si, maintenant, nous jetons un coup d'œil sur les nécessités respiratoires d'une famille un peu nombreuse reléguée dans un petit appartement, nous verrons de suite que l'hygiène est presque toujours violée. Prenons pour exemple ce qui est nécessaire à un ménage composé seulement de l'homme et de la femme.

On a calculé qu'un homme a besoin de 23 mètres cubes d'air pour 24 heures tandis que 13 mètres cubes suffisent à une femme ; de sorte que, pour un ménage sans enfants, il faut 36 mètres cubes d'air par jour. Mais cela ne suffit plus lorsque, dans le même appartement, il y a un foyer, qui prélève une partie de l'air respirable ; il faut de plus avoir égard à la nature du combustible. Aussi un kilogramme de bois n'exige que trois mètres cubes d'air à 0, tandis qu'il en faut plus de 8 pour la même quantité de tourbe et de houille. Si

3 kilogr. de houille sont brûlés dans la journée, il faudra pour cette combustion environ 24 mètres cubes d'air qui, ajoutés aux 36 mètres cubes nécessaires à la respiration de l'homme et de la femme que nous supposons dans une même chambre, donnent le nombre 50. Or, pour qu'une pièce ait seulement 45 mètres cubes, il faut qu'elle ait 5 mètres de longueur sur 3 de hauteur et 3 de largeur. Sont-ce là les conditions normales des appartements où logent les familles aisées ? Parlerons-nous de celles qui sont nécessiteuses ? Comment végètent et doivent végéter, en effet, ces familles composées de cinq à six personnes qui sont reléguées dans une pièce où *deux* trouveraient à peine de quoi satisfaire leurs besoins respiratoires ?

Il faut aussi tenir compte de la grandeur d'un appartement où l'on séjourne, à un autre point de vue que celui de la pureté de l'air, et qui intéresse également la santé de quelques personnes.

L'agitation légère de l'atmosphère dont l'état hygrométrique et la température sont appropriés à l'économie, produit un tel sentiment de bien-être que la poitrine se dilate en conséquence et admet une plus forte proportion d'air. C'est un phénomène qui a particulièrement attiré l'attention des observateurs ; ils ont remarqué que partout où l'espace était plus grand, l'air admettait une plus grande variété de mouvements. Les personnes qui ont ce qu'on appelle une poitrine délicate, doivent en grande partie la gêne et l'oppression qu'elles ressentent à la petitesse de leur appartement ; gêne qui diminue et disparaît entièrement, suivant qu'elles sont dans une chambre plus spacieuse ou au grand air.

On ne saurait donc trop insister sur l'emploi de tous les moyens propres à entretenir le renouvellement constant de l'atmosphère, spécialement dans les lieux habités par des réunions nombreuses d'enfants et d'adolescents, tels que les dortoirs des maisons d'éducation, où le méphitisme, développé pendant la nuit, a plus d'une fois déterminé de graves épidémies de fièvre typhoïde. Des foyers d'appel analogues à ceux indiqués par M. d'Arcet, devraient y être disposés pour suppléer à l'exiguïté de leurs dimensions toujours inférieures aux exigences les plus restreintes d'une aération convenable. On conseille encore, pour la salubrité des dortoirs des maisons d'éducation, des soupiraux en gaîne convenablement disposés, où l'aspiration de l'air serait entretenue par une lampe à esprit de vin de grande dimension. Le génie industriel de notre temps, dit-il, éclairé sur ses véritables intérêts, n'a pas hésité à adopter les foyers d'appel de d'Arcet pour l'éducation et la conservation de l'insecte précieux qui fournit la matière première des plus riches tissus; pourquoi la philanthropie montrerait-elle moins de lumières ou de zèle, lorsqu'il s'agit de ce que l'homme devrait avoir de plus cher, la santé et le bonheur de sa postérité ? Il est essentiel que les appartements dans lesquels on doit longtemps séjourner, soient pourvus de cheminées ou de foyers qui fassent un appel énergique de l'air extérieur. Un bon système de ventilation consiste à établir divers courants d'air tant vers les parties supérieures que vers les inférieures. Car c'est une erreur de penser que l'air vicié se trouve principalement dans les régions inférieures; l'acide carbonique se trouve à peu près également répandu dans toute la masse de l'air limité qui a servi à la respiration, et, par conséquent, l'air est aussi bien vicié dans les régions supérieures que dans les régions inférieures de l'enceinte. Les règles qui président aujourd'hui à la construction des appareils de ventilation seraient donc fondées sur un principe erroné, et, comme le remarque M. Lassaigne, entièrement opposées à cette loi de physique, d'après laquelle il est admis que les fluides élastiques (gaz et vapeurs) simples ou composés, mais sans action chimique, entre eux se répandent uniformément dans toute l'étendue d'un espace limité, indépendamment de leur densité respective.

Avant d'établir sa demeure dans une habitation dont les ouvertures auraient été fermées pendant longtemps, à cause de l'abandon de ses hôtes, on doit la purifier par des courants d'air et par des foyers. Voici un fait qui démontre, d'une manière frappante, combien il est dangereux de ne point user de ces précautions :

Une dame de la ville de Lyon, ayant fait l'acquisition d'un domaine considérable dans le Dauphiné, voulut habiter quelques jours le château, qui depuis longtemps était abandonné. A peine y eut-elle passé une nuit, qu'elle fut prise de frissons, de faiblesses ; une fièvre vive se déclara, et bientôt apparurent, sur les jambes et sur la partie inférieure du ventre, des taches noires très-larges. Le médecin qui fut appelé, et de qui nous tenons ce fait, reconnut les débuts d'un *typhus sporadique*, dont il attribua, avec juste raison, la cause à l'aération insuffisante des appartements dans lesquels la malade avait séjourné si peu de temps. Le changement d'habitation fut aussitôt prescrit ; la malade fut évacuée à une certaine distance, dans une demeure salubre, et les symptômes redoutables cessèrent comme par enchantement. Il n'est pas douteux qu'il n'y ait eu, dans ce cas, une véritable intoxication produite par un air corrompu et non renouvelé. Si une maison est toujours habitée, dit Clerc, l'air y sera plus chaud, plus pur et plus sec, que si elle restait inhabitée de temps à autre ; dans le premier cas l'air est continuellement échauffé et purifié par la chaleur du feu. Mais si elle était vide d'habitants pendant longtemps, l'air y deviendrait humide et froid ; il s'y corromprait même, s'il n'avait aucune communication avec l'air externe ; surtout si cette maison était basse et souterraine, si elle manquait de jour, si elle contenait, dans son enceinte et sous ses toits, plusieurs caves ; des souterrains, des fossés, des puits, des citernes (1).

Nous n'avons point à nous occuper ici de l'air vicié par les émanations des tueries, des cimetières, des égouts, des fosses d'aisance ; de celui dont la viciation est entretenue par des émanations métalliques et autres vapeurs minérales : toutes ces questions rentrent dans le domaine de l'hygiène ou de la salubrité publiques ; il en est de même de l'altération de l'air dans les mines. Nous devons surtout appeler l'attention de la famille sur les modes de viciation de l'air, qui peuvent subvenir par le fait seul des œuvres qui s'opèrent dans son sein, des circonstances où elle se trouve. Ces altérations de l'air se rangent naturellement en deux groupes : 1° de l'air vicié par certaines opérations domestiques ; 2° de l'air vicié par des émanations végétales ou animales. Dans ce dernier, qui est le plus important, rentre l'étude des miasmes, de l'infection et de la contagion.

5° De l'air vicié par certaines opérations domestiques.

La préparation du vin, du cidre, de la bière, etc., dégage de l'acide carbonique ; lorsque ce gaz forme seulement la cinquième partie de l'air atmosphérique. il asphyxie en quelques minutes, comme nous l'avons déjà vu. On prévient les accidents, en ne multipliant pas trop les cuves des celliers, en établissant des ouvertures opposées, qui puissent entretenir des courants d'air. Les ouvriers ne doivent jamais travailler isolément, et baisser la tête sur le récipient dans lequel s'opère la fermentation.

Les émanations des corps en combustion, tels que le charbon, la braise, le bois, produisent les mêmes accidents d'asphyxie. Mais leur produit diffère de celui de la fermentation alcoolique, en ce que, outre la quantité considérable de gaz acide carbonique, il renferme beau-

(1) *Histoire naturelle de l'homme malade*, t. II, p. 337.

coup de gaz azote et de gaz hydrogène carboné. Les accidents sont rapidement mortels, et l'on doit éviter avec soin de placer des réchauds de charbon dans des appartements où le courant d'air établi n'est pas suffisant pour enlever le gaz délétère que produit la combustion de cette substance. Comme celle de la braise donne lieu à des accidents analogues à ceux qui sont produits par le charbon, nous devons dire que c'est une habitude dangereuse de fermer, avant de se coucher, pour conserver la chaleur dans les appartements, les soupapes des tuyaux de poêle ou de cheminées à la prussienne; il est arrivé souvent que des personnes sont mortes, victimes de cette imprudence (1).

La fonte neuve contient généralement 3 p. 100 de carbone; or, il arrive que, lorsque l'on chauffe au rouge un poêle composé de cette matière, le carbone qu'elle renferme se combine avec l'oxygène de l'atmosphère; le métal se transforme en fer ou en oxyde à la surface, ainsi que cela a lieu dans les fours à puddler. Cette combustion du carbone étant très-lente, vu la densité de la fonte, il se forme de l'oxyde de carbone, et, si l'on n'y prend garde, on sent bientôt un assoupissement qui dégénère en anesthésie, et par suite en asphyxie lorsque l'action est prolongée. Cette dernière période arrive surtout quand la pièce dans laquelle on se trouve ne reçoit pas de courant d'air.

On doit donc éviter de faire rougir ces sortes de poêles, surtout quand ils sont neufs et quand la pièce chauffée est étroite et peu ventilée. On a aussi l'habitude de noircir ces poêles, quand ils sont vieux, avec du plomb (graphite, plombagine); c'est encore un danger à signaler. La mine de plomb contient 0,95 de carbone sur 0,5 de fer. Ce carbone, en brûlant, dégage aussi de l'oxyde de carbone et tend à vicier l'atmosphère.

Il serait vivement à désirer que les familles pussent jouir, pour échauffer leurs demeures, de bons calorifères. Les plus sains sont ceux qui, placés en dehors des pièces, les chauffent par des courants d'air chaud; les courants ne peuvent s'entretenir que par un renouvellement d'air, mais il ne faut pas que le calorifère soit trop éloigné de la pièce, pour que l'économie se joigne à la salubrité. Nous avons vu que de tous les combustibles *le bois* était celui qui altérait le moins l'air atmosphérique. Le *charbon* convient mieux que le *coke:* cette dernière substance, dépourvue de toute matière grasse

(1) Londe, *Nouv. élém. d'hygiène*, t. II, p, 323.

et bitumineuse, produisant par la combustion une poussière tenue, détermine chez les personnes qui en font usage des accidents du côté des voies respiratoires, des angines. C'est, en résumé, un mauvais mode de chauffage domestique.

Nous avons dit déjà quelques mots de la viciation de l'air par l'*éclairage artificiel ;* nous devons y revenir ici. Quels que soient les corps que l'on emploie pour cet usage, qu'ils soient solides ou liquides (chandelles, bougies, huiles), ils produisent dans l'appartement ou s'opère leur combustion, plusieurs effets : 1° ils raréfient l'air, élèvent sa température ; 2° ils diminuent la quantité d'oxygène, et la remplacent par une quantité équivalente d'acide carbonique ; 3° ils déposent dans l'atmosphère ambiante des gaz hydrogénés et carbonés. Outre ces changements, par lesquels les poumons reçoivent nécessairement un fluide gazeux moins riche, des molécules charbonneuses, tenues en suspension dans l'air de l'appartement, s'introduisent dans toutes les parties de l'appareil respiratoire. Il est facile de reconnaître, par tous ces faits, que rien n'est plus préjudiciable à la santé que les longues veilles, les études nocturnes et opiniâtres : l'organisme est alors sous l'influence d'une véritable intoxication. Il est donc de la plus haute importance, pour les personnes valétudinaires, celles surtout qui ont la poitrine délicate, de s'abstenir des veilles et d'un long séjour dans les appartements éclairés.

Parmi les innovations que le mode d'éclairage artificiel a subies dans ces dernières années, l'hygiène doit approuver la substitution des bougies aux chandelles. Il est certain, en effet, que la combustion de la bougie n'altère point l'air autant que le fait celle de la chandelle ; celle-là brûle beaucoup plus complétement ; ses produits volatils sont moins âcres ; ses résidus charbonneux sont moindres. Nous n'avons rien à dire de particulier touchant les matières liquides employées pour l'éclairage. La fumée qui résulte de la combustion de ces huiles, est à peu près formée des mêmes principes que les précédentes : nous devons, d'ailleurs, revenir sur ce sujet, mais à un autre point de vue, en traitant de l'hygiène des sens. (Voy. HYGIÈNE DU SENS DE LA VUE).

La science n'a point dit encore son dernier mot sur l'insalubrité du gaz employé à l'éclairage. Des recherches suivies, faites en Belgique depuis quelques années, ont démontré que les maladies des yeux s'étaient beaucoup accrues, à partir de l'adoption du mode nouveau d'éclairage. Nul doute qu'il n'y ait une relation entre ce fait et la lumière trop éclatante produite par le gaz. Les nombreux exemples d'empoisonnements opérés par l'absorption de ce dernier témoignent, en outre, que cette substance agit à la manière des poisons, qui vicient profondément le sang et les humeurs. Toutes ces circonstances nous portent à engager les familles à résister fortement à l'engouement général ; à s'en tenir, pour leurs demeures particulières, au mode ancien d'éclairage, quelque défectueux qu'il soit. Le gaz de l'éclairage développe, par sa combustion, une grande somme de calorique, et les praticiens ont eu quelquefois l'occasion d'observer des cas de congestions cérébrales qui ne reconnaissaient que cette cause. Ces personnes étaient employées dans des bureaux éclairés au gaz, et les becs se trouvaient à fort peu de distance de leur tête. Nous-même, dans les derniers temps, avons publié un cas remarquable d'empoisonnement par le gaz d'éclairage, observé à notre clinique. Les signes d'empoisonnement étaient des plus évidents : tous les tissus étaient imprégnés de la matière toxique. Après la mort nous obtînmes l'*incandescence* des gaz intestinaux (1).

Nous devons faire ici une courte mention des accidents plus ou moins graves, quelquefois mortels, qui peuvent se produire par suite du séjour dans un appartement fraîchement peint. Ces accidents sont dus à l'action du plomb et aussi à l'influence des vapeurs d'essence de térébenthine. On ne saurait donner trop de publicité aux faits qui démontrent le danger que l'on court, en se livrant au sommeil dans une pièce dont les vernis sont frais.

6° De la viciation de l'air par les émanations végétales ou animales (des effluves).

L'air est, dans beaucoup de circonstances, le récipient et le véhicule de certains principes, ou *agents infectieux*, dont la nature est inconnue, mais dont l'existence paraîtrait liée au voisinage de marais ou de terres dites *vierges*. On a désigné plus spécialement par le nom d'*effluves*, l'agent toxique qui se dégage de ces lieux, tandis que celui qui prend naissance dans le corps de l'homme malade ou dans la matière animale en putréfaction, a été nommé *miasme*. On ne connaît, en aucune manière, la nature intime de ces agents infectieux ; tout ce que la science peut dire, c'est qu'ils sont des pro-

(1) Voir l'*Annuaire de thérapeutique*, de Bouchardat, de 1857, où ce fait curieux est relaté en détail.

duits de nouvelles formations, développées au sein des matières organiques mortes, soit végétales, soit animales, par l'effet d'un travail chimique interne, qui se sert de l'action de l'oxygène, de l'eau et du calorique. Tout ce que nous dirions de plus serait pure assertion. Nous devons ajouter, toutefois, que les dernières recherches, dues à M. Boussingault, qui a opéré sur l'air recueilli dans les plaines marécageuses de l'Amérique méridionale, l'ont conduit à saisir un principe organique de nature hydrogénée.

L'air atmosphérique étant, comme nous l'avons dit, le véhicule des miasmes, certaines conditions physiques, importantes à connaître, favorisent ou atténuent leur activité. Le miasme n'agit pas avec la même intensité, à toutes les heures du jour; pendant le milieu de la journée, ses effets sont presque nuls; ce que l'on a expliqué en disant que, si la quantité des miasmes vaporisés est plus grande qu'à toute autre heure du jour, par contre, ils sont plus rapidement entraînés vers les parties supérieures de l'atmosphère, à cause de la dilatation des couches inférieures de l'air. Vers le soir, les nuits étant très-fraîches, surtout dans les pays chauds, les miasmes ressortent avec la rosée, et sont alors absorbés par le corps de l'homme. C'est surtout ce qui rend redoutable le séjour des marais après le coucher du soleil : c'est alors que le poison miasmatique détermine fréquemment les fièvres intermittentes simples ou pernicieuses.

L'air chargé d'effluves marécageux étant plus pesant que l'air pur, les localités basses sont spécialement ravagées par les fièvres intermittentes; la direction des vents et d'autres conditions hygiéniques peuvent modifier cette règle, qui souffre cependant peu d'exceptions. Aussi, est-il de règle, dans les pays marécageux, d'élever toujours fortement les habitations au-dessus du sol, et de ne loger que dans les étages les plus élevés de la maison : c'est ce que font les habitants aisés de la Corse et de Gênes.

Un exemple, qui prouve encore mieux combien il importe de se soustraire aux effluves exhalés par le sol, est celui rapporté par M. Andral (Cours d'hygiène, professé à la Faculté). A la Jamaïque, les maisons n'ont que deux étages, et, sur trois cas de fièvres intermittentes, il y en a deux pour l'étage inférieur, et un pour le supérieur. A Rome, il suffit, dans certains quartiers, de monter deux étages pour se soustraire à la fièvre.

La prophylaxie générale de l'air, vicié par les émanations marécageuses, rentre dans les attributions de l'hygiène publique : nous n'avons point à nous en occuper. C'est aux gouvernements à surveiller la culture du riz, le rouissage du chanvre, l'exploitation des tourbières, l'établissement des pêcheries et des usines, qui exigent la formation d'eau stagnante, le défrichement des terres vierges ou depuis longtemps incultes, le creusement des canaux, enfin les déboisements. Nous devons ajouter que, lorsque les États entrent franchement, sous ce rapport, dans une large voie d'assainissement, les bienfaits qui en rejaillissent sur l'espèce humaine sont presque incalculables. Ainsi, M. Prony cite comme un résultat dû aux travaux d'améliorations, exécutés par Pie VI dans les marais Pontins, le recensement fait de 1801 à 1811, qui montre une diminution d'un seizième dans les décès (1). Nous nous bornerons à des conseils adressés aux familles qui passent leurs jours dans un pays dit *malsain*.

C'est, surtout, chez les habitants d'une contrée marécageuse, que les préceptes de l'hygiène sont de toute efficacité. Les personnes que les circonstances obligent à vivre dans des pays marécageux, doivent fixer leur demeure le plus loin possible des marais, qui engendrent la fièvre, et sur un lieu aussi élevé que possible ; elles considéreront, surtout, la direction habituelle des vents, afin de ne pratiquer aucune ouverture du côté par lequel arrive le vent qui a passé sur les marais. Elles élèveront, s'il se peut, un rempart, souvent efficace, entre leur habitation et le foyer miasmatique, à l'aide d'une ou de plusieurs rangées d'arbres ; elles se rappelleront les services qu'ils ont rendus, et dont il existe tant d'exemples dans l'histoire ancienne et moderne. Toutes les ouvertures de la maison seront fermées, le soir, la nuit et le matin. Les habitants riches des maremmes de Toscane, des marais Pontins, et de plusieurs autres contrées, ne sortent jamais le matin ou le soir, sans avoir reçu l'impression d'un feu vif. La sécheresse, qu'ils ont soin d'entretenir dans leurs appartements, est une des conditions hygiéniques les plus favorables à l'entretien de la santé. Les vêtements qui conviennent le mieux doivent s'opposer à l'humidité ; ceux de laine sont ceux qu'on doit choisir ; ils doivent être tenus avec la plus grande propreté. Les aliments doivent être de bonne qualité et d'une facile digestion. Enfin, on ne doit pas oublier que les circonstances qui favorisent le mieux toute infection, de quelque nature qu'elle soit, et, en parti-

(1) Mottard, *Des eaux stagnantes, et en particulier des marais et des dessèchements*. Thèse de concours pour la chaire d'hygiène. Paris, 1838.

culier, l'intoxication paludéenne, sont les fatigues musculaires, les travaux de l'esprit, les excès vénériens, les émotions morales, une alimentation mauvaise ou insuffisante, et l'affaiblissement qui suit toutes les maladies. Les voyageurs imprudents qui s'endorment au bord d'un marais, se réveillent souvent, dit-on, avec les prodrômes d'une fièvre d'accès, tantôt bénigne, tantôt pernicieuse et mortelle, comme on en voit dans les campagnes de Rome. Les personnes qui traversent les marais Pontins avec une grande rapidité, contractent souvent la fièvre pernicieuse, surtout quand elles s'endorment dans la voiture qui les transporte; aussi les guides leur donnent-ils le conseil de se tenir éveillées.

7° De l'air vicié par les émanations d'individus vivants (infection, contagion). Des maladies contagieuses.

Nous avons vu précédemment, au sujet de l'air confiné, non renouvelé, que ce fluide était alors altéré dans ses principes constituants; s'il cause des accidents si redoutables, c'est par une trop grande proportion d'acide carbonique et l'insuffisance de l'oxygène. Ici, il n'en est plus de même; l'air, vicié par les individus sains ou malades, est à peine altéré dans ses principes constituants; mais la vapeur d'eau qu'il tient en suspension, sert de véhicule à une matière analogue à l'effluve marécageux, c'est-à-dire inconnue, comme lui, dans sa composition chimique, et suivant, à peu près, les mêmes lois, tant dans sa diffusion que dans les autres manières dont elle se comporte.

En pratique d'hygiène, il est très-important de faire une distinction entre les miasmes qui se propagent par *infection*, et ceux qui sont de nature contagieuse proprement dite. Dans le premier cas, un foyer d'infection étant le produit des mauvaises dispositions hygiéniques, telles que l'encombrement des individus, la malpropreté, etc., on atténue le ravage du mal, en disséminant les individus. Dans le second cas, en dispersant les malades, en les mettant en contact avec des individus sains, on donne un nouvel essor au développement et à la généralisation de la maladie. L'infection est donc la production d'un agent toxique, inconnu dans son essence, mais qui est provoqué par des causes locales ou atmosphériques; tandis que la contagion est indépendante de ces dernières causes, elle a en soi sa raison d'être; elle jouit de la propriété essentielle de reproduire spécialement la maladie qui lui a donné naissance. Dans la contagion, la transmission se fait d'un individu à un autre, tandis que, dans l'infection, elle se fait d'un foyer quelconque à l'individu. Nous ne pouvons et nous ne devons point nous étendre davantage sur les questions nombreuses que soulève l'étude de la contagion. Ces développements, convenablement placés dans un traité de pathologie générale, n'auraient aucun avantage dans celui-ci, qui ne doit embrasser que les faits purement pratiques.

La contagion est de nature virulente, ou de nature miasmatique. Quoique, dans ce chapitre, nous ne devions traiter que des affections contagieuses qui se propagent par le mode de miasme, c'est-à-dire, par l'intermédiaire de l'air, nous nous reprocherions d'être incomplets, si nous ne signalions aussi, en ce lieu, les affections qui se transmettent par le contact médiat ou immédiat, les maladies virulentes; c'est le plus haut degré de la contagion. Celles-ci, comme l'a ingénieusement remarqué M. Rochoux, ont un germe susceptible de se reproduire et de se multiplier, à la manière des êtres organisés.

Dans cette première classe, se rangent les maladies suivantes : la gale, la petite vérole, la vaccine, la rage, la syphilis, la pustule maligne, le charbon épizootique, la morve, la teigne faveuse, la mentagre. De nombreux exemples ont prouvé que ces deux dernières affections se propagent, comme les précédentes, par l'inoculation d'un virus; c'est ainsi qu'on a vu de jeunes enfants contracter la teigne faveuse, parce qu'on avait imprudemment recouvert leurs têtes d'un bonnet qu'avait porté un enfant teigneux; de grandes personnes avoir le menton recouvert de pustules hideuses, ou parce qu'elles s'étaient servies de rasoirs malpropres, ou parce que la partie inférieure de leur visage avait été en contact avec des draps qui avaient servi à des sujets atteints de mentagre. Nous ne parlerons pas de ce qui est, malheureusement, trop connu, de la transmission de la maladie vénérienne par des baisers, etc.

Quant à la rage, nous devons répéter à satiété, qu'une des plus déplorables illusions qui aient cours, au sujet de cette maladie, c'est la confiance du vulgaire dans de prétendus spécifiques, et cela, au détriment du préservatif véritable, la cautérisation des parties qui ont été mordues. Jusqu'à ce jour rien ne peut suppléer cette dernière; il faut, à tout prix, exterminer ce virus invisible, que la bave de l'animal a déposé dans les tissus de la plaie ; si celle-ci est étroite, sinueuse, il faut l'élargir, pour que le fer rouge ne puisse voir échapper à son action le moindre atome du venin redoutable. Cette indication intégralement remplie de prime abord, on pourra alors administrer les breuvages, les remèdes empiriques qui auront pour effet de rasséréner le moral du malade.

Revenons aux affections contagieuses miasmatiques. Parmi celles-ci, la contagion est variable, du plus haut au plus faible degré : telles sont, la peste, le typhus, la fièvre jaune, la dyssenterie épidémique, la rougeole, la scarlatine, la fièvre typhoïde, la suette miliaire, le vrai croup, la coqueluche. Nous devons dire que, pour ces maladies, la contagion n'est point un caractère absolu, nécessaire ; très-souvent, il peut manquer. C'est parce qu'en pathologie, on n'a point toujours fait ce discernement, qu'il y a, parmi les médecins, une si grande divergence d'opinions, touchant les maladies qu'on doit réputer contagieuses. Aussi, sauf la petite vérole et la vaccine, il n'y a pas d'autre contagion qui n'ait eu ses contradicteurs. Nous pensons, comme l'enseigne l'école de Montpellier, que la contagion est souvent un caractère accidentel, relatif, qui, semblable à tout autre élément, peut se joindre à plusieurs maladies qui ne sont pas par elles-mêmes contagieuses, tandis que cette faculté peut manquer dans celles qui le sont le plus souvent.

Dans quelques circonstances, très-rares, à la vérité, la contagion miasmatique est rapide, terrible et, en quelque sorte, foudroyante, comme cela eut lieu dans le fait rapporté par J. P. Franck à Fournier : « Un fils du premier, après s'être livré à quelques fatigues pendant la nuit, arrive le matin, à l'hôpital, près du lit d'un homme attaqué du typhus. Dans ce moment, on découvre le malade ; l'effluve qui s'échappe de son corps frappe le jeune étudiant *comme un coup de pistolet* ; il se met sur-le-champ au lit pour n'en plus sortir : peu d'heures suffirent pour qu'il fût enlevé à son père, et à la science qu'il eût honorée (1). » Quelquefois la dyssenterie agit à la manière des virus ; elle s'inocule en quelque sorte. On sait combien, dans ces circonstances, il est dangereux pour les personnes saines, d'aller à la garde-robe après des dyssentériques. Mais, d'autres fois, c'est surtout ce qui doit attirer notre attention, la propriété contagieuse d'une maladie s'émousse en présence des sujets soumis à son contact, et qui demeurent réfractaires. C'est qu'en effet mille circonstances font varier chez les individus l'aptitude à être affectés par les miasmes ; il faut, de leur part, une certaine *opportunité*. Ceci nous

(1) *Dictionnaire des sciences médicales*, art. *Effluves*, t. III.

servira, dans un instant, pour fixer les préceptes de préservation.

Les personnes qui séjournent auprès d'une femme atteinte de fièvre puerpérale s'imprègnent de miasmes susceptibles de communiquer la maladie à une nouvelle accouchée, que les mêmes personnes seraient appelées à visiter. Les médecins et les nourrices, par conséquent, peuvent devenir les véhicules de cette dangereuse maladie (1).

Enfin, nous terminerons l'énumération des maladies véritablement contagieuses, en disant quelques mots d'autres affections chroniques, telles que la phthisie pulmonaire, les dartres, la diathèse cancéreuse, qui sont regardées par quelques auteurs estimables comme contagieuses, mais à un faible degré. Il n'est point sage de nier la faculté de contagion de ces maladies, absolument et dans tous les cas. Qui pourrait affirmer, en effet, avec des preuves suffisantes à l'appui de son opinion, qu'une maladie, comme la phthisie, le cancer, certaine dartre, qui ne saurait jamais être considérée comme purement locale, et qui, à mesure qu'elle avance, présente l'image d'une sorte d'infection de toute l'économie, n'est pas susceptible de se transmettre, dans les cas où des contacts très-rapprochés et continuels exposent un individu à absorber les miasmes qui se dégagent de la muqueuse pulmonaire et des excrétions des malades? Les faits, d'ailleurs, sont là pour prouver que la phthisie pulmonaire s'est transmise par une sorte de contagion. M. le docteur Staub cite un cas de double contagion, c'est-à-dire une transmission de la femme au mari, bien constitué, et de celui-ci à une femme qu'il avait épousée en secondes noces (2). Un médecin éminent de l'époque, M. Andral, dit qu'il a été plusieurs fois frappé de voir des femmes commencer à présenter les premiers symptômes d'une phthisie pulmonaire, peu de temps après que leurs maris, dont elles avaient partagé la couche jusqu'au dernier moment, avaient succombé. Nous avons déjà cité des faits semblables.

Quelque permis, du reste, que soient les doutes, concernant la transmission directe, par contagion, de ces terribles maladies, il y a cependant à tirer d'un grand nombre de faits, d'utiles inductions pour l'hygiène intérieure de la famille. Ainsi, il est certain que la cohabitation complète, l'usage du même lit, le séjour prolongé dans

(1) Des faits semblables ont été observés particulièrement en Angleterre et aux États-Unis.

(2) *Essai sur l'étiologie des tubercules pulmonaires.* Thèse inaug. de Strasbourg, 1835.

une atmosphère non renouvelée et viciée par l'air expiré, par les émanations de la sueur, des crachats, des selles de malades atteints de maladies constitutionnelles, invétérées, peuvent exercer une influence funeste sur des sujets sains. Sans prétendre, Dieu nous en garde, jeter une sorte d'interdit sur les tristes membres d'une famille, atteints soit de cancers, soit de phthisie, soit de toute autre maladie cachectique ; sans vouloir les livrer à la séquestration qu'on imposait aux anciens lépreux, nous engageons avec force les personnes qui ont des rapports journaliers avec ces malades, surtout dans les derniers temps de l'affection, à prendre les précautions les plus minutieuses de propreté, à diminuer les instants de contact, etc. N'oublions pas qu'une affection constitutionnelle, arrivée au dernier terme, fait du sujet qui en est atteint un véritable foyer d'infection.

Il est difficile, comme nous l'avons vu, de faire, dans certaines circonstances, la part exacte entre l'infection et la contagion ; mais d'importantes vérités ne ressortent pas moins de la similitude de ces deux circonstances pathogéniques. Ainsi, il n'est point douteux, d'après une masse imposante de faits, que la malpropreté habituelle, la disposition vicieuse des habitations, le défaut d'aération, et enfin l'absence de toute mesure hygiénique dans les pratiques habituelles de la vie, tendent à aggraver toutes les affections, et à leur imprimer un caractère vraiment *contagieux*. Les miasmes puisent, dans ces éléments, un degré d'activité plus intense. C'est ce qui explique souvent pourquoi telle maladie est contagieuse dans un cas, et ne l'est pas dans un autre. La fièvre typhoïde, par exemple, se déclare parmi des ouvriers qui habitent une mansarde étroite, où ils couchent au nombre de huit ; un seul est attaqué d'abord ; quelques jours après, trois autres compagnons sont atteints de la maladie. La même cause n'a point lieu dans les classes riches, où les aisances de la vie et une hygiène mieux entendue restreignent le pouvoir émissif de contagion de la maladie d'un de ses membres. Si, dans les temps modernes, nous sommes moins fréquemment atteints de ces épidémies meurtrières et contagieuses qui décimaient les populations à une époque de barbarie et de ténèbres, c'est que le régime des classes laborieuses s'est amélioré, c'est que l'on a généralement mieux compris la nécessité de satisfaire aux exigences des préceptes hygiéniques. Qu'on le sache bien, dans la famille, l'élément contagieux a d'autant plus de tendance à se propager, qu'il rencontre des individus plus prédisposés à subir son action. Le danger de la contagion, disait avec raison saint Charles Borromée, dans ses précieuses instructions, pendant la peste de Milan, et que nous avons fait connaître ailleurs, s'émousse contre une âme ferme et confiante en face du péril ; il pensait aussi que le danger d'une épidémie pestilentielle s'accroît en raison directe de l'immoralité et des désordres dans lesquels est plongé le peuple, et que la débauche alimente sans cesse la violence de ce virus déposé au sein des masses.

Nous résumerons ici, en peu de mots, les préceptes les plus utiles et qui constituent la prophylaxie de toutes les maladies contagieuses, et qui doivent surtout être mis en pratique dans des temps d'épidémie. Nous recommandons alors l'habitation dans des appartements vastes et bien aérés, des promenades fréquentes, faites au grand air, dans un lieu élevé, exposé à l'action du soleil, des vêtements assez épais pour préserver le corps des effets qui résultent des changements brusques de température, de l'humidité de l'atmosphère ; des soins minutieux de propreté, des bains savonneux ou alcalins, qui nettoient la peau sans affaiblir l'individu, une alimentation bien réglée, composée de substances toniques, réparatrices et de facile digestion ; l'usage d'un bon vin pour les personnes qui y ont recours ordinairement ; la régularité dans les évacuations alvines. L'individu vivant au sein d'un foyer de contagion, doit particulièrement s'astreindre à une manière de vivre qui soit conforme à celle que prescrivent les règles de l'hygiène ; il doit surtout, veiller au maintien de ses forces radicales (voy. p. 51 et suiv.). Dans ce but, il s'adonnera à un exercice musculaire assez actif pour l'entretien de sa santé, mais jamais assez prolongé pour occasionner la fatigue ; il recherchera les distractions, évitera les circonstances qui peuvent provoquer la tristesse, les passions violentes, la colère, etc. Toutes ces choses, mises en pratique, sont bien autrement efficaces que les fumigations désinfectantes, que ces approvisionnements de substances prétendues spécifiques, en un mot, que ces mille puérilités qui ont eu cours sous nos yeux, à l'époque de l'épidémie du choléra (1).

(1) En traitant de l'hygiène de la première enfance, nous n'avons point eu l'occasion de parler de la *vaccine*, dont les bienfaits ont surmonté tous les préjugés. C'est ici le lieu d'en dire quelque chose. On peut dire à présent que c'est un des premiers *devoirs* des pères de famille d'y faire participer leurs enfants. La vaccine, dit M. Bousquet, en écartant la petite-vérole, écarte un des écueils les plus funestes à l'enfance ; elle prolonge donc l'existence en général, et elle ménage une longue vie à ceux qui, doués d'ailleurs d'une bonne organisation, n'avaient à redouter que cette cause de mort à l'entrée de leur carrière.

CHAPITRE II.

Des qualités de l'air dépendantes de la température et de l'hygrométrie; des saisons : hiver, printemps, été, automne. — Des vicissitudes atmosphériques. — Influences météorologiques : lumière, électricité, etc.

La puissance que l'air atmosphérique exerce sur nous ne conserve pas toujours le même caractère, et les variations qu'elle est susceptible de subir se rapportent à quatre modes généraux ; chacun d'eux est lié à une combinaison particulière des qualités physiques de l'air, considéré, à la fois, comme corps froid ou chaud, et comme corps sec et humide. Ainsi, de l'air froid et sec, de l'air chaud et sec, de l'air chaud et humide, de l'air froid et humide, émane une influence d'une nature spéciale, et dont le pouvoir sur nos organes est très-différent. Il faut faire attention, a dit Hippocrate, aux qualités de l'air, et observer s'il est chaud ou froid, grossier ou subtil, humide ou sec, et comment il varie dans ses différentes qualités. Il faut que l'expérience nous instruise des différents effets de ses variations; et si l'on veut faire quelques progrès dans l'art de guérir les maladies, il est absolument nécessaire d'avoir toujours égard aux saisons de l'année, qui diffèrent si fort les unes des autres, et qui, en conséquence, opèrent tant de changements sur les corps (1).

Le lecteur comprendra facilement, d'après les principes posés dans notre introduction, que nous ne pourrons, dans ce chapitre, épuiser tout ce que nous avons à dire des saisons. Ces dernières, en modifiant plus profondément que les autres agents physiques les fonctions de l'économie, tiennent sous leur dépendance et diversifient les applications générales de l'hygiène. C'est pour cela que nous devrons encore rencontrer les saisons sur notre passage, soit à propos des vêtements, soit à propos de l'alimentation. Nous traiterons, en ce lieu, des qualités de l'air dépendantes soit de la température, soit de l'hygrométrie des saisons.

1° De l'air froid et sec, froid et humide (hiver).

L'air est sec et froid, quand le thermomètre approche du terme où l'eau se congèle ; cette température est propre à l'hiver, dans nos

(1) *De morb. vulg.*, lib. VI.

climats et aux régions boréales. Cette constitution atmosphérique, qui tend à soutirer le calorique à nos organes, apporte des changements notables dans leur manière d'être et leurs mouvements; ces phénomènes sont faciles à apprécier, et peuvent se résumer en peu de mots. Les fonctions d'hématose, ou de sanguification, enrichies par un air plus condensé, sont beaucoup plus actives, le sang artériel devient plus abondant. De là, le point de départ d'une stimulation énergique de toutes les fonctions; une alimentation copieuse et succulente satisfait alors avec peine aux exigences, toujours renaissantes, des fonctions nutritives. Les excrétions diminuent beaucoup pendant le froid sec; il semble alors que les molécules nutritives séjournent plus longtemps dans le fluide sanguin, qui se trouve ainsi doublement riche. Sanctorius a prouvé, d'ailleurs, par ses expériences, que le corps, pendant l'hiver, devenait plus lourd à la balance. La constitution froide développe les forces toniques de tout le système.

Mais cette action du froid n'est fortifiante que pour les personnes qui se nourrissent bien, qui prennent habituellement des aliments substantiels, qui se couvrent de vêtements chauds, en un mot, qui ont un grand fonds de vigueur; mais sur les individus mal nourris, mal vêtus, déjà affaiblis, le froid ne produit plus ses effets salutaires; il dérange, au contraire, l'ordre de tous les mouvements organiques, il pervertit l'exercice de toutes les fonctions assimilatrices, ce qui amène bientôt une détérioration de toutes les parties vivantes (1). C'est pour cette raison que l'hiver est la saison meurtrière pour l'indigence. Le froid, au lieu d'être pour elle un bon modificateur, devient une cause aggravante de maladies. L'hiver, dit Zimmermann, est, en gériral, une saison saine, quand on a de bons habits et bon feu. Il en est de même des vieillards, quand la fonction de calorification est affaiblie; dans les hôpitaux qui leur sont consacrés, on observe toujours une coïncidence marquée entre l'abaissement de température et l'élévation du chiffre des maladies aiguës, dont les cinq sixièmes sont des pneumonies.

Que les personnes riches n'oublient pas non plus, que, loin de tirer profit pour leur santé des bénéfices de l'hiver, elles obtiennent des résultats opposés, si elles usent trop largement des avantages attachés à leur position, à leur fortune. La constitution froide de l'hiver amène un état prononcé de pléthore; à la suite

(1) Barbier, *Traité d'hygiène*, etc., p. 75.

d'un froid sec, continu, violent, il existe, en général, chez tous les individus, une prédisposition à la fièvre inflammatoire, aux phlegmasies, aux hémorrhagies actives. C'est une raison pour ne point trop céder aux amorces de l'intempérance, pour éviter ces festins coup sur coup, que l'hiver semble ramener d'une manière périodique, et qui surchargen tencore le système circulatoire. Qu'on n'oublie point non plus, que l'exercice journalier est de toute rigueur, lors même que la saison ne vous y convie pas. Ici encore les sensations sont trompeuses, et il faut bien se garder d'y obtempérer absolument : l'hiver vous porte à la bonne chère qui augmente la pléthore, et vous sollicite au repos qui est dangereux; l'hygiène vous commande de ne point trop accorder à l'une, et d'accorder plus à l'autre. Il ne faut point perdre de vue que si, avec une tendance prononcée à la constitution sanguine, avec une tension générale de tous les organes, on échappe quelquefois aux maladies de l'hiver, la venue du printemps ne vous laissera pas en repos. Cette saison, en exaltant les forces vitales, provoquera l'effervescence presque fébrile de l'élément inflammatoire, préparé par la saison d'hiver; c'est ainsi qu'il y a une sorte d'enchaînement pathologique entre les saisons, comme nous l'avons vu exister entre les maladies des divers âges.

Les saisons sont solidaires les unes des autres; les maladies régnantes de l'une s'expliquent par les intempéries antérieures. C'est un grand principe, que l'observation médicale constate journellement. Il ne faut pas perdre de vue que l'insuffisance de l'alimentation aide puissamment aux funestes effets du froid. On doit éviter aussi dans cette saison les excès alcooliques ; ils sont alors doublement dangereux. Voici la manière dont on l'explique : l'alcool se trouvant mêlé au sang exerce son influence sur tout l'ensemble du système nerveux ; mais cette action ne peut durer longtemps, parce qu'il est incessamment éliminé par les reins et la peau. Toute condition susceptible de déprimer concurremment le système nerveux doit donc avoir pour résultat de rendre l'intoxication alcoolique plus profonde et plus grave ; toute condition susceptible de diminuer ou d'enrayer les sécrétions, doit donc aussi avoir pour résultat de faire séjourner l'alcool dans les tissus et de rendre l'intoxication alcoolique plus lente à se dissiper et peut être même mortelle. Or, le froid jouit à un haut degré de la double faculté d'hyposthéniser le système nerveux, et, en enchaînant l'influx nerveux, de suspendre les sécrétions.

2o De l'air froid et humide, de l'automne.

L'air froid et sec agit sur nous comme tonique et stimulant; l'air froid et humide est un agent doué de propriétés différentes. On sait, d'ailleurs, combien la qualité froide de l'air nous impressionne douloureusement, quand ce fluide est chargé d'humidité; les molécules aqueuses qu'il recèle, en s'appliquant intimement sur la surface vivante, rendent le froid plus pénétrant. Le mode irrégulier d'exercice que suivent, dans un air froid et humide, la digestion, la circulation, les sécrétions, en un mot l'ensemble des actes de la vie assimilatrice, ne tarde pas à opérer une mutation profonde dans les corps vivants; aussi, lorsque cet état du fluide atmosphérique devient stationnaire et permanent (fin de l'automne, hiver), toutes les parties vivantes subissent peu à peu une modification, ou plutôt une altération dans leur complexion intime; tous les individus acquièrent, en peu de temps, une constitution organique que nous ne chercherons pas à signaler par des attributs extérieurs, mais que nous indiquerons comme une manière d'être qui prédispose le corps aux fièvres muqueuses, adynamiques, ataxiques, aux affections catarrhales scorbutiques, aux rhumatismes, aux engorgements atoniques des viscères, aux hydropisies. Tous les médecins observateurs signalent l'air froid et humide comme une circonstance active très-malsaine, comme une cause puissante, qui contribue singulièrement à multiplier les affections morbifiques; ils remarquent aussi que les maladies aiguës se développent alors d'une manière insidieuse, qu'elles cachent un danger pressant, par le peu de vivacité des symptômes, que les mouvements critiques sont nuls ou peu apparents. Or, tous ces phénomènes dépendent de la disposition organique que le corps prend, sous l'empire d'un air froid et humide (1). Sanctorius a constaté que le poids réel du corps était plus fort, par un temps humide; ce qui est l'inverse de ce qu'il a observé dans un temps sec.

Nous avons rattaché cette qualité de l'air à la saison d'automne, parce qu'elle lui est particulièrement propre. Il est vrai d'ajouter que d'autres causes d'affaiblissement sont inhérentes à cette saison. Ainsi, la chute de la chaleur, la nébulosité du ciel, le décroisse-

(1) Barbier, *Traité d'hygiène*, etc., t. I, p. 145.

ment des jours, les sensations pénibles à la vue du dépérissement de la nature, suppriment brusquement de nombreux agents d'excitation ; le sol est jonché de débris organiques, et il s'opère, dans la nature, un mouvement général de décomposition putride. L'usage des fruits, si commun pendant l'automne, relâche de son côté les organes gastriques, et accumule dans la masse de nos fluides une grande quantité de sucs fermentescibles. Sous ces influences délétères, les maladies automnales deviennent réellement très-graves. Après avoir énuméré les propriétés d'un modificateur aussi nuisible, l'hygiène doit prescrire de s'en garantir à tout prix.

Comme, en automne, l'activité vitale est compromise par un affaiblissement radical, une nourriture tonique et même stimulante nous paraît mieux appropriée qu'en hiver; on doit alors aussi rechercher quelques plaisirs et quelques distractions. En automne, l'hygiène agissant à l'aide de l'alimentation doit être *réparatrice*, pour se conformer à la nature du phénomène le plus général qu'on observe dans cette saison, et qui est le *dépérissement*. En effet, tous les êtres vivants témoignent de l'universalité de ce fait: les végétaux se fanent et perdent leurs feuilles; les fruits de la terre, dont on ne tire aucun parti, tombent et se pourrissent ; les animaux et l'homme languissent comme les végétaux, et leurs humeurs ont une facile tendance à dégénérer. C'est par le même motif que toutes les influences débilitantes doivent être évitées ; nous avons cru remarquer que les excès vénériens étaient beaucoup plus nuisibles en automne que dans toute autre saison.

L'air froid et humide tire aussi ses dangers de certaines circonstances atmosphériques jusqu'ici mal appréciées, telles que les *brouillards*. Il existe dans la science quelques faits directs propres à donner crédit aux préjugés populaires touchant la nocuité des brouillards. Il y a six ans, M. de Gasparin a communiqué à l'Académie des sciences des observations sur certains brouillards et certaines rosées qu'il a fait recueillir et condenser avec soin ; l'analyse chimique en aurait extrait des matières particulières très-nuisibles à la santé, qui même auraient donné la mort à des moutons. Un chimiste italien, M. Malagutti, aurait fait des observations analogues. Les brouillards peuvent être les véhicules de certaines épidémies. On doit les traverser, en se conformant aux préceptes que nous avons déjà donnés à propos des miasmes des marais.

Mais nous sommes loin d'en avoir fini sur l'influence de l'humidité, nous y reviendrons au sujet de l'air chaud et humide, et surtout en traitant des habitations.

3° De l'air sec et chaud (chaleur, été).

L'air sec et chaud peut être considéré comme un fluide rempli de principes excitants, qui tendent à pénétrer tous les organes, qui en aiguillonnent les fibres, qui produisent un état permanent d'excitation dans le système vivant. Par cette température, le poumon reçoit, sous un volume donné, un air plus dilaté, un air plus rare et plus léger, qui contient moins de matériaux respirables que l'air froid. Ce dernier, comme nous l'avons vu, est plus dense et spécifiquement plus pesant. L'air sec et chaud stimule tous les organes, accélère leurs mouvements, augmente la circulation artérielle et capillaire. La respiration est plus fréquente, la transpiration plus active. Le sang, sous cette température, perd alors plus de carbone et reçoit plus d'oxygène : nous verrons plus tard quelles conséquences importantes découlent de ce fait, à l'égard de l'alimentation.

Ces propriétés de l'air sec et chaud en signalent les applications comme agent hygiénique ou médicinal. Un séjour continuel dans un air sec et chaud, comme nous le verrons plus loin (voy. CLIMAT), est un moyen utile, efficace dans les affections scrofuleuses, dans les engorgements lymphatiques, dans toutes les maladies chroniques avec pâleur, relâchement et mollesse des chairs, langueur des fonctions. Dans les convalescences des maladies aiguës, ou chroniques, l'intervention de cet agent est aussi fort avantageuse ; sous son influence, la digestion, la circulation, la respiration, les sécrétions deviendront plus actives. Car, chose remarquable et facile à constater, pendant les constitutions atmosphériques sèches et chaudes, les personnes molles, d'une complexion lymphatique, ont plus d'appétit, digèrent mieux, acquièrent de l'embonpoint. Il semble, comme le remarque Barbier, que l'influence excitante de l'air sec et chaud, élève, chez elles, la vitalité de tous les appareils organiques au degré convenable, pour que leur action soit plus régulière ; elle établit dans les fonctions nutritives de leur économie un mode plus favorable d'exercice.

Régime de l'été.— La nourriture doit être, en général, moins solide en été, *molliores cibi*, selon Hippocrate. Nous pensons, comme plusieurs anciens hygiénistes, que l'usage pour aliments des jeunes animaux, peut être permis; mais que le gibier, les viandes des animaux exercés, doivent être rejetés loin de l'été. Dans cette saison, l'alimentation doit être subordonnée à l'ordre bienfaisant de la Providence, qui couvre la terre de légumes et de semences fraîches et tendres. Il est bon aussi de ne point trop céder à cette fausse sensation d'inappétence, qu'on éprouve généralement pendant les fortes chaleurs; il faut manger avec mesure, pour mieux résister aux atteintes de la chaleur. On facilite l'expulsion du calorique animal, 1° en satisfaisant la soif, à l'aide de boissons rafraîchissantes abondantes; elles fournissent des matériaux à l'évaporation cutanée et pulmonaire, sécrétions qui, comme nous le verrons plus tard (Voy. Boissons), ont principalement pour usage de débarrasser l'économie de l'excès de calorique qu'elle peut contenir. Mais il faut se garder, comme cela arrive fréquemment à trop de personnes, pendant les fortes chaleurs, de faire une sorte de débauche d'eau, si l'on peut s'exprimer ainsi. L'estomac distendu, et comme noyé, contribue beaucoup alors à faire perdre la sensation d'appétit. 2° En prenant un peu d'exercice musculaire, on agit à peu près de la même manière. Lorsque j'ai habité des pays chauds, dit le docteur Londe, j'ai remarqué que si, contre l'avis des gens du pays, je déterminais par des exercices, pris même en plein jour, une abondante exhalation cutanée, je faisais disparaître cette difficulté de respirer et cette pléthore passagère que produit un excès de calorique (1). Il est inutile d'ajouter qu'on doit faire usage de bains frais, et porter des vêtements légers et d'une couleur claire. Dans les contrées comme dans les saisons très-chaudes, l'homme doit apporter une grande somme de modération, soit dans la pratique de ses plaisirs, soit dans l'exercice de ses passions. L'excitation incessante, transmise au cerveau, par les papilles nerveuses des grandes surfaces de rapports, qui sont sans cesse excitées par la chaleur du milieu ambiant, sur-stimulent le système nerveux, et déterminent de violentes réactions sympathiques. On sait que les névroses, le tétanos, le trismus des mâchoires, les coliques et les vomissements nerveux, l'oppression, la forme ataxique et adynamique, se montrent très-souvent dans les contrées équatoriales.

(1) *Ouvr. cité*, t. II, p. 292.

4° De l'air chaud et humide (commencement du printemps et de l'automne).

Dans l'air chaud et humide, le calorique s'est combiné avec les molécules aqueuses, suspendues dans le fluide atmosphérique ; l'air se trouve alors rempli d'une vapeur tiède, qui entoure tous les corps qui y sont plongés. Cette constitution atmosphérique frappe toutes les fonctions de l'économie de débilité : la digestion languit, le pouls est mou, moins vif, moins fréquent, la respiration moins active. Il paraît que, par un temps chaud et humide, les molécules du chyle s'assimilant plus lentement au sang, la composition de cette chair coulante est moins parfaite ; elle est d'une nature moins concrescible, elle se sépare aussi avec plus de peine. Les praticiens observent, que les saignées doivent être alors moins copieuses et moins répétées. Cela tiendrait-il à ce que le sang et la masse des humeurs sont plus surchargés de molécules aqueuses? Les faits suivants tendraient à le faire penser. L'abbé Fontana, après s'être promené quelques heures en plein air, par un temps humide, pesait quelques onces de plus qu'auparavant. Keil cite un jeune homme qui, se trouvant accablé de besoin et de fatigue, passa une nuit à l'air humide ; le lendemain, son corps avait absorbé dix-huit onces d'humidité (1).

Une grande partie des moyens préservatifs, applicables à l'air chaud et humide, a été indiquée dans le chapitre qui précède, à propos de l'habitation dans les pays marécageux.

La nature des changements organiques, que détermine dans l'économie animale l'air chaud et humide, nous fait entrevoir que son influence peut être utile, chez les personnes d'un tempérament très-sanguin, où les propriétés vitales sont en éréthisme. Cette constitution tempère la violente agitation du sang. Ces vues doivent guider le médecin, chargé, par une famille, de la mission difficile, d'enrayer, chez un jeune sujet, les développements d'une phthisie inflammatoire ; d'une fièvre consomptive chez des individus, que l'on caractérise, dans le langage médical, en disant que leur fibre est trop sèche, leurs solides sont trop tendus, leur sang est trop chaud. Il n'est point douteux, que l'influence relâchante d'un air chaud et chargé de vapeurs, longtemps prolongée, ferait acquérir à l'économie animale une nouvelle disposition, qui diminuerait les accidents

(1) *Statique des végétaux et des animaux*, t. 1, p. 312.

de la maladie (Voy. CLIMAT). Nous n'avons pas besoin d'ajouter que cette constitution de l'air est contraire aux tempéraments lymphatiques, aux personnes affaiblies, etc.

Nous terminerons par une réflexion importante ce que nous avons dit de chaque saison en particulier. On voit dans tout son jour, par l'observation des saisons dans les climats tempérés, qu'elles sont en commerce réciproque et s'entre-croisent bien réellement, aux deux extrémités de leur évolution. Le printemps, à son entrée, s'unit au froid de l'hiver, et s'incorpore avec son humidité et ses vicissitudes; vers le déclin, à mesure que l'été approche, le froid diminue, et cède la première place à la chaleur. L'été, de son côté, n'est bien pur, c'est-à-dire, chaud, égal et sec, que vers son apogée ; au commencement et à la fin, il est altéré par l'humidité et les vicissitudes de l'automne et du printemps. En automne, l'influence estivale se révèle par la chaleur de sa première période, et le pressentiment de l'hiver, par le froid de la période de son déclin; l'hiver enfin, n'est libre de son mélange qu'au milieu de sa course; car dans le premier temps, il s'allie avec l'humidité et les vicissitudes de l'automne, et à la fin de son règne, avec l'humidité et les vicissitudes du printemps (1). Ces faits doivent nous faire comprendre de quelle importance il est pour nous de ménager, dans notre manière de vivre, des transitions douces, en harmonie avec celles qui s'opèrent mutuellement dans les saisons. Il faut, par exemple, que la fin de l'automne nous trouve tout préparés à subir les rigueurs de la saison de l'hiver; que la fin du printemps nous dispose à affronter les chaleurs de l'été, etc. Le plus sûr moyen d'y parvenir, c'est d'éviter les écarts dans la manière de se diriger.

Nous ajouterons ici une remarque importante, sur laquelle nous avons l'habitude d'insister beaucoup dans nos leçons cliniques : c'est qu'il ne faut pas prendre pour guide, pour les époques des quatre temps de l'année, les règles tracées par le Bureau des longitudes. Ainsi le printemps, au lieu de dater du 21 mars, comme l'indique l'almanach, doit compter, pour le médecin, environ un mois plus tôt, car c'est alors que l'influence de cette saison commence à se faire sentir. Le même raisonnement peut se tenir pour les autres temps, ce qui réduit, en définitive, notre année médicale à des règles assez fixes, en devançant toujours d'un mois les saisons conventionnelles. Dans l'année médicinale de Grimaud, les saisons se comptent

(1) Fuster, *Ouvr. cité*, p. 503.

différemment que dans l'année ordinaire ; dans l'année médicinale, le printemps débute vers le 12 février, l'été en mai, l'automne vers le 12 août. Toutefois, il est rare d'observer, chez nous, des maladies purement de saison, à cause de l'irrégularité de celles-ci, qui se compliquent toujours plus ou moins d'intempéries.

Nous reviendrons, en traitant de l'ALIMENTATION, sur le régime particulier au printemps, qui réclame certains détails, dans lesquels nous ne pouvions entrer encore.

5° Variations de l'air et vicissitudes atmosphériques.

L'air étant, en général, toujours plus humide le soir que dans les autres parties de la journée, il est dangereux de s'y exposer, surtout en certains endroits ; car cette humidité du soir, qu'on appelle le *serein,* n'est autre chose qu'une vapeur légère qui se condense et se résout en eau. Il est aussi dangereux de s'exposer à l'air du soir, dans les pays chauds, parce qu'il est chargé d'humidité, à proportion de la chaleur qu'on a éprouvée durant la journée. On apprécie mieux, sous les tropiques, que dans nos climats, les grands effets de l'évaporation nocturne ; chez nous, les phénomènes hygrométriques apparaissent en petit. D'après les remarques de M. de Humboldt, les savanes (prairies) entre le Missouri et le Mississipi, sous l'influence de l'action solaire, s'échauffent presque autant que les sables des déserts. Pendant la nuit, les feuilles membraneuses, lancéolées et aiguës des petits monocotylédonés, leurs chaumes triés, minces, leurs épillets, souvent portés sur des pédicelles, rayonnent vers les espaces célestes, et ont un pouvoir émissif extraordinairement grand ; c'est une cause frigorifique très-puissante.

Les personnes nerveuses, sujettes à des névralgies, doivent surtout éviter l'air du soir. Le temps de la journée, durant lequel l'air est le plus salubre, est le matin ; c'est aussi celui qu'il convient de faire respirer aux convalescents, aux infirmes, aux valétudinaires. Nous reviendrons sur cela, en traitant des exercices.

De toutes les vicissitudes atmosphériques, celle *du chaud au froid,* est la plus funeste à la santé, celle qui détermine le plus grand nombre de maladies. Elle est la cause la plus ordinaire des rhumatismes, des pleurésies, des fluxions de poitrine, des diarrhées. C'est elle qui moissonne surtout les vieillards.

La vicissitude du froid au chaud est moins nuisible que la précédente ; mais, dans quelques cas, lorsque la différence des degrés est notable, on voit survenir des accidents très-graves. Des personnes qui, après un repas copieux, et par un temps de gelée, étaient allées s'enfermer dans une salle de spectacle, ou dans un café chauffé par des poêles, et par la présence d'un grand nombre d'individus, furent saisies de congestion cérébrale, d'hémorrhagies pulmonaires, etc.

L'influence du froid dans l'atmosphère, qui est sans doute la cause principale des attaques d'apoplexie de l'hiver, détermine rapidement cette maladie, lorsque le froid agit subitement sur un sujet sortant d'un lieu chaud et pendant la digestion : dans ces cas la circulation diminue rapidement par l'influence subite et sédative du froid dans les capillaires des parties intérieures du corps et des poumons ; il en résulte une pléthore indirecte pour les organes profonds, d'autant plus prononcée qu'elle trouve dans un état de stimulation considérable tout l'appareil circulatoire et le cerveau lui-même.

Il est de notre devoir, à ce propos, de nous élever contre un préjugé qui a généralement cours dans les familles, et qui est, dans quelques circonstances, fort dangereux. Les personnes étrangères à la médecine, pensant que dans le cas de refroidissement du corps, c'est la matière elle-même de la transpiration qui se porte sur les organes intérieurs, font leur possible pour rappeler les sueurs à la peau. Dans ce but, elles mettent souvent en usage des boissons échauffantes à l'intérieur, oppriment le patient sous un poids énorme de couvertures. Tous ces moyens, loin de soulager les organes intérieurs enflammés, loin de ramener la transpiration, augmentent l'état congestif interne : le malade expire plutôt que de suer. L'aveugle application de cette médecine domestique, doit être, sinon entièrement proscrite, du moins, réservée pour les cas *de simples courbatures*. Dans les fluxions de poitrine, on doit s'en abstenir, et réclamer de suite les moyens rationnels de l'art proprement dit. Nous reviendrons, à la fin de ce chapitre, sur les vicissitudes atmosphériques, inhérentes aux localités, et contre lesquelles les personnes délicates doivent se prémunir.

Des vents. — Dans l'état actuel de la science, il est impossible de déterminer si les vents, qui ne sont autre chose que l'agitation du fluide atmosphérique, exercent une autre action sur l'économie que celle qui découle des propriétés de l'air, que nous avons décrites plus haut. Ont-ils une action spécifique ? Quelques faits feraient incliner à des doutes à cet égard : on a cité un grand nombre d'exemples d'épidémies qui se sont développées pendant que les vents soufflaient dans des directions opposées; mais, cependant, les vents qui soufflent dans les contrées méridionales exercent une influence non douteuse ; tels sont : le *sirocco*, en Italie, le *chamsin*, en Égypte, le *samnioum*, dans le désert; entre Bassora et Bagdad, l'*harmattan*. Quelquefois, au contraire, ils paraissent avoir une action salutaire. On a dit que quand le *chamsin* devient impétueux, en Égypte, la peste disparaît; l'*harmattan* dissipe les épidémies de petite vérole, ou les autres affections qui règnent épidémiquement. Ce dernier vent est doué d'une propriété anti-hygrométrique, surprenante; tout se dessèche sous son souffle puissant.

Mais ce que nous pouvons le mieux apprécier, dans nos climats, c'est l'influence du vent du nord sur la santé, et particulièrement sur le développement des affections de la poitrine. Nous avons vu, souvent des personnes qui jouissaient habituellement d'une bonne santé, devenir sujettes à des rhumatismes, à des maux de gorge, à des catarrhes pulmonaires, parfois même, devenir phthisiques, après avoir habité quelque temps un appartement exposé au nord. Les individus qui ont la poitrine délicate, les rhumatisants, doivent surtout rechercher une exposition tournée vers le midi ou l'ouest : c'est un soin plus important qu'on ne le pense.

Nous ajouterons encore une observation importante qui regarde la température relative des villes et des campagnes. La présence d'une population compacte est une cause calorifique puissante ; la densité des habitations fait établir une différence de 2 à 3 degrés entre la température des grandes villes et celle des campagnes (1). Aussi n'est-il point indifférent aux personnes qui sont délicates, qui ont les voies respiratoires susceptibles, d'habiter la ville pendant la saison d'hiver, lors même que d'autres considérations de salubrité plaideraient en faveur d'un séjour prolongé à la campagne.

6° De la lumière ; de son influence hygiénique.

La lumière est un modificateur puissant, qui stimule tous les êtres doués de vie. Son action générale sur les substances organiques peut s'expliquer par une action chimique : le dégagement de

(1) Voy. Foissac, *Traité de météorologie*, etc., *appliquée à la médecine*, t. I, p. 230.

l'oxygène de ses combinaisons et sa volatilisation. Là, en effet, où la lumière est vive et abondante, le carbone, l'hydrogène, restent en plus grande proportion que dans les lieux où la lumière est faible et peu énergique. Ainsi s'explique, dans les végétaux, l'exhalation de l'acide carbonique pendant la nuit plutôt que pendant le jour, la prédominance des parties inflammables, des odeurs, des saveurs, des couleurs diverses. C'est la lumière qui, dans les régions tropicales, détermine la brillante coloration des êtres vivants, qui les peint, en quelque sorte, de ces nuances si vives, si variées. On comprend, par là, comment, toutes choses égales, d'ailleurs, un séjour prolongé dans l'obscurité produira la décoloration du sang, la pâleur des tissus, l'albinisme, ou bien encore l'accumulation de la graisse dans l'économie ; comment, au contraire, une lumière habituellement vive favorisera la coloration foncée du pigmentum cutané, la formation des éphélides. La lumière, en un mot, détermine, par l'abondance de son rayonnement, la constitution propre au tempérament bilieux, comme sa privation effectue les dégénérescences propres au tempérament lymphatique. (Voir ce que nous avons dit de ces TEMPÉRAMENTS.)

Du reste, nous devons le dire, on ne connaît point encore toute la part d'influence que la lumière peut exercer sur l'organisation. La belle découverte que l'on doit à M. Daguerre conduira peut-être les médecins à quelques observations imprévues sur ce point d'étiologie : c'est ce que Double a fait pressentir, dans son beau rapport lu à l'Institut. « Suivant M. Daguerre, les heures du matin et les heures du soir, également éloignées de midi, et correspondant, dès lors, à de semblables hauteurs du soleil au-dessus de l'horizon, ne sont pas cependant également favorables à la production des images photographiques : ainsi, dans toutes les saisons de l'année et par des circonstances atmosphériques exactement semblables, l'image se forme plus promptement à sept heures du matin, par exemple, qu'à cinq heures de l'après-midi ; à huit heures qu'à quatre ; à neuf heures qu'à trois heures. Il n'est point de pure curiosité, ce rapprochement que nous avons eu hâte de consigner ici. L'action chimique de la lumière pourrait bien n'être pas non plus étrangère à ces faits d'invasion et d'exacerbation de certaines maladies, à des heures différentes de la révolution diurne. Le corps humain est très-sensible, et surtout il est autrement sensible que les instruments les plus précis, les plus délicats de nos collections de physique. »

Une chose digne encore de remarque, c'est que sur vingt malades qui meurent, les deux tiers, au moins, expirent à l'entrée de la nuit ou durant la nuit. Mais nous pensons que la lumière, seule, par son plus ou moins d'éclat ou son absence, ne peut rendre raison de ces remarquables phénomènes physiologiques. Les accès des maladies correspondent, par rapport à l'intensité des symptômes ou leur rémission, aux quatre points cardinaux. Ces changements paraissent dépendre des altérations du mouvement diurne, analogues aux marées, qui sont produites par les secrètes affinités des planètes : le magnétisme et l'électricité sont alors manifestement en jeu.

La clinique nous enseigne que les maladies de nature inflammatoire s'exaspèrent pendant le jour, tandis que le soir, leurs symptômes s'adoucissent. C'est le contraire pour les affections de nature catarrhale.

Nous devons donc rechercher, au lieu de le fuir, le contact bienfaisant de la lumière ; nous devons lui donner un large accès dans nos demeures. On ne peut mieux comparer qu'aux phalènes nocturnes, les hommes qui s'étiolent dans les travaux sédentaires, au sein de logements resserrés et de rues étroites : comme les insectes qui vivent dans la terre ou dans le bois, ils sont décolorés et languissants. Les personnes pâles, lymphatiques, ont particulièrement besoin de respirer un air libre et traversé par les rayons directs du soleil. Il en est de même des enfants qui ne se développent pas ; chez eux, souvent, cet arrêt de développement s'explique par la privation de la lumière. Il ne faut point oublier que les expériences ingénieuses d'Edwards ont démontré que l'obscurité, au sein de laquelle étaient tenus certains animaux inférieurs, les empêchait de parcourir les phases de leur développement. L'absence de la lumière se trouve, presque toujours, associée à un modificateur nuisible, l'humidité, comme nous le verrons plus loin.

7° De quelques influences météorologiques et sidérales.

Nous sommes bien loin du temps de l'astrologie judiciaire ; nous avons fait justice de bien des fables absurdes, concernant certaines influences sidérales. Mais nous sommes allés, peut-être, un peu trop loin aussi dans notre doute : il est, sous ce rapport, des choses inexplicables, mais que l'on peut rationnellement admettre. Dans le plan vaste et régulier du système du monde, le soleil et les planètes agissent sur l'atmosphère et sur les corps qui y sont plongés, non-seulement par leurs qualités appréciables, telles que le calorique et la lumière, mais encore par certaines affinités occultes, comme l'électricité et le magnétisme. On sait qu'une des plus grandes et des plus sublimes idées de Kepler, est celle qui fait du soleil un foyer magnétique, dont la force retient et dirige les sphères planétaires. Notre globe, d'après une foule de phénomènes magnétiques qu'il présente, est peut-être un aimant d'une très-grande étendue, que magnétise sans cesse le soleil, qui en est magnétisé et électrisé à son tour. Au lieu de nier, faisons preuve de ce savoir de *l'ignorance qui se connaît,* comme parle Pascal, confessons notre insuffisance actuelle, pour nous rendre compte de l'action sur l'homme, d'une foule de modificateurs qui ne sont que l'irradiation des plus grandes lois cosmologiques, dont le secret nous est voilé.

La récente découverte de l'*ozone*, ou de l'oxygène électrisé positivement, est venue confirmer l'influence que les impondérables exercent sur notre organisme. Sa présence neutralise les miasmes putrides; sa disparition ou son insuffisance donne de l'essor aux affections de nature miasmatique (choléra, fièvres intermittentes). Cet agent singulier entre d'ailleurs dans les conditions générales de la salubrité : ainsi il se trouverait en quantité normale aux bords de la mer, dans les lieux où l'on respire les émanations balsamiques des végétaux, lieux où l'on est vivement influencé par le soleil.

Quant à l'action de l'électricité, elle ne peut être révoquée en doute. Aux approches des orages on éprouve une gêne souvent considérable de la respiration, avec une irritabilité générale ; indépendamment de la pression atmosphérique que nous avons étudiée, qui joue son rôle dans la production de ces phénomènes, l'électricité y joue le sien. Nous avons assez souvent, dit un médecin doué de connaissances étendues en physique, suivi la marche du baromètre, dans cette circonstance, pour nous convaincre que le phénomène dont nous parlons est indépendant des causes qu'on lui assigne et qu'il résulte de l'influence de l'électricité (1). On voit dans l'ouvrage de Bertholon, sur *l'électricité du corps humain,* des tables dressées à l'occasion d'un maniaque, durant une année entière, qui prouvent évidemment combien les maladies nerveuses sont soumises à l'influence électrique.

La lune a une influence marquée sur la périodicité des maladies, de même que sur les crises, ainsi que l'avaient déjà observé Hippo-

(1) Guérard, *Dictionnaire de médecine*, art. *Électricité*.

crate et Galien. C'est aux équinoxes que les maladies aiguës, se manifestent, deviennent épidémiques ou acquièrent plus de violence. Les intempéries de l'air ne peuvent seules rendre raison de ces faits.

CHAPITRE III.

Des habitations. — Lieux, exposition. — Du méphitisme des habitations: miasmes animaux, exemples. — Des habitations humides, influence générale de l'humidité sur l'organisme.

Quoique déjà, à plusieurs reprises, nous ayons indiqué les circonstances qui rendaient les habitations insalubres, néanmoins nous n'aurions accompli qu'une moitié de notre tâche, si nous ne développions davantage cet intéressant sujet. Outre les lacunes qui nous restent à combler, nous pouvons présenter les considérations qui vont suivre comme la conclusion naturelle de tout ce que nous avons dit précédemment, car les habitations nous défendent des influences de l'atmosphère et sont un puissant moyen de modifier les qualités de l'air. La santé ne dépend pas moins des eaux dont on fait usage et des lieux que l'on habite, que des aliments dont on se nourrit. Bien plus, les substances nutritives, les meilleures, ne peuvent nous préserver des maladies dans un pays malsain, au lieu qu'on peut se porter très-bien, en usant de nourriture moins bonne, dans un pays qui jouit de la salubrité et qui fournit de bonnes eaux. On comprend de suite combien le choix des lieux est important pour établir les habitations, mais malheureusement c'est la chose à laquelle on songe le moins. L'homme, dit le docteur Londe, est presque toujours déterminé, dans le choix des lieux propres à son habitation, par des motifs étrangers à la salubrité. La fertilité du sol fixe les regards de l'agriculteur ; l'industriel porte les siens vers les points propres à établir des relations commerciales ; l'artiste et le savant viennent faire valoir leurs talents dans le lieu où se trouve le plus de monde propre à les apprécier ; mais dans bien peu de cas, l'homme est dirigé par l'intérêt de sa santé (1). Tel individu eût joui d'une santé ferme

(1) *Traité d'hygiène*, t. II, p. 407.

et constante, s'il eût vécu dans un pays, au milieu d'un site adapté à sa constitution, à son tempérament, qui traîne une vie languissante et maladive, dans les lieux où le hasard et la nécessité l'ont primitivement enchaîné.

Il est certain, par exemple, que des sujets mous, lymphatiques, bouffis, en passant dans un pays élevé et sec, éprouveraient une mutation profonde dans leur manière d'être. Il est certain, d'autre part, que des sujets desséchés, d'une complexion irritable, spasmodique, chez lesquels le sang est vif et prompt, épouveraient une amélioration sensible dans leur état, en séjournant dans un lieu abaissé et modérément humide. Ces propositions découlent des qualités bien connues des pays secs et élevés, et de ceux qui sont bas et humides. Entre ces localités, qui représentent les deux extrêmes, d'autres se rencontrent à l'infini, qui par des gradations ménagées, s'adaptent et correspondent à la variété infinie des constitutions. Il serait plus facile à l'homme, qu'on ne le croit, de rencontrer des lieux en harmonie avec sa constitution et son tempérament; mais, il faut l'avouer, l'étude médicale des localités est encore peu avancée.

Une habitation salubre doit, avant tout, reposer sur une couche ferme et compacte du sol. C'est une déplorable habitude parmi nous de construire des quartiers sur un sol qui n'est point *fait* encore, où n'existent ni canaux d'écoulement, ni pentes, où, à côté des constructions nouvelles se trouvent de vastes lagunes creuses qu'on comble peu à peu avec des terrains rapportés. Le sol se fait après les constructions, c'est le contraire qui devrait être. Les matériaux de construction les plus avantageux sont ceux que l'expérience a démontrés à la fois les plus solides et les plus légers, mauvais conducteurs du calorique, mauvais recéleurs de l'humidité. L'orientation varie selon les climats; mais on peut dire qu'en France et dans les régions moyennes l'exposition au midi ou à l'ouest est préférable. Une impulsion en quelque sorte instinctive les fait rechercher par les familles douées de quelque aisance. Outre l'insolation qu'elles fournissent plus amplement, elles donnent lieu à une ventilation plus énergique : les vents d'ouest qui dominent dans nos contrées balayent les miasmes qui se dégagent des cuisines, des lieux d'aisance placés à l'est des demeures le plus ordinairement. Après les places et les quais, les rues larges et longitudinales doivent être préférées. En général on a toujours un grand intérêt hygiénique à fixer ses pénates dans des quartiers reposant sur des surfaces planes, largement aérées et ventilées, où le terrain pour les constructions n'a point été parcimonieusement ménagé, où les cours et les allées n'existent pas de nom seulement. Elle doit se guider d'après les meilleures conditions de lumière, de ventilation et d'assèchement.

La topographie de notre grande cité, les émigrations de sa population vers de nouveaux quartiers témoignent d'un instinct conservateur qui guide les masses et leur fait rechercher les lieux le plus en harmonie avec les nécessités et le bien-être de l'existence. La population lyonnaise, entassée jadis sur les flancs des coteaux des collines avoisinantes, abandonne peu à peu les lieux que l'humidité pénètre, et que l'air et le soleil ne vivifient pas entièrement : *habent sua fata loci.* Elle s'étend vers les régions moyennes et surtout méridionales, où toutes les conditions se trouvent réunies, où l'espace permet aux demeures de recevoir de toute part les influences solaires et lumineuses. La partie moyenne et surtout méridionale de la presqu'île offre les plus heureuses conditions sanitaires : là le sol est depuis longtemps préparé, de larges rues, de vastes cours y rendent la ventilation efficace. L'enfance, comme on peut en faire la remarque en comparant les écoles, y prospère mieux que dans les autres quartiers. Cette zone de la cité a un grand avantage sur la belle et vaste plaine des Brotteaux, en ce qu'elle se trouve mieux abritée des vents froids du nord et des miasmes paludéens. C'est pour cette raison que les affections catarrhales et inflammatoires de l'hiver et les fièvres intermittentes prennent, toute proportion gardée, une plus grande extension dans la région ouest de la ville, où d'ailleurs le sol n'est point entièrement nivelé. Nous mentionnons ces faits qui sont particuliers à toutes les grandes villes pour démontrer surtout que les nécessités hygiéniques sont les causes majeures de la régénération des cités; que les populations avec le temps se laissent guider par elles, comme par des vérités instinctives.

1° Du méphitisme des habitations.

Nous insisterons en ce lieu sur une cause d'insalubrité des habitations, cause occulte de beaucoup de maux pour la famille : nous voulons parler du *méphitisme* des habitations. Un hygiéniste célèbre de notre ville, Sainte-Marie, a donné sur ce point d'excellents détails.

Des produits délétères s'exhalent sans cesse du corps de l'homme par la respiration et par la sueur dans l'état même de la plus parfaite santé (matières organiques). Les vapeurs s'attachent aux vêtements, aux boiseries intérieures, et plus particulièrement aux pierres des murailles, à celles surtout qui sont de nature poreuse ; là elles sont condensées et fixées par l'humidité de la transpiration. Les ventilateurs qui renouvellent l'air sont presque sans effet par rapport au méphitisme des murs ; les vapeurs désinfectantes lavent bien l'atmosphère des souillures dont elle est imprégnée, mais l'infection des murs échappe en général à leur action (1). Nous savons bien que ces faits et ces explications paraîtront subtiles aux yeux de beaucoup de gens, mais si l'on ne peut les expliquer on ne peut non plus les nier.

Quoi qu'il en soit de ces explications, il est certain qu'il existe, suivant l'énergique et pittoresque expression de Moïse, *lepra domorum*, une lèpre des maisons, une lèpre des murs, qui, si elle ne va pas toujours jusqu'à les ronger, n'en est pas moins funeste au point de vue de la salubrité. Le méphitisme des murs résulte de l'accumulation, de l'infiltration des miasmes à la surface et dans les interstices des pierres, du mortier, du plâtre, etc. Il s'y forme, pour ainsi dire, des nids de miasmes qui sont des foyers d'infection et qui agissent comme un poison spécial sur la crase du sang. Une fois qu'ils ont pris droit de domicile, pour ainsi dire, ils persistent avec une opiniâtreté vraiment fabuleuse. Nous citerons des exemples à l'appui :

Sous le ministère de Lamoignon de Malesherbes, le donjon de Vincennes cessa d'être prison d'État. Plusieurs années après leur mise en liberté, d'anciens détenus retournèrent visiter les lieux qui les avaient renfermés ; ils furent frappés d'y percevoir absolument la même odeur que celle qui y régnait lors de leur captivité.

Un médecin, Sainte-Marie, donnait des soins à une personne atteinte d'une affection gangréneuse à laquelle elle succomba. Deux ans après, étant retourné dans la même pièce visiter un autre malade, il retrouva la même odeur gangréneuse, l'odeur *sui generis*.

Il y a quelques années, à Lyon, dans une des salles de la Charité, sévissait une épidémie de fièvre puerpérale très-meurtrière. Quinze ou dix-huit femmes récemment accouchées succombèrent dans l'espace de quelques jours. L'administration s'en émut ; on évacua la salle et on y mit des ouvriers pour la nettoyer. A mesure qu'ils déta-

(1) Sainte-Marie, *Police médicale*, p. 33.

chaient le plâtras des murs et du plafond, c'était une odeur des plus fétides qui se répandait. Nous avons entendu le docteur Polinière, administrateur des hospices, raconter que l'infection était si grande qu'elle l'emportait même sur celle d'un amphithéâtre de dissection. Une fois la salle appropriée, l'épidémie s'arrêta.

D'après ce que nous venons de dire, les inductions sont faciles à tirer : il faut, nous le répétons, pour détruire les miasmes qui causent le méphitisme des murs et des plafonds dans les hôpitaux, les chambres particulières, les alcoves, etc., détacher à certaines époques les vieilles couches de mortier et de plâtre, changer même les pierres vermoulues, suivant la recommandation du législateur hébreu (1). Ces mesures seront très-importantes à prendre, on le comprend, dans une pièce où aura séjourné longtemps un malade affecté de phthisie, de dyssenterie, de cancer, de gangrène ou de toute autre maladie chronique infectante.

Nous savons que Parent-Duchâtelet et Warren ont rapporté des faits établissant l'innocuité des exhalaisons putrides, mais ces faits s'expliquent par la dissipation des matières animales à l'air libre. Au contraire, lorsque les miasmes se produisent dans un milieu clos, limité et sans ventilation efficace, ils développent bientôt dans l'organisation des phénomènes d'intoxication plus ou moins aiguë. L'infection agit-elle à faible dose, elle détermine des effets peu caractérisés qui peuvent échapper à l'observation superficielle, mais qui finissent tôt ou tard par altérer les sources de la vie.

Dans les grandes villes, et surtout dans les anciens quartiers, le méphitisme est endémique ; chacun peut le reconnaître.

Que de maisons dans des rues ou impasses étroites et boueuses, dont les fenêtres s'ouvrent sur des cours si petites qu'elles ressemblent à des puits, où l'air et le jour pénètrent à peine, et dont le fond est plein de débris d'aliments et d'eaux de lavage fétides et croupissantes ! Ce que nous disons là doit surtout se rapporter à certaines rues et à grand nombre de constructions des quartiers Saint-Paul, Saint-Georges, de l'Hôpital et de l'ancien l'Hôtel de ville. Nous connaissons, pour les avoir visités, bon nombre de logements tellement noirs, tellement humides, qu'ils ne conviendraient pas même à des animaux : les matériaux de ces demeures sont vermoulus et pourris. Et dans les maisons, combien de ménages qui ne disposent que d'une seule pièce, petite, humide, basse, obscure, souvent en

(1) *Lévitique*, cap. XVI, vers. 36-45.

contre-bas du sol, ou bien sous le toit, aussi froide en hiver qu'étouffante en été, et qui n'ont pour tout horizon qu'une triste muraille à quelques pieds d'eux ! Il suffit d'avoir pénétré dans l'intérieur d'un de ces logements pour être frappé de l'insalubrité qui y règne : souvent c'est un encombrement occasionné par le linge sale, par les divers objets de la profession et par d'ignobles grabats où s'entassent, se pressent et croupissent des individus de tout sexe et de tout âge ; c'est à peine s'ils ont quelques mètres cubes d'air à respirer. Que de maisons dont les allées servent d'urinoirs, dont l'escalier, et ce qu'on nomme le *carré*, sont toujours recouverts d'immondices et de déjections, et où l'on voit d'étage en étage des latrines toujours ouvertes qui offensent les regards et infectent horriblement !

La structure vicieuse des latrines, la manière déplorable dont elles sont tenues dans la plupart des maisons d'ouvriers, voilà le fléau d'un grand nombre d'habitations privées. Rien de plus délétère et de plus fétide que ces émanations ammoniacales qui irritent les yeux, la poitrine et la gorge. L'acide sulfhydrique, que les vidangeurs appellent *plomb*, produit de très-graves accidents. Mêlé à l'air dans la proportion de 1 pour 100, il tue les chiens les plus vigoureux. Il suffit même de 1 partie de ce gaz sur 299 d'air pour les faire périr en quelques secondes.

Le méphitisme des habitations est un ennemi auquel les familles doivent déclarer une guerre à mort, par leurs habitudes de propreté et en secondant de tout leur pouvoir les prescriptions de l'hygiène publique, qui tend à détruire le fléau par les grands travaux d'assainissement. L'hygiène privée et l'hygiène publique sont toujours solidaires, il ne faut point l'oublier. Les prescriptions élémentaires, exigent que les maisons soient tenues, à l'intérieur et à l'extérieur, dans un état constant de propreté, qu'elles soient pourvues de tuyaux et de cuvettes en bon état pour l'écoulement des eaux ménagères, que les eaux ne puissent séjourner ni dans les cours ni dans les allées, que les loges de portier soient assainies ; que les cabinets d'aisances soient disposés et ventilés de manière à ne pas donner d'odeur, que les tuyaux de chute ne présentent aucune fuite, que l'on ne jette ou ne dépose dans les cours et allées aucune matière pouvant entretenir l'humidité ou donner de l'infection. Le méphitisme des habitations sévit surtout dans les rues étroites qui, par la hauteur démesurée des maisons, deviennent de sombres vallées. C'est le soleil et la lumière qui détruisent principalement le méphitisme. C'est pour cela que les portes et les fenêtres sont aussi les instruments de ventilation les plus naturels et les plus efficaces. Elles mettent le marais aérien de la maison en conflit avec l'air extérieur, dont les courants s'élancent en sens contraire dans les appartements et rejettent au loin les détritus gazeux de la famille. Arrivons maintenant à l'humidité, compagne ordinaire du méphitisme.

2° Des habitations humides ; de l'humidité considérée comme une des causes générales des maladies constitutionnelles.

Une habitation est malsaine, lorsqu'elle est dans une position déclive, qu'elle est étroite et privée de l'émanation bienfaisante du soleil, de la lumière. Nous ne parlons point du voisinage de certaines usines, d'où s'échappent des gaz délétères et des poussières irritantes ; cette cause d'insalubrité rentre dans le domaine de l'hygiène publique. Nous nous sommes déjà occupé de l'insalubrité des appartements, par rapport au défaut de renouvellement de l'air ; nous ne traiterons, en ce lieu, que de l'insalubrité des habitations, occasionnée par l'humidité, agent des plus funestes.

Nous pensons, avec deux médecins distingués, MM. Bricheteau et Fourcault, que l'humidité, quelle que soit la température, est radicalement mauvaise ; que parmi les maladies constitutionnelles, la phthisie, par exemple, est rare dans les climats secs, qu'ils soient froids ou chauds ; qu'elle est, au contraire, fréquente dans les climats humides. En France, dit M. Fourcault, la fréquence de la phthisie est en raison directe de la déclivité du sol. Et il cite, à l'appui de cette proposition, l'exemple suivant : aux environs de Mantes, existent deux villages ; l'un est bas et humide : la proportion de la phthisie est de 1 sur 8 ; l'autre est élevé, exposé aux vents : la proportion est de 1 sur 50 (1). Il paraîtrait qu'à Nemours la phthisie serait devenue plus fréquente depuis que les travaux faits pour le canal de Briare ont rendu le pays plus humide.

On doit considérer comme profondément nuisibles les appartements qui offrent sur les murailles des moisissures ; dans lesquels les tapisseries, s'il en existe, se détachent et perdent leur couleur ;

(1) *Causes générales des maladies chroniques, spécialement de la phthisie pulmonaire*, p. 73-105. Paris, 1844.

où les linges, renfermés dans les placards, conservent de l'humidité. En l'absence de tous ces signes, on peut éprouver, en entrant dans un appartement malsain, une impression désagréable de fraîcheur et d'humidité, dont on doit tenir compte comme d'un avertissement salutaire. Parmi les causes qui exposent à habiter les maisons malsaines, on doit mettre au premier rang l'absence de surveillance de la part des édiles modernes sur les constructions. Sous ce rapport, la législation actuelle n'a point aussi bien compris l'intérêt des citoyens que la loi romaine, qui défendait, selon Pline, d'habiter les maisons neuves, avant qu'il se fût écoulé trois ans, à partir de l'époque où leur construction était achevée. Dans les grandes villes, et surtout dans les quartiers habités par le pauvre, le toit est à peine posé, que déjà le premier et le second étage sont occupés, et que les personnes qui y séjournent sont exposées, soit à l'humidité, soit aux émanations nuisibles, qui se dégagent de ces murs récemment terminés. Dans les maisons anciennes, les briquetages nouvellement construits peuvent, à eux seuls, exercer l'influence la plus funeste, surtout lorsque l'on couche dans un lit qui en est rapproché.

Le temps nécessaire au desséchement d'un appartement ne saurait être précisé d'une manière absolue. Il varie suivant une foule de circonstances, qui sont : l'épaisseur des murs, la nature de leurs matériaux, l'exposition, l'aération et surtout les procédés de séchage employés. On peut dire cependant que l'évaporation de l'eau et du plâtre étant très-faible pendant l'hiver, il faut au moins un printemps et un été. Le vœu qui a été formulé avant nous et que nous reproduisons : « C'est qu'aucune maison neuve ne devrait être habitée sans une permission de l'autorité, délivrée après une enquête faite par des hommes compétents et consciencieux. »

Les habitations humides puisent encore leurs conditions dans l'emploi de certains matériaux pour leur construction. On ne doit employer ni la pierre qui s'empare facilement de l'humidité, comme celle qui est nouvellement extraite des carrières, ni la brique mal cuite, susceptible de se déliter. Les quantités de plâtre, dont on couvre les moellons à Paris, sont une cause d'humidité qui dure longtemps. Rodamel de Lyon, dans son *Traité du rhumatisme*, a considéré comme exerçant l'influence la plus active sur les productions de cette maladie les constructions en pierres de taille tirées des carrières de Villebois. Ces pierres très-résistantes, paraissent recéler une humidité, qui ne se dégage que très-lentement. Il paraît que les médecins de la prison de Perrache, où sont renfermés les jeunes détenus, ont pu confirmer la justesse des observations de Rodamel : ils ont vu, que le développement des scrofules était très-fréquent chez les jeunes enfants, qui habitent des salles entourées de murs en pierres de Villebois, et dans lesquelles règnent un froid et une humidité habituels.

Nous avons vu précédemment que l'air froid et humide était la plus défavorable des températures, qu'il était nuisible à presque tous les individus. Eh bien ! l'habitation dans un séjour humide est encore plus défavorable ; c'est un modificateur qui agit sur l'économie tout entière et la fait peu à peu dégénérer. Cette cause morbide paraît avoir pour effet spécial d'imprimer à toute la masse des humeurs une tendance à la suppuration, ou à toutes les affections dont elle est la terminaison. Ainsi, elle engendre les abcès, les caries, les maladies articulaires les plus graves (1) ; la phthisie pulmonaire, le carreau, et toutes les variétés de la scrofule. Aucun point d'étiologie n'est aussi bien déterminé. Si quelques organisations exceptionnelles résistent, en partie, à cette pernicieuse influence ; si d'aussi graves affections ne se développent point chez elles, elles en subissent du moins quelques atteintes ; la santé générale se détériore. Un homme, par exemple, qui jouissait d'une bonne santé, devient sujet, depuis qu'il habite une chambre humide, à des névralgies, des rhumatismes, des rhumes, des maux de gorge, des catarrhes pulmonaires, des diarrhées, etc., sous l'influence du plus léger refroidissement. Il est bien certain dès-lors que sa santé a fléchi, puisqu'il devient si impressionnable à ces transitions du chaud au froid, qui sont inséparables de notre manière habituelle de vivre. Ce qui ajoute encore à l'influence pernicieuse d'une habitation humide, c'est que l'hygiène n'a point de préservatifs à indiquer à ceux qui se résignent à y passer leur vie. C'est vainement qu'on espère lutter contre l'humidité, qui se dégage des murs nouvellement construits, de ceux qui sont adossés à une terre humide, ou qui ont longtemps baigné dans l'eau, par de bons vêtements, par des aliments salubres et substantiels, etc. Nous avons vu, bien souvent, des enfants devenir scrofuleux, quoiqu'on eût le soin d'opposer les meilleurs modificateurs hygiéniques à l'influence de leur habitation. Les familles doivent demeurer convaincues, qu'elles ne peuvent d'aucune manière transiger avec un modificateur aussi nuisible que l'est une habitation humide.

(1) M. le professeur Bonnet, chirurgien de Lyon, dans son *Traité des maladies des articulations*, a traité avec soin ce point d'étiologie.

Une expérience constante démontre, en effet, que le séjour à la campagne, dont les familles aisées retireraient un si grand profit, est neutralisé, le plus souvent, par l'influence d'habitations humides. La plupart des maisons de campagne, celles même qui sont dans une exposition favorable, sont en contre-bas ; les rez-de-chaussée non suffisamment exhaussés, recèlent une humidité qui, peu à peu, gagne le reste de l'habitation. Les enfants chétifs comme les grandes personnes délicates s'y trouvent mal. Une maison de campagne doit reposer en entier sur une surface plane, et se trouver à 15 mètres au moins des grands arbres et des allées complantées. Sous ce rapport, comme sous beaucoup d'autres, l'hygiéniste doit lutter contre des préjugés enracinés, et contre l'optimisme trompeur de beaucoup de pères de famille qui s'imaginent que le séjour à la campagne, abstraction faite de ses conditions, résume toute l'hygiène ; que là où règne une aération suffisante, où l'insolation pénètre les êtres de ses rayons bienfaisants, on doit peu faire de cas de l'influence plus ou moins latente d'autres modificateurs.

CHAPITRE IV.

Du climat en général ; des climats tempérés ; de l'Europe. — Du choix du climat, considéré comme moyen prophylactique de certaines affections constitutionnelles. — Climats du Midi : Pau, Hyères, Nice, Pise, Sienne, Rome, Naples, Venise, Madère, etc. — Climats du Nord ; leurs effets physiologiques.

On concevra facilement, que dans un ouvrage de la nature de celui-ci, nous devions singulièrement restreindre les limites d'un sujet si vaste et si universel, on peut se dire, dans toutes les questions qu'embrasse la médecine. Nous nous attacherons surtout à faire découler de l'étude des climats les conséquences immédiatement pratiques pour la famille, et à fixer principalement son attention sur cette question neuve et si peu comprise jusqu'à ce jour : *Du choix du climat, considéré comme prophylaxie de certaines affections constitutionnelles.* Le sujet, ainsi envisagé, nous mettra à l'abri de vagues généralités et de redites concernant les diverses qualités de l'air, sujet que nous venons d'aborder. Les préceptes d'hygiène relatifs aux climats doivent trouver leur complément dans les chapitres que nous consacrerons à l'alimentation. Il est facile de reconnaître, d'ailleurs, que les questions de température traitées plus haut se rapportent directement à celles des climats.

L'expression de *climat,* prise dans son acception la plus générale, sert à désigner l'ensemble des variations atmosphériques qui affectent nos organes d'une manière sensible : la température, l'humidité, les changements de la pression barométrique, le calme de l'atmosphère, les vents, la tension plus ou moins forte de l'électricité atmosphérique, la pureté de l'air ou la présence de miasmes plus ou moins délétères, enfin le degré ordinaire de transparence et de sérénité du ciel. Cette dernière donnée n'influe pas seulement sur les effets du rayonnement calorique du sol, le développement des végétaux et la maturation des fruits, mais encore sur le moral de l'homme et l'harmonie de ses facultés (1).

On ne peut mettre en doute l'influence qu'exercent les climats sur les fonctions, l'organisme et l'instinct des animaux, ainsi que sur la constitution physiologique et psychologique de l'homme. En un mot, comme dit Cabanis, chaque latitude a son empreinte, chaque climat a sa couleur. Non-seulement, ces diversités apparaissent sous chaque latitude, dans les productions de la nature, végétales ou animales, mais encore dans les affections qui attaquent l'espèce humaine : en sorte que, comme l'a dit avec raison un médecin moderne, chaque climat possède non-seulement son règne végétal, animal, mais son *règne pathologique.* Ainsi, la pellagre est endémique dans les collines de Brianza, dans le Milanais, les Asturies d'Oviédo, les landes de Gascogne ; il y a une relation de cause à effet, entre les caractères, la marche, la terminaison d'une maladie et le milieu au sein duquel elle se déploie.

Le climat, qu'on peut considérer comme la synthèse des modificateurs multiples, tend à mettre à son niveau tous les organismes : c'est ce qui rend compte des mutations qu'éprouvent dans leur tempérament, les hommes qui passent brusquement du Nord au Midi ; il faut alors, de toute nécessité, qu'ils fassent eux-mêmes des concessions, qu'ils adaptent leur régime de vie à leur nouveau séjour, s'ils ne veulent pas que cette révolution organique devienne

(1) Humboldt, *Cosmos*, t. I, p. 377.

pour eux un état de maladie très-grave (Voy. **Alimentation**). L'acclimatement est donc une sorte de mise à l'unisson de la constitution, du tempérament avec les modificateurs qui forment le climat. Il n'est pas douteux que ce ne soit d'après un principe semblable que la constitution de certaines races se modifie assez pour supporter, sans inconvénient, des climats qui sont malsains et souvent même mortels pour d'autres races. Ainsi, le climat de Sierra-Leone, qui est si fatal aux Européens, n'exerce, pour ainsi dire, aucune fâcheuse influence sur les naturels ; or, ce qui prouve que cela ne tient pas à une différence originaire dans l'organisation, c'est que quand on a amené, de la Nouvelle-Écosse dans ce pays, des nègres libres, dont les ancêtres avaient résidé, pendant quelques générations, dans un climat fort différent, ils ont été sujets, à leur arrivée, aux mêmes maladies que les Européens (1). Lind avait remarqué la même chose à l'égard des Anglais qui avaient passé en Afrique. Lorsqu'ils étaient parvenus à s'acclimater, ils jouissaient de la même santé que les naturels du pays. Ces mêmes Européens revenaient-ils dans leur ancienne patrie, leur corps subissait une nouvelle transmutation, pour reprendre la complexion organique de leurs compatriotes. La secousse que provoquait cet échange de tempérament acquis était si forte, elle entraînait des dangers si pressants, qu'un grand nombre des Européens qui s'étaient naturalisés aux Indes aimaient mieux, au rapport de Lind, passer le reste de leurs jours dans des pays lointains que de revenir dans leur patrie (2).

Les effets que nous venons de signaler supposent nécessairement qu'une cause active s'exerce, par chaque latitude, sur tous les êtres qui y séjournent. Or, c'est du degré d'éloignement ou de proximité de ce point avec l'équateur, ou plutôt de l'astre qui échauffe, qui illumine notre planète, que procède cette force si remarquable. Cette manière de considérer la puissance des climats la divise, pour nous, en trois genres : 1° climats du Midi ; 2° climats du Nord ; 3° climats tempérés.

Dans le paragraphe suivant, nous parlerons de l'influence de chacun de ces climats sur la constitution ; mais nous ne pouvons nous empêcher, ici, de traiter, en peu de mots, des avantages du

(1) Thévenot, *Traité des maladies des Européens dans les pays chauds*, p. 208.

(2) Lind, *Maladies des Européens*, etc., t. II, p. 203.

climat tempéré pour le bien-être de la vie humaine et le développement de la civilisation.

Il est certain que ce n'est ni sous les brûlantes zones de la torride, ni dans les climats glacés du Nord, que l'homme atteint ses beaux perfectionnements, que sa vie s'y écoule avec plus de bonheur et de durée ; c'est dans les régions moyennes que la race caucasique a établi son empire ; c'est là seulement que, mise à l'abri des extrêmes rigueurs de la nature, elle élabore avec plus de quiétude l'œuvre immense qui lui est départie. L'Europe, d'après les savantes recherches de M. de Humboldt, est le type des climats tempérés, et elle doit ses avantages à des *causes géographiques* que, jusqu'à ce jour, on avait peu appréciées. Parmi elles, on doit placer au premier rang la forme et la situation respectives des continents et des mers. « L'Europe, dit M. de Humboldt, à configuration sinueuse, interrompue par des golfes et des bras de mer, n'est qu'un prolongement péninsulaire de l'Asie ; comme la Bretagne, à hivers très-doux, à étés peu ardents, est un prolongement péninsulaire du reste de la France. L'Europe reçoit comme vents prédominants les vents d'ouest, qui sont, pour les parties occidentales et centrales, des vents de mer ; des courants qui ont été en contact avec une masse d'eau, dont la température, à la surface, même au mois de janvier, ne s'abaisse pas, par les 45 et 50 degrés de latitude, au-dessous, de 10°, 7° et 9° centésimaux. L'Europe jouit de l'influence bienfaisante d'une large zone tropicale (celle d'Afrique et d'Arabie), placée entre les méridiens de Lisbonne et de Kasan, s'échauffant par l'absorption des rayons solaires, bien autrement, à sa surface, qu'une zone océanique, et déversant, par l'effet des courants ascendants, des masses d'air chaud sur les pays les plus rapprochés du pôle nord (1). » Il est curieux de mettre en regard d'une condition purement climatologique, le fait général de la permanence de la civilisation au sein des sociétés européennes.

1° Du choix du climat, considéré comme moyen prophylactique dans certaines affections constitutionnelles.

La famille est souvent plongée dans la plus grande perplexité, lorsqu'il s'agit de pourvoir au déplacement d'un de ses membres, affligé des prodromes d'une maladie constitutionnelle ou hérédi-

(1) *Asie centrale*, t. I, p. 244. Paris, 1843.

taire, et de l'envoyer dans un lieu propice, où il puise des éléments de régénération. Très-souvent il arrive encore que ces hésitations augmentent, après avoir interrogé l'homme de l'art, qui, faute d'avoir pris connaissance par lui-même des lieux qu'on doit prescrire comme habitation, ne fournit que des renseignements vagues et incertains. C'est pour suppléer à cette insuffisance, que nous avons mieux aimé fixer l'esprit du lecteur sur l'étude des climats usuels, des localités où la famille va le plus souvent demander des secours salutaires, que de traiter les lieux communs des climats, qui se rattachent aux influences des diverses régions du globe : ce sont des généralités qu'on retrouve dans tous les livres. Nous devons toutefois, ici, parler des qualités modificatives des divers climats.

Ce qu'il faut surtout rechercher, c'est l'égalité de la température, surtout pour la guérison de la phthisie pulmonaire et des scrofules. Sans doute, on sait d'une manière générale que les climats marins et tempérés conviennent aux phthisiques. Les médecins ignorent, en général, que l'égalité du climat, l'humidité de l'air, et peut-être la forte pression barométrique sont les conditions capitales pour prévenir ou guérir les tubercules pulmonaires. La température moyenne de l'année paraît beaucoup moins importante ; ainsi, dans le Nord, la phthisie est infiniment plus rare en Norwége, sous le 70ᵉ degré de latitude, qu'à Stockholm, sous le 59ᵉ. Cependant, la température moyenne est de 0°,5 à Kaafford, non loin du cap Nord, et de 5°,6 dans la capitale de la Suède ; mais le climat de la Norwége est essentiellement égal, celui de la Suède éminemment extrême, 11°,1.

Climats du Midi. — Dans les climats méridionaux, la vie est, pour ainsi dire, accélérée pour l'homme qui les habite. Des digestions tardives, le cours du sang plus rapide, une respiration plus active, des excrétions très-abondantes, une assimilation faible dans les fluides et dans les solides, forment une manière habituelle de vivre qui influe sur la complexion intime de toutes les parties vivantes, qui donne au corps une constitution organique particulière, un tempérament acquis caractéristique. Tout annonce que dans l'état habituel de l'économie animale, au midi, la sensibilité est exaltée, l'irritabilité très-vive, mais que les forces toniques sont toujours comme énervées. On conçoit, dès lors, combien un séjour dans une latitude plus méridionale que celle que l'on occupe, peut être regardé comme un remède puissant contre beaucoup de maladies chroniques. C'est ainsi qu'on a vu des fièvres intermittentes, des affections dartreuses, scrofuleuses, rhumatismales, goutteuses, vénériennes, etc., qui avaient résisté à tous les traitements, céder à l'action d'un voyage dans le Midi. L'impression stimulante qui s'exerçait alors sur le corps malade, la profonde mutation qu'éprouvaient ses fluides et ses solides, dissipaient son état morbifique; les accidents cédaient à cette sorte de transplantation.

Mais c'est surtout pour la *phthisie pulmonaire*, que le séjour dans les pays chauds doit être recommandé; sans doute, il n'est pas un moyen curatif, mais c'est un moyen prophylactique précieux, parce qu'il permet de prendre de l'exercice en plein air, pendant l'hiver; parce que les variations atmosphériques y sont moins considérables, moins fréquentes, et les affections pulmonaires plus rares, en un mot, parce qu'il préserve de certains modificateurs que l'on range parmi les causes occasionnelles de la phthisie pulmonaire (1).

Si, en général, l'influence des pays chauds est nulle, c'est parce que les malades ne se mettent, souvent, en route que lorsque déjà des tubercules existent dans les poumons, ou bien qu'ils ne font, dans les pays chauds, que des séjours irréguliers et trop courts. Il faut qu'un sujet prédisposé à la phthisie habite le Midi, tous les ans, depuis le mois d'octobre jusqu'au mois d'avril, et cela depuis l'âge le plus tendre jusqu'à celui de quarante ou cinquante ans. Dans le cas même où le développement ultérieur d'une phthisie héréditaire serait très-probable, il ne faudrait pas hésiter à envoyer un enfant dans le Midi, dès l'âge de deux ou trois ans, et à y rendre son séjour définitif. On a vu, dit M. Louis, le dix-septième enfant d'une famille dont seize avaient succombé de bonne heure, et à la même époque de la vie, on a vu le dix-septième enfant, envoyé très-jeune loin de sa patrie, échapper à la maladie dont ses aînés avaient été les victimes (2).

Mais, lorsque le déplacement d'un sujet est décidé, il n'est point indifférent de l'envoyer dans telle localité ou dans telle autre. Clark s'élève, avec raison, contre le peu de soin que les médecins ont mis à déterminer les conditions sous lesquelles doit s'opérer la transplantation d'un sujet prédisposé aux tubercules pulmonaires. On expatrie tout malade riche, quel que soit l'état dans lequel il se trouve, et on abandonne à son caprice le choix de sa résidence: de là, le grand nombre de malades qui succombent quelques jours après

(1) Clark, *The influence of climate in the prevention and cure of chroni diseases*, p. 257. London, 1829.

(2) *Traité de la phthisie pulmonaire*, p. 640, 2e édition.

leur arrivée, ou même en route; on sent, dès lors, combien il est nécessaire de combiner la nature propre de telle ou telle prédisposition à la phthisie avec tel ou tel climat.

Les localités méridionales, qui servent ordinairement de refuge aux sujets à poitrine délicate, sont : Hyères, Pau, Nice, Pise, Sienne, Venise, Rome et Madère. Nous allons passer successivement en revue chacune de ces localités, en ayant soin de préciser, autant que faire se peut, les affections auxquelles elles seront avantageuses.

Un observateur habile et en même temps un écrivain élégant, le docteur Carrière, a publié récemment, sous le titre d'*Impressions médicales d'un voyage en Italie*, une série d'articles très-piquants et très-neufs sur ce sujet intéressant. L'auteur a étudié sur les lieux... Sienne, dit-il, est le pays de la vigueur organique : là, les scrofules ne règnent pas, et la phthisie, quand elle existe, ne se rattache pas à ces causes énervantes qui tiennent aux atmosphères impures, mais à une activité trop puissante de l'air, à une exagération d'exercice de la part des organes. Cependant Sienne n'a qu'une renommée circonscrite. Ce sont ses enfants qui parlent de son atmosphère bienfaisante et non les hommes de l'art. Qu'un médecin étranger envoie un malade en Italie, il est tout naturel qu'il ne lui parle pas de Sienne, s'il est frappé d'une de ces dégénérescences profondes qui exigent l'air tiède et humide des bords de la Méditerranée; mais s'il a une de ces affections nerveuses qui réclament à la fois le soleil et l'air pur, il ne saura pas indiquer le climat qui le rétablirait peut-être au bout d'une campagne. Jusqu'ici, la médecine n'a favorisé que quelques villes. Après Pise et Rome, Naples et Gênes, elle ignore trop l'Italie et ses ressources, pour pouvoir agrandir le cercle de ses secours et de ses indications (1).

Le climat de Pise possède des influences opposées à celui de Sienne. L'un abaisse les forces, l'autre les restitue. L'air qui est chaud et dans un état permanent d'hygrométrie, à Pise, doit affaiblir les forces et engourdir l'activité nerveuse; les médecins du pays savent que les phthisies scrofuleuses s'éteignent rapidement sous le ciel pisantin; et ils n'ignorent pas que les maladies nerveuses des sujets énervés y contractent un caractère qui rapproche le jour de la catastrophe, au lieu de l'éloigner. Notre climat de Pau se rapproche beaucoup de celui de Sienne. Il conviendra aux malades pour

(1) *Gazette médicale de Paris*, t. XIII, p. 18. — 1845.

lesquels, comme nous allons le voir, le séjour de la belle Parthénope serait contraire.

Nous pensons aussi que le climat de Naples, où les affections du genre nerveux, les jaunisses, les congestions sanguines sont si fréquentes, peut admirablement coopérer à la prophylaxie d'une affection héréditaire de nature atonique; tandis qu'il est absolument contraire aux sujets irritables, qui sont sous le coup d'une phthisie nerveuse, desséchante ou floride (*phthisis florida*, Morton), qui ont les voies digestives susceptibles. Ces derniers malades, dont la vitalité pèche plutôt par excès que par défaut, pourront fort bien se trouver du climat vénitien. L'air humide et chaud de la Grèce, dit le docteur Carrière, joint à ce silence qui n'engendre pas l'ennui, mais fait naître le désir du repos, produirait inévitablement les meilleurs résultats.

Le séjour de Rome et de Florence doit être recherché dans tout autre but que celui de l'hygiène. Le sol romain est généralement humide; sa conformation l'expose à des ouragans extrêmement violents, car il est accessible aux vents du nord et de l'ouest. Il est vrai d'ajouter, que le climat de Rome, si rapproché des influences paludéennes, devrait, par cela seul, être favorable aux phthisiques, si la loi d'antagonisme était certaine. Florence, exposée aux intempéries, peut offrir au curieux, à l'esprit inquiet, de nombreuses, d'utiles diversions; mais on ne peut l'indiquer à une personne qui a l'intention sérieuse de consolider sa santé. Il est souvent quelques coins isolés et solitaires de l'Italie, ou de notre littoral méditerranéen, qui auraient plus de puissance pour étouffer radicalement les prodromes d'une affection chronique, que certains séjours vantés par la mode et l'amour de la dissipation. Telle serait, au dire du docteur Carrière, la petite ville de Mentone, de l'état de Monaco. Cette humble cité, qui fait partie du plus pauvre de tous les États, offre un climat délicieux; la gaieté de ses habitants semble résulter de ce sentiment de bien-être qu'on éprouve lorsque les fonctions et les forces sont dans l'état le plus satisfaisant.

On ne peut faire une appréciation aussi favorable du climat de Gênes qui, généralement, jouit d'une certaine renommée hygiénique. On ne se borne pas, dans quelques publications sérieuses sur l'Italie, à la mettre sur le rang des villes les plus salubres de la Péninsule; on va même jusqu'à parler de l'influence particulière de l'air qu'on y respire, et des avantages que les tempéraments nerveux et débiles, et même les poitrines délicates, peuvent en retirer. Sans doute, le climat de Gênes est salubre; mais il ne l'est pas pour toutes les constitutions, et surtout pour certaines maladies. Celles de la poitrine doivent redouter le climat de Gênes au lieu de le rechercher. Loin d'y recouvrer la guérison, les personnes affectées d'un commencement de phthisie ou d'une maladie chronique des organes pulmonaires, y trouveraient plutôt l'aggravation de leurs souffrances, et même un dénoûment fatal; car Gênes, bien que cachée, pour ainsi dire, dans une enceinte de montagnes, n'est à l'abri d'aucun des grands mouvements de l'atmosphère ; la ville est trop dans la montagne, pour qu'elle n'éprouve pas les atteintes du vent du nord. Rien ne le prouve mieux, puisque d'ailleurs les différences sont si grandes sous le ciel, de l'hiver à l'été, que le chiffre élevé d'affections de poitrine, de rhumatismes, d'hémoptysies, que constatent les statistiques locales (1).

Les oscillations thermométriques sont aussi fréquentes à Nice, cette ville d'élection des poitrinaires, l'un des auxiliaires les plus précieux de l'hygiène préventive; mais il n'en est pas moins vrai que cette ville est un des climats les moins inconstants de notre Europe, et qu'il mérite de compter parmi ceux sur qui s'arrêtent les préférences. Il n'est pas douteux que bien des phthisies ont été amendées, et peut-être arrêtées dans leur développement, sous l'influence des rayons solaires, concentrés sur cette chaude et longue terrasse située au bord de la mer, et où les malades vont s'asseoir. La personne qui doit séjourner dans cette ville fera bien de rechercher un logement qui soit en harmonie avec le vent qui produit les meilleurs effets ; c'est une des conditions les plus importantes à remplir. Or, rien de mieux connu que l'action favorable, sur l'organisme, du vent du sud-est, qui souffle dans les parages de Nice. C'est donc à l'exposition de cet air, doux à la respiration, tiède à la poitrine, qu'il faut choisir un logement; c'est sous l'influence directe de ce vent, que doit être la chambre habitée par le malade (2). C'est faute d'avoir pris cette précaution, que beaucoup de malades ont perdu des influences salutaires, attachées au climat de ce beau pays.

Selon Clark, Hyères convient parfaitement aux sujets, dont les voies digestives sont en mauvais état et très-irritables. Nice doit être conseillée à ceux qui ont une constitution languissante, qui sont plutôt prédisposés aux congestions et aux hémorrhagies qu'aux

(1) *Gazette médicale de Paris*, p. 261. — 1845.
(2) *Gazette médicale de Paris*, t. XIII, p. 387.

inflammations. Les médecins anglais vantent Madère, au climat sec et chaud, comme le lieu le plus généralement propre aux phthisiques ; ils préconisent aussi beaucoup la navigation, les avantages d'une atmosphère marine. Mais il n'est pas possible encore de se prononcer avec certitude sur les avantages de la navigation, comme moyen prophylactique, dans la phthisie. D'ailleurs, pour qu'un voyage sur mer soit salutaire, il faut que les forces du malade ne soient pas trop abattues, que l'esprit soit suffisamment préparé aux différents dangers, et que l'on soit déjà habitué au mouvement des vagues et au régime du vaisseau. Il n'en est pas de même d'une navigation courte et répétée, de temps en temps, sur les côtes de la mer, sur un fleuve ou sur un lac : ses effets salutaires se font surtout ressentir dans les maladies nerveuses. En effet, dans un tel exercice, le malade ne dépense et ne perd rien de ses forces ; c'est un changement renouvelé d'atmosphère sans impression fâcheuse, et qui donne une douce ventilation ; les objets qui se multiplient et se renouvellent sans cesse, devant les yeux, charment et distraient agréablement l'esprit.

Climats du Nord. — Tandis que dans les régions méridionales, l'activité des mouvements vitaux est exagérée, dans le Nord tous les actes de la vie sont manifestement ralentis ; les impressions extérieures ont moins de prise sur les organes extérieurs ; les forces vitales, comme concentrées à l'intérieur, ne se manifestent que dans l'exercice des actes de la nutrition ; en un mot, le feu qui anime le corps humain, paraît moins brillant dans ces régions que dans celles du Midi ; mais aussi, il s'use moins vite.

Si le déplacement des malades, dans les climats du Nord, est moins fréquent que les émigrations sous les latitudes méridionales, il n'en a pas moins, dans beaucoup d'occasions, un grand avantage. Souvent, dit J. P. Franck (et nous avons été à même d'en rencontrer beaucoup d'exemples, en exerçant la médecine, dans des climats très-divers), l'habitant d'un pays doux et agréable, affaibli par une maladie nerveuse, revient à la santé sous le ciel du Nord ; tandis qu'un homme du Nord guérit de la même maladie sous le soleil du Midi (1). Ainsi, les maladies nerveuses, telles que l'hypocondrie, la mélancolie, l'hystérie, qui sont comme identifiées avec une complexion morbifique, remarquable par une sensibilité trop exaltée, une mobilité devenue excessive, avec une débilité des

(1) *Médecine pratique*, t. II, p. 398.

forces toniques, de tout le système, devront retirer de grands bénéfices d'une transplantation dans un climat plus rigoureux. Barbier a remarqué, que les habitants de l'Auvergne, qui vont travailler en Espagne, ou dans le midi de la France, sont souvent attaqués de manie, après un long séjour dans ces régions. Les accidents se calment et disparaissent tout à fait, lorsqu'ils retournent dans leur pays, qui est plus froid.

Ces principes doivent être pris en sérieuse considération par les parents, qui ont de légitimes raisons d'appréhender pour leurs enfants l'explosion d'une maladie nerveuse héréditaire, et qui vivent dans des régions méridionales ou tempérées. Il est de leur devoir de faciliter leur émigration, à l'époque de la seconde enfance et de l'adolescence, dans une contrée plus froide que la leur, et d'y choisir le lieu de leur éducation. Là, seront augmentés, par une nutrition plus forte, la vigueur de l'économie animale, le ton de toutes les parties vivantes ; et l'on verra les sujets acquérir peu à peu une autre complexion organique, avec laquelle ces névroses ne peuvent coexister. Nous terminerons par une dernière remarque :

L'histoire des maladies locales ou endémiques nous fournit, en effet, d'après le docteur Prichard, un certain nombre de faits qui prouvent que des populations, qui ont demeuré, pendant plusieurs générations, dans une certaine contrée, ont acquis une constitution différente de celle qu'avaient leurs ancêtres, quand ils s'y sont établis : des maladies auxquelles les premiers colons n'étaient pas sujets apparaissent parmi eux. La disposition à contracter de telles affections n'existe, dans la race, qu'après un séjour constant, pendant plusieurs générations, dans les contrées où ces maladies sont endémiques ; mais, à la fin, la race est entièrement acclimatée, et aussi susceptible que les autres habitants des maladies auxquelles ces derniers sont depuis longtemps sujets (1).

SECTION II.

DES ALIMENTS ET DES BOISSONS.

Après l'air atmosphérique, le modificateur le plus important à étudier, c'est l'aliment proprement dit, la nourriture. L'aération

(1) Prichard, *Histoire naturelle de l'homme*, t. I, p. 89.

purifie et enrichit le sang ; l'alimentation le répare ; ce sont deux agents qui ont, entre eux, de nombreux points de contact que nous devions faire ressortir. Après avoir étudié les aliments et les boissons, d'après leur rôle hygiénique, nous étudierons ce qui constitue la bonne nourriture, puis la bonne chère qui est l'écueil de l'hygiène, par rapport aux aliments. Enfin nous terminerons par des préceptes relatifs aux règles particulières de régime. De cette manière rien d'essentiel ne nous aura échappé dans l'étude de ce vaste et important sujet.

CHAPITRE I.

De l'alimentation considérée comme réparatrice et comme fortifiante. — Division des aliments : végétaux, blé, féculents, légumes, fruits. — Aliments tirés du règne animal. — Tableau synoptique des aliments.

L'exercice de la vie, étant accompagné d'un renouvellement de matériaux organiques, exige une réparation journalière. Cet auxiliaire lui est fourni par l'*aliment*. Celui-ci n'est autre chose qu'une matière qui contient les éléments du corps à nourrir dans un certain équilibre, et, d'un autre côté, dans un état de combinaison facile à détruire. En conséquence, il doit être neutre, sous le point de vue de la composition, et différent par rapport à l'excitabilité de l'organisme. L'alibilité est en raison directe de l'aptitude à se décomposer, comme celle-ci est en raison directe de la multiplicité des principes constituants : voilà ce qui explique pourquoi l'organisme humain ne prospère que sous l'influence d'une nourriture variée. Nous perdrions notre temps et celui de nos lecteurs, si nous nous attachions, seulement un instant, à discuter cette oiseuse et classique question : L'homme est-il carnivore ou herbivore ? Pour la résoudre, il suffit seulement d'écouter l'instinct, qu'on a si heureusement nommé *conscïence de l'organisation*. Or, c'est lui qui nous porte à faire usage d'une nourriture mixte, et nous enseigne l'effet que cette nourriture produit sur l'état de la vie. Un régime exclusivement végétal, entraîne, en général, des acides dans les premières voies, des flatuosités, le défaut d'énergie musculaire. Les matières animales contiennent la substance alibile plus concentrée ; elles enrichissent la puissance musculaire ; mais leur usage exclusif engendre la pléthore, et prédispose, tant aux maladies inflammatoires qu'aux sécrétions anormales, principalement des reins et de la peau. Une nourriture mixte réunit les avantages des deux autres, et peut être modifiée en raison des circonstances. Ainsi, par exemple, comme nous le verrons, les aliments tirés du règne végétal sont préférables toutes les fois que les actions vitales éprouvent une surexcitation quelconque, et le régime animal convient, au contraire, dans les cas où l'excitement ne suffit pas.

L'alimentation a pour but essentiel de réparer les pertes journalières que subit l'organisme : elle est *insuffisante* lorsqu'elle ne remplit pas cette condition. Si l'on jette un coup d'œil sur les exigences du corps humain, d'une part, et, de l'autre, sur la consommation moyenne de notre population, on constate avec douleur que la nourriture suffisante est loin d'être la loi commune : il y a un excédant en déficit. Il est parfaitement établi que les pertes éprouvées par le corps d'un homme adulte, se représentent, pour chaque journée, par 300 grammes de carbone et 15 grammes d'azote environ. Les aliments doivent restituer ces matériaux à l'organisation. Pour que le remplacement s'opère avec certitude, il est évidemment indispensable qu'il y ait un excédant de ces deux éléments dans les matières alimentaires, et ce n'est pas estimer trop haut la quantité de chacun d'eux que de l'élever d'un tiers et de porter le carbone à 400 grammes et l'azote à 20 grammes pour chaque journée (1).

Telle est, en effet, la véritable richesse alimentaire du régime du soldat français ; elle se représente par 150 grammes de viande ou d'une matière analogue, supposée sèche, et par 750 grammes d'une matière féculente également sèche ; en tout 900 grammes d'aliments secs.

Il faut donc estimer la consommation moyenne d'un Français adulte, bien portant, à 324 kilogrammes d'aliments secs par année.

La consommation moyenne d'un Français, toute la population comprise, femmes, enfants, vieillards, malades, peut être évaluée à 220 kilogrammes d'aliments secs, ou environ 330 kilogrammes d'aliments pris dans l'état marchand.

Ainsi, terme moyen, un individu consomme en France les deux

(1) M. Lecanu a prouvé, dans une suite d'expériences faites avec soin, que, terme moyen, un homme rend par jour une quantité d'urine contenant, en nombre rond, 32 grammes d'urée, ou 15 grammes d'azote environ.

tiers de la ration qui serait exigée par un adulte bien portant.

La quantité des aliments ne peut seule constituer un bon régime, il faut avoir égard à la qualité excitante des parties alimentaires. L'aliment, après avoir réparé, doit encore imprimer de l'énergie aux divers actes fonctionnels de l'organisme. C'est cette propriété qui donne de l'action au pouvoir digestif auquel, en définitive, l'alimentation doit être subordonnée. La digestion n'est autre chose qu'une formation de nouvelle substance organique accomplie par la vie, et se trouve sur la même ligne que la formation d'un nouveau corps organisé. Ainsi, chose capitale en hygiène, il est permis de considérer la nutrition, avec Blumenbach, comme une continuation insensible de la génération. Effectivement, la nutrition est la transformation de l'aliment en sang ; et de là on peut tirer cet autre corollaire hygiénique, savoir : qu'on ne doit considérer comme faciles à digérer que les aliments qui, en traversant le canal intestinal, acquièrent de bonne heure, et avant même de quitter l'estomac, une forme rapprochée de celle du sang; que ceux qui, par conséquent, possèdent un haut degré d'assimilabilité. Les caractères distinctifs d'une grande digestibilité consistent donc en ce qu'un appareil simple suffise à la digestion, et en ce qu'il ne faille qu'une petite quantité d'aliments pour subvenir aux besoins de la nutrition. C'est une des premières différences entre les aliments végétaux et les aliments animaux ; sous un volume égal, il se trouve une plus grande quantité d'aliments nourriciers dans les substances animales. Nous reviendrons du reste plus tard sur ces faits et sur leurs conséquences. Établissons la division des aliments.

1° Division des aliments.

La chimie organique a cru pouvoir fixer la nature et la division des aliments. Les substances alimentaires d'après elle, peuvent se diviser en deux classes : en *aliments azotés*, et en *aliments non azotés;* la première classe possède seule la propriété de se convertir en sang. Les substances alimentaires, propres à la sanguification, donnent naissance aux principes des organes ; les autres servent, dans l'état de santé, à l'entretien de l'acte respiratoire. M. Liebig désigne les substances azotées sous le nom d'*aliments plastiques*, et les substances non azotées sous celui d'*aliments respiratoires.*

Les aliments plastiques sont : la chair et le sang des animaux, la fibrine végétale, la caséine végétale, l'albumine végétale. Les aliments respiratoires comprennent : la graisse, l'amidon, la gomme, les sucres, la pectine, la bassorine, la bière, le vin, l'eau-de-vie, etc. (1).

Nous remarquerons toutefois que cette classification, peut-être exacte au point de vue chimique, est loin de l'être autant sous le rapport physiologique. Parmi ces dernières substances, auxquelles M. Liebig conteste le pouvoir de réparer l'organisme, il en est cependant qui paraîtraient fournir des matériaux à la sanguification : telle est la gomme. En Orient, les caravanes emploient la gomme arabique, quand les aliments viennent à manquer. Les Maures qui habitent près du Sénégal, ceux de Libye, mettent cette matière végétale au nombre de leurs aliments. Nous verrons plus loin que les matières sucrées contiennent aussi des principes très-nutritifs. La bière peut être aussi un aliment plastique, comme elle est un aliment respiratoire. Il ne faut pas oublier que l'acte vital de la digestion peut utiliser, sous un double rapport, des aliments que la chimie ne considère que sous un seul. Quoi qu'il en soit, les progrès de la chimie ont consacré définitivement ce que la pratique médicale, l'expérience usuelle avaient appris déjà touchant la spécialité fonctionnelle de certains aliments, et sur la nécessité de varier l'alimentation pour maintenir la vigueur organique. La division la meilleure est la division classique des aliments en aliments, végétaux et en aliments tirés du règne animal.

2° Alimentation végétale.

L'aliment végétal diffère de l'aliment animal, 1° en ce qu'il contient, à égalité de volume, une proportion incomparablement moindre de principes immédiats azotés. Or, ces principes étant la source de la réparation du corps et pouvant seuls devenir chair, il faut introduire une grande quantité d'aliments végétaux pour équivaloir à une quantité modérée de matière animale; 2° l'aliment végétal diffère encore de l'animal en ce qu'il contient, avec des principes azotés, d'autres principes immédiats ternaires non azotés qui manquent dans la chair. Le régime végétal est donc parfaitement réparateur dans son essence. Le blé représente assez bien, comme on

(1) *Chimie appliquée à la physiologie*, etc., p. 203.

sait, l'aliment moyen le plus convenable à l'espèce humaine, il doit cet avantage à sa composition qui se représente par une matière féculente qui constitue son amidon, et par une matière semblable à la viande, celle qu'on désigne sous le nom de *gluten*. A lui seul, le blé équivaut donc à un aliment qui serait formé de riz et de viande; par exemple, il constitue l'unité alimentaire la plus pratique et la plus philosophique à la fois. Si nous disions qu'en France, chaque habitant consomme par année le tiers d'une tonne de blé ou son équivalent, nous aurions donné une idée très-juste du problème des subsistances.

Après le blé, les graines de la famille des légumineuses, telles que haricots, lentilles, pois, pois chiches, figurent au premier rang. Elles renferment aussi, indépendamment de l'amidon, une matière analogue à la viande, très-nourrissante et très-abondante. Leur culture ne saurait trop être encouragée, et l'usage adopté par les sociétés de bienfaisance qui, depuis longtemps, placent les haricots cuits au rang de leurs distributions les plus habituelles, ne saurait être ni trop approuvé ni trop étendu. Le maïs vient prendre place à côté de ces graines nourrissantes, et partage avec elles le privilége d'offrir à l'homme un aliment constitué pour lui suffire ou à peu près, et fait pour servir, par conséquent, de base à sa nourriture. Riche en amidon et en matières animalisées, le maïs contient de plus une huile abondante que la nutrition utilise. La découverte de la pomme de terre, si justement appelée le *pain des pauvres*, un *pain tout fait*, a contribué à affermir la durée moyenne de la vie; et, en cas de mauvaises récoltes, les hommes, par les progrès de plus en plus importants de l'horticulture, sont assurés de trouver une masse énorme d'aliments accessoires. Mais ni la pomme de terre, ni même les autres céréales, ne peuvent suppléer le blé, comme bonne alimentation.

A. *Légumes.*

Les légumes, ces productions naturelles dont nous faisons usage pour le service de nos tables, sont, pour la plupart, *mucilagineux*, ou *mucoso-sucrés*.

A cette première classe d'aliments se rapportent les suivants : carotte, betterave, navet, salsifis, panais, asperge, laitue, chicorée, épinards, bettes, artichaut (excitant, pour quelques personnes), cardon, haricots verts, petits pois verts, melon, courge, choux-fleurs, oseille, rave, etc. Ces aliments sont peu nourrissants, restaurent mal le sang et les tissus ; ils ralentissent les mouvements vitaux. Tandis qu'ils sont contraires aux individus d'une constitution faible et lymphatique, ils fourniront une nourriture très-appropriée, dans un grand nombre de névroses (hypocondrie, convulsions, etc.), lorsque le système vivant a une complexion sèche et irritable, *strictior corporis habitus* ; et l'on conçoit, par les mêmes raisons, combien cette diète végétale doit être utile pour le traitement médical de certaines passions violentes, comme nous le verrons plus loin.

Le règne végétal fournit des aliments dont les propriétés sont stimulantes et qu'il ne faut point oublier. Parmi ces aliments, l'*ail* se trouve au premier rang, il excite l'appareil digestif, par un principe âcre et très-volatil. Après lui viennent l'oignon, la civette, l'échalote, le poireau et les ciboules. Le raifort, la moutarde, le cresson, l'estragon, le persil, le céleri, sont dans la même catégorie.

Ces substances, comme le poivre, sont employées plutôt comme condiment, que comme substances véritablement alimentaires. Les propriétés bien connues du poivre le rendent contraire aux tempéraments bilieux, sanguins, aux jeunes gens. C'est un véritable poison pour les personnes nerveuses, convalescentes de quelque irritation que ce soit. Ce que nous venons de dire s'applique aussi, en grande partie, aux substances exotiques, telles que la muscade, la cannelle, le gingembre, le girofle, etc.

Les truffes et les champignons, délices des gourmets, sont stimulants et nutritifs. Les champignons sont un aliment très-azoté, tenant beaucoup de la nature des chairs. Quelques-uns d'entre eux occasionnent un empoisonnement promptement suivi de mort, dans beaucoup de cas. Nous renvoyons, à cet égard, le lecteur, aux ouvrages spéciaux où les caractères des champignons vénéneux sont indiqués (1).

(1) Il est donc prudent de s'abstenir toujours des champignons qu'une longue habitude n'a pas appris à reconnaître, et même l'usage de ceux-ci demande encore quelques précautions. En général, il faut rejeter les champignons qui offrent une odeur désagréable, une chair mollasse, un goût amer, une teinte livide ou très-brillante, dont la couleur change quand on les cueille, et qui croissent dans les lieux humides et très-ombragés. Ceux qui ne sont point malfaisants, doivent être employés peu de temps après avoir été cueillis ; s'ils commencent à noircir, ils doivent être rejetés, ou au moins passés, avant leur cuisson, dans le vinaigre.

On ne se méfie point assez, dit Sainte-Marie, de ce tubercule (truffe). Il est sujet à diverses altérations qui en rendent l'usage dangereux. Il a occasionné des accidents propres à l'empoisonnement déterminé par les champignons, il retient quelque chose de vénéneux de la famille naturelle à laquelle il appartient en botanique.

B. *Fruits.*

Les *fruits* sont des aliments *sucrés, acidules ;* quelques-uns rentrent dans la classe des aliments féculents. Quoique ce nom appartienne réellement aux divers produits qui succèdent à la fleur de tout végétal, on ne l'emploie dans la langue ordinaire que pour désigner des fruits charnus à noyau ou à pepin. Ces fruits sont composés de sucs mucilagineux, d'une gelée végétale, de sucre, d'eau et de divers acides. Tous contiennent, avant leur maturité, un principe acerbe, que quelques-uns conservent étant mûrs. Frais, ils sont peu nourrissants ; secs, ils le sont davantage. Les plus nourrissants sont les figues, les raisins secs, les pruneaux ; les moins nourrissants sont les groseilles, les cerises, les fraises, les framboises, les pêches ; ceux qui restent acerbes sont les coings, les nèfles, les cormes, certaines espèces de poires et de pommes.

En hygiène, l'usage des fruits a donné lieu à des opinions très-différentes : les uns ont soutenu que c'était à ce mode d'alimentation qu'était due la dyssenterie ; les autres, qu'il était son remède le plus efficace. Nous nous rangeons à ce dernier avis, appliqué aux fruits *mûrs*. Pringle rapporte, qu'en 1743, il se manifesta dans l'armée anglaise, aux environs de Hanau, et avant la saison des fruits, une épidémie dyssentérique, qui ne cessa qu'à l'époque où les soldats purent manger du raisin à discrétion. Aujourd'hui, l'on reconnaît assez généralement que les fruits d'Europe, et spécialement les raisins et les prunes, ne peuvent donner lieu à la dyssenterie, au choléra, qu'autant qu'on en mange une grande quantité, *avant qu'ils ne soient parvenus à leur parfaite maturité ;* mais, que beaucoup de ceux de l'Amérique, de l'Asie et de l'Afrique, contenant un principe acide très-mordant, peuvent avoir de fâcheux effets, alors même qu'ils sont parfaitement mûrs. Eh ! d'ailleurs, ne serait-on pas en droit, comme le remarque Wan Swieten, de reprocher quelque chose à la bonté suprême de la Providence, si elle avait placé à la surface du globe des amorces dangereuses, précisément dans une saison, où une atmosphère brûlante tourmente les hommes et les porte à saisir avec avidité ce qui peut tempérer leur ardeur ?

A côté des fruits qui ont des propriétés *sucrées ou acidules,* s'en rencontrent d'autres qui sont oléagineux-féculents, comme les amandes douces, les noix, les noisettes, le cacao. Ces substances conviennent peu aux personnes dont l'estomac est faible, irritable. Il n'en est pas de même du chocolat lorsqu'il est dépourvu d'aromate; c'est un aliment très-approprié aux estomacs délicats, aux personnes nerveuses qui dépensent peu de force musculaire.

Le chocolat est un analeptique qui peut rendre les plus grands services pour restaurer les constitutions appauvries, surtout lorsqu'on le rend médicamenteux. Chez les femmes exsangues, chez certains enfants strumeux, nous avons employé le chocolat *ferrugineux* avec le plus grand succès. Le moyen le plus simple et que nous recommandons pour avoir de chocolat ferrugineux dans les familles, consiste à faire dissoudre de bon chocolat de santé dans de l'eau ferrée, au lieu de le faire dans de l'eau simple.

Les fruits acidules (groseilles, fraises, pêches, framboises, cerises, mûres, prunes, pommes, poires, etc.) conviennent aux tempéraments secs, irritables; ils opèrent quelquefois des cures surprenantes dans certaines maladies chroniques ; mais leur qualité trop peu nourrissante, les rend contraires aux personnes d'une complexion molle et lymphatique.

On a vanté et avec quelque raison, à notre avis, la *cure* dite *de raisins.* Ce que nous savons pertinemment à cet égard, c'est que l'ayant recommandée à des malades atteints de certaines formes de dyspepsie et de constipation, à d'autres souffrant de graves affections dartreuses, ayant ce qu'on appelle le *sang échauffé,* ils en ont obtenu les plus précieux avantages. C'est un moyen que l'hygiène justifie et qu'on ne doit point regarder comme puéril. Les raisins doivent être cueillis le matin, et pris en abondance, dans toute leur maturité.

3° Aliments tirés du règne animal.

L'homme, à la rigueur, pourrait n'être qu'herbivore, puisque toutes les portions végétales servant de nourriture aux animaux, renferment certains principes fort azotés, tels que la *fibrine* et la *caséine* végétales. Ces substances, que l'organisme emploie à produire du sang, renferment, tout formés, les principes essentiels de ce liquide; outre cela, les plantes contiennent une certaine quantité de fer qu'on retrouve dans la partie colorante du sang (1). Mais l'homme, par sa manière d'être physiologique, et surtout par sa destinée intellectuelle et morale, a besoin, non-seulement d'une nourriture réparatrice, mais encore excitante. Les plantes, dès lors, ne suffisent plus à ses besoins, il faut qu'il fasse un appel au règne animal. Pour lui, la bonne nourriture est constituée par les éléments fournis par les deux règnes. Le premier aliment dont il fait usage, est un aliment particulier qui semble unir les substances animales aux substances végétales; c'est le lait. Il ne renferme qu'un seul principe azoté, c'est la matière caséeuse ou *caséine;* outre cela, il contient principalement une matière grasse, le *beurre*, et une matière sucrée ou *lactine*.

On se sert principalement du lait de femme, du lait d'ânesse, du lait de chèvre et du lait de vache. Les deux premiers contiennent moins de matières nourrissantes que les derniers, ils se digèrent aussi plus vite. Le lait frais et pur, dit Cabanis, agit sur tout le système comme un sédatif direct, non stupéfiant; il modère la circulation des humeurs; il porte dans les organes du sentiment un calme particulier; il dispose les organes moteurs au repos : rien n'est plus exact. La diète lactée sera très-profitable aux sujets maigres, mobiles, irritables, portés à l'acte vénérien; elle opérera chez eux un effet tempérant et analeptique. Par contre, l'usage du lait devra être défendu aux personnes pléthoriques, à celles d'une constitution lymphatique; aux premières, parce que cet aliment peut entretenir une certaine activité dans la sanguification, augmenter la masse sanguine; aux secondes, parce que l'influence relâchante qu'exerce le lait sur le système vivant leur est directement contraire (2).

Il y a dans la chair, outre la gélatine, la fibrine et l'albumine, principes éminemment récorporatifs, d'autres substances qui agissent sur la nutrition. La *créatine* que M. Chevreul a découverte dans le bouillon de viande, a été trouvée par M. Liebig dans la chair du bœuf, du veau, du mouton, du cochon, du cheval, du lièvre, de la poule et

(1) Liebig, *ouvr. cit.*, p. 53.

(2) Parmi les préparations subies par le lait, le beurre (non azoté) sert surtout pour les assaisonnements; les fromages ont des propriétés alimentaires différentes, selon qu'ils sont récents, salés ou sans sel; qu'ils sont fermentés. Les personnes dont l'estomac est irritable, doivent s'abstenir des fromages salés, qui sont stimulants, et, surtout, de ceux qui ont subi la fermentation.

du brochet; il n'y en a pas dans le cerveau, le foie, les reins, les poumons.

Depuis longtemps l'expérience avait consacré la division des aliments du règne animal en deux grandes classes: 1° régime fortement réparateur; viandes fibreuses (bœuf, mouton, gibier); 2° régime moins réparateur; substances animales, gélatineuses, albumineuses (chair de veau, de poulet, d'agneau, de grenouille, huîtres, œufs); la chimie a sanctionné cette antique opinion. Les derniers aliments, joints à la diète lactée, doivent faire la base de la nourriture des personnes qui ont, comme on le dit communément, le sang échauffé, qui sont sujettes aux dartres, aux éruptions cutanées. Plus tard, à l'occasion de la bonne nourriture, nous traiterons des propriétés physiologiques des aliments fibreux, de la viande proprement dite. La chair des poissons ne contenant point de matière excitante, mais riche en principes alibiles, convient dans les cas où l'on veut augmenter la nutrition, réparer sans stimuler. De toutes les nourritures, on peut assurer que le poisson est la plus légère, celle qui laisse le moins de traces à l'estomac, et qui fatigue le moins. Galien conseillait l'usage du poisson de rivière aux convalescents. Il va sans dire que les poissons salés, marinés, rentrent dans la catégorie des mets échauffants. Les poissons huileux, tels que l'anguille, le saumon, le hareng, se digèrent difficilement, à raison de leur grande quantité d'huile.

Nous donnons, ici, un tableau synoptique des aliments dans leurs rapports avec leurs propriétés physiologiques; le lecteur y puisera quelques enseignements qui pourront lui être utiles. Cette division ne repose point sur les données de la chimie organique, mais elle n'en vaut pas moins pour cela. Elle est fondée sur l'expérience universelle, sur les effets directs des aliments par rapport à la santé et au jeu de l'organisme.

TABLE SYNOPTIQUE

DES ALIMENTS ET DE LEURS PROPRIÉTÉS.

		Propriétés	Conviennent à
ALIMENTS	MUCILAGINEUX.	Très-peu nourrissants. Influence relâchante. Digestion assez facile.	Tempérament bilieux; complexion sèche, irritable.
	SUCRÉS.	Assez nutritifs. Influence faiblement adoucissante. Digestion facile.	Conviennent aux personnes maigres.
	HUILEUX.	Très-nourrissants. Influence fortement relâchante. Digestion très-difficile.	Dans les saisons et les climats froids, aux personnes robustes, qui font beaucoup d'exercice.
	FARINEUX.	Éminemment nutritifs. Influence adoucissante. Digestion difficile.	Base de la nourriture, chez les personnes peu sanguines.
	ACIDULES.	Très-peu nutritifs. Influence tempérante assez énergique. Digestion facile.	Tempérament sanguin, bilieux.
	LE LAIT.	Bien nourrissant. Influence adoucissante. Digestion assez facile.	Constitutions délabrées.
	GÉLATINEUX.	Nutritifs. Influence relâchante bien prononcée. Digestion difficile.	Tempéraments sanguins et bilieux.
	FIBREUX.	Éminemment nutritifs. Influence excitante. Digestion assez facile.	Base de la bonne nourriture. Tempérament lymphatique; constitution faible.
	TONIQUES.	Qualité nutritive en rapport avec la nature chimique de l'aliment. Influence tonique. Digestion plus parfaite.	Enfance; vieillesse; grands travaux musculaires.

CHAPITRE II.

Des boissons en général : de l'eau, sous le rapport hygiénique ; des caractères des bonnes eaux. — Abus et dangers des boissons froides, dans quelques circonstances. — Influence des bonnes eaux sur la santé des populations. — Des boissons fermentées : du vin, de ses qualités diverses ; bière, cidre.

L'hygiène détermine l'usage des boissons, comme celui des aliments. Le besoin de boire et celui de manger, ayant un même but, la nutrition, et s'annonçant par deux sensations analogues, la faim et la soif, devaient être satisfaits d'après le même principe. Il s'agit toujours, en effet, de tenir les forces vitales dans la meilleure harmonie, et le jeu des fonctions dans l'activité moyenne qui constitue l'état sain. La soif et la faim ont été mises par quelques auteurs au nombre des sens.

1° De l'eau sous le rapport hygiénique.

Tous les corps organisés ont besoin d'admettre de l'eau immédiatement dans leur substance. Aussi, ce liquide a-t-il été considéré par quelques physiciens, comme l'aliment par excellence, l'aliment primordial. Telle était l'opinion de Thalès, de Van Helmont, de Boyle, d'Eller, de Rumford. Nulle part, dit Burdach, le caractère de généralité de la matière, résultant de la combinaison d'éléments opposés en un tout indifférent, ne s'exprime d'une manière plus parfaite que dans l'eau. L'eau, dépourvue de couleur, d'odeur et de saveur, admet en elle les substances les plus diverses qui y disparaissent, quant à la forme, sans subir de changement dans leur essence, tout comme elle-même disparaît, sans perdre ses propriétés, quand elle entre dans les corps solides à l'état de cristallisation, ou à l'état gazeux en forme de vapeurs (1). Les effets de l'eau de bonne qualité sont, en général, bienfaisants. L'eau pure et fraîche humecte, désaltère et rafraîchit ; elle donne du ton à l'estomac, et de là à tout le système ; elle aide la digestion, fournit un véhicule nécessaire aux humeurs, dissout les matières excrémentitielles et les entraîne avec elle hors du corps. Les buveurs d'eau mangent ordinairement beaucoup, di-

(1) *Traité de physiologie*, t. XI ; p. 397.

gèrent bien, et parviennent à une grande vieillesse, exempts des infirmités auxquelles sont sujets les autres hommes. L'usage de cette boisson, que la nature a destinée aux besoins des hommes et des animaux, convient à tous les âges, à toutes les constitutions : elle possède la plupart des vertus médicales, selon les divers degrés de température qu'on lui donne ; ce qui lui a mérité le nom de *panacée*, de ce remède universel que l'on a toujours si ardemment cherché, et que l'on n'a jamais découvert.

L'eau destinée à la boisson doit être incolore, claire, limpide, inodore ; il faut qu'elle ait une saveur fraîche, et que la dissolution de savon n'y forme qu'un précipité léger. Si une eau, destinée aux usages domestiques, présente une nuance de coloration, c'est un signe certain qu'elle contient en solution quelque substance étrangère, et particulièrement une matière organique. Une eau de cette nature est essentiellement mauvaise et doit être rejetée. Toute saveur, excepté la saveur piquante, peut suffire pour faire rejeter une eau réputée potable. La température de l'eau potable est une des conditions capitales : les meilleures eaux, dit Hippocrate, sont chaudes en hiver et froides en été. La nature, dont l'admirable instinct est un si bon guide à consulter, quand il s'agit d'apprécier l'influence des agents externes sur l'organisme, nous indique cette utilité des boissons tempérées, durant l'hiver, par la préférence que nos organes leur accordent sur les boissons glacées. Sous ce rapport, les eaux de source qui paraissent chaudes en hiver, parce que leur température invariable, en toute saison, se trouve, en hiver, de 15 à 20 degrés environ, plus élevée que celle de l'atmosphère, ont de grands avantages.

Rien n'est plus nuisible, au contraire, durant les chaleurs, que l'usage d'une eau se rapprochant trop de la température de l'atmosphère, et paraissant tiède quand on la boit. Son ingestion dans l'estomac n'est point accompagnée, comme celle de l'eau froide, de ce sentiment agréable de fraîcheur générale, de cette action tonique et restauratrice qui ranime instantanément les forces, et rend le corps apte à un nouvel exercice. Par l'action incessante de cette cause d'asthénie, dit le docteur Dupasquier, l'estomac tombe de plus en plus dans un état de relâchement ou d'atonie, qui se réfléchit sur tous les organes. Les digestions sont d'abord lentes et pénibles, puis laborieuses et incomplètes. C'est alors que l'excitation, résultant de la présence des aliments incomplétement altérés par les sucs gastriques et biliaires, détermine des inflammations locales, en même temps que le sang s'altère, perd sa force plastique, devient séreux, fluide, et s'appauvrit. De là, la plupart des maladies dangereuses, que l'on observe durant l'été, comme les diarrhées, les dyssenteries, les engorgements du foie, les jaunisses, le choléra-morbus accidentel, les gastro-entérites de toutes les nuances, et surtout les fièvres graves, comme la fièvre adynamique ou putride, et la fièvre typhoïde. Nul doute que ces maladies, que l'on voit surtout régner dans les mois de juillet et d'août, ne fussent beaucoup moins fréquentes, et peut-être même très-rares, si le peuple avait la prudence de s'abstenir des boissons aqueuses entre les repas, ou du moins de n'en boire qu'en petite quantité. Or, rien ne peut mieux conduire à ce but que l'usage d'une eau très-fraîche, qui est elle-même fortifiante, et dont il suffit de boire une seule verrée pour apaiser instantanément la soif, et procurer une fraîcheur générale (1).

De toutes les eaux, l'eau de puits, après celle qui provient de la fonte des neiges, est la plus insalubre. Elle doit cette propriété à sa stagnation, qui la rend moins aérée, ce qui fait qu'elle se sature des matières étrangères qu'elle trouve dans le sol (sulfate de chaux). L'eau de pluie est la meilleure que l'on puisse rencontrer; mais sa conservation est difficile. Les eaux de source et de rivière doivent donc se disputer la préférence. Celle-ci, comme on peut le voir au sujet de la ville de Lyon, est subordonnée à certains éléments tirés de la localité. Tantôt, dans cette dernière, les eaux de source prévaudront sur celles de rivière; tantôt l'on verra celles-là, surchargées d'une trop grande quantité de sels, rester bien inférieures, pour les qualités hygiéniques, à celles qui coulent rapidement sur un fond rocailleux ou sur un lit de sable. C'est à l'expérience directe à prononcer.

2° Abus et dangers des boissons froides, dans quelques circonstances.

L'eau, bue avec excès, affaiblit les fonctions digestives; elle modifie la composition des fluides, surtout celle du sang, elle fatigue les reins en les contraignant à une sécrétion excessive. On a toujours tort de boire plusieurs verrées, coup sur coup; car on soutire alors avec trop de rapidité une grande quantité de calorique aux organes

(1) *Des eaux de source et de rivière, comparées, sous le double rapport hygiénique et industriel*, p. 84. — 1840.

intérieurs, et leurs fonctions peuvent en être troublées. Il ne convient pas non plus de boire trop copieusement, pendant le repas; cela a l'inconvénient de délayer à l'excès les aliments, et de déranger la digestion, en empêchant les phénomènes chimiques qui doivent s'y opérer.

Est-il dangereux d'ingérer des boissons froides, lorsque le corps est en sueur? Le vulgaire répondra, sans doute, d'une manière affirmative; mais le médecin doit établir une distinction. Les boissons froides sont funestes lorsque la sueur est provoquée par un violent exercice, mais non lorsqu'elle est entretenue par une température élevée. Tout le monde ne sait-il pas, en effet, que l'on peut boire froid, prendre des glaces, quand la sueur est provoquée par la chaleur de l'été, ou lorsqu'on est dans un bal, où la foule se presse, tandis qu'on court des dangers sérieux, en faisant les mêmes choses, quand la chaleur du corps résulte des efforts et de la fatigue? Cette distinction importante et sur laquelle les hydrothérapistes ont spécialement fixé l'attention, tient à la différence d'effets physiologiques produits dans l'une et dans l'autre circonstance. Dans l'exercice violent, comme dans la course, par exemple, le sang s'accumule, par les contractions générales des muscles, dans les organes intérieurs; les poumons s'engorgent, le cœur se distend, ainsi que le foie et la rate; le cerveau lui-même s'injecte, et la congestion est imminente. Voilà donc tous les organes gorgés de sang, et préparés, en quelque sorte, au développement de l'inflammation. Il ne faudra, pour amener ce dernier résultat, qu'un refroidissement subit de la peau ou de la membrane muqueuse intestinale. Le sang qu'elles contiennent, étant, à son tour, refoulé vers les organes profonds, les globules, pressés en trop grand nombre dans les vaisseaux capillaires, sont arrêtés dans leur marche, et la phlegmasie éclate (1).

Il n'en est point ainsi, quand, le corps étant en repos, la sueur succède à une température élevée. Comme il n'y a point alors de mouvements congestifs à l'intérieur, l'introduction d'un air frais dans les poumons, ou d'un liquide froid dans l'estomac, peut alors impunément refouler le sang vers les organes profonds; et cet effet sera sans inconvénient, puisque le fluide déplacé est en trop petite quantité pour occasionner une phlegmasie dans des tissus sains, dont les vaisseaux ne sont pas distendus par un engorgement accidentel.

(1) Scouttetten, *De l'eau sous le rapport hygiénique et médical*, etc., p. [illegible].

Il est un usage qui tend de plus en plus à s'établir en France et que l'hygiéniste ne saurait trop blâmer : c'est l'usage où l'on est de prendre des glaces à la fin du repas. L'action du froid, dit Lorry, se rapporte toujours à une espèce d'engourdissement et d'inaction; par conséquent, quelque passager que soit le froid que procurent les glaces, il suspend ou ralentit la digestion. Mais la coutume où l'on est en Italie de les prendre à différentes heures de la journée, loin des repas, est un usage salutaire, qui donne de la force aux solides, au sang un principe de condensation, et qui retarde, sur le corps, les effets de la chaleur (1).

L'usage de l'eau trouve une application précieuse dans l'hygiène morale; elle est alors un véritable sédatif des mouvements passionnels. La conservation de la santé exige souvent que nous cherchions à calmer l'excitation interne, provoquée par les aliments, les boissons alcooliques, ou seulement par les émotions morales. Afin de la diminuer, aussi pour maintenir à l'état normal les éléments du sang, il est utile de boire plusieurs verrées d'eau fraîche dans la journée. En adoptant cette habitude salutaire, il faut prendre garde à l'exagération dont les résultats sont toujours fâcheux. Un homme habituellement enclin à la colère, d'un tempérament sec et bilieux, fera bien d'introduire dans son hygiène l'habitude de boire, le matin à jeun, un à deux verres d'eau fraîche, et de faire de l'exercice immédiatement. Ce moyen, bien simple, a eu quelquefois des résultats surprenants pour modifier le caractère; mais il est important de n'user de cette pratique que lorsqu'un certain temps s'est écoulé après l'explosion d'un accès d'emportement. La brusque répercussion, produite par de l'eau froide sur les organes intérieurs, peut alors amener les mêmes effets que nous avons signalés, en parlant de l'exercice violent; en outre, il peut arriver, ce qui est assez fréquent, que les voies biliaires, se contractant spasmodiquement, retiennent l'écoulement de la bile que la colère avait provoquée : de là l'ictère (2).

Il est très-important pour les jeunes enfants chétifs, habitant les grandes villes, de boire des eaux salubres. Les familles débiles doivent fixer leurs tentes dans les contrées qui sont favorisées sous ce rapport. Il leur importe surtout de ne pas boire des eaux formées, en grande partie, du produit de la fonte des neiges, de celles qui sont in-

(1) *Essai sur l'usage des aliments*, t. II, p. 296.

(2) Cons. Hoffmann, *De aquâ post iram veneno*, *Op. omn.*, II, p. 101.

suffisamment chargées de carbonate de chaux, le carbonate de chaux fournit à l'organisation un élément qui lui est nécessaire, soit pour la formation des os, chez l'enfant, soit pour le développement et l'entretien de ces mêmes os chez l'adulte. Nous pensons donc que les eaux de source ou de rivière qui contiennent une quantité modérée de carbonate de chaux, offrent aux populations, dont la nourriture est plus végétale qu'animale, l'élément le plus nécessaire pour satisfaire à la grande loi du renouvellement continuel de la matière, renouvellement qui a fait dire à Cuvier que, dans les corps organiques, la forme est plus persistante que la substance.

3° Des boissons fermentées (vin, bière, cidre), de leur utilité et de leur abus.

Du vin. — L'usage du vin, source de force, comme dit Homère, est bon en lui-même, et c'est à tort que quelques partisans de la vie abstème condamnent sévèrement son usage. On doit en user modérément : les enfants, les jeunes gens, les femmes, les sanguins, les bilieux et les atrabilaires, les personnes dont le genre nerveux est très-irritable et sensible, doivent peu en boire ; mais il doit être donné en plus grande quantité aux hommes qui fatiguent beaucoup, aux vieillards, aux pituiteux, aux infirmes, durant les temps humides et dans les lieux bas et marécageux. Pris modérément, il nourrit, relève les forces, augmente l'énergie du principe vital, accélère le mouvement progressif du sang et des humeurs, détermine l'action du sang à la circonférence ; il possède, en un mot, toutes les qualités propres à maintenir la santé et à prévenir beaucoup de maladies (1).

Sous le point de vue moral, l'usage modéré du vin est louable. Cette assertion, qui pourra surprendre tout d'abord quelque casuiste plus sévère qu'éclairé, est pourtant fondée sur la raison et sur les données prises dans la nature de l'homme. Il est certain que ce dernier a besoin quelquefois de rasséréner son imagination, de déplacer brusquement l'assiette de son moral, si nous pouvons nous exprimer de la sorte ; la condition de son bonheur le veut ainsi. Or, rien ne peut mieux contribuer à cet effet qu'une dose modérée d'un excitant spiritueux.

(1) Les médecins et les moralistes de l'antiquité sont unanimes pour louer l'usage du vin. Voir Plutarque, *Œuvres morales, préceptes pour conserver la santé.* — Arétée, *De morbor. acut. curat.*, lib. I, cap. I.

« Lorsqu'il arrive quelque malheur à un Européen, dit judicieusement Montesquieu, il n'a d'autre ressource que la lecture d'un philosophe qu'on appelle Sénèque ; mais les Asiatiques, plus sensés qu'eux et meilleurs physiciens en cela, prennent des breuvages capables de rendre l'homme gai et de charmer le souvenir de ses peines..... C'est se moquer, que de vouloir adoucir un mal par la considération que l'on est né misérable : il vaut bien mieux enlever l'esprit hors de ses réflexions et traiter l'homme comme sensible, au lieu de le traiter comme raisonnable (1). » Nous verrons ailleurs, que la nature physique et morale de l'homme comporte un régime diététique modérément excitant ; l'abus, en cela, est ce qu'on doit éviter. On peut dire qu'en France particulièrement, l'usage du vin peut et doit entrer, avec le pain et la viande, dans les éléments qui constituent la bonne nourriture. Les vins de ce pays jouissent presque tous d'une saveur délicieuse, d'une propriété tonique, portée à un haut degré, d'une digestibilité supérieure à celle des vins des autres contrées (2).

L'abstinence volontaire et raisonnée du vin à l'heure des repas, est souvent, surtout chez les femmes, une véritable infraction à l'hygiène. Depuis que nous nous livrons à la pratique de l'art de guérir, nous avons vu beaucoup de celles-ci, retenues par la fausse crainte d'irriter leur estomac, d'exciter leurs nerfs, s'asservir à un régime scrupuleux, et ne boire que de l'eau pure pendant plusieurs années. Mais, loin de prospérer sous l'influence de ces prétendues règles diététiques, leur santé semblait décliner de plus en plus; les digestions étaient difficiles, douloureuses, le système nerveux de plus en plus troublé : elles n'en persistaient que plus ardemment dans leur propre dessein; c'est avec beaucoup de peine que nous parvenions à les dissuader et à les amener, peu à peu, à rougir leur eau. A mesure qu'elles s'astreignaient à boire des doses médiocres de vin, leur santé s'améliorait sensiblement, elles voyaient, peu à peu, disparaître leurs maux d'estomac, et tout leur système, en un mot, semblait récupérer une nouvelle vigueur : ceci s'adresse surtout aux femmes qui habitent les grandes villes et qui font peu d'exercice. La diète lactée, à laquelle une sorte de bon ton et aussi quelques préjugés médicaux les assujettissent, leur est infiniment préjudiciable; c'est à cela qu'elles doivent attribuer, en partie, ces pâles couleurs, ces

(1) *Lettres persanes*, XXXI.
(2) Londe, *ouvr. cit.*, t. II, p. 205.

flux leucorrhéiques interminables. L'hygiène intérieure de la famille est si mal entendue, à l'égard du vin, que ce sont souvent les personnes qui devraient le plus s'en abstenir, qui en font usage. Ainsi, on voit des hommes sanguins, ayant un grand fonds de vigueur organique, prédisposés aux congestions sanguines, boire à longs traits des boissons fermentées, tandis qu'à leurs côtés des femmelettes énervées, des enfants pâles et à demi scrofuleux, redoutent de porter à leurs lèvres quelques gouttes de ces mêmes breuvages; il est facile de comprendre que c'est l'inverse qui devrait avoir lieu. Des doses modérées d'un vin de bonne qualité ont pour effet, par leur propriété tonique et stimulante, de mettre à l'abri des besoins d'autres stimulations, de ne point faire abuser des liqueurs spiritueuses. C'est un fait sur lequel nous reviendrons, en traitant de l'ivrognerie.

Les vins ont des qualités particulières qui impressionnent diversement l'organisme, selon le cru où on les récolte, et leur coloration. Ainsi, on sait généralement que les vins cueillis dans les régions méridionales, excitent plus que les vins du centre, parce qu'ils contiennent plus d'alcool. Les vins blancs sont aussi plus excitants; et comme ils sont dépourvus de cette matière colorante résineuse qui exerce une action tonique sur l'économie, ils ne peuvent servir de boisson usuelle; les *vins doux*, riches en principes mucoso-sucrés, ne peuvent être aussi que d'un usage exceptionnel; ils occasionnent des dérangements de digestion. Le bon vin, considéré hygiéniquement, est donc celui qui est en même temps tonique et excitant (bordeaux, bourgogne, etc.), dans lequel les qualités stimulantes n'excèdent point les propriétés corroborantes. Il n'est point nécessaire, pour cela, qu'un vin offre des qualités savoureuses, si appréciées des gourmets; il est, en France, comme nous en avons déjà fait la remarque, une foule de lieux qui fournissent une liqueur irréprochable, au point de vue de l'hygiène.

Nous avons souvent constaté, dans le cours de notre pratique médicale, que l'usage habituel de vins fins était préjudiciable à la santé. Une famille ne doit jamais consommer à son ordinaire des vins des premiers crus; c'est un mauvais calcul que de s'approvisionner de vins de *choix*. Des vins ordinaires, mais de bons crus, rentrent mieux dans l'hygiène du régime alimentaire. Nous avons fait cesser chez certaines personnes, buvant habituellement des vins fins de Beaujolais ou de Bourgogne, des accidents gastralgiques, des symptômes d'irritabilité générale, en leur imposant une boisson plus commune, mais de bonne qualité. Un vin ordinaire hygiénique doit posséder certaines qualités mixtes, atténuées, et qui prédominent dans les vins de choix. Voici, d'ailleurs, l'énumération des vins renommés classés d'après leurs propriétés physiologiques et leur impression sur le sens du goût.

On distingue parmi les différentes espèces de vins, selon leur principe dominant :

1° Les *acidules :* tels que les petits vins, le champagne mousseux, le vin blanc d'Aï, d'Épernay, du Rhin, de la Moselle, la clairette de Limoux;

2° Les *doux :* le vin cuit, le vin de paille, l'alicante, le madère doux, le malaga, le vin de Chypre, de Grenache, de Calabre, la clairette de Die, le Picardan;

3° Les *amers :* le volnay, le beaune, le pomard, et presque tous les vins de Bourgogne, Clos-Vougeot, Chambertin, Nuits, Meursault, Côte-Rotie;

4° Les *aromatiques :* le muscat de Frontignan, de Malvoisie, de Rivesaltes, Lunel, Béziers, Montbazin;

5° Les *astringents :* le bordeaux rouge, le madère sec, le sauterne, les vins de Grave, de Hongrie;

6° Les *spiritueux :* les vins de l'Hermitage, de Château-Neuf du Pape, Xérès, le vin de la côte Saint-André, les vins de Roussillon, tels que Collioure et Bagnols, les vins de Rota, de Porto.

C'est, sans doute, à la présence d'un sel ferrugineux (tartrate de fer), qu'est due la réputation que les vins de Bordeaux ont anciennement acquise en médecine, comme étant les plus propres à fortifier les enfants, ranimer les convalescents, et soulager les vieillards. On a remarqué que dans les provinces rhénanes, où les habitants font généralement usage pour leur boisson ordinaire de vins légers et contenant une portion considérable de tartre, l'affection calculeuse est inconnue.

2° *Cidre, bière.* — Comparées au vin, les autres boissons fermentées dont on fait usage dans beaucoup de pays, telles que le cidre et la bière, sont bien inférieures par leurs qualités hygiéniques. Ces deux liqueurs sont dépourvues de cette matière résineuse, de cet arome, qui est le principe corroborant du vin, comme l'osmazôme est celui de la viande (1). On peut dire que chez les peuples qui ne

(1) Il y a dans le vin un principe particulier (*œnanthine, fleur de vin*), auquel il doit l'onctuosité, le moelleux, le velouté. On ne le retrouve en qualité appréciable que dans les vins de bonne qualité. Cette substance glutineuse, filante, reste en solution dans la liqueur.

récoltent pas de vin, et qui le suppléent par d'autres boissons, il manque quelque chose d'essentiel à leur régime alimentaire. Ils le sentent tellement, qu'ils font un appel aux spiritueux, pour se sentir vivre. Nous allons bientôt voir d'ailleurs qu'il y a une sorte de rapport entre l'abus que l'homme fait de ces derniers, et la pénurie du vin, ce cordial et cet excitant naturel.

La bière est une boisson moins riche en alcool que le vin et qui ne peut guère le remplacer. Son mode d'action varie d'ailleurs suivant ses degrés de fermentation : ainsi il y a des bières *faibles* et des bières *fortes*. Les premières en usage en France sont éminemment rafraîchissantes. Les bières *fortes* en usage en Angleterre sous le nom d'*ale* et de *porter*, en Allemagne sous le nom de *mumme*, contiennent non-seulement plus d'alcool, mais plus de principe excitant ; le *malt* y prédomine et y est plus concentré. Cette boisson brune, épaisse et nourrissante, détermine promptement l'ivresse ; son abus occasionne des irritations d'entrailles, des tympanites et même des dyssenteries ; son usage habituel expose à l'obésité. On a beaucoup vanté les propriétés de la bière contre la gravelle et la pierre ; elle a tout au moins des effets diurétiques prononcés. Par l'acide carbonique qu'elle contient, elle possède aussi quelques propriétés antigastralgiques. Nous nous sommes bien trouvé de son emploi auprès des femmes enceintes, sujettes à des vomissements opiniâtres : coupée avec de l'eau de Seltz, elle a pu les arrêter.

Quoi qu'on dise, le *cidre* ne peut être comparé au vin sous le rapport hygiénique, surtout lorsqu'il est récent. C'est une boisson indigeste, laxative, contenant peu d'acide carbonique, beaucoup de mucilage sucré et de l'acide malique. Une population aisée comme l'est la population normande, peut impunément en faire sa boisson habituelle ; elle y supplée par une nourriture suffisamment compensatrice. Mais les ouvriers des villes manufacturières font beaucoup mieux de lui préférer l'usage de la bière, qui est infiniment plus salubre.

CHAPITRE III.

Des boissons alcooliques spiritueuses : de l'eau-de-vie, des liqueurs fortes ; de l'ivrognerie, des estaminets, leur influence. — Des boissons excitantes non fermentées : du café, du thé, de leurs avantages et de leurs abus.

1° Des boissons alcooliques spiritueuses : eau-de-vie et liqueurs.

L'abus des stimulants alcooliques conduit par une pente insensible à l'ivrognerie. Chaque jour l'excitation passagère que détermine l'alcool devient moindre, et chaque jour aussi le buveur augmente les doses du fatal liquide. Et, chose remarquable, les progrès de l'ivrognerie deviennent si effrayants, qu'au degré le plus avancé, l'alcool à 36° n'est plus capable d'exciter les ivrognes; on en a vu qui allaient jusqu'à boire de l'eau de Cologne, de l'acide nitrique étendu. Villaret raconte une pratique que mettait en usage Charles le Mauvais, et qui prouve jusqu'à quel degré d'aberration l'ivrognerie peut conduire. Ce roi de Navarre s'était adonné à tous les vices; les excès de débauche auxquels il se livrait fréquemment l'avaient accablé de la faiblesse et des infirmités d'une vieillesse prématurée. Pour ranimer l'activité de son sang glacé, il était dans l'usage de se faire envelopper dans un drap imbibé d'esprit-de-vin, parce qu'il avait éprouvé plusieurs fois que cet expédient réparait sa vigueur épuisée (1).

L'ivresse a flétri de bien beaux génies, et les a placés souvent à une bien grande distance de leur point de départ. Un des exemples les plus frappants que fournisse l'histoire moderne, est celui du prétendant Charles-Édouard, fils de Jacques II, roi d'Angleterre. Il est certain et généralement reconnu que l'aventureux, le galant, le brillant Charles, ce chef d'une race de valeur antique, dont les vertus chevaleresques sont mortes avec lui, eut recours, dans ses dernières années, aux ignobles habitudes de l'ivresse, dans laquelle les hommes de la plus basse condition cherchent à noyer le souvenir de leurs chagrins et de leurs misères. Il tomba dans la situation la plus abjecte, et il perdit bientôt l'amitié des fidèles compagnons qui s'étaient le plus constamment dévoués à ses malheurs; il ne fut plus entouré que d'hommes de l'âme la plus basse, sans égards eux-

(1) *Histoire de France*, t. II, p. 411.

mêmes pour cette dignité que le prince n'était plus capable de maintenir. Ce fut ainsi, au milieu de ces nuages, dit Walter-Scott, que s'éteignit à la fin, le flambeau qui autrefois brilla sur la Grande-Bretagne avec un si terrible éclat, et qui enfin fut étouffé sous ses propres cendres ; à peine en resta-t-il un souvenir, à peine sa disparition fut-elle remarquée !

Presque à la même époque, Pierre le Grand n'échappait à sa mélancolie chronique que par une orgie perpétuelle, en vidant une bouteille d'eau-de-vie à chaque repas. L'abus des alcooliques détermine une perversion de la sensation de la soif. Nul n'a mieux étudié ce fait important que l'ingénieux auteur de la *Physiologie du goût*.

Cet observateur délicat des phénomènes physiologiques qui accompagnent les sensations de la faim et de la soif, Brillat-Savarin a compté trois espèces de soif : la soif *latente*, la soif *factice* et la soif *adurante*. La soif habituelle ou latente est cet équilibre insensible qui s'établit entre la vaporisation transpiratoire et la nécessité d'y fournir ; c'est elle qui, lorsque nous éprouvons quelque douleur, nous invite à boire pendant le repas et fait que nous pouvons boire presque à tous les moments de la journée. Cette soif nous accompagne partout et fait, en quelque façon, partie de notre existence. La soif factice qui est spéciale à l'espèce humaine provient de cet instinct inné qui nous porte à chercher dans les boissons une force que la nature n'y a pas mise, et qui n'y survient que par la fermentation. Elle constitue une jouissance artificielle plutôt qu'un besoin naturel. Cette soif est véritablement inextinguible, parce que les boissons qu'on prend pour l'apaiser ont l'effet immanquable de la faire renaître ; cette soif qui finit par devenir habituelle constitue les ivrognes de tous les pays ; et il arrive presque toujours que l'ingestion ne cesse que quand la liqueur manque ou qu'elle a vaincu le buveur et l'a mis hors de combat. La soif engendrée par les liqueurs alcooliques, sera une passion des plus tyranniques. Quand, au contraire, on n'apaise la soif que par l'eau pure qui paraît en être l'antidote naturel, on ne boit jamais une gorgée au delà du besoin.

C'est particulièrement l'abus des liqueurs fortes (eaux-de-vie, rhum, kirsch-wasser), qui consume les forces de la vie, et amène une vieillesse prématurée. Ceux qui en font habituellement usage, sont dans un état fébrile constant ; les tissus de leur estomac s'épaississent et se désorganisent bien vite. D'après des relevés statistiques assez nombreux, faits à l'hôtel-Dieu de Lyon, nous avons reconnu que les cancers, siégeant dans la première portion de l'appareil digestif (estomac, foie, duodénum, pancréas), attaquaient principalement les buveurs d'eau-de-vie à jeun (1). Cette habitude agit de la même manière sur les autres organes, elle émousse la sensibilité générale, et produit ce qu'on appelle l'*abrutissement physique et moral*. L'abus des alcooliques, joint à la multiplicité des arts sédentaires, pratiqués dans les lieux les plus malsains, est, dans les grandes villes, l'une des principales causes de la ruine de l'espèce.

Les eaux-de-vie, base unique des liqueurs fortes, ne sont pas extraites seulement du vin proprement dit, mais proviennent du marc de raisin, des lies de vin, du cidre, de la bière, enfin de tout ce qui est susceptible de la fermentation saccharine. Or, de la fermentation de ces matières dans l'alambic, il résulte de l'acétate de cuivre qui, se combinant avec l'alcool et l'éther acétique, donne un composé qui ronge, détruit et cautérise. Dans les eaux-de-vie extraites des fruits à noyau, les qualités morbifiques se font surtout remarquer : il y a dans les mauvais kirschs une huile qui est funeste. L'usage prolongé de l'alcool asphyxie.

On a signalé, il y a plusieurs années, un effet particulier de l'abus des spiritueux. Lorsque, par suite de la débilité des organes, ces boissons ne sont pas entièrement décomposées, elles passent dans les fluides et sont rejetées par les excrétoires, surtout par la transpiration insensible. La matière perspirable en est quelquefois tellement chargée, qu'elle met le corps dans une atmosphère inflammable, et qu'une bougie allumée peut l'exposer à une combustion rapide. C'est du moins ainsi qu'on explique les *combustions humaines spontanées*, qui ne peuvent être attribuées à aucune autre cause apparente.

Ainsi, à part les habitants des climats très-froids, très-humides ou très-chauds, qui ont besoin de lutter contre des causes débilitantes, toutes les autres personnes doivent s'abstenir absolument, et dans toutes les circonstances, des liqueurs spiritueuses. L'hygiène ne peut tenir un autre langage, concernant un modificateur aussi pernicieux, et dont l'utilité relative avec notre manière habituelle de vivre n'est jamais bien prouvée. Est-il sûr, par exemple, qu'une petite quantité de liqueur alcoolique, à la suite d'un repas abondant, facilite la digestion? Nous avons vu plus haut à quoi servent cer-

(1) Cette influence, dans ce cas, n'existe que comme cause occasionnelle.

taines précautions, ou plutôt certains préjugés, dans un temps d'épidémie ; parmi ceux-ci, la pratique consistant à ingérer, à jeun, une dose de liqueur alcoolique, est complétement illusoire. On doit donc louer les efforts qu'on tente, de nos jours, pour extirper l'abus des boissons spiritueuses parmi les populations : mais suit-on, à cet égard, une voie bien rationnelle ? Nous ne nierons point l'influence salutaire des *Sociétés de tempérance ;* mais il nous semble, toutefois, qu'on s'exagère généralement leur importance, et surtout la persistance de leurs résultats, et il ne faut point oublier en outre que dans la plupart des cas, ce système n'est pas praticable, car la suppression brusque d'une affection chronique (et l'ivrognerie en est une) peut déterminer d'autres maladies excessivement graves. Et d'ailleurs, puisque nous avons prouvé que l'organisme de l'homme avait besoin d'un excitant naturel (vin), il faudrait pouvoir en donner aux adeptes des Sociétés de tempérance. Cette modification, apportée à leur hygiène, les ferait résister à la recherche des stimulations spiritueuses, d'une manière bien plus efficace que tous les préceptes moraux, toutes les considérations des nouveaux apôtres du *teetotolisme.*

Il est donc une cause toute politique qui aurait bien une autre portée : c'est la diminution, ou mieux encore la suppression de l'impôt qui pèse sur le vin. En mettant ainsi à la disposition du plus grand nombre, et des classes ouvrières surtout, une liqueur de première nécessité, indispensable pour la santé et le bonheur, on ne les contraindrait pas à rechercher des joies dans une liqueur ardente et corrosive. L'ivresse de la misère, en effet, celle qui abrutit, ne s'obtient pas avec le vin, mais avec de l'eau-de-vie, et il est digne de remarque qu'à Paris la consommation de l'eau-de-vie augmente dans une proportion beaucoup plus grande que celle du vin. En 1836, la consommation du vin était de 922,363 hectolitres, celle de l'eau-de-vie, de 36,441 hectolitres ; en 1838, la consommation du vin s'est élevée faiblement à 950,912 hectolitres, tandis que celle de l'eau-de-vie a sensiblement augmenté, puisqu'elle a été de 42,785 hectolitres. En 1836, la consommation du vin était à celle de l'eau-de-vie comme 25,31 est à 1 ; en 1838, elle n'était plus que dans le rapport de 22,24 à 1. Ce résultat est grave, et si la progression continuait, l'eau-de-vie aurait bientôt remplacé le vin dans le régime des classes inférieures (1). L'ivresse de l'eau-de-vie concentre beau-

(1) E. Buret, *De la misère en France et en Angleterre*, t. 1, p. 430.

coup plus ses effets que celle produite par une autre boisson, la bière, par exemple. Elle ne produit pas autant de stupidité; elle excite les passions, rend violent et plus capable d'exécuter les crimes.

Il est certain que si les buveurs de *gin* de Liverpool et de Manchester pouvaient, chaque jour, se réconforter avec un vin naturel, ils sentiraient moins l'aiguillon qui les pousse irrésistiblement à demander à l'ivresse des rêves impurs, à la débauche des distractions. Soyez sûr que là où pèse pour la population l'interdiction du vin, que cette interdiction soit imposée par des motifs religieux ou par des motifs pécuniaires, l'industrie s'éveille pour suppléer à cette privation par quelque excitant spiritueux. L'Indien s'enivre avec le *haschich;* le Mahométan trouble son cerveau par les vapeurs de l'opium. Nous verrons plus tard, en traitant de l'hygiène comparée des religions, que la défense du vin faite par le Coran a été une faute grave de la part du fondateur de l'islamisme.

La trop grande cherté du vin produit encore un résultat bien plus funeste; c'est sa sophistication. Que dire, en présence des faits révélés au sujet de la sophistication des vins? Nous ne parlons pas de l'imitation des vins étrangers avec nos vins du Midi, ni des coupages et mélanges parfois avantageux, pour corriger les propriétés des vins de cru médiocre; mais on introduit dans les vins des corps étrangers, on fabrique des vins artificiels, on fait des préparations vraiment dégoûtantes, même alors qu'elles ne menacent pas la santé. Paris est le lieu où la sophistication s'exerce sur la plus grande échelle, et produit les effets les plus désastreux. La majeure partie du vin consommé par le peuple de Paris, est de l'eau fermentée sur des corps sucrés, tels que sirops de fécule et de raisin, fruits secs, sucre brut, etc., avec addition d'alcool, de vinaigre, d'acide tartrique, et une neuvième ou dixième partie de gros vin du Midi. Les *baquetures,* c'est-à-dire les restants d'eau et de vin, recueillis sur les comptoirs, sont remises au cuvage chez les débitants, et comme, au mépris des prescriptions de police, l'étain des comptoirs n'est presque jamais au titre, ces résidus dégoûtants imprégnés de sels saturnins, et souvent de matières animales qui ont servi au collage des vins, mêlent à la masse des liquides en fermentation des éléments nuisibles pour ceux qui en font usage. On n'en finirait pas, à mentionner toutes les manœuvres du génie sophisticateur, opérant sur les boissons; les sophistications sur le vin seulement sont estimées, pour Paris, à 160,000 hectolitres par an (1) !... Et ce système de fraude s'applique avec le même cynisme à toutes les matières alimentaires, à tout ce qui concerne la subsistance, le vêtement, la chaussure, etc. ; les denrées les plus nécessaires à la vie sont celles qui exercent le plus le talent des empoisonneurs patentés ; c'est à Paris surtout que l'on peut dire, à présent, de toute nourriture :

> Rien n'est plus commun que le nom,
> Rien n'est plus rare que la chose (2).

Nous ne pouvons mieux terminer le paragraphe relatif aux liqueurs spiritueuses, qu'en citant une page fort intéressante d'un de nos médecins philosophes, Zimmermann :

« Le monde, dit-il, est rempli de préjugés funestes au sujet des liqueurs spiritueuses. On m'a soutenu en Suisse que le kirsch-wasser est rafraîchissant ; j'ai cru devoir répondre que, selon le peuple et les Indiens, le poivre rafraîchit, et qu'un sophiste a dit que le feu est froid et la neige chaude. Pecquet, l'illustre médecin, auteur de la découverte du réservoir des vaisseaux chylifères, prétendit qu'il ne fallait pas d'exercice pour faire la digestion, mais quelque boisson spiritueuse : il conseilla donc de boire un petit verre d'eau-de-vie après le repas, et le fit lui-même. Il sembla s'en bien trouver pendant quelque temps ; mais à la fin, son estomac et ses intestins en furent tellement racornis qu'ils ne laissaient plus passer que de l'eau-de-vie. Pecquet fut obligé de quitter son emploi, et devint bientôt la victime de sa folie.

« Non-seulement les boissons ne facilitent pas la digestion, elles y font au contraire un très-grand obstacle, elles semblent d'abord fortifier, mais bientôt elles causent une inertie qui devient générale. On ne dira jamais non plus que l'ivrognerie soit l'antidote de la gourmandise. On emploie les boissons spiritueuses contre les flatuosités : elles semblent en effet les faire cesser pour peu de temps, mais les vents reparaissent bientôt. Au lieu d'attaquer la cause de ces flatuosités, on se borne à en arrêter les effets, et l'on augmente cette cause en suspendant ces effets pour un instant. Comme les flatuosités viennent de la faiblesse des viscères, le mal devient encore plus grand après l'usage de ces médicaments absurdes qui laissent un relâchement plus considérable. J'ai connu un homme hypocon-

(1) Les vins falsifiés entrent pour un tiers dans la consommation totale.

(2) *Gazette médicale de Paris*, 1844, p. 151.

driaque, qui buvait tous les soirs un petit verre d'eau-de-vie de France, pour obvier à ces flatuosités; mais son mal en augmenta de jour en jour : les flatuosités furent suivies de très-grands vertiges ; il augmenta la dose de son eau-de-vie ; il fut frappé d'apoplexie et mourut à la fleur de son âge.

« J'ai connu un autre homme attaqué de la même maladie, et dont l'épouse avait quelquefois une humeur assez fantasque, il crut pouvoir se mettre au-dessus de ces boutades de son épouse, en buvant, chaque fois que cela arrivait, un petit coup d'eau-de-vie, disait-il ; mais comme les bizarreries de cette femme revenaient souvent, il augmenta sa maladie à mesure qu'il buvait. Il se sentit enfin, après tant de récidives, des anxiétés extrêmes ; il eut des diarrhées très-violentes, et tombait enfin dans un affreux désespoir, toutes les fois qu'il plaisait à l'aimable épouse de pousser un peu loin ses singularités (1). »

Nous avons vu plus haut, en parlant des sociétés de tempérance, qui se proposent de purger les populations des habitudes d'ivrognerie, que leur but jusqu'à ce jour était difficilement atteint. En proscrivant l'usage des boissons fermentées d'une manière absolue, elles méconnaissent un besoin primordial de l'économie humaine. On rapporte que Lycurgue, voyant l'inutilité de ses prescriptions législatives, pour inspirer à son peuple le dégoût du vin, ordonna d'arracher toutes les vignes. Le bon sens de Plutarque reproche cette faute à ce législateur. « Il eût mieux fait, dit-il, de laisser croître les vignes, mais d'en approcher les nymphes, c'est-à-dire d'ordonner le mélange de l'eau avec le vin, et ainsi il aurait contenu la fougue de Bacchus, à l'aide d'une divinité plus sage. » En général, il faut demeurer bien convaincu, que pour arriver efficacement à l'extirpation des habitudes d'ivrognerie des masses, il faut modifier avant tout leur régime alimentaire, rendre celui-ci plus substantiel et plus salubre. Le peuple a toujours eu de la tendance à éluder même les prescriptions religieuses, qui lui enjoignaient de s'abstenir du vin. C'est ainsi que l'usage de l'opium chez les Turcs, que le *bouang* ou *pust*, que l'on prépare en Perse, fait que les mahométans n'ont rien gagné à la proscription du vin parmi eux.

Il est plus facile d'agir sur un individu isolément, et qui est sous l'empire des habitudes d'ivrognerie. Après avoir diminué chaque jour la quantité des liqueurs alcooliques qu'il consomme, il est utile

(1) *De l'expérience en médecine*, t. III, p. 99 et suiv., in-12.

de créer autour de lui de puissantes diversions. S'il est astreint à une vie sédentaire, on lui recommandera l'exercice, les voyages, quelques distractions honnêtes. Son alimentation sera douce; l'abus des épiceries porte à l'ivrognerie. Quand ces moyens restaient insuffisants, on a vu quelquefois le développement d'une passion antagoniste avoir les plus salutaires effets; mais cette médication rentre dans le domaine de l'hygiène morale (1).

Il est facile, dès lors, de comprendre l'influence des *estaminets*, où tant de jeunes gens passent leur vie. Il est certain que dans cette atmosphère particulière, au sein de cette âcre fumée, par cette incessante ingurgitation de flots de bière, se puisent des éléments de dépravation de la vie nerveuse. Un observateur distingué, M. Lallemand, de Montpellier, ne doute pas de l'influence pernicieuse des estaminets sur les fonctions génitales. Les nombreuses consultations que je reçois, dit-il, de tous les pays où les jeunes gens ne connaissent pas d'autres lieux de réunion, me confirment tous les jours dans cette opinion. Il attribue beaucoup de pollutions diurnes à l'usage du tabac et de la bière (2).

Chez les fumeurs à outrance, les battements du cœur sont faibles et irréguliers; la rapidité de l'action cérébrale et le libre cours des idées semblent ralentis. Les fumeurs acharnés ont le teint d'une pâleur livide, les mains tremblantes, les muscles sans vigueur, le caractère sans énergie ni décision. Tels sont les faits que l'on observe de la manière la plus évidente et qui prouvent manifestement une action toxique de la part d'une substance, dont l'usage est entré dans les mœurs de notre civilisation. En traitant de l'hygiène des sens, nous reviendrons sur le tabac.

3° Du café et du thé, de leurs avantages et de leur abus.

On ne peut se dispenser, en traitant de l'hygiène de la famille, de discourir un peu sur deux boissons qui sont d'un si fréquent usage dans son intérieur, et qui font les délices de la plupart de ses membres. Ne serait-ce pas les attrister que de leur présenter de prime abord cette opinion émise par des médecins du plus grand mérite, et dont

(1) Les liqueurs de table proprement dites n'étant autre chose que de l'eau-de-vie dans laquelle on a fait macérer quelques aromates, et où l'on dissout du sucre, n'ont pas de propriétés sensiblement différentes des alcooliques dont elles partagent presque les inconvénients. Il est donc sage de s'en abstenir.

(2) *Des pertes séminales involontaires*, t. II, p. 9.

la vérité nous paraît en partie assez fondée? C'est surtout à l'usage du café, qui est général de nos jours, que sont dues, d'après eux, la plupart des apoplexies et des affections soporeuses, qui sont plus fréquentes qu'autrefois. Le dernier terme de cette proposition est exactement vrai; mais l'intempérance du café et du thé peut-elle seule expliquer la multiplication des affections apoplectiques? N'est-il pas plus rationnel d'en rendre responsable l'ensemble même de notre civilisation qui tiraille en tous sens le moral de l'homme, et le force d'appeler à son aide, pour centupler son action, divers genres de stimulus? Or, parmi ces stimulus, nous rencontrons les excès de table, les boissons spiritueuses, etc.; et l'on avouera qu'en présence de ces derniers modificateurs l'influence du café et du thé est presque secondaire. Cependant elle existe, et l'on doit la constater.

Le café excite l'action de l'estomac, des nerfs, et porte son impression sur le système de la circulation, car il accélère le mouvement du sang et les sécrétions. Il éloigne le sommeil, et favorise la dissolution des aliments dans le suc gastrique. Ses bons effets ne se bornent pas là; ils s'étendent à l'âme; il donne de la sérénité à l'esprit, il électrise, il excite les fonctions animales, met en jeu les ressorts de la mémoire, échauffe l'imagination et fait jaillir la pensée. Il peut convenir à quelques hommes de lettres, aux personnes qui ont beaucoup d'embonpoint, aux constitutions faibles, aux personnes affectées d'asthme humide; mais, dit Lorry, les gens que l'exercice de l'esprit a desséchés, doivent regarder cette liqueur comme un véritable poison. Comme il agace, irrite le genre nerveux, et augmente sa mobilité, il est contraire aux femmes hystériques.

Il peut entrer à doses modérées dans un bon régime, lorsque, par les temps de chaleur humide, l'organisme s'affaisse. En Afrique il soutient le ton du soldat. Mais son abus doit être redouté. Des hommes de lettres ont été les victimes des secousses imprimées par cette liqueur à leur système nerveux : « Je meurs, a dit Balzac, de 25,000 tasses de café. »

« L'insomnie causée par le café, selon Brillat-Savarin, n'est pas pénible; on a des perceptions très-claires, et nulle envie de dormir : voilà tout. On n'est pas agité et malheureux comme quand l'insomnie provient de toute autre cause ; ce qui n'empêche pas que cette excitation intempestive ne puisse à la longue devenir très-nuisible. »

C'est une obligation pour tous les papas et mamans du monde d'interdire sévèrement le café à leurs enfants, s'ils ne veulent pas avoir de petites machines sèches, rabougries et vieilles à vingt ans. Cet avis est surtout fort à propos pour les Parisiens, dont les enfants n'ont pas toujours autant d'éléments de force et de santé que s'ils étaient nés dans certains départements (1). »

Voici, d'après notre propre expérience, les signes auxquels on reconnaît les effets nuisibles de l'abus du café. Une personne qui les constate chez elle, doit rompre son habitude.

A la gastralgie qu'il détermine, en premier lieu, se joint, après un temps variable, une espèce de frisson, de frémissement dans le côté gauche de la poitrine, un point incommode au-devant de cette région, accompagné de gêne dans la respiration, et de plus, une excitation générale dont les caractères sont analogues à ceux de l'ébriété commençante. Si dans cet état on persévère dans l'usage du café, il survient un malaise plus profond, les mains et les pieds sont saisis d'un froid glacial et d'une sueur froide. Il existe, en outre, une sensation de froid incommode à la partie postérieure de la tête. Quelquefois, ces accidents deviennent plus graves, et il survient alors des frémissements du cuir chevelu, une céphalalgie intense, des vertiges; la marche devient vacillante, le pouls faible et irrégulier, la suffocation est imminente et s'accompagne d'insensibilité et de convulsions. La douleur de l'estomac donne lieu à des spasmes violents, les mouvements du cœur deviennent douloureux et semblables à de fortes palpitations ; quelquefois, au contraire, l'action de cet organe se ralentit au point de déterminer la syncope. Nous avons vu des jeunes gens, qui avaient pris des doses trop considérables de café pour s'exciter au travail, tomber momentanément dans l'hébétude, perdre l'appétit et maigrir d'une manière extraordinaire.

Thé. — Le thé, à doses modérées, particulièrement quand on n'en a pas contracté l'habitude, stimule doucement l'estomac et le tube intestinal. Cette stimulation accélère le travail de la digestion, et facilite celle qui est laborieuse. L'action de cette substance, prise à haute dose, s'étend beaucoup plus loin. Elle excite, non-seulement le canal intestinal, mais, soit par réaction, soit par sympathie, la stimulation rayonne rapidement, du centre à la périphérie, va réveiller les sens engourdis, stimuler la peau et les muqueuses, et ranimer la langueur de l'ensemble des fonctions. L'âme elle-même ressent le contre-coup de ces impressions internes, car le thé a aussi le don d'exalter l'intelligence et le sentiment. L'instinct vital

(1) *Physiologie du goût*, VIII.

des peuples leur sert merveilleusement, dans ce sens, comme sous d'autres rapports. Quels sont ceux, en effet, qui ont pris presque seuls en Europe l'habitude presque extravagante de cette infusion? Ce ne sont pas les Français, encore moins les Italiens et les Espagnols, mais ce sont les Anglais et les Hollandais ; deux nations plongées perpétuellement dans une atmosphère épaisse, froide et humide, dont les chairs sont molles et flasques, le caractère, lourd et flegmatique. Les Anglais et les Hollandais ne pourraient se passer de l'usage d'une infusion de ce genre, et si elle leur manquait, ils y suppléeraient par un autre agent ; l'infusion du thé, dont ils s'abreuvent, s'accommode parfaitement, et avec leurs aliments, et avec leurs constitutions. Elle tend à soutenir les forces digestives, à pousser à la peau, et remplit à l'égard de l'individu l'office de principe digestif et de stimulant général. Les circonstances où les peuples ont coutume de faire usage du thé, sont bien d'accord avec l'idée que nous nous formons de ses propriétés. Ce n'est point quand ils ont faim, et l'estomac vide, qu'ils prennent du thé, mais quand ils ont bien dîné, alors que l'estomac repu a besoin de secours pour digérer.

D'après M. Martin-Solon, l'action du thé varie suivant la force de l'infusion et l'espèce de feuilles qu'on emploie à doses égales ; le thé *vert* produit des effets plus marqués que le noir ; ce dernier, plus dépouillé de ses principes âcres et vireux, moins irritant, est plus estimé des peuples du Nord. Le *vert*, doué d'une plus grande énergie, est préféré en France, en Angleterre, en Hollande. S'il fallait ajouter foi à ce que disent les Chinois, il n'est pas de vertu que l'on puisse refuser au thé. Il est pour ce peuple une véritable panacée : suivant lui, c'est un cordial par excellence, il ôte les douleurs de tête, empêche les vertiges, rend les membres vigoureux, répand une chaleur douce dans toute l'habitude du corps, récrée les esprits, abat les vapeurs et les céphalalgies, guérit l'hydropisie, le rhume, le catarrhe, les maladies du foie, de la rate, la colique, etc. ; mais il y a, dit M. Murrey, plus de foi que de vérité dans ces assertions.

Depuis quelque temps, de singulières idées ont été émises touchant l'*action alimentaire* du thé. Les savantes recherches d'un chimiste distingué, M. Péligot, sur les principes des divers thés, y ont donné lieu. En comparant les analyses de divers thés avec celles faites du bouillon de la Compagnie hollandaise, M. Péligot a conclu que le thé, riche en azote, non-seulement était un excitant, mais qu'il jouissait de propriétés nutritives ; en sorte que, si les Anglais, par exemple, qui consomment annuellement huit millions de kilogrammes de thé, se trouvent si bien de ce grand usage, c'est qu'ils y puisent des matériaux nutritifs, indépendamment de sa vertu stimulante. Mais, ici, la chimie ne peut infirmer les résultats de l'expérience, de l'observation médicale. Tout le monde peut d'ailleurs prouver, que l'ingestion du thé, au lieu de produire l'action immédiate des matières nutritives, nous voulons parler de cette sensation de bien-être qui suit la prise de la moindre substance alimentaire, pince, titille, agace l'estomac à jeun, et détermine, à l'inverse, une sensation de vide, qu'on exprime énergiquement, en disant qu'il creuse. Ces expériences, nous le répétons, exécutées directement sur les sujets vivants, résolvent complétement la question.

En balançant les avantages et les inconvénients de ces deux infusions de plantes exotiques, on trouve les premiers bien minimes, et les seconds bien graves. Une sage hygiène, introduite dans l'économie de la famille, l'intérêt bien entendu de celle-ci, devraient, tôt ou tard, amener la suppression d'une habitude qui ne peut être considérée que comme un excès dans les climats tempérés. Que le thé et le café demeurent, à des doses modérées toutefois, l'adjuvant de ceux qui digèrent sous le ciel brumeux de Londres ou de Rotterdam ; mais qu'une fatale imitation ne s'empare point des habitants d'un climat plus doux ; que la famille écarte à jamais des lèvres de ses enfants ces breuvages funestes, auxquels la surexcitation nerveuse paye un si large tribut ! que surtout le jeune âge et même l'adolescence ne soient point initiés, comme cela a trop souvent lieu de nos jours, à leurs saveurs enchanteresses !

Nous ne devons point oublier de dire que, depuis quelque temps, certains industriels se sont rendus coupables d'un nouveau méfait, par la falsification du thé. Des thés avariés et vendus à vil prix ont été remis dans le commerce, après avoir été rectifiés par des procédés dangereux pour la santé publique ; des thés noirs ont été ramenés à l'état de thés verts par l'emploi de sels vénéneux (1). Ainsi, cette substance précieuse, que la Chine nous livre parfaitement pure, et qui a franchi plusieurs milliers de lieues maritimes, se détériore entre les mains de nos industriels, et compromettra l'existence des consommateurs ! Cette feuille inutile, a dit avec justesse M. Mérat, impropre à la nourriture comme à satisfaire aucune jouissance réelle, n'en a pas moins changé les habitudes des nations, modifié les re-

(1) *Gazette médicale de Paris*, t. XII, p. 151.

lations des peuples et bouleversé même des empires : l'indépendance du nord de l'Amérique date d'un impôt que la métropole voulut mettre sur le thé. On trouve l'explication de cette bizarrerie, du moins pour notre Europe, lorsqu'on réfléchit que le thé aide l'homme à supporter son plus grand ennemi, l'ennui, et à diminuer l'énormité du plus rude de ses travaux, le temps à passer.

CHAPITRE IV.

De la bonne nourriture : le pain, la viande et le vin, bases de la bonne nourriture. — De la variété dans l'alimentation, des condiments et de la sapidité des aliments. — De la bonne chère ; de ses abus et de ses dangers.

Il est un aliment de première nécessité, auquel la vie de l'homme est indissolublement attachée, c'est le blé, le *pain : Da nobis panem quotidianum.* Là où croît un pain, naît un homme, a dit un économiste célèbre ; et c'est l'exacte vérité. Il est certain, en effet, que là où les céréales ne sont pas bien assurées, la population ne tarde pas à s'affaiblir et à diminuer, tandis qu'au contraire elle prospère, elle augmente, partout où les subsistances abondent. Le fameux Malthus a eu raison d'établir que la prospérité de la population est toujours et essentiellement liée à la plus ou moins grande facilité des subsistances, et que la cause de la dépopulation la plus active est dans leur insuffisance, leur rareté, leur cherté ou leur mauvaise distribution ; mais il a eu tort, comme nous le verrons plus tard, de désespérer des ressources providentielles, qui mettent en jeu l'énergie de la production. Nous devons à un médecin distingué, le docteur Mélier, membre de l'Académie royale de médecine, inspecteur des services sanitaires, des recherches intéressantes et tout à fait neuves sur ce sujet.

Les recherches de Messance sur la population, qui ne se bornent pas à la ville de Paris, mais s'étendent à plusieurs provinces de la France, et même à l'Angleterre, embrassant une période de 90 ans, de 1674 à 1764, font ressortir cette conséquence, que « toutes les fois que le prix du blé a augmenté, la mortalité est devenue plus forte ; que toutes les fois, au contraire, qu'il a diminué, la mortalité est devenue moins grande. » Un simple enchérissement du blé, une augmentation de quelques francs par setier, étendus à toute la population, suffisent pour grossir le chiffre des maladies et des décès. Pour prouver ces assertions, voici comment procède Messance : il prend un certain nombre d'années, vingt, par exemple, il en fait deux parts égales; la première comprend celles de ces années qui ont offert le plus de décès; la seconde, celles qui en ont offert le moins. Il inscrit les unes et les autres sur deux colonnes séparées, à côté et en regard desquelles se trouve le prix du blé; il forme ainsi un tableau qui présente, du premier coup d'œil, le rapport de la mortalité avec le prix des grains.

Le docteur Mélier a poursuivi le travail de Messance, en reprenant les choses à peu près où celui-ci les avait laissées, et les résultats ont été presque identiques. Il a constaté toutefois une remarquable atténuation, à dater surtout de 1810, dans le nombre des décès, coïncidant avec un enchérissement même considérable du prix du pain. Il se fonde surtout sur ce qui s'est passé en 1816 et 1817, deux années consécutives de cherté, la dernière surtout, qui fut une véritable année de disette. Malgré cela, le chiffre des décès pour toute la France, bien que plus élevé que dans une année moyenne, ne semble pas excessif, et n'approche pas de ce qu'il eût été avec une cherté pareille à une époque plus reculée; il y aurait eu certainement alors une effrayante mortalité (1). Il y a donc, bien évidemment, amélioration; la même cause, heureusement neutralisée, ne produit plus les mêmes effets; nous ne sommes plus, à l'égal d'autrefois, sous l'influence du prix du blé et du pain. Un enchérissement, même considérable, n'entraîne plus aujourd'hui les conséquences qu'aurait eues jadis une augmentation beaucoup plus faible. Un tel résultat n'est certainement pas l'effet fortuit de causes passagères; il doit avoir pour raison un ensemble de circonstances favorables, dont l'action, soutenue et progressive elle-même comme son effet, s'est développée successivement; c'est là le résultat légitime de la bonne et vraie civilisation.

A. *Pain.*

Le bon pain est donc la base de toute nourriture; c'est, comme nous l'avons déjà remarqué, l'unité alimentaire la plus pratique. Mais il faut s'entendre sur ce point. On croit généralement que le

(1) Mélier, *Études sur les subsistances*, etc. Mémoire inséré dans ceux de l'Académie royale de médecine, t. X, 1843.

pain de fine fleur de farine est le meilleur, et que sa blancheur est la preuve de sa qualité; ce sont là deux erreurs populaires. La blancheur du pain peut être, elle est même généralement communiquée par l'alumine au détriment du consommateur, et la science nous apprend que le pain de farine non raffinée est plus nutritif que celui qui est fait avec la fleur de farine. Nourrissez un homme de pain brun et d'eau, il sera en santé; donnez-lui du pain blanc et de l'eau, il languira et mourra. La farine dont est fait le pain blanc, contient tous les ingrédients nécessaires à l'entretien des divers éléments dont se compose la structure du corps.

Malheureusement pour la digestion et la sustentation physique, quelques-uns de ces ingrédients disparaissent dans l'opération du moulin. La mode du pain de luxe favorise la fraude des boulangers, qui, sûrs de blanchir leur pain par l'alun, sont indifférents au choix du grain. Parmi les matières enlevées par le meunier, sont les substances salines, indispensables à la croissance des os et des dents. Le pain brun doit donc être donné de préférence aux nourrices et aux enfants, ainsi qu'à toute personne dont les os ont une tendance au ramollissement, et qui se plaignent de la faiblesse de leurs dents. Cependant il ne faut pas perdre de vue qu'il est aussi des estomacs paresseux et des estomacs irritables, auxquels il faut un pain dans lequel les divers éléments de la farine première soient convenablement proportionnés. Le *véritable* pain est un composé de gluten, d'amidon, de sucre et de gomme; le gluten en est la partie la plus nutritive. Cette substance est l'anneau qui unit le règne végétal au règne animal. Aussi un homme qui ne mangerait que du pain fait avec les farines d'Odessa serait-il beaucoup mieux nourri, et lui en faudrait-il moins que s'il mangeait du pain confectionné avec les farines de la Beauce ou celles de la Brie, par exemple. On comprend par les détails que nous venons de donner, combien le choix du pain est important dans l'alimentation des enfants attaqués de maladies héréditaires de nature lymphatique et strumeuse. C'est ce qui explique comment le pain de *seigle*, donné journellement à des enfants malades et relégués à la campagne, a pu, lorsqu'il a pu être supporté, contribuer à leur guérison.

B. *Viande*.

La viande de boucherie doit réunir les qualités suivantes : être d'un rouge clair et non sanguinolent; avoir une certaine quantité de graisse et un certain degré de fermeté; être presque sans odeur et provenir d'animaux ni trop jeunes, ni trop vieux; les premiers contiennent trop de gélatine, et pas assez de matière nutritive; et les seconds fournissent une chair coriace et rebelle à l'action que doivent exercer sur elle les organes digestifs. Pour ne pas être d'une difficile digestion, il importe que la viande ne soit pas mangée trop fraîche, et qu'il se soit écoulé vingt-quatre heures au moins depuis l'instant où l'animal a été abattu; il est sans doute inutile d'ajouter qu'il ne faut pas non plus qu'elle soit trop vieille. Enfin, il est surtout essentiel qu'elle provienne d'animaux sains, malgré tout ce qu'ont dit des auteurs nombreux, dont le nom a une grande autorité, sur la prétendue innocuité de la viande des animaux malades.

La viande et le vin sont, après les céréales, les parties essentielles du régime des hommes; ces deux choses ont leur part d'influence, sinon précisément sur la mortalité, du moins sur la force de la population, sur sa vigueur et son degré de résistance aux fatigues du travail. Immédiatement après avoir mangé une bonne ration de viande, on se sent plus fort qu'après avoir pris des substances farineuses, ou quelque autre nourriture fade : tous les mouvements sont alors plus sûrs et plus précis. Cette particularité a été très-bien notée par Edwards, avec le secours du dynamomètre : la force musculaire augmentait, en général, chez les personnes adultes, immédiatement après qu'elles avaient pris de la nourriture, et plus chez les sujets robustes que chez les sujets débiles, plus aussi après le dîner qu'après le déjeuner; plus, enfin, après une forte nourriture, telle qu'un bon consommé, qu'après des aliments légers. Quelquefois les forces du bras augmentaient de 8 à 14 livres, elles diminuaient après que la personne avait bu de l'eau chaude, surtout (1). Haller avait observé sur lui-même un effet semblable.

Il résulte de toutes les données physiologiques que l'alimentation animale fournit au chyle plus de caillot que l'alimentation végétale, que la quantité de fibrine est plus considérable dans le chyle des animaux carnivores que dans celui des herbivores. L'appréciation des effets du régime alimentaire, qui tient évidemment sous sa dépendance la constitution du sang, explique parfaitement ces résultats. Toutefois ces derniers n'ont point toujours été constatés.

Ainsi, dans les essais de Tiedemann et Gmelin, on a observé des résultats non identiques. Ces expérimentateurs disent qu'une nourriture de bonne qualité augmente moins le caillot proprement dit que

(1) *Archives générales de médecine*, 2e série, t. VII, p. 273.

le résidu solide du sérum. Toutes ces différences tiennent sans doute aux incertitudes des procédés d'expérimentation, mais elles tiennent encore plus à la variabilité des causes qui agissent sur le sujet de l'expérience; en effet, l'alimentation seule ne détermine pas nécessairement telle proportion des matériaux du chyle, car les organes n'agissent pas toujours de la même manière sur les mêmes aliments. Les vrais physiologistes savent que l'inconstance des résultats est un des caractères les plus réels des actes vitaux. Ainsi, pour nous restreindre à l'exemple qui nous suggère ces réflexions, tel genre d'alimentation donne lieu habituellement, mais non nécessairement, à tel chyle riche ou pauvre en caillot; le fait exceptionnel, mais possible, c'est que l'alimentation végétale donne un caillot considérable, comme l'a vu Krimer; le fait ordinaire, celui qu'on doit vérifier le plus fréquemment, c'est que l'alimentation animale donne une proportion plus considérable au caillot. Mais le fait encore le plus certain, le plus utile à connaître pour l'hygiéniste, c'est qu'un mauvais choix de substances nutritives, et surtout l'emploi exclusif d'un même aliment, produisent des effets contraires, l'appauvrissement de la plasticité du sang.

Dans quelques circonstances graves, lorsqu'il s'agit de jeunes enfants atteints de carreau, de diarrhées interminables, il y a une impossibilité presque absolue à les astreindre à une nourriture réparatrice, au régime animal. Ils s'éteignent, sous les yeux des familles, d'inanition, d'épuisement, et l'on sent cependant que, s'il était possible d'introduire dans ce frêle organisme de légères parcelles de suc alimentaire, on pourrait peut-être éviter leur extinction. Nous avons envisagé bien des fois ces positions critiques, et nous avons eu le bonheur de sauver quelques-unes de ces intéressantes victimes, en les soumettant non pas à la simple succion de viandes, mais en leur en faisant digérer de minces parcelles adhérentes aux os, ayant déjà servi à l'alimentation. Rien de plus facile que de leur fournir abondamment de petits os de volaille, où leur extrême voracité sait trouver une pâture dans les petits filaments de viandes, pour ainsi dire microscopiques, que les dents ont laissés. Cette qualité de viande semble mieux appropriée à leurs facultés digestives et ne leur occasionne aucun accident.

Le pain, la viande et le vin constituent donc la base de la bonne nourriture. (Voir ce que nous avons dit précédemment du Vin.) Ces deux premières substances se complètent l'une l'autre pour le bénéfice de l'organisme. Le pain seul, quelque excellent qu'il soit, est un aliment incomplet ; il est bien capable, à lui seul, de soutenir la vie, mais il n'étend pas, ne déploie pas son activité. La fibrine végétale ne possède point de propriété stimulante ; la vigueur qu'elle communique au corps par l'acte de la nutrition, reste latente, parce que son impression immédiate sur les parties vivantes, au lieu de provoquer l'exercice de cette vigueur, de mettre en jeu la vitalité actuelle des organes, semble, au contraire, rendre leurs mouvements plus tardifs, plus difficiles. C'est, en grande partie, l'absence de cette influence émanée de la matière extractive, contenue dans les aliments tirés du règne animal (osmazôme), qui fait que l'on se sent soudain affaiblir, lorsqu'on discontinue leur usage, pour ne se nourrir que de pain, de végétaux. Les expériences que nous avons ci-dessus rappelées attestent ce fait ; et il est de règle générale, en industrie, que les ouvriers à qui de plus forts salaires permettent de manger de la viande, sont plus actifs et font plus de besogne, toutes choses étant égales d'ailleurs, que ceux de leurs compagnons dont les ressources sont plus bornées. Galien nous apprend que, lorsqu'on cessait, pendant une journée seulement, de donner de la chair de porc aux athlètes, et que l'on remplaçait cette nourriture par une égale quantité d'une autre espèce d'aliments, ils se sentaient, le lendemain, affaiblis. Quelques jours de ce nouveau régime suffisaient pour enlever leurs forces et les faire maigrir à un tel point, qu'on s'en apercevait (1).

L'homme a donc besoin de trouver dans son alimentation un principe excitateur de ses facultés, des matériaux qui entretiennent son activité. Des expériences curieuses ont prouvé, en outre, que l'alimentation avait une grande influence sur les qualités du zoosperme, qui constitue la puissance virile de l'homme ; il est facile, dès lors, de prévoir les conséquences qui en rejaillissent sur la population en général. Il arrive quelquefois, selon M. Lallemand, qu'après une longue abstinence, on ne rencontre plus dans les vaisseaux sécréteurs que des corps incomplets, comme ceux qui existent chez le mulet. En résumé, dit cet habile observateur, l'extrême rareté de la nourriture, la rigueur des saisons, les fatigues excessives, enfin, toutes les causes de destruction contre lesquelles les animaux sauvages sont obligés de lutter, empêchent le développement des zoospermes, aussi bien que des ovules, pendant une lon-

(1) Op. omn. *De alim. facult.*, lib. III, cap. II.

gue partie de l'année, tandis que les influences contraires le favorisent chez les animaux domestiques; ce qui s'accorde parfaitement avec toutes les recherches statistiques faites sur l'espèce humaine par MM. Villermé et Benoiston de Château-Neuf (1).

1° De quelques autres conditions de la bonne nourriture.

On n'entend rien à la digestion, si on ne voit pas en elle une double force : la force tonique et la force digestive ou altérante. Les aliments doivent aussi être considérés comme toniques et comme nourrissants. Une cause, selon nous, des plus puissantes des affections nerveuses des organes digestifs, affections si fréquentes de nos jours, c'est la mauvaise habitude où sont beaucoup de personnes de se nourrir trop délicatement, de prendre des aliments de digestion trop facile qui ne *lestent* point suffisamment l'estomac, ou plutôt qui n'excitent point ses forces toniques. Il faut établir une distinction entre un aliment *facile à digérer* et un aliment nourrissant. Une substance peut être de digestion aisée, à raison de sa grande solubilité, et cependant ne nourrir que fort peu, parce que sa composition ne permet pas de la transformer facilement en albumine; d'autres qui, une fois dissoutes, sont très-nourrissantes, cèdent difficilement aux estomacs faibles, parce qu'elles ont peu de solubilité. Il y a longtemps que le père de la médecine a dit : « Une nourriture trop légère, des aliments qui se digèrent trop promptement, énervent les parties solides. » C'est en remettant en honneur cette maxime que, de nos jours, un très-grand nombre de médecins empiriques, mis au ban de la profession, ont produit des cures surprenantes dans les maladies des voies digestives, tandis que les malades et les médecins ordinaires insistaient sur de légers potages, des viandes blanches : l'empirique, pour réussir, n'avait qu'à changer cette diététique. Combien avons-nous vu de petites maîtresses, d'hommes gastralgiques, exténués par une diète lactée, digérer parfaitement des viandes rôties froides, du bœuf et du cochon salés ! Ces prétendues merveilles ont leur justification dans la connaissance des aptitudes physiologiques de l'estomac.

A. *Sapidité des aliments.*

Pour maintenir en action l'énergie organique, les aliments doivent être pourvus de sapidité, d'arome. Une nourriture trop insi-

(1) *Des pertes séminales involontaires*, t. II, p. 430.

pide alanguit le ton des organes digestifs; la variété des saveurs entre pour beaucoup dans les résultats d'une bonne digestion. L'apprêt des viandes et des autres aliments est donc une chose très-importante.

Sans rien perdre de sa gravité, dit le professeur Bérard, la science peut formuler quelques règles sur la préparation du rôti. Ce n'est pas du rôti qui est servi sous ce nom dans les réfectoires des lycées. Dans le véritable rôti, le rôti cuit à la broche et à l'air libre, l'action du feu a saisi la surface de la viande. Elle y a coagulé l'albumine et quelques sucs de manière à y faire naître une sorte de croûte peu perméable aux liquides. C'est sous cette couche que cuisent, sans y être décomposés, les sucs et les fibres de la chair. Une telle préparation est incomparablement plus sapide, plus digestible, plus tonique que ces prétendus rôtis cuits dans un milieu plein de vapeur d'eau. Cette notion est devenue vulgaire, et l'on sait que, pour attirer les clients, certains traiteurs des faubourgs n'ont rien imaginé de mieux que d'inscrire au-dessus de leur porte : « Ici on rôtit à la broche. » On peut faire des remarques analogues sur le mode de cuisson des végétaux, etc.

B. *Condiments.*

En stimulant les organes du goût et de l'odorat, l'insalivation et la digestion, les condiments concourent au but final de la nutrition en provoquant, dans la mesure nécessaire, les forces qui doivent agir sur la matière assimilable. Plusieurs, le sel en particulier, introduisent des principes utiles dans l'organisme ; il convient aux personnes chétives, faibles, d'un mauvais tempérament ; il fait digérer plus facilement les matières féculentes. Les condiments acides conviennent, dans de justes mesures, à maintenir le ton des organes, à faciliter la digestion des aliments mucilagineux (1). Nous traiterons plus loin des condiments âcres et aromatiques, dits de haut goût.

(1) On ne devrait jamais faire usage pour l'alimentation que du vinaigre *de vin*. L'acide acétique, retiré du bois, qu'on mêle aux autres vinaigres, est préjudiciable à la santé. Nous avons été témoin d'accidents survenus par son usage répété. Le bon vinaigre est dépourvu d'âcreté, et ne rend pas les dents rayeuses au toucher de la langue.

2° Variété de l'alimentation, condition d'une bonne nourriture.

La variété des aliments est une condition capitale de toute bonne alimentation. Voilà pourquoi la fibrine, l'albumine, etc., données isolément, ne peuvent faire vivre longtemps un animal. Voilà pourquoi encore le sucre, la gomme, le beurre, donnés seuls ou alternativement, ne peuvent soutenir la vie, quoi qu'on en ait dit. C'est ainsi que les divers *assaisonnements*, tels que le sucre, l'huile, le sel surtout, offrent de si grands avantages; ils multiplient les composés que le corps de l'homme doit s'approprier; sans le sel, une grande quantité d'aliments mucilagineux seraient digérés avec difficulté. De Haen attribuait la moindre fréquence de scorbut, dans les pays du Nord, à l'introduction des herbages de diverses qualités, et d'assaisonnements dans le régime alimentaire des habitants.

Tout concourt, dans les expériences des physiologistes, à prouver que la variété des aliments est une des principales conditions du maintien de la santé. (Voy. Tiedemann et Gmelin, Burdach, Chossat.) C'est ce qui a fait penser justement à un physiologiste anglais, Prout, que le lait était le prototype de l'aliment, puisqu'il renferme toutes les classes des animaux supérieurs. Il est des matières inorganiques qui puisent leurs éléments dans le chyle et qui sont aussi nécessaires pour la conservation de la santé et de la vie que les combinaisons de protéine ou de matières organiques. Dans les sécrétions, les gaz, les vapeurs et les déjections émis journellement par un être vivant, il y a du carbone, de l'azote, de l'hydrogène, de l'oxygène, du phosphore, du soufre, du chlore, du calcium, du magnésium, du potassium, du fer, etc., principes qui, sans exception aucune, se rencontrent également dans la nourriture. Un individu qui recevrait, pendant un temps suffisamment prolongé, un régime alimentaire dans lequel un ou plusieurs de ces principes seraient exclus, finirait par éprouver de graves désordres dans son organisation. Le fer, par exemple, est un élément constant de la matière colorante du sang; on le retrouve en proportion très-forte dans les poils, les cheveux, on est donc à peu près certain qu'un homme qui prendrait une nourriture totalement privée de ce métal ne tarderait pas à éprouver une altération manifeste de la santé (1). La monotonie d'un régime ali-

(1) Boussingault, *Économie rurale*, considérée dans ses rapports avec la physique, la chimie et la météorologie. — 1844.

mentaire ne répare pas suffisamment les forces et régénère incomplétement l'organisme.

Sous ce rapport, il y a beaucoup à désirer dans l'hygiène des pensionnats et des colléges. Nous ne pouvons qu'applaudir aux réformes qu'a sollicitées M. le professeur Bérard, chargé d'une enquête sur ce point.

« L'apprêt des viandes servies dans les lycées a particulièrement attiré l'attention de la commission. L'examen des menus nous a fait voir que le bœuf bouilli figurait jusqu'à cinq fois, sur un bon nombre de feuilles, dans les dîners d'une seule semaine. Un même aliment, fût-il des plus savoureux et des plus réparateurs, entrant cinq fois sur sept dans la composition du dîner, finirait par être reçu avec répugnance. Il n'est pas vraisemblable que le bouilli jouisse de quelque privilége à cet égard. Cet aliment n'est pas tenu en grande faveur près des enfants en général, et des lycéens en particulier, et nous sommes forcés de convenir que 33 à 35 grammes d'une viande peu sapide, épuisée en partie par la décoction dans l'eau, accompagnés de pommes de terre à la sauce, réconfortent médiocrement les enfants de neuf à douze ans. Mais, dira-t-on, le bœuf bouilli a pour compensation la soupe grasse, à la préparation de laquelle le bœuf a été employé. Nous allons bientôt nous expliquer sur la valeur de cette compensation, que nous tenons pour insuffisante. La commission pense qu'il conviendrait de substituer une ou deux fois par semaine, à la soupe grasse et au bouilli, un dîner composé d'un potage maigre (il y en a de réparateurs : tels sont les potages à la purée, au riz, etc., etc.) et de viande rôtie ou grillée. Cela serait certainement reçu avec plus de plaisir et plus profitablement digéré par les élèves. Le pot-au-feu resterait de fondation les dimanches, jeudis et mardis, puisque ces jours-là il est ajouté un second plat de viande au bouilli. La soupe grasse et le bouilli pourraient être admis une quatrième fois, mais jamais une cinquième dans le courant d'une seule semaine (1). »

Il suffit, du reste, de réfléchir un peu pour reconnaître que la variété de l'alimentation repose sur les lois du maintien de la vie. L'homme, non content des productions que la nature lui offre, épuise les ressources de son esprit ou plutôt de son instinct, afin d'arriver de toutes les manières possibles à réaliser un mélange qui a tant d'importance pour lui. C'est là, quelque peu qu'il soit disposé à le

(1) *Dictionnaire d'hygiène publique*, art. *Lycée*.

croire, le seul but de l'art culinaire. Dès les temps les plus anciens, l'instinct lui a enseigné à mêler l'huile et le beurre avec les substances farineuses, par exemple avec le pain, et avec celles qui de leur nature en sont dépourvues. Son instinct l'a également conduit à manger les animaux, pour se procurer un mélange de matières huileuses et d'albumine. C'est enfin le mélange presque toujours uni à des substances sucrées qu'il consomme si généralement sous la forme de pain ou de végétaux, d'amidon, d'œufs et de beurre. Les raffinements du luxe ne sont que l'exagération de ce besoin inné de la variété dans l'alimentation.

Disons donc en terminant, sans nous perdre dans des détails inutiles, que la meilleure nourriture est celle qui offre le plus de variété dans les mets simples; c'est celle qui est le plus conforme à l'entretien ainsi qu'à la réparation de notre corps. Ce genre de nourriture nous est aussi indiqué par le bon sens. Dans les familles douées d'une honnête aisance, où règnent des principes d'ordre et de moralité, les viandes de bœuf, de veau, de mouton, de poulet, bouillies, rôties ou grillées, les légumes, les fruits, un bon pain, sont servis à tour de rôle dans le cours de la semaine.

La variété dans les choses saines anime la digestion, donne du ton à l'estomac et éveille l'appétit. Voilà la bonne règle ; l'alimentation est irréprochable : mais il est malheureusement de l'essence de la nature humaine d'outre-passer les bornes de la modération. Déjà si riche de la vigueur que réalise en lui l'usage particulier d'une bonne nourriture, l'homme veut aller au delà, il demande alors à la *bonne chère* de nouvelles stimulations. Ici était le bien ; là sera le mal, comme nous l'allons voir.

3° Influence d'une nourriture trop azotée sur l'économie, ou des abus de la bonne chère.

Dans l'état de santé, le travail de la digestion convertit toutes les substances alibiles en un chyle doux et réparateur. Mais on mêle quelquefois des substances réfractaires, qui ne subissent aucune altération, même dans les secondes voies : tels sont les aromates, les divers assaisonnements ou les principes âcres et volatils qu'ils contiennent. Lorsqu'on en fait un usage prolongé, par lequel la masse du sang en est saturée, sans les dissiper par les excrétions continuelles que provoque une vie laborieuse, ils irritent non-seulement le système artériel, mais encore l'organe cutané, et introduisent dans la lymphe, surtout chez les personnes oisives, une acrimonie subtile. Les causes les plus fréquentes des maladies de la peau rebelles sont, par conséquent, les dérangements prolongés de la digestion, l'usage des substances qui ne sont point susceptibles d'être assimilées, qui contiennent un principe irritant ou suspect. C'est l'abus des aromates échauffants, chez les grands et chez les riches, dont le palais blasé n'est sensible qu'aux saveurs artificielles et caustiques; parmi le peuple, c'est l'usage de la viande, des coquillages, du poisson corrompu, du pain préparé avec une farine avariée ou de mauvaise qualité, du fromage âcre ou putréfié, des oignons, des raves, de l'ail, qui forment presque la seule nourriture des pauvres (Frank).

Les aliments très-azotés, et qui servent à la bonne chère de la *haute cuisine*, sont la plupart tirés du règne animal : les divers gibiers en font les frais (1). Leurs chairs, plus abondantes en gluten (principe azoté) que celles des animaux domestiques, ont été nommées *viandes noires*, pour les distinguer de celles dans lesquelles la gélatine surabonde, et qu'on nomme viandes blanches, telles que celles de veau, de poulet, de la poule, du dindon. Il faut joindre à ce qui constitue la bonne chère, l'abus des boissons spiritueuses, des aromates échauffants, le mélange absurde des aliments. Les cuisiniers, dit Zimmermann, qui ont le talent de réunir tout ce que la nature a séparé par les intervalles même les plus grands, ont aussi celui d'abréger la vie, ou plutôt de porter un véritable poison dans les humeurs. Il est sûr que ces dernières, viciées de tant de manières par cette multiplicité et cette combinaison bizarre d'aliments, doivent, à plusieurs égards, dénaturer les maladies.

La *gravelle* et la *goutte* sont parmi les affections celles qu'on doit le plus souvent imputer à des écarts de régime, et principalement à l'abus des substances azotées. On ne saurait nier, en effet, malgré quelques contradictions, que dans beaucoup de cas le régime alimentaire n'amène la formation de concrétions urinaires, dont la composition chimique est en rapport avec la nature des substances qui composent l'alimentation. Ainsi, une nourriture azotée, composée de viandes noires, de gibier, de vins généreux, de boissons alcooliques, introduit dans l'économie une grande quantité des

(1) Parmi les mammifères : le sanglier, le chevreuil, le cerf, le lièvre, le lapin ; parmi les oiseaux : le canard, l'oie, la caille, la grive, la bécasse, la perdrix, le faisan, etc.

matériaux qui constituent les concrétions d'acide urique, de phosphate de chaux, de phosphate ammoniaco-magnésien, d'oxyde cystique. Mais aussi, en revanche, une nourriture exclusivement végétale produit des concrétions de carbonate de chaux, et l'usage immodéré d'oseille produit des concrétions d'oxalate de chaux. D'après les recherches de M. Ségalas, la gravelle d'oxalate de chaux est fréquente dans les classes pauvres.

La gravelle se montre surtout chez les gens riches, amateurs de bonne chère. Lorsqu'une personne habituellement sobre fait un repas extraordinaire, qu'elle mange beaucoup plus que de coutume, le lendemain matin, et quelquefois le soir même, son urine est fortement colorée, et laisse déposer une grande quantité d'acide urique. Suivant M. Donné, le thé et le café déterminent l'apparition dans l'urine d'une grande quantité d'acide urique, cristallisant en paillettes rhomboïdales jaunes par le refroidissement. Comme argument péremptoire de ce que nous venons d'avancer, nous ne pouvons nous dispenser de rappeler ce fait si souvent cité, et qui est relaté par M. Magendie.

M. X*** jouissait, en 1814, d'une fortune considérable, avait une très-bonne table, dont il usait avec peu de ménagement, et était tourmenté par la gravelle. Il perd tout à coup sa fortune, et se réfugie en Angleterre, où il passa plus d'un an dans un état voisin de la misère; sa gravelle disparut complétement. Peu à peu, il rétablit ses affaires et reprend son ancien genre de vie : la gravelle se montre de nouveau. Un second revers lui fait perdre tout ce qu'il a acquis; il passe en France presque sans ressource; son régime est en rapport avec ses moyens pécuniaires : la gravelle disparaît. Enfin, son industrie lui rend une existence aisée; il se livre à son goût pour les plaisirs de la table, et avec eux reparaît la gravelle. On cite des faits semblables au sujet de la goutte. Shenck raconte l'histoire d'un riche Allemand, qui était tellement tourmenté par la goutte, qu'il ne pouvait se soutenir que sur les bras de ses domestiques; la pauvreté dans laquelle il tomba fit bientôt disparaître la maladie. C'est ce qui fait dire à Pétrarque : « Si tu veux vivre à l'abri de la goutte, il faut être pauvre, ou vivre pauvrement. »

Dans tous les temps et dans tous les pays, on a regardé l'excès dans les plaisirs de la table comme la principale cause de la goutte. Arétée, Celse, Cœlius-Aurélianus, en parlent comme d'une maladie qui devait être très-fréquente chez les Romains. D'après Sénèque, les femmes elles-mêmes n'en étaient point exemptes, à cause de leurs débauches, *ob varii generis debachationes*. Les tableaux accusateurs de Perse et de Juvénal sont là pour indiquer les causes et les effets de la goutte chez le grand peuple énervé par la servitude, et plongé dans un luxe corrupteur. Pour ne point tomber dans des répétitions inutiles, nous prions le lecteur de se ressouvenir de ce que nous avons dit précédemment des rapports qui existent entre la digestion des substances azotées et la respiration.

Un médecin du siècle dernier, Jean Roi, a traité de la *gangrène des gens riches ;* ce n'est autre chose qu'une fille de la goutte, dont l'action se porte sur tous les organes et dépose dans le système artériel, qu'elle oblitère, des concrétions salines. La goutte est ici-bas l'enfer du vieux gourmand, c'est son remords, c'est sa furie. N'est-elle pas la vengeresse des lois violées de l'économie ? Mais c'est à quoi ne pense guère l'homme se livrant à ses penchants, à ses habitudes d'un appétit factice, devant une table somptueusement servie. A la vérité, ce dangereux excès de nourriture inspire quelquefois l'orgueil d'une fausse santé par l'obésité qui en est la suite. Qu'on ne s'y trompe pas, ce n'est plus cet accroissement progressif de l'économie, cet embonpoint modéré, salutaire, ce *suave incrementum* qui témoigne du bon état du corps et du tempérament ; c'est souvent une masse de graisse qui, saturant l'économie, fatigue et atrophie les organes, gêne leurs fonctions, obstrue les conduits, nuit à l'exercice, rend impropre à toute autre chose qu'à manger, à faire d'un homme un appareil à chyle. La pléthore graisseuse ou adipeuse est un pesant fardeau à un âge avancé. Ces ventres sans fond, ces estomacs où la sonde se perd, en sont la source et l'origine. Aussi beaucoup de vieillards à corpulence pansue sont-ils lourds, indolents, accablés ; ils ont une figure gonflée, vultueuse, empourprée ; abattus, affaissés comme des boas gorgés, disposés à une continuelle somnolence avec ce fatigant *rhonchus* annonçant l'embarras des voies respiratoires, ils sont ce qu'on appelle des *apoplectiques ambulants* (1).

Il y a même parfois de ces embonpoints monstrueux sous lesquels s'efface pour ainsi dire la noble figure d'homme. Bien plus, les facultés intellectuelles s'affaiblissent proportionnellement, car le cerveau est plus qu'on ne croit sous la tutelle de l'estomac ; le corps cesse pour ainsi dire d'être spiritualisé, il devient bientôt cadavre : *corpus quod corrumpitur aggravat animam,* dit l'apôtre saint Jean. Du moment où l'on vit exclusivement pour manger, c'en est fait de

(1) Réveillé-Parise, *Hygiène de la vieillesse,* p. 338.

l'existence caractéristique de l'espèce, de l'existence humaine, de l'existence intellectuelle et morale ; l'homme est aussitôt réduit à la condition des brutes. Ne nous croyez point sur parole, observez de près tous ces épais gastrolâtres dont parle Rabelais : et vous verrez si leurs habitudes grossières n'enlèvent point tout ressort à leur esprit, toute grâce à leur imagination, et si on ne les voit pas, déchus du premier rang des êtres, arriver insensiblement à l'hébétation, à la stupidité et à la dépravation morale. Cette observation avait été faite, en partie, par l'écrivain le plus éloquent du dix-huitième siècle. La gourmandise, a-t-il dit dans son *Émile,* est le vice des cœurs qui n'ont pas d'étoffe ; l'âme du gourmand est toute dans son palais.

Les excitations culinaires, le luxe de la table, entrent pour beaucoup dans les dangereux éléments de la civilisation moderne. On s'y livre pour se tenir en haleine soit pour d'autres plaisirs, soit pour mener tout cela de front. Les stimulations de la bonne chère deviennent pour *les existences dorées* le moyen de suffire à tout.

Chacun a déjà fait, sans doute, la réflexion que le régime ordinaire des hommes, principalement dans les villes, est un régime excitant. En effet, dans tous les mets la matière nourricière est associée à des épices, à des assaisonnements stimulants : de plus, on prend habituellement du vin et des liqueurs fermentées, spiritueuses, etc. C'est, sans doute, à l'action continuelle d'une nourriture excitante, que l'on doit surtout rapporter l'état physique et moral qui caractérise les citadins, cette vivacité dans les mouvements, cette promptitude dans les déterminations, cette agitation, cette mobilité, que l'on ne trouve pas dans l'homme des champs, qui se nourrit de légumes, de farineux. C'est ce qui rend compte aussi d'un degré de perversion de la sensibilité morale, plus fréquent dans les grandes villes que dans les campagnes ; dans les premières, l'organisation sur-stimulée est à la recherche des impressions physiques et morales qui peuvent le plus l'émouvoir. La même raison, dit l'hygiéniste Barbier, qui fait que le vin, les liqueurs alcooliques, le café, le tabac, nous plaisent, expliquera pourquoi les livres de contes, les romans, les drames, sont si courus.

Il est triste de le dire, mais il y a dans les éléments de notre civilisation actuelle, dans le travail excessif qu'occasionnent les affaires publiques, le déploiement de l'industrie, quelque chose qui pousse l'homme à abuser des excitants qui tiennent toujours en un éveil factice les puissances de son intelligence. C'est un véritable gaspillage de la vie. Le travail excessif, l'*ower-working*, est une maladie que l'Angleterre a inoculée à l'Europe. Les membres des communes donnent le jour à leurs affaires privées afin de consacrer la nuit à la discussion des affaires publiques ; ajoutez à cela l'étude, la correspondance, etc. Un chef de parti est continuellement sur la brèche, prodiguant ses forces, tant qu'elles durent, et à chaque instant. De là, peut-être, ce besoin de stimulant que Pitt, Fox, Sheridan et Byron ont éprouvé bien avant les ouvriers de Manchester. « L'extrême excitation, dit le docteur Farr, qui aboutit fréquemment à l'ivrognerie, en Angleterre, dans toutes les classes de la société, n'est que le résultat du système anglais, qui porte tout à l'excès. Ce système est lui-même la conséquence de la liberté politique qui excite les hommes à déployer les plus grands efforts physiques et la plus grande énergie d'esprit, sans observer le repos quotidien, ni le repos hebdomadaire, que Dieu lui-même a prescrit pour rétablir l'équilibre dans la circulation. Puis, lorsque la circulation a été habituellement accélérée par une contention inconsidérée de corps et d'esprit, il devient nécessaire d'appeler à son aide les stimulants pour ranimer les forces qui s'épuisent. Voilà ce qui a tué le Démosthènes anglais et le sénateur qui l'avait salué de ce titre le premier (1). »

Combien d'hommes de nos jours ne se maintiennent sur la brèche des carrières de fortune ou d'ambition, que par les stimulants de la table ! Combien en est-il qui tombent victimes avant l'heure ! Qu'on s'étonne à présent de la multiplicité de ces affections meurtrières des centres nerveux, dans les classes opulentes !

CHAPITRE V.

Règles particulières de régime non encore indiquées. — Des repas, de leur quantité, de leur ordre. — Règles particulières de régime relatives à certaines circonstances de la vie (saisons, climats). — Remarques sur les ustensiles dans leurs rapports avec la bromatologie. — De quelques aliments dangereux.

Nous grouperons dans ce chapitre tous les principes qui conduisent à faire le meilleur emploi des aliments, toutes les questions qui ont trait à la diététique, et que nous n'avons point assez élu-

(1) *Inquiry into drunkness*. London, 1839.

cidées, soit en traitant des âges, des tempéraments, soit dans les chapitres qui précèdent immédiatement.

I° Des repas, de leur quantité, de leur ordre.

Qui mange plus qu'il ne peut digérer, se nourrit moins qu'il ne faut, et conséquemment doit maigrir ; cette maxime de Sanctorius est fondamentale, et elle est trop méconnue. Pour prendre un repas qui soit salutaire, il faut être averti par une sensation complexe qu'on appelle la *faim*, l'*appétit* ; elle est produite par une modification de l'organe du goût, qui entraîne le plaisir, et par la sensation du besoin, qui émane de l'estomac ; cette sensation est différente dans les individus, en raison directe de l'activité des organes gastriques, de la vigueur interne, de l'exercice, etc. Pour qu'elle donne une mesure exacte et précise des véritables besoins de réparation qu'éprouve l'économie, il faut qu'elle soit naturelle, et non provoquée par cet art que les anciens nommaient *gulæ irritamentum*, et qui consiste à porter au delà de toute borne les jouissances du goût, en multipliant à l'infini l'attrait des saveurs. Un des dangers de la bonne chère est, en effet, de faire excéder la quantité d'aliments propres à satisfaire les besoins de l'organisation ; l'intempérance agit ainsi de deux manières, et par la qualité et par la quantité des aliments. Nous nous sommes déjà occupé de la première (voyez ALIMENTS AZOTÉS), nous ne traiterons ici que de la seconde. Avant d'entrer en matière, il est bon d'envisager, d'une manière générale, les phénomènes de la digestion.

Celle-ci est marquée par la succession de plusieurs périodes : 1° l'érection des forces ou la digestion proprement dite ; 2° la seconde digestion (assimilation, coction) ; 3° l'excrétion des matières non assimilables. Voici ce qui a lieu à la suite d'un repas modéré et proportionné à l'appétit. Aussitôt après l'ingestion des aliments dans l'estomac, la membrane interne de ce viscère rougit, se gonfle et verse avec abondance le fluide spécifique, qui agit sur elle à la manière des ferments. Cette excitation locale se généralise bientôt ; la chaleur du corps est plus grande, le teint plus animé, les sécrétions et les excrétions se font moins facilement. Au bout de trois ou quatre heures (chez les personnes saines), l'excitation se dissipe graduellement, la température revient à son état ordinaire ; les sécrétions reprennent leur activité ; la coction va se faire. Un repas pris avant que la digestion de celui qui l'a précédé ne soit faite, surcharge les organes digestifs d'une quantité d'aliments dont l'assimilation se fait mal. En outre, la faim s'émousse et ne reparaît plus à des époques régulières ; et si l'on continue, elle s'éteint, et les fonctions de l'estomac sont dérangées. Il y a dans les villes une foule de personnes qui, habituées à se bien nourrir, éprouvent une *sorte de trop-plein*, qui ralentit les fonctions digestives. Si elles ne se hâtent de se soumettre à une diète modérée et à des exercices soutenus, ce qui n'était d'abord qu'un malaise pour elles, se transformera plus tard en maladie sérieuse.

Les repas ne doivent point être égaux ; ils ne pourraient l'être sans nuire à l'élaboration des sucs nutritifs. Selon la règle généralement établie, au déjeuner il faut manger peu, afin d'avoir plus d'aptitude au travail le reste de la journée et assez d'appétit pour le repas qui suit. Le dîner de midi doit être moins copieux que celui que l'on ferait à quatre heures, parce que l'on soupe le soir. Ceci ne s'applique qu'aux adultes ; les enfants et les jeunes gens doivent manger plus souvent pour fournir à la croissance.

Nous avons dit déjà que suivant les âges le nombre des repas devait être varié ; que l'enfant nouveau-né pouvait prendre le sein toutes les deux ou trois heures ; que plus tard trois ou quatre repas étaient encore nécessaires ; qu'enfin dans un âge plus avancé, chez l'homme de quarante à quarante-cinq ans, deux repas dont l'un seulement était copieux et substantiel suffisaient amplement, surtout lorsqu'il s'adonnnait à des travaux de cabinet. De plus nous avons insisté sur ce fait, que souvent la multiplicité des repas était la seule cause de la dyspepsie. C'est principalement chez les personnes qui, outre leurs repas réglés, mangent continuellement pendant la journée soit des gâteaux chez les pâtissiers, soit des bonbons, etc., que cette maladie s'observe. Il est d'observation aussi que les enfants ont le plus souvent l'estomac dérangé à la suite des moments du jour de l'an, où ils mangent une grande quantité de sucreries.

Non-seulement il faut que les repas s'éloignent à mesure que l'on avance en âge, mais encore il faut qu'ils deviennent moins copieux. Une fois arrivé à sa quarantième année, l'homme ne doit plus faire qu'un seul repas avec de la viande ; le repas du matin doit être léger.

A l'aide de ces précautions, nous avons vu des personnes qui étaient sujettes à la dyspepsie revenir à la santé, du moment qu'aux aliments solides et dont la digestion est difficile, elles avaient substitué le laitage, les légumes, les œufs. Cette alimentation plus légère faisait disparaître la céphalalgie, les rougeurs de la figure, les palpitations, les borborygmes intestinaux, l'agitation des nuits, etc.

Maintenant une question délicate se présente : faut-il qu'à chaque repas la mesure des aliments soit réduite au strict besoin, qu'on ne doive manger que pour faire cesser la souffrance de la faim ? Nous répondons négativement. Il n'y a pas d'inconvénient pour l'homme sain à céder à l'attrait d'un plaisir naturel, dit le docteur Londe ; si la cessation de la peine ennemie du besoin suffit à la conservation de la vie, la plénitude de la jouissance qui ne va pas jusqu'à la satiété a des effets moins restreints : elle agrandit, elle perfectionne cette vie, en laissant plus d'essor à l'exercice des organes ; seulement n'oublions pas qu'il est dangereux de dépasser les limites du plaisir naturel, et d'en solliciter d'artificiel. Ici l'homme est encore juge dans sa propre cause ; c'est à lui de décider de la salubrité des repas qu'il prend, et pour cela il doit prendre pour critérium l'état de bien-être ou de malaise qui les suit : il est dans la bonne règle, si après avoir consommé des aliments il ne sent ni faiblesse ni pesanteur d'estomac, s'il se trouve dispos, si son sommeil est paisible et réparateur.

Les aliments peuvent être de mauvaise qualité relativement. Par exemple, un ouvrier qui se livre depuis le matin jusqu'au soir à un travail corporel violent et fatigant, pourra sans nul doute prendre des aliments très-indigestes sans qu'il en résulte pour lui le moindre inconvénient ; celui, au contraire, qui hors de sa profession même se trouve obligé de mener une vie tranquille, est placé dans des conditions diamétralement opposées, et ne devra prendre que des aliments légers et facilement digestibles. Il y a telle nourriture lourde et indigeste que le médecin devra formellement défendre à tout individu qui n'aura pas d'occupations actives ; les pâtisseries les plus grasses, par exemple, les croûtes de pâtés sont très-bien digérées par certains estomacs, et ne peuvent être supportées par d'autres. Ce sont du reste des choses que les malades apprendront souvent au médecin, et qu'ils connaissent mieux que les hommes de l'art les plus instruits, car elles dépendent de l'organisation.

Relativement au choix des aliments, il y a des considérations extrêmement importantes.

Certains individus digèrent mieux avec de l'eau qu'avec du vin. D'autres, au contraire, ne peuvent point digérer lorsqu'ils ne boivent que de l'eau à leurs repas. Il ne faut pas croire que le régime consiste toujours à retrancher telle ou telle substance. A une époque où régnait l'école physiologique, nous avons vu souvent des malades qui, par crainte de la gastrite, avaient supprimé le vin, et qui ont été obligés de s'y remettre pour pouvoir digérer. On devra donc tenir compte des habitudes, qui ont une influence extrême sur la santé des malades. On a dit avec raison qu'un homme à l'âge de trente ans, lorsqu'il était doué d'intelligence, devait être son propre médecin, plutôt qu'un médecin qui le voyait pour la première fois. Cela est encore beaucoup plus vrai pour l'homme en santé que pour l'homme malade. L'individu bien portant doit avoir observé ce qui lui convient, les aliments qui lui réussissent, ceux que son estomac ne supporte pas. Il doit être capable de se formuler une hygiène convenable, et de se passer, sous ce rapport, des conseils des autres.

Si les aliments peuvent être indigestes par leur nature, ils peuvent l'être aussi par leur quantité. La variété excite l'appétit. L'abondance des aliments et leur variété deviennent des causes de mauvaise digestion. Leur préparation est encore beaucoup plus influente, les aliments mal préparés sont indigestes. Les viandes mal hachées, entre autres, constituent une alimentation des plus malsaines; les substances mal cuites ou cuites incomplétement deviennent des causes de perturbation plus ou moins grandes dans la digestion. Il n'est pas rare de voir des personnes éprouver des digestions très-pénibles après avoir mangé de la venaison trop faisandée, et s'en trouver très-mal.

De plus, dans les aliments considérés comme cause de dyspepsie, il faut encore faire attention à une circonstance importante, c'est que souvent ce n'est ni la qualité ni la quantité des aliments qui sont nuisibles; la cause de la maladie tient à l'homme lui-même, et à la manière dont il mange. Telle personne est sujette aux indigestions, parce quelle mange avec trop d'avidité, et qu'elle oublie le précepte gastronomique de mâcher longtemps les aliments. On doit conseiller à celles-ci d'imiter ce personnage romain, que Tibère désignait avec estime sous le nom de *vir lentis maxillis;* la mastication et l'insalivation sont les préambules de toute bonne digestion.

Nous ne devons point oublier que, pour retirer un plus grand bénéfice de nos repas, il est nécessaire de les prendre avec une disposition morale favorable.

Les passions violentes et oppressives jettent le trouble dans les digestions. Si quelqu'un, dit le chancelier Bacon, se sent agité de quelque passion forte, au moment qu'il est prêt à se mettre à table ou à entrer au lit, qu'il diffère de prendre son repas ou de se coucher. Il est, en pareil cas, de la prudence de laisser au corps le temps de se remettre, et à l'âme, celui de reprendre la tranquillité. La physiologie enseigne, en effet, que la sécrétion du fluide gastrique se supprime comme celle des autres fluides, lorsqu'une excitation subite frappe un organe éloigné. C'est un bonheur pour nous, au contraire, lorsqu'une émotion douce et modérée, comme la gaieté, vient s'asseoir avec nous à notre table; qu'elle est entretenue par l'exercice aimable d'une conversation amusante qui fixe l'attention sans fatiguer, et qui occupe l'esprit, sans causer la moindre peine. Tels sont les entretiens que le bon Plutarque appelait le dessert des repas, et qui roulent sur les riches et agréables sujets dont l'histoire, la poésie et la philosophie naturelle ouvrent une source intarissable. Il nous est déjà arrivé quelquefois, dans le cours de notre pratique médicale, d'attribuer l'origine de certaines gastralgies et affections hypocondriaques, pour lesquelles nous nous trouvions consulté, à l'habitude qu'avaient les patients de prendre, seuls et silencieux, leur nourriture. En leur recommandant de s'asseoir à une table où ils trouvassent une compagnie joyeuse et les éléments d'une agréable conversation, nous les avons vus revenir au bien-être.

Les affections morales tristes exercent sur les organes de la digestion et sur l'accomplissement normal des fonctions qui leur sont dévolues, une influence manifeste et souvent très-grande. Un chagrin profond ôte l'appétit et paralyse la faculté digestive. L'homme qui se trouve momentanément en proie à des préoccupations tristes, doit en conséquence, et comme première condition du maintien de sa santé, s'abstenir d'aliments, ou du moins en prendre une quantité très-minime. Si ces préoccupations durent longtemps, les digestions se font d'une manière de plus en plus pénible; et pendant tout le temps que l'individu se trouve en proie à leur action, le premier principe est de le nourrir peu et avec des aliments légers et facilement assimilables.

Le repos ou un exercice modéré comme celui de marcher sont des conditions assez avantageuses pour le travail de la digestion. Un travail corporel pénible, un exercice violent, la course prolongée, par exemple, retardent ou enrayent complétement la digestion, en appelant le sang et la force nerveuse sur le système musculaire. Deux chiens firent un même repas; l'un d'eux fut enfermé, l'autre conduit à la chasse. On les tua à la même heure; la digestion chez le premier était complète, celle du second très-peu avancée (1). Chez les personnes faibles, le repos vaut mieux que l'exercice après le repas ; quant au mouvement communiqué, comme celui que donne la voiture, il est très-favorable à la digestion.

En général, le repas du soir doit être léger, et surtout lorsqu'on se met au lit immédiatement après, car l'estomac étant surchargé d'aliments, les forces se concentrent trop dans l'épigastre, et la digestion se fait péniblement. Le cerveau, excité par l'action que l'estomac lui fait partager, conserve trop de tension, et l'on est tourmenté par des insommies ou des rêves fréquents. Ce conseil est de la plus grande importance pour les hommes de lettres, les personnes qui ont beaucoup d'embonpoint, qui sont pléthoriques et qui ont des dispositions à l'apoplexie. D'ailleurs, il arrive souvent que la digestion du dîner n'est pas achevée le soir : il peut en résulter un conflit de détermination entre les forces qui tendent à s'éloigner de l'estomac, et celles qui y sont attirées par de nouveaux aliments, et de là, un déconcertement d'action dans les différents organes, qui donne lieu à des déterminations vicieuses, des anxiétés, des indigestions et des apoplexies (Tourtelle).

Portal a remarqué que le nombre des apoplexies était certainement plus grand à Paris au dix-huitième siècle, lorsqu'on faisait généralement du souper le principal repas au lieu du dîner.

Ces dangers, qui sont plus fréquents qu'on ne le pense, devraient faire rejeter l'usage du souper dans les familles où il existe encore. Il est un ordre de repas plus naturel, et qui concorde avec les heures mêmes du sommeil. Les deux repas de la journée, si l'on n'en fait que deux, doivent être également distants du milieu du jour, comme le lever et le coucher doivent être également éloignés du milieu de la nuit. Les personnes dont le travail musculaire exige trois repas, devront en faire un à midi, et les deux autres également distants de cette heure ; par exemple, l'un à sept du matin, l'autre à cinq heures du soir. Enfin, si on fait quatre repas, on doit s'arranger de façon que le premier soit aussi distant du milieu du jour que le dernier. Nous comprendrons mieux, plus tard (voy. SOMMEIL), l'importance physiologique de cette division du temps.

(1) Bérard, *Cours de physiologie*, t. II, p. 210.

2° Règles particulières de régime relatives à certaines circonstances de la vie.

Dans l'intérêt de la santé et du bonheur de leurs enfants, les pères et mères de famille doivent exiger que ceux-là ne s'abstiennent d'aucun aliment, dont l'usage est salubre et commun. Il faut, autant qu'on le peut, combattre la répulsion que l'enfant manifeste pour un aliment simple ; ce serait, sans cela, l'assujettir à une diététique étroite, dont il souffrirait plus tard. Une exacte et scrupuleuse régularité est presque impraticable ; elle est même dangereuse, lorsqu'elle est devenue habituelle. Car, toutes les substances dont on ne fait pas usage ordinairement deviennent stimulantes et nuisibles à notre corps, comme le riz et le maïs le sont à ceux qui n'y sont pas accoutumés. Un homme n'avait vécu jusqu'à l'âge de trente ans qu'avec des œufs et des légumes ; sollicité par ses amis, il commença, à cette époque, à prendre du bouillon, fait avec du bœuf et du mouton ; peu à peu il parvint à s'habituer à l'usage de la viande elle-même : mais ce régime occasionna une assimilation trop active dans le sang et dans les organes ; une pléthore réelle s'établit dans son corps ; il y eut, en lui, excès de nutrition dans tous les systèmes, et bientôt ce tempérament acquis amena des accidents fâcheux.

Nous avons eu soin, à propos des sexes et des âges, de donner quelques conseils précis touchant l'alimentation convenable à ces circonstances physiologiques. Nous ne reviendrons point là-dessus, mais il est quelques conditions de la vie, tirées de la profession, qui réclament des préceptes particuliers. On sait combien souffrent de ce malaise particulier qu'on nomme *dyspepsie,* les personnes sédentaires qui ont une vie tout intellectuelle, où les organes cérébraux sont sans cesse en action. Ordinairement dans ces conditions, et sous l'influence de ces effets continuels, il y a quelques précautions à prendre. Presque toujours, en effet, lorsqu'ils sont affectés de la dyspepsie, les malades de cette catégorie présentent des troubles plus ou moins grands dans les fonctions intellectuelles. Les précautions hygiéniques à prendre, et qui constituent à elles seules presque toute la thérapeutique, consistent : à manger excessivement peu avant le moment de la journée auquel ils doivent se mettre au travail ; au déjeuner, par exemple, s'ils ont habitude d'écrire ou de composer dans la journée : le soir, il leur sera permis de dîner à leur appétit ; mais le matin, on défendra expressément toute alimentation substantielle ou copieuse. Pour nous résumer en deux mots, on devra donner ce conseil aux individus dyspepsiques : de ne se livrer aux travaux de l'esprit qu'une heure ou deux après le repas, et encore la nourriture devra-t-elle être légère et peu abondante. Nous n'entendons pas parler seulement ici de ces auteurs éminents qui occupent un des premiers rangs dans les hautes classes de la société ; nous entendons parler aussi d'hommes qui se livrent à des travaux plus humbles, un négociant, par exemple, qui s'occupe de la tenue de ses livres ou de sa correspondance.

Le *climat* et la *température* influent et sur la quantité et sur la qualité des aliments que l'on doit ingérer. En hiver, lorsque nous sommes dans l'air froid, où la quantité de l'oxygène inspiré est par conséquent la plus forte, nous sentons s'accroître, dans le même rapport, le besoin des aliments carbonés et hydrogénés. Sans nuire à leur santé, d'une manière passagère ou durable, les habitants du Midi ne sauraient, dans leurs aliments, prendre plus de carbone et d'hydrogène qu'ils n'en exhalent par la respiration. L'Anglais voit avec regret son appétit, qui lui procure des jouissances souvent renouvelées, se perdre dans la Jamaïque, et ce n'est qu'à l'aide d'excitants énergiques, avec du poivre de Cayenne, par exemple, qu'il réussit à y prendre la même quantité de nourriture que dans son pays. Mais le carbone de ces substances ne trouve aucun emploi dans le corps, car la température de l'air est trop élevée ; la chaleur énervante du climat empêche le corps d'augmenter le nombre des inspirations, par un mouvement soutenu, et conséquemment de mettre une suffisante proportion avec les matières consommées.

C'est ce qui nous explique aussi pourquoi, en général, ce sont les peuples du Nord qui supportent le mieux les excès de boissons. C'est ainsi qu'on voit le lumiss du Tartare, le braga et le quass des indigènes de la Sibérie, liqueurs qui, à faible dose, produiraient chez nous une ivresse complète, ne déterminer, chez le Russe, qu'une légère excitation qui augmente sa vigueur et son courage. Par l'effet de l'habitude, la dose nécessaire pour s'exciter modérément devient chaque jour plus forte : aussi, ces peuples, à un certain âge, absorbent-ils une effrayante quantité d'alcool ; cette habitude qu'ils contractent de bonne heure, il faut en savoir tenir compte dans les maladies, et c'est pour n'avoir pas satisfait à cette indication, qu'en 1815, les médecins français perdirent la plupart des Russes qu'ils avaient à traiter, tandis que les médecins russes en sauvèrent un grand nombre.

Les peuples du Nord non-seulement doivent manger davantage, mais encore faire usage d'aliments plus substantiels. Liebig signale, sous ce rapport, la différence qui existe entre les fruits dont vit l'homme du Midi, et le lard ou l'huile dont se nourrit celui des régions polaires. Les fruits frais ne contiennent pas plus de 12 pour cent de carbone, tandis qu'il y en a 66 à 80 dans les huiles. Aussi n'est-il pas difficile, dans les pays chauds, d'être sobre ou de jeûner longtemps, tandis que le froid et la faim réunis abattent rapidement les forces. Comme la chaleur propre de l'animal dépend de la respiration, et que celle-ci exige l'influence de nouveaux matériaux carbonés, une température froide doit exiger plus de nourriture pour la conservation de la chaleur animale, qu'un climat chaud (1). A toutes ces circonstances paraît aussi se rattacher le fait de la plus grande fréquence des maladies du foie en été, et de celles des poumons en hiver; car le foie élimine également du carbone, mais sous une autre forme que le poumon ; il y a un véritable antagonisme entre ces deux organes. Il est reconnu, depuis longtemps, que parmi les étrangers qui, pendant leur acclimatement dans des régions tropicales, résistent le mieux aux maladies terribles et violentes qui y sévissent, ce sont ceux qui sont les plus sobres. Les habitants du Nord, les sujets sanguins et robustes, adonnés à la bonne chère, occupent le sommet de l'échelle de la mortalité sur les relevés statistiques. Au dernier échelon, se trouvent les gens délicats et sobres, les tempéraments lymphatiques, les nations du Midi. Il résulte des observations de Pouppé-Desportes, de Bajon et de M. Rochoux, que les Allemands, les Anglais et les Hollandais, gens intempérants par nature, résistent beaucoup moins aux maladies équatoriales que les Français, les Italiens et les Espagnols, qui sont plus sobres (2). Ces faits nous dispensent de nous étendre sur les lieux communs ayant trait aux avantages attachés à la tempérance.

La saison du printemps, sur laquelle nous avons promis de revenir, doit apporter, par sa nature, quelques modifications au régime diététique. A l'entrée du printemps, le corps se trouve naturellement surexcité, et dans un état de surcharge et de plénitude. En même temps, il y a tendance de la part de l'organisme à se débarrasser des fluides mal élaborés; c'est l'époque des crises générales, des cures des maladies chroniques. Enfin, tant l'influence de la saison est

(1) *Manuel de physiologie*, t. I, p. 255. Paris, 1845.

(2) Rochoux, *De la fièvre jaune*, p. 257.

incontestable et marquée, c'est le moment où l'on voit apparaître et se multiplier les affections éruptives, les fièvres inflammatoires, les hémorrhagies actives, et toutes les maladies qui dénotent la surexcitation de l'économie. Or, rien n'est plus propre qu'une diète tenue, à tempérer l'effervescence des humeurs, l'exaltation des sens; elle facilite la digestion et l'assimilation. Aussi, l'hygiène doit-elle louer les abstinences périodiques, et, en particulier, l'institution du carême chez les catholiques. Celui-ci, ayant lieu ordinairement du 1er mars au 15 avril, se trouve à une époque parfaitement bien choisie pour conseiller l'abstinence des liqueurs fermentées, des viandes noires, et pour prescrire un régime diététique qui n'introduise dans l'économie que des principes doux de nutrition.

Aux circonstances particulières à l'économie animale, qui nécessitent un jeûne prolongé, il faut en joindre une autre : la rénovation des espèces animales. La plupart des animaux qui servent d'aliment sont, au printemps, plus portés à la reproduction que dans les autres saisons. Echauffés par la température et les aliments secs qu'ils avaient dans l'hiver, et ensuite par le retour de la chaleur atmosphérique, ils entrent en rut et l'espèce se multiplie. La chair n'est point alors ni aussi bonne ni aussi saine qu'à l'ordinaire; il est donc prudent de s'en priver. Nous sommes d'ailleurs intéressés à les laisser libres et à les conserver, pour ne pas en manquer dans la suite; car, si l'on attend que les élèves puissent voler de leurs propres ailes, on est assuré de les avoir meilleurs et en plus grande quantité, quand la chair sera suffisamment faite.

3o Quelques remarques sur les vases et ustensiles dans lesquels s'apprêtent les aliments.

Nous avons renvoyé à la fin de cette section quelques courtes remarques qui nous restent à faire sur les ustensiles de cuisine. Tout le monde est convaincu de la nocuité des vases de zinc et de plomb, qui doivent être complétement rejetés de l'intérieur des familles. *L'argile*, *l'étain*, *l'argent*, le *fer* et le *cuivre* sont les matériaux le plus communément employés pour la confection des vases culinaires. On doit savoir qu'il est dangereux de faire bouillir, dans des vases d'argile, une matière acide; le vernis composé d'oxyde de plomb étant dissous, peut donner lieu à des empoisonnements. On ne doit jamais non plus laisser séjourner trop longtemps dans des vases d'*étain* des aliments acides, salés ou albumineux. Nous n'avons pas besoin de parler des précautions qu'exigent les ustensiles de cuivre pour leur entretien. Il serait à désirer qu'on renonçât à l'usage des robinets du même métal, adaptés aux tonneaux qui contiennent le vin, le cidre et le vinaigre. Il faut avoir soin de choisir les poteries bien cuites, d'un vernis parfaitement vitrifié et non rayable avec la pointe d'un couteau. Les vases de tôle étamée, faciles à nettoyer, propres à tous les usages, inaltérables au contact de la plupart des agents chimiques, devraient être exclusivement adoptés par les familles.

Depuis quelques années l'usage du *pacfon* (argentan, maillechort) est assez usité pour avoir déjà occasionné quelques accidents. Ces alliages de cuivre de zinc et de nickel, lorsqu'on les laisse en contact avec les aliments, donnent à ceux-ci des propriétés toxiques. Il faut savoir aussi que l'argent allié au cuivre, au titre emplo yépour l'argenterie, ne préserve pas ce métal de toute altération. Ainsi, quand on laisse des cuillères ou des fourchettes dans de la salade, de la moutarde ou divers condiments analogues, il s'y forme plus ou moins promptement du vert-de-gris, dont la présence n'est pas quelquefois sensible sur les pièces de métal, que déjà l'aliment renferme assez de cuivre pour entraîner des accidents (1). Ce ne serait pas sans danger qu'on mangerait des aliments ayant séjourné et s'étant refroidis dans des vases d'argent au premier titre. Une cuillère d'argent à ce titre, laissée pendant quelques heures dans une infusion convenablement sucrée de tilleul, suffit pour donner à ce liquide une saveur métallique désagréable et bien prononcée. Nous sommes bien convaincu qu'une foule d'indispositions subites, d'accidents gastro-intestinaux qui se développent brusquement au sein des familles, et dont la véritable cause échappe à celles-ci, doivent être mis sur le compte d'empoisonnements soit par le plomb, soit par le cuivre, à la suite des préparations culinaires mal surveillées, de négligence dans les soins de propreté des ustensiles et des vases. Il faut bien qu'on le sache, l'empoisonnement a des nuances, et ne s'exprime point toujours pas des catastrophes mortelles; mais dans les degrés les plus modérés, il ne laisse pas de porter de graves atteintes à la constitution. Pour donner une idée de ces acci-

(1) L'argenterie peut être légalement fabriquée à deux titres différents. Au premier titre, elle contient 50 de cuivre et 950 d'argent ; au deuxième, elle est formée de 800 d'argent et 200 de cuivre.

dents et de leurs causes, nous reproduirons ici une observation recueillie par nous il y a plusieurs années. C'est un cas d'*empoisonnement par des grains de plomb ayant séjourné dans une bouteille*. Un individu éprouve tout à coup des coliques violentes et les symptômes d'un empoisonnement, après avoir bu quelques petits verres de liqueur. Appelé immédiatement auprès du malade, ayant examiné le reste de la liqueur encore contenue dans la bouteille, nous aperçûmes qu'elle avait un aspect louche au lieu d'être limpide, et après l'avoir versée dans un autre vase pour la soumettre à l'analyse, nous trouvâmes dans le fond dix grains de plomb. Ces petits corps étaient enchatonnés, et avaient été transformés peu à peu en carbonate de plomb ; de telle sorte qu'il ne restait plus au centre de chacun d'eux qu'un petit noyau de plomb métallique. Tant que la liqueur avait été limpide, il ne s'était pas manifesté d'accidents, et ceux-ci ne s'étaient montrés qu'à la suite de l'ingestion d'une partie de la liqueur voisine du fond de la bouteille. Cette portion seule contenait en suspension du sel plombique qui avait produit les symptômes d'empoisonnement d'une manière si rapide.

On voit, d'après cette observation, avec quel soin il importe d'éviter de nettoyer les bouteilles à l'aide du plomb de chasse, comme cela se fait si souvent. Le vin ainsi altéré acquiert des propriétés aussi délétères que celui qui contient de la litharge, ou qui a séjourné longtemps dans les vases de plomb. Les accidents produits par l'ingestion de ces substances saturnines ne diffèrent pas essentiellement de ceux que déterminent les émanations ou le contact des préparations de plomb. Le traitement paraît aussi devoir être le même dans ces deux formes de l'intoxication plombique.

A propos de ces empoisonnements, il est bon de joindre quelques remarques sur des aliments dangereux dont les effets offrent beaucoup d'analogie avec les cas précédemment signalés : il est essentiel de prémunir les familles à cet égard.

1° *Viandes fumées, boudins.* — Les viandes fumées des charcutiers ont causé assez fréquemment des accidents graves. Toute fermentation dans les chairs destinées à nous servir d'aliments devient inoffensive par la cuisson ; mais si elle a lieu après que les substances animales ont été soumises à l'action du feu, des maladies dangereuses peuvent les reconnaître pour cause. On a eu l'occasion d'observer des irritations violentes des voies digestives, caractérisées par des coliques aiguës, et qui étaient survenues brusquement après l'usage comme aliment, de jambon et de saucisson avariés. Ces accidents présentent dans leur ensemble les phénomènes de l'empoisonnement ; la fermentation développe dans les viandes gâtées des charcutiers un principe vénéneux dont la nature n'est point encore positivement déterminée, mais qui a été plusieurs fois mortel. L'empoisonnement que produisent ces substances est très-fréquent en Allemagne, puisque le docteur Keirner de Weinsperg, dans un mémoire sur ce sujet, a compté depuis 1793 jusqu'en 1822 cent trente-cinq cas d'empoisonnement, parmi lesquels quatre-vingt-quatre ont été suivis de mort. Ce médecin compare les effets vénéneux du boudin à ceux que produisent les serpents venimeux dans les régions tropicales. En présence de ces faits, on peut expliquer en quelque sorte les vues qui semblent avoir guidé les plus grands législateurs (Moïse et Mahomet) dans la proscription de la chair du porc. Les mêmes remarques s'appliquent à la *couenne de lard*, au *fromage d'Italie*, à la *graisse d'oie*. On a vu ces substances déterminer des symptômes très-graves : des coliques vives, des météorismes, etc.

2° *Des moules*. — Les moules et d'autres coquillages employés comme aliments font naître parfois tous les symptômes de l'empoisonnement. C'est un aliment qu'il est bon de rejeter de l'intérieur des familles. Il paraîtrait, d'après les recherches de M. Bouchardat, que ces coquillages contiennent une quantité très-notable de cuivre, lors même qu'ils n'ont pas été cuits dans des vases de ce métal.

3° Le *pain moisi*, les *pommes de terre gâtées* ont produit des accidents très-graves. Un médecin allemand, Kahlert, qui rapporte des exemples d'empoisonnement par ces dernières substances (*Revue médicale*, t. IV, 1836), pense que ces accidents dépendaient d'un dégagement d'acide carbonique. Ceci, comme on le voit, n'est point sans importance de nos jours, où l'on se préoccupe vivement de la maladie épidémique qui atteint les pommes de terre. On peut dire, en thèse générale, qu'il est prudent de rejeter complétement du régime alimentaire l'usage de ces tubercules lorsqu'ils sont altérés. On peut poser en hygiène un principe absolu que voici : c'est que, lorsqu'une matière servant à l'alimentation a perdu quelques-unes de ses propriétés physiques, ses molécules nutritives ont dégénéré ; elle peut troubler la digestion par des composés insolites. Sur vingt, trente, cinquante personnes qui en font usage, une seule peut en être incommodée ; mais c'est déjà beaucoup trop. Cette immunité d'un plus grand nombre de personnes s'explique par une idiosyncrasie, par une aptitude particulière à être affecté. Mais dans le doute, on doit s'abstenir de tout aliment avarié, et nullement se fier à la réaction de la nature, dont on ne peut souvent se rendre compte qu'après l'explosion d'un accident.

4° *Bonbons coloriés.* — On s'est assuré plusieurs fois dans les grandes villes, aux approches du jour de l'an, que des enfants s'étaient trouvés très-gravement incommodés par l'usage des pralines et de pastilles préparées avec des couleurs qui sont des poisons très-énergiques, et deux de ces petits malades avaient failli succomber à une violente inflammation d'entrailles (1). Des bonbons d'un très-beau vert avaient été peints avec des sels de cuivre et en contenaient une quantité considérable; d'autres étaient coloriés avec du chromate de plomb, un mélange de gomme-gutte, de bleu d'indigo, de vert de Schéel, du sous-acétate de cuivre, etc. Quelques enfants ont été empoisonnés pour avoir sucé des papiers verts dont les bonbons ont été souvent enveloppés et qui sont coloriés tantôt avec le vert de Schweinfurt, tantôt avec un mélange de cuivre et d'arsenic, quelquefois avec le vermillon, le jaune du chrome ou des oxydes de cuivre.

(1) *Hygiène de la ville de Lyon*, par Montfalcon et de Polinière, p. 182.

SECTION III.

DES EXERCICES, DU REPOS ET DES CHOSES QUI S'APPLIQUENT A LA SURFACE DU CORPS, DES VÊTEMENTS.

CHAPITRE I.

Des exercices en général. — Des exercices actifs : de la promenade, de la course, des jeux. — Exercices passifs, ou gestations : équitation, voiture, navigation. — Exercices raisonnés ou gymnastiques : de leurs avantages, de leurs dangers. — Du repos, du sommeil.

L'exercice est un modificateur si bienfaisant, il a tant de puissance pour consolider la santé, qu'on ne doit point s'étonner si, dans l'antiquité, une secte importante de médecins fit, de cet agent seul, le fondement de l'art de guérir. Le père des médecins gymnasiarques, Hérodicus, se passionna pour les exercices, parce qu'il leur dut, au rapport de Plutarque, le rétablissement de sa santé chancelante. Et ce qui prouve jusqu'à quel degré parvinrent les succès de son école et son prosélytisme, c'est le reproche que lui adressait Platon. Ce philosophe s'indignait de voir tant de personnes s'attacher aux pas d'Hérodicus, et apporter un trop grand soin à donner de l'agilité à leurs membres, de la vigueur à leur constitution : il blâmait l'inventeur de la médecine gymnastique d'entretenir des santés trop florissantes, d'avoir pour adeptes des hommes insoucieux de toute autre chose que de leur bien-être corporel. Au point de vue du développement moral de l'homme, Platon avait raison ; mais, en même temps, il faisait indirectement le plus grand éloge des pratiques d'Hérodicus, puisqu'elles étaient capables de produire de tels résultats.

Il ne faut point tomber, comme nous l'avons déjà remarqué, dans les excès de l'antiquité, mais nous devons attribuer, dans les temps modernes, une plus large part que nous ne le faisons aux exercices du corps. La civilisation actuelle, en poussant les hommes de plus en plus dans la voie des grandes affaires et des travaux de tête assidus, en plongeant les femmes du monde dans l'inaction, nous éloigne plus aussi des salutaires pratiques des anciens.

C'est au défaut d'exercice que les personnes riches, qui ont le triste privilége de ne rien faire, doivent une grande partie de leurs maux. Pour combattre l'ennui qui les dévore, pour rappeler la sensation d'appétit éteinte en elles, elles abusent des excitants alcooliques et des mets épicés, elles exaltent leur imagination par des lectures passionnées ou des plaisirs énervants. Ce qui constitue la santé, c'est la libre circulation et l'égale répartition des forces et des humeurs. Or, l'inaction, l'oisiveté, rendent les humeurs stagnantes, concentrent les forces nerveuses, diminuent les sécrétions, et particulièrement celle de la peau. Il ne faut point être étonné, après cela, si les obstructions, les lésions organiques diverses, sont si communes parmi les personnes qui mènent une vie oisive et casanière ; et si les maux de nerfs, l'hypocondrie, l'hystérie, toutes les formes de vapeurs, sont le partage ordinaire des enfants de l'abondance et de la mollesse. Le trop long repos arrête le mouvement dépuratoire de l'économie.

Nous divisons les exercices en trois ordres : 1° les *exercices actifs*, la *promenade*, le *saut*, l'*escrime*, etc. ; 2° les *exercices passifs*, *ou gestations* ; 3° les *exercices raisonnés*, ou la *gymnastique* proprement dite.

1° Des exercices actifs ou spontanés. — De la promenade, de la course, des jeux, etc.

On peut avancer, comme une proposition générale, qu'un exercice étant modéré, augmente l'action organique, rend la digestion des aliments plus parfaite, la circulation plus active, les excrétions plus régulières ; les mouvementsrespiratoiresaugmentent également de fréquence ; la chaleur animale atteint quelques degrés de plus. Enfin, chose remarquable, les exercices actifs ont pour effet de faciliter une plus égale répartition des molécules organiques ; sous leur influence, la nutrition se fait mieux, les systèmes musculaires et osseux prennent de l'ampleur. Ces premiers effets physiologiques entretiennent, dans tout le système, une sorte d'équilibre des mouvements vitaux ; l'influence nerveuse se pondère mieux, les passions se calment, le travail de la pensée est moins actif. Il ne faut pas que l'exercice se fasse dans un espace trop restreint, pour qu'il produise tous ses bons effets. C'est pour cela que, dans les pensionnats et les colléges, les cours où les élèves prennent leurs ébats doivent être suffisamment spacieuses. Les naturalistes ont observé que les cerfs élevés dans les parcs s'étiolent et meurent. La *Gazette hebdomadaire de médecine* a publié un exemple analogue : des lièvres placés dans un parc moururent tous en quelques années sans laisser de postérité.

De la promenade. — De tous les exercices, la marche est le plus simple, le plus facile à mettre en usage, et, disons-le aussi, le plus fructueux. Une personne qui s'y astreint chaque jour, remplit une des conditions importantes d'une vie hygiénique et régulière. La promenade matinale est la plus avantageuse, premièrement, parce que l'air qu'on y respire est plus pur, et en second lieu, parce que cet exercice suit le sommeil. Les grands maîtres de l'art ont unanimement vanté les promenades matinales. D'après Hippocrate, Sanctorius et Gorter, l'exercice qui suit le sommeil a pour résultat de perfectionner ce que les anciens appelaient très-judicieusement la coction des matières alimentaires (coction qui se fait principalement pendant le sommeil), en déterminant l'expulsion des matières qui ont été admises dans le sang, et qui doivent en être éliminées.

L'exercice de la promenade n'a pas toujours de bons effets chez certains malades, et il est important de le connaître. Les promenades solitaires sont souvent, pour les individus hypocondriaques et d'une complexion mélancolique, une occasion de se livrer à tout le vide de leur âme, à cette intempérance d'idées qui les charment et fatiguent les ressorts de leur esprit, et aux extatiques visions dont ils se repaissent. De sorte que le fruit que l'on retire de cette espèce d'exercice est d'en revenir la tête et les jambes excédées, pour retomber dans une inertie pire que celle dont on voulait, par là, se garantir. Il ne faut point aussi que l'exercice de la promenade soit l'objet d'un calcul trop scrupuleux, ni s'occuper la montre en main. Il vaut mieux consulter son goût actuel, ou plutôt l'instinct, dont l'impulsion est toujours sûre, que les idées chimériques d'ordre et de régularité, auxquelles certaines personnes se soumettent trop servilement (1).

Pour tirer de la promenade le parti le plus avantageux, dans la belle saison, il faut avoir égard aux sites et au temps de la journée.

(1) Roussel, *Syst. phys. et mor. de la femme*, p. 97.

La physiologie végétale fournit aisément la raison de ces préférences, qui ne sont point vaines.

Ainsi, une promenade faite au sein d'une riche végétation, le matin ou dans le cours de la journée, met l'appareil respiratoire en contact avec un air plus pur, plus oxygéné. La lumière, comme nous l'avons vu déjà, décompose l'acide carbonique et isole une fraction d'oxygène. Pendant la nuit, et aussitôt que le soleil a dépassé l'horizon, un phénomène contraire a lieu : les parties vertes des plantes absorbent le gaz oxygène de l'air et en transforment une partie en acide carbonique. On peut tirer encore de ces faits une conséquence importante pour les habitations de la campagne, c'est qu'il est nuisible de laisser ouvertes, après le coucher du soleil, les fenêtres des appartements dominés par de grands massifs d'arbres. Il est prudent, pour les gens du monde, les hommes de lettres, qui sont d'une constitution délicate, et toutes les personnes qui mènent une vie peu active, de ne pas trop s'exposer aux premiers rayons du soleil, et de ne pas céder entièrement à l'attrait des premiers jours printaniers.

Nous n'avons rien de bien particulier à dire de la *course* et du *saut*. Dans la première, tous les appareils organiques sont ébranlés par des succussions rapides et mécaniques, la respiration est précipitée. Par la nature de ses effets physiologiques, qui développent surtout l'hématose, elle convient particulièrement aux jeunes gens lymphatiques, pendant le temps qu'ils restent enchaînés aux travaux de la scholarité. Nous en dirons autant des sauts. Nous renvoyons à la page 394 pour certaines précautions importantes qui sont à prendre pendant qu'on se livre à ces exercices violents. Comme nous rangeons la *danse*, l'*escrime*, la *chasse* parmi les exercices raisonnés, nous nous proposons d'en parler à l'article suivant.

Les exercices actifs deviennent, dans une foule de circonstances, une puissante ressource thérapeutique, en prêtant leur appui aux agents de la matière médicale, ou remèdes proprement dits. Dans les maladies du genre atonique, les scrofules, les écoulements muqueux, la dégénérescence scorbutique des humeurs, la marche, la course, exercent l'action la plus favorable, en stimulant toutes les parties vivantes, en fortifiant la fibre par une sorte d'ébranlement mécanique. C'est vainement que vous insisterez sur les toniques et les ferrugineux chez cette jeune fille exsangue, qui languit sur une chaise longue. Cet état d'inertie, entretenu par une croissance orageuse, n'a pas de meilleur remède que les exercices actifs, au grand air. Dans les affections nerveuses, l'exercice journalier du corps imprime à la machine un degré de stabilité, la rend moins sujette aux mouvements irréguliers, qui déterminent des accidents spasmodiques. Nous avons déjà vu, en traitant des sexes, combien son action était salutaire dans les maladies vaporeuses.

Mais il en est de ce modificateur comme de tous les autres : il faut savoir en mesurer, en quelque sorte, la dose. N'avons-nous point distingué, plus haut, les effets salutaires du vin, pris avec modération, de l'ivresse qu'il occasionne, quand on abuse de cette liqueur? Les exercices outrés amènent la fatigue, ensuite l'épuisement : l'état d'agitation, que les contractions musculaires maintiendront dans le système vivant, ne permettra pas à l'assimilation de réparer les pertes. L'exercice, poussé jusqu'à la sueur, est un des plus puissants moyens pour dissiper un excès d'embonpoint, lorsque, en même temps, on donne des aliments peu nourrissants. C'est à l'aide de ce régime médicinal que Galien a fait maigrir en très-peu de temps un homme extrêmement chargé de graisse, et qu'il l'a ramené *ad mediocritatem carnis.* (*De sanitate tuendâ,* lib. VI.) En Angleterre, on connaît l'art de réduire promptement le poids des *jockeys,* que l'on destine à monter les chevaux pour les grandes courses. Pour cela, on les oblige à porter des vêtements lourds et épais, et à faire des exercices assez violents, pour maintenir toujours une abondante transpiration : on provoque même la sueur par l'action d'une chaleur extérieure, comme celle d'un grand feu, d'une étuve, etc. On ne leur donne que peu de nourriture ; on les purge plusieurs fois. A l'aide de ces moyens réunis, on parvient, en huit ou dix jours, à les diminuer de vingt à vingt-cinq livres, et quelquefois davantage (1).

Haller a vu des voyageurs périr de fièvres putrides, à la suite de marches forcées pendant une seule journée (2). Le charbon, la pustule maligne sévissent, comme on le sait, sur les animaux surmenés, excédés par la marche. On sait, en hygiène militaire, que les terribles épidémies de méningo-encéphalites attaquent les recrues qui ont été soumises à des marches forcées, à des exercices trop prolongés.

Ici nous placerons une remarque dont la valeur sera facilement

(1) *Biblioth. britanniq.*, *Code de santé,* t. XLIV, p. 146.

(2) *Elem. phys. corp. hum.*, t. II, p. 84. *Sanguis putrescit a motu musculorum,* ajoute-t-il.

comprise. De même que nous avons vu, pour les localités, l'utilité qu'il y avait à en subordonner le choix à l'état sanitaire de l'individu, de même faut-il se guider, pour la préférence à donner à une profession, sur sa nature mise en regard des besoins physiologiques de celui qui doit l'embrasser. Ainsi, est-elle sédentaire ? oblige-t-elle à des exercices journaliers ? est-elle, sous ce rapport, d'une nature mixte ? Telles sont les questions qu'il est de toute importance de résoudre pour le bonheur de l'individu, pour sa réussite même. Il est des organisations qui, toute leur vie, ont besoin d'un repos modéré ; d'autres, d'exercices journaliers. Leur nature sera donc violentée, si elles trouvent dans leur profession des nécessités qui les astreignent au contraire. Mais le choix des professions réclame encore, sous le rapport de l'hygiène morale, certaines précautions dont nous parlerons plus loin.

2° Des exercices passifs ou gestations.

Dans les exercices précédents, le corps se donne lui-même le mouvement par les contractions de ses muscles et le déplacement de ses membres. Dans les gestations, le corps reçoit l'impulsion d'une force étrangère : ses muscles, ses membres restent en repos. Tandis que les exercices spontanés stimulent toutes les parties vivantes, accélèrent le cours du sang, dans les gestations telles que les courses en voiture, la navigation, etc., le corps ne dépense et ne perd rien de ses forces ; c'est un changement renouvelé d'atmosphère, sans impression fâcheuse, qui donne une douce ventilation.

L'emploi des gestations convient aux personnes trop délicates pour supporter la fatigue que procurent les exercices actifs. C'est un moyen, d'ailleurs, de les amener par gradation à ces derniers.

Les gestations comprennent *l'équitation* (*exercice mixte*, Londe), le mouvement *en voiture*, le *bercement*, la *navigation*.

Équitation. — Le bienfait de l'équitation consiste, principalement, en ce qu'elle exige l'exercice salutaire, et à l'air libre, d'un grand nombre de muscles ; qu'elle fixe l'attention du cavalier et le distrait plus fortement du souci des affaires ; qu'enfin, par les secousses qu'elle imprime aux viscères de l'abdomen, elle facilite singulièrement le cours du sang.

Au rapport de J.-P. Frank, un grand nombre de malades, atteints de diverses affections nerveuses, venaient autrefois à Leyde, des pays les plus éloignés, pour consulter, comme un oracle, un médecin célèbre accablé de travaux, et qui inspirait une grande confiance. Il avait l'habitude de monter tous les jours à cheval, pour réparer son esprit fatigué; il ordonnait à ses clients de le suivre en prenant le même exercice; il profitait de l'occasion pour leur donner ses consultations. Mais, comme il parlait fort peu, au bout d'un mois ou deux, les malades lui demandaient ce qu'il faudrait faire pour leur guérison, lorsqu'ils seraient de retour dans leur pays. « Ce que vous avez fait avec moi jusqu'à présent, et ce qui vous a déjà si bien réussi, » répondait l'oracle (1).

L'immortel Sydenham était également épris d'admiration pour l'exercice du cheval, qu'il recommandait dans beaucoup de maladies chroniques, entre autres dans la goutte et la consomption pulmonaire. Et certes, dit-il, j'ai souvent pensé qu'un homme qui connaîtrait un remède aussi efficace pour la goutte et pour la plupart des maladies chroniques, qu'est l'exercice du cheval longtemps continué, et qui voudrait en faire un secret, pourrait aisément gagner beaucoup de bien. Cet exercice, par les secousses redoublées qu'il cause aux poumons, et surtout aux viscères du bas-ventre, débarrasse le sang des humeurs excrémentielles qui y séjournaient, donne du ressort aux fibres, rétablit les fonctions des organes, ranime la chaleur naturelle, évacue, par la transpiration ou autrement, les sucs dégénérés, ou bien les rétablit dans leur premier état, dissipe les obstructions, ouvre tous les couloirs, et enfin, par le mouvement continuel qu'il cause au sang, le renouvelle, pour ainsi dire, et lui donne une vigueur tout extraordinaire (2).

L'équitation modérée sera toujours un excellent moyen préservatif à recommander aux jeunes sujets, prédisposés à la phthisie; aux hypocondriaques, aux goutteux. Elle aura aussi de grands avantages dans toutes les maladies de long cours, qui sont associées avec une complexion molle et inerte du corps. Mais, pour qu'elle devienne utile, il faut qu'elle soit longtemps continuée, que son action sur la machine animale devienne constante et comme permanente. En général, on se lasse trop vite, dans le monde, des prescriptions des médecins, surtout lorsqu'elles ont trait à l'hygiène; on ne sait point assez que l'homme qui prescrit le moins de remèdes et insiste davantage sur l'hygiène est, d'ordinaire, le plus ha-

(1) *Médecine pratique*, t. I, p. 399.
(2) Sydenham, *Op. omn.*, t. II, p. 302.

bile et le plus heureux. Sydenham parle d'un prélat d'Angleterre, qu'il parvint à guérir d'une affection mortelle par l'équitation prolongée ; et il ajoute, à la fin de cette cure remarquable : si le malade n'avait pas été *homme de grand sens et de grand esprit*, jamais il n'aurait seulement voulu entreprendre un pareil exercice.

Ce sont surtout les gens de lettres, les personnes sédentaires, qui trouveront, dans l'équitation, un moyen propre à opposer aux dangers de leur manière de vivre ; elle donnera de l'ampliation à leurs poumons, et reposera leur cerveau. Il ne faut point oublier que ce mode de gestation, si utile dans la majorité des cas, devient dangereux pour les personnes qui ont une susceptibilité des organes urinaires. L'équitation immodérée expose aux hernies, aux hémorrhoïdes, aux rétentions d'urine. L'exercice de la *voiture* n'a des effets signalés que chez les convalescents, les individus trop faibles pour produire d'eux-mêmes des mouvements. Nous nous sommes déjà occupés de la *navigation*, au sujet des climats et des voyages : ses effets doivent être moins attribués à l'exercice proprement dit, qu'à des circonstances spéciales, telles que l'atmosphère marine, etc. Nous devons ici dire quelques mots du *bercement* des jeunes enfants, exercice qui, par sa nature, rentre dans les *gestations*. Les mères de familles peuvent, à cet égard, faire peu de cas des prohibitions des frondeurs de tous les usages populaires. Le bercement, en renouvelant l'air, en secouant modérément toutes les parties, produit, la chose n'est pas douteuse, sur les organes de l'enfant, des impressions salutaires. En outre, c'est un puissant moyen de distraire l'enfant qui souffre, de calmer son système nerveux. « En procurant, dit très-bien de Sèze, une sensation douce, continue et uniforme, il provoque l'enfant au sommeil, et change, par là, sa situation inquiète en une situation d'inertie et d'indifférence (1).

3° Des exercices raisonnés ou de la gymnastique. De leurs avantages et de leurs abus.

La gymnastique est l'art de régler les mouvements du corps, de manière à développer ses forces, à augmenter son agilité, sa souplesse, sa stabilité ; à entretenir ou rétablir la santé ; à servir enfin

(1) *Recherches sur la sensibilité*, p. 187.

au développement des facultés, tant physiques que morales. Le savant Kurt-Sprengel pense, en effet, que l'éducation et la manière de vivre des Grecs, en même temps qu'elles eurent une influence très-importante sur le développement du corps, contribuèrent au perfectionnement des facultés de l'esprit (1). Nous allons passer en revue, d'une manière succincte, chacun des exercices systématisés ou gymnastiques.

La danse. — Elle a pour éléments la course et le saut, et emploie, par conséquent, les membres inférieurs. Les articulations de ces derniers sont alternativement ployées et redressées d'une manière rapide. Par les succussions qu'elle produit sur les organes du bas-ventre, elle est très-propre à développer le système utérin chez les jeunes filles. Mais, telle qu'on la pratique de nos jours, elle est plutôt nuisible qu'utile, comme nous en avons fait déjà la remarque, en traitant de la puberté chez les femmes. Il ne faut point exécuter la danse immédiatement après le repas, ni la prolonger pendant des nuits entières, au sein d'une atmosphère viciée par les bougies des luminaires et le nombre des danseurs. Il ne faut point aussi qu'elle fournisse un aliment à un autre genre de corruption, la corruption morale.

L'escrime. — C'est un des exercices qui mettent le plus vivement en jeu un grand nombre de muscles. Celui qui fait des armes se porte en avant et en arrière avec une grande vivacité ; il communique sans cesse à son corps des secousses violentes qui retentissent dans toutes ses parties. Cet exercice, en même temps qu'il développe les muscles des membres, donne aussi une remarquable extension à la cavité de la poitrine. Il convient donc particulièrement aux jeunes gens faibles, peu musclés, qui ont à redouter les atteintes d'une maladie thoracique. L'escrime, suivant une judicieuse observation du docteur Londe, n'est peut-être pas sans action sur certains sens externes et sur certaines facultés cérébrales : il exige un coup d'œil sûr, une détermination rapide, contribue peut-être à donner à certains hommes un juste sentiment de leurs forces.

Les jeux de balle, de paume, de volant, de billard, dans lesquels on est obligé de courir, de sauter, de donner de l'impulsion à un objet, développent, comme l'escrime, les muscles des extrémités supérieures et ceux des membres inférieurs. On peut en tirer de nombreux avantages.

(1) *Histoire de la médecine*, t. I, p. 206.

De la natation. — De tous les exercices qui font partie de l'éducation physique, la natation est, sans contredit, l'un des plus utiles. Il contribue le plus puissamment au développement du corps, à l'entretien et à l'accroissement des forces, et à la conservation de la santé. Si l''on considère cet exercice sous le rapport de la propreté, il réunit tous les avantages des bains froids (voy. plus loin *Hygiène de la peau.*). Si on l'envisage comme moyen conservateur, il faut avouer que, de tous nos exercices, il n'y en a aucun qui donne à l'homme plus de confiance, plus de courage dans les circonstances périlleuses. Les différentes situations dans lesquelles se trouve le corps en nageant, mettent en jeu tous les muscles des extrémités inférieures et supérieures à la fois, particulièrement ceux des bras et de la poitrine. Nous recommandons spécialement l'exercice de la natation aux jeunes gens qu'énervent des jouissances solitaires (1).

La lutte. — Elle développe les membres, fortifie les muscles. Cet exercice offre aussi l'avantage d'armer les jeunes gens de patience, de courage et de constance. Une longue expérience et la pratique journalière, dit un habile gymnasiarque moderne, m'ont prouvé que, de tous les exercices du corps, la lutte bien dirigée est celui qui augmente le plus le courage, endurcit à la douleur et accoutume les jeunes gens à la persévérance (2). Cet exercice convient particulièrement aux tempéraments lymphatiques, et ne saurait être exécuté après le repas.

(1) Nous joindrons ici quelques préceptes relatifs à l'*hygiène des baigneurs*. Quoiqu'ils ne ressortent point de l'hygiène proprement dite, on ne pourra pas les trouver déplacés dans un livre qui a spécialement la conservation pour objet. L'oubli des petites précautions que nous allons énumérer a compromis souvent bien des vies.

Les bains de rivière, pris dans le milieu du jour, exposent aux *érysipèles, coups de soleil*, qui ne sont pas dangereux, mais incommodes. Un bain froid ne doit être pris que deux ou trois heures après la digestion. Avant de se plonger dans l'eau, il est bon d'exposer à l'air quelques minutes (cinq à dix) le corps dépouillé de tous ses vêtements. Cette pratique a le double avantage de rendre moins rude l'impression du froid de l'eau, et de sécher complétement la peau. Au sortir de la rivière, il faut avoir soin de sécher complétement la surface du corps avant de la revêtir. Dans une grande rivière ou un fleuve, il est imprudent même pour un excellent nageur de s'éloigner de la rive, s'il n'est pas suivi par une barque : une crampe peut survenir tout à coup et anéantir les forces. Dans ce cas, le nageur ne doit point s'effrayer ; il doit se mettre sur le dos, aspirer une grande quantité d'air, en exécutant le moindre mouvement des mains, se maintenir sur l'eau jusqu'à ce que la crampe soit passée.

(2) Clias, *Gymnastique élémentaire*, p. 145. — 1819.

Nous devons faire à ce propos une remarque utile. Les jeunes enfants ne doivent pas s'y exercer. Il ne faut pas que leurs forces et leur adresse soient développées de manière à affaiblir les sentiments moraux qui doivent diriger leur vie. En les fortifiant par des exercices qui réveillent plutôt le désir de lutter contre les choses que contre les personnes, on les dispose à avoir assez d'énergie pour se défendre dans les cas d'attaque, sans leur suggérer l'idée de porter des coups à leurs semblables. Ici nous signalerons cette inconcevable légèreté avec laquelle on fait naître dans les enfants les besoins de vengeance et de rixe, en les engageant à frapper les objets qu'on accuse, en jouant, de leur avoir fait du mal. Un enfant tombe-t-il dans la rue, sa mère ou sa bonne l'engagent parfois à frapper le pavé et à le punir ; si l'enfant, livré à sa douleur, continue à verser des larmes, la personne qui le conduit se chargera elle-même d'infliger le châtiment prononcé, elle frappera le pavé, en lui envoyant des imprécations et des menaces. Rien d'aussi dangereux, rien d'aussi ridicule.

Les jeux *palestriques*, ceux dits du *portique*, pratiqués dans les gymnases modernes, développent l'énergie musculaire, augmentent la force de la fibre motrice, en la rendant plus durable ; ils perfectionnent aussi la nutrition. On a fait, en outre, l'importante observation qu'ils étendaient leur influence sur les sens, dont ils perfectionnent la justesse et augmentent la force et la finesse. A ces effets si désirables, nous pouvons ajouter que la gymnastique corrige beaucoup de vices de conformation, qu'elle s'oppose puissamment à la fausse direction que peuvent prendre, soit la colonne épinière, soit les os des extrémités. Elle devient le modificateur le plus propre à réformer la constitution proprement dite ; car, pour répondre à son objet final, l'art cherche à établir l'harmonie entre les forces locomotrices, en perfectionnant sans cesse les parties les plus faibles. Elle sert de correctif, chez les enfants qui ont une inclination toute particulière à se servir des membres qui répondent activement à leur volonté ; ce qui concourt encore à amener une inégale répartition des forces.

L'éducation musculaire ne donne pas seulement plus d'adresse et de perfection dans les mouvements, elle procure encore une économie de forces, elle permet d'en tirer le meilleur parti possible, et par conséquent d'en prolonger l'action plus longtemps, par cela même que l'habitude procure plus de justesse et de précision dans les contractions. C'est si vrai que, dans les exercices même qui exigent le plus de force, ce ne sont pas toujours les enfants les plus robustes qui réussissent le mieux, et les progrès sont bien plus rapides que ne peut l'être l'accroissement des muscles, comme il est facile de s'en apercevoir en suivant avec un peu d'attention les effets de la gymnastique sur les trop rares élèves qui peuvent s'y livrer.

Les exercices ne procurent pas seulement de la dextérité, ils favorisent encore, avec le temps, le développement matériel des organes du mouvement. Ils appellent plus de sang artériel dans le système musculaire, et ils en activent l'assimilation; aussi les muscles les plus exercés s'accroissent-ils plus que les autres, et en proportion de leur activité, pourvu que les matériaux de réparation soient plus abondants que les dépenses journalières. Cette augmentation de nutrition s'étend même jusqu'aux os, dont les éminences deviennent plus saillantes et le tissu plus compacte.

Quand les exercices sont très-variés, toutes les parties du corps y prennent également part et se développent dans la même proportion; l'équilibre se maintient dans l'ensemble; toutes les formes acquièrent plus de perfection. Au contraire, une action spéciale, exclusive et habituelle, fait prédominer aux dépens des autres les muscles qui fatiguent le plus. De là le développement des membres thoraciques ou abdominaux fortement employés; de là aussi les déviations de la taille, quand l'action d'un des côtés l'emporte sur l'autre.

Lorsqu'on a pour but d'appliquer les ressources de la gymnastique contre une prédisposition à la phthisie pulmonaire, il faut particulièrement insister sur les exercices qui donnent du développement aux muscles de la poitrine et aux membres supérieurs (*corde à nœuds; échelle renversée par son revers, progression par les mains sur la barre transversale, planche à chevilles, tremplin vertical*, etc.). Nous avons déjà parlé de l'exercice particulier des organes pulmonaires; nous devons y revenir en ce lieu. Puisque les poumons sont les organes menacés, il faut tâcher de leur appliquer plus spécialement les effets d'une gymnastique qui rende les inspirations plus fréquentes, plus profondes. Leur faiblesse peut se corriger par l'habitude de lire tous les jours, à haute voix, pendant quelques quarts d'heure souvent répétés dans la journée, et surtout par la musique vocale. Il existe cependant dans le monde un préjugé qui défend le chant aux personnes qui ont l'organe de la voix faible et la poitrine délicate; l'expérience journalière prouve le contraire. Je tiens, dit Baumes, de plusieurs personnes qui ont vu dans des couvents de jeunes pensionnaires très-délicates, menacées de pulmonie, dont la vie paraissait prête à s'éteindre, et dont la constitution a changé, en s'adonnant à la musique vocale (1). La *déclamation*, qui exerce encore directement l'appareil respiratoire, agit aussi secondairement sur toutes les parties du corps. Le jeu plus étendu du diaphragme imprime aux viscères abdominaux des secousses continuelles qui animent leur vitalité. Cet effet est surtout sensible sur l'appareil digestif : aussi Celse conseille-t-il la lecture à haute voix, dans les digestions lentes et pénibles. Les passions expansives, qui provoquent le rire, produisent des effets analogues, comme nous le constaterons plus tard.

Les hommes de la classe aisée manquent souvent d'un exercice suffisant. Ce n'est pas tout de marcher dans sa chambre ou dans les rues pour se trouver dans des conditions telles que la digestion finisse par s'effectuer facilement; il est nécessaire aussi que le sujet ne soit pas constamment préoccupé des soins de sa santé. Il sera bon que l'homme qui a besoin d'exercice, et qui cependant ne peut souvent sortir, trouve chez lui, quand il est obligé de rester à la maison, un travail mécanique qui exerce son corps, et, fixant son attention, parvienne à le distraire des soins incessants que réclamerait sa maladie. Parmi ces travaux, l'un des plus répandus sans contredit dans la classe aisée, chez les hommes de cabinet, c'est l'exercice du tour. Pour ne vous citer qu'un seul des hommes marquants qui se sont adonnés à ce travail manuel, nous dirons que Laënnec, qui l'avait adopté par raison de santé, y était devenu très-habile, et qu'il avait à côté de son cabinet d'étude une pièce dans laquelle il passait quelques moments à tourner, lorsqu'il se sentait fatigué par ses travaux intellectuels. Nous connaissons un grand nombre de personnes qui ont retiré beaucoup d'avantages de l'habitude de ce genre de travail. Quelques travaux de menuiserie se trouvent encore dans le même cas ; mais cette dernière profession trouve des applications beaucoup moins fréquentes.

Après avoir loué les exercices, nous devons, ce qui n'est pas la tâche la moins importante, signaler les abus qu'on en fait journellement.

(1) *De la phthisie pulmonaire*, t. I, p. 162.

4° Abus et dangers des exercices gymnastiques dans certaines circonstances. Du choix dans leur application.

Plus d'une fois déjà, dans le cours de cet ouvrage, nous avons eu l'occasion de nous élever contre l'abus qu'on était malheureusement disposé à faire des meilleurs matériaux de l'hygiène. Loin d'être alors une science éminemment conservatrice et perfective, elle se détourne de son but primitif, et dispense le mal au lieu du bien. Ainsi, la gymnastique est un modificateur qu'il faut bien se garder d'employer sans discernement; autant elle est capable, maintenue dans de sages limites, d'opérer de salutaires résultats pour l'amélioration de l'espèce humaine, autant elle peut être funeste, si l'on s'en sert comme d'un instrument banal, si l'on confond, dans nos gymnases modernes, les tempéraments, les idiosyncrasies, sans raisonner, à un point de vue médical sévère, les dispositions favorables ou contraires des sujets que l'on soumet à ces exercices violents.

Appliquée à l'éducation des jeunes personnes, la gymnastique ne doit être qu'un moyen exceptionnel, exigé par des circonstances particulières de santé (1). Dans le sexe féminin, en un mot, les exercices gymnastiques ne doivent intervenir que comme moyens curatifs. Chez les garçons, au contraire, la gymnastique peut entrer, d'une manière moins limitée, dans le régime hygiénique qu'on associe à leur éducation. Nous verrons, toutefois, dans un instant, qu'on doit écarter avec soin quelques-uns de ces derniers de l'entrée des gymnases.

On ne doit pas soumettre indistinctement, avons-nous dit, les jeunes sujets du sexe aux exercices gymnastiques; bien plus, c'est, en quelque sorte, faire violence à la nature physiologique de la femme, c'est enrayer la marche de certains de ses développements normaux, que de forcer la croissance et l'ampliation des systèmes locomoteurs. La femme n'est organisée, ni sous le rapport physique ni sous le rapport moral, pour les travaux pénibles, pour les exercices violents. Chez elle, la vie intérieure prédomine, tandis que chez l'homme, la vie animale extérieure, ou le mouvement musculaire,

(1) Le docteur Tissot, de Lyon, médecin de plusieurs pensionnats de jeunes personnes, nous a dit avoir eu souvent l'occasion de constater de nombreux accidents, survenus à la suite d'une fausse application de la gymnastique.

a plus d'énergie. Selon Sœmmering, le cerveau de la femme est plus pesant, proportionnellement au reste du corps, que celui de l'homme; tandis que, chez celui-ci, la sensualité, la masse matérielle, chair et os, font une opposition plus forte au point central de la vie intérieure. On ne doit jamais perdre de vue ces caractères physiologiques, dans l'hygiène et dans l'éducation de la femme, et le degré de mollesse inhérent à son organisme. Celui-ci ne jouit jamais mieux de toute la plénitude de ses droits, que, lorsqu'à une sensibilité modérée, il joint de la souplesse. Une certaine faiblesse, dit Roussel, doit être l'effet combiné de cette dernière disposition, unie à des organes d'une médiocre masse. Plus sensible que robuste, plus mobile que capable de mouvoir, la femme possédera donc toutes les qualités vitales, dans le degré le plus exquis, mais avec des forces physiques très-bornées; de manière que son existence consistera plus en sensations qu'en idées et en mouvements corporels (1). Qu'il faut craindre d'enlever, par une hygiène mal entendue, cette délicatesse innée au tempérament de la femme; qu'il faut craindre d'intervertir son sexe, en développant son organisme, dans le sens de la virilité! C'est cependant à quoi tendent des exercices musculaires assidus, fondés sur l'art de la gymnastique. Si la jeune fille a déjà une constitution forte, si son tempérament est riche, vous l'amènerez infailliblement sur les limites de la constitution athlétique; vous donnerez à son système musculaire des saillies difformes; vous romprez le cours des mouvements vitaux intérieurs, dont les bénéfices s'exercent au profit de la vie sexuelle. Il est bien prouvé, en effet, que celle-ci est compromise, chez la femme, par un genre de vie, par des exercices qui ne sont pas appropriés à sa nature et à son type primordial.

Les femmes, livrées aux exercices les plus violents, endurcies par la fatigue, accoutumées au régime de vie le plus dur, cessent, pour ainsi dire, d'être femmes; elles perdent leurs menstrues, deviennent *hommasses*, et sont d'un tempérament beaucoup plus chaud que ce phlegmatique, élevé à l'ombre, dans le sein du repos et de l'oisiveté, nourri de viandes délicates, et couché sur le plus tendre duvet. On ne croirait pas que c'est un homme; il a le teint pâle, la peau blanche, les yeux languissants; quelquefois il paye périodique-

(1) Roussel, *Syst. phys. et mor. de la femme*, p. 28-29. — Hippocrate a dit: *Mulierem variore et molliore carne esse quàm virum censeo.* (*De morb. mulier.*, lib. I.)

ment, par les veines hémorrhoïdales, le même tribut que les femmes payent chaque mois (1). C'est ainsi que la perfectibilité organique mal dirigée tend à une sorte d'interversion des sexes, comme nous l'avons vu tendre à une interversion des âges ; c'est là un fait capital qu'il ne faut jamais perdre de vue. Et d'ailleurs, cette jeune fille que vous livrez, pendant une série d'années, à des exercices qui, en développant particulièrement les membres supérieurs, agrandissent la sphère de la cavité thoracique, vous l'étreindrez plus tard au moyen de corsets et de corps de baleine ; par conséquent, il arrivera un moment où vous opérerez sur son organisme une réaction contraire. C'est alors que ce brusque refoulement des viscères thoraciques, joint aux habitudes sédentaires que vous lui faites contracter à la sortie du pensionnat, pourra amener les effets les plus funestes, et particulièrement le développement de la phthisie pulmonaire. En général, qu'on s'abstienne donc d'imposer les exercices du gymnase aux jeunes filles qui se développent bien, qui ont de belles formes et une belle carnation ; la promenade et les jeux ordinaires leur suffisent.

Il n'en est pas de même de ces jeunes filles d'une constitution débile et d'un mauvais tempérament, chez qui on a à redouter les déformations causées par le rachitisme ; elles exigent les secours de la gymnastique : chez celles-ci, on n'a pas à craindre que l'organisme dépasse le degré de vigueur normale départie à leur sexe, et les qualités physiologiques qui lui sont spécifiques. Les travaux gymnastiques imprimeront une heureuse impulsion aux forces de l'économie, les répartiront d'une manière uniforme, et donneront ainsi une excitation salutaire à un organisme menacé d'un arrêt de développement.

Quoique les jeunes garçons, par leur nature même, se trouvent fort bien d'un système d'éducation physique qui développe en eux la force et l'agilité musculaire, qui endurcisse leur corps, la physiologie veut, cependant, qu'on élimine des gymnases certaines constitutions, certains tempéraments, certaines idiosyncrasies, dont la santé se trouverait infailliblement compromise à la suite de ces exercices. Ainsi, les jeunes gens qui ont déjà une grande tendance à la

(1) Le Camus, *Médecine de l'esprit*, t. II, p. 325. — Stahl (*Theor. med. ver.*) a aussi constaté le même fait ; cet illustre médecin, qui a le mieux approfondi la nature des affections hémorrhoïdales, a vu, chez certains sujets adonnés à la mollesse et à une vie efféminée, des hémorrhoïdes revenir périodiquement.

pléthore, ceux qui sont anévrismatiques, ne pourraient se livrer à la gymnastique, sans courir de grands dangers. Il en est de même, mais à un autre point de vue que celui de la santé physique, de ceux qui sont prédisposés à la constitution athlétique, chez lesquels le système musculaire se dessine déjà vigoureusement; non-seulement, pour ceux-ci, la gymnastique n'est point nécessaire, mais elle produirait d'étranges aberrations. Qu'on ait soin, pareillement, de ne pas abuser des exercices qui augmentent démesurément la force matérielle, chez les jeunes sujets qui ont un caractère emporté, des instincts destructeurs: ce serait donner un nouvel essor à leurs mauvaises passions, et, qui plus est, un instrument dangereux à celles-ci. L'éducation physique doit toujours se proportionner aux exigences de l'éducation morale, et on doit modifier la première, lorsque cela est nécessaire, pour entrer plus complétement dans le sens de la seconde. Or, rien n'est plus avéré que la coïncidence des instincts brutaux, des passions violentes, avec le tempérament athlétique : la conscience de leur force physique triple l'audace des malfaiteurs. Pour se convaincre de cette vérité, il n'est besoin que de jeter un coup d'œil sur les sujets appartenant aux classes dangereuses de la société. Les observations que j'ai faites plusieurs fois dans les différents bagnes du royaume, dit un physiologiste, m'ont convaincu que presque tous les individus condamnés pour homicide sans préméditation avaient les sens vifs et prompts à s'enflammer; ils avaient eu à redouter et à combattre, toute leur vie, l'impétuosité naturelle de leurs premiers mouvements; et loin d'avoir vécu dans des circonstances favorables à leur perfectionnement, ils s'étaient, au contraire, développés au milieu des impressions les plus capables d'affaiblir l'intelligence et de surexciter les penchants (1).

Telles sont les réflexions que nous devions associer aux éloges que nous avons donnés à la gymnastique. A présent qu'on paraît bien convaincu de ses avantages, et qu'on se dispose à en faire une application générale à l'éducation, il est à craindre seulement qu'une sorte d'engouement, pour une chose bonne en soi, ne porte, comme cela est malheureusement trop naturel, l'esprit humain à l'exagérer, à en tirer plus qu'elle ne peut donner d'une manière légitime. Disons donc que la gymnastique, pour porter des fruits vraiment salutaires, doit être, en tout point, subordonnée à l'esprit

(1) Voisin, *De l'homme animal*, p. 242.

médical : c'est à celui-ci qu'il appartient de juger l'opportunité de ses applications, aussi bien que leurs dangers. Les exercices du gymnase, par leurs effets sur le corps humain, rentrent tout à fait dans le domaine de l'hygiène, et c'est fausser leurs applications que de les laisser à l'empirisme. Dans tous les cas, ce serait un grand malheur si cette gymnastique artificielle, méthodique, portait à oublier la pratique de la gymnastique naturelle, consistant dans les jeux animés.

Aristote, comme Platon, adressait de son temps des reproches bien fondés aux pratiques abusives du gymnase. Ces gens-là, dit-il, qui livrent trop la jeunesse aux exercices du gymnase, et qui la laissent sans instruction sur des choses plus nécessaires, n'en font, à le bien dire, que de vils estafiers, bons, tout au plus, pour une des fonctions de la vie civile, mais fonction qui, si l'on consulte la raison, est la moindre de toutes.... Qu'il faille donc user de la gymnastique, et comment, c'est sur quoi l'on est d'acord. Mais, jusqu'à la puberté, ne pratiquez que des exercices légers, sans assujettir le corps à des excès de nourriture ni à des travaux violents, de peur que cela n'arrête la croissance. La preuve que c'est là l'effet de ce régime forcé, c'est qu'entre ceux qui ont remporté le prix aux jeux olympiques dans leur jeunesse, à peine en trouverez-vous deux ou trois qui l'aient encore remporté dans un âge plus avancé. Pourquoi cela? parce que la violence des exercices auxquels ils avaient été soumis avait épuisé leur force et leur vigueur (1).

Malebranche exagérait sans doute lorsqu'il considérait les exercices du corps comme une des principales causes de l'ignorance et de la brutalité des hommes, mais il voyait juste en écrivant : « Le peu d'usage que l'on fait de son esprit en ces sortes d'exercices, est cause que la partie principale du cerveau devient *entièrement inflexible* (2). » Ceci doit s'entendre de l'abus.

5° Du repos; du sommeil ou repos complet ; hygiène du sommeil.

Du repos. — Pour que les exercices soient favorables, il ne faut point qu'ils soient continus : ils supposent donc le *repos*. Ce dernier modificateur vient en aide à l'épuisement que déterminent les exer-

(1) *République*, t. III, liv. VIII, p. 167.
(2) *Recherches sur la vérité*, liv. V, chap. VII.

cices actifs ; il renouvelle l'excitabilité musculaire, favorise l'assimilation dans les divers tissus de l'économie. L'homme qui devient le plus robuste est celui qui se livre à des exercices musculaires, exigeant un certain emploi de forces, mais suffisamment interrompus par des intervalles de repos.

Il est des constitutions qui ont besoin de plus de repos que d'autres : telles sont, en première ligne, les personnes douées d'une complexion sèche, bilieuse. L'inaction, en modérant la grande tension des fibres, en ralentissant le mouvement circulatoire, en diminuant les excrétions trop abondantes, tend à produire plus de développement dans le système cellulaire, à rendre plus humide le tissu des organes, à modérer une sensibilité devenue trop vive, à opérer enfin une transmutation profonde, très-utile. Nous renvoyons, du reste, le lecteur aux conseils que nous avons donnés à propos du tempérament bilieux.

Du sommeil ou repos complet.

Nous avons vu, en traitant de la santé, qu'un sommeil tranquille et réparateur était un de ses attributs ; c'est aussi une de ses conditions. Le sommeil, comme on l'a dit, est une mort qui nous redonne la vie ; renfermé dans de justes bornes, il imprime une nouvelle énergie aux forces vitales, ranime l'activité des sens. Au sortir d'un sommeil doux et paisible, l'âme, suscitée de son assoupissement, agit, pense et se ressouvient selon son bon plaisir ; le corps est vif et agile. D'après Sanctorius, le sommeil, en facilitant la transpiration insensible, débarrasse le corps de matériaux hétérogènes, qui ne séjourneraient point sans danger dans les secrets couloirs de l'économie. C'est pendant le repos de la nuit que les crises salutaires se déterminent.

La durée du sommeil a une grande influence sur l'organisme : s'il n'est pas assez long, la réparation qu'il doit effectuer n'est pas complète, et à la longue, on s'épuise ; si, au contraire, il est trop prolongé, il hébête, il engourdit, soit parce que les organes ne sont pas suffisamment cultivés par l'exercice, soit parce que le mouvement propre qui constitue le sommeil, rend, par degrés, le système nerveux moins excitable. C'est ce qui nous rend raison de la manière d'agir sur le cerveau de certaines habitudes dites de *paresse* ; elles émoussent l'organe de l'entendement. Nous avons vu bien des jeunes gens sortir du collége pleins de vie, de séve intellectuelle et d'avenir, puis se livrer avec délices aux douceurs d'une sieste prolongée, lorsque l'heure de l'indépendance avait sonné pour eux. Cette habitude, s'étant peu à peu enracinée, les a bientôt rendus méconnaissables. Ils sont tombés dans une sorte de paralysie morale, et leurs talents se sont évanouis. C'est pour cela que Platon disait qu'un trop long sommeil nuisait autant à l'âme qu'au corps.

Sa durée doit être réglée sur l'âge, le tempérament, le degré de santé et la saison, etc. Les enfants, les jeunes gens et les femmes doivent dormir davantage que les hommes de l'âge moyen. Les personnes qui ont beaucoup d'embonpoint, celles qui sont douées d'un tempérament lymphatique, doivent veiller davantage que les individus nerveux, bilieux, etc. Plus on se fatigue, plus on a besoin de repos : il convient, en général, de faire moins d'exercice et de se livrer plus longtemps au sommeil durant les constitutions chaudes et sèches, et moins dans celles qui sont froides et humides. « Le sommeil humecte et relâche le corps, et la veille le dessèche. »

En général, la durée du sommeil est de six à huit heures ; il est des personnes privilégiées auxquelles trois heures de sommeil suffisent (1) ; il en est, par contre, d'autres, en beaucoup plus grand nombre, qui en réclament dix ou douze.

Nous avons vu (v. p. 367) que la chambre à coucher devait être vaste et bien aérée, ouverte pendant le jour. Nous ne nous étendrons point longuement sur la composition des lits et les soins qu'ils réclament ; une bonne ménagère en sait plus que nous sur ce chapitre. Simplicité, propreté, telles sont les principales conditions que l'hygiène recommande. Remarquons, en passant, que la macrobiotique n'a point encore consigné dans ses annales la vie d'un centenaire qui ait habituellement couché sur des coussins de duvet. Nous nous sommes souvent bien trouvé de faire reposer les jeunes enfants d'une complexion faible et délicate sur de petits coussins de plantes aromatiques, de romarin ou de fougère. Il est essentiel d'accoutumer ceux-ci à dormir la tête très-légèrement couverte : cette excellente habitude est le moyen d'éviter les maux de gorge, de dents et d'yeux, qui ne manquent jamais de

(1) Jules II, grand pape, grand homme de guerre et grand patriote à la fois, ne dormait que deux heures sur vingt-quatre ; Napoléon ne dormait souvent qu'une demi-heure, et se sentait reposé comme s'il avait dormi plusieurs heures.

survenir chez les personnes qui ont contracté l'habitude de porter des bonnets de laine ou de coton.

Les lits mous et chauds excitent les organes génitaux, entretiennent des pollutions, exposent à l'accumulation et au trop long séjour des urines dans la vessie. L'usage des sommiers élastiques, qui tend à s'établir, nous paraît très-favorable ; ils offrent au corps un plan incliné et résistant.

L'habitude de se lever de bonne heure indique une bonne santé, et contribue singulièrement à l'entretenir. Depuis que nous observons, nous avons toujours remarqué que les personnes qui s'offraient à nous comme types d'une santé vigoureuse et inaltérable avaient, depuis longues années, l'habitude de se lever matin. Nous avons peu vu d'exceptions à cette règle. C'est ce qui nous engage à insister avec force auprès des pères de famille, pour qu'ils inculquent cette habitude à leurs enfants.

La chaleur du lit et la position horizontale qu'on y garde rendent les selles irrégulières. Locke conseille de solliciter tous les matins la nature à cette excrétion, soit qu'on en éprouve ou non le besoin ; et cette habitude devient avec le temps une seconde nature : ce conseil est de la plus grande utilité. Puisque nous en sommes sur ce point, nous dirons en passant que c'est une très-mauvaise méthode que celle de recourir fréquemment aux purgatifs et aux lavements pour prévenir la constipation ou y remédier. L'action de ces moyens devient bientôt nulle ; la force contractile des intestins n'y répond plus.

Pour goûter de tous les bénéfices du sommeil, il faut n'éprouver aucune gêne dans le lit, et que le corps soit dans une position presque horizontale, excepté la tête, qu'il est bon d'avoir un peu élevée. On doit éviter de se découvrir en dormant ; l'expérience justifie chaque jour cet axiome de Sanctorius : « La transpiration est plus empêchée, lorsqu'en dormant on se défait de ses couvertures, que lorsque durant la veille on se dépouille de ses habits. » C'est pendant le sommeil, en effet, que l'on contracte le plus facilement les rhumatismes et autres maladies dues au froid humide. C'est encore pendant le sommeil que les maladies contagieuses se transmettent avec le plus de facilité. Aussi, une personne saine doit-elle soigneusement éviter de coucher dans la même chambre où séjourne un individu atteint des affections que nous avons indiquées. Sanctorius a émis encore à cet égard une excellente proposition : « Comme on transpire plus au lit qu'ailleurs, et que la matière qui s'échappe par les pores y est retenue par les couvertures, c'est là surtout que des gens qui ne se portent pas bien communiquent leurs maladies aux personnes en santé avec qui elles couchent; là même que quelquefois des gens qui ne se portent pas bien s'incommodent respectivement en se communiquant des humeurs qu'il aurait mieux valu qu'ils ne se transmissent pas. »

Lorsque la précieuse faculté du sommeil, que Fernel nommait la meilleure partie de la vie humaine, est perdue, c'est encore à l'hygiène qu'il appartient de la restituer. Les médicaments ont peu de chose à faire contre l'*insomnie*, devenue un état morbide habituel. Un exercice modéré, d'autres fois un repos physique et moral complet, l'absence de tout excitant intérieur ou extérieur, une alimentation douce, des boissons rafraîchissantes, peuvent contribuer à ramener le sommeil.

Les personnes qui font *du jour la nuit*, et *de la nuit le jour*, ne peuvent en aucune manière justifier cette conduite qui est une violation flagrante des lois de la nature. C'est elle-même qui, par la nature de l'air plus frais et plus humide la nuit que le jour, par les ténèbres, par le silence, par l'exemple de presque tous les êtres vivants, indique à l'homme le temps où il doit se livrer au repos. Le sommeil est alors bien plus tranquille, plus profond, et répare bien davantage; tout est calme, et les organes des sens ne sont pas exposés à autant de causes d'irritation que durant le jour, où ils sont sans cesse frappés par la lumière, le calorique, le froid, le bruit et plusieurs autres causes inévitables qui font obstacle au sommeil et l'empêchent d'être tranquille et réparateur. C'est, dès lors, un bien déplorable aveuglement de la part des personnes passionnées pour l'étude et la science, que celui qui les entraîne aux veilles et aux méditations nocturnes. Quoique la science soit comme un asile sacré où l'homme peut jouir entièrement de lui-même, c'est toujours, d'après Épicure, une philosophie mensongère que celle qui préfère une sorte d'exaltation fiévreuse à la réalité de la santé ; c'est un triste calcul de faire de l'étude des lettres une passion dangereuse, tandis qu'elle devrait surtout servir à modérer celles qui sont mauvaises. L'auteur d'un ouvrage ancien sur la *Médecine de l'esprit*, après avoir posé un principe fort contestable d'ailleurs, savoir que les veilles disposent efficacement à avoir de l'esprit, termine un chapitre par cette réflexion très-sage et que nous consignons ici : « Ainsi, dit-il, quoique les veilles disposent à avoir de l'esprit, nous croyons que c'est un moyen à ménager avec beaucoup de circonspection, puisque la santé y est si fort intéressée. Il est vrai que quelquefois, en le négligeant, on en pense moins subtilement; mais on a l'avantage de penser plus longtemps, et de jouir d'une meilleure santé ; ce qui équivaut aux avantages d'une brillante réputation ou d'une grande fortune. »

Parmi les hommes illustres qui ont accourci leur existence par ce mauvais régime, le célèbre poëte Schiller est un des plus remarquables. Il n'avait pas quarante-six ans lorsqu'il mourut; mais l'excès du travail et les veilles trop prolongées altérèrent et minèrent sa santé. Souvent, disent ses biographes, il écrivait pendant toute la nuit, se levait dans l'après-midi, passait le reste du jour tantôt à faire sa correspondance, tantôt à causer ou à lire, et, pour ranimer ses forces épuisées par une continuelle tension d'esprit, par la privation du sommeil, il avait recours à des moyens de surexcitation funestes.

C'est surtout par la privation du sommeil que la vie du grand monde, s'écoulant à travers des bals et des fêtes nocturnes, étiole un si grand nombre d'organisations et abrége tant d'existences. Nous aurons, à propos de l'hygiène de la vue, à signaler les dangers particuliers à ce sens, des veilles trop prolongées.

Il y a, comme nous l'avons déjà vu dans un des précédents chapitres, de secrètes affinités entre les grandes lois qui régissent le système général du monde, et l'organisme de l'homme (microscome). On observe dans chaque individu, et principalement dans ceux qui ont le genre nerveux très-mobile, des changements qui correspondent aux quatre points cardinaux; mais le plus marqué est celui qui arrive le soir, et qui consiste dans une petite fièvre, caractérisée par la précipitation du pouls, la lassitude et la propension au sommeil, qui augmentent insensiblement jusqu'à minuit. Cette fièvre est utile, en ce qu'elle tend à opérer la dépuration des humeurs et à élaborer complétement la matière des sécrétions. Il résulte de là que celui qui, au lieu de se livrer au repos nocturne, veille durant l'accès fébrile, destiné à séparer et à épurer les humeurs, trouble et déconcerte l'appareil des mouvements qui doivent opérer d'aussi salutaires effets, et se prépare une foule de maux inévitables (1).

Il ressort de ces circonstances que l'heure à laquelle on doit commencer à se livrer au sommeil est fixée par la nature. Les personnes qui tiennent à leur santé, ne pouvant, dans toutes les sai-

(1) Tourtelle, *Éléments d'hygiène*, t. I, p. 433.

sons, prendre pour guide le lever et le coucher du soleil, doivent se coucher et se lever à des heures également distantes du milieu de la nuit. L'art d'ordonner sa vie, dans ses rapports stricts avec l'hygiène, consiste surtout à faire en sorte que l'heure de midi se trouve être le milieu du temps consacré à la veille, et celle de minuit, le milieu du temps consacré au sommeil. Dans les grandes villes, où les occupations sont fixées par un ordre établi, il n'est jamais possible de se conformer à cette loi de la nature ; et c'est en partie pour cela que la vie humaine s'y trouve plus rapidement consumée. Ce mépris d'une loi primordiale est ce qui propage et entretient, dans les grands centres de population, des habitudes de désordre et d'immoralité. Il suffit à l'observateur, pour s'en convaincre, de traverser, le soir, les carrefours des cités ; d'y entendre ces clameurs, d'assister aux rixes, à tout ce bruit, de considérer cette excitation fébrile qui s'empare alors de toute une multitude.

Les moyens que nous avons indiqués contre l'insomnie conviennent aussi contre certains phénomènes pénibles qui se passent durant le sommeil, tels que les *cauchemars*, les *rêves fatigants*. L'hygiène morale, comme nous le verrons plus loin, peut fournir les moyens de calmer ces accidents, qui, chez beaucoup de personnes, sont le produit d'une imagination désordonnée. Chez les très-jeunes enfants, cet état peut être très-dangereux et déterminer des convulsions. Il faut avoir le soin de se tenir à leur portée, de manière à les réveiller, et les remettre dans la position d'un sommeil tranquille, aussitôt qu'on s'aperçoit de leur agitation.

Il est inutile de dire que, lorsque les paroxysmes se répètent fréquemment, il faut surveiller les malades et les faire changer de position aussitôt qu'on s'aperçoit que l'accès va avoir lieu. Bonnet cite l'observation d'un homme robuste qui, depuis deux mois, éprouvait des attaques de cauchemar toutes les fois qu'il lui arrivait de dormir couché sur le dos. Ce malade prit le parti de faire coucher dans son lit un domestique qui, lorsqu'il s'apercevait que son maître avait une attaque de cauchemar, le retournait sur le côté. Ce procédé ne manqua jamais de faire cesser immédiatement l'accès (1).

(1) Voir sur le *Sommeil* l'important ouvrage du docteur Macario. Ce livre est d'un praticien et d'un penseur.

CHAPITRE II.

Des choses qui s'appliquent à la surface du corps. — Hygiène de la peau : de la propreté, des frictions, du massage, des ablutions. — Des bains, des bains froids, des bains de mer, des bains chauds et tièdes. — De l'hygiène de la peau dans ses rapports avec les autres fonctions; hygiène des parties accessoires de la peau; ongles, cheveux, poils, dents.

Nous arrivons à un ordre de modificateurs dont l'action physiologique est totalement différente de celle produite par l'air atmosphérique, les aliments et les exercices. Tandis que ceux-ci impressionnent l'économie humaine *du dedans au dehors,* ceux-là opèrent *du dehors au dedans;* ils agissent en modifiant la vitalité de la peau et en protégeant cette vaste surface. Tandis que l'oxygène et l'aliment proprement dit, agissant directement sur le sang, lui fournissant des matériaux, sollicitent les mouvements du centre à la périphérie, les choses qui s'appliquent à la surface du corps font rayonner leur influence de la périphérie au centre. Les uns portent immédiatement leur action sur les racines mêmes de la vie végétative, les autres, sur ses branches. Mais, quoique l'importance de ces derniers, d'après leur rôle physiologique, soit moindre, ils ne laissent pas que d'opérer une forte réaction sur les fonctions de la vie intérieure. Les irritations générales de la peau, les frictions, les bains et d'autres impressions analogues se rangent parmi les influences qui favorisent la nutrition. Par leur action directe sur le système nerveux, ces agents se rapprochent de la manière d'agir des exercices.

1° Hygiène de la peau; de la propreté.

La peau est le principal instrument d'épuration de l'organisme; de sa surface s'échappent, à chaque instant, des fluides destinés à la lubréfier, à maintenir une température constante, et à débarrasser le sang des éléments étrangers à sa composition normale; comme le foie, elle fait antagonisme aux poumons, en exhalant, sous forme de divers sels, l'acide carbonique. Si des fautes contre l'hygiène, et surtout la malpropreté, viennent à troubler ses fonctions, divers accidents peuvent survenir dans l'économie. La peau, dit Hufeland, sert à maintenir l'équilibre entre les facultés et entre les mouvements. Plus elle est active et perméable, et plus l'homme est à l'abri des congestions et des diverses maladies des poumons, du canal intestinal et des autres viscères du bas-ventre, moins il est exposé aux fièvres gastriques, bilieuses et muqueuses, à l'hypocondrie, à la goutte, à la phthisie pulmonaire, aux affections catarrhales et rhumatismales. Une des causes, ajoute-t-il, qui contribuent le plus à rendre ces maladies si communes parmi nous, c'est que nous avons perdu l'habitude d'entretenir notre peau dans un état continuel de propreté et de vigueur, par l'usage des bains et des frictions. Sans une peau saine, pas de restauration complète. Enfin, il ne faut point oublier que la peau est le principal théâtre des crises, c'est-à-dire, des mouvements que la force médicatrice de la nature excite dans les maladies, de sorte qu'un homme chez lequel elle est bien perméable et douée d'une grande activité, peut compter sur une guérison plus facile et plus complète, souvent même sans le secours de la médecine, lorsqu'il vient à tomber malade (1).

Un auteur anglais a appelé, avec juste raison, la propreté *la santé visible;* on ne saurait croire jusqu'à quel point ce qui lui est contraire apporte de préjudice à la vigueur de l'individu. Il faut avoir vu de près les hommes du peuple et les soldats, pour avoir une idée juste de l'excès où elle peut être portée. Lorsque ces derniers entrent dans les hôpitaux, il arrive communément que leur peau, surtout celle des extrémités inférieures, est couverte d'une couche épaisse d'une crasse noirâtre, obstruant tous les pores. Cette extrême malpropreté explique en partie la mortalité qui frappe les militaires; il a été démontré, en effet, que l'armée, quoique composée d'hommes forts et choisis, perd un tiers de plus que la population civile (1).

Avec de la propreté, un peuple peut lutter avantageusement contre de mauvais modificateurs hygiéniques. On sait qu'avec leurs soins excessifs de propreté, les Hollandais sont parvenus à rendre habitable la partie la plus malsaine de l'Europe. Au Caire, à Constantinople, c'est dans les quartiers les plus sales que la peste commence. A Rome et dans les villes de l'Europe où les Juifs sont encore parqués, c'est dans le *Ghetto* que le typhus sévit avec le plus de force.

(1) *Macrobiotique,* p. 359.

(2) Scoutetten, *Ouvr. cité,* p. 353.

Les soins dits *de toilette,* auxquels il est essentiel d'assujettir de bonne heure les enfants, ne doivent point être considérés comme une affaire de pur agrément, comme une des charges de l'état social, mais bien comme un moyen de faciliter le mouvement *dépuratoire* de l'économie. Outre le plaisir que l'on ressent en se lavant souvent le visage et la tête, on désobstrue les orifices de la matière perspiratoire, et l'on détermine celle-ci à passer du côté où l'appellent les mouvements. Ces choses, de la part d'un médecin, peuvent paraître frivoles et de peu de conséquence pour la santé; mais, quoi qu'on en pense, nous dirons comme Cheyne : Elles ne sont pas moins vraies que ce que nous avons avancé sur des choses graves, et si l'on néglige ce qui paraît minutie, il devient peu à peu digne d'attention et plein de danger (1).

C'est ici que serait le lieu de traiter des *cosmétiques,* ou remèdes destinés à perfectionner la beauté, et qui sont une des branches les plus lucratives de la charlatanerie. Nous nous bornerons à réclamer dans leur emploi une grande circonspection, et ce conseil est particulièrement applicable aux femmes qui, faisant dépendre souvent leur existence de la beauté, sont aussi crédules sur ce qui intéresse un point aussi essentiel, que les hommes le sont, en général, lorsqu'il s'agit de leur santé. L'usage des cosmétiques où entrent des préparations de plomb (carbonate de plomb), d'alumine, du sulfure de mercure, du sous-nitrate de bismuth, et même quelquefois de l'arsenic, peut devenir dangereux par l'absorption des matières vénéneuses. L'eau de Cologne de la reine de Hongrie, les savons les plus simples et qui contiennent le moins de soude, sont les seuls adjuvants pour la toilette que le médecin puisse autoriser. Ceux qu'il préconise, ceux qui sont bien plus propres à entretenir l'épanouissement de cette fleur qu'on nomme la beauté, sont le sommeil pris pendant la nuit, l'exercice en plein jour et de grand matin, la modération dans les plaisirs. Il va sans dire que les personnes affectées de couperose, de croûtes dartreuses et de diverses taches feront bien de n'ajouter à leurs lotions aucun ingrédient, parce que telle liqueur dont l'action se bornerait à donner du ton, de l'élasticité à la peau chez certains sujets, pourrait produire chez elles l'effet d'une lotion styptique, et les exposer à de fâcheuses répercussions.

On peut lire dans Brantôme d'intéressants détails sur l'hygiène de la célèbre Diane de Poitiers, si connue par l'éclat de ses charmes. En

(1) *Art de conserver la santé*, p. 293.

cultivant sa beauté, elle soignait aussi sa santé : aussi a-t-on remarqué qu'elle ne fut jamais malade. Elle n'avait point recours à tous les prodiges de la chimie qui régénèrent un peu moins que la fontaine de Jouvence. Elle se levait de bonne heure, faisait beaucoup d'exercice et se lavait avec de l'eau de *puits*.

Mais la propreté même, au point de vue de l'hygiène, tombe dans l'excès. Ceci s'adresse particulièrement à ces personnes oisives, plongées dans le luxe et la délicatesse, et qui n'ont d'autre soin que de se nettoyer, de se parfumer; l'abus des bains chauds et l'excès d'une propreté recherchée diminuent beaucoup cette activité et cette élasticité de la peau, qui éloignent les maladies intercurrentes, et qui se lient à l'énergie générale de l'organisation. Voici un passage fort original de notre profond et spirituel Bordeu, qui, dans un langage assez libre, dit beaucoup de choses : « L'état *hirsute* ou écailleux de la peau, l'odeur qu'elle exhale, sont des preuves de force, des effets d'une disposition décidée à la génération : ceux qui ont beaucoup d'expérience sur ce point ne s'y trompent pas... Il faut même convenir qu'un excès mal entendu de propreté fait souvent prendre pour maladie ce qui ne l'est pas, et peut aussi, en éloignant la source de cette odeur, énerver, au détriment des générations à naître, la vertu génératrice. Cet accident arrive à ceux qui sont sans cesse occupés à se laver et à s'embaumer. Les habitants des villes ne sont peut-être pas assez attentifs ou orientés sur les conséquences du luxe et de la propreté; il a aussi ses bornes et ses modes, et ses puériles manies. Il faut le dire, pour consoler ceux qui ne peuvent s'y livrer (1). » Il est certain que le médecin béarnais a voulu faire allusion, dans ce passage, à l'abus de la propreté par l'usage *des bains chauds ou tièdes*, qui, pris immodérément, énervent les forces et produisent un effet véritablement hyposthénisant. Ceci n'engage nullement les saines et mâles pratiques de la propreté, chez les personnes qui ont à cœur de fortifier leur surface externe, et de se mettre ainsi à l'abri de bien des influences nuisibles.

(1) *Œuvres complètes*, t. II, p. 316.

2° Frictions, massage, ablutions.

Le luxe et la mollesse nous ont conduits à craindre la plus faible impression du froid ; notre peau, presque constamment lâche et moite, transpire à la moindre chaleur, tremble à tous les vents coulis : de là les refroidissements, d'autant plus faciles, que nous avons pris l'habitude de nous soustraire à toutes les variations de température. Certes, on ne peut nier que cette disposition fâcheuse qui nous expose à nous enrhumer, pour avoir eu la tête un instant découverte, pour avoir passé rapidement dans un appartement non chauffé, pour avoir omis de porter un vêtement en apparence inutile, ne soit un résultat des petits soins et des délicatesses dont s'entoure la civilisation moderne. Sous ce rapport, une énorme distance nous sépare des populations de l'antiquité, chez lesquelles l'entretien des fonctions de la peau faisait partie intégrante des mœurs. Il n'en faut pas davantage pour expliquer les métamorphoses que les maladies ont subies par les prodigieux changements établis dans les constitutions des hommes, et l'invasion des affections catarrhales et rhumatismales, comme nous en avons déjà fait la remarque.

L'effet des frictions est d'abord d'achever le nettoiement de la peau, puis de titiller les houpes nerveuses, et d'appeler un afflux de sang dans le réseau capillaire du derme ; il y a dans ce fait augmentation de tous les phénomènes organiques de la peau. On conçoit qu'elles puissent suppléer l'exercice chez les personnes valétudinaires. Ceci, dit Cheyne, mérite bien l'attention des personnes affligées d'une débilité de nerfs, et qui mènent une vie sédentaire, de celles surtout qui, étant menacées de quelque paralysie, ne peuvent se livrer à un exercice un peu soutenu ; elles doivent employer une demi-heure, soir et matin, à se frotter tout le corps, surtout les membres, avec un linge rude et des vergettes. Chacun sait de quelle utilité l'étrille est à un cheval ; elle le rend lisse, gai, vif et fringant. Cet animal, à demi houssé, mais bien étrillé, est meilleur que celui qui serait bien nourri et mal étrillé, à cause des mouvements dont la peau et ses fibres sont agitées. Parmi les pratiques salutaires que Vespasien rapporta de l'Egypte, alors qu'il n'était encore que César, Suétone nous cite celle de se faire frictionner et de jeûner une fois par mois : il jouissait, dit-il, d'une très-bonne santé, bien qu'il ne fît rien autre chose que de se faire frictionner méthodiquement, et de jeûner une fois par mois (1).

Le *massage*, qui est une sorte de pétrissement du corps, a pour effet d'activer les fonctions de la peau, de rendre plus faciles les glissements des muscles les uns sur les autres, de favoriser l'abord du sang dans les parties frappées d'atonie et de débilité. A en juger par les cures qu'on lui doit dans les affections articulaires, dans les maladies dites froides, ses conséquences sur l'homme sain qui s'y astreindrait chaque jour dans l'intérêt de sa vigueur, seraient des plus marquées. La pratique du massage entre pour beaucoup dans l'éducation hygiénique des boxeurs anglais, autrement dite, entraînement : c'est à elle que leurs muscles doivent cette souplesse et cette élasticité merveilleuse qui fait que leurs chairs ne gardent aucune trace des coups les plus terribles (2).

L'usage des frictions et du massage est d'un emploi facile, et n'exige ni beaucoup d'assujettissement ni un grand appareil. Ce serait un grand bien, et ses résultats ne tarderaient pas à s'en faire sentir sur l'état sanitaire de la population, s'il finissait par entrer comme partie intégrante dans l'hygiène des familles ; si celles-ci lui consacraient, le matin et le soir, une petite partie de ce temps, qu'elles consument souvent en futilités. Ce moyen est applicable à tous, et n'a pas, comme le bain froid, une foule de contre-indications qui se tirent soit de la faiblesse originelle du sujet, soit de son idiosyncrasie. Pour nous, depuis plusieurs années, nous avons l'habitude, dans le traitement de la plupart des affections chroniques que nous avons à soigner, d'assujettir les malades à des frictions et à des massages quotidiens. On ne saurait croire à la puissance de cet auxiliaire, soit pour donner de l'efficacité aux autres agents du traitement, soit pour déterminer à la périphérie quelques mouvements critiques. C'est un moyen que les médecins négligent trop dans leurs prescriptions pour les maladies chroniques.

3o Des lotions ; des bains.

On ne saurait nier que, depuis les travaux des hydrothérapeutistes, la question des bains, en hygiène, n'ait pris de singuliers développements. Mais il faut bien se garder de faire de l'hydrothé-

(1) Suet., *in vit. Vesp.*, § 20.
(2) Voir l'ouvrage de sir John Sinclair.

rapie une méthode générale de médication. Elle peut séduire les malades amateurs des nouveautés, et les hommes de l'art dont les connaissances en médecine sont bornées, et qui donnent une trop large part aux moyens locaux pour la curation des maladies internes. Aussi est-ce surtout par des chirurgiens que nous avons vu, dans ces dernières années, l'hydrothérapie appliquée avec engouement (1).

C'est justement que le docteur Londe a disculpé Rousseau de l'erreur qu'on prête généralement à ce grand homme, en lui faisant prétendre qu'il fallait, immédiatement après la naissance, faire usage d'eau froide. Voici ses propres paroles : « Lavez souvent les enfants ; leur malpropreté en montre le besoin. Quand on ne fait que les essuyer, on les déchire ; mais à mesure qu'ils se renforcent, *diminuez par degrés la tiédeur de l'eau*, jusqu'à ce qu'enfin vous les laviez, été et hiver, à l'eau froide et même glacée. Comme, pour ne pas les exposer, il importe que cette diminution soit lente, successive et insensible, on peut se servir de thermomètre pour la mesurer exactement. » Peut-on, nous le demandons à présent, donner un conseil plus sage que ne le fait ici Rousseau ? Pour nous, nous n'y voyons rien à ajouter. Ce n'est que successivement, et à mesure que l'enfant se fortifie, qu'on doit baisser la température de l'eau; en général, il est prudent, surtout pendant l'hiver, d'attendre que les enfants aient cinq ans au moins, avant de les laver avec de l'eau sortant de la pompe. A partir de cette époque, on ne doit plus hésiter. Endurci par cette pratique, l'enfant sera à l'abri des rhumes, du croup, des inflammations intestinales, et s'élèvera florissant de force et de santé. Le docteur Scoutetten, partisan éclairé de l'hydrothérapie, conseille les lotions froides également aux adultes. Selon lui, elles sont avantageuses, quand on a une constitution faible et rhumatismale ; si on ne les a pas mises en pratique dès l'enfance, il faut y arriver graduellement.

4° Bains froids, de leurs avantages.

Pour se faire une idée exacte des avantages qui sont attachés aux bains froids, il faut surtout considérer leurs effets consécutifs. A la suite des bains pris dans une rivière comme le Rhône, par exemple,

(1) Voir l'important ouvrage sur ce sujet : *Traité pratique et raisonné d'hydrothérapie*, par le docteur Fleury (Louis). De cet ouvrage date réellement l'étude des sérieuses indications de l'hydrothérapie en médecine.

pendant quinze jours ou un mois, on éprouve un sentiment de bien-être général. Chez les personnes frileuses, la peau se réchauffe, et après cinq ou six bains, on peut et on doit quitter la flanelle, lors même qu'on l'a prise depuis longtemps. La sueur cesse d'être trop facilement provoquée par le soleil ou l'exercice ; en un mot, on est beaucoup moins influencé par les variations atmosphériques ; le ton que le bain froid a donné à la peau la fait résister aux effets de la chaleur ; l'habitude de réagir la rend peu sensible au froid. La force musculaire s'accroît, les membres semblent prendre plus de souplesse ; les personnes délicates prennent goût à la promenade à pied, et font, sans fatigue, des courses dont elles se seraient crues incapables. L'appétit augmente, et avec lui le goût pour la nourriture animale ; les digestions paraissent plus faciles ; le sommeil est plus profond.

Ainsi, l'usage bien entendu du bain froid a pour effet de donner des forces, et, en second lieu, de vous délivrer des susceptibilités fâcheuses. Ces deux précieux avantages, procurés par l'immersion dans l'eau froide, ont été constatés par tous les médecins qui se sont spécialement occupés de cette partie de l'hygiène. Je connais plusieurs hommes, dit un médecin genevois, d'une santé robuste et d'une vigoureuse complexion, bravant impunément le froid et le chaud, marcheurs infatigables, même à un âge où l'on ne goûte pas ordinairement beaucoup l'exercice à pied, qui n'hésitent pas à attribuer cette vigueur, qui n'était point native, soit à des cures des bains d'Arve, continués été et hiver, pendant plusieurs années, soit à la fréquentation habituelle de cette rivière, dans la belle saison, depuis leur bas âge. Mais les effets hygiéniques des bains de rivière, à basse température, ne sont peut-être, dans aucune circonstance, plus frappants que chez les enfants élevés dans la misère, auxquels, pour un léger degré de rachitisme, par exemple, on prescrit une cure de bains froids. Tandis qu'auparavant on s'apitoyait sur ces membres grêles et flasques, portant les stigmates de la malpropreté, sur cette peau blafarde, ces traits sans mouvement, avec quel plaisir, quelques semaines plus tard, on retrouve sous ces mêmes linges troués un corps parfaitement propre, des extrémités plus fermes, des pieds rosés, et le sourire du bien-être, aux moindres agaceries (1) !

(1) Herpin, *Mémoire sur les bains de rivière à basse température*, etc. Dans la *Gazette médicale de Paris*, t. XII, p. 284.

Il est certain, en outre, et ce témoignage est porté par les malades eux-mêmes qui ont longtemps fréquenté les bains de rivière à basse température, que ceux-ci font cesser ou diminuer notablement la disposition aux angines tonsillaires, pharyngiennes ou laryngiennes, à la bronchite, aux douleurs de rhumatisme musculaire, qu'elles aient pour siége les membres, le thorax, le cou ou les parties postérieures et latérales de la tête. Un autre avantage bien avéré des bains à basse température, c'est de donner, chez les femmes, du ton et de la fixité à leur système utérin : ils conviennent dans quelques cas de *stérilité*, d'*avortement*, et impriment à la menstruation irrégulière une remarquable périodicité.

La température des rivières et des fleuves varie de 0 à 28 et même 30 degrés, selon les climats et les saisons; ils offrent donc toute la série des bains frais et froids. Dans l'été le bain de rivière, quoiqu'il s'éloigne peu par sa température de celle de l'air ambiant, 25 à 30 degrés, produit une action rafraîchissante.

Comme, de nos jours, les médecins hydropathes sont trop enclins à préconiser outre mesure l'usage du bain froid, il convient d'en préciser les contre-indications. Les personnes atteintes de maladies de cœur, sujettes aux crachements de sang, celles qui sont pléthoriques, doivent s'en abstenir. Nous devons aussi les défendre aux personnes sujettes aux apoplexies, aux raptus de sang vers la tête, à la goutte, aux odontalgies.

La durée du bain froid doit rarement dépasser cinq minutes : il sera beaucoup moins long, si la peau réagit faiblement, si les doigts restent longtemps pâles, les joues bleues, ou que les mâchoires éprouvent un claquement convulsif. Aussi longtemps qu'on est dans le bain, il faut s'agiter et se frotter les diverses parties du corps, surtout celles qui souffrent. En sortant de l'eau, on doit s'essuyer rapidement et complétement, avec un drap un peu rude ; puis s'habiller chaudement, et marcher avec vitesse, au grand air et au soleil. Il est, ici, nécessaire de traiter des *bains froids spécifiques*, ou des bains de mer.

5° Bains de mer; leurs effets physiologiques et hygiéniques.

Il est fâcheux que l'usage des bains de mer ne soit pas à la portée de tous, car on ne peut douter qu'ils ne fussent, entre les mains du médecin, un remède héroïque contre une foule d'affections de nature atonique. Ces sortes de bains doivent, en partie, leur énergie à l'influence du choc réitéré des vagues, de cette sorte de massage qui ne cesse de se faire par le va-et-vient continuel du flot, de cette espèce de douche permanente et variée de toutes les manières, qu'essuie le corps par la chute et l'ascension alternative de la vague. On ne doit point oublier, au nombre des auxiliaires certainement très-utiles de l'eau de mer, l'influence de l'atmosphère maritime, toujours chargée d'humidité, saturée de sels marins, et l'agitation spéciale de cette atmosphère. Le bain de mer donne de l'impulsion aux mouvements vitaux, corrobore les forces toniques, imprime de la fixité aux actes nerveux. Aussi, sous ces rapports, nous paraît-il convenir à ces enfants mous et cacochymes, débilités par une mauvaise lactation; à ceux qui, plus tard, demeurent frappés d'une sorte *d'arrêt de développement*, à la suite des abus de la masturbation. Il en est de même des femmes, chez lesquelles le séjour des grandes villes et la pratique des jouissances du grand monde ont affaibli le tempérament; de celles qui éprouvent, à la suite d'accouchements multipliés, une sorte de relâchement de tous les viscères abdominaux, et chez qui les pâles couleurs sont passées à l'état constitutionnel. Les bains de mer solliciteront, chez ces personnes, une régénération véritable.

Les eaux de la mer contiennent encore du brome et de l'iode, soit à l'état libre, soit à l'état de combinaison, mais dans des proportions susceptibles de varier, comme, par exemple, à la suite d'un gros temps, alors que, par la force des lames, des varechs, des fucus, en un mot des thalassiophytes, ont été arrachés, concassés, broyés en quelque sorte, et ont dû céder ainsi à l'eau une portion de leurs principes. Ces divers éléments sont combinés entre eux de manière à former des sels de quantité variable.

Les plages et les lieux, ainsi que les différents fonds sur lesquels peut battre la mer, doivent donc avoir une influence marquée sur la composition de l'eau et sur l'effet des bains, et c'est avec beaucoup de raison que M. Le Cœur pense que le médecin doit toujours avoir en considération ces différentes circonstances dans la prescription des bains de mer, eu égard au tempérament, à la constitution, à l'idiosyncrasie des malades, et à la nature des accidents que l'on veut combattre.

Toutes choses égales d'ailleurs, convaincu par la seule observation des faits et son expérience personnelle, M. Le Cœur pose en principe que les bains de mer sont plus actifs et plus profitables pris sur un littoral plat, sablonneux, aride même, et incessamment balayé par les vents. Là, presque toujours, la plage ne contient ni tangue de mer, ni principe vaseux ; l'air de la mer s'y respire dans toute sa pureté, il n'a pu se mélanger avec d'autres gaz ; de plus, les baigneurs y sont forcément exposés à une insolation constante, soit directe, soit réfléchie par un sable jaune, ou par un galet très-propre : ces conditions ne sont pas un des moindres auxiliaires des avantages du bain.

Le bain de mer, pris pendant que la lame vient à *déferler* sur le rivage, rencontre le corps du baigneur et se brise sur lui avec une violence proportionnelle à son volume et à l'habitude que l'on peut avoir de *couper la lame;* le bain pris dans cette circonstance est très-énergique ; il rend souvent la peau douloureuse, donne des courbatures ; le bain est aussi plus froid que lorsque la mer est calme, l'eau ambiante étant plus fréquemment renouvelée ; certaines personnes faibles ne peuvent le supporter dans ces conditions, et les plus fortes ne peuvent y résister que quelques instants.

Mais il est important, soit en hygiène, soit en thérapeutique, d'établir une grande différence entre les bains de mer, pris dans les régions méridionales ou dans le nord, dans la Méditerrannée ou dans l'Océan. Cette différence, dont les médecins ne paraissent tenir aucun compte, acquiert pourtant, par son influence, une très-haute valeur. Les personnes qui ont eu occasion de comparer les sensations éprouvées au contact de ces deux sortes de mers, n'ont pas manqué d'être frappées de la grandeur de cette différence. En effet, dans les mers du Nord, l'impression, dès l'entrée, et durant le temps du séjour dans la mer, consiste en un saisissement toujours plus ou moins pénible ; dans les mers du Midi, au contraire, rien de plus moelleux, de plus voluptueux même, que la sensation des baigneurs pendant toute la durée de leur séjour au sein des eaux. Aussi les baigneurs septentrionaux ne peuvent séjourner trop longtemps, sans inconvénients et même sans danger, dans leur littoral, tandis que les baigneurs du Midi séjournent dans leurs mers plusieurs heures consécutives, nous ne disons pas sans le moindre regret, mais avec délices. La différence de ces effets est trop bien marquée, pour échapper à ceux qui ont fait l'essai comparatif des bains de mer du Nord et des bains de mer du Midi. On comprend aisément les différences correspondantes qui en découlent pour les applications hygiéniques. Ainsi, pour avoir des effets bien prononcés, et quand on se propose de donner de l'essor à une constitution arriérée, en réveillant les forces toniques de la périphérie, on doit préférer les bains de l'Océan. Ceux de la Méditerranée pourront être ordonnés, en commençant, aux sujets très-impressionnables, qui ont la poitrine délicate, et chez lesquels on redoute les mauvais effets d'une température trop froide. Il est, d'ailleurs, un moyen simple et facile d'accoutumer les constitutions aux bains de l'Océan : c'est de les graduer en commençant, par exemple, par les bains pris sous les latitudes les plus méridionales, et en remontant peu à peu le littoral. Nous avons vu des personnes qui n'avaient pu supporter de prime abord les bains de Dieppe, et qui les ont pris, plus tard, avec succès, après avoir passé une ou deux saisons soit à Bayonne, soit à Royan.

6° Bains chauds ; de leurs avantages et de leur abus.

Cette sorte de bains est loin d'occuper en hygiène perfective le rang que nous avons donné à ceux qui précèdent : nous n'en dirons donc que peu de chose. Le bain chaud, *tiède* ou *tempéré*, a une action relâchante sur les tissus ; il devient un sédatif puissant de l'agitation nerveuse. Considéré comme moyen de propreté, il convient à toutes les personnes ; mais il offre de grands avantages particulièrement aux vieillards, aux enfants, aux femmes. Lorsqu'on veut retirer d'un bain chaud tout le profit possible, opérer une détente générale, dans le cas d'éréthisme nerveux, il est important d'observer certaines précautions. Il ne faut point que ce bain soit de trop courte durée, que sa température s'abaisse ou s'élève sensiblement. Pour que l'action sédative se déclare, il faut que les tissus aient le temps d'être en contact avec le liquide ; le bain qui se refroidit peut amener de fâcheuses réactions internes. Les limites thermométriques des bains artificiels se trouvent entre 25 et 36 degrés environ ; sur cette échelle de 12 degrés existe un point de neutralité où le bain n'influence point la circulation et produit sur la peau une impression de tiédeur (bain tiède). Les bains trop chauds sont extrêmement nuisibles, et deviennent stimulants ; ils réveillent les douleurs de goutte, de rhumatisme, etc., comme Broussais en a fait l'observation. Prosper Alpin a remarqué que les Égyptiens s'affaiblissaient par l'abus des bains autant que par celui des plaisirs de l'amour. Nous verrons plus tard, en traitant de l'hygiène des religions, que ce genre d'excès contribua aussi à énerver la population romaine. Les bains chaud partiels, tels que les *pédiluves*, les *manuluves* et les *demi-bains*, rentrant directement dans les attributions de la médecine, ne doivent point nous occuper ici.

7° Rapports de l'hygiène de la peau avec les autres fonctions de l'économie. — Hygiène de ses productions épidermiques (poils, ongles, dents).

La transpiration cutanée ne consiste pas en une simple évaporation de tout ce qui, dans le sang, est susceptible de se volatiliser ; elle constitue une véritable sécrétion. Il résulte des expériences de Sanctorius, de Dodart et de celles plus récentes de Séguin, qu'un rapport des plus intimes existe entre la sueur et les *ingesta* (aliments), les boissons et les autres excrétions ; on comprend, dès lors, pourquoi la brusque cessation de cette sécrétion entraîne de si grands troubles dans l'économie animale, car elle réagit sur l'effet des humeurs et l'équilibre de leur répartition dans le corps entier. Lorsque la fonction dépuratoire de la peau diminue ou se supprime en entier, l'organisme retient, dans son intérieur, une quantité assez notable de matières hétérogènes, dont l'influence sur la santé peut être incalculable. Les expériences délicates de Séguin ont prouvé, en effet, que la moyenne de la perte en poids, par l'exhalation, est de 18 grains par minute, dont 11 pour la transpiration cutanée, et 7 pour la perspiration pulmonaire ; que la plus grande perte de poids, déterminée par l'exhalation, est de cinq livres en vingt-quatre heures ; la moindre, d'une livre onze onces et quatre gros ; que c'est pendant la digestion que la perte en poids est le plus considérable. Nous n'avons pas besoin de faire remarquer au lecteur les conséquences importantes qui découlent de ces faits, et combien on doit apporter de soins à l'hygiène de la peau, depuis la plus tendre enfance jusqu'à l'âge le plus reculé ; c'est une condition majeure de force et de longévité.

A. *Ongles, poils, cheveux, barbe.*

A l'hygiène de la peau se rattachent les soins qu'on doit apporter aux *poils* et aux *ongles*, qui ne sont que des productions épidermiques du vaste appareil tégumentaire. Les ongles des pieds, et particulièrement ceux des orteils, ne doivent point être coupés trop courts, ni arrondis. L'oubli de cette précaution expose à cette infirmité douloureuse connue sous le nom d'*ongle entré dans les chairs*.

Outre les soins ordinaires de propreté, les cheveux et la barbe en réclament d'autres, qui tiennent à leur coupe. Dans nos climats, où les fonctions de la peau ne sont point dans un aussi grand état de vigueur que chez les orientaux (qui peuvent avoir la tête rasée impunément), les hommes doivent porter des cheveux d'une médiocre longueur. Dans quelques affections chroniques, dans les convalescences, il faut s'abstenir de la coupe des cheveux ; cette pratique a entraîné plusieurs fois de fâcheuses répercussions. C'est un mauvais moyen, quoi qu'en disent les préjugés, de raser les cheveux, sous prétexte de les faire revenir à la suite de leur chute. On entretient, de cette manière, l'irritation du bulbe pileux qui a amené la calvitie. Il faut se méfier des cosmétiques employés pour teindre les cheveux, les favoris et la barbe, connus sous les noms d'*eau d'Égypte*, d'*eau de Perse*, etc. Ces liquides, formés ordinairement d'une solution de nitrate d'argent, ont occasionné, dans diverses circonstances, des accidents fort graves, comme l'ont constaté MM. Chevalier et Gaultier de Claubry, etc. Nous avons observé nous-même des céphalées atroces, terminées par la mort, chez des personnes qui, pour entretenir l'ébène de leur chevelure, avaient fait un usage prolongé de ces cosmétiques. Le docteur Fiévé, dans la *Gazette médicale*, a cité des exemples funestes.

La section ou la non-section de *la barbe* peut, dans quelques cas de maladie ou de convalescence, avoir de l'influence dans la production de certaines affections. L'homme, par exemple, qui porterait alternativement la barbe très-longue et très-courte, et qui, par là, priverait par instants la face et le cou de l'abri formé par un corps mauvais conducteur du calorique, courrait le risque de perdre de bonne heure ses dents, et serait exposé à de fréquents maux de gorge : il peut donc être nuisible de raser, principalement pendant l'hiver, d'épais favoris qu'on a laissés croître dans l'été. Pour celui qui rase habituellement toute sa barbe, sa peau, comme celle de la femme, est habituée à être découverte, et il n'éprouve d'inconvénient que s'il continue cette pratique immédiatement au sortir d'une maladie grave.

B. *De l'hygiène des dents.*

L'hygiène de ces petits organes rentre également dans les soins de propreté. L'exercice journalier de la mastication, qui empêche l'accumulation du tartre à la surface de la dent, est la meilleure condition hygiénique de l'appareil dentaire. C'est une bonne précaution, surtout pour l'habitant des grandes villes, que de se rincer plusieurs fois par jour la bouche avec de l'eau pure et de nettoyer la surface des dents avec une brosse molle en poil de blaireau. Il faut avoir l'attention de porter la brosse jusque derrière les dernières molaires, et ne pas se borner, comme on le fait souvent, à agir sur les dents de devant. On doit même la porter suivant la longueur des dents, parce qu'alors les soies de la brosse sont comme autant de petits cure-dents qui se glissent entre ces organes et enlèvent jusqu'à la dernière trace du limon, tandis qu'en dirigeant la brosse de droite à gauche, elle ne passe que sur les parties les plus saillantes de l'arcade dentaire, et, de plus, détache cette pointeconique des gencives, qui sépare les dents, y est adhérente, et en forme la solidité et l'ornement (1).

On doit être très-circonspect dans l'emploi des dentifrices, objet tant exploité par l'industrie et le charlatanisme. Il ne faut point les juger seulement par la blancheur qu'ils procurent à l'émail : c'est quelquefois aux dépens de sa solidité. Bien des personnes ont perdu leurs dents pour avoir fait usage de dentifrices prônés par les annonces, et qui n'avaient point la sanction de l'expérience et du vrai savoir.

Nous plaçons ici la formule d'un dentifrice simple dans sa composition, mais qui réunit les avantages attachés à un cosmétique de cette nature : un parfait nettoiement des dents, et l'affermissement des gencives. Nous engageons les familles à en faire usage, de préférence à tout autre :

Poudre de charbon végétal	16	grammes.
Sulfate de quinine.	1	—
Magnésie caustique.	6	—

Mêlez pour une poudre fine. S'en brosser les dents tous les matins.

(1) Duval, *Dentiste de la jeunesse*, p. 104.

Mais ces soins locaux apportés à la propreté des dents ne font rien pour leur conservation, si on néglige les précautions relatives aux vicissitudes atmosphériques et aux vêtements, précautions dont nous avons déjà parlé, si l'on ne se sert pas de chaussures imperméables ou du moins extrêmement sèches. Quelques personnes se servent, pour atteindre ce dernier but, d'un moyen à la fois économique et salubre, qui devrait être imité par tous : c'est d'avoir un certain nombre de chaussures numérotées, dont le tour de service ne revienne qu'après qu'elles ont eu le temps de sécher complétement. Tout le monde sait également que l'abus des liqueurs fermentées, de la pipe, des assaisonnements âcres et salins ; l'usage de boire frais après l'ingestion d'un potage brûlant ; la mastication de corps trop durs, sont autant d'imprudences qui s'opposent à la conservation des dents.

CHAPITRE III.

Considérations générales sur les vêtements dans leurs rapports avec la civilisation actuelle. — Des vêtements chauds ; de la flanelle. — Vêtements dangereux par constriction ; bonnets, cravates, corsets, chaussures, etc. — Règles générales applicables à la manière de se vêtir.

Il n'existe qu'une insensible transition du sujet que nous venons d'étudier à celui que nous abordons en ce moment. Les vêtements, en effet, font partie intégrante de l'hygiène de la peau, puisqu'ils ont pour objet de remplir les trois indications suivantes : 1° garantir des impressions et des vicissitudes atmosphériques ; 2° entretenir un certain degré de chaleur à la surface du corps ; 3° absorber le produit de nos excrétions cutanées. Lorsqu'on réfléchit à l'état actuel des costumes et des vêtements en Europe, et l'on peut ajouter, dans tous les pays civilisés, et à ce qu'ils étaient jadis, on reconnaît sans peine que les hommes d'aujourd'hui portent la peine d'anciennes infractions aux lois de l'hygiène. Cette peine leur est infligée par un système de vêtements étroits, incommodes, qui compriment, à la longue, les développements du corps. Le Grec et le Romain, qui prenaient un soin particulier de leur peau, imprimaient à celle-ci une constitution organique particulière; ils la rendaient propre à résister aux moindres déperditions du calorique, qu'aujourd'hui nous ne pourrions supporter sans dangers. L'ample toge, sous laquelle les membres se développaient en toute liberté, la tunique de laine ou de lin, qui laissait circuler l'air, et en contact avec la peau, leur suffisaient. Aujourd'hui, au contraire, nous tendons de plus en plus à nous écarter du type de ce vêtement primitif et qui se trouvait si bien en harmonie avec la nature et les besoins véritables de l'organisme. Notre excessive susceptibilité nous oblige à adopter des formes d'habillement qui étreignent nos corps, et mettent notre peau dans une sorte de boîte hermétiquement close. S'il y a progrès dans les modes et les coupes de vêtements, il est toujours à l'avantage de ceux qui sont les plus chauds, et qui ceignent le mieux les formes des membres. Eh bien! ce fait, quelque vulgaire, quelque minime qu'il paraisse, accuse en nous une sorte de détérioration, une impuissance organique relative : notre derme n'a plus l'énergie fonctionnelle qu'il avait chez les anciens. Chose remarquable, que l'on peut facilement constater en jetant un coup d'œil sur les gravures qui représentent les coutumes aux diverses époques de l'histoire, la forme des vêtements est devenue de plus en plus serrée, à mesure que les générations se sont le plus éloignées des habitudes balnéaires des Romains! Dans le moyen âge les populations conservaient encore un souvenir des usages du Peuple-Roi. On voyait, tous les samedis, des hommes passer dans les rues, annonçant au son des cymbales que l'heure du bain était arrivée. Les artisans se réunissaient, et se rendaient en troupe à des établissements publics, où ils retrouvaient, en se baignant, des forces nouvelles pour supporter les travaux qui allaient commencer. Nos vêtements ne sont autre chose que des équivalents pour les aliments : plus nous nous habillons chaudement, plus, jusqu'à un certain point, le besoin de manger diminue, par la raison que la déperdition de chaleur, le refroidissement, et par conséquent la réparation de cette chaleur par les aliments, diminuent aussi. Si nous allions nus comme les Indiens, ou bien si nous allions à la chasse et à la pêche, exposés à un froid glacial, comme le Samoiède, nous pourrions, comme le dernier, manger la moitié d'un veau, et de plus, une douzaine de chandelles de suif, ainsi que des voyageurs qui étaient chaudement vêtus nous l'ont raconté avec étonnement; nous pourrions prendre les mêmes quantités d'eau-de-vie ou de poisson, parce que le carbone et l'hydrogène de ces aliments servent à rétablir l'équilibre entre la température de l'atmosphère et celle de notre corps (1).

Maintenant, l'hygiéniste aurait-il raison d'appeler une réforme immédiate de nos vêtements, à l'exemple de quelques philosophes plus frondeurs qu'éclairés ? Non, sans doute ; car notre manière de nous vêtir, quelque mauvaise qu'elle soit, est une nécessité. Il en est de ceci comme de toutes les réformes radicales, il ne faut point les exiger de suite, mais les préparer à l'avance. Or, la meilleure préparation consisterait dans les pratiques que nous avons indiquées précédemment, telles que les frictions, l'usage bien entendu des bains froids : ces moyens, employés avec persévérance, pourraient, au bout de quelques années, raffermir notre derme et émousser sa vicieuse impressionnabilité. Il est certain qu'un des meilleurs symptômes de l'amélioration physique de l'espèce humaine se tirerait de l'usage moins fréquent des étoffes chaudes, et de la *flanelle* en particulier.

1° Des vêtements chauds ; flanelle.

Nous devons ici entrer dans quelques détails sur cette partie du vêtement, qui tend à nous asservir de plus en plus. L'application de la flanelle sur la peau, loin d'être considérée comme *un agent hygiénique*, d'après le vulgaire, n'est pour nous qu'une fâcheuse nécessité. Aussi gardons-nous d'abuser de ce moyen, en voulant de trop bonne heure y assujettir nos enfants. Que de vésicatoires, dit le docteur Londe, de cautères et de moxas il remplacera par la suite, si nous ne le prodiguons pas prématurément, et à quel arsenal de ces topiques ne serons-nous pas obligés d'avoir recours, souvent en vain, pour avoir prématurément usé, sans nécessité, du gilet de laine (2) ! Faisons d'abord tous nos efforts pour rendre plus tard cet adjuvant inutile ; puis, si la nécessité s'en fait sentir, employons-le dans les circonstances suivantes : chez les sujets faibles, sédentaires, qui ont besoin de stimuler légèrement leur peau ; chez ceux qui sont sujets aux rhumes, aux rhumatismes, aux affections abdominales chroniques. On avance généralement, et avec beaucoup de raison, que lorsqu'on a une fois contracté l'habitude des gilets de laine, il est

(1) Liebig, *Lettre sur la chimie*, p. 232.
(2) *Ouvr. cité*, t. II, p. 511.

dangereux d'y renoncer. Cela est vrai en partie ; il faut subir le joug que l'on s'est imposé. Mais on a tort de persister dans l'emploi de la flanelle, si on ne l'a prise qu'accidentellement. Quand l'affection est une fois enlevée, on peut cesser de porter le gilet, de même qu'on cesse de prendre des médicaments; on le doit même, sous peine de rentrer dans le cas de l'individu qui a pris cette habitude sans nécessité.

On ne saurait croire combien l'habitude de porter des vêtements trop chauds rend esclave de la température; nous avons fait déjà cette remarque à propos de la force de chaleur animale. La pratique médicale abonde en exemples de personnes qui sont tombées, à cet égard, dans le plus pitoyable état, dans de déplorables manies. Nous nous bornerons à citer un exemple célèbre :

Le savant mathématicien Fourier était revenu d'Égypte presque perclus de rhumatismes, et avec une sensation continuelle de froid; il souffrait cruellement quand il se trouvait dans une température au-dessous de vingt degrés Réaumur ; un domestique le suivait partout prêt à lui prendre ou à lui donner un manteau. Dans les derniers temps de sa vie, épuisé par un asthme dont il souffrait depuis sa jeunesse, il se tenait, pour écrire et pour parler, dans une espèce de boîte, qui ne permettait nulle déviation au corps, et qui ne laissait passer que sa tête et ses bras.

Nous devons spécialement nous occuper, dans les paragraphes qui vont suivre, de certains dangers qui sont attachés à telle ou telle partie du vêtement, et que l'usage tolère. Parmi eux, il est du devoir du médecin d'éclairer le public sur les effets de la *constriction* produite sur certaines régions du corps par quelques vêtements que l'on doit réputer *dangereux*. Tels sont certaines coiffures, les cravates, les jarretières, etc.

2° Vêtements dangereux par constriction.

Qui le croirait? l'enfant à la mamelle n'est pas même à l'abri des fatales étreintes d'un vêtement constricteur; son organe le plus noble et le plus précieux, son cerveau, subit de tristes déformations. Le docteur Foville, médecin en chef de Charenton, est le premier qui ait insisté avec vigueur sur cette cause de déformation de la tête, qui, trop souvent, est ineffaçable. On nous saura gré de reproduire, en ce lieu, le résultat des recherches à cet égard, de ce médecin distingué.

Dans plusieurs parties de la France, on coiffe les nouveau-nés de bonnets fixés sur la circonférence du crâne lui-même. Tantôt on commence par l'entourer d'un étroit et long triangle de toile, qui décrit plusieurs tours avant d'être arrêté, et par-dessus ce serre-tête, ou bandeau, on place un bonnet rond à coulisses, dont les cordons sont serrés suivant la même circonférence que le serre-tête lui-même. Cette pratique est très-commune en Normandie. Dans d'autres provinces, on ne commence pas par entourer la tête d'un bandeau ; on la couvre d'un bonnet rond ; et ce bonnet se trouve assujetti par un nombre variable de tours de bande, méthodiquement jetés, depuis les bosses frontales jusqu'aux bosses pariétales. C'est ainsi qu'on agit à Toulouse et dans une grande étendue des pays voisins.

Quel que soit le procédé mis en usage, partout où les bonnets des nouveau-nés sont fixés sur la circonférence du crâne, ils le déforment. Une constriction circulaire suffisante pour fixer la coiffure ne peut manquer de faire céder la tête, si tendre à cet âge. Ce qu'elle perd alors en largeur, elle le gagne en excès de longueur ; et c'est ainsi que se trouvent produits ces crânes allongés et cylindroïdes quelquefois même étranglés dans le milieu de leur longueur, qu'on rencontre, en proportions variables, dans presque toutes les maisons d'aliénés de France, mais, surtout, dans celles des départements où la méthode adoptée pour la coiffure des enfants implique une constriction circulaire.

Cette remarque n'indique nullement que toutes les têtes déformées à un degré quelconque conduisent nécessairement à l'aliénation mentale. Nous avons vu déjà des preuves du contraire ; elles y prédisposent seulement de la même manière que les déformations de la poitrine prédisposent aux maladies du cœur et des poumons, et cette prédisposition, pour le crâne, comme pour la poitrine, se trouve d'ordinaire en raison directe du degré de la déformation. Dans les degrés les plus prononcés, le cerveau se trouve tellement contrarié dans son développement, que les individus ainsi maltraités, s'ils ne sont emportés de très-bonne heure par quelque maladie cérébrale aiguë, deviennent nécessairement idiots, imbéciles ou épileptiques (1).

(1) *Traité complet de l'anatomie, de la physiologie et de la pathologie du système nerveux cérébro-spinal*, t. I, p. 632. Paris, 1844.

Nous avons cité ce passage, pour prouver jusqu'à quel point une forme de vêtement à laquelle, dans le public, on n'ajoute presque aucune importance, est susceptible d'apporter de détérioration dans l'état des parties du corps et de trouble dans leurs fonctions. Ces développements feront mieux ressortir ce qu'il nous reste à dire de certains détails d'habillement qui produisent aussi la constriction.

Chez les hommes, une *cravate* trop serrée ou inflexible peut produire des accidents très-graves, tels que les congestions de sang au cerveau. Il en est de même de l'étroitesse du col de la chemise. Puisque la mode nous impose la cravate, sous peine d'être flétris par le ridicule, portons-la de mousseline, d'organdi ou de taffetas, peu importe; mais réduisons-en la largeur à quatre travers de doigts au plus; bannissons-en avec soin les carcasses nuisibles de laiton, de crin, de baleine ou de fil de laiton; ne la serrons pas assez, pour qu'on ne puisse librement promener le doigt entre elle et le col; choisissons les plus légères, en été surtout; gardons-nous de les enlever, lorsque nous sommes en transpiration.

Nous n'avons presque rien à dire *des jarretières;* le bon sens seul nous apprend que, lorsqu'elles sont trop serrées, elles engendrent des varices. Qui ne connaît aussi les inconvénients attachés à une chaussure trop étroite? Le pied, serré dans tous les sens, ne peut se développer naturellement; les orteils ne s'étendent pas, ils sont écrasés, difformes, couverts de cors et de durillons. Les ongles pénètrent dans les chairs. Si l'on ne connaissait la triste manie qu'ont les Chinois de s'enfermer les pieds dans d'étroites prisons, on ne pourrait se faire une idée des mutilations que la vanité nous engage à nous infliger à nous-mêmes, et cependant, quel est le résultat d'un tel supplice? un moignon informe, qui n'a d'autre mérite qu'une petitesse tout à fait en disproportion avec les dimensions des autres membres, enfin une démarche boiteuse et ridicule, ou plutôt une impossibilité réelle de faire le moindre mouvement.

Nous signalerons en ce lieu un danger des chaussures trop étroites et que nous avons souvent observé. La mode des hauts talons combinée avec celle des chaussures en pointe a les plus grands désavantages. La voussure du pied se trouve ainsi singulièrement exagérée; la plante ne pose plus sur le sol, et le pied n'est soutenu que par la pointe ou le talon. La courbure à concavité inférieure qui résulte de cette disposition a son sommet au milieu du métatarse : c'est là que se fait sentir tout l'effort de la chaussure et que le pied fatigue. De plus, comme déjà cette partie du membre est fortement serrée par une chaussure étroite, il s'ensuit dans ce point une pression souvent répétée qui finit par y amener le développement d'une tumeur fibreuse ou même osseuse. Les filets nerveux qui passent sur cette tumeur, froissés par la botte ou le soulier, deviennent le siége de douleurs internes parfois intolérables.

Les manches des habits, des redingotes et des robes doivent toujours être assez larges dans la partie qui répond à l'aisselle, pour ne pas comprimer les nerfs et les vaisseaux qui passent dans cette région. Selon Tourtelle, les vêtements trop étroits dans cette partie contribuent, pendant l'hiver, et beaucoup plus qu'on ne le croit, en s'opposant au retour du sang de l'extrémité des membres thoraciques, au développement des engelures. Les manches trop étroites causent, en tout temps, la rougeur des mains, en y déterminant une espèce de stagnation du sang.

Des pantalons trop serrés à la ceinture déterminent quelquefois la production de hernies et surtout du *varicocèle*.

On se méprendrait beaucoup sur le sens véritable de nos idées, si l'on pensait que nous proscrivions absolument tout ce qui, dans la confection des vêtements, donne une certaine fermeté aux parties du corps, en les soutenant. Autant la constriction produite par les vêtements est nuisible, autant une compression méthodique, jugée nécessaire par l'homme de l'art, est avantageuse. C'est ainsi qu'une ceinture large, élastique, devient une pièce de vêtement indispensable aux femmes qui ont eu plusieurs grossesses, chez qui non-seulement les parois abdominales, mais même les viscères intérieurs, sont dans un état de relâchement, de prolapsus. Quoique l'usage inhumain du *maillot* soit depuis longtemps proscrit pour les enfants à la mamelle, on ne doit point oublier, toutefois, que leurs chairs ont besoin d'être affermies et soutenues : quelques tours d'une bande un peu large appliquée à la partie moyenne et supérieure du ventre suffisent amplement pour cela. Nous arrivons à la question du corset chez les femmes, c'est un point d'hygiène qui a défrayé bien des livres ; on peut dire qu'il est devenu un lieu commun hygiénique. Nous allons parler de ses inconvénients et de ses avantages, car le corset possède les uns et les autres.

3° Du corset, de ses inconvénients et de ses avantages.

Lorsque les corsets *altèrent la taille sans se mouler sur elle*, ce sont des vêtements dangereux.

Sous ce dernier rapport, nul doute que des accidents nombreux ne puissent être la suite de l'emploi mal dirigé des corsets modernes eux-mêmes, lorsqu'ils présentent quelque vice de construction, lorsqu'ils sont serrés outre mesure, ou que les parties rigides qu'ils contiennent exercent des pressions exagérées. Excoriations au voisinage des aisselles, gêne de la circulation veineuse des membres supérieurs, accidents résultant de la compression du plexus brachial, aplatissement, froissement des seins et maladies diverses des ganglions lymphatiques ou des glandes mammaires, affaissement, déformations ou excoriations des mammelons, difficulté extrême de certains mouvements, affaiblissement et atrophie des muscles comprimés ou inactifs, abaissement et rapprochement permanent des côtes inférieures, rétrécissement de la base du thorax, réduction des cavités de la poitrine et de l'abdomen, refoulement du diaphragme, compression des poumons, du cœur, de l'estomac, du foie et des autres viscères abdominaux, surtout après les repas, d'où gêne plus ou moins grande de la respiration et de la parole, aggravation des moindres affections pulmonaires, disposition à l'hémoptysie, palpitations de cœur, syncopes, difficulté du retour du sang veineux au cœur, embarras dans la circulation de la tête et du cou, congestions fréquentes aux parties supérieures, efforts musculaires difficiles ou dangereux, lésions des fonctions digestives, gastralgie, nausées, vomissements, réduction du volume de l'estomac, lenteur et interruption facile du cours des matières dans l'intestin rétréci, déformation, déplacement du foie, augmenté dans son diamètre vertical et repoussé vers la fosse iliaque, réduit dans les autres sens, et déprimé, en outre, à sa surface par les côtes, qui s'impriment en quelque sorte dans sa substance, gêne de la circulation abdominale, abaissement de l'utérus, troubles de la menstruation, et, dans l'état de grossesse, disposition à l'avortement, au développement imparfait du fœtus, aux déplacements de la matrice, aux hémorrhagies utérines, etc. ; tel est le tableau incomplet des effets nuisibles que peuvent produire même les corsets d'aujourd'hui, mal construits ou mal appliqués (1). On peut ajouter, au point de vue de l'esthétique, que la dépression profonde des flancs, immédiatement au-dessus des hanches, par les corsets trop serrés, est peu en harmonie avec la beauté réelle des formes, et qu'elle tend à altérer le galbe du tronc, naturellement un peu relevé dans ce point, comme l'avaient bien reconnu les anciens.

(1) Bouvier, *Études historiques et médicales sur les corsets*, 1850.

Tous ces inconvénients seront évités, si ce vêtement possède les qualités requises : s'il est convenablement lacé ; si sa pression, partout modérée, est surtout affaiblie vis-à-vis des organes les plus sensibles ou les moins résistants ; si sa laxité ou son extensibilité sont telles, qu'il ne mette obstacle ni au mouvement des côtes et de l'abdomen dans la respiration, ni à l'ampliation de l'estomac et de l'intestin dans la digestion ; s'il est assez évasé du haut pour soutenir les seins sans les comprimer ; si les épaulettes en sont assez lâches et d'une substance douce et élastique, ou si même on les supprime entièrement ; si les entournures sont assez largement échancrées ; si les baleines ou les ressorts d'acier, fixés entre les doubles de l'étoffe et destinés à lui conserver sa forme, à l'empêcher de remonter, de se plisser et de *faire corde* sont assez peu nombreux, assez minces, assez flexibles, assez bien placés, pour ne faire sentir leur pression nulle part et pour ne point entraver les mouvements ; si le busc est souple, léger, d'une courbure convenable, et mieux encore, s'il est remplacé par deux baleines étroites, séparées par un tissu élastique ; enfin si le corset tout entier, embrassant la circonférence du bassin, trouve autour des hanches un point d'appui solide, suit la direction naturelle des flancs, sans être trop pincé à leur niveau, et marque la taille sans la *contrefaire*, selon l'expression de J.-J. Rousseau.

Ces conditions sont assez généralement remplies dans la confection et dans l'application des corsets employés depuis un certain nombre d'années. Si quelques femmes se serrent encore outre mesure pour s'amincir la taille, c'est là, suivant la juste remarque de M. le docteur Menière, un travers d'esprit qui est indépendant du corset lui-même, et il n'est pas de vêtement, pour ainsi dire, dont on ne puisse abuser de la même façon. On ne met plus depuis longtemps de corsets aux enfants des deux sexes, et les jeunes filles elles-mêmes ne commencent, en général, à en porter de fort légers qu'au moment où les seins se développent. Ils sont habituellement supprimés pendant la grossesse et l'allaitement, ou tellement modifiés qu'ils ne peuvent nuire au développement de l'utérus, ni léser les glandes mammaires, et, en toute circonstance, on a égard dans leur emploi aux moindres manifestations de la sensibilité individuelle, guide le plus fidèle pour assurer l'innocuité de leur application.

La *névralgie du sein* est un des accidents les plus fréquents et qui épouvantent le plus les femmes qui ont été soumises par leurs corsets à des pressions trop fortes et trop irrégulières.

Les femmes qui se plaignent des douleurs dont nous venons

de parler ici les éprouvent le plus ordinairement en bas et en dehors; pour nous, elles sont surtout le résultat des tractions continuelles qu'éprouve la glande, la mamelle tout entière de ce côté. Mais, sous l'influence de ces douleurs, l'imagination des femmes ne tarde pas à entrer en action, et bientôt leur frayeur devient extrême. Alors, tourmentées qu'elles sont d'être affectées d'une maladie dont elles ont entendu souvent parler, elles font part de leurs craintes à leur médecin, et finissent quelquefois, à force de plaintes, par lui persuader que réellement elles sont atteintes de la maladie qu'elles redoutent.

Selon nous, la thérapeutique doit en être en partie mécanique. Voici le remède que nous employons : il consiste dans une modification fort simple dans la forme du corset, et nous dirons tout de suite qu'il est des femmes qui cessent son emploi quand elles ressentent ces douleurs et qu'ordinairement alors la souffrance augmente. Il faut d'abord que le sein soit soutenu ; mais comme aujourd'hui, contrairement à ce qui se faisait jadis, la mode veut que les femmes portent la gorge étalée en dehors, les mamelles écartées l'une de l'autre, il en résulte qu'elles se trouvent accumulées pour ainsi dire dans cette direction et que la douleur qui se fait sentir alors est le résultat des tractions subies par le côté interne, douleur comparable jusqu'à un certain point à celle qu'occasionne aux orteils une chaussure mal faite et étroite. La modification dont nous parlions consistera donc à reporter les parties des vêtements qui soutiennent le sein en dedans ou vers la ligne médiane, de façon à rapprocher les mamelles l'une de l'autre, en ayant soin qu'elles ne soient pas comprimées. Nous avons guéri par ce simple moyen des femmes qui pensaient être atteintes de cancer du sein et dont l'effroi était entretenu par la permanence des douleurs.

Règles générales.

Il va sans dire que les habillements doivent être analogues aux âges, aux pays et aux saisons ; ils doivent être commodes et ne causer aucune gène ; autrement ils nuisent.

Le docteur Ratier, dans un excellent Mémoire sur l'éducation physique des enfants, a énuméré en peu de mots les conditions que doivent avoir les vêtements dans l'enfance : « Les habits des enfants, dit ce médecin, doivent être suffisants pour les garantir du froid, confectionnés de manière à n'exercer aucune constriction, être assez nombreux pour pouvoir être souvent changés, et n'être jamais assez précieux pour que la crainte de les gâter empêche les enfants de se livrer aux jeux de leur âge. » Telle doit être la règle jusqu'au jour où chacun des enfants prend le costume de son sexe. Chez les jeunes gens riches en forces organiques, il importe de proscrire les vêtements chauds et pesants ; ils doivent porter des habits confectionnés avec des étoffes légères, et principalement de coton, pour les accoutumer de bonne heure aux vicissitudes du froid et du chaud, et leur faire contracter une sorte de familiarité avec les intempéries des saisons : c'est le moyen de les rendre sains et robustes. La froide vieillesse éprouve le besoin d'habits plus étoffés, plus chauds, tels que des draps de laine, des ouates, etc. Devons-nous aussi, à l'exemple de tous les auteurs qui se sont occupés d'hygiène, répéter cette vieille maxime hippocratique, savoir : qu'aux approches du froid, on doit avoir le soin de prendre des habits plus chauds. Dans nos climats, où souvent nous passons du froid au chaud trois ou quatre fois le jour, cette précaution est des plus salutaires ; et nous ne devons point oublier que l'imprudent usage de quitter trop tôt les habits d'hiver, à l'arrivée du printemps, et de s'exposer trop au frais dans les grandes chaleurs, a fait périr plus de gens que la famine, la peste et l'épée, comme l'assure Sydenham.

Deux conditions sont exigées pour les vêtements dans la vieillesse : qu'ils soient *chauds* et qu'ils soient *légers*, conditions qui s'accordent parfaitement avec la diminution de température du corps et la faiblesse musculaire qui ont lieu à cette époque de la vie. La laine, la fourrure, les tissus ouatés sont en général les plus convenables et aussi les plus employés. Le grand point est de savoir y recourir ou les quitter à propos. On conseille toujours aux personnes âgées de les prendre de bonne heure, peut-être a-t-on raison dans notre climat ; mais comme on s'y habitue assez promptement, quand le froid devient plus vif, on est ensuite fort embarrassé. Le conseil de quitter les habits d'hiver assez tard est beaucoup plus certain dans ses effets, notamment à cette époque de température variable, incertaine, qu'on appelle le printemps à Paris. *En avril, n'ôtez pas un fil,* tel est le proverbe plein de sens de beaucoup d'agriculteurs. Dans certaines années, il est fort utile d'étendre la prohibition jusqu'au mois de mai. D'ailleurs notre pays n'est pas le seul exposé à ces variations plus ou moins subites et extrêmes de température ; on les éprouve également dans les pays méridionaux.

La *qualité* des étoffes, dont se composent les vêtements, n'est point indifférente, eu égard à certaines constitutions, à certains tempéraments. On sait généralement que la soie et la laine sont des étoffes chaudes, parce qu'étant mauvaises conductrices de la chaleur, elles empêchent celle du corps humain d'être absorbée par l'air extérieur ; de même, il est des vêtements qui ont les mêmes rapports avec l'électricité animale. Ceux confectionnés avec la soie, la peau, les poils, sont idio-électriques ; ils concentrent, en quelque sorte, l'électricité animale dans le corps, en la conduisant mal ; ceux de laine, au contraire, excitent le fluide électrique par les frottements auxquels ils donnent lieu, établissent une libre circulation de cet impondérable entre le corps et l'atmosphère. On conçoit facilement, d'après cela, que les vêtements de soie, de poils, en un mot, ceux qui sont *corps isolants*, par rapport à l'électricité, sont spécialement utiles dans les constitutions molles, les tempéraments lymphatiques, qui ont besoin de retenir tout leur fluide électrique ; au lieu que ceux de laine, de coton, de toile, etc., conviennent dans les constitutions sèches et nerveuses, parce qu'ils empêchent le fluide électrique animal de s'accumuler en trop grande quantité dans le corps. Depuis que nous avons réfléchi sur ces principes, il nous est arrivé quelquefois d'en faire une heureuse application sur l'homme malade. C'est en partie ce qui nous explique les bons effets, chez les hypocondriaques, chez les femmes hystériques, d'un gilet de laine ou de flanelle anglaise, appliqué immédiatement sur la peau. Mais ce sont des expériences nouvelles à instituer, et qui doivent offrir un grand intérêt.

On a peut-être trop attaché d'importance, dans certains traités d'hygiène, à la *couleur* des vêtements, par rapport au froid et au chaud. La physique, jusqu'à ce jour, laisse des doutes sur ce sujet. Quoi qu'il en soit, on peut néanmoins tirer cette conséquence, savoir : que, pour toutes les saisons et pour tous les climats, les vêtements de couleur claire auraient quelque avantage sur les noirs, sous le rapport de la quantité de chaleur qu'ils retiennent ou qu'ils transmettent à la surface de notre corps ; mais que cette supériorité, si elle est réelle, peut être négligée, en comparaison de celle qui tient à la nature du tissu ; et les inconvénients que, pour la propreté, les vêtements de couleur claire offrent, dans nos climats, pendant la saison froide, feront toujours donner la préférence à ceux de couleur foncée.

Avons-nous besoin de revenir sur ce que nous avons déjà dit de la propreté, et d'en faire une nouvelle application aux vêtements? Le changement fréquent du linge ou de la laine qu'on applique immédiatement sur la peau est un luxe que sollicite une bonne hygiène. Par ce moyen, l'excrétion perspiratoire du derme est de nouveau stimulée ; tandis qu'un linge imprégné de crasse et de matières muqueuses et sébacées paralyse, ou tout au moins engourdit ses fonctions : l'espèce de bien-être que l'on éprouve après avoir changé de flanelle en est un sûr témoignage. Si, dit Willich, j'avais à proposer des modèles dans la manière de s'habiller, ce seraient les Quakers ou Trembleurs : un habit simple et ample, de beau linge sans ornement, et une propreté presque superstitieuse, distinguent des autres sectes religieuses cette classe d'hommes paisibles et humains.

Nous ne terminerons point ce chapitre consacré aux vêtements, sans dire quelques mots d'un usage particulier de vêtir les très-jeunes enfants, à leur sortie des langes, ou plutôt de les vêtir le moins possible. Cette méthode tend d'autant mieux à envahir l'esprit des mères de famille, qu'elle se trouve prônée quelquefois par des médecins amis de la nouveauté. D'après l'injonction de ceux-ci, on dépouille les petits êtres de leurs bas, de leurs bonnets même ; on les expose, revêtus des vêtements les plus légers, à un air souvent froid et humide ; leurs membres en deviennent quelquefois violets, comme nous l'avons remarqué nous-même. Nous n'avons pas besoin de blâmer fortement cette pratique ; il est un bon sens populaire auquel nous nous bornerons à faire appel. Cette sagesse des nations dit que les jeunes enfants, moins pourvus de forces réactives, ne doivent point être désarmés contre les vicissitudes atmosphériques. Cette méthode, bonne dans d'autres climats, ne peut avoir aucun succès dans le nôtre, où l'atmosphère est constamment variable. Endurcissez l'enfant par degrés, au moyen de transitions bien ménagées ; proscrivez les vêtements douillets ; mais n'agissez jamais brusquement, pour lui dispenser les modificateurs hygiéniques ; procédez toujours avec poids et mesure, comme nous l'avons déjà tant de fois recommandé. Cette question d'ailleurs est jugée physiologiquement. Des expériences faites avec la plus grande exactitude ont démontré à W. Edwards que les enfants se refroidissaient d'autant plus facilement qu'ils étaient plus jeunes ; que cette dernière disposition exerce une influence considérable sur la mortalité (1).

(1) Les bizarreries de la mode imposent souvent l'usage de vêtements qui sont dangereux à plusieurs égards, tels sont pour les femmes les jupes dites *ballons gonflants, crinoline*. Ces vêtements peuvent être considérés comme des réservoirs d'air, qui, pendant les saisons froides et humides, exposent aux catarrhes utérins,

SECTION IV.

DES MODIFICATEURS QUI AGISSENT SUR LA SENSIBILITÉ EN GÉNÉRAL, ET SUR CHACUN DES SENS EN PARTICULIER.

Jusqu'ici nous avons rencontré des modificateurs purement matériels, qui agissent sur le corps humain par des qualités physiques ; qui lui fournissent des éléments de réfection ou de protection. Ici, nous nous élevons à un degré supérieur dans la hiérarchie des modificateurs hygiéniques. Ceux dont nous allons nous occuper tiennent le milieu entre les agents qui opèrent directement sur le théâtre de la vie végétative ou nutritive : air, aliments, boissons, etc., et ceux qui partent de la vie morale pour se réfléchir secondairement sur la vie plastique (modificateurs moraux proprement dits). Les modificateurs propres aux sens agissent à la manière des impondérables dont il a été déjà question, à propos des influences sidérales. Ainsi l'œil a son modificateur spécial, *la lumière* ; l'ouïe, *le son* ; le goût, *les saveurs*. Sous ce rapport, l'hygiène des sens, comme celle de l'âme, formerait une hygiène spéciale.

Mais pas plus qu'il n'est possible, en physiologie, de scinder une fonction d'une autre pour avoir l'intelligence du mécanisme de la vie, ainsi, en hygiène, il n'est pas possible d'instituer, pour chaque organe, des principes particuliers de régime, indépendants de la science hygiénique. Toutes ses parties sont solidaires ; ses préceptes sur un point en supposent d'autres ; comme dans le mécanisme de la vie, la circulation a sa raison dans la respiration, et celle-ci, à son tour, dans la digestion, etc., en sorte qu'on peut retourner les termes à l'infini dans le cercle hippocratique où l'on ne trouve ni commencement ni fin : *consentia omnia.*

L'hygiène, répétons-le encore, est un système de hautes prévisions embrassant tous les actes de la vie. L'intégrité des sens, comme nous allons nous en convaincre, dépend autant de l'hygiène générale que de celle qui leur est particulière. Ainsi, l'intempérant,

puis encore donnent lieu aux brûlures les plus graves, aux combustions même, par l'aspiration de la flamme, lorsqu'on se trouve près d'un foyer. Que d'accidents de ce genre les journaux n'ont-ils pas enregistrés déjà !

l'homme adonné aux excès, aux plaisirs vénériens, a plus de chances pour perdre la vue que celui qui, tout en s'adonnant à des travaux minutieux, fatiguant ses organes oculaires, suit d'ailleurs un genre de vie régulier. Tous les sens, du reste, expriment, par leur degré d'activité et d'énergie, celles que possède la santé générale de l'individu. Nous n'avons pas besoin de faire remarquer, à ce propos, combien les vices écrouelleux, rachitiques, vénériens, ont d'influence sur la production de la surdité et de la cécité.

La bonne direction des sens est un point important, non-seulement en hygiène, mais en toute fructueuse éducation. Celle-ci, par les bons exemples qu'elle fournit, par l'étude des sciences et la lecture, contribue surtout à rectifier les sensations et à ouvrir l'esprit : par elle, la sphère des sens semble s'agrandir et se purifier. Les parents et les instituteurs ne doivent donc rien négliger pour réformer les pentes naturelles de l'erreur où les sens des enfants les entraînent. Il faut, à chaque instant, veiller à leur donner des idées justes de tout, les accoutumer à rapporter la plupart de leurs jugements au toucher, et à décider des autres par comparaison.

Nous étudierons, dans cette section, 1° les modifications les plus générales de la sensibilité, qui se manifestent par les modes de plaisir et de douleur ; 2° l'hygiène particulière à chaque sens.

Nous ferons rentrer dans cette section les préceptes relatifs au *sens de la volupté*, à l'onanisme, qui repose sur sa perversion. Quoique ce sens soit lié par sa nature à la vie de l'espèce, il n'en est pas moins vrai que ce sont des excitations factices, des émotions sensuelles sans aucun rapport avec le besoin de la reproduction, qui le mettent en jeu, l'exaltent et le dépravent.

CHAPITRE I.

De l'hygiène et de l'éducation des sens en général. — Du plaisir sous le rapport hygiénique : plaisirs nuisibles, plaisirs utiles. — De la direction des plaisirs pour le bonheur et le perfectionnement de l'homme. — De la douleur physique considérée dans ses rapports avec l'hygiène. — Exemples.

Tout ce qui exerce les organes sans les affaiblir contribue à la conservation de l'homme, et s'accompagne d'un sentiment agréable. L'action des sens externes concourt singulièrement à l'entretien des forces vitales, par l'excitation salutaire que leur exercice régulier détermine sur le centre de l'organe pensant. Cette excitation, produite sur le cerveau, se réfléchit et se répète naturellement sur tous les autres organes, qui prennent ainsi un nouveau degré de tonicité, un accroissement de forces. Les sens externes, indépendamment des fonctions qui leur sont propres, ont donc encore, comme effet secondaire, l'avantage de concourir à l'entretien des forces vitales. C'est ce qui fait que les sensations rentrent dans les attributions de l'hygiène en général. En outre, les sensations sont tributaires de l'hygiène par le sentiment qu'elles produisent, et qui est nécessairement le *plaisir* ou la *douleur*. Ces deux produits de la sensibilité ne diffèrent que par le degré d'intensité; un grand plaisir est très-voisin de la douleur. Nous appellerons plaisir toute sensation qui donne lieu à un sentiment agréable qu'on désire retenir et conserver; et douleur, l'impression pénible qu'on cherche à éloigner.

C'était aussi la doctrine d'un philosophe antique, Épicure. Le plaisir, dit-il, est toujours accompagné d'une espèce d'expansion de l'âme qui s'ouvre pour recevoir le bonheur et se l'incorporer.

L'hygiène de la sensibilité concourt aussi au perfectionnement moral; elle étend et agrandit la sphère des sens. Avec elle, nous avons des organes délicats, suffisamment tendus et susceptibles de la plus grande impression; nos sensations sont vives et plus distinctes à l'âme.

1° Du plaisir en général.

En bonne hygiène et en saine morale, quoi qu'en aient pu dire certains casuistes peu instruits, l'homme est fait pour les délectations qui ne blessent pas sa conscience et ne s'opposent point à sa raison. Pendant cette vie, il ne doit point se considérer comme un pur esprit, mais comme une substance composée d'esprit et de corps. Or, il lui est permis d'accorder à celui-ci tout ce qui peut raisonnablement entretenir sa bonne disposition, comme il doit lui refuser tout ce qui peut la corrompre. Nous allons, d'ailleurs, établir physiologiquement la distinction entre les plaisirs favorables à la santé et les plaisirs nuisibles.

Le plaisir, dans ses nuances modérées, favorise l'exercice des fonctions et donne de l'énergie : son effet physique, dit très-bien de Sèze, est de produire dans l'organe sentant une érection, une dilatation et une intumescence, comme s'il voulait absorber cette sensation et se l'incorporer. Mais, dans ces fortes nuances, il devient une cause puissante de maladies, par les spasmes, les convulsions, les congestions viscérales ; il produit l'irrégularité des mouvements et l'épuisement des forces, *nervos frangit quæcumque voluptas*. Bossuet prêchant devant la cour sensuelle et dissolue de Versailles, ne craignait pas, à cet égard, de s'appuyer sur l'autorité de la médecine pour donner plus de poids à ses paroles : « Les plaisirs, dit-il, ont amené dans le monde des maux inconnus au genre humain ; et les médecins nous enseignent d'un commun accord, que les funestes complications de symptômes et de maladies qui déconcertent leur art, confondent leur expérience, démentent si souvent leurs anciens aphorismes, ont leur source dans les plaisirs (1). » On reconnaît sans peine que le grand orateur, si profondément versé dans toutes les questions qui intéressent la nature humaine, faisait allusion dans ces paroles aux maladies *ataxiques*, aux fièvres *malignes* qui succèdent aux excès de la sensualité. Il est avéré, en effet, que ceux-ci ôtent à l'homme son pouvoir de *résistance vitale* lorsqu'il devient la proie du mal physique.

On ferait un énorme volume, si l'on traitait entièrement des effets des plaisirs exagérés sur le moral qu'ils pervertissent. La vérité expérimentale la plus terrible, celle à laquelle cependant les hommes de plaisir réfléchissent le moins, est celle-ci ; nous la reproduisons telle qu'elle a été formulée par l'immortel écrivain que nous venons de citer : « La volupté affaiblit le cœur de l'homme et énerve le principe de droiture. » Le lecteur se souvient que nous avons admis dans le commencement de ce livre des rapports entre la sensibilité physiologique et le sentiment de pitié. Quel est le lien mystérieux qui unit ces deux mouvements, l'un organique, l'autre moral ? Nous l'ignorons, mais les faits sont trop nombreux pour révoquer en doute son existence. « J'ai toujours vu, dit Rousseau, que les jeunes gens corrompus de bonne heure et livrés aux femmes et à la débauche, étaient inhumains et cruels. La fougue du tempérament les rendait impatients, vindicatifs, furieux ; ils ne connaissaient ni pitié ni miséricorde ; ils auraient sacrifié père et mère, et l'univers entier au moindre de leurs plaisirs (2). » Cette observation est de la dernière vérité. Deux romans célèbres, *Clarisse* et les *Liaisons dan-*

(1) *Sermon sur l'amour des plaisirs*, t. IV, p. 139.
(2) *Émile*, liv. IV, p. 15.

gereuses, ont consacré dans leurs héros ce type de perversité.

On sait encore le degré d'insensibilité où Louis XV était tombé par suite de ses débauches et de ses faciles aventures du Parc-au-Cerf, lorsque, des fenêtres de son château, il s'arrêtait à voir d'un œil sec et distrait le convoi funèbre de madame de Pompadour, celle de ses maîtresses la plus belle et la plus longtemps aimée. Combien de délicates créoles, au sortir des jouissances les plus lascives, font déchirer à coups de fouet de malheureux nègres sous leurs regards !

Il est presque impossible de rencontrer dans l'histoire un tyran qui ne fût pas voluptueux ; plus la sensualité domine, plus les penchants de l'homme deviennent exécrables. Si l'on a le courage d'approfondir dans leurs détails les cruautés inouïes de quelques-uns des Césars, on décèle dans leurs actes je ne sais quoi de convulsé et de bizarre, qui atteste un état maladif de leur sensibilité générale. La multitude païenne qui, selon saint Paul, marchant dans la vanité de ses sens, se laissait dominer par la chair, ne manifestait pas moins de goût et d'appétit pour le sang : elle était sans pitié pour le gladiateur aux plaies saignantes et vives, sans reconnaissance pour les hommes rares qui se dévouaient encore pour elle ?

Ce n'est pas impunément que l'homme fait prédominer en lui le principe sensitif ou individuel ; par cela seul, il court à la ruine de ses instincts supérieurs et à un égoïsme immense qui les remplace. Car il devient le terme de son amour, et cet amour, dit un philosophe, ne sortant pas de moi, ne peut s'élever au-dessus du fini des choses variables et contingentes, puisque l'homme ne trouve rien de plus en soi ; la volupté est le sépulcre de la morale.

Elle nuit essentiellement à l'intelligence qu'elle paralyse.

La prédominance de la sensation obscurcit les idées, dérobe à l'esprit la vue du vrai et le fixe, pour ainsi dire, dans le variable, le contingent, le relatif. La lumière intérieure du Verbe, enveloppée de plus en plus dans les éléments matériels, s'affaiblit et s'éteint, comme une lampe au milieu des vapeurs épaisses (1).

L'exercice de l'intelligence demande, avant tout, de la constance et de la régularité; les hommes de plaisir sont incapables d'efforts soutenus. Ils apportent à l'étude, toutes les fois qu'ils s'y livrent, cette inconstance et cette mobilité qui sont inhérentes à leurs mouvements vitaux. L'étude exige qu'on prenne au sérieux son objet,

(1) Lamennais, *Esquisse d'une philosophie*, t. II. p. 274.

et les hommes de plaisir contractent la funeste habitude de ne rien prendre au sérieux. Bossuet, avec sa profondeur accoutumée, a rapporté à la nature même de la sensualité la cause de cette impuissance mentale. La concupiscence, c'est-à-dire l'amour des plaisirs, est toujours changeante, parce que toute son ardeur languit et meurt dans la continuité, et que c'est le changement qui la fait revivre. Aussi qu'est-ce autre chose la vie des sens qu'un mouvement alternatif de l'appétit au dégoût, flottant toujours incertaine entre l'ardeur qui se ralentit et l'ardeur qui se renouvelle (1) ? Ajoutons encore que les excès sensuels sont une cause puissante de l'aliénation mentale. Le docteur Parchappe, de Rouen, dans une notice sur les causes de cette dernière maladie, a reconnu que l'influence des excès sensuels sur le développement de la folie était dans une proportion de 75 sur 385 cas, ou, en d'autres termes, de 19 sur 100. Ils tiennent, pour l'ordre de la fréquence, le haut de la colonne où sont inscrites toutes les autres causes (2).

Aussi, comme médecin et comme moraliste, nous ne trouvons rien de meilleur, rien de plus judicieux que ce passage extrait de Fénelon ; l'hygiène du plaisir est là en entier :

« On se gâte le goût, dit-il, pour les divertissements comme pour les viandes ; on s'accoutume tellement aux choses de haut goût, que les viandes communes et simplement assaisonnées deviennent fades et insipides. Craignons donc ces grands ébranlements de l'âme qui préparent l'ennui et le dégoût ; surtout ils sont plus à craindre pour les enfants qui résistent moins à ce qu'ils sentent et qui veulent être toujours émus ; tenons-les dans le goût des choses simples ; qu'il ne faille pas de grands apprêts de viande pour les nourrir, ni de divertissements pour les réjouir. La tempérance, disait un ancien, est la meilleure ouvrière de la volupté : avec cette tempérance, qui fait la santé de l'âme et du corps, on est toujours dans une joie douce et modérée : on n'a besoin ni de machines, ni de spectacles, ni de dépense pour se réjouir... Les plaisirs simples sont moins vifs et moins sensibles, il est vrai ; les autres enlèvent l'âme en remuant les ressorts des passions. Mais les plaisirs simples sont d'un meilleur usage ; ils donnent une joie égale et durable, sans aucune suite maligne ; ils sont toujours bienfaisants ;

(1) *Ouvr. cité*, p. 140.

(2) Voyez *Recherches statistiques sur les causes de l'aliénation mentale*. Paris, 1839.

au lieu que les autres plaisirs sont comme les vins frelatés, qui plaisent d'abord plus que les naturels, mais qui altèrent et qui nuisent à la santé. Le tempérament de l'âme se gâte aussi bien que le goût, par la recherche de ces plaisirs vifs et piquants. Tout ce qu'on peut faire pour les enfants qu'on gouverne, c'est de les accoutumer à cette vie simple, d'en fortifier en eux l'habitude le plus longtemps qu'on peut (1). »

Il est des voluptés fades, mollasses, émoussées, qui résultent de la détente des fibres et avoisinent le dégoût ; il est des plaisirs extérieurs piquants, vifs, excitants ; il en est d'âcres, de mordants. Mais tout cela ne donne point le bonheur. Celui-ci est procuré par les jouissances intimes, par ce sentiment interne qui remplit toute l'âme et la rassasie de satisfaction, au lieu que les jouissances externes, ne chatouillant que les sens, dissipent vers la circonférence du corps cette félicité passagère (2).

Les plaisirs extraordinaires, les sensations fortes et bizarres pour lesquelles la nature humaine a un secret et fatal penchant, pervertissent l'entendement et nuisent à la santé. L'histoire d'Alipe, ce jeune et intéressant ami de saint Augustin, demeurera toujours comme un exemple mémorable de l'empire que prend, même sur une âme bien née, l'habitude des émotions violentes, des spectacles terribles. L'ascendant qu'avait sur lui son compagnon l'avait détourné, pour un temps, d'assister aux spectacles et aux jeux du cirque, pour lesquels il était possédé d'une frénétique passion. Il se croyait guéri à tout jamais ; mais un jour d'autres compagnons le conduisirent au combat des gladiateurs. Ici, nous laisserons à saint Augustin le soin de décrire d'une manière bien saisissante ce qui se passa dans l'esprit de son cher Alipe :

« Lorsqu'ils furent parvenus dans l'enceinte, ils trouvèrent déjà tout l'amphithéâtre enivré de ces barbares amusements. Alipe, fermant les yeux, défendit à son âme de prendre part à des fureurs aussi détestables : et plût à Dieu qu'il eût encore bouché ses oreilles ! car au milieu d'un de ces combats, ébranlée tout à coup par un grand cri que pousse le peuple entier sur quelque événement extraordinaire qui venait d'arriver, la curiosité l'emporta malgré lui ; et comme s'il eût été assez sûr de lui-même pour tout voir et se mettre au-dessus de tout ce qu'il pourrait voir, il ouvrit les yeux, et

(1) *De l'éducation des filles*, p. 43.

(2) Virey, *De la physiologie dans ses rapports avec la philosophie*, p. 300.

aussitôt il se sentit déchiré jusqu'au fond de son âme d'une blessure plus cruelle que ne l'avait reçue dans son cœur le gladiateur, à l'occasion duquel ses yeux s'étaient curieusement ouverts. Il tomba plus malheureusement que celui dont la chute avait excité cette clameur; et c'est ainsi que fut frappée et renversée cette âme dans laquelle il y avait plus d'audace que de véritable force... A peine eut-il vu couler ce sang qu'il en devint comme avide ; loin de détourner les yeux de ce spectacle, il les y arrêta, buvant en quelque sorte à longs traits, et sans s'en apercevoir, la fureur et la cruauté, se plaisant à ces jeux atroces et s'enivrant de ces voluptés sanguinaires. Ce n'était plus ce jeune homme qu'on avait traîné par force ; c'était un de ceux dont se composait la foule au milieu de laquelle on l'avait jeté... Comme eux il poussa des cris ; il devint passionné comme eux (1). »

Personne n'ignore que les historiens du Bas-Empire, Ammien Marcellin entre autres, ont raconté la dégradation physique et morale des nations entièrement livrées aux plaisirs de l'amphithéâtre. Les Romains, d'après lui, avaient une mobilité nerveuse telle qu'ils étaient incapables d'aucune résolution énergique et suivie.

2° De la direction des plaisirs pour le bonheur et le perfectionnement de l'homme ; des beaux-arts.

Si l'exercice trop prolongé des plaisirs grossiers nuit à l'âme et au corps, les fait dégénérer, il est d'autres sensations, d'autres jouissances qui, se rapportant au développement des facultés morales, les agrandissent et les améliorent. Nous voulons parler de celles qui naissent de la mise en action de deux sens, celui de la *vue* et celui de l'*ouïe*. C'est avec raison qu'on les a nommés sens intellectuels, parce que les impressions qu'ils transmettent sont celles qui ébranlent le plus fortement l'organe cérébral et font naître les idées. Les *beaux-arts*, c'est-à-dire, la réalisation, sous des formes matérielles, du *beau* et du *bien*, exaltent la sensibilité et procurent à l'homme de ces nobles jouissances qui, loin de l'épuiser, le maintiennent dans un calme harmonique. Ils produisent sur tout l'organisme une impression aussi forte peut-être que cet état d'orgasme qui accompagne les jouissances charnelles, mais avec cette diffé-

(1) *Confess*. lib. IV, cap. 8.

rence que cette réaction est plus salutaire : ils enfantent le sentiment d'admiration qui, en nous identifiant avec les objets de son culte, nous porte à grandir avec eux. Le sentiment d'admiration est d'un ordre supérieur, comme le remarque M. Kératry (1), parce qu'il ne nous est possible de rien admirer que de grand et qui tient à une nature supérieure. Les jouissances de la sensibilité physique laissent toujours après elles une sensation d'anéantissement, tandis qu'au contraire les jouissances de la sensibilité morale réveillent en nous le sentiment de notre immortalité. Il est facile de comprendre, dès lors, les effets des beaux-arts sur la santé proprement dite ; agissant à la manière des passions expansives, imprimant une douce réaction au mode de la vie nerveuse, excitant doucement le jeu du système artériel, leur action est des plus salutaires. En faisant entrer leur étude, mais toujours avec modération, dans le plan général de l'éducation, on étend le bonheur de la vie humaine et l'on verse sur elle tout le charme qu'elle comporte. Ne l'oublions jamais, l'âme a besoin d'émotions, comme le corps a besoin d'aliments ; l'homme le plus grossier possède un principe d'activité intérieure qui le tourmente s'il n'est pas satisfait. En sa qualité d'être sensitif, il est mené bien moins par des principes rigoureux qui demandent de la méditation pour être saisis sous toutes leurs faces, que par des objets imposants, des images frappantes, de grands spectacles, des émotions profondes : ces émotions lui rendent son existence plus chère en la lui faisant sentir plus vivement. Ce serait donc mutiler l'éducation que de ne donner aucune satisfaction à ces légitimes exigences de la nature humaine ; ce serait en outre se priver d'utiles diversions, comme nous l'avons vu.

Plus l'on fait emploi des sens ignobles, plus les supérieurs s'affaiblissent avec l'esprit ; c'est une aberration physiologique que les instituteurs ne doivent jamais perdre de vue, et qu'ils doivent sans cesse surveiller. La débilitation d'un sens accroît la prépondérance de son antagoniste, et nous sommes entraînés par cet ascendant, soit qu'un fréquent usage y attire davantage l'homme sensitif, soit que l'inaction de l'autre diminue son aptitude. Ainsi les enfants ayant besoin de manger souvent, deviennent naturellement gourmands. La trop vive sensibilité du goût diminue celle du cœur, et décèle toujours des sentiments bas. Voir et ouïr, peuvent seuls donner des voluptés honnêtes et louables.

(1) *Inductions morales et physiologiques*, p. 340. — 1817.

Sous ce rapport, on ne peut nier que *l'éducation du peuple* ne soit tout entière à créer. Pour les classes laborieuses, le loisir n'est qu'une somnolente apathie, au sein de laquelle elles ne se restaurent qu'incomplétement ; ou bien leur délassement ne consiste que dans la brutale ivresse des sens. Jadis, aux époques de foi, l'Église conviait à ses solennités, dans les plus beaux monuments que les mains de l'homme aient élevés, toute la population chrétienne ; et la religion se chargeait ainsi de satisfaire les nobles besoins de la nature humaine, et elle consolait par ses fêtes des rudes pratiques du travail. Malheureusement, ce temps n'est plus ; et le peuple en est réduit à rechercher ses émotions sensuelles dans le cabaret, les petits théâtres et les mauvais lieux ! Et cependant, plus l'homme est pauvre et sujet au travail, plus il doit éprouver de délassement et de distractions dans des amusements propres à émouvoir son âme, en flattant ses sens. Puisque la multitude est sensuelle, qu'elle aime les jeux et les spectacles, qu'elle court avec avidité aux représentations extérieures, il faut que les gouvernements tirent le parti le plus avantageux de ce goût instinctif. Il faut, puisque les masses sont dépourvues de la culture morale et intellectuelle suffisante pour apprécier la beauté littéraire, diriger leur éducation au moyen des sens de la vue et de l'ouïe. On s'adressera à la première par des expositions publiques, abordables pour tous, et remplies d'images, de sculptures reproduisant de grands exemples de vertu, de moralité et de patriotisme. On ne saurait faire trop de vœux pour attirer l'attention des gouvernants sur l'établissement régulier de ces concerts majestueux, dont la multitude fait tous les frais, et où elle dépense si utilement ses moments de loisir. La musique, comme nous le verrons plus loin, en traitant de l'hygiène de l'ouïe, opère un effet sédatif sur le système nerveux agité, refoule tous les instincts brutaux et grossiers pour faire place à des émotions bienfaisantes.

Nous aurions besoin d'imiter les anciens qui avaient le secret de faire servir les plaisirs des sens au profit de l'âme et du corps. C'était le vœu de Cabanis et de Mirabeau, qui conçurent ensemble un projet de *fêtes nationales et populaires*. « Quand les Grecs, s'écrie ce dernier, après la bataille de Marathon, font prononcer l'éloge funèbre des guerriers morts pour la défense de la liberté ; quand ils écoutent ardemment, aux jeux Olympiques, leur propre histoire écrite et prononcée par Hérodote ; quand ils s'animent aux chants de Pindare, et qu'ils distribuent aux artistes célèbres, aux sages, aux grands citoyens, des couronnes, des applaudissements et des marques de respect, ils sont bien plus près de ce que vous devez faire, ou plutôt ils vous frayent la route et vous n'avez qu'à suivre leurs traces (1). » Nul ne peut le nier ; il est nécessaire d'établir, dans l'état actuel de la civilisation, des contre-poids à l'envahissement des jouissances brutales parmi les classes populaires. Il est urgent de les retirer du sein de cette volupté tout animale, qui a été nommée la nourricière de tous les maux : *voluptas esca malorum.*

3° De la douleur physique.

Comme le plaisir, la douleur physique est une modification de la sensibilité, mais une modification fâcheuse, à laquelle l'homme cherche à se soustraire. L'effet physique de la douleur est de contracter, de resserrer la partie souffrante, comme si, en offrant une moindre surface, elle voulait se dérober à la sensation désagréable qu'elle éprouve, ou la supporter dans le plus petit nombre de points possibles. Si l'on fait abstraction des cas où la douleur signale les dangers qui menacent l'existence, celle-là est toujours un dangereux modificateur. Loin d'avoir quelque application en hygiène, on ne doit la signaler que comme un agent funeste qu'il faut éviter à tout prix.

On peut affirmer, avec toute assurance, que la douleur prolongée, de même que le plaisir exagéré, trouble profondément l'organisation de l'homme et le porte au mal. Le premier égoïste dut être un homme souffrant, dit avec vérité Marc-Antoine Petit. La douleur centuple le moi humain, concentre toutes nos affections en nous-mêmes. Si les exacerbations de la douleur deviennent atroces, la perversion morale s'accroît dans les mêmes rapports : la vérité de ce fait est attestée par l'histoire des grandes calamités qui ont pesé sur le genre humain. On a vu dans une épidémie, dans une famine, des populations habituellement douces et paisibles se transformer tout à coup en brutes forcenées et sanguinaires. On sait que le désordre fut ce qui occasionna les grandes catastrophes de la Bérésina dans notre campagne de Russie ; et ce désordre fut entretenu par l'abrutissement des masses, dépravées par la douleur physique. Les officiers généraux ne pouvaient se faire écouter par des hommes

(1) *Œuvres de Cabanis*, t. II, p. 368 et suiv.

qui, depuis plus d'un mois, avaient secoué le joug de toute discipline, étaient dominés par l'égoïsme, et livrés pour la plupart à un profond abrutissement.

Une des plus cruelles adversités qui aient encore épouvanté les temps modernes, le naufrage de la *Méduse*, dont la relation nous a été transmise par un témoin oculaire, le docteur Savigny, parle encore bien plus haut (1). Les malheureux composant l'équipage, réduits pour étancher leur soif ardente, à boire leur urine, torturés misérablement par la faim, ainsi que par les angoisses d'un sombre désespoir, se ruaient les uns sur les autres pour s'entre-dévorer.

Mais voici une autre tragédie non moins épouvantable et plus récente ; c'est l'histoire du naufrage du *Francis-Spright*. Les faits se sont passés en l'année 1836.

On lit dans le *Globe and Traveller* du 21 juin :

« Le *Francis-Spright*, magnifique vaisseau de 545 tonneaux, chargé de merrain, mit à la voile de Saint-John (île de Terre-Neuve), le 24 novembre dernier, par un temps extrêmement favorable. L'équipage était composé de 14 hommes, sans compter le capitaine et le contre-maître.

« Le 3 décembre, à trois heures du matin, il faisait encore très-sombre, lorsque tout à coup l'alarme se répandit sur le pont : par suite de l'incurie du timonier, le navire avait été jeté sur le côté. Comme la mer était fort grosse, les vagues l'eurent bientôt couvert. Le capitaine commanda la manœuvre, mais l'effroi empêchait les matelots de lui obéir ; deux d'entre eux et le contre-maître furent noyés dans la cabine d'avant ; l'épouvante ne tarda pas à devenir générale.

« Le capitaine parvint à couper le mât de misaine. Grâce à cet expédient, le vaisseau se redressa un peu ; mais comme la cale était remplie d'eau, il s'enfonça, à l'exception de la poupe sur laquelle tout l'équipage se réfugia immédiatement. Ce ne fut que lorsque l'aurore parut que les rayons du soleil leur montrèrent leur situation dans toute son horreur ; ils n'avaient d'autre abri que la cabine, encore ne pouvaient-ils y tenir tous, il ne leur restait pas le moindre aliment, ni même une planche à l'aide de laquelle ils pussent se maintenir plus longtemps sur l'eau. A tout moment ils s'attendaient à être engloutis dans les abîmes de la mer.

(1) Voir sa *Thèse inaugurale*.

« Vers dix heures, ils aperçurent à l'ouest un bâtiment qu'ils crurent voir se diriger de leur côté; mais leur espérance fut cruellement trompée, car il prit une autre direction et disparut sous l'horizon.

« Cette journée et le lendemain se passèrent sans que le temps, qui était devenu orageux, s'améliorât.

« Le troisième jour, il tomba une pluie abondante; ceux qui ne purent entrer dans la cabine se servirent d'un couvercle de terrine, en guise de parapluie. On était alors au 7 décembre, et ils n'avaient encore rien mangé. Trois bouteilles de vin, qu'ils avaient partagées entre eux, ne purent soutenir longtemps leurs forces défaillantes.

« Un autre vaisseau parut au loin; aussitôt ils recouvrèrent toute leur énergie, ils montèrent sur la cabine, crièrent, firent des signaux; mais, hélas! ce fut en vain, on ne les vit point.

« Aucune plume ne pourrait décrire le sombre désespoir dont ces malheureux furent agités au renouvellement d'une aussi amère déception. Après avoir avalé les boutons de leurs habits, ne pouvant plus résister à l'horrible faim qui les tourmentait, ils résolurent, le 16e jour, de tuer un des mousses et de le manger. Le sort désigna le nommé O'Brien.

« Le capitaine ordonna au cuisinier Gorman de le saigner au bras droit. Le jeune garçon se résigna à mourir sans élever la moindre plainte, mais Gorman refusa de commettre l'assassinat qu'on exigeait de lui.

« Cependant, lorsqu'on lui donna le choix de périr à la place du mousse, il obéit; mais le sang ne sortit point de l'incision; O'Brien prit alors le couteau, et après avoir supplié ceux qui arriveraient sains et saufs en Angleterre de raconter à sa pauvre mère comment il était mort, il l'enfonça courageusement dans son bras gauche. Le sang ne sortit pas davantage. L'équipage s'écria qu'il fallait le saigner à la gorge.

« Le jeune mousse, qui jusqu'à ce moment avait fait preuve d'une fermeté extraordinaire, trembla tout à coup à ces mots; il joignit les mains, implora la pitié de ses compagnons d'infortune (la pitié d'hommes qui meurent de faim!) et leur demanda en grâce de lui permettre de dormir, qu'alors ses membres glacés reprendraient un peu de chaleur, et que le sang coulerait abondamment de ses bras. Ils refusèrent de lui accorder sa requête, le garrottèrent, placèrent le couvercle de la terrine sous son cou, et sommèrent de nouveau le cuisinier de l'égorger. Quelques secondes après, la victime avait cessé de vivre, et elle n'était pas encore froide que les naufragés dévoraient son cadavre sanglant.

« Le lendemain, le cuisinier perdit la raison par suite de l'effroyable violence qu'il s'était faite pour refouler ses sensations. Vers le milieu de la nuit, comme il criait dans son délire et semblait près d'expirer, on lui coupa les veines du cou. Ce fut le second meurtre.

« Un autre mousse perdit également la raison, on le garrotta et on l'égorgea, comme on avait fait de l'infortuné O'Brien.

« L'apparition du bâtiment américain l'*Agenora* vint mettre un terme à toutes ces horreurs. Le capitaine de ce navire ayant aperçu les signaux des naufragés du *Francis Spright*, lança un canot en mer, malgré le gros temps, les recueillit à son bord et les traita avec tout le soin qu'exigeait leur position. »

Il est cruel d'avoir à enregistrer des faits aussi déshonorants pour l'humanité ; mais l'observateur doit s'en emparer et tirer de ces expérimentations douloureuses, qui mettent à découvert tous les replis secrets, toutes les faces de la nature humaine, quelques vues profitables. Il peut, armé de pareils faits, s'élever de toute sa force contre ces aveugles théoriciens des châtiments corporels, appliqués à l'éducation de l'enfance, et des supplices mis à l'ordre du jour dans l'état social. La douleur physique, en matière d'éducation comme en matière criminelle, est un dangereux modificateur qu'on doit rejeter à tout jamais. C'est pour arriver à cette conclusion finale, reposant sur des données physiologiques, que nous devions nous occuper de la douleur dans ce traité. Il est donc très-essentiel de réprimer de bonne heure chez les enfants les instincts de cruauté qui les poussent à maltraiter les animaux, à jouir de leurs souffrances. La nature humaine doit respecter la vie, même chez les animaux inférieurs. Les instituteurs ne sauraient trop mal augurer de ces tendances funestes pour l'avenir de leurs élèves.

Ceci nous conduit à dire un mot des peines et des récompenses appliquées au jeune âge, puisqu'elles agissent surtout sur sa sensibilité. Il serait bon que dans les familles une règle générale, sage et bonne fût adoptée dans l'intérêt des enfants. Dans les écoles, des punitions ont lieu ; elles consistent surtout à isoler l'enfant indocile, ce qui doit suffire, car son amour-propre naissant s'en trouve vivement affecté. Il convient de lui répéter qu'on l'isole ainsi parce que son indocilité et ses fautes le rendent indigne de jouir des bienfaits dont jouissent ses camarades. Quant aux récompenses, il ne faut pas qu'elles réveillent les penchants organiques qui donnent naissance à l'orgueil, à la vanité, à l'envie, etc. Les récompenses doivent toujours être un enseignement, et non une jouissance personnelle ; on doit faire sentir aux enfants, dit le docteur Cerise, que la plus grande des récompenses consiste dans le plaisir d'avoir obéi à Dieu, et de participer à ses bienfaits au milieu de ses camarades. Ce n'est que très-exceptionnellement que l'on doit employer les châtiments corporels.

CHAPITRE II.

Hygiène et éducation des sens en particulier. — Du tact et du toucher. — Hygiène du sens de la vue : myopie, presbytie. — Hygiène du sens de l'ouïe : de la musique sous le rapport hygiénique. — Hygiène de l'organe du goût : du sens de l'odorat.

Les sens, en particulier, peuvent être considérés comme les sentinelles de l'organe encéphalique. Les deux sens intellectuels, la *vue* et l'*ouïe*, semblent être en connexion plus directe et plus intime avec le sensorium. Viennent ensuite les sens plus appropriés aux voluptés sensuelles : l'*odorat* et le *goût*, qui s'appliquent chez les animaux aux objets de la nourriture. Enfin, le *tact*, le plus constant, le plus solide de nos sens, s'étend à toute la périphérie de notre peau nue ; il doit être regardé comme le complémentaire des autres organes de la vie de relation. C'est vainement, en effet, que, sans lui, nous aurions des yeux qui veillent sans cesse à notre défense, des oreilles pour entendre l'approche de nos ennemis : nous serions exposés à chaque instant aux piéges des méchants et aux mauvais desseins de ceux qui auraient voulu nous nuire. Mais le toucher veille pour nous, il nous avertit de ce qu'il sent, et il est le fondement de notre sécurité. En traitant de l'hygiène de la peau (voy. p. 506), nous avons tracé celle même du toucher. Tout ce qui peut changer la texture de notre surface externe, soit en épaississant l'épiderme, soit en altérant ou détruisant les houppes nerveuses, peut altérer ou abolir le toucher ; le grand froid et la grande chaleur sont également contraires à la délicatesse du tact. C'est pour cela que l'homme qui désire jouir de la plénitude de ses prérogatives physiologiques, doit apporter un soin tout particulier à l'état de *ses mains*, ces réservoirs de la sensibilité tactile, où la nature semble avoir épuisé toutes ses ressources. Tout n'est point préjugé dans cette opinion du vulgaire, qui attache un cachet particulier de distinction à la beauté des mains, à la finesse de leurs téguments. Plus on s'accoutume à manier des choses grossières, plus on altère le toucher ; la même chose a lieu par l'exposition des mains aux brusques vicissitudes du chaud et du froid. Nous pensons, comme Vandermonde, qu'il est important dans l'éducation des jeunes sujets que leur position de fortune ou leur talent destine à sortir des rangs du vulgaire, de ne point souffrir qu'ils s'exercent à des jeux capables de diminuer ou de détruire le sentiment des doigts. Le toucher, d'ailleurs, est peut-être le sens le plus perfectible, comme semblent l'attester les exemples suivants. L'on a vu des aveugles discerner les couleurs au toucher, des sourds-muets comprendre ce qu'on paraissait écrire sur leur dos. On a conservé des faits bien remarquables, attestant le triomphe des efforts de la volonté sur les fonctions des sens : celui du sculpteur Ganivasius qui, devenu aveugle, continua de pratiquer son art avec succès, en se guidant par le toucher ; de l'antiquaire Saunderson, qui, aveugle aussi, distinguait néanmoins, par le tact, une médaille vraie d'avec une fausse. Par la différence de l'impression de l'air sur son visage, il reconnaissait quand un objet était placé devant lui. Grâce à son ouïe qui lui permettait de saisir et d'apprécier les moindres sons il pouvait juger de la grandeur d'une salle où on l'introduisait, de la distance où il se trouvait de la muraille, etc.

Chez quelques personnes très-nerveuses et très-impressionnables, le toucher acquiert un degré de sensibilité exagérée (hyperesthésie) qui devient une maladie véritable, et finit même par rendre l'existence à charge. Nous en avons vu qui n'osaient pas sortir de chez elles, de crainte de subir de douloureux froissements dans des lieux un peu fréquentés. Cette déplorable modification de la sensibilité tactile, qui se remarque surtout chez les personnes sédentaires plongées dans le sein du luxe et de la mollesse, n'a pas de meilleur correctif qu'un changement profond apporté à leur manière de vivre, et la pratique des bains froids et des exercices.

1° Hygiène du sens de la vue : myopie, presbytie, préceptes.

Nous devons dire, avant d'entrer dans l'énumération des détails particuliers d'hygiène applicables au sens de la vision, que l'œil plus qu'un autre organe est susceptible d'être affecté par les infractions aux lois générales de l'hygiène ; qu'ainsi le mode d'aération, d'alimentation, etc., a une influence puissante soit pour sa conservation, soit pour son affaiblissement. L'étude médicale des ophthalmies qui, le plus souvent, ne font que refléter l'état constitutionnel de l'individu, est là pour confirmer cette vérité.

Nous allons énumérer les préceptes particuliers les plus essentiels dans l'ordre même de l'exercice de la vision, depuis le lever jusqu'au coucher. Au réveil, les yeux ne doivent pas être exposés trop subitement à une grande clarté. Pour cela, il est nécessaire que la chambre à coucher ne soit pas trop sombre. Les fenêtres doivent être pourvues seulement de rideaux verts que l'on doit bien se garder d'ouvrir aussitôt après le réveil ; il faut attendre quelques minutes, afin que les yeux, préparés par une lumière modérée, ne soient pas tout à fait frappés par l'éclat du grand jour. On doit également condamner l'habitude funeste et enracinée où l'on est généralement de se frotter les yeux, le matin, en s'éveillant.

Pendant le jour, on doit choisir l'appartement le mieux éclairé, quand on est sédentaire, et que l'on fait un usage forcé de sa vue. Un appartement dont les croisées descendent jusqu'au plancher, n'est pas sans danger pour les yeux sains ; car la lumière nous étant renvoyée d'en bas directement dans la vue, tous les objets réfléchissent une clarté fausse, étrangère, et par conséquent nuisible. La couleur des ameublements, avec lesquels nos yeux ont un commerce journalier, si l'on peut s'exprimer ainsi, est une chose des plus importantes. Ici, l'on peut voir encore que le luxe, comme en beaucoup d'autres choses qui se rapportent à la santé, est préjudiciable par l'accumulation des couleurs disparates sur les lambris, les tentures, par la profusion des glaces et des dorures. Autant que faire se peut, on doit rechercher, pour l'usage habituel, les couleurs d'une teinte moyenne et tendre ; le brun, le gris, mais surtout le vert, sont réputés justement couleurs amies des yeux. Les expériences de Newton nous instruisent des raisons de cette différence. Les rayons qui forment la couleur de feu sont ceux qui ont le plus de force ; aussi est-elle la plus brillante ; mais bientôt elle fatigue la vue. Ceux qui forment la couleur verte ont, par leur mouvement modéré, le privilége de pouvoir toujours mettre en mouvement les fibres de l'œil, sans jamais les affaiblir ; les couleurs brunes et noires portent l'image de la tristesse, parce qu'elles laissent les yeux dans une espèce d'inaction. Le célèbre Goëthe a analysé d'une manière savante l'effet des contrastes physiologiques par rapport aux couleurs : il a reconnu que les associations de couleurs qui renferment déjà ces contrastes au complet, font une impression agréable et salutaire sur l'œil et sur l'âme. En effet, toutes les couleurs complémentaires plaisent, et celles qui ne le sont pas choquent lorsqu'elles dominent. A cet égard, on peut dire que les premières sont harmoniques, et que les autres ne le sont point. Un assortiment de couleurs complémentaires est harmonique, et un assemblage de couleurs non complémentaires l'est d'autant moins qu'il y a moins de rapport entre ces dernières. Un rouge ardent qui prédomine, affecte aussi désagréablement la vue qu'un jaune ou qu'un bleu uniforme : aussi l'instinct porte-t-il les hommes à adoucir ces couleurs, et à les rendre plus supportables, par l'addition du blanc ou du gris, toutes les fois qu'il y a nécessité de les étaler sur de larges surfaces.

Dans le travail, on ne doit point trop exiger de la vue, quelque bonne et quelque durable qu'elle paraisse être. Les hommes de cabinet doivent avoir soin de varier leur position autant que possible; de se tenir tantôt assis, tantôt debout, afin de prévenir le trop grand afflux d'humeurs vers la tête. Travailler près d'une fenêtre, vis-à-vis de laquelle est un mur assez blanc pour réfléchir les rayons du soleil, c'est volontairement sacrifier ses yeux. (Beer.)

Autant le grand éclat du soleil est-il préjudiciable aux yeux, autant l'obscurité l'est-elle, lorsqu'on y reste longtemps. L'hygiène oculaire doit donc condamner sévèrement le plaisir singulier qu'éprouvent plusieurs personnes à rester le soir dans l'obscurité ; les premières impressions de la lumière artificielle doivent être ménagées avec prudence. Lorsqu'on fait usage d'une lumière artificielle, sa lueur doit être abondante, égale, immobile, et fournie par un combustible qui dégage le moins possible de fumée. Sous ce point de vue, les lampes à modérateur sont les meilleurs flambeaux.

On doit se préserver avec soin, le soir, de toute forte tension des yeux, près d'une lumière artificielle. Le plus célèbre des ophthalmologistes allemands, Beer, a insisté avec force sur ce précepte.

« Quiconque, dit-il, peut s'abstenir, pendant les longues soirées d'hiver, de tout ouvrage qui affecte la vue, la conservera longtemps ; cependant on a déjà beaucoup gagné, quand on se trouve dans l'aisance, de pouvoir choisir telles occupations qui n'exigent pas en même temps la contention d'esprit. Mais malheureusement combien de jeunes gens, de même que des pères de famille, qui se doivent tout entiers au bien-être de leur maison, sont obligés de passer plusieurs nuits à des ouvrages attachants et au-dessus des forces de leur corps et de leur vue ! De telles gens sont dignes de notre pitié, quand ils se plaignent d'une faiblesse d'yeux qui les force d'interrompre leurs travaux utiles, et qui même souvent les rend pour toujours incapables de les continuer. Mais si tout abus de notre vue est blâmable, que dire de ces femmelettes, de ces fillettes insensées qui sacrifient la nuit une partie de leur repos à lire seulement des romans sans esprit ou des historiettes insipides ? Qui peut leur accorder la moindre pitié, non plus qu'à tant d'autres encore qui dissipent le temps du jour et de la nuit à se remplir la tête de bagatelles, à s'occuper avec des riens, en ruinant la santé d'un organe si précieux (1) ? »

Ce que ce savant dit encore de l'*abus du lorgnon* comme moyen d'affaiblir la vue, mérite d'être médité par bon nombre de jeunes gens de notre époque : « Que les lunettes soient tout à fait préjudiciables aux yeux les plus sains, il n'est pas besoin d'en chercher d'autre preuve que le grand nombre de jeunes et vieux fous, qui courent les rues avec des lunettes, quoique la nature les ait pourvus de fort bons yeux, et qui, pour satisfaire à la mode ridicule, ruinent leur vue en regardant sans cesse à travers leur lorgnette. Ces messieurs pensent apparemment se distinguer plus que les autres, ou bien ils ne s'en servent que pour regarder effrontément de plus honnêtes gens qu'eux. Celui qui, en effet, a la vue courte est assez malheureux de perdre en grande partie la jouissance de ses yeux, et que cette infirmité lui fasse manquer aux lois de la politesse. Il est aussi digne d'excuse que de pitié. Quant à celui qui le contrefait, il serait à souhaiter qu'il fût traité partout avec le mépris qu'il mérite ; ce serait peut-être le seul moyen de le faire revenir à temps d'une folie dont il n'est que trop souvent puni par le dommage qu'elle ne peut manquer tôt ou tard d'apporter à sa vue (2). »

(1) *Moyens infaillibles de conserver sa vue en bon état*, etc., traduit de l'allemand de J.-G. Beer, p. 87.

(2) *Ouvr. cité*, p. 83.

Il est essentiel d'être renseigné sur les signes avant-coureurs de la cécité complète, auxquels on ne prend pas assez garde généralement, lorsqu'il en est temps encore. 1° Les yeux sont fatigués et ils exigent du repos, quand on observe les symptômes suivants : il semble qu'on ait besoin d'approcher davantage les objets ; 2° ces mêmes objets se brouillent ; on dirait qu'un léger nuage passe devant les yeux ; 3° le bord des paupières et l'œil même rougissent ; on y sent de la pesanteur, du picotement, quelquefois un léger écoulement de larmes ; 4° en suspendant le travail, on éprouve un sentiment de bien-être tout particulier dans les yeux ; l'irritation cesse et le calme survient. Ces signes apparaissent plus ou moins promptement en raison de la force individuelle des yeux ; mais quiconque est jaloux de les conserver en bon état, doit quitter le travail aussitôt qu'ils se manifestent. Il faut alors se lever, détendre pour ainsi dire la vue, délasser les yeux en les dirigeant sur les objets d'une couleur douce ; les exercer à voir de loin, en variant les points de vue, mais surtout les exposer à l'air du dehors, et même les calmer au moyen de lotions d'eau froide et pure.

L'organe de la vue est un de ceux qui ont le plus de tendance à subir des dégradations par un emploi vicieux dans le mode de leur exercice. La *myopie* et la *presbytie*, très-souvent héréditaires, sont quelquefois acquises ; les défauts dans la vision dépendent surtout d'une modification ou de la perte de la faculté d'accommoder l'œil aux distances. Il n'est pas douteux que l'on puisse se rendre méthodiquement myope en négligeant les occasions de voir de loin. Les enfants qui rapprochent trop la tête du papier en lisant et en écrivant, acquièrent la vue courte. L'exercice de l'organe de la vue sur des objets lointains contribue beaucoup à l'excellence de ce sens. Telle est la raison pour laquelle les chasseurs, les habitants de la campagne, et surtout les montagnards, ont généralement la vue meilleure que les citadins. Un célèbre oculiste anglais, Ware, n'a trouvé presque aucun myope parmi 10,000 soldats anglais ; il n'en a rencontré que trois parmi 1,300 enfants, tandis que cent vingt-sept étudiants lui en ont offert trente-deux exemples. Dans ses voyages, Levaillant raconte que, lorsqu'il était jeune, il avait la vue si faible et si basse, qu'il était obligé d'approcher très-près de son nez le livre qu'il lisait ; mais que les courses, la chasse et la nécessité où il se trouva de fixer de loin les objets qu'il désirait, lui rendirent la vue aussi bonne que celle de qui que ce soit. D'après ce fait, et plusieurs autres qui sont analogues, nous pensons qu'avant de se décider à faire prendre des lunettes aux jeunes gens qui ont la vue basse, il est important de les soumettre à une espèce de gymnastique oculaire, qui les contraigne à se fixer sur des objets éloignés, pris dans le sein de la nature même. C'est une pratique qui nous semble beaucoup trop négligée.

On ne doit point se servir de lunettes sans nécessité, comme nous en avons déjà fait la remarque : elles nuisent, en déshabituant l'œil de s'accommoder aux distances; il est important, lorsqu'on a résolu de s'en servir, que les deux verres soient d'une égale force. L'œil presbyte est corrigé par des verres convexes, et l'œil myope par des verres concaves. Dans le premier, les rayons des objets éloignés se réunissent sur la rétine ; mais les rayons des objets voisins, et surtout très-rapprochés, dont la réunion a lieu plus tard, ne convergent que derrière cette membrane. Un verre convexe remédie à ce vice, parce qu'il rapproche le point de convergence des rayons envoyés par les objets proches, et le fait tomber sur la rétine elle-même. Dans l'œil myope, c'est l'inverse : les rayons des objets rapprochés se réunissent sur la rétine, et produisent une image nette ; mais ceux des objets éloignés, dont le foyer est placé à une moindre distance que celui des autres, se réunissent au-devant de la membrane, sur laquelle ils projettent des cercles de diffusion. Un verre concave fait disparaître ce défaut, en dispersant davantage les rayons lumineux, d'où résulte qu'ils se réunissent plus tard, et par conséquent sur la rétine.

Les myopes décidés à employer le secours des verres doivent choisir, parmi ces derniers, ceux qui permettent de lire facilement et sans fatigue à la distance de quinze pouces ; ils auront soin de ne les garder qu'autant qu'ils en auront besoin, pour voir un jour la vue se rétablir par les progrès de l'âge.

Nous extrayons d'un travail de M. Sichel quelques fragments relatifs au choix des lunettes pour les individus presbytes. Nos lecteurs nous sauront gré de n'avoir point ménagé nos emprunts sur un sujet aussi pratique, aussi usuel et aussi généralement peu connu que celui-ci.

En général, toute personne, soit presbyte, soit myope, peut y voir avec des verres de différentes courbures ; seulement avec les numéros plus forts, on y voit plus nettement, et l'on est forcé, quand on est presbyte, de rapprocher davantage les objets ; quand on est myope, de les placer plus loin, mais sans qu'ils augmentent ou diminuent de volume. Plus, d'ailleurs, les verres sont forts, moins on peut varier l'éloignement du corps qu'on regarde, sans cesser de le distinguer ; preuve évidente que les verres faibles laissent encore subsister à un certain degré la faculté d'accommodation. Exemple : un presbyte qui ne se sera point encore servi de lunettes, mais qui n'aura pas laissé passer le moment opportun pour y recourir, lira en général également bien avec les numéros 72, 66 et 60 ; toutefois, en y faisant bien attention, il trouvera qu'avec ce dernier il sera forcé de rapprocher davantage le livre et de le tenir plus invariablement à la même distance ; tandis que le premier le forcera à le placer plus loin et lui permettra de l'éloigner et de le rapprocher dans une certaine étendue, sans que sa vue se trouble ou se fatigue sensiblement. Ces verres plus faibles laissent donc subsister à un certain degré la faculté d'ajustement que ceux d'une plus forte courbure diminuent de plus en plus et finissent par abolir d'une manière d'autant plus positive qu'on en fait un usage plus constant. Si l'œil peut se servir indifféremment de plusieurs numéros, en changeant seulement la position des objets, c'est qu'il s'accommode au foyer des lunettes. Une fois habitué au foyer plus court, il ne peut sans difficulté revenir à des verres plus faibles ; cette difficulté, toujours proportionnée au pouvoir des lunettes, peut finir par devenir absolue lorsque celui-ci a été excessif. De là résulte la haute importance du précepte déjà exposé, de toujours choisir des verres du numéro le plus faible avec lequel on peut encore distinguer nettement et sans fatigue, mais sans changement de volume apparent des objets, ni sans être forcé de les placer à une distance trop différente de celle qu'admet la vue à l'œil non armé. Car un presbyte qui se servira avec une facilité à peu près égale des numéros 72, 66 et 60, en employant pendant un certain temps ce dernier, y accommodera bientôt sa vue. Les modifications que l'âge produit dans l'organe visuel ne cessant point de s'accomplir, il sera forcé de changer de besicles à une époque donnée, et même beaucoup plus tôt, par la raison que l'accommodation à des lunettes plus fortes ne tarde pas à être accompagnée de fatigue et d'un manque de netteté de vision, comme tout exercice trop continu de la faculté d'ajustement, surtout à de petites distances. Alors, il y a de nouveau le choix entre plusieurs numéros dont l'effet ne lui paraîtra pas très-sensiblement différent, comme le 54 et le 48. Or, par le même motif, il choisira infailliblement le plus fort comme celui qui, en apparence, l'aide le plus efficacement. C'est ainsi que la progression est très-rapide ; plus on descend et plus les verres ôtent la faculté d'accommodation, non-seulement pendant leur usage, mais aussi pendant le temps où l'on ne s'en sert point ; car liée pour ainsi dire au foyer des lunettes pendant tout le temps qu'on les emploie, la vue ne s'ajuste plus aussi facilement à des distances plus grandes. Aussi les presbytes qui se servent de numéros plus faibles peuvent-ils encore lire pendant quelque temps à l'œil nu et conservent-ils toute l'intégrité de leur portée visuelle pour les grandes distances, tandis que ceux qui lisent ou travaillent constamment avec des lunettes fortes finissent par ne plus du tout pouvoir s'en passer, et souvent même par ne plus voir les gros objets d'aussi loin qu'auparavant.

On a peu parlé jusqu'ici de la manière de fixer rationnellement la succession des numéros des lunettes de presbytie. Il est surtout un état pathologique particulier, que M. Sichel a souvent observé comme une suite de l'ignorance dans laquelle les presbytes sont généralement laissés sur ce point. C'est une espèce d'amblyopie, quelquefois très-avancée, et qui parfois arrive au degré d'amaurose (*goutte sereine*). Voici comment les choses se passent : supposons qu'un presbyte se serve, pour la première fois, de lunettes du numéro 48 ou 36 ; à sa grande joie, pendant le premier essai, peu prolongé, il y voit très-nettement et sans fatigue. Ignorant qu'un numéro plus faible, le 72, par exemple, lui aurait certainement rendu le même service, il fixe son choix sur ce numéro 36, très-fort pour lui, et qui donne à sa vision un degré de netteté anormale, un excès de précision comparable à une espèce d'oxyopie qui, comme celle-ci, ne tarde pas à produire une fatigue, des éblouissements et d'autres symptômes semblables, dépendant de l'exercice permanent et outré du pouvoir d'accommodation. Lorsque cet état de choses a persisté pendant quelque temps, la fatigue, d'abord passagère et légère, augmente, devient permanente et constitue un véritable trouble visuel, que le malade explique par l'insuffisance des lunettes. Croyant avoir besoin de verres plus forts, il change de nouveau ; il y voit plus clair dans le commencement, sauf à éprouver les mêmes phénomènes au bout d'un certain laps de temps, quand sa vue s'est de nouveau ajustée au foyer des besicles. La vision décline alors, d'autant plus rapidement que le malade a débuté par des numéros plus forts, tels que 24, 18, et qu'il en a changé fréquemment. La guérison de cet état exige avant tout le repos absolu de la vue, au moins temporairement, l'exercice des yeux nus sur de gros objets distants, la suspension complète de l'usage des lunettes convexes pendant au moins plusieurs semaines.

Comme c'est par la vue surtout que se transmet ce bizarre phénomène connu sous le nom de *contagion par imitation*, nous devons en dire ici quelques mots.

Les auteurs, qui n'attribuent de propriétés contagieuses qu'aux maladies virulentes, n'ont pu faire figurer ce mode de contagion. On sait cependant ce que peut l'imitation, pour propager les maladies convulsives, chez les âmes faibles, chez les femmes, chez les enfants. Dans quelques cas, la catalepsie et l'épilepsie ont eu la même origine. Qui ne se rappelle ici les convulsionaires du diacre Pâris et la belle cure que fit Boerhaave, dans son hôpital, par la menace du feu, de toutes les femmes qui entraient en convulsions, lorsqu'il plaisait au chef de bande de commencer ? Nous devons tirer de ces faits un enseignement précieux : c'est qu'il est nuisible, en général, de vivre dans le commerce habituel de personnes atteintes de maladies convulsives, et d'autres névroses bizarres ou extraordinaires. Il faut surtout préserver les jeunes enfants d'un contact prolongé, soit avec des sujets épileptiques ou hystériques, soit avec des hypocondriaques. L'expérience à démontré nombre de fois que, par une sorte de tendance fâcheuse et de viciation, leur organisme se mettait à *l'unisson* de celui des personnes affectées. M. Andral raconte dans ses leçons orales que la vue d'une jeune personne atteinte de crises hystériques détermina les mêmes accidents sur tout un pensionnat.

2° Hygiène du sens de l'ouïe, de la musique considérée comme agent hygiénique, et des autres sens en particulier.

Comme l'organe de la vision, l'organe de l'ouïe a besoin de son excitant naturel, le son. Pour le tenir en bon état, l'homme doit s'habituer à un bruit modéré ; sans cela il se trouvera, dans maintes circonstances, exposé à ne pouvoir goûter le sommeil, ou forcé d'interrompre à tout instant ses travaux intellectuels. La trop grande susceptibilité de l'ouïe est une des petites misères de la vie humaine. M. Londe cite l'exemple d'une dame qui, habitant une maison religieuse située au fond d'une impasse, faubourg Saint-Marceau, couchait, pour éviter le moindre bruit, dans un pavillon isolé, au milieu d'un vaste jardin, et ne pouvait dormir quand, par malheur, son foyer imparfaitement éteint faisait entendre le moindre craquement. Un trop grand bruit engourdit l'organe de l'ouïe, et lui fait la même impression que la trop vive lumière fait sur l'œil.

Le conduit auditif externe, enduit d'une couche de matière huileuse (cérumen) qui protége les parties plus profondes, exige quelques soins de propreté, pour le débarrasser d'une trop grande quantité de cette matière, qui s'accumule et se durcit en grumeau. Mais, dans ce cas, le cure-oreilles doit être introduit avec beaucoup de douceur, de crainte de léser la délicate membrane du tympan; ce qui apporterait à l'intégrité de l'ouïe un préjudice irréparable. Lorsque le cérumen est trop dur et qu'on ne peut l'extraire avec un instrument mousse, on peut pratiquer quelques injections d'eau tiède; celles de toute autre nature doivent être proscrites.

Parmi les causes les plus ordinaires de l'affaiblissement de l'ouïe, et même de la surdité, se rangent les maux de gorge qui se répètent fréquemment. L'inflammation chronique des parties profondes du gosier se propage alors dans un conduit qui, s'abouchant par une de ses extrémités dans l'intérieur du pharynx, va dans les parties profondes de l'oreille (trompe d'Eustache). On conçoit, dès lors, combien il importe, sous le rapport de l'intégrité du sens de l'ouïe, de combattre cette disposition particulière aux catarrhes, aux angines tonsillaires et pharyngiennes, etc. On ne peut mieux parvenir à ce résultat qu'en s'astreignant aux pratiques que nous avons précédemment décrites. (V. HYGIÈNE DE LA PEAU.)

On voit souvent des personnes nerveuses éprouver une sorte d'incommodité pénible, connue sous le nom de *tintement d'oreille*. Elle se produit surtout au moment où l'on va se livrer au sommeil. Lorsque cet état est lié à la complexion générale de l'individu, qu'il dépend de l'éréthisme nerveux, quelques calmants, pris le soir, suffisent pour le dissiper; on a vu de bons effets d'un morceau de coton trempé dans la teinture de castoréum et introduit dans le conduit auditif externe: il suffit quelquefois de placer une montre sous l'oreiller, une sensation plus forte en absorbant une autre. Mais dans quelques cas cette fausse sensation est l'expression d'un état plus grave; elle est l'avant-coureur d'une maladie dangereuse, d'*attaques d'apoplexie*. C'est alors que la personne, avertie par ce signe ou par d'autres prodrômes que nous énumérerons à propos de l'hygiène morale, doit appeler à son aide les secours de l'hygiène préventive : *Principiis obsta*. Nous n'avons point à nous occuper des procédés particuliers pour l'éducation de l'ouïe, atteinte de faiblesse ou d'impuissance congéniale; ceci rentre dans le domaine d'une spécialité, dans laquelle se sont illustrés l'abbé de l'Épée, Sicard, et plus récemment le docteur Itard.

3° De la musique considérée comme agent hygiénique, de ses avantages et de ses dangers.

Un médecin des plus distingués, Sainte-Marie, a dit avec raison que la musique devait entrer dans un plan bien fait d'hygiène. Elle pénètre en nous, dit-il, par plusieurs sens à la fois, et aucune partie de nous-même, depuis la fibre osseuse jusqu'aux émanations les plus subtiles de nos humeurs, n'échappe à son influence. L'harmonie est un modificateur qui semble trouver dans le corps humain une aptitude toute particulière pour ressentir ses effets. L'organisme, d'après une ingénieuse conception de Bacon, ressemble, par sa texture compliquée et délicate, à un instrument de musique très-parfait, mais qui se dérange avec la plus grande facilité. Toute la science du médecin, selon lui, se réduit à savoir accorder et toucher la lyre du corps humain, de manière qu'elle rende des sons forts et agréables (1).

Le son imprime aux fibres un doux balancement qu'on peut comparer aux oscillations du pendule et aux mouvements réglés de l'escarpolette ; sous ce rapport, la musique est un exercice. Elle a même cet avantage sur les autres mouvements, qu'elle ébranle les plus petites fibres, et agite les organes les plus profonds. En outre, la vie s'exerce en nous par un frémissement analogue à celui qui constitue le son dans le corps sonore. Cette palpitation tonique des chairs et du tissu cellulaire devient sensible au tact dans certaines circonstances : par exemple, après des affections vives de l'âme, ou une longue marche. L'action mécanique du son sur les fibres est donc un véritable exercice ; disons mieux, c'est l'exercice le plus en rapport par sa nature avec les petits mouvements qui constituent dans nos organes la vie elle-même. (Sainte-Marie.)

Il résulte de cette appréciation, que l'influence des sons musicaux consiste surtout dans une douce perturbation imprimée à tout le système, et qui change l'assiette physiologique de celui-ci, si nous pouvons nous exprimer ainsi. Ce mode d'action a une grande similitude avec celui que déterminent certains modificateurs purement moraux, expansifs, tels que la *joie* et surtout *l'espérance*. Nous verrons plus loin qu'il n'en est pas de plus favorable à la santé. Nous n'en finirions point, si nous voulions extraire de l'histoire, à titre

(1) Roger, *Traité des effets de la musique sur le corps humain.* — 1803.

d'arguments, tous les faits qui attestent la puissance de la musique sur le perfectionnement physique et moral de l'homme. Les anciens s'en servaient pour adoucir la férocité des peuples barbares, pour réprimer l'ivresse dans les festins, pour inspirer la fermeté ; en un mot, pour produire dans l'âme tous les sentiments possibles. De nos jours, les personnes qui ont étudié d'une manière soutenue le caractère des criminels, ont apprécié, à sa juste valeur, toute l'utilité de la musique comme moyen moralisateur. On pourrait, selon M. Appert (1), se servir de cet art pour sonder le fond des âmes des criminels, et reconnaître si elles sont susceptibles ou non d'émotions douces et vertueuses. C'est, à son avis, un signe auquel on se tromperait difficilement ; et il pose en principe que l'homme sensible aux accents de la musique ne saurait être perdu sans retour. Malgré tous ces faits, l'on n'ose point encore proposer d'introduire, dans le système pénitentiaire, les modifications produites par la sensualité musicale. Mais quoi qu'on puisse dire de nos jours, il arrivera un moment où l'emploi de la musique entrera comme un agent précieux dans le système éducateur employé envers les criminels et au profit de la société. Cette prévision découle de l'essence de la nature humaine.

Nous devons maintenant déterminer les circonstances dans la vie individuelle où l'intervention de la musique peut être efficace. Elle sera utile dans les affections nerveuses, qui consistent en partie dans des idées, dont l'âme est fortement préoccupée (hypocondrie, lypémanie, spleen). Considérée seulement comme moyen de dissipation, la musique pourra toujours offrir quelque soulagement dans ces affections où le malade paraît sans cesse occupé de son état. Par son action sédative sur le rhythme de la vie nerveuse, elle sera utile dans les affections spasmodiques (l'hystérie, les convulsions). Les sujets vaporeux, hypocondriaques, n'ont point de rhythme dans leurs facultés physiques; toutes leurs fonctions, tous leurs mouvements sont inégaux, irréguliers, brusques, imparfaits : de là ce malaise, cet accablement, cette faiblesse, cette discordance des organes, qui n'envoie à l'âme que des impressions désagréables ou pénibles, et produit l'inconstance, la mauvaise humeur, la bizarrerie. Ne pourrait-on pas rendre raison du soulagement que leur procure la musique, par ce mouvement réglé qu'elle imprime aux fibres, qui, résonnant en mesure, se fixent enfin, et contractent l'habitude

(1) *Bagnes, prisons et criminels*, t. I, p. 47.

d'une action plus régulière. On trouve dans Quarin l'observation d'une jeune fille qui fut guérie de l'épilepsie par la musique. C'est le hasard qui indiqua ce moyen. La malade ayant, un soir, entendu de la musique, au moment où elle ressentait les signes précurseurs d'un accès, n'en éprouva que le prélude. Ce remède fut répété toutes les fois que l'accès devait se montrer, et la nature, contrariée dans ses dispositions vicieuses, perdit enfin l'habitude des mouvements convulsifs.

Les individus poussés au suicide par une sorte d'impulsion irrésistible trouveraient dans la musique de puissantes diversions. L'historien Hume rapporte que la reine Élisabeth, étant à son lit de mort, et se rappelant le charme tout-puissant de la musique, fit venir auprès d'elle ses musiciens pour dissiper, par la mélodie, les craintes dont l'âme ne peut se défendre dans ce terrible instant, et pour ne pas sentir le coup qui allait la frapper.

Quelques mots maintenant sur les abus de ce modificateur à demi physique et à demi moral. La musique bruyante des concerts et des spectacles, exécutée par un orchestre nombreux, agissant puissamment sur des fibres mobiles, peut avoir des résultats dangereux. Aussi doit-on se garder d'y conduire les jeunes filles vaporeuses, les jeunes gens pleins d'effervescence, dont l'organisme n'est point encore assis. Nous avons déjà eu l'occasion, en traitant de la puberté chez les femmes (p. 113), de nous élever contre ce système d'éducation, imposé par quelques parents vaniteux à leurs jeunes filles, où l'étude du piano usurpe tous les instants ; où ces enfants, courbés toute la journée sur un solfége, s'appliquent à devenir de médiocres virtuoses, et cela au détriment de leur santé et d'une solide instruction. On ne saurait aussi trop blâmer cette musique efféminée et voluptueuse, dont les sons énervent le corps et l'âme. Les amateurs du beau sexe, dit Roger, connaissent le pouvoir de la musique ; et il n'est pas rare, en Italie, de voir les femmes dont l'âme est naturellement portée à la tendresse, succomber au charme séducteur d'un opéra. Il est aisé de voir combien la musique des anciens était différente de la nôtre : ils l'employaient pour conserver l'honneur de leurs femmes, et, chez nous, cet art perfide tend des piéges dangereux à leur vertu (1). Saint Jérôme connaissait si bien cette fascination merveilleuse, qu'il écrivait à Léta de soustraire sa fille à la vague harmonie des orgues.

(1) *Des effets de la musique sur le corps humain*, p. 234.

Là se trouve l'abus d'un modificateur destiné à répandre du charme sur l'existence, à adoucir ses misères. Mais il ne faut pas que les douces sensations qu'il procure fassent dégénérer l'amour pour cet art en une passion envahissante, exclusive. On sait combien les imaginations artistiques s'énervent et s'épuisent par une composition trop assidue. Que les personnes dont l'imagination est désordonnée et les nerfs sont en mauvais état, usent avec sobriété des suaves impressions de la mélodie ! Il en est de cela comme de l'abus des remèdes calmants et narcotiques, qui, pris à fortes doses, et à la suite d'un trop fréquent usage, finissent par irriter un organisme qu'ils devraient apaiser.

4° Hygiène de l'organe du goût.

Nous avons peu de choses à dire sur la direction de ce sens, qui doit être directement subordonnée aux règles que nous avons prescrites à propos de la digestion. Pour maintenir ce sens dans l'état le plus propre à ses fonctions, on doit lui faire éprouver alternativement toutes sortes de sensations, le maintenir dans une espèce d'incertitude et d'indépendance ; c'est aussi là un précepte de gastronomie. Dans la famille, on ne saurait être trop attentif à rectifier les fausses impressions que prennent les enfants à l'égard du sens du goût : on doit tâcher de les attirer par les caresses ou par les récompenses, et empêcher que cet organe ne devienne capricieux. La variété dans l'alimentation, voilà son véritable excitant. La répétition fréquente d'une même saveur l'émousse de plus en plus, comme une couleur nous paraît d'autant plus sale que nous la regardons plus longtemps. Un homme à qui l'on bande les yeux distingue d'abord le vin blanc et le rouge l'un de l'autre ; mais il ne tarde pas à perdre cette aptitude, lorsqu'il les goûte tous deux à plusieurs reprises, ce dont chacun peut aisément se convaincre (1).

Le goût est un des sens auxquels la nature a attaché les plus grandes jouissances : mais plus les voluptés qui en naissent sont douces, plus il est facile d'en abuser. L'homme qui est esclave de ce sens, dit Tourtelle, épuise la coupe du plaisir, et celui-ci se transforme en douleur ; bientôt, blasé à force de jouir, il ne trouve plus

(1) Muller, *Manuel de physiologie*, t. I, p. 175. — 1845.

de moyens pour exciter son palais que dans les stimulants les plus violents ; il accélère ainsi le terme de ses jours, en avalant les poisons lents de la cuisine d'Apicius. Voici quelques règles simples et faciles pour tirer du sens du goût le meilleur parti possible.

Lorsque les substances sapides ne font qu'entrer en contact avec l'organe, sans être promenées à sa surface, il leur arrive souvent de ne donner qu'une saveur très-confuse ou même de n'en pas produire du tout. Au contraire, le goût devient plus parfait quand on fait mouvoir la substance entre la langue et le palais, qu'on l'y frotte, qu'on l'y applique à plusieurs reprises. Ici, ou ce mouvement rend l'impression plus forte, comme il arrive dans l'odorat, ou bien ce fait dépend du rapide émoussement des molécules nerveuses, qui rend nécessaire de promener la substance sapide, pour la mettre sans cesse en rapport avec de nouvelles molécules non encore fatiguées.

5° Hygiène du sens de l'odorat ; du tabac à priser.

Dans les premiers temps de la vie, ce sens ne doit point être exercé. L'enfant, d'ailleurs, est non-seulement plein d'indifférence pour les odeurs en général, mais témoigne même du dégoût pour les parfums réputés les plus suaves. Les enfants élevés dans la grandeur et l'opulence, qui naissent au milieu des fleurs qui éclosent autour de leur berceau, ou des parfums qu'on y répand, deviennent plus tard épileptiques ; leur cerveau s'affaiblit par ces émanations pénétrantes. Nous possédons les preuves médicales de cette assertion.

En général, l'abus des parfums est nuisible à tous les âges, dans toutes les conditions, mais leurs dangers se font surtout sentir chez les jeunes femmes mondaines et vaporeuses. Leur action énervante augmente considérablement la mobilité et l'impressionnabilité nerveuses. Les senteurs de certaines fleurs, comme le lis, la tubéreuse, etc., qu'on respirait dans les appartements, ont produit quelquefois le vertige et des signes d'empoisonnement. On ne doit jamais oublier en outre que l'abus des parfums se remarque surtout chez les peuples dégénérés, comme cela avait lieu chez les Romains au temps de l'empire, et de nos jours chez les Orientaux.

Le sens de l'odorat exerce, comme on le sait, de grandes sympathies sur les fonctions en général ; il met en éveil les forces vitales. On peut dans certaines circonstances, dans les convalescences qui suivent les maladies de langueur, tirer un grand profit de son exercice. Mais alors c'est sur les parfums de la nature, et aux premiers rayons du soleil, que l'odorat doit être exercé; on ne saurait croire combien cette simple pratique, mise en usage dans les beaux jours du printemps, apporte de soulagement et de vigüeur dans quelques cas désespérés.

Ici est le lieu de parler du *tabac à priser*. On a beaucoup écrit sur cette substance; mais ce que l'on en a dit pourrait se réduire à peu de mots. On ne peut nier qu'il n'y ait beaucoup d'exagération dans cette phrase d'un auteur du siècle dernier, et que les antagonistes du tabac ont tous répétée à plaisir : « Notre odorat deviendrait peut-être égal à celui des animaux, sans la manie des parfums factices, et l'usage de cette poudre ammoniacale et corrosive que l'Europe entière, depuis un siècle, semble avoir adoptée, et qui, comme toutes les liqueurs fortes, ne donne un moment de ressort à l'entendement, que pour le conduire par degrés à la stupidité. » Le tabac en poudre émousse l'odorat, altère un peu la mémoire par la révulsion qu'il exerce sur la membrane pituitaire, et si près des lobes antérieurs du cerveau; voilà tout ce que l'on peut dire. Si l'hygiène tolère son habitude, une fois qu'elle est enracinée, elle ne doit pas moins proscrire tout ce qui tiendrait à l'établir chez les enfants et chez les jeunes gens.

Le tabac, dit avec raison M. Forget, répond à cet impérieux besoin de sensation dont l'homme est tourmenté, et qu'il cherche à satisfaire en nourrissant des appétits grossiers, au défaut des impressions plus délicates qu'il rencontre au sein d'une société dont il est actuellement privé; tout vient se résoudre dans le grand mobile de l'animalité, la sensation (1). Ainsi le tabac s'élève au rang de modificateur moral, et dès lors il faut l'apprécier, non plus avec les seules données de la chimie et de la physiologie, mais au point de vue de réactions morales qui jouent un rôle si considérable dans l'hygiène humaine. Si cette plante a des inconvénients, elle a donc aussi des douceurs; elle est pour beaucoup de gens le remède de cette maladie de la civilisation qui s'appelle l'ennui. Les illusions mêmes et les erreurs qui s'y rattachent méritent d'être respectées par le médecin; tel attribue au tabac la facilité de son travail intellectuel; tel autre ne digère qu'en fumant son cigare. Souriez! mais passez outre, dit finement M. Michel Lévy.

(1) *Médecine navale*, t. I, p. 293.

CHAPITRE III.

Du sens de la volupté. — De l'onanisme : de l'onanisme chez les très-jeunes enfants, de l'onanisme chez les adolescents. — Effets physiques et moraux. — Préceptes hygiéniques.

C'est avec raison qu'un savant physiologiste, Gerdy, a établi une distinction entre les autres sensations et les sensations voluptueuses proprement dites.

Destiné à favoriser la multiplication des individus par l'attrait du plaisir, le sens de la volupté n'est point fait pour éclairer l'intelligence. Ce sens a son siége dans les membranes muqueuses des organes de la reproduction et dans les tissus érectiles qui appartiennent à ces organes.

Les sensations de volupté diffèrent, par leur nature agréable, des sensations tactiles générales, qui sont indifférentes ou douloureuses ; des sensations proprement dites, qui fournissent beaucoup d'idées à l'intelligence, tandis que les sensations voluptueuses, non-seulement ne l'éclairent point, mais quelquefois l'affaiblissent, et portent le trouble dans la santé au point d'amener la mort par les pernicieuses habitudes qu'elles engendrent. Enfin elles diffèrent des sensations de chatouillement, qui sont toujours fatigantes, souvent insupportables, et on conçoit qu'elles découlent d'une faculté de sentir fort différente de celles qui président aux sensations des trois sens précédents.

Voilà assurément beaucoup plus de différences qu'il n'en faut pour justifier et légitimer la distinction de ce quatrième sens.

C'est ce qui nous explique pourquoi l'onanisme chez de très-jeunes enfants dépasse l'époque de la puberté. Cette cause latente du développement de la puberté et contre laquelle les familles ne sont jamais assez prémunies, est une aberration sensitive locale, provoquée par des attouchements étrangers qu'exercent des mains criminelles, aux soins desquelles d'innocentes créatures sont aveuglément confiées pour leur malheur. Ces agents de corruption de l'enfance sont le plus souvent ce qu'on appelle *les bonnes*, ou quelquefois des nourrices, qui révèlent aux petits enfants de l'un et l'autre sexe le funeste secret de l'onanisme, et l'on peut être sûr que l'enfant ne manquera pas d'employer, un jour, son affreuse découverte. C'est donc, ici, un point très-important et très-grave, sur lequel il faut instamment appeler la vigilante sollicitude des moralistes et des chefs de famille.

1° De l'onanisme dans le bas âge.

Il est des enfants, et en plus grand nombre qu'on ne pense, qui contractent dès leurs plus tendres années de funestes et déplorables habitudes. Le médecin doit avoir l'œil ouvert sur tout ce qui lui semble annoncer qu'un enfant a pu les contracter. Le père et la mère ne sauraient exercer à cet égard une surveillance assez active. Dans les familles, cette surveillance est trop souvent négligée ; il importe qu'elle ne le soit pas dans ces établissements, où l'instinct d'imitation, si vif chez les enfants, peut exciter chez plusieurs des mouvements propres seulement à quelques-uns. Nous avons vu dans une salle d'asile et ailleurs des enfants de deux ans, de trois ans, entraînés à des actes tout à fait automatiques, et qui sembleraient annoncer une sensibilité spéciale qu'on n'aurait pas assez étudiée. Quant aux enfants de cinq à six ans, de l'un et de l'autre sexe, nous en avons vu dans notre pratique particulière qui sont destinés à être victimes de cette irrésistible et fatale inclination. Ces faits si nombreux, et que nous ne faisons ici que signaler, ne font-ils pas de la pudeur une loi en quelque sorte hygiénique, et n'indiquent-ils pas suffisamment que les mains des enfants doivent être toujours exposées à la lumière du jour ou occupées par des mouvements convenables ?

Comme ces habitudes se contractent sans que les enfants aient la connaissance de leur sexe, et qu'elles sont, à cet âge, tout à fait indépendantes des impressions extérieures, il est inutile d'établir entre les enfants d'un sexe différent des séparations qui peuvent nuire à leur éducation commune et la rendre plus difficile. Il est peut-être sage de ne point opérer brusquement ces séparations, afin d'éviter d'éveiller la curiosité des enfants des deux sexes et de les appeler ainsi à la connaissance de leur sexe. Nous ne craignons point les effets de la réunion des enfants qui a lieu dans nos salles d'asile ; nous préférons bénir la Providence qui a mis ces petits êtres, pendant les plus longues heures de la journée, à l'abri des entretiens et des exemples dangereux, à l'abri des négligences et de l'isolement qui sont si funestes aux enfants de cet âge.

Le prétexte de la propreté peut et nous semble devoir être donné aux enfants pour leur interdire des attouchements dangereux; on doit les leur interdire comme on leur défend d'introduire les doigts dans la bouche ou dans le nez. Il importe que les enfants ignorent le véritable motif de ces défenses; ils l'apprendront, lorsqu'à un âge moins tendre, on leur enseignera l'immoralité et les résultats désastreux de ces sortes d'habitudes.

On a proposé, dans les vêtements, des modifications qui peuvent mettre un obstacle matériel aux mouvements qui sont excités par ce funeste penchant. Nous les regardons comme inutiles, et souvent même comme nuisibles, en ce sens qu'elles appellent précisément l'attention de l'enfant sur des mouvements dont toute pensée doit être éloignée de leur esprit (1). Sur ce point, comme sur beaucoup d'autres, la sagesse du médecin est plus indispensable que son savoir. La surveillance et les exercices qui ont lieu dans les familles sont encore, de tous les moyens qu'on a proposés, ceux que nous regardons comme les meilleurs et les plus efficaces. Défenses sévères et non motivées, punitions, activité intellectuelle et musculaire, distractions et occupations diverses, jeux et chants, et à la fin de la journée fatigue et sommeil, telles sont les ressources qu'offrent les salles d'asile contre cette malheureuse habitude.

2° De l'onanisme au moment de l'éveil ou à l'époque de la puberté

Chez l'homme la puberté est beaucoup plus tardive, et met beaucoup plus de temps pour arriver à son état de perfection et d'achèvement. C'est ce qui fait que la femme est bien plutôt *nubile* que l'homme, et qu'on peut, de meilleure heure, l'engager dans les liens du mariage. Dans l'autre sexe, il n'en est point ainsi. La virilité de l'homme et son aptitude parfaite à l'office de la génération se développent peu à peu. Il faut bien se garder de considérer les premiers indices, le premier éveil du *sens vénérien*, comme donnant la mesure de ses forces génératives. Qu'on n'oublie pas que, chez lui, le fluide fécondant, résultat de l'élaboration des organes sécréteurs, est le plus riche et le plus compliqué de tous les produits de sécrétion : sa formation s'opère à travers les filières les plus vastes, dont

(1) Cerise, *Le médecin des salles d'asile*, p. 74.

l'œil de l'anatomiste n'a pu encore mesurer l'étendue (canaux séminifères), et au moyen d'une énorme quantité de sang artériel. Une fois produite, cette liqueur offre le spectacle inouï d'un fluide animé, où, pour emprunter le langage de Charles Bonnet, le suprême architecte de l'univers a semé des corpuscules vivants, comme il a semé des planètes et des comètes dans les plaines immenses du ciel. La conclusion la plus facile à tirer de tout ceci, c'est que le travail de la puberté, l'excitation générale qu'il détermine, la riche humeur qu'il prépare, doivent être employés au profit du système individuel, et non au profit de l'espèce. Agir autrement, c'est compromettre l'un et l'autre. Aussi arrive-t-il très-souvent que l'époque de la puberté, loin d'être, chez certains éphèbes qui se livrent à l'onanisme, une crise salutaire, fortifiante, donne un plus grand et un plus complet développement aux maladies du jeune âge.

L'onanisme, que le savant Burdach nomme un crime contre l'espèce, nous montre alors dans toute leur hideuse nudité les tristes résultats qu'amène l'infraction aux lois physiologiques. Si, en effet, les excès vénériens non contraires à la nature affaiblissent et dégradent l'organisme, ceux qui violentent les lois universelles augmentent encore le degré d'aberration organique. L'abus de soi-même, dit un philosophe, qui consiste à se livrer lâchement à son inclination animale, fait de l'homme un instrument de jouissance, et par là même un objet contre nature, c'est-à-dire une chose abominable, au mépris de tout ce qu'il se doit à lui-même (1). La masturbation pervertit et modifie l'instinct génésique. Elle pousse encore nécessairement à l'égoïsme et au mensonge, par l'isolement et la dissimulation, dont la nécessité continuelle se change en habitude. Il ne faut attendre ni franchise ni expansion de celui qui est dominé par cette passion abrutissante. Concentré dans ses désirs solitaires, il n'a pas désormais d'autre préoccupation ; il n'aime plus personne, il ne s'attache plus à rien ; il ne peut plus éprouver aucune émotion devant les grandes scènes de la nature ou les chefs-d'œuvre des arts ; il est encore moins capable d'une impulsion généreuse, d'un acte de dévouement ; il est mort aux sentiments de famille, de patrie et d'humanité. S'il se corrige complétement, s'il guérit ses mauvais penchants, son cerveau conservera plus ou moins la trace des impressions qu'il a reçues dans l'enfance. De même que les organes génitaux n'acquerront jamais l'énergie dont ils auraient pu jouir, de

(1) Kant, *Principes métaphysiques de la morale*, p. 17. — Paris, 1830.

même le corps ne peut regagner les dimensions qu'il aurait eues, s'il n'avait souffert dans son développement (1). C'est là surtout qu'il faut chercher la cause de ces altérations lentes de la santé, de ces ralentissements inattendus dans les études; de ces décadences inexplicables d'intelligences précoces, privilégiées, qui semblaient destinées au plus brillant avenir. Combien de déceptions amères, d'éducations avortées, de carrières détruites par cette influence immédiate, ou par ses conséquences éloignées ! C'est ce que les praticiens seuls peuvent savoir. Nous avons déjà, en parlant des âges et de la puberté, beaucoup insisté sur l'éloignement des causes de toute nature qui tendent à provoquer des désirs illicites. Nous devons ici revenir sur quelques-unes, et particulièrement sur celles qui agissent localement. Le plus ordinairement, les habitudes d'onanisme dérivent de l'*attouchement ;* et cette sensation, soit qu'elle soit involontaire de la part de l'enfant, soit qu'elle provienne de mains étrangères et criminelles, lui apprend bientôt qu'il existe en lui un foyer de jouissances. Donnez donc aux enfants, même dès leur premier âge, des habitudes pudiques ; qu'on leur signale les attouchements génitaux comme un objet de honte et de dangers. On a vu quelquefois de jeunes sujets renoncer à leurs tristes habitudes après qu'on leur avait fait entrevoir que les parties tombaient en gangrène à la suite de ces attouchements. Cette menace qui, au bout du compte, n'est qu'une supercherie, laisse d'ordinaire à l'esprit les plus fortes et les plus salutaires impressions. Il est arrivé quelquefois, d'après Hufeland, que des animaux domestiques, des chats, des chiens surtout, ont, en léchant les parties sexuelles des jeunes enfants, particulièrement des petites filles, tiré de la torpeur un sens qui devait dormir encore. Enfin, les familles doivent être prévenues que ce vice découle souvent d'un véritable *enseignement*, et que les bonnes, les nourrices, en général, doivent être scrupuleusement surveillées.

Après ces causes locales et directes, viennent les mauvais exemples, les peintures obscènes, les livres immoraux : ils agissent surtout au moment de la puberté. La lecture clandestine de certains livres dans lesquels d'abjects auteurs se sont efforcés de tracer sous les couleurs les plus vives les déplorables égarements des sens, est une circonstance non moins funeste, qui hâte la corruption des mœurs, surtout chez les jeunes filles. On peut affirmer que cette

(1) Lallemand, *Des pertes séminales involontaires*, t. III, p. 110.

lecture des romans, qui devient avec tant de facilité l'objet d'une véritable passion pour les jeunes personnes, est aujourd'hui l'une des causes les plus actives de leur dépravation. Nous avons vu une jeune fille adonnée à la cheiromanie, qui nous a avoué avoir contracté ce goût déplorable après la lecture du célèbre roman de Diderot, *la Religieuse*. Comme déjà, à différentes reprises, nous nous sommes occupé de questions qui avaient trait à celle-ci, nous apporterons une grande brièveté dans cet article.

L'hygiène entreprend la cure de l'onanisme par la surveillance et en créant de puissantes diversions physiques et morales. Les sentiments religieux offrent la plus grande ressource. Plusieurs fois, à notre connaissance, la crainte de la confession orale a produit chez de jeunes sujets une guérison radicale de ce vice. Lorsque l'on songe à l'âge où ces habitudes commencent à prendre de l'empire, et à celui où la religion catholique prescrit, comme un impérieux devoir, aux pères de famille d'initier leurs enfants à deux de ses sacrements, tout homme de bonne foi ne peut s'empêcher de trouver, dans cette coïncidence d'époque, une heureuse condition pour extirper ce fléau ruineux de l'adolescence.

Qui peut s'empêcher de reconnaître tout ce que peuvent avoir de bienfaisant les avis du prêtre, auquel l'enfant confie un secret dont il n'a pas osé faire part à ses parents ? Qui pourrait soutenir que cette touchante première communion, pour laquelle est exigée la pureté actuelle des mœurs, ne puisse conjurer à jamais ces déplorables excès ? On a vu des personnes livrées à ce vice honteux, suspendre leurs manœuvres quand elles faisaient leurs pâques, reculant devant les aveux qu'il aurait fallu qu'elles fissent au tribunal de la pénitence. Mais nous devons malheureusement ajouter aussi qu'il n'est que trop vrai que des confesseurs impudiques, l'opprobre du sanctuaire, ont, plus d'une fois, en faisant des questions imprudentes ou indiscrètes, jeté des semences fatales dans des cœurs encore innocents ! Nous avons déjà parlé du sentiment de terreur qu'il était bon d'inspirer dans quelques cas. Mais souvent il arrive que les paroles des parents n'ont aucun crédit sur les enfants. Ce sera alors au médecin de la famille d'user des ressources de cette intimidation ; ses conseils auront un plus grand poids. A ce traitement moral, on doit joindre l'action des modificateurs physiques. On conçoit de quelle importance est, dans ce cas, l'usage habituel d'une nourriture douce, dépourvue d'excitants, pour apaiser l'orgasme vénérien, et des exercices fréquents, pour raffermir la constitution, empêcher l'accumulation de la sensibilité sur un point. Les jeunes masturbateurs n'ont pas de plus grand ennemi que l'oisiveté.

Pendant ces longues heures d'immobilité scolaire, quand l'attention se fatigue à suivre des idées abstraites, sans objet matériel qui frappe la vue, sur quoi pensez-vous que se porte l'imagination distraite, sollicitée par des impulsions plus réelles? Elle revient sur des souvenirs confus, réveillés par les confidences intimes de ceux qui sont plus avancés; elle revient sur les signes, vaguement entrevus, des attributs de l'autre sexe, sur des tableaux, des statues, des gravures, des dessins à peine remarqués autrefois, sur des actes domestiques, sur des scènes extérieures, dont l'interprétation n'avait pas été saisie. Tout cela, dans la maison paternelle, se fût effacé de la mémoire à l'aide d'autres impressions plus vives, plus variées, et par l'influence même de ces distractions qu'on redoute pour les études, de ces jeux, de ces déplacements, de ces ébats joyeux, qu'on regarde comme un temps perdu. Mais dans la séquestration, les idées s'exaltent par des communications réciproques ; elles deviennent fixes, faute de variété.

Dans la seconde enfance, l'activité scolaire, qui tous les jours enchaîne pendant de longues heures le jeune garçon, provoque chez lui bien des désirs précoces. Aussi, de bons esprits se sont-ils élevés contre la brièveté des récréations dans les colléges. C'est ce qu'a fait M. Taillefer dans un excellent travail publié en 1824 sur les améliorations à introduire dans l'instruction publique ; MM. Pavet de Courteilles et Simon de Metz ont tenu un langage analogue. Ce dernier auteur blâme avec raison la station assise à laquelle on assujettit les élèves de toutes les classes, pendant quatorze heures à peu près, sur les seize ou dix-sept dont se compose la journée (1). Le temps du travail doit être moins long, et on doit faire en sorte que les élèves prennent debout toutes les leçons qui peuvent s'accommoder de cette position. On doit faire en sorte aussi que les siéges ne soient ni susceptibles de s'échauffer, ni trop durs. Ceux en jonc entrelacé nous paraissent mériter la préférence.

Dans le même but, la surveillance doit particulièrement s'attacher aux jeunes gens quand ils sont dépouillés de leurs vêtements, comme au lit, au bain ou aux latrines. Faites donc en sorte, vous dont le devoir est de garantir un jeune sujet, qu'il se couche, dorme et se lève sous vos yeux. Si cela ne suffit pas, qu'il partage

(1) *Hygiène de la jeunesse*, p. 165. — 1821.

votre lit. Cette mesure est souvent la seule qui puisse arracher certains sujets à l'onanisme. Dans les colléges et les pensionnats, il ne doit y avoir ni chambres particulières, ni cellules : des dortoirs, de vastes dortoirs, où la surveillance ne dorme jamais, voilà ce qui convient. Une lampe, dont la lumière, suffisante pour aider la surveillance, soit cependant incapable de gêner le sommeil, doit y brûler pendant toute la nuit. Il faut que les maîtres, et généralement les personnes surveillantes, couchent dans les dortoirs et y fassent, à des heures non réglées, des inspections silencieuses. Pas de rideaux, ou du moins, si on les adopte pour la décence, qu'ils soient disposés de telle sorte, qu'une portion du lit ne puisse être soustraite à l'œil des surveillants ; le silence le plus parfait doit régner dans les dortoirs : tout ce qui empêche de dormir travaille pour l'onanisme. Là enfin, comme ailleurs, il faut que les heures du lever et celles du coucher soient calculées selon les âges, pour que les suspects ou les coupables ne soient jamais au lit que pour y goûter le sommeil.

Il arrive quelquefois que, malgré toutes les précautions, cette habitude approche presque de l'incurabilité, il faut alors redoubler d'efforts ; c'est à l'éducation, à une surveillance de tous les instants, à l'intimidation même, qu'il appartient de lutter vigoureusement contre cette aberration sensuelle. Redoutez par-dessus tout pour eux l'oisiveté ; ce sont surtout ces êtres dépravés qui doivent être enchaînés à la glèbe d'une rude travail quotidien, et au grand air. C'est le meilleur moyen d'empêcher que les matériaux organiques ne tournent au profit des organes génitaux, dont ils favoriseraient l'activité exagérée. Le besoin urgent de réparer chaque jour de grandes dépenses causées par une gymnastique variée et progressive, diminue d'autant la sécrétion du sperme ; car l'économie ne s'occupe de la reproduction de l'espèce qu'après avoir pourvu à la conservation de l'individu. C'est un principe qu'il ne faut point oublier pour le traitement de cette véritable maladie mentale, qui semble déterminer toutes les formes des abus vénériens contre nature.

Il importe souvent que les parents et les instituteurs aient la certitude que leurs élèves se livrent à l'onanisme ; on sait combien seraient dangereuses des admonestations sur de simples *soupçons*. Voici un moyen précieux pour découvrir cette fâcheuse habitude : la connaissance peut en être fort utile, non-seulement aux médecins, mais encore aux directeurs de pensionnats ; c'est le transport de la *pupille en haut et un peu en dedans ou en dehors* (1). Ce seul signe nous a souvent suffi, ainsi qu'à d'autres médecins, pour arracher des aveux. Son existence peut corroborer les présomptions établies sur d'autres indices qui se tirent d'un dépérissement du sujet, et que d'autres causes ne peuvent expliquer, d'un trouble dans quelques fonctions sensorielles, d'une physionomie morne et à regards indécis, etc. Lorsqu'à tous ces signes se joint celui qui est tiré de l'état de la pupille, il y a une certitude presque complète (2).

(1) Presque toujours, dans ce cas, la pupille est déformée (oblongue au lieu d'être arrondie) ; elle ne se trouve plus dans l'axe de la cornée.

(2) Nous n'avons pas cru devoir, à propos de l'hygiène des sens, traiter de celle de la *voix*, comme l'ont fait quelques auteurs. C'est une fonction appartenant à l'appareil respiratoire. Or, l'hygiène appliquée à cet appareil ressort en entier de l'hygiène physique (*air, saisons, vêtements*, etc.). Le larynx, organe spécial de la voix, est tout entier sous la dépendance de ces agents. Personne n'ignore l'influence que l'air froid et humide exerce sur la production des maladies du larynx. En traitant de certains exercices, du *chant*, de la *déclamation*, nous avons fait remarquer combien ces pratiques étaient favorables au développement de l'organe vocal ; nous avons vu également qu'à une robuste constitution correspondait d'ordinaire une voix forte et sonore. Nous ne pouvions traiter dans ce livre d'une question pleine d'intérêt, mais tout à fait spéciale, l'*hygiène du chant*.

QUATRIÈME PARTIE.

HYGIENE MORALE

OU

DES MODIFICATEURS MORAUX.

L'hygiène morale a pour but de placer le corps humain dans les meilleures conditions de bien-être et de santé, par un sage emploi des facultés de l'âme. Et comme l'âme et le corps ne font qu'un ensemble, qu'un tout naturel, qu'il y a entre les parties une parfaite et nécessaire communication, ce bien-être corporel se réfléchit sur le système moral. De sorte que ce que l'un a donné, l'autre le reçoit avec usure.

Par la loi de solidarité des organes et des forces morales et physiologiques, cette remarquable proposition, émise par Joseph de Maistre, n'a rien d'outré : « Les vices moraux peuvent augmenter le nombre et l'intensité des maladies, jusqu'à un point qu'il est impossible d'assigner ; et réciproquement, le hideux empire du mal physique peut être resserré par la vertu jusqu'à des bornes qu'il est tout aussi impossible de fixer. » Nous espérons mettre cette vérité en évidence dans la suite de ce livre, et démontrer que toutes les passions mauvaises, auxquelles l'Évangile livre un combat à mort, sont des causes de détériorations physiques.

Ainsi, on le voit, la différence entre les procédés de l'hygiène morale et ceux de l'hygiène physique, qui concourent simultanément à la même fin, l'amélioration et le perfectionnement du système organique humain, se trouve dans l'origine et le point de départ. La première réagit sur le corps par l'âme ; la seconde réagit sur l'âme par le corps. Ce n'est pas tout, l'hygiène morale tient compte encore du milieu où l'homme se trouve placé, en tant que sujet libre et pensant. Elle apprécie la manière de vivre des individus entre eux ; le bon ou le mauvais usage qu'ils font habituellement, soit des bienfaits de la nature, soit des avantages de la société ; tout ce qui, en un mot, constitue les *mœurs*. Elle fixe donc le bon emploi que l'homme doit faire de ce que nous appelons *modificateurs moraux extérieurs à l'homme,* tels que le genre d'éducation, l'influence des lettres et des sciences, certaines habitudes sociales, etc. Et cela doit être, puisque, comme nous l'avons déjà remarqué, il n'est aucun fait, si minime en apparence, dans le plan général de la vie humaine, qui ne puisse rentrer dans les attributions de l'hygiène, et dont celle-ci ne puisse, à la rigueur, préciser les avantages ou déterminer les inconvénients.

De même que nous avons vu l'hygiène physique préconiser l'usage de modificateurs bons, d'une manière absolue, tels qu'une aération et une nourriture salubres ; ainsi l'hygiène morale enseigne à placer l'âme dans une pure atmosphère de sentiments moraux, à perfectionner les organes ou l'instrument matériel par une forte et saine éducation, dont le principe n'est autre chose que la réaction triomphante de l'âme sur le corps. Elle tend à perfectionner le physique par le moral, non-seulement sous le rapport de la force, mais encore sous celui de la beauté des formes ; l'exemple suivant, pris entre mille, peut donner une idée de cette tendance nouvelle de la perfectibilité. Le fonds de la physionomie est un assez sûr indice du caractère et des aptitudes individuelles, et tient en partie à la fréquente répétition de certains signes en rapport avec les passions dominantes, et qui, à la longue, impriment littéralement leur trace sur la peau et dans les chairs du visage. C'est donc là un effet certain du spirituel sur le physique. Nul doute que l'influence agissante d'une bonne doctrine, contraignant les individus à la pratique d'obligations morales et de devoirs, ne puisse modifier cette condition physiologique de l'être humain.

Voici un exemple qui frappera d'autant plus, que chacun a eu ou aura l'occasion de l'observer : la laideur est héréditaire dans une famille qui se livre aux vices et à de mauvais penchants; tous ses membres ont, à un certain degré, cette physionomie repoussante, cachet d'habitudes perverses. Il arrive, toutefois, qu'un ou deux de ces individus ont pu, par des circonstances fortuites, sortir de l'ornière du crime et de la débauche. En même temps qu'ils contractent des habitudes d'ordre et de moralité, on voit leurs traits perdre peu à peu cette rudesse grossière. Si le type de laideur ne s'efface point complétement, du moins elle sera tempérée par une teinte de douceur et de bienveillance qui l'empêchera d'être repoussante. Mais nous ne doutons pas qu'à la longue, on ne puisse voir cette laideur disparaître entièrement dans les générations successives qui se seront adonnées à la vertu. C'est une bien admirable chose que cette loi de la nature qui veut que le beau idéal physique soit en rapport direct avec le beau idéal moral. Il est donc vrai que la culture de l'esprit ennoblit aussi les formes du corps, et surtout les traits du visage. On en a la preuve dans les classes qui évitent ce qu'on appelle les mésalliances, et qui surveillent l'éducation de leurs enfants. On ne peut expliquer cet effet qu'en admettant avec un profond physiologiste, Muller, de Berlin, que la culture de l'esprit éloigne des traits du visage toute nourriture superflue, et subordonne davantage la matière au type de l'organisation (1).

Enfin, un des attributs propres à l'hygiène morale, et qui lui donne une immense supériorité sur les autres sciences qui ont la conduite de l'homme pour objet, c'est d'employer les modificateurs matériels pour produire, par des états particuliers du corps, une influence sur les idées et les penchants. Cette ressource, dont la morale pure est dépourvue, appartient à une science qui, fondée sur la physiologie humaine, possède la clef de bien des phénomènes, dont les plus saillants sont ceux-ci : Toute partie du corps qui entretient des relations vives de sympathie avec les organes centraux, quand elle vient à être violemment excitée, peut déterminer une action vive dans le cerveau, et par suite dans l'âme, ou, si son action diminue, produire une diminution du pouvoir de l'âme, ce qui entraîne le délire ou l'état soporeux. Le caractère se ressent aussi des influences de ce genre, car une gêne prolongée des fonctions d'organes importants dispose à la mauvaise humeur et à l'abattement, qui ne sont autre chose qu'un état de contrainte de l'âme. Les animaux présentent des dispositions différentes dans leurs états organiques, suivant qu'ils sont timides ou hardis, lâches ou courageux. Chez l'homme, les dispositions changent avec l'état des organes, de sorte qu'un individu résolu et de sang-froid peut éprouver un tel changement de caractère, par suite d'un état passager de son système. Le mode de nourriture influe aussi, par l'action qu'il exerce sur les organes, sur les états passion-

(1) Il parait vrai que, *en général*, les grandes têtes valent mieux, et que l'exercice intellectuel en développe la capacité en même temps qu'il en améliore la forme. Le crâne des hommes distingués par l'esprit et par les mœurs, le crâne des artistes habiles, de ceux qui pensent et qui imaginent beaucoup, est, en général, plus grand et surtout plus beau que le crâne des hommes qu'on ramasse parmi la populace. (Gratiolet, *Anatomie comparée du système nerveux, considéré dans ses rapports avec l'intelligence*, p. 309. — 1857.)

nels qui se manifestent. De ceci découle, de la part de l'hygiène morale, l'institution d'un régime, d'une diététique spéciale pour la cure des passions mauvaises et la bonne direction des penchants en général. C'est l'hygiène morale, proprement dite, qui devrait être la base fondamentale de toute bonne éducation, mais que la routine et les préjugés ont écartée jusqu'à nos jours de tout système de pédagogie.

Cette quatrième partie comprendra deux sections. Dans la première, nous étudierons les modificateurs moraux inhérents à l'homme lui-même, c'est-à-dire le produit de ses facultés morales et intellectuelles réagissant sur son organisme. A cette première section se rattachent les passions, les vices moraux, le bon ou le mauvais emploi de l'intelligence. Après avoir précisé les effets physiologiques de ces choses, nous reprendrons les données de l'hygiène physique, pour instituer une diététique particulière, applicable aux mouvements passionnels et aux désordres moraux.

La seconde section comprendra les modificateurs moraux extérieurs à l'homme, c'est-à-dire le produit direct du milieu social où il se trouve. Leur action se répète sur l'organisme, après avoir modifié primitivement les facultés de l'âme. Telle est la manière d'agir de l'éducation, de la culture de l'esprit ou de l'ignorance, de la littérature, de la science, des arts, du luxe, de tout ce qui, en un mot, influe sur les mœurs. De là découle l'appréciation hygiénique de ces modificateurs multiples qui constituent ce qu'on nomme la civilisation. Enfin, nous terminerons par l'étude comparée des principales religions, sous le rapport hygiénique, et des recherches sur la longévité. Nous aurons alors l'occasion de revenir sur quelques modificateurs moraux et physiques qui échappent, en quelque sorte, à l'analyse par leur délicatesse. La longévité, d'ailleurs, est le bilan le plus net et le plus clair de l'hygiène.

SECTION I.

DES MODIFICATEURS MORAUX PROPRES A L'HOMME; DES PASSIONS, DE L'INFLUENCE DE L'IMAGINATION.

CHAPITRE I.

Quelques vues sur les rapports du physique et du moral. — Des passions en général; de leur division. — Passions oppressives : chagrins, douleur morale, remords, haine, envie, etc. — De leurs effets physiologiques. — Passions expansives : joie, contentement intérieur, etc. — Passions sociales : orgueil, ambition, etc. — De l'imagination. — De quelques signes avant-coureurs de maladies graves, tirés des modes passionnels.

Aucune autre question, dans tous les temps, n'a plus agité le monde des intelligences que celle des rapports du physique et du moral, et aucune autre, il faut bien le dire, n'a été plus stérile, tant que les hommes, auxquels il n'est donné de voir les choses que par un miroir et en énigme, se sont bercés dans des spéculations chimériques pour trouver le lien existant dans la sphère d'union de l'être spirituel avec la matière. Ceux de nos lecteurs qui ont consacré du temps à cette étude savent assez combien peu elle laisse de satisfaction après elle. Mais, si l'on a soin de rejeter tout ce qui est du domaine de l'hypothèse, de l'imagination, pour embrasser la réalité des choses, si l'on étudie franchement les manifestations morales et leurs lois, on entrevoit facilement l'utilité d'une semblable étude. Elle conduit à reconnaître que l'homme peut perdre à la fois sa liberté et sa santé, par l'invasion des passions sensuelles dans son domaine moral. La question des rapports du physique et du moral, au point de vue de l'hygiène, est plus simple qu'on ne le pense généralement, et surtout qu'on ne l'a faite dans beaucoup de livres, où l'on a pris à tâche de la noyer dans des détails et des digressions superflus. Voici ce qu'il en est. De même que nous avons reconnu, dans les fonctions de la vie nutritive, certains faits généraux échappant aux propriétés connues de la matière, certains phénomènes vitaux, tels que ceux de consensus, de synergie, d'individualité organique, inexplicables au moyen des organes qu'ils maîtrisent, mais dérivant d'un pouvoir unitaire sur l'organisme ; ainsi, pour ce qui a trait à l'entendement, il faut s'élever au-dessus de la substance animale et reconnaître les faits principes qui en constituent l'essence.

1° Rapports du physique et du moral.

Le cerveau humain est le support du moral, comme les organes de la vie plastique sont les supports du principe vital. Sans ce support, point de manifestations morales, c'est-à-dire point d'actions ; car, en dernière analyse, le moral doit se manifester en actions, comme la vie se manifeste en fonctions. La pensée agit par le cerveau pour se réaliser au dehors, et si l'instrument est bon, les manifestations seront énergiques ou puissantes. De plus, comme la loi de perfectibilité qui régit les organes de la vie de relation régit également le cerveau, ce dernier peut se perfectionner et se perfectionne réellement. Il y a dès lors action du principe spirituel sur l'instrument et réaction de l'instrument sur le principe spirituel, qui double ses forces par l'exercice. Or, l'exercice suppose l'organe.

L'anatomie moderne, les belles et philosophiques recherches d'ethnographie, démontrent pleinement que le cerveau se perfectionne sous l'influence de bons modificateurs moraux. Il paraît vrai, dit M. Pierre Gratiolet, qu'en général les grandes têtes valent mieux, et que l'exercice intellectuel en développe la capacité en même temps qu'il en améliore la forme. Le crâne des hommes distingués par l'esprit et par les mœurs, le crâne des artistes habiles, de ceux qui pensent et imaginent beaucoup, est en général plus grand, et surtout plus beau, que le crâne des hommes qu'on ramasse parmi la populace. Rien n'est plus rare qu'un beau crâne dans les amphithéâtres d'anatomie ; car ce n'est pas parmi les *parias* des civilisations modernes que se plaît la beauté, cette expression vivante de la vertu et de l'intelligence. Réciproquement, au grand développement de la vertèbre frontale dans les hommes de race blanche correspond une plus grande rectitude du profil de la face, et en même temps une réduction relative des os qui la composent. Ainsi se produisent ces proportions élégantes qui caractérisent le type grec ancien. Chez l'homme blanc le peu de saillie de la face, exprimant un plus grand développement du crâne, est un signe d'intelligence. Par là, sa race est évidemment la plus belle ; car la beauté n'est rien autre chose que la perfection rendue intelligible par la forme (1).

Voilà pour l'hygiène des facultés morales, pour l'éducation. Ici nous nous trouvons en face d'un problème souvent agité et que nous ne voulons point éluder : il s'agit des prédispositions natives irremédiables, doctrine que les travaux de quelques physiologistes ont tendu à propager.

D'après eux, il existerait chez quelques individus des penchants atroces, qui deviennent la source de crimes inouïs ; d'après eux, ces êtres si misérablement nés ne peuvent être mis au rang des aliénés proprement dits, mais ne méritent pas d'être punis suivant toute la rigueur des lois, car il est évident qu'ils sont entraînés presque irrésistiblement et sont comme sans liberté morale. Cette doctrine, qui peut-être trop souvent a arrêté le bras de la justice contre de vrais coupables, est fausse, étant le fruit d'une observation incomplète de la nature morale. D'abord, on ne peut affirmer que les hommes apportent en naissant des dispositions moralement bonnes ou moralement mauvaises ; les hommes ne naissent ni vicieux ni vertueux, mais flottent du bien au mal, et commencent tous par être *enfants*. C'est précisément à cette époque, que nous pouvons appeler *crépusculaire* de la vie morale, qu'intervient l'éducation, avec ses souveraines conséquences. Si les sentiments dominent dans cette période, les forces de l'organisation humaine contribuent à servir à leur développement ; s'ils sont étouffés, l'organisme cérébral, esclave d'ailleurs, ne servira plus qu'aux manifestations instinctives et brutales. C'est bien alors que la liberté morale se trouve *opprimée* par une organisation incomplète. Dans cette dégradation de l'âme subsistent toujours les notions primitives du mérite et du démérite ; par conséquent, toutes les fois qu'un scélérat a conservé dans son intelligence le véritable rapport des choses entre elles, il a toujours été actif dans l'exercice de ses méfaits et passible de la rigueur des lois. Il est bien vrai que l'habitude a favorisé l'asservissement de son âme par des penchants pervers, mais il est également vrai qu'il a été cause de cet asservissement. De là l'imputation morale, l'imputation juridique.

« L'homme qui agit sous l'empire d'une passion, disent des jurisconsultes profonds, a commencé par laisser corrompre sa volonté, et

(1) *Anatomie comparée du système nerveux, considéré dans ses rapports avec l'intelligence*, t. II, p. 252. Paris, 1857.

c'est sa volonté qui, emportée par la passion, s'est précipitée dans le crime. Il a pu résister et ne l'a pas voulu. Dans le paroxysme de la passion la plus délirante, l'homme ne cesse point d'avoir la perception du bien et du mal, et de connaître la nature des actes auxquels il se livre; l'amour, la vengeance, la jalousie, peuvent le subjuguer; il cède à l'entraînement de ses désirs, mais il trouverait dans son sein la force de les combattre. Les passions violentes abrutissent le jugement, mais ne le détruisent pas; elles emportent l'esprit à des résolutions extrêmes, mais elles ne le trompent ni par des hallucinations ni par des chimères. Elles excitent momentanément des sentiments de cruauté, mais elles ne produisent pas cette perversion morale qui porte l'aliéné à immoler, sans motifs, l'être qu'il chérit le plus. En un mot, il n'y a pas (dans la passion violente) suspension temporaire des facultés de l'intelligence; l'homme agit sous l'empire d'un sentiment impérieux qui le maîtrise, mais il accepte cette domination, il agit volontairement (1). » — « Nous pensons, a dit un célèbre médecin légiste, que les passions innées admettent l'excuse, dans certains cas, tandis que les *passions acquises* ne l'admettent presque jamais. Les premières tirent leur origine de penchants naturels nés avec nous, inhérents à l'organisme normal, ou de répugnances non moins naturelles, tandis que les autres surgissent de tous les vices que la nécessité de vivre en société fait éclore (2). » On doit se rappeler ce que nous avons dit précédemment de l'hérédité de la nature morale. (Voy. p. 207 et suiv.)

Ces considérations, fondées sur la plus juste appréciation des faits, rendent parfaitement compte de l'asservissement progressif du libre arbitre de l'homme par l'effet de sa volonté ; en outre, elles attestent la toute-puissance de l'éducation pour conquérir et conserver cette même liberté morale. On peut dire, en général, que toutes les facultés qui sont propres à l'homme, qui le distinguent et l'ennoblissent, paraissent avoir une force native moins considérable que celles qui sont du domaine de l'animalité; et que, pour acquérir tout leur développement, toute leur intensité d'action, elles semblent réclamer plus impérieusement que ces dernières les sollicitations extérieures et les influences de l'habitude. Voilà ce qui exige tant de lumière, tant de moralité, tant de prudence, tant de soin pour l'é-

(1) *Théorie du Code pénal*, par Ad. Chauveau et Faust. Hélie, t. II, p. 224.

(2) Marc, *De la Folie, considérée dans ses rapports médico-judiciaires*, t. I, p. 130. — 1840.

ducation. Celle-ci n'est autre chose que l'hygiène cérébrale, ou la culture et le perfectionnement du *substratum* de la puissance pensante, elle agit en dirigeant la réaction du cerveau. Cette réaction est le produit de son activité vitale : sans elle, pas d'impression déterminée. L'œil réagit selon son mode particulier, lorsque la lumière a traversé ses milieux transparents. Eh bien ! de même le cerveau réagit à sa manière pour les phénomènes moraux ; un trait d'héroïsme, de vertu, dont l'homme est le témoin, suscite l'organe cérébral et produit, indirectement, l'idée du beau et du bien. C'est le plus souvent un mode de réaction sublime, mais qui n'en est pas moins une réaction. Les animaux n'ont point ce mode de réaction. Ce qui différencie donc essentiellement les phénomènes intellectuels et moraux des sensations communes, c'est la non-identité des phénomènes de réaction. Cette réaction cérébrale n'existe pas chez tous avec la même intensité. L'éducation peut tout pour la développer. Le défaut d'exercice la tue, comme le défaut de lumière perd l'organe de la vision. La physiologie cérébrale, envisagée à ce point de vue, donne pour premier précepte d'éducation de fournir un aliment moral à cette tendance organique, qui s'exerce dès l'enfance. Si l'on néglige l'occasion, le cerveau ne réagira plus, quelles que soient, par la suite, les circonstances heureuses de moralité où se trouvera l'individu.

La perfection de l'éducation, dit Charles Bonnet, consiste à multiplier les mouvements du *sensorium commune* le plus qu'il est possible, à combiner les mouvements de toutes les façons assignables et conformes à la destination de l'individu (1).

Il s'ensuit, en dernier ressort, que les vertus, les vices, les crimes des hommes peuvent être aussi bien imputés à ceux qui sont chargés de leur éducation qu'à ceux qui commettent les crimes et les délits. Un enfant, contaminé par de mauvais exemples, nourri longtemps dans une société où le devoir et le juste sont tournés en dérision, où le vice et les penchants brutaux sont exaltés, où la pudeur est honnie, doit presque nécessairement revêtir les plus mauvais caractères de la nature morale. Son cerveau ne peut plus réagir sous l'influence d'un noble exemple, d'une belle action ; mais il réagira au souvenir ou à la vue d'une infraction morale et peut-être d'un crime. Le cerveau qui agit vicieusement, qui exécute une action mauvaise, est modifié par cette fonction dans sa nutrition propre.

(1) *Psychologie*, t. VIII, p. 138.

La molécule qu'il s'assimile dans cet état de tension vitale et fonctionnelle n'est pas la même que s'il était dans un état de tension vitale et fonctionnelle pour le bien; il en résulte que, par la succession et la répétition de ces actes vicieux, le cerveau peut finir par être profondément altéré, vicié dans sa structure intime ; telle partie du cerveau qui agit avec plus d'énergie se développe pendant que telle autre laissée dans le repos s'atrophie. La loi de ces changements est la même qui régit le développement des autres organes, qui, par exemple, amène un surcroît de développement dans les membres inférieurs chez le danseur, ou dans les bras chez le boulanger.

Les mêmes remarques s'appliquent aux facultés intellectuelles proprement dites. On sait, par exemple, de quelle importance il est de s'attacher à perfectionner la mémoire. Non-seulement il y a des limites prescrites à cette faculté, par l'organisation encéphalique, mais il y en a encore qui dépendent de la durée et de l'accroissement physique. Il est de remarque, en effet, que c'est surtout dans l'enfance que les associations d'idées, les images vives s'impriment dans le cerveau ; une fois adulte, cet organe, comme tous les autres, a pris sa structure, sa consistance, et en change difficilement. Nous reviendrons sur ce point. Les données fondamentales de l'hygiène ou de l'éducation cérébrale étant bien saisies, nous allons entreprendre l'étude médicale des passions.

2° Des passions en général; de leur division; des passions mauvaises ou oppressives; de leur influence sur l'économie.

L'observation la plus attentive de la nature humaine porte à reconnaître, de prime abord, deux classes fondamentales de passions : 1° les passions primitives, c'est-à-dire celles qui sont liées aux premiers besoins de l'animalité ; 2° les passions secondaires ou factices, c'est-à-dire celles qui, n'ayant aucun rapport avec notre conservation physique, sont le fruit de notre intelligence développée et surtout de notre état social. Celles-ci sont les plus nombreuses. Les passions primitives, prises dans leur état de simplicité, telles que la crainte, la colère, la joie, etc., sont des auxiliaires utiles à notre conservation ; elles font partie des lois instinctives qui dirigent notre organisation. Elles établissent, comme dit Bossuet, entre le corps et l'âme une proportion admirable; elles donnent au corps un branle secret, pour s'approcher ou s'éloigner de certains objets ; et pour entendre le dernier effet de correspondance, il ne faut que considérer en quelle disposition entre le corps dans les plus grandes passions et en même temps combien l'âme est sollicitée à y accommoder ses désirs (1). Dans une grande colère, le corps se trouve plus prêt à insulter l'ennemi et à l'abattre ; il se tourne tout à cette insulte ; et l'âme, qui se sent aussi vivement pressée, tourne toutes ses pensées au même dessein. Au contraire, la crainte se tourne à l'éloignement et à la fuite, qu'elle rend vive et précipitée plus qu'elle ne le serait naturellement, si ce n'est qu'elle devienne si extrême, qu'elle dégénère en langueur et en défaillance. Et ce qu'il y a de merveilleux, c'est que l'âme entre aussitôt dans des sentiments convenables à cet état ; elle a autant de désir de fuir que le corps y a de disposition. Que si la frayeur nous saisit, de sorte que le sang se glace si fort que le corps tombe en défaillance, l'âme semble s'affaiblir en même temps, le courage tombe avec les forces, et il n'en reste pas même assez pour pouvoir prendre la fuite.

Telle est la nature essentielle des passions primitives, lorsqu'elles ne dégénèrent point, lorsqu'elles ne revêtent point quelques-uns des caractères des passions factices. La crainte devient alors un état permanent qui, loin de servir à la sécurité de l'organisme, ne peut que lui nuire ; il en est de même de la colère. Dans son empiétement progressif, la passion tend de plus en plus à transporter sa sphère d'activité dans l'intelligence ; du simple désir, elle passe à la volonté qu'elle asservit et qu'elle détourne de son but légitime ; la volonté, à son tour, réagit vicieusement sur la raison, qui se fausse.

Les passions secondaires ou factices sont les plus nombreuses ; elles ont, comme nous l'avons dit, leur origine dans le milieu social ; elles sont le fruit de l'éducation, des circonstances, de l'habitude. C'est ce qui fait que l'on voit souvent une opinion prendre le caractère d'une passion. Les passions, dit un physiologiste profond, se mêlent à tout ce que l'homme fait, en bien comme en mal, et surtout elles communiquent aux idées l'intensité nécessaire pour agir, soit au physique, soit au moral, cette énergie qui enfante l'absolutisme, les révolutions et les contre-révolutions. Des idées politiques, religieuses, scientifiques, qui s'emparent des hommes, les poussent à des efforts passionnés pour faire triompher ce qu'ils respectent comme des vérités.

(1) *Connaissance de Dieu et de soi-même*, p. 139.

A. *Effets physiologiques des passions.*

Il est facile d'arriver à une division physiologique des passions, non plus d'après leur nature, mais d'après leurs effets sur le corps humain. Elles sont *excitantes* ou *excentriques*, *dépressives* ou *oppressives ;* par là, on exprime leurs effets prochains sur les viscères, effets de resserrement ou d'expansion. La joie, le contentement intérieur, l'espérance semblent disséminer les mouvements vitaux à la périphérie ; tandis que les passions oppressives, telles que l'envie, la haine et le remords, déterminent un sentiment interne d'angoisse, de resserrement (1). Ces modes passionnels exercent des influences diverses sur les forces vitales, comme le prouvent les exemples suivants : la chaleur animale augmente par l'effet de l'espérance, de la joie et de toutes les passions expansives : au contraire, la crainte, la frayeur, le chagrin la diminuent. Martine a vu la température monter de 28° (Réaumur) à 30 dans un violent accès de colère, et descendre à 27 sous l'empire de la frayeur. D'après les observations de Currie, l'état moral de l'homme détermine l'aptitude dont il est doué à maintenir sa chaleur propre. La température de la peau d'un homme sur lequel il fit des expériences à cet égard, baissa de 28°4 (Réaumur) à 25 sous l'influence du froid; la seconde fois que ce sujet, doué d'un caractère craintif, se soumit à l'expérience, sa chaleur, qui n'était que de 27° 5, tomba à 22° 6. La température d'une ruche s'élève de quelques degrés lorsqu'on irrite les abeilles (2). Sanctorius a prouvé que, dans les passions tristes, la transpiration insensible diminue ; que le pouls est languissant, que tout le corps se contracte et devient sec, que la respiration est languissante et rare. D'après Haller, la tristesse et les serrements de cœur, les anxiétés, *animi ægritudines*, contractent et serrent toutes les parties de notre corps destinées au mouvement (3).

(1) Le professeur Lordat, de Montpellier, divise les passions en deux classes : 1° les passions systaltiques : 2° les diastaltiques. Par ces dénominations, il veut exprimer leurs effets prochains sur les viscères, effets de resserrement et d'expansion. Les diastaltiques, accompagnées de ce dernier mouvement, sont moins sujettes à déterminer les dérangements du système digestif que les autres, qui produisent ce sentiment si pénible à l'épigastre, et que toute personne en proie à la tristesse a ressenti. Cette division est la plus physiologique, et rend le mieux compte de toutes les conséquences des passions sur l'organisme.

(2) Burdach, *ouvr. cité*, t. IX, p. 645.

(3) *De nervorum in arterias imperio.* — 1744.

L'effet des passions oppressives ou tristes est de diminuer ou d'empêcher la puissance d'agir du corps, comme l'a remarqué Spinosa, dont la statique des passions est un véritable chef-d'œuvre : *Tristitia est affectus quò agendi potentia corporis minuitur vel coercetur.* Ce phénomène se remarque à un haut degré dans certaines affections de l'âme, qu'on peut regarder comme l'exagération des passions tristes ; telles sont la *terreur*, la *peur*, le *remords*. Les passions tristes (peines morales sous toutes leurs formes, dans toutes leurs infinies variétés) abaissent l'action nerveuse, entretiennent l'hypostase du sang veineux. C'est à ce dernier effet qu'est due la production des lésions organiques sous l'empire des passions tristes, comme le savant anatomiste Lobstein en a fait la remarque. Selon lui, la turgescence vitale des tissus, due au travail des nerfs, est suspendue par une affection morale. Une nouvelle fâcheuse diminue sensiblement l'embonpoint en moins de 24 heures.

La douleur morale occasionnée par des chagrins profonds détermine des lésions organiques de tous les viscères, et particulièrement du foie et du cœur ; elle vicie les fluides et épuise les forces de résistance vitale. Ce sont des faits vulgaires que tous les auteurs qui ont écrit sur la médecine ont rapportés à l'envi. « Pour prouver, dit Baglivi, combien les passions de l'âme, surtout les chagrins et les craintes, peuvent altérer nos fluides, je rapporterai ce qui s'est passé cette année, 1703. Le 14 janvier, à deux heures après minuit, nous éprouvâmes un tremblement de terre, ce qui est rare à Rome. Quoique personne n'ait été tué, et que les édifices mêmes n'aient pas paru considérablement ébranlés, cependant la frayeur qui s'est emparée de l'esprit des Romains a occasionné la fièvre à plusieurs qui sont morts le même mois ; les personnes qui étaient malades pour lors ont éprouvé des accidents plus graves (1). » Il n'est aucun praticien qui n'ait eu l'occasion de faire la même remarque que le célèbre Baillou : Toutes les maladies qui ont succédé aux sollicitudes de l'âme, ou qui sont survenues en même temps que les affections morales, sont parvenues difficilement à leur guérison, et leur terminaison a toujours été orageuse. Cette douleur ou tristesse lente affaiblit l'influence nerveuse, fait perdre l'appétit et le sommeil, altère les digestions, rend le pouls inégal, tardif et petit. Le cœur, qui n'est plus animé par un sang stimulant, s'affaiblit; les poumons

(1) *Prax. med.*, lib. I, cap. XIV.

gorgés de sang s'en déchargent par des soupirs. L'effet du chagrin fait tomber l'estomac dans une sorte d'atonie.

La disposition à certaines maladies organiques passe rapidement à l'état *réel* sous l'influence des passions. Le chagrin amène, en peu de temps, le développement de la phthisie pulmonaire, des maladies du foie, des affections du cœur chez les personnes prédisposées.

Le dernier degré de la tristesse est le désespoir, et de toutes les tristesses, la plus affreuse est celle du *remords*, qui ronge lentement et tue. L'histoire nous montre bien des victimes de ce fantôme sans traits, sans forme, empoisonnant toutes choses (1). L'humanité, dit Gibbon, à propos de Théodoric, est disposée à croire tout ce qui atteste l'empire de la conscience et le remords des rois: et la philosophie n'ignore point que la force d'une imagination troublée et la faiblesse d'un corps malade créent quelquefois les plus horribles spectres. Après une vie glorieuse et pleine de vertus, Théodoric descendit au tombeau chargé de hontes et de crimes; le souvenir du passé humiliait son esprit, et les frayeurs de l'avenir l'alarmaient. On raconte qu'un jour, à la vue d'un gros poisson qu'on servit sur sa table, il s'écria qu'il apercevait le visage irrité de Symmaque; que ses yeux respiraient la fureur et la vengeance. Le monarque se retira chez lui sur-le-champ, et trois jours après il mourut dans le château de Ravenne (2). Tout le monde sait que Charles IX périt dans le marasme et les convulsions; qu'Élisabeth, après avoir fait décapiter le comte d'Essex, tomba dans une langueur qui la conduisit au tombeau. Il est inutile de faire d'autres dénombrements parmi les têtes couronnées; interrogeons des exemples plus vulgaires.

On voit souvent, dans le monde, certains hommes acquérir de hautes positions de fortune; et les moyens qu'ils ont mis en usage pour y parvenir n'ont point toujours été tirés de la justice et de la stricte équité. Cependant, grâce à des démarches occultes, ils se trouvent graciés vis-à-vis du plus grand nombre, et ils se retirent du tourbillon des affaires, pour se livrer aux jouissances du repos; une sorte de considération même semble entourer ces heu-

(1) L'empereur Néron était sujet parfois à des tremblements universels, et son inflexible historien les attribue à ses forfaits, dont le ressouvenir ne le laissait jamais sans crainte: « *Cunctos per artus tremens, facinorum recordatione nunquàm timore vacuus.* Tacite, *Ann.*, lib. XV, 36. Édit. de Nisard.

(2) *Hist. de la décadence et de la chute de l'empire romain*, t. VIII, p. 22.

reux du siècle. Mais voilà qu'un ennemi implacable les empêche de jouir des douceurs de leur retraite ; une mauvaise pensée agite leur sommeil, trouble leurs digestions; leur corps et leur âme s'usent réciproquement; et puis ils s'évanouissent en peu de temps de la scène du monde, au grand étonnement du public. Le prêtre et le médecin ont seuls le mot de l'énigme: *vermis eorum non moritur*. Il s'agit tantôt de négociants infidèles, tantôt de magistrats prévaricateurs, tantôt de fonctionnaires iniques, etc. Ces exemples, plus fréquents qu'on ne le pense, peuvent venger, en partie, les esprits sincères qui croient à autre chose qu'à la brutale doctrine du succès.

On peut ranger parmi les passions oppressives, qui déterminent un état de gêne dans toute l'économie, l'habitude de déguiser ses pensées, le défaut de *franchise dans le caractère*. Hufeland considère avec raison la franchise comme un moyen de prolonger la vie. Rien, dit-il, n'est plus contraire à la nature, que l'état des hommes qui exercent continuellement la profession de comédien sur le grand théâtre du monde, et ne paraissent jamais ce qu'ils sont; de ces êtres équivoques, qui vivent de déguisements, de contraintes et de mensonges... Un semblable état n'est réellement qu'un état spasmodique permanent, comme le prouvent les suites qu'il entraîne ; effectivement, il en résulte toujours des inquiétudes générales, des désordres dans la circulation et la digestion, et des contradictions dans le physique comme dans le moral (1). Rien n'est plus exact. Aussi voyons-nous la plupart des personnes qui ont l'habitude d'emprunter le masque d'un caractère étranger au leur, avoir un visage pâle et sombre : ce qui pourrait s'expliquer par une gêne habituelle dans la circulation, par laquelle le foie engorgé, laisse refluer dans le système sanguin quelques-uns des matériaux de la sécrétion biliaire; ce qui amène cette coloration particulière des téguments.

L'envie, la jalousie, la haine, ont tous les mauvais effets des passions précédentes; elles refoulent le sang de la périphérie du corps vers les organes intérieurs ; de là naissent cette oppression pénible, ces soupirs entrecoupés, ces palpitations violentes et souvent ces anévrismes mortels. C'est avec raison que les poètes ont représenté l'Envie sous les traits d'une femme pâle, amaigrie, se nourrissant de plantes vénéneuses. Spinosa a dit encore avec raison que,

(1) *Art de prolonger la vie*, etc., p. 309.

par rapport au corps, la haine ne peut jamais être bonne, *odium nunquàm potest esse bonum.* On sait que l'envie se fait déjà sentir dès l'enfance : tous les médecins observateurs savent que c'est alors un cas d'amaigrissement, et que, lorsque celui-ci est porté à un certain degré, la mort en est presque toujours la suite ; car alors la jalousie, qui est chez eux une véritable maladie, n'est plus susceptible de guérison.

On ne risque rien de dire, remarque avec profondeur M. Lordat, que les hommes malfaisants ont quelque chose d'insolite ou de stigmatique dans leur mort. Indépendamment des punitions qu'ils encourent de la part de la société ou de la part de leurs victimes, le penchant à nuire décide souvent une prédisposition morbide, surtout une grande aptitude à former des états pathétiques qui minent les organes et amènent des maladies chroniques, opiniâtres, extraordinaires, mortelles (1).

A ces passions, on doit joindre une particularité inhérente à quelques caractères; nous l'appellerons le *satyrisme,* l'envie démesurée de la critique acerbe. L'auteur d'un traité de médecine peu connu a donné, à ce sujet, d'excellents détails. Martin Pansa dédia au sénat de Leipsick un traité sous ce titre pompeux : Livre d'or sur les moyens de conserver la vie, *Aureus libellus, de propagandâ vitâ,* 1615. Il y blâme ceux qui, se laissant aller à une humeur critique et mordante, toujours charmés de trouver des fautes dans les autres, et toujours prêts à les relever avec aigreur, consument par là plus vitement toute la *partie balsamique de leurs esprits,* et s'attirent souvent une mort prématurée.

Il est beaucoup de passions secondaires ou sociales, telles que l'avarice, la passion du jeu, l'ambition désordonnée, qui rentrent dans la classe des passions dépressives. L'avarice pâlit et dessèche ; les joueurs, presque toujours sous l'empire de la crainte, sont particulièrement sujets aux engorgements des viscères abdominaux, ainsi qu'aux affections anévrismales. On a constaté que des cancers de l'estomac ou du foie terminaient souvent les jours de ceux dont l'existence avait été tourmentée par l'ambition.

Ici, nous devons placer une remarque importante, à propos de la passion de l'orgueil, que l'on range tantôt dans la classe des passions concentrantes, tantôt dans la classe des passions excitantes. L'orgueil, qui n'est que le sentiment de l'estime de soi

(1) *Théorie physiologique des passions humaines*, p. 171. — 1853.

dépassé, est une passion *mixte*, c'est-à-dire qui tient des deux classes où se rangent les divers mouvements passionnels. Tantôt, en effet, l'orgueil *satisfait* semble dilater l'énergie du système, comme dans la joie ; tantôt il l'excite, comme dans la colère ; tantôt enfin il déprime et rabaisse les fonctions nerveuses, comme dans la haine et l'ambition concentrée (1). Ces divers effets méritent d'être pris en considération pour se faire une idée exacte de ce phénomène moral. Passons actuellement à l'analyse des passions *excentriques* ou *dilatantes*.

B. *Des passions expansives ou diastaltiques : de la joie, de l'espérance, etc. ; de leurs effets physiologiques.*

Tandis que, dans la tristesse, la puissance vitale est déprimée, elle augmente dans la joie. Ceci n'a pas besoin de se définir ; il n'est aucun de nous qui n'ait ressenti le bien-être organique qui suit un contentement intime. En général les affections morales douces et excitantes favorisent la guérison des maladies. Tous les observateurs racontent une foule de cures obtenues par l'effet de la joie, principalement dans les fièvres intermittentes, la jaunisse, le scorbut, les scrofules et la paralysie.

« Une vieille femme de Vienne, au rapport de J. P. Franck, depuis longtemps hydropique et affectée de la cataracte, ne rendait qu'une petite quantité d'urines, malgré tous les diurétiques : elle voulut voir ses enfants avant de mourir, et se fit opérer par un célèbre professeur d'anatomie. Peu de temps après qu'elle eut recouvré la vue, les urines coulèrent en abondance et elle fut complètement guérie. »

Affectée d'un violent chagrin par des circonstances qui avaient obligé le gouvernement de s'assurer de la personne de son mari, une dame devint hydropique par cette seule cause. Elle fut traitée pendant longtemps de cette maladie sans succès : mais enfin, son mari ayant été reconnu innocent et mis en liberté, l'état de la malade changea tout à coup ; ce sentiment de la joie rétablit bientôt l'ordre des fonctions de l'économie animale, et dissipa en peu de temps tous les symptômes de la maladie, sans aucun secours de l'art (2).

(1) Avec l'orgueil, compagnon dur et triste,
Bouffi, mais sec, ennemi des ébats,
Il enfle l'âme et ne la nourrit pas. (VOLTAIRE.)

(2) Fabre, *Essai sur les facultés de l'âme*, p. 97. — 1792.

En somme, ce que l'on peut dire, en observant attentivement la nature humaine, c'est que tout ce qui dérive des passions expansives et de la joie, qui en est l'élément fondamental; tout ce qui se rattache à la gaieté, au *sentiment d'admiration*, à la *sécurité*, l'*espérance*, est bon pour l'organisme. Ces choses constituent son véritable *milieu;* tout doit tendre, dans l'éducation de l'homme, à l'entourer de ces bons modificateurs, qui sont l'ébauche du bonheur relatif auquel il doit prétendre.

Nous arrivons ainsi à cette conséquence hygiénique importante : c'est que, de toutes les affections de l'âme, il n'y a de physiquement utile à l'homme que la gaieté douce et tranquille; c'est donc vers elle qu'il faut tâcher de ramener toutes les autres. En quoi, dit Spinosa, est-il plus convenable de soulager la faim ou la soif que de chasser la mélancolie? Plus nous avons de joie, plus nous avons de perfection. Il est donc d'un homme sage d'user des choses de la vie et d'en jouir autant que possible, pourvu que cela n'aille pas jusqu'au dégoût, car alors ce n'est plus jouir. Oui, il est d'un homme sage de se réparer par une nourriture modérée et agréable, de charmer ses sens du parfum et de l'éclat verdoyant des plantes, d'orner même son vêtement ; de jouir de la musique, des jeux, des spectacles et de tous les divertissements que chacun peut se donner sans dommage pour personne. En effet, le corps humain se compose de plusieurs parties de différentes natures, qui ont continuellement besoin d'aliments nouveaux et variés, afin que le corps tout entier soit plus propre à toutes les fonctions qui résultent de sa nature, et, par suite, afin que l'âme soit plus propre aux travaux de la pensée (1). (Voir ce que nous avons dit précédemment, HYGIÈNE DES SENS.)

On ne saurait trop faire pénétrer la joie et le contentement dans l'éducation des enfants, dans les limites de la raison et du possible. La joie agit sur l'âme comme la lumière agit sur le corps. Aussi doit-on déplorer l'aveuglement des instituteurs rébarbatifs qui traitent les enfants avec toutes les rigueurs de l'intolérance. Il existe sans doute des rapports entre les différents âges de la vie, et il est sage de prendre des précautions pour que le premier contribue au bonheur de tous les autres ; mais vouloir le sacrifier entièrement à cette vue, enchaîner la mobilité de l'enfance, substituer la lenteur et la mélancolie de l'âge mûr à la saillie et aux élans des premières sensations, l'accablement à la gaîté la plus franche et la plus naïve ; im-

(1) Ethices, *De servo arbitrio*, pars 4.

poser silence à des organes qui s'essayent et sont comme les touches d'une mémoire vraiment active ; affliger enfin, tourmenter un être, qui, s'il survit, portera toujours l'empreinte du malheur et de la dureté dont on aura flétri son existence : c'est le propre de la pédanterie renforcée par l'ignorance et le fanatisme (1).

Mais il ne faut point oublier que la joie la plus efficace pour ramener et entretenir la santé, est celle qui naît de la conscience satisfaite. Sait-on, a dit l'éloquent Vicq-d'Azyr, tout ce que peuvent sur nos organes les douces émotions de l'âme et les battements d'un cœur satisfait ? Elle est bien supérieure, sous ce rapport, à celle qui naît des émotions ou impressions sensuelles. Elle repose, d'ailleurs, sur une affection expansive, d'un ordre élevé, l'espérance. L'espérance est l'état de l'âme le plus favorable à la santé ; on a observé que la forte espérance d'un grand bien a soutenu jusqu'à un âge avancé la santé de personnes de qui les autres conditions n'étaient rien moins que propres à la conserver. C'est donc à tort que Spinosa a écrit que l'espérance ne pouvait jamais être bonne par elle-même ; c'est l'erreur d'un esprit chez lequel l'idée d'une vie future était indéterminée. L'affection de l'espérance est entretenue elle-même par des modificateurs d'un ordre supérieur, les religions, dont nous nous occuperons plus loin. Le contentement intime, provoqué par la conscience satisfaite, est toujours favorable à l'organisme d'une manière absolue ; tandis qu'il n'en est pas de même de la joie provoquée et entretenue par des objets concrets, passagers ; elle a quelquefois des effets nuisibles, comme nous allons le voir.

C. *Danger des passions expansives dans quelques circonstances.*

On peut mourir d'un trop grand contentement : les effets dangereux de la joie sont plus fréquents que ceux d'une affection douloureuse ; ils agissent alors à la manière des impressions trop fortes, et le sensorium ne peut pas soutenir leur assaut.

L'héritière de Leibnitz nous en fournit un exemple frappant. Le trésor que laissa ce philosophe, dit Fontenelle, et qui lui avait causé tant d'inquiétudes pendant sa vie, fut encore plus funeste à la femme de son seul héritier. En voyant tant d'argent ensemble qui lui appartenait, elle fut si saisie de joie, qu'elle en mourut subite-

(1) Vicq-d'Azyr, *Éloge de Gaubius*, t. II, p. 265.

ment. Quelquefois, à la suite des mêmes circonstances, le cerveau se dérange ; la tête se perd sous le poids du bonheur. Richard Mead avait observé, depuis longtemps, que l'aliénation mentale était très-fréquente chez les personnes qui arrivaient brusquement aux richesses et à la fortune. Voici un fait assez curieux, dont les journaux ont parlé beaucoup, il y a quelques années :

Mademoiselle Desb.... vint à Paris pour entrer comme domestique dans une maison ; le hasard voulut qu'elle se trompât de porte... Elle fait connaissance avec un M. Forestier, qui a laissé un nom dans les arts. Celui-ci, ayant besoin d'une domestique, l'engage à rester à son service. Là, cette fille rangée, fort économe, contribue beaucoup à augmenter la fortune de son maître qui, dans sa satisfaction, la fait son héritière universelle ; elle est maîtresse de 800,000 francs ! Mais dans cette nouvelle position, elle devient hallucinée ; elle croit voir des ennemis qui la poursuivent, et refuse obstinément de sortir de chez elle : les héritiers demandent son interdiction. Le docteur Trélat, en reconnaissant l'aliénation mentale, termine son rapport en disant : « Il y a peut-être quelque chose d'aussi funeste que le malheur, à l'intégrité des fonctions intellectuelles : c'est l'excès de bonne fortune (1). »

Nous devons faire remarquer, à ce propos, que ces effets fâcheux, occasionnés par les passions expansives, se font surtout ressentir sur les sujets dont la texture organique est très-irritable, et la fibre nerveuse très-irascible. L'excès dans la joie a fait périr des individus, qui avaient été antérieurement en proie à de vives inquiétudes ; dont le moral était en quelque sorte brusquement tourmenté en sens contraire. C'est ainsi que périrent deux dames romaines, l'une en embrassant son fils qu'elle trouva à sa porte, l'autre en voyant arriver le sien, qu'elle croyait mort à la journée de Cannes. Genre de mort bien étonnant, dit Valère Maxime ; elles avaient résisté à la violence de la douleur ; mais elles succombèrent à l'excès du plaisir : *quas dolor non extinxerat, lætitia consumpsit* (2).

Nous ne reviendrons point, ici, sur l'amour considéré comme passion expansive, lui ayant donné, en temps et lieu, de grands développements.

(1) *Gazette des Tribunaux,* 19 juillet 1842.

(2) Val. Max., lib. IX, cap. XII.

D. *Des Passions excitantes.*

Nous arrivons à préciser un autre mode d'action physiologique exercé par certaines passions : c'est l'excitation. Les phénomènes qui accompagnent la *colère* sont des plus saillants ; elle fait rougir le visage, étinceler les yeux, battre le cœur ; pendant son accès, on trouve un léger degré de convulsion. La flamme trop vive de la colère agit d'une manière fâcheuse sur l'organisme ; le feu lent de l'*indignation* produit souvent des effets salutaires. La colère est un emportement grossier qui nous abaisse au niveau de la cause qui l'a excitée ; l'indignation est un mouvement moral, une passion noble qui nous élève au-dessus des objets bas et grossiers.

On peut dire que, dans les passions excitantes, il y a exaltation des forces nerveuses et concentration des forces vitales sur un point. Cette concentration est également un mal ; elle empêche l'établissement de cette loi d'équilibre qui est la santé. La vie n'arrive à sa perfection qu'en s'imposant des limites à elle-même, ce qui a lieu quand chaque partie se subordonne au tout, et que chacune a sa proportion, son but. Le médecin Baillou comparait les passions à une fièvre brûlante, qui consume et mange le corps. Cette comparaison repose sur des données expérimentales, car le physiologiste Borelli a prouvé que l'orgasme du sang, après un violent accès de colère, ressemblait à celui de l'état fébrile. Cette surexcitation nerveuse se transmet au système vasculaire, qui se trouve toujours secondairement affecté, quel que soit le mode de la passion, qu'elle soit excitante ou dépressive.

On trouve dans cette modification, imprimée au second système organique, des nuances infinies, depuis la simple injection rosée, comme cela a lieu au visage, dans la joie, jusqu'à la rupture des vaisseaux. Rien n'est mieux démontré que ce point de doctrine, savoir : la fréquence des congestions sanguines par l'effet des passions. Un médecin distingué de la capitale, dans un ouvrage récemment publié, attribue la grande fréquence de l'apoplexie, de notre temps, au plus grand essor qu'ont pris les passions sociales.

On le voit, certaines passions excitantes peuvent être considérées comme mixtes ; la colère tient beaucoup de la haine, passion oppressive ; tandis que l'*enthousiasme* se rapproche, par ses effets bienfaisants sur l'organisme, de la joie, passion expansive. De même que nous avons vu le contentement intérieur, basé sur la pureté de conscience, exercer sur l'organisme une action plus bienfaisante que la joie, naissant de circonstances fortuites et sensuelles; de même, les passions stimulantes, comme l'enthousiasme, provoquées par un certain déploiement des facultés intellectuelles, sont plus salutaires. Elles produisent quelquefois des effets surprenants. On raconte le fait suivant dans la vie de Benvenuto Cellini. Ce grand artiste, presque mourant, gisait sans forces sur son lit, lorsque ses ouvriers se mirent à l'œuvre pour couler en bronze sa fameuse statue de Persée. Benvenuto s'en aperçoit; il craint que ses élèves ne procèdent pas avec assez de soin à cette œuvre délicate, et tout à coup ceux-ci voient accourir à eux le maître qu'ils croyaient presque mort. Benvenuto était guéri; il se met au travail, et son chef-d'œuvre sort intact du moule. C'est de la même manière que peut agir la foi religieuse qui transporte des montagnes, selon les paroles de l'Écriture. Ce puissant modificateur moral a souvent produit les cures les plus surprenantes.

Nous devons ajouter que les passions excitantes sont de celles sur lesquelles l'hygiène moral a le plus de prise, celles aussi qui, bien dirigées, peuvent le mieux concourir au perfectionnement physique et moral de l'homme. Mais ce point doit être traité dans le chapitre suivant.

Nous avons laissé de côté certaines passions mixtes, tenant en même temps de l'animalité et de l'état social, telles que l'*ivrognerie*, le *libertinage*, la *gourmandise*; nous les avons déjà signalées précédemment, dans les chapitres consacrés à l'hygiène des fonctions auxquelles ces mêmes passions se rattachent; mais il en est une autre que nous devons signaler :

L'*amour*, la passion la plus universelle et la plus agréable de celles que l'homme éprouve, n'a ordinairement ni la violence de la colère, ni l'abattement de la douleur et peut être considéré comme une passion tempérée. Mais, dans ses vicissitudes et ses excès, il devient aussi impétueux que la colère, ou tombe dans l'abattement qui caractérise la douleur ; c'est sous ces deux aspects qu'il s'offre dans la fureur qui animait la femme de Putiphar contre Joseph, ou dans la tendre inquiétude de Ruth à l'égard de Booz. C'est une passion fluctuante.

Il nous restera à approfondir, dans la section suivante, l'action des modificateurs qui leur donnent le plus de jeu, de développement; leur étude se trouvera ainsi complétée.

E. *De quelques autres conditions morales.*

Mais cette étude des passions ne donnerait encore qu'une idée fort incomplète des influences morales intrinsèques, si l'on ne tenait compte d'autres conditions. Nous devons à l'illustre médecin Joseph Franck une remarque importante :

On n'a pas l'habitude de séparer assez des passions de l'âme quelques conditions morales qui produisent une sensation de plaisir ou de peine d'un ordre supérieur. De là il arrive que l'on met au rang des passions excitantes de l'âme et des plaisirs de l'esprit : la joie qui naît des choses ou des actions passées (la sécurité de l'âme, ou l'âme contente de son état), la joie anticipée (l'espérance), le plaisir qui naît lorsqu'on désire le bonheur d'un homme dont on a reçu des bienfaits (la reconnaissance, le souvenir des bienfaits), la douce sensation que nous éprouvons lorsque nous employons à secourir autrui (la commisération), et la perception agréable que nous avons en considérant les hautes qualités d'un homme (l'estime, l'admiration, l'amour platonique). Et l'on met de même au nombre des passions qui abattent l'âme et des peines de l'esprit le chagrin qui vient de nos actions (la honte, le repentir, le remords de la conscience), le chagrin anticipé, (la solitude, une attente inquiète), un sentiment désagréable provenant des mauvaises qualités des autres (le mépris, la haine), le chagrin provenant des injures (la colère), ou de la félicité des autres (l'envie, la zélotypie). Aux passions mixtes de l'âme on joint les efforts pour se venger des injures (la vengeance) (1).

Les mille et une petites contrariétés, les froissements imposés par une position sociale ou une manière de vivre qui vous répugne, produisent sans doute des secousses moins profondes, des désordres moins rapides que les chagrins véritables, les violences faites aux affections ; mais tout cela ne fixe pas moins son épine dans l'organisation, tout cela peut abréger la vie. La pratique de la médecine ne nous montre-t-elle pas, chaque jour, des hommes cruellement tourmentés par des petitesses ? Que de maladies consomptives n'ont d'autre origine que les blessures faites à la vanité ! « Mes passions m'ont fait vivre, mes passions m'ont tué, disait J.-J. Rousseau. Quelles passions, dira-t-on ? des riens, les choses du monde les plus

(1) *Traité de pathologie médicale*, t. III, p. 95.

puériles. » Disons quelque chose de l'imagination, qui vivifie et tue également.

3o De l'imagination, de ses écarts.

L'influence de l'imagination sur le corps humain s'exerce dans un détail infini : elle régit à la fois les appareils de la vie animale et ceux de la vie organique, et par des correspondances inconnues, meut la machine entière à l'insu de l'esprit, l'imagination est comme un pont jeté entre le monde physique et le monde intellectuel. C'est une force merveilleuse, variable, insaisissable, dont on ne sait dire avec certitude s'il faut l'attribuer au corps ou à l'âme, si nous la gouvernons ou si nous sommes gouvernés par elle, et c'est là précisément ce qui la rend plus particulièrement propre à servir d'intermédiaire à l'action du moral sur le physique, et ce qui lui donne pour nous plus d'importance. En effet, par un examen attentif des phénomènes qui se passent en nous, nous reconnaîtrons que ni la pensée ni le désir n'ont sur notre corps une action immédiate ; ils ne se manifestent que par le secours de l'imagination ; observation également précieuse pour le psychologue et pour le médecin. L'imagination est la mère nourricière, l'agent, la force motrice de tous les membres isolés de l'organisme intellectuel. Sans elle, toutes les images sont obscurcies, toutes les idées muettes et stériles, tous les sentiments grossiers et brutaux. Elle est la mère des rêves, la mère de la poésie ; et, sans poésie, rien de supérieur. « En général, dit Herder, l'imagination est de toutes les facultés de l'âme la moins étudiée et celle dont l'étude peut être le moins approfondie ; car, liée comme elle est à tout le système, surtout aux nerfs et au cerveau, ce que démontrent tant de maladies étranges, elle semble être, non-seulement le lien et la base de toutes les facultés supérieures de l'âme, mais encore le nœud qui unit l'esprit et le corps ; elle est, pour ainsi dire, la fleur de toute l'organisation matérielle, mise au service de la faculté de penser. » Kant, le philosophe par excellence, Kant a constaté aussi que la force motrice de l'imagination est bien plus intime et plus pénétrante que toute force matérielle. « Un homme, disait-il souvent, qui a goûté avec une jouissance profonde le plaisir d'une société agréable, mangera avec beaucoup plus d'appétit que s'il s'était promené à cheval pendant deux heures. Une lecture amusante est plus utile à la santé que l'exercice du corps. » C'est en ce sens qu'il regardait les rêves du sommeil comme une sorte de mouvement déterminé par la nature pour entretenir le mécanisme de l'organisation. Il explique le plaisir de la bonne société comme l'effet d'une bonne digestion, et le bien qui en résulte pour la santé, comme le véritable et le meilleur but de ces réunions où se dépensent les sentiments les plus délicats et tous les trésors de l'esprit.

Tout le monde connaît, par des récits ou par des exemples, la puissance salutaire ou terrible de l'imagination dans certains états morbides. N'est-il pas juste de conclure qu'une force capable de guérir des maladies peut aussi les détourner, et que la même cause qui a la puissance de les aggraver et de les rendre mortelles, peut aussi les amener? Voyez combien sont profondes et dangereuses les souffrances de ces malheureux qui s'abandonnent à l'idée fixe d'un mal imaginaire dont ils se croient ou atteints ou menacés ! Tôt ou tard ils l'amènent réellement.

La cause physiologique d'un semblable phénomène est une tension nerveuse continuelle vers un même organe qui finit par être atteint dans sa sphère végétative. On se souvient de cet élève de Boerhaave, chez qui tous les états morbides décrits par le maître se manifestaient successivement : les fièvres et les inflammations pendant le semestre d'hiver, les névroses pendant le semestre d'été, si bien qu'il fut obligé de renoncer à une étude qui mettait sa vie en péril. Un domestique anglais, pour avoir lu dans un journal le récit d'une mort horrible causée par la morsure d'un chien enragé, se trouva immédiatement atteint lui-même d'hydrophobie, et ne fut sauvé que par le traitement approprié à cette maladie. Un jeune médecin, que nous avons traité, après avoir lui-même donné ses soins à un confrère mort de la rage, est saisi lui-même, au bout de 40 jours, de phénomènes hydrophobiques. Des malheureux, à qui les débauches de leur jeunesse donnent des remords et qui redoutent les conséquences de leurs excès, se gravent dans l'esprit l'image des maux dont ils se croient menacés, et ces craintes incessantes amènent à la longue l'état caractérisé par Weikard du nom de *phthisie imaginaire*, triste mélange de terreurs morales et de maux physiques nés de ces terreurs mêmes. Tout praticien, surtout à notre époque de civilisation raffinée, trouve fréquemment l'occasion d'observer sur lui-même et sur de nombreux sujets des phénomènes analogues (1). Quand on étudie les maladies des yeux, il arrive souvent que, la crainte de l'amaurose frappant l'imagination, la vue finit par se troubler et s'af-

(1) *Hygiène de l'âme*, par le baron de Feuchtersleben, p. 31. — 1853.

faiblir. De nos jours, pendant le choléra, on a constaté plus d'une fois que des personnes bien portantes, au milieu d'une conversation sur les ravages de l'épidémie, ont subitement accusé des maux de ventre, et qu'à la suite de craintes d'abord imaginaires, il s'est manifesté des symptômes réels de la maladie. Je cite à dessein des exemples connus ; les journaux et les livres m'en fourniraient encore beaucoup d'autres. Puisque l'imagination peut attirer sur l'homme tant de périls et de souffrances, ne doit-elle pas aussi avoir la puissance de le rendre heureux? Si, pour me croire malade, je le deviens réellement, ne puis-je aussi conserver ma santé par une ferme persuasion que je me porte bien ?

Les preuves abondent à l'appui de cette opinion. Sans parler ici des effets merveilleux que produisent, pour la guérison des maladies, la confiance, l'espoir, les rêves, les sympathies, la musique, nous ferons seulement une remarque : c'est que ce qui a la vertu de guérir des organes malades doit avec plus d'efficacité conserver des organes sains. Tous ces moyens curatifs sont du domaine de l'imagination, et dans la même classe viendront se ranger, par les progrès du temps et de la science, bien des remèdes que nous rapportons aujourd'hui à d'autres principes. L'imagination a son domaine en dehors du monde réel ; de l'exercice régulier ou désordonné de cette faculté capricieuse, dépendent le bonheur et le malheur de la vie humaine. Quand elle se développe outre mesure, elle nous fait rêver tout éveillés, et c'est le premier degré de la démence. Le regard même du poëte, perdu dans la contemplation de l'idéal, n'a-t-il point quelquefois attiré, comme par un charme funeste, des fantômes terribles qui l'obsèdent, aussi longtemps que ses yeux restent détournés de l'étoile éternelle du beau? Il est beaucoup d'hommes célèbres qui ont dû aux étranges écarts de cette faculté une vie maladive et promptement consumée. Le Tasse fut moins victime des injustices d'autrui que des égarements de son imagination ; il y eut dans sa destinée un contraste d'abaissement et de gloire. Rousseau, autre exemple déplorable de la faiblesse de l'esprit humain, n'a-t-il pas écrit : « Non, la nature ne m'a point fait pour jouir. Elle a mis dans ma mauvaise tête le poison du bonheur ineffable, dont elle a mis l'appétit dans mon cœur. Il est impossible aux hommes et difficile à la nature elle-même de passer en richesse mon imagination. » La sagesse enseigne à maintenir dans de justes bornes *cette folle du logis*, qui peut le détériorer comme elle peut l'embellir. L'hygiène n'est point étrangère à l'apaisement et à la direction de cette faculté capricieuse, en signalant le danger de certains modificateurs sociaux qui ont pour effet de la rendre trop incandescente et de compromettre ainsi le bonheur et la durée de la vie. C'est ce que le lecteur apprendra dans la deuxième section.

Comme l'hygiène morale est également préventive, nous devons, à propos des passions, de l'imagination, du caractère, etc, parler en ce lieu de quelques circonstances peu connues, tirées de certains changements dans les manifestations morales, et qui trahissent l'imminence d'une grave affection. Ces choses intéressent également le philosophe, le médecin, et toutes les personnes qui ajoutent, avec juste raison, du prix à la constatation des signes avant-coureurs de maladies d'autant plus dangereuses que leur marche est sourde, latente. Nous croyons rendre un service en rappelant quelques recherches que nous avons faites à cet égard et publiées dans le temps.

4° De quelques signes avant-coureurs de graves affections cérébrales, tirés des changements dans la tournure des idées et des passions.

Le fait le plus général comme prodrome de toute affection grave du cerveau est un état de *lassitude cérébrale*, offrant beaucoup d'analogie avec cette torpeur intellectuelle qui succède aux fièvres graves ou malignes : On observe dans les gestes habituels, dans l'attitude des maladies, leurs mouvements, une absence totale de ce que l'on pourrait nommer la conscience de l'acte : ils sont hésitants. Le cerveau chez eux semble avoir perdu son pouvoir *pondérateur* sur l'ensemble des fonctions de la vie de relation. Il existe souvent chez eux un état constant de vertige léger et habituel qu'ils désignent ordinairement sous le nom de *faiblesse de tête*, lequel s'accompagne souvent lui-même d'une débilité dans les membres.

La mémoire, dont l'altération est si prononcée dans toute lésion profonde du cerveau, est fréquemment compromise dans la période prodromique des affections cérébrales. Ainsi des malades ont oublié les noms de leurs amis, les mots qui désignent les choses les plus usuelles. Ils rappellent les faits et gestes de cet empereur romain, dont Tacite nous a tracé d'une manière si véridique la faiblesse d'esprit : « Il est comme abruti ; quelquefois il oublie qui il est, où il est, en quel lieu, en quel moment, à qui il parle ; il invite à souper des citoyens qu'il a fait mourir la veille. » Dans la conversation, les malades ayant de la peine à trouver le mot propre de la chose qu'ils veulent exprimer, sont obligés de faire des circonlocutions pour se faire entendre. D'autres fois, mais cela est rare, la mémoire devient plus puissante : cette faculté semble prendre un nouvel essor, elle reproduit, au grand étonnement du malade et des assistants, des souvenirs qui semblaient à jamais enfouis dans les profondeurs de la pensée. Le fait curieux et inexplicable de la *réminiscence* correspond à l'exaltation de la sensibilité spéciale de certains sens, phénomène que nous verrons plus loin. Il se remarque du reste quelquefois à la suite d'une légère attaque d'apoplexie; on voit alors des patients exhumer des souvenirs qui paraissent totalement effacés. Notre savant collègue le professeur Brachet nous a fait part du fait suivant : Un homme de cinquante ans est frappé d'une attaque d'apoplexie; il conserve la parole et ne s'exprime sensément que dans le patois de son pays, dont il ne se ressouvenait plus étant en santé.

Après la mémoire et l'attention qui se fixe avec peine, ou ne se fixe pas du tout sur les objets mis en présence de l'individu, l'altération la plus saillante est celle de la volonté : celle-ci s'amoindrit. L'homme auparavant le plus ferme, qui montrait le plus de ténacité dans sa manière de voir, qui poursuivait le plan de sa vie avec une grande détermination, devient en quelque sorte le jouet d'un enfant; ceux qui l'entourent, les inférieurs mêmes, parviennent à le dominer. La perversité humaine s'est servie souvent de cette déchéance morale dans des vues coupables, et l'homme qu'on avait vu jusqu'alors administrer sa fortune avec le plus de rigueur et de soin, se laisse tout à coup dépouiller de ses biens, soit par des donations extorquées, soit par des marchés onéreux. Les personnes du monde voient dans ces exemples des *bizarreries* de caractère ; le physiologiste et le médecin y voient la première expression d'un état pathologique. Cet affaiblissement de la volonté qui, d'après nos observations, se lie surtout aux lésions cérébrales qui conduisent à la folie ou à la paralysie des aliénés, et coïncide avec le ramollissement partiel ou général de la masse encéphalique, suppose une altération du jugement. Ce fait, pour le dire en passant, démontre avec évidence que la volonté n'est ni une faculté affective ni une faculté intellectuelle, et qu'elle doit figurer à part dans les manifestations du moi. Aussi est-ce à tort que les phrénologistes l'ont confondue avec les facultés intellectuelles et les sentiments supérieurs. La volonté est la résultante des autres facultés; elle ne manque ni chez l'idiot ni chez l'aliéné, seulement elle n'est pas éclairée. Ce n'est point parce qu'ils manquent de volonté qu'ils sont irresponsables, mais bien parce qu'ils manquent de la connaissance des règles qui doivent la diriger.

De là n'existe qu'une légère transition à l'examen d'un des signes les plus étonnants et les plus tristes en même temps, celui qui se tire de la perversion des facultés morales : c'est un des points les plus mystérieux de la psychologie. On dirait que cette puissance pondératrice du cerveau, qui régit les mouvements locomoteurs, fait également défaut à la partie morale de l'homme, à cette faculté particulière de notre esprit qui est chargée de nous donner le modèle de notre conduite, de sorte que, sous ce rapport, il tombe sous l'empire de l'instinct. De l'abjection des idées, les conversations lascives, les propos les plus dégoûtants d'obscénité qu'on voit tenir à des personnes qui, auparavant, étaient pleines de décence et de pudeur. Enfin il peut arriver, et nous citerons plus loin des exemples, que cette viciation de la faculté morale franchisse la sphère de l'idée et se réalise dans l'action. On aurait alors le douloureux spectacle d'individus restés jusqu'à ce jour intègres et pudiques qui, *sans transition,* commettent un délit ou un attentat

Indépendamment des actes de moralité, il est une circonstance digne d'attention et qui se tire des changements *brusques* qui peuvent survenir chez l'homme, dans ses goûts, ses penchants, sa manière d'être, en un mot, son attitude sociale. De pareilles modifications, lorsqu'elles n'apparaissent point d'une manière lente et progressive, n'ont point leur raison d'être dans l'action des agents moraux et ne peuvent provenir que d'un changement dans l'assiette du système nerveux. Ainsi on a remarqué depuis longtemps qu'une gaieté insolite chez un individu habituellement grave pouvait dénoter l'imminence d'une attaque d'apoplexie. Il en est de même de ceux qui, pendant une grande partie de leur vie, ayant aimé la retraite et la vie tranquille, recherchent tout à coup le bruit et l'agitation. Nous avons connu un homme de 67 ans qui, après avoir mené jusqu'à cet âge une vie grave et même austère, se livra à des distractions futiles, rechercha des amusements qui n'étaient plus de son âge et fut frappé peu de mois après d'une attaque d'apoplexie foudroyante. Nous savons bien que l'on pourra objecter à ce fait l'influence qu'a pu exercer sur l'organisme d'un vieillard un régime plus stimulant que celui auquel il s'était astreint précédemment. Mais la modification cérébrale qui lui a fait rechercher ce changement restera toujours comme l'indice d'une perturbation de la vie nerveuse. Et puis très-souvent les changements dans le moral n'en impliquent aucun dans les habitudes alimentaires, dans l'usage des plaisirs. Ils roulent sur des nuances dans le caractère, dans la tournure des idées et du maintien. Un homme dans l'âge consistant qui était préoccupé de choses graves, devient distrait et tombe dans les minuties comme le vieillard. Voilà une circonstance, futile en apparence, qui nous mit sur la voie de porter, il y a peu d'années, un pronostic qui s'est malheureusement confirmé.

Un des hommes les plus recommandables, tant sous le rapport des facultés de l'esprit que des qualités du cœur, vint un jour nous entretenir d'affaires étrangères à sa santé. Sa conversation était lucide; rien n'était indicateur dans sa démarche; il accusait depuis quelque temps un peu d'inaptitude pour le travail. Pendant que nous étions occupé à écrire une lettre que nous devions lui remettre, nous le vîmes se lever, fureter dans un arrière-cabinet et ouvrir un placard. Ce fait, de la part d'une personne ayant les habitudes les plus polies et les plus discrètes, nous frappa vivement. Nous le rapprochâmes de deux circonstances qui nous étaient connues. A l'époque de la révolution de Février, cet homme honorable, occupant un poste administratif important, s'était mêlé, dans les vues les plus désintéressées et les plus louables, à des agitations de la place publique; son esprit avait été fortement impressionné; nous savions de plus que sa mère était atteinte de démence sénile. Nous eûmes l'occasion de faire part de nos appréhensions à quelques membres de sa famille. Trois mois après, le malade perdait la vue à la suite de violentes céphalalgies, et il succombait plus tard au milieu de tous les symptômes du ramollissement cérébral. Une inconvenance commise, une vantardise déplacée de la part de personnes non sujettes à ces écarts, sont des aberrations suspectes.

A la vue de semblables preuves de la fragilité de notre nature, cette pensée si énergiquement exprimée de notre Montaigne peut-elle manquer de s'offrir à nous : « La plus réglée âme du monde et la plus parfaite n'a que trop à faire à se tenir en pieds, et à se garder de s'emporter par terre de sa propre foiblesse. Pensent-ils qu'une apoplexie n'estourdisse aussi bien Socrate qu'un portefaix ? Les uns ont oublié leur nom mesme par la force d'une maladie, et une légère blessure a renversé le jugement à d'autres. Tant sage qu'il voudra, mais enfin c'est un homme : qu'est-il plus caduque, plus misérable et plus néant (1) ? »

(1) *Essais*, liv. II, chap. v.

Un changement complet dans la tournure des idées, lorsqu'il n'est pas le résultat des progrès de l'âge, qu'il se manifeste dans un court laps de temps, et qu'on a d'autre part la certitude qu'il ne peut dépendre de l'action de certains modificateurs moraux, est très-suspect. Nous avons connu un jeune médecin de nos condisciples, qui nous offrit ce phénomène d'une manière bien marquée, et peu de temps après il mourut atteint de la paralysie des aliénés. Nous l'avions connu trois années auparavant, fort libre dans ses propos, enclin à l'exagération, et nous le retrouvâmes discret et mesuré. Ses précédents, le milieu dans lequel il avait vécu, nous indiquaient assez que ce changement ne pouvait être le fruit d'un *amendement progressif*. Nous jugeâmes qu'il y avait là quelque chose de morbide ; la suite nous donna raison malheureusement pour ce jeune confrère, qui avait d'ailleurs des qualités estimables.

On conçoit que la même perturbation psychologique qui altère les sentiments moraux puisse également porter atteinte au sentiment de la conservation ; de là la *mélancolie suicide* qui peut marquer le début d'une affection grave du cerveau ; cette maladie est très-souvent liée, du reste, à une lésion intellectuelle et affective.

Après de semblables faits, nous n'avons pas besoin d'insister sur la prudence et la commisération dont on doit faire preuve dans les familles vis-à-vis des personnes qui ont le malheur de présenter ces singulières aberrations de l'esprit. La justice doit les faire considérer comme des victimes plutôt que comme des agents responsables. L'indulgence, les bons soins, une attentive suveillance constituent les principaux devoirs à remplir.

CHAPITRE II.

Vues générales sur le traitement préservatif et curatif des passions. — Du traitement purement moral et philosophique.—Moyens tirés de l'hygiène.—Traitement des passions oppressives. — Traitement des passions excitantes. — Traitement préventif des passions, tiré des attitudes, etc. — De l'antagonisme des passions ; de leur provocation considérée comme moyen hygiénique.

La passion est funeste lorsqu'elle revêt le caractère d'une affection déréglée. Cette dernière, exclusive de sa nature, tend à ne voir que son objet pris dans le moment et d'une manière isolée : elle entraîne l'homme à sortir du cercle de la raison, qui suppose un examen impartial et approfondi de toutes les conditions d'un objet et de toutes les circonstances où il se trouve ; elle séduit la raison en lui présentant cet objet revêtu de couleurs fausses et mensongères. Le désordre moral devient bien plus marqué au fur et à mesure que la passion envahissante fait de nouveaux progrès. Saint Augustin, dans ses *Confessions*, a parfaitement exprimé, sous forme aphoristique, l'origine et les progrès de la passion, en disant : « La volonté, en se déréglant, devient passion ; cette passion continuée se change en habitude ; elle devient besoin. » Rien n'est plus exact : la passion amène le désordre, et là où il y a désordre, il n'y a pas de liberté.

Les passions jouent un grand rôle dans la vie des animaux et de l'homme ; mais bien qu'ayant pour cause des sentiments intérieurs, elles supposent une idée plus ou moins distincte de certains objets considérés comme fins ou comme causes. Cette idée de causalité, lorsqu'elle est nettement définie, donne aux tendances une direction précise; ainsi, eu égard aux choses qui, par leur présence ou par des idées qu'elles éveillent, déterminent des sentiments agréables, elles deviennent appétit, désir, amour ; le désir contrarié se change en envie, l'inquiétude en crainte, la satiété en dégoût, le sentiment de sa faiblesse en lâcheté, celui de sa force en courage, l'action devient fureur, l'aversion se change en haine, et il n'est point de passion qui n'ait pour cause certaines influences du monde extérieur et de celui des idées sur le système nerveux, et plus particulièrement sur celui des viscères. Ainsi, bien que ressenties par l'âme seule, les passions ont-elles pour cause les organes du corps. N'est-ce pas avec une raison profonde qu'on dit de ceux qui sont sans pitié et sans miséricorde, qu'ils n'ont point d'entrailles, et des lâches qu'ils n'ont point de cœur?

L'homme doit tendre à prévenir, à réprimer et à guérir ses passions. C'est sa loi, c'est sa nature. Prétendre que la passion est un droit naturel qu'il n'est pas permis d'arrêter, qu'elle repose sur la tyrannie des besoins instinctifs, qu'elle a sa source dans la fatalité attachée à la constitution de la nature humaine, c'est détruire, effacer complétement les lois du monde moral ; c'est la destruction, c'est le chaos. Sources de maladies à la fois, les passions rentrent dans la classe des maux que l'on doit chercher à guérir. Leur cure est préventive, palliative ou radicale. Les moyens de cette cure peuvent être tirés simplement de l'ordre moral, ou de l'ordre physique et moral à la fois, ou de l'hygiène physique proprement dite. Nous allons entrer dans le sujet.

1° Du traitement philosophique et moral des passions.

Il suit de là qu'un traitement purement moral peut avoir beaucoup d'efficacité pour la cure d'une passion. Philosophes, théologiens et médecins se trouvent facilement d'accord sur ce point. Sénèque, un des plus nobles débris de la philosophie ancienne, a parfaitement expliqué l'origine des difficultés qui s'opposent, dans l'esprit de l'homme, au triomphe de la raison sur la passion. Il trouve le point de départ de ce fait dans la direction de la volonté elle-même. « Savez-vous bien, dit-il, pourquoi nous ne pouvons réprimer nos passions? C'est parce que nous croyons ne pas le pouvoir. Bien plus, comme nous aimons tendrement nos vices, nous nous en rendons les protecteurs, et, au lieu de les bannir, nous tâchons de les excuser. La nature nous a donné assez de secours pour réussir à nous soustraire à leur empire, si nous faisions usage de nos forces, et si nous les employions toutes en notre faveur. »

Il ne faut donc point mépriser la philosophie pratique pour la cure des passions humaines. Descartes sur ce point nous a donné un plan de conduite, qu'il s'appliquait à lui-même et qui est aussi remarquable par la noblesse des motifs que par la fermeté et la décision des principes qui y sont contenus. On y voit que l'homme réfléchi et studieux peut acquérir cette sorte de tempérament philosophique auquel il est redevable de la modération de ses désirs et de son repos. Laissons-lui la parole :

«Ma troisième maxime était de tâcher toujours plutôt à me vaincre que la fortune, et à changer mes désirs que l'ordre du monde, et généralement de m'accoutumer à croire qu'il n'y a rien qui soit entièrement en notre pouvoir que nos pensées, en sorte qu'après que nous avons fait notre mieux touchant les choses qui nous sont extérieures, tout ce qui manque de nous réussir est au regard de nous absolument impossible. Et ceci seul me semblait être suffisant pour m'empêcher de rien désirer à l'avenir que je n'acquisse, et ainsi pour me rendre content; car notre volonté ne se portant naturellement à désirer que les choses que notre entendement lui représente en quelque façon comme possibles, il est certain que, si nous considérons tous les biens qui sont hors de nous comme également éloignés de notre pouvoir, nous n'aurons pas plus de regret de manquer de ceux qui semblent être dus à notre naissance, lorsque nous en serons privés sans notre faute, que nous avons de ne posséder pas les royaumes de la Chine ou de Mexique ; et que faisant, comme on dit, de nécessité vertu, nous ne désirerons pas davantage d'être sains étant malades, ou d'être libres étant en prison, que nous faisons maintenant d'avoir des corps d'une matière aussi peu corruptible que les diamants, ou des ailes pour voler comme les oiseaux. Mais j'avoue qu'il est besoin d'un long exercice et d'une méditation souvent réitérée pour s'accoutumer à regarder de ce biais toutes les choses ; et je crois que c'est principalement en ceci que consistait le secret de ces philosophes qui ont pu autrefois se soustraire à l'empire de la fortune, et, malgré les douleurs et la pauvreté, disputer de la félicité avec leurs dieux. Car, s'occupant sans cesse à considérer les bornes qui leur étaient prescrites par la nature, ils se persuadaient si parfaitement que rien n'était en leur pouvoir que leurs pensées, que cela seul était suffisant pour les empêcher d'avoir aucune affection pour d'autres choses ; et ils disposaient d'elles si absolument qu'ils avaient en cela quelque raison de s'estimer plus riches et plus puissants, et plus libres et plus heureux qu'aucun des autres hommes, qui, n'ayant point cette philosophie, tant favorisés de la nature et de la fortune qu'ils puissent être, ne disposent jamais ainsi de tout ce qu'ils veulent (1). »

Bossuet, ce génie qui grandit toujours dans l'estime des hommes, a écrit un chef-d'œuvre sur l'*attention bien gouvernée* pour traiter les passions : nous donnons ce passage en entier, car il est d'une importance majeure, et, comme on le verra, repose à la fois sur l'hygiène physique et l'hygiène morale. « La grande difficulté est de vouloir autre chose que ce que la passion nous inspire ; parce que dans les passions, l'âme se trouve tellement portée à s'unir aux dispositions du corps, qu'elle ne peut presque se résoudre à s'y opposer.

« Il faut donc chercher un moyen de calmer, ou de modérer, ou même de prévenir les passions dans leur principe ; et ce moyen est l'attention bien gouvernée.

« Car le principe de la passion, c'est l'impression puissante d'un objet dans le cerveau : l'effet de cette impression ne peut être mieux empêché qu'en se rendant attentif à d'autres objets.

« En effet, nous avons vu que l'âme attentive fixe le cerveau en un certain état, dans lequel elle détermine d'une certaine manière le cours des esprits, et par là elle rompt le cours de la passion qui, les

(1) *De la méthode*, 3e partie.

portant à un autre endroit, causait de mauvais effets dans tout le corps.

« C'est pourquoi on dit, il est vrai, que le remède le plus naturel des passions, c'est de détourner l'esprit autant qu'on peut des objets qu'elles lui présentent ; et il n'y a rien, pour cela, de plus efficace que de s'attacher à d'autres objets.

« Et il faut ici observer qu'il en est des esprits émus et poussés d'un certain côté, à peu près comme d'une rivière qu'on peut plus aisément détourner que l'arrêter de droit fil ; ce qui fait qu'on réussit mieux dans la passion en pensant à d'autres choses qu'en s'opposant directement à son cours.

« Et de là vient qu'une passion violente a souvent servi de frein ou de remède aux autres ; par exemple, l'ambition ou la passion de la guerre, à l'amour.

« Et il est quelquefois utile de s'abandonner à des passions innocentes, pour détourner ou empêcher des passions criminelles.

« Il sert aussi beaucoup de faire un grand choix des personnes avec qui on converse. Ce qui est en mouvement répand aisément son agitation autour de soi, et rien n'émeut plus les passions que les discours et les actions des hommes passionnés.

« Au contraire, une âme tranquille nous tire, en quelque façon, hors de l'agitation, et semble nous communiquer son repos ; pourvu toutefois que cette tranquillité ne soit pas insensible et fade. Il faut quelque chose de vif qui s'accorde un peu avec notre mouvement, mais où dans le fond il se trouve de la consistance.

« Enfin, dans les passions il faut calmer les esprits par une espèce de diversion, et se jeter, pour ainsi dire, à côté, plutôt que de combattre de front ; c'est-à-dire qu'il n'est plus temps d'opposer des raisons à une passion déjà émue. Car en raisonnant sur sa passion même pour l'attaquer, on en rappelle l'objet, on en imprime plus fortement les traces, et on irrite plutôt les esprits qu'on ne les calme. Où les sages réflexions sont de grand effet, c'est à prévenir les passions. Il faut donc nourrir son esprit de considérations sensées, et lui donner de bonne heure des attachements honnêtes, afin que les objets des passions trouvent la place déjà prise, les esprits déterminés à un certain cours, et le cerveau affermi.

« Car la nature ayant formé une partie capable d'être occupée par les objets, et aussi d'obéir à la volonté, il est clair que la disposition qui prévient doit l'emporter.

« Si donc l'âme s'accoutume de bonne heure à être maîtresse de son attention, et qu'elle l'attache à de bons objets, elle sera par ce moyen maîtresse, premièrement du cerveau, par là du cours des esprits, et par là enfin des émotions que les passions excitent.

« Mais il faut se souvenir que l'attention véritable est celle qui considère l'objet tout entier. Ce n'est qu'être à demi attentif à un objet, comme serait une femme tendrement aimée, que de n'y considérer que le plaisir dont on est flatté en l'aimant, sans songer aux suites douteuses d'un semblable engagement.

« Il est donc nécessaire d'y bien penser et d'y penser de bonne heure, parce que, si on laisse le temps à la passion de faire toute son impression dans le cerveau, l'attention viendra trop tard.

« Car en considérant le pouvoir de l'âme sur le corps, il faut observer soigneusement que ses forces sont bornées et restreintes, de sorte qu'elle ne peut pas faire tout ce qu'elle veut des bras et des mains et encore moins du cerveau.

« C'est pourquoi nous venons de voir qu'elle le perdrait en le poussant trop, et qu'elle est obligée à le ménager.

« Par la même raison, il s'y est fait souvent des agitations si violentes, que l'âme n'en est plus maîtresse, non plus qu'un cocher de chevaux fougueux qui ont pris le mors aux dents.

« Quand cette disposition est fixe et perpétuelle, c'est ce qui s'appelle folie : quand elle a une cause qui finit avec le temps, comme un mouvement de fièvre, cela s'appelle délire et rêverie.

« Dans la folie et dans le délire, il arrive de deux choses l'une : ou le cerveau est agité tout entier avec un égal déréglement, alors il s'est fait une parfaite extravagance, et il ne paraît aucune suite dans les pensées ni dans les paroles ; ou le cerveau n'est blessé que dans un seul endroit, alors la folie ne s'attache aussi qu'à un objet déterminé. Tels sont ceux qui, s'imaginant être toujours à la comédie ou à la chasse, et tant d'autres frappés d'un certain objet, parlent raisonnablement de tous les autres, et assez conséquemment de celui-là même qui fait leur erreur.

« La raison est que, n'y ayant qu'un seul endroit du cerveau marqué d'une impression invincible à l'âme, elle demeure maîtresse de tout le reste, et peut exercer ses fonctions sur tout autre objet.

« Et l'agitation du cerveau dans la folie est si violente qu'elle paraît même au dehors par le trouble qui paraît dans tout le visage, et principalement par l'égarement des yeux.

« De là s'ensuit que toutes les passions violentes sont une espèce de folie, parce qu'elles causent des agitations dans le cerveau, dont l'âme n'est pas maîtresse. Aussi n'y a-t-il point de causes plus ordinaires de la folie, que les passions portées à un certain excès.

« Par là aussi s'expliquent les songes, qui sont une espèce d'extravagance.

« Dans le sommeil, le cerveau est abandonné à lui-même, et il n'y a point d'attention : car la veille consiste précisément dans l'attention de l'esprit qui se rend maître de ses pensées.

« Nous avons vu que l'attention cause le plus grand travail du cerveau, et que c'est principalement ce travail que le sommeil vient relâcher.

« De là il doit arriver deux choses : l'une que l'imagination doit dominer dans les songes, et qu'il se doit présenter à nous une grande variété d'objets, souvent même avec quelque suite, pour les raisons qui ont été dites en parlant de l'imagination : l'autre, que ce qui se passe dans notre imagination nous paraît réel et véritable; parce qu'alors il n'y a point d'attention, par conséquent point de discernement.

« De tout cela il résulte que la vraie assiette de l'âme est lorsqu'elle est maîtresse des mouvements du cerveau ; et que, c'est par l'attention qu'elle le contient, c'est aussi de son attention qu'elle doit principalement se rendre la maîtresse ; mais qu'il s'y faut prendre de bonne heure, et ne pas laisser occuper le cerveau à des impressions trop fortes, que le temps rendrait invincibles.

« Et nous avons vu, en général, que l'âme, en se servant bien de sa volonté et de ce qui est soumis naturellement à la volonté, peut régler et discipliner tout le reste.

« Enfin des méditations sérieuses, des conversations honnêtes, une nourriture modérée, un sage ménagement de ses forces, rendent l'homme maître de lui-même, autant que cet état de mortalité le peut souffrir. » Voilà de l'hygiène dans sa plus belle et plus noble expression.

Après l'emploi de ces ressources, que l'homme puise dans son propre fonds, il peut et doit trouver dans les croyances religieuses de puissants moyens. Mais sous ce rapport, comme sous beaucoup d'autres, les croyances chrétiennes sont supérieures. L'Évangile s'adresse directement au principe de tout mal, c'est-à-dire à la perversion de la volonté. Aussi voyez quels sont ses premiers préceptes : d'étouffer de prime abord les vains désirs, de ne pas leur laisser prendre accès dans le cœur. Dès que l'homme, dit le livre sublime de l'*Imitation*, commence à désirer quelque chose désordonnément, il devient inquiet en lui-même. Cette répulsion des vains désirs imposée par le Christianisme n'est point l'effet d'une tendance mystique, comme on le dit souvent dans le monde; c'est, au contraire, l'application directe et positive des lois du domaine moral. En étouffant les vains désirs, images fausses et mensongères, elle délivre la raison d'un dangereux servage; puis elle fournit un aliment à l'activité de l'âme, en assujettissant l'homme à la pratique journalière des devoirs individuels et sociaux : ce n'est pas une chose de peu d'importance pour le traitement des passions.

C'est un triste préjugé de croire que la créature humaine, qui lutte contre la passion, à la faveur de l'Évangile, se trouve dans un état pénible. Elle ne subit point le joug d'une loi implacable qui la force de sacrifier, en pure perte, ses jouissances charnelles. Elle s'en dégage pour mieux arriver à sa destination, qui est toute de liberté et d'intelligence. Or, celui qui travaille dans ce but n'est point en souffrance; bien au contraire, il est dans toute sa vigoureuse énergie. L'état de douleur, c'est la transgression des lois qui régissent l'ordre moral et social. Une des gloires de l'enseignement de la médecine en France établit que le principe des méthodes naturelles pour le traitement des passions se trouve dans la raison éclairée et fortifiée par le sentiment religieux. C'est certainement, dit-il, le moyen médicateur le plus puissant contre les passions d'où elles proviennent. Ces méthodes peuvent lutter avec avantage contre celles qui naissent de l'instinct; et elles peuvent réduire au néant celles qui viennent de l'amour de soi. Avec une force vigoureuse la raison refuse l'exercice des opérations condamnables, et, avec du temps et de la réflexion, elle devient triomphante (1). C'est en effet la pierre angulaire de l'édifice du perfectionnement moral.

Soyons justes : là où nous retrouvons l'humanité sous ses plus beaux aspects, ceux de grandeur morale et de sainteté, disons le mot, c'est parmi les hommes possédés d'une foi religieuse, sincère; c'est parmi eux qu'il faut admirer le dévouement, le sacrifice, l'empire sur soi-même, toutes choses qui honorent le plus la nature humaine, sous forme d'exemples, d'actions héroïques et généreuses. La religion seule peut, par une véritable substitution, adoucir l'âpreté de la douleur morale, et restreindre ses effets sur l'organisme. La religion, comme modificateur hygiénique, calme, relève et consolide; c'est ce qui nous imposera l'obligation d'étudier les reli-

(1) Lordat, *Ouvr. cité*, p. 186.

gions diverses, de les comparer entre elles sous ce point de vue. C'est un sujet digne de l'attention de l'homme sérieux, même sous le rapport de la santé.

2° Traitement hygiénique des passions. — Régime des passions oppressives et des passions stimulantes.

Nous venons de le voir, la médecine a besoin, pour le traitement des passions, d'avoir pour auxiliaires les enseignements religieux et philosophiques. Elle ne peut point, seule, calmer des nerfs agités, lorsque la force morale qui les excite est toujours en action. Cependant, hâtons-nous de le dire, l'application directe de certaines lois physiologiques peut aider puissamment les secours moraux et religieux. Comme d'un tempérament et d'organes surexcités naissent des impressions fâcheuses pour les pensées et les déterminations morales, l'art médical peut, en modifiant la vitalité de ces véritables foyers passionnels, adoucir l'impétuosité de la passion. La médecine fournit la raison du précepte de sobriété, hautement recommandé par les prescriptions morales dans la cure des passions. La tempérance, tout le monde en est d'accord, est un frein salutaire à opposer aux passions excitantes : elle enseigne, a-t-on dit, la modestie au riche, au mari la continence, à la femme la chasteté, au vieillard les moyens de se défendre de la mort, aux jeunes gens la manière de s'assurer une longue vie. La sobriété épure les sens, rend le corps agile, l'entendement vif, l'esprit prompt, la mémoire bonne, les mouvements souples, les actions faciles (1).

La Rochefoucauld-Liancourt avait remarqué depuis longtemps qu'une nourriture frugale, composée de miel et de seigle, par exemple, contribuait beaucoup à la moralisation des prisonniers du nouveau monde. C'est une chose qui trouve son explication suffisante dans la physiologie.

La base du traitement médical des passions abruptes, énergiques, très-excitantes, comme la colère, etc., repose sur la tempérance et sur un régime adoucissant. Il est facile de donner la raison de la manière d'agir de ce mode de diététique. Les aliments adoucissants, les boissons aqueuses tempèrent la violence du sang, en introduisant dans ses éléments une plus grande quantité d'eau. De cette manière, ce fluide, moins riche en fibrine et en hématosine, ne porte

(1) Lecamus, *Médecine de l'esprit*, t. I, p. 164.

plus aux organes des principes actifs aussi concentrés; la stimulation doit en être moindre, les organes et les tissus doivent en recevoir des matériaux ou des éléments plus tempérants. Et s'il est vrai, comme beaucoup de faits semblent le démontrer, que le sang jouisse d'une vie qui lui soit propre, ce régime adoucissant calmera, tempérera la surexcitation de la vie organique. Ainsi, les personnes d'une constitution sanguine-athlétique, portées à la colère, doivent, avant tout, s'imposer une diététique adoucissante et le régime que nous avons prescrit.

Au régime alimentaire, on fera bien d'associer les ressources puissantes de l'aération ; nous avons déjà longuement insisté là-dessus. Ici, nous ajouterons une remarque relative à une importante distinction qu'il est nécessaire d'établir dans le choix du mode d'aération et par conséquent des lieux. Lorsqu'un individu est enclin aux passions véhémentes, que cette stimulation morale est le fait de l'effervescence d'un tempérament sanguin très-prononcé, dégagé de toute complication avec la nuance bilieuse, on conçoit aisément qu'un mode d'aération trop pur, trop riche en oxygène, serait chez lui nuisible en augmentant la richesse des matériaux sanguins, l'énergie des battements du cœur. Loin de lui prescrire le séjour des montagnes, il faut lui faire respirer l'air *un peu épais* des plaines ou des vallées. Mais lorsque les passions stimulantes ont pour théâtre une organisation caractérisée par un tempérament bilieux, qu'elles se mêlent par conséquent à un mode de passions concentrantes, l'augmentation de l'oxygénation du sang apportera alors à cet état moral de grands soulagements. C'est le cas de se rappeler l'expérience que Rousseau faisait sur lui-même. Les pères de famille ne doivent jamais perdre de vue ces principes dans le choix des pensionnats pour leurs enfants ; ils doivent tenir autant de compte de la topographie de ces établissements que de la nature de l'instruction qui y est donnée.

Les exercices gymnastiques bien dirigés, ayant pour effet de donner plus de courage, d'imprimer à l'esprit un juste sentiment des forces dont on dispose, seront d'une grande efficacité chez les individus en proie aux passions déprimantes, telles que la tristesse, la peur. Chez quelques enfants, cette dernière affection morale revêt le caractère d'une maladie véritable. C'est aux parents, aux nourrices et aux domestiques de ne jamais augmenter ce malaise moral en leur parlant d'objets sinistres et merveilleux ; mais de les aguerrir peu à peu, en leur faisant *toucher au doigt et à l'œil* certains objets qui sont pour eux des sources d'illusions fâcheuses. Nous n'avons pas besoin de recommander à la famille, comme préservatif de la passion de la jalousie, dans l'enfance, l'égalité de tendresse et de soins pour tous les enfants; la morale défend les préférences, et la médecine en fait voir les dangers.

Quant au traitement médical de l'orgueil, de l'ambition, il repose sur les mêmes bases que celui des passions stimulantes et concentrantes. C'est ainsi qu'à l'aide de bains fréquents et d'une nourriture légère et rafraîchissante, on parviendra à diminuer la pléthore sanguine et la surexcitation du système nerveux, qui prédominent ordinairement chez les individus bouffis d'orgueil et chez les personnes infatuées de vanité. La vie champêtre, les promenades prolongées, la chasse surtout, si les forces du malade le permettent, peuvent être d'une grande utilité dans le traitement de l'ambition. Nous reviendrons, d'ailleurs, dans la section suivante, sur les stimulus de divers genres qui fomentent le développement des passions sociales.

L'orgueil, cette passion si générale et si funeste, est nourrie surtout par l'adulation prodiguée dès le jeune âge par des parents aveugles. Lorsqu'un enfant entend toujours raisonner autour de lui la voix enchanteresse de la flatterie, à propos d'actes indifférents; lorsqu'il se voit placé sur une sorte de piédestal au sein de la famille, que ses moindres paroles sont recueillies avec approbation, il contracte peu à peu l'habitude de se considérer comme une sorte de demi-dieu. De là les chocs terribles que lui feront subir le contact subséquent de la contradiction, soit de la part des personnes, soit de la part des événements. Il se brisera plus tard contre les résistances; atteint d'une maladie mentale, son premier délire roulera sur les idées de la passion dominante. Que d'exemples navrants nous pourrions citer à cet égard !

Nous ajouterons une dernière remarque à ce que nous avons dit précédemment des passions excitantes : c'est que leur habitude engendre un état fixe de forces nerveuses et vitales ; elle amène un véritable degré de *manie*.

Le système nerveux, constamment tenu en éveil par les secousses multipliées des passions, contracte une susceptibilité exagérée qui, à elle seule, constitue une maladie : c'est la mobilité nerveuse des auteurs. Elle se décèle par de la bizarrerie, par des mouvements désordonnés de tous les actes intellectuels et physiologiques des personnes chez lesquelles on la découvre. Cette mobilité est le prélude d'une maladie nerveuse grave et souvent au-dessus des ressources de l'art, comme la manie, dont la cause la plus fréquente est une passion forte et longtemps contenue. « Le plus souvent, dit M. Esquirol, l'invasion de la manie est progressive, graduelle. On n'observe d'abord que des irrégularités passagères dans les affections, dans la conduite de celui que les premiers symptômes de cette maladie fatiguent. Le maniaque est d'abord triste ou gai, actif ou paresseux, indifférent ou empressé ; il devient impérieux, irritable, colère (1). Une importante vérité ressort de l'ouvrage du docteur Réveillé-Parise (2), c'est que la constitution nerveuse est singulièrement troublée par la loi de concentration. Or, toute passion, en définitive, provoque l'exercice de cette loi : de là cette susceptibilité nerveuse qui fait le malheur des artistes et des gens de lettres qui abusent de tout excitant passionnel. Un grand nombre de ces hommes excentriques, que le vulgaire nomme originaux, que dans la famille on répute caractères difficiles, ne sont souvent que les victimes des passions longtemps agissantes, qui ont exalté leur système nerveux. Enfin, plus on se pénètre de ce sujet, plus on est conduit à penser que la plupart des maux individuels et sociaux dépendent, en grande partie, de la puissance et de la multiplicité des passions excitantes.

3° Traitement préventif des passions, tiré de l'influence des mouvements extérieurs et des attitudes du corps sur le moral.

C'est une question tout à fait neuve qui mérite de fixer à un très-haut degré l'attention des instituteurs et des pères de famille. Un physiologiste d'une grande distinction, M. Gratiolet, a fait sur ce point les rapprochements les plus ingénieux, a émis les préceptes les plus importants. Avant lui, un célèbre psychologue moderne avait écrit ces paroles remarquables : « Un moyen de corriger graduellement l'emportement du caractère, et de se rendre par là plus agréable aux autres et en même temps plus heureux, c'est de s'interdire autant que possible toute marque extérieure de mauvaise humeur ou de violence. Il existe entre le corps et l'âme une si étroite correspondance, qu'il suffit d'imiter l'expression d'une passion violente pour l'exciter en soi, et que, d'un autre côté, la suppression

(1) Esquirol, *Maladies mentales*, t. II, p. 145.
(2) *Hygiène des personnes livrées aux travaux de l'esprit*, 2 vol. — 1834.

des signes extérieurs tend à calmer la passion qu'ils expriment (1). »

Tel est le langage de la philosophie morale : la physiologie non-seulement en confirme la justesse, mais peut faire la plus heureuse application des préceptes qui y sont contenus. L'étude de l'influence des mouvements extérieurs ou des attitudes du corps sur l'imagination et sur les passions, présente de beaux aperçus sur le traitement préventif de ces désordres moraux. Ceci mérite de nous arrêter un instant. Il est maintenant hors de doute que le corps est intéressé directement ou sympathiquement à tous les mouvements de l'imagination. Le moindre désir, la moindre intention, la moindre idée émeut le corps, et lui fait ébaucher des mouvements corrélatifs. A cet égard tous les philosophes, tous les physiologistes sont d'accord. Mais on n'a point eu l'idée de rechercher s'il n'y aurait pas des faits réciproques ; si, en un mot, il n'y aurait pas une certaine influence des mouvements que le corps exécute sur les tendances de l'âme et de l'imagination : ce n'est point là un simple jeu d'esprit et cette question mériterait d'être examinée avec soin.

On sait, et nous avons déjà rappelé que les états intérieurs qui résultent de certaines modifications des viscères ont sur l'imagination une influence directe. Cette influence est mise hors de doute par des observations si nombreuses qu'il serait superflu d'y insister encore, aussi n'a-t-elle échappé à personne. Mais on ne s'est point demandé si les états extérieurs du corps n'exerceraient pas une influence analogue, et si les attitudes préférées de certaines castes, attitudes déterminées par certaines idées, n'auraient point pour conséquence d'exciter ces idées elles-mêmes et de les fortifier.

Cette question a d'autant plus d'intérêt aux yeux du philosophe, que si l'idée est le principe de la modification extérieure chez un certain individu, cette modification pourra se répéter chez d'autres individus, en vertu non de l'idée elle-même, mais du principe d'imitation. Dans ce cas, elle pourrait précéder l'idée et, pour ainsi dire, la préparer.

C'est à ce point de vue qu'il peut être intéressant de rechercher si les modifications de l'enveloppe extérieure peuvent avoir lieu, sans éveiller un sentiment général qui leur est corrélatif, et, par conséquent, sans amener certaines idées analogues.

Je rendrai ma pensée plus claire par un exemple. Le mépris détermine un certain mouvement caractéristique de la bouche, des

(1) Dugald-Stewart, *Esquisse de philosophie morale*, p. 420.

yeux et du nez. Je demande s'il est possible d'exécuter simplement ce mouvement extérieur, sans avoir par cela même une certaine tendance au mépris.

L'homme, dit M. Gratiolet, qui résiste moralement serre symboliquement ses poings et se roidit. Je demande si l'on peut serrer les poings et se roidir indépendamment de toute idée antérieure, sans avoir en même temps une tendance instinctive et générale à résister.

En d'autres termes, s'il ne peut y avoir d'idées sans actions extérieures, pourra-t-il y avoir une action extérieure sans un certain sentiment de cette action, et par conséquent, sans une certaine disposition nécessaire à concevoir des idées corrélatives?

Je serai bref. Je citerai des faits vulgaires. J'en tirerai des conséquences. On pourra en juger la valeur en observant beaucoup, et surtout en s'observant soi-même.

Regardez un peureux qui s'excite au courage. Il se redresse avec effort, il porte le regard haut, et, pendant qu'il exécute ces mouvements, il se sent réellement plus courageux.

Un homme porte la tête de côté, et, faisant tout à coup un retour sur lui-même, il sent qu'il a tendance à écouter.

Un autre serre volontairement les dents, il fronce ses sourcils, et il se développe à l'instant chez lui un sentiment de résistance fière et de doute.

A l'inverse, souriez en fermant à demi les yeux et en courbant un peu la pointe du nez, votre physionomie exprimera alors une obséquiosité bienveillante, et vous éprouverez involontairement un sentiment analogue.

Faites devant vous un homme élever les sourcils, baisser les paupières, sourire, et se rengorger. Interrogez-le, et il avouera avoir éprouvé en ce moment un sentiment de contentement intérieur et de vanité indéfinie.

On ne saurait trop recommander aux personnes qui ont la curiosité d'élever des animaux féroces, de ne leur donner jamais qu'une nourriture très-divisée et qui n'exige point une forte contraction des mâchoires. En effet, cette contraction est toujours accompagnée d'efforts et parfois d'une colère qui les pousse instinctivement à rugir. Il faut donc, autant que possible, en faire perdre l'habitude à des animaux naturellement colères, qu'on veut apprivoiser.

Je ne voudrais pas inutilement insister sur ces choses. Nous les résumerons en quelques mots. *Il n'est pas*, avons-nous dit, *une seule pensée qui ne se traduise par un mouvement, par un geste, par une at-*

titude involontaire. — Réciproquement, *une attitude imitée sans idée préconçue, comme le font souvent les petits enfants, un geste sans intention, éveillent dans l'esprit certaines tendances corrélatives.*

Cette proposition n'est point l'expression d'un simple jeu de l'esprit, et les conséquences immédiates qu'on en peut tirer témoignent de son importance.

On sent, en raison de cette règle, combien les habitudes extérieures du corps peuvent avoir d'influence sur les dispositions de l'âme. Il y aurait à écrire, sur ce sujet, un livre didactique utile. On y chercherait la loi naturelle des *bonnes manières*, en choisissant pour types les attitudes et les expressions naturelles qui rendent spontanément les belles pensées. Dès lors le vrai, dans le ton du monde, serait substitué à des conventions arbitraires, et l'on ne verrait plus des marques de noblesse dans cet art si recherché d'assaisonner l'esprit d'imperceptibles impertinences. Ce ne serait point là sans doute un système d'éducation pour l'esprit, mais du moins y verrait-on un moyen naturel de perfectionner ce merveilleux automate institué pour servir l'esprit. Les vrais maîtres sont attentifs à ne jamais exercer leurs élèves sur des instruments mal accordés, de peur d'altérer chez eux la justesse naturelle de l'oreille : or, nous proposons aux philosophes d'*accorder* le corps, pour que l'âme n'ait, dès le début de la vie, que des instincts harmonieux, et c'est là, à coup sûr, un chapitre oublié dans les beaux travaux de Schiller sur l'éducation esthétique.

Ce n'est point ici le lieu de développer ces idées, qu'il me suffira d'indiquer. Mais on remarquera qu'elles justifient des opinions en apparence arbitraires, et le prix que certaines castes privilégiées (je ne parle ici ni des Turcarets, ni des parvenus) attachent aux grandes manières.

Elles nous feront en outre comprendre qu'il est bon, même au point de vue moral, d'engager les enfants à tenir le corps bien dressé, parce que c'est l'attitude de l'action libre; tandis que des épaules tombantes et abandonnées, ou ramassées et contractées, expriment la paresse ou l'entêtement stupide.

Il faut les habituer à regarder en face, d'un œil modérément ouvert, sans contraction du sourcil, et tenir leurs cheveux courts ou du moins rejetés en arrière, pour que le front soit bien à découvert. Il faut se méfier du sourire précoce, surtout quand il est accompagné d'un clignement des yeux, parce que c'est une attitude de fausseté. L'enfant doit rire par éclats et les yeux ouverts.

On exercera son corps aux pratiques de la gymnastique, parce que ces exercices développent le sentiment de la liberté des actions corporelles, et par conséquent le sentiment corrélatif d'indépendance morale. On l'exercera de plus à la course, parce que la course excite l'activité du cœur, et fait respirer grandement; et c'est là une habitude heureuse. Il est physiquement impossible qu'un homme qui respire ainsi ait une mauvaise pensée.

Chacun peut en faire l'expérience sur soi-même. Éprouvez-vous un sentiment de haine ou d'envie ? Sentez-vous l'aiguillon caché de quelque basse passion ? Respirez largement, ouvrez les yeux, dressez votre corps, et à l'instant votre âme sera délivrée.

De même, au commencement d'un combat, résistez aux premières impressions, soyez attentif à respirer librement dès le début, et vous n'éprouverez aucune faiblesse.

En un mot, n'oubliez jamais que le corps est l'instrument de l'âme et que, si la main dirige l'instrument, ce n'est qu'à la condition d'une harmonie parfaite entre les mouvements de celle-là et les dispositions de celui-ci (1). Il est à désirer que les pères et mères de famille, les instituteurs, les directeurs de colléges et séminaires, se préoccupent beaucoup de ces données puisées dans la physiologie humaine, et en fassent une application constante à la direction de leurs élèves. C'est un moyen propre à la fois à relever la dignité et la beauté humaines, et à perfectionner les races. Quoi de plus triste et de plus déplorable que de voir ces physionomies tristes, sombres et maussades qui semblent fuir le regard de leurs semblables, comme si ceux qui les portent se jugeaient coupables d'une mauvaise action ! On dirait qu'ils prennent à tâche de méconnaître les attributs essentiels de l'humanité, dont le poëte a parlé:

« Os homini sublime dedit, cœlumque tueri. »

4° De l'antagonisme des passions entre elles; de leur emploi curatif.

Il est bien démontré, de nos jours, que chez les aliénés, l'intelligence et les passions ne peuvent être ramenées à leur type régulier sans le secours du traitement moral : que ce mode de traitement, qui consiste dans l'emploi raisonné de moyens agissant directement sur l'intelligence et les passions des aliénés, est le seul qui ait une influ-

(1) Gratiolet, *Ouvr. cité*, p. 627 à 632.

ence directe sur le traitement de la folie. C'est au moyen d'une passion nouvellement provoquée que l'on parvient à faire diversion au délire du maniaque ; à l'aide d'une volonté ferme et soutenue, que l'on parvient à guérir l'halluciné. Or, une passion enracinée chez un homme qui jouit, d'ailleurs, de toutes ses prérogatives intellectuelles, n'en est pas moins une maladie morale. Il y a donc un art, exigeant une grande réserve et une grande habileté, et qui consiste à calmer les passions en les opposant les unes aux autres. C'est ainsi qu'on est parvenu à guérir l'avarice par l'amour, l'amour par le dégoût ou le mépris, et qu'une profonde douleur accompagnée de mélancolie suicide s'est quelquefois dissipée par l'espérance et les rêves de gloire qu'on avait su faire naître dans des esprits disposés à l'ambition.

Quels secours offrent, sous ce rapport, les passions expansives, dont la joie est l'élément ! L'histoire nous apprend qu'une occasion de simple contentement, provoquée à propos, a suffi pour guérir des personnages illustres. Alphonse le Sage fut délivré d'une maladie de langueur par la lecture de Quinte-Curce, et celle de Tite-Live produisit le même effet sur Ferdinand le Catholique.

Le hasard, en faisant éclore à propos une passion expansive, dilatante, a quelquefois amené une sorte de résurrection. Tissot de Lausanne avoue qu'il n'est point rare de voir un fort attachement dissiper des maladies de langueur et par conséquent les passions tristes entretenues par cet état. « J'ai beaucoup vu, dit-il, un homme qui, étant dans un état de consomption presque désespéré, inspira, par sa douceur et son honnêteté, une simple pitié à une femme charmante qui se faisait un plaisir de lui donner des marques de l'intérêt qu'elle prenait à son sort; quelque malade qu'il fût, son cœur était capable de sentiment; il aima bientôt, et, à mesure que ce sentiment augmentait, la maladie diminuait; la pitié qu'il inspirait devint un sentiment plus tendre, et l'amour satisfait lui rendit toute sa santé: des bords du tombeau, il passa au lit nuptial, sans aucun autre remède qu'une passion forte et heureuse (1). »

Nous rencontrons dans les mémoires de Grammont (Hamilton) la relation la plus piquante d'un exemple semblable. Les personnes de goût nous sauront gré de la leur faire connaître.

« La reine (femme de Charles II, roi d'Angleterre) fut abandonnée

(1) *Traité des nerfs et de leurs maladies*, t. II, p. 326 et suiv.

des médecins. Le petit nombre de Portugaises qu'on n'avait point renvoyées remplissaient la cour de cris lugubres : et le bon naturel du roi s'attendrit par l'état où lui parut une princesse qu'il n'aimait pas, à la vérité, mais qu'il estimait beaucoup. Elle l'aimait tendrement, et croyait lui parler pour la dernière fois : elle lui dit que la sensibilité qu'il témoignait pour sa mort aurait de quoi lui faire regretter la vie : mais que, n'ayant pas eu de charmes pour mériter sa tendresse, elle avait du moins la consolation en mourant de faire place à quelque épouse qui en fût plus digne, et à laquelle le ciel accorderait peut-être une bénédiction qu'il lui avait refusée. A ces mots, elle lui arrose les mains de quelques larmes qu'il crut les dernières. Il y joignit les siennes, et sans s'imaginer qu'elle dût la prendre au mot, il la conjura de vivre pour l'amour de lui. Jamais elle ne lui avait désobéi, et quelque dangereux que soient les mouvements soudains, quand on est entre la mort et la vie, ce transport de joie qui devait lui être fatal, la sauva, et cet attendrissement merveilleux du roi fit un effet dont tout le monde loua également le ciel (1). »

On a vu encore la provocation du même sentiment, vif ou doux, changer une situation morale des plus fâcheuses et dissiper des idées de suicide. L'observation suivante, extraite de l'ouvrage de M. Falret sur *le suicide*, est précieuse sous ce rapport :

« Mademoiselle C***, âgée de vingt-trois ans, d'un tempérament bilieux-sanguin, née de parents sains d'esprit et de corps, passa les premières années de sa vie à la campagne, dans la plus parfaite santé ; la menstruation s'établit à treize ans, sans le moindre accident. A quatorze ans, elle s'éloigne, mais à regret, de son pays natal, pour donner des soins à son éducation. Dès ce moment, elle conçoit un ennui inexprimable, un goût prononcé pour la solitude, bientôt un désir de mourir que rien ne peut dissiper. Les plaisirs n'ont pour elle aucun attrait ; elle reste pendant des heures entières immobile, les yeux fixés sur la terre, la poitrine oppressée, et dans l'état d'une personne qui redoute un événement sinistre. Dans la ferme résolution de se précipiter dans la rivière, elle recherche les lieux les plus écartés, afin que personne ne puisse venir à son secours : mais bientôt l'idée du crime qu'elle médite la fait renoncer à son projet.

« Après un an de séjour dans la capitale, elle alla chez ses parents, où elle passa trois semaines sans ressentir le moindre ennui de la

(1) Grammont, *Mémoires*, t. I, p. 262. — 1760.

vie. De retour à Paris, le penchant au suicide reparut avec plus de force. Mademoiselle C*** prend de l'oxyde de cuivre; heureusement la dose est trop faible, et les vives coliques qu'elle éprouve sont dissipées par des médicaments appropriés. A seize ans, elle perd son père : sa douleur fut grande, mais la présence de sa mère mit un terme à ses maux. L'année suivante, sa mère ayant succombé, nouvelle tentative de suicide : elle en est empêchée. A dix-huit ans, la vie lui devient plus à charge que jamais: elle met un mouchoir autour de son cou, et le serre de toutes ses forces; elle perd seulement connaissance. Revenue à elle-même, elle verse un torrent de larmes, et prend la résolution d'abandonner son horrible projet. La religion se présente à son esprit comme le seul remède à sa douleur. Cependant le désir de mourir ne s'efface point de sa mémoire; les larmes baignent continuellement ses yeux. Voit-elle un objet lugubre, propre à faire naître la pensée de la mort, elle se plaît à le contempler; elle se sent oppressée; son cœur bat fortement; elle éprouve une faiblesse et un frisson général; elle est dans l'ivresse de la joie la plus vive en pensant qu'elle doit mourir.

« Ce que la religion n'avait pu faire, l'amour l'opéra. En s'insinuant dans le cœur de cette infortunée, ce sentiment l'anima d'une nouvelle existence, et lui fit trouver dans l'affection d'un époux et les caresses de ses enfants une douce compensation à l'amertume des premières années de sa jeunesse. »

Il est certain que l'antagonisme des mouvements passionnels est fondé sur des lois physiologiques de même nature que celles qui président pour la santé à l'antagonisme des tempéraments, sur lequel nous avons déjà longuement insisté. Pour qui voudra en faire un objet de recherches suivies, ce sujet ouvrira une foule de voies nouvelles, de ressources précieuses pour le perfectionnement physique et moral de l'homme. Il faut avoir soin de se servir surtout des passions *expansives*. Ce sont celles qui exercent la plus salutaire influence, comme nous l'avons déjà vu. Les effets que quelques médecins ont obtenu *du rire provoqué* dans certaines maladies désespérées, nous portent facilement à nous rendre compte de la manière d'agir des passions dilatantes. L'ébranlement général occasionné par le rire injecte en quelque sorte, comme l'a dit Tissot, la vie dans les vaisseaux capillaires qui en étaient privés. Ce médecin, à l'aide du chatouillement, est parvenu à dissiper chez des enfants des engorgements lymphatiques qui avaient résisté à une foule de remèdes internes et externes. Il suffit pour cela de mettre les enfants sur un lit, quand leur estomac est libre, et, en badinant, de les chatouiller à nu tant qu'ils paraissent s'en amuser. Ce petit jeu, répété le matin et le soir, pendant quelques minutes, opère ordinairement, au bout de quinze à vingt jours, une amélioration sensible dans leur état constitutionnel : leur peau n'est plus aussi blafarde, leur visage surtout est plus coloré, leur physionomie plus gaie, plus animée (1).

Nous dirons qu'il est prudent de s'abstenir de la provocation des passions violentes et concentrantes, quoiqu'on ait vu quelquefois de rares avantages amenés par une succession d'idées fortes, par des motifs de crainte et de terreur. Ces sortes de passions sont des instruments qu'il est dangereux de manier. Toutefois il est des circonstances où cette profonde révulsion morale peut être tentée, lorsqu'il s'agit, par exemple, d'une manie, ou de toute autre forme d'aliénation mentale, si réfractaire aux moyens ordinaires. L'exemple suivant dont nous avons été témoin pourra éclairer sur ce point.

Une dame âgée de 36 ans tombe dans un délire lypémaniaque : placée dans une maison particulière d'aliénés, elle y est soumise à l'isolement et à l'emploi des bains généraux. Il y avait déjà quinze jours qu'elle se trouvait dans l'établissement sans présenter d'amélioration sensible dans son état mental, lorsqu'un de ses enfants, garçon de dix ans, vient à succomber à une méningite (fièvre cérébrale). Après avoir obtenu l'assentiment du mari, le médecin prend la résolution de tirer parti de cette catastrophe en faveur de la santé de la mère. Se fondant sur la diversion morale que peut produire un sentiment aussi énergique que celui de la maternité, il annonça à la malade, qui ignorait complétement la fatale nouvelle, et cela sans aucune espèce de transition, afin que l'impression fût plus vive et plus profonde, que son enfant venait de mourir. Sans être tout à fait immédiat, le résultat de ce moyen de révolution morale fut des plus favorables. Le lendemain la malade était beaucoup mieux, et le troisième jour la folie avait complétement cessé. Nous avons revu depuis plusieurs fois cette dame, et rien n'indique chez elle le moindre retour de l'affection mentale.

L'antagonisme des passions repose encore sur la culture morale, c'est-à-dire sur l'établissement de grandes voies de communication dans l'âme humaine, sur l'art d'y provoquer l'enthousiasme, l'espérance, celle de toutes ces affections qui animent le plus. Le professeur

(1) V. Descuret, *Médecine des passions*, p. 222.

Lordat recommande la culture des *arts libéraux* pour opérer la résolution des états pathétiques, fruits amers des grandes passions. Il a parfaitement exposé ce point délicat d'hygiène morale ; on reconnaît le profond observateur de la nature morale.

« Je crois en voir un exemple, dit-il, dans la sensation pénible que le Prophète-Roi a formulée plusieurs fois parmi ses Psaumes. Au milieu des Hymnes, dans des moments d'effusion où il parle à DIEU, il s'arrête, pour se plaindre de sa force vitale : « *Je chante-« rai vos louanges sur ma lyre, Seigneur, mon Dieu :* POURQUOI ES-« TU TRISTE, MON AME, *pourquoi me troubles-tu ?* — *Confitebor tibi « in cytharâ, Deus, Deus meus : Quare tristis es, anima mea, et « quare conturbas me?* »

Ne reconnaissons-nous pas, dans cette espèce d'épiphonème, la mélancolie vague d'un homme qui a été fort malheureux par sa situation, par la persécution de ses ennemis, par ses fautes, par des désordres scandaleux de famille ;.... et qui, consolé et tranquille, grâce à sa prospérité actuelle et à son tendre sentiment religieux, trouve de temps en temps, dans son instinct, des retours de tristesse sans motifs ? En nous fournissant un cas de *convalescence* vitalement prolongée, il nous fournit aussi une idée d'un des remèdes proposés : La culture des beaux-arts, dont le Patient a laissé de grands modèles, et dans la poésie des Psaumes, et dans la mélodie des Chants de Sion. — « *Cantate de canticis Sion* , » disaient les Babyloniens aux Hébreux captifs.

Quand une tristesse vague, consécutive, d'une passion mentalement dissipée, se prolonge indéfiniment, l'individu tombe fréquemment dans une hypocondrie qui l'oblige à s'adresser à la médecine. Les praticiens conseillent alors les *distractions;* mais comme ce précepte est vague, les amis et les parents engagent le malade à changer de vie, de lieu, de société, d'habitudes. Si cela se fait sans discernement ; si cela n'est pas dirigé par une thérapeutique rationnelle, le remède devient pire que le mal : un contraste de conduite peut révolter l'individu, et lui donner une aversion insurmontable pour tout ce qui a le moindre rapport avec le moyen prescrit.

Quand un homme est atteint de ce genre d'indisposition, et qu'il est accessible aux impressions des beaux-arts, il doit trouver presque infailliblement dans cette catégorie le moyen qui doit le guérir, pourvu qu'il sache le choisir, ou qu'il soit dirigé par un médecin instruit de la nature humaine, et non étranger à l'esprit des arts libéraux. S'il est profondément triste, gardez-vous de chercher à l'égayer : commencez par le faire pleurer. Mais comme l'art le plus systaltique est toujours essentiellement accompagné d'une volupté, le malade s'accoutumera progressivement à passer d'une tristesse amère à une tristesse langoureuse, de la langueur à la suavité, et de la volupté au plaisir.

Cette méthode thérapeutique est analogue au procédé rhétorique appelé *Concession*, que Beauzée définit ainsi : « Figure de pensée par raisonnement, qui consiste à accorder quelque chose à celui contre qui on parle, pour en tirer ensuite un plus grand avantage. » — Ne heurtez pas un dynamisme humain, qui prend, il est vrai, une direction vicieuse, mais qui depuis longtemps n'en a pas suivi une autre. Si vous lui opposez directement un obstacle, il s'irritera, le détruira, ou le franchira. Mais si vous vous unissez à lui pour marcher ensemble, un artifice habile pourra vous rendre le maître de votre compagnon, et vous finirez par l'amener au lieu où vous vouliez qu'il arrivât (1).

Nous avons déjà, à propos de l'hygiène des sens, de la musique et de la peinture en particulier, envisagé l'influence que peuvent avoir sur la direction de l'âme humaine ces grands modificateurs. La déclamation des grands chefs-d'œuvre poétiques, en suscitant l'enthousiasme, cette fièvre modérée de l'esprit, en provoquant de profondes inspirations, chasse souvent ces tristes compagnons que l'on nomme la morosité et la tristesse. Après la langueur et l'abattement, arrive la quiétude. Nous connaissons des personnes d'un esprit cultivé qui doivent au sentiment d'admiration provoqué en elles, par les grands modèles littéraires et à la déclamation de leurs chef-d'œuvres, une vie plus calme et plus mesurée ; qui, par ce moyen employé à propos, parviennent à chasser le spleen, cette tristesse physique, à endormir des douleurs névralgiques, à rompre la violence d'un excès de migraine. La culture intellectuelle est un agent de consolation et de dérivation morale : sous ce rapport l'hygiène la revendique comme un puissant modificateur. Van Swieten rapporte que plusieurs hommes de lettres attaqués de mélancolie, ne pouvant se résoudre à aller chercher leur guérison dans les pays où il y a des eaux minérales, craignant par là de confirmer l'opinion que le monde avait qu'ils étaient malades, se sont laissé engager à voyager, sous prétexte d'aller visiter des bibliothèques,

(1) *Ouvr. cit.*, p. 199.

des académies, et ont été parfaitement guéris par les distractions que leur ont causées tous ces divers objets (1).

Si nous regardons en nous-mêmes avec une entière liberté d'esprit et sans préoccupation systématique, nous distinguerons dans notre âme trois facultés : la sensibilité, la volonté, l'intelligence. C'est à nous de les diriger convenablement. La sensibilité comprend l'imagination et le sentiment ; sachons tourner l'imagination vers ce qui est beau et agréable ; alimenter le sentiment au moyen de ce qui est grand et serein ; cultiver l'une et l'autre en cultivant l'art. La volonté doit être fortifiée, purifiée, améliorée ; elle a son objet dans l'homme même ; elle le gouverne et le maîtrise. Le devoir et l'hygiène morale s'accordent pour dire à l'homme : *Sois maître de toi.* Le plus sûr moyen de réaliser ce précepte, c'est de se jurer à soi-même de persévérer dans ce que l'on a reconnu clairement comme juste. Si l'on veut rester sain d'esprit et de corps, il faut prendre la ferme résolution de se maîtriser soi-même, et rester fidèle toute sa vie à cette résolution irrévocable. Il y a d'abord des rechutes ; mais la volonté, en redoublant ses efforts, finit par obtenir une victoire complète. Il faut donc, avant tout, se prêter à soi-même, du fond de sa conscience, le serment sans restriction, sans appel, de conformer sa vie aux lois de la morale. La volonté ainsi fortifiée triomphe de l'indécision ; elle corrige la distraction par le recueillement ; elle dissipe la mauvaise humeur. C'est elle enfin qui nous dégage des liens de l'habitude, et qui fixe la légèreté des esprits mobiles. L'intelligence, comme les deux autres facultés, doit être développée avec soin. L'empire sur soi-même est le but de la volonté ; la connaissance de soi-même est le but de l'intelligence. L'homme a le besoin et le devoir de s'étudier ; mais il doit aussi étudier le monde, et s'élever à la conception de l'Être suprême. L'intelligence conduit l'homme dans les bras de la religion ; elle met dans son cœur une résignation parfaite à la loi suprême ; de ce sentiment naît une sérénité calme qui, à son tour, produit la santé. Celui-là seulement qui est devenu petit à ses propres yeux, peut concevoir et sentir ce qui est grand. Il faut donc que chacun répète cette belle prière de Jeanne d'Arc, qui demande à Dieu « un grand cœur et de nobles pensées. » Le *calme* est le premier et indispensable remède de tous les maux ; dans la plupart des cas il suffit

(1) William Falconer, *De l'influence des passions sur les maladies du corps humain*, p. 108. — 1788.

seul pour la guérison : il est toujours utile et salutaire. De même, comme préservatif, il a une vertu inappréciable. Ce calme si nécessaire est le fils de l'esprit. Aucune étude ne le produit plus sûrement que celle de la nature. Celle-ci, au point de vue de l'hygiène morale, est bien préférable à celle de l'histoire, souvent nuisible à des natures délicates, dont elle irrite les passions et les souffrances. Un tempérament actif exige une activité intellectuelle ; un tempérament passif, une activité pratique. Il faut bien se garder d'anéantir en soi les passions ; car elles sont les germes naturels de la vie et de la santé : il faut seulement les maintenir en équilibre, les modérer, les dominer. Trois forces nous sont données, que nous devons maintenir en nous : le courage, la joie, l'espérance. C'est à nous de régler et de diriger nos penchants. La loi d'oscillation est le principe fondamental de l'hygiène de l'âme ; en vertu de cette loi, nous devons établir en nous l'équilibre nécessaire entre la joie et la douleur, le repos et le mouvement, la raison et la folie. Le peintre sait opposer et combiner ses couleurs ; le sage réalise dans son âme l'harmonie des contrastes. On n'a guère à craindre l'atteinte réelle de la souffrance morale, quand on sait éveiller à propos dans son âme les réflexions sérieuses, les souvenirs douloureux, les tristes pensées. Enfin, il importe de constater la corrélation de nos dispositions physiques et morales avec les différentes heures du jour. Il faut connaître celles que développent les influences du matin, de midi et du soir (1).

(1) De Feuchtersleben, *Hygiène de l'âme*, p. 134.

SECTION II.

DES MODIFICATEURS MORAUX EXTÉRIEURS A L'HOMME, ET DE CEUX DÉCOULANT DU MILIEU SOCIAL OU IL SE TROUVE.

Ces modificateurs proviennent du milieu moral où se trouve l'homme, de son éducation, de ses rapports avec ses semblables en tant qu'ils impriment une direction particulière à sa manière de penser, de sentir, de vivre. Si l'on a désigné fort justement, en hygiène physique, par le nom de *circumfusa* (choses qui entourent, qui circonviennent), les agents extérieurs qui émanent de l'atmosphère, et qui pénètrent l'organisme de leur action, on peut avec juste raison se servir de la même expression vis-à-vis des influences de l'ordre moral et social. Si la lumière, si l'humidité, si les influences climatologiques, façonnent d'une certaine manière le corps humain, si la santé est modifiée par eux; ne peut-on pas dire qu'elle l'est également par les divers genres de culture intellectuelle, par la position sociale, par ces habitudes inhérentes à la classe de la société à laquelle on appartient; peut-on méconnaître la puissance sur le physique et le moral à la fois des idées régnantes à une époque donnée, des religions, etc.? L'atmosphère morale rend aussi bien compte de la destinée de l'état sanitaire de l'être, que l'atmosphère physique. La personne humaine devient leur proie. Il y a plus, et c'est une chose sur laquelle on ne s'appesantit pas assez : les modificateurs moraux agissent presque toujours par une double influence, l'influence morale et l'influence physique. Lorsque, par exemple, un genre de vie particulier vous sollicite à l'excitation des sens, que la richesse vous permet d'assouvir vos désirs, de vous livrer à toutes les distractions, à l'ivresse de la vie, vous donnez par cela seul un certain essor aux passions expansives; mais, comme, d'un autre côté, vous faites forcément appel à un régime excitant, à tous les stimulants de la vie civilisée, vous renforcez par un régime approprié, par les recherches culinaires, etc., cette excitation de l'âme. Dans l'influence hygiénique qu'exerce une profession, il y a toujours le côté physique et le côté moral. Le milieu social où l'on vit, c'est-à-dire cette atmosphère créée par les idées régnantes, les mœurs, les religions, etc., imprime à la direction de la vie une tendance déterminée, l'altère ou l'améliore. Le rôle de l'hygiéniste est de signaler, à l'aide de l'expérience, au milieu de tout cela, quels sont les modificateurs utiles à la permanence et à l'intensité de vie ; quels sont ceux qui lui sont contraires. Nous allons donc passer en revue chacun de ces éléments, et en tirer des inductions favorables ou défavorables par rapport à la santé. Le premier en ordre d'influence, c'est la culture intellectuelle. Pour mieux saisir les questions qui s'y rattachent, nous l'étudierons à son début, dans l'éducation scolaire, puis dans ses développements ultérieurs, c'est-à-dire la culture intellectuelle ascendante. Après avoir étudié les modificateurs sociaux, professionnels, les religions, nous terminerons par une étude sur la longévité, où toutes les influences hygiéniques sont en quelque sorte condensées.

CHAPITRE I.

De la culture intellectuelle en général, de son influence relative sur la santé. — De son début : éducation scolaire. — Culture intellectuelle ascendante : influence littéraire, romans, drames, spectacles. — Influence des systèmes philosophiques.

On peut avancer sans crainte, et déjà nous l'avons remarqué, que la culture intellectuelle, c'est-à-dire la mise en œuvre des facultés de l'âme dans le sens de la destinée de l'homme, est favorable à la santé. L'ignorance entraîne la stupeur organique ; elle diminue les chances de réaction en déprimant les forces vitales. Voltaire disait qu'il fallait une transpiration à son esprit comme à son corps. C'est une des causes qui expliquent la déchéance physique aussi bien que morale de ceux qu'on appelle les parias de la civilisation. L'alimentation de l'âme est un besoin aussi naturel que l'est la nutrition du corps. Quand le travail de la pensée n'est pas poussé trop loin, quand il est réglé, qu'il s'alterne avec des occupations physiques ; quand surtout on y est porté par un désir bien senti d'arriver à la connaissance de vérités utiles, ou par le besoin d'exercer, d'agrandir les plus nobles facultés de son être ; quand aussi il est rendu plus facile par de bonnes méthodes et plus attrayant par la variété des exercices ; alors il est accompagné et suivi d'une satisfaction toute particulière, qui est loin, dans les premiers moments, d'avoir la vivacité d'un plaisir sensuel, mais qui, en se répétant, devient plus tard la source d'un contentement intérieur, qui est pour l'âme une douce volupté. Ce genre de plaisir, qui fait les délices des savants, des hommes de lettres, de tous les amis des livres, au lieu d'user le corps, lui fait du bien, au lieu d'abréger la vie, la prolonge (Pythagore, Solon, Hippocrate, Bacon, Locke, Newton, Fontenelle, Voltaire, Franklin, Lalande, Laplace, le prouvent), car il augmente l'influence cérébrale, ce qu'on appelle en physiologie faculté d'innervation, faculté qui sert à activer toutes les fonctions qui donnent du ressort, ou plutôt de la vie, à tous les organes. L'essentiel est de bien régler la culture intellectuelle, d'en surveiller l'abus. Quand le travail qu'elle exige est ardu, difficile, fait sans but et sans ordre, sans méthode, ou quand il est trop longtemps continué, alors il fatigue, il ennuie, il provoque le dégoût, il cause un mal-être moral qui n'est que le prélude d'un plus grand mal. Si l'on insiste, que l'on veuille le prolonger, malgré l'avertissement, il irrite le cerveau, cause des maux de tête, dispose aux inflammations aiguës ou chroniques de cet organe, à l'apoplexie qui en est souvent la suite ; tout au moins, il nuit au sommeil, qui est l'état de repos des sens et du cerveau ; il le trouble, l'interrompt, l'agite, ainsi que beaucoup d'autres fonctions.

Si la culture intellectuelle est préjudiciable à la santé par ses abus, elle l'est aussi au point de vue moral et social. C'est ce qui paraît justifier les plaintes des adversaires de l'instruction généralisée.

D'après eux, l'instruction est une arme offensive et défensive terrible ; c'est plus encore, c'est un œil qui éclaire, c'est un conseil qui dirige. Tandis que l'homme éclairé aperçoit de loin son adversaire et en apprécie les forces et les moyens, l'ignorant marche en aveugle dans les ténèbres de la nuit; tandis que le premier lui tend mille embûches, l'ignorant ne les reconnaît que lorsqu'il y est tombé. Aussi rien de plus dangereux , disent-ils encore, pour la société et pour eux-mêmes que les hommes instruits, sans fortune et sans ressources, qui entrent dans la société armés de leur capacité, sans qu'on leur ait préparé les moyens d'en faire un bon usage. On ne saurait imaginer tous les troubles et tous les maux qui en résultent. Cela est vrai. Mais faut-il donc se refuser à satisfaire un besoin primordial, parce que certains hommes abusent des meilleures choses? Faut-il cesser d'enseigner la religion, parce que des actes coupables ont été commis en son nom? Il importe seulement de faire marcher de front la culture morale et la culture intellectuelle, de discipliner celle-ci par la prépondérance des idées de devoir.

1° Du début de la culture intellectuelle, de l'éducation scolaire.

Il est assez facile de prouver que l'instruction publique n'est pas tout à fait en harmonie avec les penchants, les goûts, les facultés de l'enfance, et qu'il est possible de la perfectionner. Bien que l'enfance soit regardée comme l'âge du bonheur, parce que cet âge est exempt des soucis et des chagrins que causent les passions de l'âge mûr, le temps des écoles est toujours l'époque de la vie qui paraît la plus longue. C'est que ce temps est pour l'enfance un supplice dont la contrainte et les dégoûts pèsent lourdement dans la mémoire, et où les souvenirs voient longtemps une large place assombrie par les ennuis. Ceci prouve incontestablement qu'on pourrait faire mieux.

Déjà nous l'avons dit, l'immobilité et le silence prolongés sont impossibles aux enfants, parce que ces petits êtres sont incessamment tourmentés du besoin de se mouvoir et de parler : ils ne sont pas plus susceptibles d'une attention soutenue, surtout pour l'étude des choses sérieuses. L'étourderie et la gaieté sont des caractères de leur âge ; en exigeant d'eux de la tranquillité, du silence et une attention prolongée dans les écoles, on leur demande donc l'impossible. N'est-ce pas un premier vice ?

Ne pourrait-on pas les instruire *en les faisant parler haut, en les laissant se mouvoir*, et soulageant leur attention en aidant leur intelligence ? N'est-ce pas ce que l'on fait dans l'enseignement mutuel, où ces avantages sont déjà réalisés ?

Un second ordre de vices de l'enseignement le plus généralement en usage, c'est d'occuper d'abord les enfants de choses sans intérêt pour eux, de choses incapables d'éveiller leur curiosité et de fixer leur attention ; c'est de les occuper de l'étude de l'alphabet et des lettres, puis un peu plus tard de lectures de syllabes, fort ennuyeuses, qui, ne leur inspirant aucun intérêt, les dégoûtent du travail et nuisent à leurs progrès.

Croit-on qu'on ne les intéresserait pas davantage, si l'on se bornait à leur donner, successivement ou en même temps, par d'agréables et joyeuses promenades dans la campagne, les notions les plus superficielles et les plus intelligibles, *sur la géographie, la géologie, les minéraux, les végétaux, les animaux, l'agriculture et quelques-uns des arts du pays qu'ils habitent ?* Ne pourrait-on pas leur faire ensuite étudier dans les écoles, pendant les journées pluvieuses, les collections d'histoire naturelle qu'ils auraient rapportées, pour l'école et pour eux-mêmes, de leurs promenades? Une semblable éducation ne serait-elle pas plus en harmonie avec les facultés de leur esprit, avec les goûts de leur âge ? ne serait-elle pas plus facile pour eux, qui ne comprennent facilement que ce qui tombe sous les sens, que ce qui étant matériel peut se toucher et se voir sous toutes les faces? ne serait-elle pas beaucoup plus intéressante et plus amusante pour eux que l'étude de l'alphabet? Serait-il donc coupable de les instruire en les amusant? Faut-il étouffer leur aimable enjouement, leur gaieté si franche et si innocente sous les dégoûts de l'ennui ? Et d'ailleurs, par la méthode que nous proposons, ne rentreraient-ils pas plus riches d'idées et de connaissances nouvelles après un jour de promenade qu'après un mois de lecture à l'école? Leur curiosité étant vivement stimulée par le spectacle de la nature et des arts, à un âge où la mémoire est si puissante, ne s'enrichiraient-ils pas rapidement de beaucoup de connaissances?

Plus tard, quand leur intelligence se serait déjà fortifiée par ces exercices habituels dans l'étude de l'histoire naturelle, ne devrait-on pas profiter de la facilité avec laquelle ils oublieraient ce qu'ils auraient appris pour leur inspirer le goût *de la lecture*, qui leur permettrait de retrouver à volonté, dans des livres fort abrégés et très-clairs, faits exprès pour eux, une partie des explications, des indications qu'ils auraient reçues de leurs maîtres et qu'ils auraient oubliées ?

Ce mode d'éducation ne serait pas seulement favorable à l'intelligence, il réunirait encore deux avantages immenses qui, j'espère, en assureront un jour le succès, et dont on ne se préoccupe guère aujourd'hui, quoiqu'on y pense un peu plus qu'autrefois : ce serait de fortifier le corps et la santé, et de prévenir ces déplorables habitudes qui infestent les écoles, s'y répandent par imitation et y deviennent des épidémies aussi dangereuses pour l'intelligence et pour les mœurs que pour la santé du corps (1). Il faut donc, dès le jeune âge rendre l'instruction attrayante pour qu'elle soit goûtée et qu'elle devienne profitable.

Nous n'avons point à juger, ici, au point de vue du progrès littéraire, les avantages de l'éducation particulière comparés à ceux de l'éducation en commun, celle faite dans les pensionnats et les lycées. En général l'instruction reçue dans la maison paternelle est médiocre, la discipline s'y trouvant molle ou incertaine. Le maître n'y ren-

(1) Gerdy, *Ouvr. cit.*, p. 243.

contre d'ordinaire ni la confiance ni l'autorité suffisantes pour assurer le succès ; l'élève en outre n'a point le stimulant de l'émulation. L'éducation en commun a le grand avantage de façonner le caractère et de discipliner le corps. Il est peu de médecins qui n'aient eu l'occasion de prescrire l'éducation commune à des enfants pour lesquels des parents trop débonnaires avaient tenté l'éducation privée. Les jeunes garçons devenus presque efféminés, ayant contracté une grande impressionnabilité nerveuse, se sont promptement raffermis sous la règle inexorable d'un lycée. Mais au point de vue sanitaire, l'éducation publique a ses inconvénients et ses dangers : C'est ce qui explique toutes les répugnances que le célèbre Locke a manifestées pour ce genre d'enseignement.

Sous ce rapport, nous avons dans notre siècle beaucoup à modifier, beaucoup de réparations à entreprendre. Le système actuel en faveur de l'éducation peut être défini, *le déploiement exagéré de l'intelligence et de la sensibilité morale*. Ce mode, qu'un physiologiste de notre époque a parfaitement étudié, consiste dans l'exercice prédominant de l'appareil encéphalique au moyen d'études scolaires, d'instructions orales avec le perpétuel stimulant de l'émulation. Le système nerveux, sollicité sans cesse, acquiert dans les collèges, dans les académies un surcroît de vitalité, pendant les longues années d'une jeunesse trop sédentaire. L'état présent de l'éducation des collèges est surchargé d'études indigestibles pour de jeunes intelligences. De là des épuisements prématurés, des lassitudes cérébrales, des névroses de toute nature, des apoplexies, des épilepsies, etc. Ce système amène un état d'infériorité de la vie organique par lequel l'économie atteint rarement son développement large et complet.

« Je connais des pères, dit Plutarque, qui, pour avoir trop aimé leurs enfants, en ont été réellement les ennemis. Il en est, par exemple, qui, trop jaloux de les voir avancer rapidement dans leurs études, et de leur faire obtenir en tout une supériorité marquée, leur imposent un travail excessif dont le poids les accable. Les pauvres enfants tombent alors dans un découragement qui leur rend les sciences odieuses. Les plantes modérément arrosées croissent facilement ; quand on leur donne trop d'eau, on les étouffe et on les noie. »

(1) Plutarque, *De l'éducation des enfants*.

Quintilien dit dans le même sens :

« Je connais trop la portée de chaque âge, pour vouloir qu'on tourmente les jeunes enfants par un travail excessif; car il faut surtout éviter de leur faire haïr l'étude dans un temps où ils ne peuvent encore l'aimer, de peur qu'ils n'en soient dégoûtés pour toujours, à cause de l'amertume qu'ils auront d'abord sentie. »

Bientôt, dit Tissot, par un retour inévitable, le mal que l'esprit a fait au corps retombe sur l'esprit même ; parce que l'Être suprême a voulu qu'aussi longtemps que ces deux substances courraient la même carrière, les travaux de l'esprit fussent dépendants, jusqu'à un certain point, de la santé corporelle : cette vérité a toujours été reconnue.

« Les travaux de l'esprit ne produisent pas seulement l'affaiblissement et la mobilité excessive du genre nerveux, mais aussi les maladies de nerfs les mieux caractérisées et les plus graves. J'ai vu des enfants de la plus grande espérance, que des maîtres durs et imprudents forçaient d'étudier sans relâche, devenir épileptiques pour la vie. »

Ce mode d'éducation poussé dans ses dernières limites, tend à donner un large essor à l'orgueil et à l'ambition, deux passions solidaires. Gonflés de leur vain savoir, dans l'exaltation du sentiment de leur personnalité, les jeunes gens, au sortir du collége, se précipitent aveuglément dans des entreprises au-dessus de leurs forces. Par les lois d'équilibration que nous avons reconnues dans l'acte de la sensibilité, l'homme pensant, adonné à la vie morale et intellectuelle, perd en forces organiques ce qu'il acquiert en esprit. Ses appareils fibro-musculeux, comme dit M. Virey, se débilitent en proportion de ce que gagne son système nervoso-sensitif au détriment de l'autre. La vie littéraire, qui ne tient aucun compte des prescriptions générales et particulières de l'hygiène, amène d'abord une sorte de diathèse spasmodique. Les mêmes remarques s'appliquent à la vie que mènent les hommes d'affaires, et dans laquelle ils s'usent peu à peu, sans s'en douter.

Les travaux outrés de l'esprit, de quelque nature qu'ils soient, mettant en jeu la mémoire, le raisonnement, l'imagination, produisent dans une fibre cérébrale un phénomène correspondant d'excitation analogue à celui que chaque nuance colorée produit dans les fibres de l'appareil de la vision. Le cerveau, après la première période de surexcitation, que nous venons de caractériser, tombe dans une sorte de *stupeur organique* que, d'après un assez grand nombre de faits soumis à notre observation, nous considérons comme la première période soit de l'aliénation mentale, soit de l'apoplexie, sous toutes ses formes. Cette stupeur organique se révèle par les caractères suivants : affaiblissement progressif du sommeil, lors même qu'on n'abuse pas des veilles ; attention difficile sur des objets même qui n'exigent pas la contention d'esprit ; vertiges fugaces ; digestions laborieuses ; bizarreries dans le caractère. Lorsque ces signes avant-coureurs se font remarquer chez un homme qui, malgré cela, ne peut se résigner à la retraite des affaires, on peut être sûr qu'il portera bientôt la peine de son imprévoyance ; que ce travail organique, commencé dans son cerveau, finira par en altérer profondément la substance. Nous avons connu des personnes qui, ayant négligé de salutaires avertissements, ont été saisies brusquement de symptômes paralytiques.

En traitant plus haut de l'éducation intellectuelle, nous avons déjà parlé des mauvais effets de l'éducation scolaire, poussée rigoureusement dans ses dernières limites ; un de ses effets est surtout de provoquer cette *lassitude cérébrale*. Voici un exemple rapporté par un médecin instruit, le docteur Cerise (1) :

« Nous avons été consulté récemment, dit-il, par un jeune homme, âgé de vingt ans environ, du département de l'Aisne, qui nous fournit un exemple frappant des tristes effets des travaux intellectuels excessifs, accompagnés d'une émotion oppressive, d'une vive anxiété.

« Jusqu'au mois de décembre 1838, ce jeune homme avait joui d'une très-bonne santé, et il vivait heureusement dans sa famille dont tous les membres sont sains, laborieux et honnêtes. Dans l'hiver de 1838 à 1839, il se préparait à un examen au succès duquel il attachait une grande importance, car ce succès lui ouvrait une carrière vivement ambitionnée. Il s'agissait d'être admis à exercer l'honorable profession d'instituteur primaire. Rien n'égalait, d'après ce qui nous a été dit par ses parents et par lui-même, l'anxiété à laquelle il était en proie dans ses veilles. Cette anxiété alla si loin, que le malheureux candidat, avant que l'heure de l'épreuve eût sonné pour lui, fut atteint d'accès épileptiques qui se renouvelèrent très-souvent, et qui maintenant ont lieu jusqu'à trois ou quatre fois par jour. Cette grave affection ne cesse de faire des progrès, et malgré tous les soins éclairés dont ce malade a été l'objet dans son

(1) *Des fonctions et des maladies nerveuses*, p. 209.

pays, il est arrivé à Paris dans un état qui nous fait craindre de le voir tomber bientôt en démence. Déjà nous apercevons les signes précurseurs de cette forme de l'aliénation mentale. »

En général, les enfants qui, dans les premiers exercices de leur entendement, au début pénible de leurs études, sont sans cesse sous le coup des menaces de leurs parents et de leurs instituteurs, sont dans les conditions défavorables que nous signalons. L'émulation et la rivalité sont, on le sait, des mobiles à la fois puissants et dangereux parmi les élèves de nos écoles, comme parmi les hommes qui, sur un plus vaste théâtre, se disputent les faveurs de la renommée et de la fortune. La perspective d'un insuccès qui compromet tout un avenir, imprime aux travaux de l'esprit un caractère d'inquiétude et d'agitation qui en accroît le péril. Aussi les jeunes élèves, qui se préparent à un examen, sont-ils plus exposés que les autres, toutes choses égales d'ailleurs, aux troubles dont nous parlons.

Il est des enfants très-délicats, des jeunes gens très-faibles, qui, dans la direction des exercices logiques, réclament les plus grands ménagements. Il arrive trop souvent que, sans égard pour leur constitution et leur santé, on exige d'eux une attention, une application, une contention d'esprit, qui sont incompatibles avec la surexcitabilité de leur organisme nerveux. On observe tous les jours les inconvénients de cette erreur d'éducation due quelquefois à la vanité des parents.

Il ne faut point oublier non plus que la privation des exercices logiques donne lieu à la surexcitabilité de l'appareil cérébral. Le plus léger travail devient une cause de surexcitation pour celui qui n'y a point été préparé par des efforts gradués. Assurément on ne doit pas négliger sa mémoire. Bien loin de là, il faut la fortifier par un travail de chaque jour ; mais nous sommes persuadé qu'on ne peut l'exercer plus utilement qu'en lui confiant le soin de conserver ce que l'esprit se sera d'abord approprié par la réflexion.

L'hygiène dans ses rapports avec le physique de la nature humaine, dans ses vues d'harmonie et de santé, exige un fonctionnement régulier de tous les actes physiologiques, une mise en œuvre modérée des puissances de l'organisme. Ce qui est contraire à ce précepte fondamental, entraîne l'engourdissement, puis l'atrophie des appareils inoccupés. Pour être réellement fructueuse, l'éducation scolaire doit, sous le rapport intellectuel, réaliser aussi le fonctionnement uniforme et régulier de toutes les facultés de l'esprit. C'est toujours au jugement à contrôler les riches acquisitions de la mémoire. C'est aussi à une certaine dose d'imagination à embellir, à réchauffer ce que les facultés de raisonnement pur, ont de raide et d'abstrait. Un élève incline toujours à exercer d'une manière presque exclusive la faculté dominante chez lui; la paresse native l'y pousse. Mais il faut se garder de voir dans le fait lui-même l'indice d'une vocation décidée; il faut se garder alors de le laisser glisser vers la pente. L'homme qui n'a point appris de bonne heure à tirer un sage parti de toutes ses facultés, aussi bien de celles qui sont dominantes que de celles qui restent engourdies, compromet sa destinée. C'est, sous le rapport intellectuel, un fruit abortif. Il faut bien le dire, le programme de l'éducation scolaire qui comprend l'étude progressive des chefs-d'œuvre littéraires de tous les âges, est bien propre à réaliser tout le bien qu'on doit attendre de la culture intellectuelle; il s'agit seulement de bien l'appliquer. Le grand nombre d'hommes supérieurs dans toutes les carrières, qui ont été disciplinés par l'enseignement classique, justifie parfaitement l'admiration qu'on peut concevoir pour ce programme. Le commerce assidu avec les grands écrivains de tous les temps élargit pour chaque homme l'horizon de l'existence et semble lui révéler une vie supérieure (1).

(1) On nous permettra de reproduire en ce lieu le passage d'un rapport dont nous fûmes chargé dans le temps par la Société impériale de médecine de Lyon, et qui fut adressé au ministre de l'instruction publique, à propos de la suppression du baccalauréat ès lettres pour l'étude de la médecine. Nous entrâmes à ce propos dans des considérations sur l'utilité de la culture littéraire, même au point de vue professionnel.

« La culture littéraire fournit au médecin un ascendant incontestable dans les circonstances nombreuses où sa science est muette, sa pratique déroutée par l'impuissance de l'art; son rôle ne finit point où finissent les théories, où les préceptes n'apprennent plus rien. Pour alléger le fardeau de la maladie, entretenir les douces illusions de l'espérance, il faut qu'il tâche d'enchaîner doucement le mal par des paroles puissantes, qu'il puise dans son esprit et dans son cœur l'éloquence d'une sincère et affectueuse sympathie. Or, rien de cela n'est possible pour le médecin dont l'éducation littéraire est tronquée, qui n'a pas recueilli de nobles inspirations chez les grands moralistes, les grands écrivains, l'éternel honneur de l'esprit humain. C'est pénétré de la grandeur de la mission dévolue à la médecine, qu'Hippocrate a rangé parmi les devoirs de celui qui l'exerce des connaissances étendues sur toutes choses : il les unit dans une commune nécessité à la pratique des vertus. Sous quelque point de vue, individuel ou social, qu'on envisage la carrière du médecin, on doit ranger la culture morale parmi ces choses nécessaires. De quel crédit peut-il jouir sans elle, lorsqu'il se voit appelé à concourir à des améliorations sociales? Et par contre, quelle prépondérance lui donnent des études fortement organisées, de savantes méditations sur les sujets traités par les grands moralistes pour élucider cette ténébreuse question des rapports du physique et du

L'éducation publique, qui est très-propre à faire connaître le monde tel qu'il est, qui seule peut donner la connaissance si précieuse des différentes manières de sentir et de penser des autres, doit tendre encore à perfectionner ses méthodes, à les harmoniser avec les aptitudes diverses. Déjà quelques tentatives ont eu lieu pour imprimer à l'éducation scolaire un respect plus prononcé pour les vocations qui se préparent; déjà on se préoccupe d'ouvrir des voies qui conduisent directement à certaines carrières. Le temps et l'expérience diront si tout a été fait pour le mieux, si l'on a réellement mis en œuvre les vrais moyens d'arriver à la solution de cet intéressant problème, objet des préoccupations de notre âge.

2° De quelques autres modificateurs littéraires, de leur influence sur la santé.

Mais il est une autre éducation qu'on pourrait appeler *ascendante*, qui a prise sur l'homme en dehors des établissements scolaires, et qui se compose de modificateurs multiples, dont nous devons préciser l'influence sur la santé. Nous rencontrons d'abord l'influence des lettres.

A. *Des lectures dangereuses : romans, drames.*

Il est des livres qui ont flétri plus d'organisations, qui ont amené plus de morts précoces que les excès de débauche les plus outrés. Ce sont ces productions bizarres et bâtardes de l'esprit humain, où tout est exagéré, invraisemblable ou faux ; où des épisodes dramatiques, terribles, bouleversent la sensibilité et les fonctions nerveuses des jeunes gens, irritent et exaltent prodigieusement leurs passions. La lecture des livres qui vantent le suicide est aussi très-dangereuse. Madame de Staël assure que la lecture de Werther, de Goethe, a produit beaucoup de suicides en Allemagne ; cette passion des-

moral, et qui est toute de son domaine ! C'est seulement alors que sa voix peut être écoutée avec déférence, lorsqu'un procès criminel fournit l'occasion de résoudre ce problème si délicat et si souvent pendant de la responsabilité morale ! Dans l'exercice de la pratique civile, la culture des sentiments élevés et délicats fait partie de la mission du médecin, comme dans ce que nous pourrions appeler sa pratique sociale, rien de ce qui constitue les mobiles secrets des passions humaines ne peut lui rester étranger. Voilà ce qui doit être ; voyons ce qui serait, dès le moment que le décret aurait porté ses fruits... » (*Gazette médicale de Lyon*, 31 mai 1852.)

tructive est devenue plus fréquente en Angleterre depuis certaines apologies littéraires. Les femmes malheureusement sont trop portées à se livrer aux charmes d'une littérature agréable et à la lecture des romans, à laquelle elles consacrent le jour et la nuit. De là ces amours prématurés, dévergondés dans leur ardeur; de là, ces désespoirs profonds, intolérables. Cette littérature des romans, dits sentimentaux, en leur présentant l'homme sous des traits exagérés, les prépare à des dégoûts inévitables et à un vide qu'elles ne doivent pas espérer raisonnablement remplir.

« Quand nous croyons pleurer sur le roman que nos yeux parcourent, nos larmes ne tombent que sur celui qui est écrit dans nos cœurs; » c'est Châteaubriand qui avoue ainsi le charme attaché à la lecture des romans; charme puissant, qui déplace la douleur, s'il ne l'emporte pas.

Ces réflexions s'appliquent également aux spectacles, qui sont plus dangereux encore aux yeux du vrai sage. Les théâtres de l'ordre inférieur, où siége une foule frivole et voluptueuse, ne sont dans la réalité que des écoles de mensonge et de corruption, où l'on donne des vices certains pour ôter des ridicules exagérés, dans lesquelles on épuise sa sensibilité et sa pitié pour des malheurs imaginaires de manière à n'en plus trouver dans les afflictions réelles, domestiques et sociales. Je ne parle pas ici d'un autre genre de séduction que l'on devine facilement. Dans les représentations dramatiques, que d'aventures tragiques, que d'événements terribles, de catastrophes sanglantes, de scènes d'horreur, de désespoir, de sang, de meurtres, de suicides, qui familiarisent les hommes avec les idées de crime et de destruction, et les livrent sans défense au délire fougueux de leurs passions! On conçoit sans peine, après cela, que dans cet état d'exaltation morale les accidents réels et ordinaires de la vie, les chocs des passions sociales pourront facilement porter à une triste et funeste réalisation. Il faut le dire ici sans détour, le drame français moderne a été, à une époque, un enseignement d'immoralité, d'infamie et d'horreurs, c'est-à-dire de meurtre, de suicide et de prostitution. « Voyez les théâtres, s'écrie M. Charles Dupin dans un discours public, tenant école de corruption et de scélératesse....., foulant aux pieds les vertus les plus saintes avec l'intention patente de faire aimer, choyer, admirer le duel, le suicide, l'assassinat et le parricide, l'empoisonnement, le viol, l'adultère et l'inceste, préconisant ces forfaits comme la fatalité glorieuse des esprits supérieurs, comme un progrès des grandes âmes qui s'élèvent au-dessus de la vertu des idiots, de la religion des simples et de l'humanité du commun peuple ? Cette littérature empoisonnée nous ramène par la corruption à la barbarie. »

Que de ravages cette littérature n'a-t-elle pas exercés déjà sur l'esprit et le cœur de la portion la plus impressionnable et la plus faible de la société, le peuple, les enfants, les femmes ! « Le mal moral, dit le docteur Pariset, s'introduit dans les âmes par des paroles ou des images; il s'y grave par des maximes, des exemples, des apologies. Bientôt il est partout. Suivez la marche du crime; avant de paraître devant les tribunaux, il passe par les livres et les théâtres; puis du sein des tribunaux, des milliers de voix en font pénétrer les peintures jusque dans le sein des familles, et les impressions qu'il y porte se mêlent, pour les corrompre, aux saintes habitudes des premières années. »

Tous ces modificateurs, lorsqu'ils n'entraînent point au crime en stimulant de violentes passions, enfantent dans l'âme cet état particulier dans lequel les facultés humaines restent sans objet, sans but, et que M. de Châteaubriand a si bien décrit sous le nom de *vague des passions*. Les passions qui ne savent ni où, ni comment s'employer, conduisent nécessairement à l'ennui ou plutôt constituent l'ennui lui-même, ce vide de l'âme qui la tyrannise et la consume. Le malaise moral n'est pas seulement propre à la jeunesse, à *René*, ce cœur vierge de toute émotion sociale; mais il consume plus souvent encore l'âge mûr, *Obermann*, l'homme qui a vidé la coupe de tous les sentiments, de tous les plaisirs, de toutes les souffrances de ce monde, et qui, par cela même, dans la soif de l'innocence, cherche en vain à fixer ses désirs et à satisfaire son inquiétude. On a remarqué avec juste raison que le vague des passions était très-propre à conduire à cette maladie. Comme le sentiment de la conservation est toujours éveillé, toujours présent, toujours actif chez l'homme; de plus, comme il prédomine en général sur tous les autres sentiments, il s'ensuit que toutes les passions qui languissent s'étiolent faute d'aliments, se tournent vers lui et le prennent pour objet de la satisfaction qu'elles désirent (1).

Ainsi la lecture habituelle des romans amène à la longue un état de mollesse morale, dans lequel se perd le goût des choses positives; le devoir ennuie et semble trivial; l'industrie et le commerce répu-

(1) Michéa. *Mémoires de l'Académie royale de médecine*, t. X, p. 629.

gnent, puisqu'ils se prêtent peu aux combinaisons imaginaires; la vie tout entière n'apparaît plus que comme un vaste champ d'aventures et de plaisirs.

Nous sommes loin toutefois de méconnaître l'utilité de la lecture des romans dans quelques circonstances, leur influence sur le délassement du moral; il faut seulement y apporter du choix et de la mesure. Nodier, le savant aimable, a dit : « Les romans sont la lecture des âmes tendres, ils les consolent et leur rendent leurs illusions perdues. Il n'y a que les gens heureux qui ne lisent pas de romans. » Leur lecture adoucit ce qu'il y a de trop âcre dans les réflexions que suscitent le train de la vie ordinaire et la vue des mauvaises passions d'autrui. Journellement froissé par son contact avec la société, l'homme sent la nécessité de s'assoupir de temps à autre sur le *mol chevet de l'indifférence* de Montaigne : son repos et sa santé le veulent ainsi. Il éprouve le besoin de rire de certains travers pour ne point verser trop de larmes amères; il faut qu'il charme son esprit, de temps à autre, par les douceurs de cette philosophie rieuse et paisible, qui étudie la partie bouffonne du cœur humain, et sur laquelle ont surtout excellé Molière et la Fontaine. Ces deux profonds et spirituels annalistes des bizarreries morales de l'humanité ont rendu et rendront encore d'importants services à ces âmes désolées, aigries contre la société, et qui ont le tort d'imputer aux passions humaines des motifs toujours sérieux et prémédités. Ces deux beaux génies, comme tous ceux, du reste, qui ont marché sur leurs traces et se sont inspirés du *vis comica* (Cervantes, Shakespeare, Lesage, Walter-Scott), apaisent bien des passions concentrantes, bien des haines, bien des désespoirs, en montrant les hommes tels qu'ils sont et ce qu'ils valent au fond : légers et bouffons, plus souvent raisonneurs que raisonnables. Nous recommandons l'étude de ce genre de littérature, particulièrement aux personnes moroses, portées à des idées de suicide, douées, en un mot, des attributs du tempérament mélancolique.

B. *Livres de médecine, livres ascétiques.*

Les livres de *médecine populaire*, outre les inconvénients qui peuvent résulter pour le vulgaire de la mauvaise interprétation des principes d'une science difficile, en ont encore un grand : c'est que la lecture d'ouvrages semblables, par des hommes prédisposés même faiblement à l'hypochondrie, développe au plus haut point le funeste penchant, et augmente leur tendance vers toutes sortes d'erreurs préjudiciables à la santé. Rousseau fut victime de cette fatale curiosité, qui le poussa à chercher dans les livres de l'art des notions sur ses impressions internes; il le constate lui-même en ces mtos : « Pour m'achever, ayant fait entrer un peu de physiologie dans mes lectures, je m'étais mis à étudier l'anatomie; et passant en revue la multitude et le jeu des pièces qui composaient ma machine, *je m'attendais à sentir détraquer tout cela vingt fois le jour.....* Je suis sûr que si je n'avais pas été malade, je le serais devenu par cette fatale étude. Trouvant dans chaque maladie des symptômes de la mienne, je croyais les avoir toutes, et j'en gagnai par-dessus une bien plus cruelle encore dont je m'étais cru délivré, la fantaisie de guérir. A force de chercher, de réfléchir, de comparer, j'allai m'imaginer que la base de mon mal était un polype au cœur... (1). »

On doit aussi classer parmi les lectures dangereuses pour beaucoup de personnes, celles surtout qui ont l'imagination faible et frappée, les livres ascétiques, roulant sur des sujets de dévotion *quintessenciée,* si nous osons nous exprimer ainsi. Ces petits livres, trop communs de nos jours, où la religion n'apparaît pas dans ce qu'elle a de grand, de noble, de profondément pratique, où l'imagination prend un essor trop élevé, affaiblissent le jugement, ébranlent les fonctions nerveuses et prédisposent aux aberrations intellectuelles hallucinantes. Il en est de ces esprits visionnaires, dit Zimmermann, comme d'un homme monté sur le sourcil d'un rocher; c'est toujours un vertige qui les précipite. Quel danger plus grave doit s'attacher à ces lectures, lorsqu'elles tendent encore à exciter indirectement certain éréthisme sensuel !

Il ne faut pas que ces livres présentent à l'esprit des images lascives, sous prétexte de faire mesurer les degrés du vice. Il ne faut point évoquer, dans une imagination vierge, ardente, chez une jeune femme, chez un jeune homme, les fantômes des plaisirs profanes, peupler une solitude qui doit être sainte, austère, d'idées voluptueuses. Ces livres, d'ailleurs, œuvres pour la plupart d'esprits étroits, et mal renseignés sur la philosophie de la vie ordinaire, amènent toujours un certain degré de bizarrerie dans les idées.

Les auteurs de ces productions enfreignent presque toujours le précepte de saint Paul : « Que le péché, dit-il, ne soit pas même nommé parmi vous; *nec nominetur inter vos.* » Il ne faut pas non

(1) *Confessions*, 1re partie, liv. VI, p. 398.

plus que ces livres jettent la terreur dans les âmes déjà timorées, en enseignant un rigorisme outré, en décrivant d'une manière plus ou moins erronée certains faits de l'ordre surnaturel. Nous avons vu de semblables lectures enfanter à la longue, chez ceux qui s'en nourrissaient, une véritable maladie morale, le *scrupule exagéré*. Lorsqu'on en arrive à ce point, c'en est fait de toute tranquillité de l'esprit, de toute fermeté de décision pour les actes de la vie. Chez les femmes, cette situation mentale peut provoquer des affections vaporeuses et convulsives.

C. *De l'influence des systèmes philosophiques.*

Les systèmes philosophiques jouent aussi leur rôle dans la destinée sanitaire de l'humanité. La philosophie spiritualiste qui étudie l'ensemble des lois propres à l'organisme psychologique du monde moral, qui promulgue nécessaires et inviolables les idées du devoir, est une noble et importante étude. Elle est aussi salutaire que les belles-lettres, en provoquant les passions expansives et en développant le sentiment de la dignité humaine. Mais, lorsqu'elle s'égare dans les ténèbres et le mysticisme, lorsqu'elle revêt, en un mot, le caractère *panthéistique*, elle devient funeste. Il est certain que les vues spéculatives sans but arrêté, les chimères à travers lesquelles roule l'esprit de l'homme sans espoir de lendemain, conduisent à la stupeur morale et organique, à la lypémanie, au suicide. La *Statistique générale de la civilisation européenne*, par Schoenn, démontre ce fait. Tandis qu'en Prusse il y a un suicide sur 14,200 habitants, et en Saxe un sur 8,446, en Russie on n'en compte qu'un seul sur 36,000 habitants. A Copenhague, ce fléau a doublé depuis la propagation du kantisme. Avant l'invasion des nouvelles théories, on comptait à Berlin un cas de suicide par 1,800 décès naturels. Depuis lors, le mal a continué d'empirer. On dirait que la déplorable résolution du suicide est en raison directe du vague et de l'inanité des croyances religieuses.

Le *matérialisme*, en aboutissant au culte de la sensation, aboutit à la douleur morale, *vide d'espérance ;* c'est en dire assez sur ses effets physiologiques. N'est-ce pas, dit le docteur Michéa, aux doctrines de Locke, en Angleterre ; de Condillac, d'Helvétius, du baron d'Holbach, de Lamettrie, en France, qu'il faut attribuer l'extension prodigieuse des vapeurs, au dix-huitième siècle, dans ces deux pays ?

Il y a encore plus à dire : les temps modernes, en propageant le doute, en exaltant l'orgueil, en faisant de l'amour de soi, du scepticisme et de l'indifférence une sorte de code de philosophie à l'usage du grand nombre, ont contribué chez beaucoup à dévaster la vie et à compromettre la santé. Toute philosophie qui sonde la destinée humaine et qui n'en retire rien, tend à déprimer les facultés vitales et à abréger l'existence. Hors de la croyance à la responsabilité humaine et à la Providence divine, l'organisme humain n'est plus dans sa sphère. Il subit d'une part, sans réagir, les atteintes des maux de cette vie, et de l'autre il doit ressentir, sans contre-poids, toutes les agitations de la vie nerveuse.

De là cette maladie morale si souvent répandue de nos jours, et que médecins et malades désignent sous le nom d'*ennui*, qui n'est plus comme autrefois un noble tourment engendré par des préoccupations d'un ordre supérieur, ainsi qu'elle le fut chez Blaise Pascal, mais une maladie lourde, fatigante et monotone, qui engourdit l'âme et tue le corps. Malheur donc à tout système philosophique qui ne fait qu'agiter le problème de la destinée humaine ! Malheur à tout système philosophique qui ne tend pas à fortifier chez l'homme la conviction qu'il doit aller au delà des manifestations transitoires et phénoménales de son état organique actuel ! Malheur, en un mot, à tout enseignement qui enlève le sentiment de l'espérance aux générations; il leur soustrait de leur énergie vitale. Nous le verrons plus loin; si la culture de la philosophie contribue à prolonger la vie, c'est lorsque son étude roule sur les beaux monuments et les nobles traditions de la science, formant un tout continu depuis Platon et Aristote jusqu'aux grands penseurs du dix-septième siècle, Descartes et Leibnitz. C'est l'esprit de ces maîtres qui inspire et élargit la littérature générale ; c'est chez eux que se retrouvent, avec l'entente véritable de la nature humaine, toutes les nobles aspirations de l'âme. A leur aide, on ne peut faillir, et la force morale, décuplée par leurs inspirations, s'impose davantage à la matière organisée en la faisant participer à son énergie. Tel est le rôle de la véritable philosophie qui réprime les vains désirs, qui donne du charme à une vie simple et régulière, qui, en éclairant l'entendement, provoque en nous ce sentiment expansif d'admiration dont l'action se répète sur chacune de nos fibres, et modère chacune de nos pulsations. « Celui qui persuaderait les hommes de notre âge (nous écrit un savant philosophe et un de nos plus chers amis) de bannir l'ambition de leur âme, d'y faire mourir l'envie ou la fureur du désir, d'y apaiser les tempêtes de l'orgueil, leur donnerait la prescription d'hygiène préventive la plus élevée, la plus salutaire, la plus profitable qu'ils aient jamais reçue (1). »

Les auteurs modernes qui se sont occupés du suicide, des maladies mentales, de la statistique des crimes et des criminels, sont unanimes pour considérer comme meurtrières certaines idées philosophiques régnantes. L'un d'eux a produit des résultats précis à cet égard. « L'éducation, dit M. Brière de Boismont, jointe à la légèreté de l'esprit, multiplie outre mesure les sceptiques; mais on a beau répéter qu'on ne croit à rien, il faut toujours finir par adorer quelque chose : le moi humain s'est substitué aux hiérarchies, aux rois, à Dieu, et l'orgueil a remplacé les autres croyances. C'était le terme où l'attendait la justice éternelle; tandis que, enorgueilli de ses conquêtes matérielles, il élevait, comme l'impie de l'Écriture, son front vers les cieux, elle l'a replacé en face de ses misères réelles, des passions, des chagrins, des maladies et de la mort. Il s'était fait centre, tous les coups sont venus le frapper, et comme l'espérance d'une autre vie appuyée sur la résignation ne le soutenait plus, le désespoir s'est emparé de lui, et il s'est mis à désirer la mort pour toutes les souffrances physiques et morales qu'il éprouvait.

Du souhait à l'action, la distance a été bientôt franchie, et les hécatombes humaines des temps modernes ont commencé pour ne plus s'arrêter qu'avec le triomphe des devoirs. Mercier avait compté en 1783, 150 suicides (2). M. Guerry, de 1827 à 1830, a relevé 6,900 morts volontaires, ce qui donne un mouvement de près de 1,800 chaque année. M. Petit, continuant l'histoire de ce sinistre martyrologe, a trouvé, de 1835 à 1846, 33,032 victimes : 2,751 par an. Ainsi, dans l'espace de seize ans, 39,932 individus se sont donné la mort. En portant en moyenne le chiffre annuel des suicides à 2,000, depuis le commencement de ce siècle, on trouve que 110,000 infortunés ont abrégé leur existence. Mais cette évaluation est fort loin de la vérité, car il faut encore y ajouter les morts par accident, derrière lesquelles se cachent plus d'une mort volontaire, les suicides dissimulés, les tentatives de suicide; de sorte qu'en adoptant l'opinion d'Esquirol, il faudrait élever ce chiffre à plus de 330,000 personnes. Que serait-ce, enfin, si l'on y joignait le nombre de ceux qui ont désiré la mort ? Cette opinion sur l'accroissement des suicides a été critiquée par M. Guerry, dans son ouvrage sur la *Statistique morale de la France*; nous la discuterons ailleurs.

(1) M. Ant. Blanc Saint-Bonnet, auteur de l'*Unité spirituelle*.
(2) Mercier, *Tableau de Paris*, t. III, p. 187. Paris, 1783.

Tout s'enchaîne dans l'ordre des faits. L'homme, en proclamant a terre son royaume, en s'en déclarant le souverain maître, était naturellement conduit à se vouer au culte des intérêts matériels, dont nous sommes loin de contester les merveilles. Mais cette doctrine, lorsqu'elle est ouvertement professée, est le plus terrible antagoniste des intérêts moraux.

Il ne faut pas d'ailleurs se faire illusion, comme l'a dit M. Ch. de Mazade, sur ces œuvres prodigieuses dont se couvre notre globe ; elles sont le fruit de la civilisation, elles n'en sont pas la garantie, elles n'en assurent pas la durée. La grande race romaine peuplait aussi les villes de monuments, entassait les travaux gigantesques, ouvrait des routes dont les vestiges survivent encore, au moment où le sceptre du monde allait lui échapper. Elle aussi laissait voir cette absence d'équilibre entre la civilisation morale et la civilisation matérielle qui tend à devenir une des conditions des sociétés modernes et une des causes du malaise qui les travaille. L'utilité du progrès matériel ne saurait être mise en doute, mais on aura résolu un important problème le jour où l'on sera parvenu à fixer la place qu'il doit occuper dans l'ordre général des choses.

Comme conclusion des trois époques que nous venons de passer en revue, on peut formuler les propositions suivantes :

1° L'antiquité, par ses doctrines philosophiques et religieuses, toutes essentiellement panthéistes, a été très-favorable au développement du suicide.

2° Le moyen âge, au contraire, par l'établissement de la religion chrétienne, par la prédominance du sentiment religieux et de la philosophie spiritualiste, est parvenu à arrêter les progrès de ce mal.

3° Enfin, les temps modernes, en propageant le doute, en exaltant l'orgueil, en faisant de l'amour de soi, du scepticisme et de l'indifférence une sorte de code à l'usage du grand nombre, ont donné une nouvelle impulsion au suicide (1).

Nous devons observer, sur ce point, que l'opinion de ce médecin distingué touchant l'époque du moyen âge qu'il a eu le soin de comparer avec les idées régnantes antérieures et postérieures à elle, est loin de rendre compte de tous les faits qui se sont produits sous son influence. Si la foi si vive et si agissante alors a pu coercer, comme cela est, le progrès du suicide, il faut aussi rendre les idées régnant à cette époque responsables d'autres désordres

(1) *Du suicide et de la folie-suicide*, p. 45 et suiv.

physiologiques qu'on a remarqués. C'est ainsi que la chorée épidémique du moyen âge, cette affection convulsive qui frappait des nations entières, et l'extension prodigieuse de certaines épidémies, doivent être imputées à l'empire des terreurs superstitieuses, à une religion mal enseignée et mal comprise.

Il faut être équitable : chaque époque porte ses conséquences morales, sociales et physiques, et cela d'après les idées qui y dominent.

CHAPITRE II.

De quelques conditions sociales. — Du luxe. — Influence d'un but d'activité. — De l'art d'ordonner sa vie dans ses rapports avec la santé. — Des professions et des motifs qui doivent guider dans leur choix.

La destinée sociale la plus conforme au bonheur terrestre, c'est-à-dire à la santé, à la longévité, est celle qui fait naître dans un état moyen entre l'opulence et la pauvreté, l'*aurea mediocritas*. L'extrême richesse dispose aux besoins factices et au luxe, leur véritable générateur; la pauvreté force à endurer des privations. C'est dans la classe moyenne que l'homme jouit réellement de la plénitude de toutes ses facultés. Si le campagnard avait une intelligence moins rétrécie, une sensibilité moins obtuse, il serait de tous les hommes le plus heureux, parce qu'il est le plus fort. La vie du grand monde est, comme nous l'avons déjà signalé plusieurs fois, une vie anti-hygiénique ; là, la sensibilité s'éparpille en quelque sorte sur nos organes extérieurs; les besoins factices et les passions concentrantes prennent tout leur empire. Ceci nous conduit à dire quelque chose du luxe.

Du luxe.

Le luxe est la consommation des revenus publics ou privés, dans le but d'acquérir la possession et la jouissance d'objets inventés et perfectionnés par l'industrie des hommes ; tous objets en général qui ne servent ni à procurer une nourriture saine, ni de bons vêtements, ni même des moyens de défense contre l'intempérie des saisons, mais plutôt propres à satisfaire les sens ou quelques passions dominantes, telles que l'ambition et la vanité. Il ne faut point s'étonner dès lors si ce modificateur a non-seulement contribué à la perte de quelques familles, mais encore à l'extinction des plus belles et des plus florissantes nations. La civilisation grecque, comme on peut le voir, en a été la victime.

Nous n'avons point la prétention, et elle serait ici déplacée, de nous étendre sur les considérations économiques et historiques concernant le luxe. Tout ce que nous avons pour but est de constater ses résultats par rapport à la santé.

Le luxe, en affaiblissant l'organisme, porte l'homme à se soustraire aux saines et utiles pratiques de l'hygiène. On en trouve des exemples nombreux dans l'histoire. Il fait rechercher les mille et un raffinements de la vie prétendue civilisée, au lieu du véritable *confort ;* c'est, en un mot, une fausse application de la richesse, qui doit surtout servir à entretenir et à améliorer les facultés humaines. Qui ne sait que souvent l'abus de la richesse abrutit, déprave autant que l'excessive misère ? Les victimes du superflu existent en grand nombre. La vie somptueuse porte à abuser de tous les modificateurs hygiéniques stimulants, depuis la bonne chère jusqu'aux voluptés inconnues. Un orateur sacré du grand siècle, un écrivain doué d'une pénétration étonnante, Bourdaloue, a parfaitement signalé les conséquences de cette manière de vivre. « Et pourquoi pensez-vous, dit-il, qu'il y ait tant de corruption parmi les grands du monde et dans les cours des princes ? N'en cherchons point d'autre source que le luxe lui-même ; c'est qu'on y vit mollement, c'est qu'on s'y nourrit délicatement, c'est que le corps y a toutes ses commodités et ses aises abondamment. Je sais qu'il n'y a point d'état que le vice ne puisse corrompre : mais après tout il faut convenir que les conditions médiocres et laborieuses, où les facultés ne permettent pas d'accorder si libéralement à la chair ce qu'elle demande, sont plus à couvert de la contagion et qu'elle y fait moins de ravages ; au lieu que ce serait une espèce de miracle si dans ces palais des rois et ces maisons des puissants et des opulents du siècle, où la sensualité est sans cesse écoutée et flattée, la vertu ne succombait pas aux atteintes des plus vicieuses passions et si la parole de l'Écriture ne s'y accomplissait pas : *incrassatus, impinguatus, dilatatus* (Deut., XXXII, 15) ; ce peuple ne s'est rien refusé, rien épargné (1). »

Il résulte, en outre, de certains témoignages historiques, que les affections nerveuses de toute nature se manifestent de préférence,

(1) Bourdaloue, *De la tempérance chrétienne*, t. II, p. 64. Édition Didot, 1840.

non pas durant la période de grandeur et de puissance de toute civilisation, mais à son déclin et à sa chute, c'est-à-dire quand on en est venu, d'une part, à se préoccuper beaucoup plus du bien-être physique de l'homme que de son développement moral; de l'autre, à négliger les intérêts généraux pour les intérêts particuliers. C'est ainsi que, suivant Ammien Marcellin, les médecins de Rome ne commencent à fixer leur attention sur l'hypochondrie que vers la fin de la république. Mercurialis nous apprend qu'elle était devenue très-commune en Europe, dans la seconde moitié du quinzième siècle. Enfin Cheyne, Tissot, Maret, de Dijon, nous enseignent combien elle était répandue en France à la fin du dix-huitième siècle (1). D'ailleurs, on sait assez que les richesses acquises sans peine, et partagées entre un très-petit nombre de gens, entraînent avec elles le luxe et la corruption; ou plutôt tout est déjà corrompu lorsque le luxe arrive; car le luxe n'est qu'un *effet* qu'on a érigé en *principe*. Il ne vient que lorsque toute règle est déjà détruite, et, soit qu'il naisse de l'inégalité des fortunes, soit qu'il prenne sa source dans l'abus des richesses, il suppose toujours qu'il est des moyens faciles et rapides d'acquérir de l'argent, et qu'il existe des passions contraires à la convenance et à l'honnêteté. Sénèque a désigné sous cette énergique expression, de *rabidi voluptatum,* enragés pour les plaisirs, une classe d'individus qu'on rencontrait de son temps : ne s'en rencontrent-ils plus dans le nôtre? L'habitude du luxe engourdit les facultés de l'âme. L'habitude d'être heureux par des sensations agréables fait contracter à l'esprit l'habitude de l'inaction et lui ôte son activité, comme l'habitude du repos ôte au corps la facilité de se mouvoir, comme l'habitude d'une certaine attitude ôte la facilité d'en prendre une autre.

1° De l'art d'ordonner sa vie, considéré dans ses rapports avec la santé

On nous saura gré, nous l'espérons, d'avoir introduit dans un ouvrage de la nature de celui-ci, quelques pages consacrées à l'influence qu'exerce sur la santé de l'individu la manière plus ou moins méthodique avec laquelle il dispose de ses jours, à l'économie régulière qu'il doit apporter dans la distribution de son temps et de ses actions. Cette étude amène, d'ailleurs, à une foule de considéra-

(1) Maret, *Mémoire dans lequel on cherche à déterminer quelle influence le mœurs des Français ont sur leur santé.* 1771.

tions sur des objets minimes en apparence et qu'on a tort de dédaigner généralement dans les traités d'hygiène.

Cet art d'ordonner sa vie consiste autant dans un but d'activité, une tâche à accomplir, que dans la sage disposition de son temps et de ses ressources pécuniaires, de toutes choses qui servent à assurer l'existence et la sécurité de l'avenir. L'organisme ne peut prospérer, c'est indubitable, au milieu des fluctuations journalières entre l'aisance et la pauvreté, au sein des fiévreuses spéculations et de l'agiotage. Il faudrait, pour ne point en convenir, n'avoir jamais été témoin de ces catastrophes que la pratique de la médecine soumet journellement aux regards de l'observateur. Que de personnages s'éteignent promptement, glissent en quelque sorte de la surface de la vie, après avoir, sur un coup de dé, dissipé leurs ressources ! Les préoccupations d'argent sont de notre temps une rude épreuve pour les âmes et pour les corps. L'art d'ordonner sa vie doit aussi tenir compte de la profession la plus convenable au physique et au moral.

A. *But d'activité, travail.*

On peut dire tout d'abord que si une chose est mortelle pour l'existence humaine, c'est le désordre. L'irrégularité, dans les actes de la vie, détruit rapidement les organes ; aussi en temps de guerre les soldats paient-ils promptement, par la perte de la vie, l'irrégularité de régime à laquelle ils sont contraints. Le physique, comme le moral de l'homme, a besoin d'une discipline ; et il est facile de reconnaître que sa nature entière, pour entrer dans ses plus beaux développements, réclame l'ordre, la régularité et l'harmonie. Cette puissante influence de l'ordre sur les facultés de notre âme se traduit surtout lorsque nous contemplons l'image de l'ordre, reproduite par les objets naturels dont nous sommes environnés ; l'effet moral produit par l'inspection d'un beau monument d'architecture, est de favoriser nos méditations, de nous disposer au recueillement, à la modération, au respect, à plusieurs sentiments honorables. C'est encore là un des plus nobles attributs des beaux-arts, et dont on doit tirer profit en faveur de l'amélioration de la nature humaine. Cette loi explique une observation importante et dont l'expérience du monde offre une fréquente application : c'est que les devoirs sont un grand avantage pour ceux qu'ils régissent, à ne considérer les choses que sous le rapport du développement, de l'activité et de la santé. Ceux qui ont des devoirs ont des points fixes dans l'indécision, des motifs inépuisables pour agir ; et l'on voit trop souvent des gens privés de devoirs y suppléer en se créant des *manies* (1). Malheur à ceux qui vivent au jour le jour ; à ceux auxquels le lendemain n'apporte point de devoir à accomplir, une tâche à surmonter. L'oisiveté les livre en entier à leurs impressions organiques, et lorsque le moral en est là, l'hypochondrie est bien proche. Et remarquons, à cet égard, qu'il faut bien se garder de prendre le change, en essayant de fournir pour pâture à de longs désœuvrements quelques occupations arbitraires et sans suite, la poursuite d'une entreprise qui sera abandonnée presqu'aussitôt qu'on l'aura conçue. Ceci ne suffit pas ; bien plus, ces travaux décousus ne peuvent satisfaire le besoin d'ordre inhérent à l'économie humaine. Il faut, a dit Schiller, que l'homme ait pour le lendemain une inquiétude, une crainte, un espoir, pour pouvoir supporter le poids de l'existence et la pénible monotonie de la journée ; il faut que le souffle rafraîchissant du vent anime la surface immobile de la vie.

Il faut, dirons-nous, à l'homme, quel qu'il soit, riche ou pauvre, un but d'activité honorable et sérieux, et qu'il soit obligé d'atteindre par un travail quotidien, régulier et successif.

Le travail soustrait au poids de l'ennui, empêche les forces de s'engourdir, règle et entretient leur activité. En outre, il captive les sens, les soumet à un régime salutaire ; il les rappelle à leurs seules fonctions, en leur apprenant qu'ils ne sont point seulement des instruments de jouissance, mais qu'ils sont aussi, et surtout, des organes d'action, des instruments de production utile ; le travail est une école de sobriété, de tempérance. Les exercices du travail préviennent, apaisent les orages de l'imagination, dissipent les vains prestiges, détournent les vagues rêveries ; ils entourent de digues protectrices les désirs sans frein et exorbitants qui naissent de la *partie concupiscible* ; ils empêchent cette concentration vicieuse de la sensibilité sur les viscères digestifs, source de tant de maux physiques et de tant de désordres moraux. A l'instant même où l'auteur rédige les lignes qui précèdent, il est douloureusement affecté en apprenant un suicide, accompli au milieu de circonstances qui confirment pleinement les idées qu'il vient d'exprimer.

M***, âgé de trente-cinq ans à peine, appartenant à une ancienne

(1) De Gérando, *Du perfectionnement moral ou de l'éducation de soi-même*, t. II, p. 120.

et honorable famille du Havre, vient de se donner la mort par strangulation (le 30 octobre 1845). N'ayant rien à désirer sous le rapport de la fortune, il jouissait d'un revenu fort au-dessus de ses besoins, qu'il administrait lui-même avec économie. Porté par caractère vers l'étude et la méditation, *il vivait affranchi de toute occupation régulière* (ce fut là peut-être son malheur), et se livrait de temps à autre à son goût pour la poésie. Un recueil de vers de sa jeunesse, qu'il publia il y a quelques années, témoigne d'un esprit généreux et honnête, mais d'une humeur sombre et mélancolique, à laquelle se joignait une légère teinte de mysticisme, dont la scène lyrique de *Stella*, qu'il fit représenter en 1841, porte l'empreinte. La douceur de son caractère semblait le rendre propre aux relations de société que lui ouvraient sa fortune et son éducation, mais il fuyait volontairement le monde. Du reste, affectueux et charitable, M*** jouissait de l'estime générale, et si avec les moyens d'être heureux il ne paraissait pas l'être, on ne lui connaissait ni un chagrin ni un ennemi. Le suicide par lequel il a mis fin à ses jours ne peut s'expliquer que par un de ces accès auxquels succombent certains esprits *qui n'ont pas su* ou *n'ont pas pu* s'entourer des consolations que la Providence réserve à l'humanité dans ses moments de détresse.

Nous reviendrons dans un moment, à propos des professions, sur d'autres conséquences hygiéniques de l'oisiveté.

B. *Fortune.*

Il faut encore apporter de l'ordre et de l'économie dans la dispensation des biens de la fortune. Nous avons déjà vu, à plusieurs reprises, combien la tranquillité de l'esprit soutient et fortifie la santé. Or, rien n'est plus propre à compromettre la quiétude de l'âme, qu'une mauvaise administration de la fortune : quand cette dernière est épuisée, on se trouve souvent dans des circonstances modificatives très-différentes de celles où l'on se trouvait précédemment.

L'auteur d'un ancien traité d'hygiène insiste avec raison sur ce point. Au milieu d'autres conseils très-vulgaires, nous trouvons ceux-ci, qui sont d'une importance majeure, et surtout fort applicables à notre époque : Dépenser, dit-il, dans sa maison, plus qu'on a de revenus ou plus qu'on ne fait de profit, c'est courir au-devant de la pauvreté. On devrait, pour bien faire, diviser ses revenus ou ses gains en trois portions ; consacrer la première à la table, la seconde à l'habillement, aux gages des domestiques, aux aumônes et aux autres œuvres de charité ; et mettre la troisième en réserve pour les cas imprévus de besoins, de maladies, de réparations et de dépenses casuelles. Sans cela, on court risque de s'endetter, et alors c'en est fait de la tranquillité de l'esprit ; alors les agitations du cœur ne peuvent qu'abréger les jours et resserrer les bornes de la vie (1). C'en est fait aussi de l'exercice de ce besoin moral, le plus noble et le plus impérieux qui soit dans la nature humaine, le plaisir de l'indépendance. L'homme ne peut être vraiment heureux sans être indépendant. L'indépendance légitime (non celle qui engage à n'être soumis à l'autorité de personne) consiste dans le sentiment de conviction intime que nous sommes les maîtres de nous-mêmes, que nous pouvons régler nos actions particulières en vue de nos intérêts ou de notre plaisir, sans blesser cependant ni les droits de la société ni ceux des particuliers. Elle est basée sur l'assurance des moyens d'exister ou de satisfaire nos besoins, et elle est d'autant plus grande que ces moyens sont plus en nous-mêmes, que nous pouvons les avoir partout avec nous, et que les autres peuvent plus difficilement nous en priver. Celui qui a su simplifier et réduire ses besoins, celui qui a su se créer des moyens faciles et sûrs de les satisfaire, sera l'homme le plus indépendant ; il ne courra pas après des fantômes créés par l'opinion. Placé bien au-dessus des petites passions, des petits intérêts, il verra tranquillement le sot orgueil du riche et l'insolente vanité du courtisan. Si la fureur des mauvaises passions d'autrui vient le troubler jusque dans sa retraite, il s'y soustrait et fuit cette oppression. Mais malheureusement le grand nombre de besoins factices que la civilisation progressive de la société a fait éclore, oblige souvent l'homme à sacrifier son indépendance en tout ou en partie. Une fois que cette colonne centrale sur laquelle repose la vertu et le bonheur s'est écroulée, on peut s'attendre à toutes les lâchetés, à toutes les infamies.

C'est une manière de vivre désordonnée, bien plus que la haute culture intellectuelle qui fait tomber tant d'hommes de génie dans l'abîme du désespoir ou de la folie. Si l'on a vu, dit Esquirol, des peintres, des poëtes, des musiciens, des artistes devenir aliénés, c'est qu'à une imagination très-active, ces individus associaient de grands écarts de régime auxquels leur organisation les exposait plus

(1) André Boorde, *Compendious regimen or dietary of health*. London, 1643.

que les autres hommes. Ce n'est point parce qu'ils exercent leur intelligence qu'ils perdent la raison ; ce n'est point la culture des sciences, des arts et des lettres qu'il faut accuser : les hommes qui sont doués d'une grande puissance de pensée et d'imagination, ont un grand besoin de sensations : aussi la plupart des peintres, des poëtes, des musiciens, pressés par le besoin de sentir, s'abandonnent-ils à de nombreux écarts de régime, et ce sont ces écarts plus encore que les excès d'étude, qui sont chez eux la vraie cause de la folie et du suicide (1).

La perte de la fortune semble acculer l'esprit vers une tentative désespérée, comme la seule issue : c'est la cause qui semble avoir l'influence la plus grande sur la production du *suicide aigu*, enfanté par l'égarement des passions. Voici quelques exemples :

« Le dépositaire de la fortune de ses concitoyens perd au jeu l'argent qui lui a été confié ; son honneur est perdu, il se brûle la cervelle. »

« Un négociant fait une perte considérable, il craint de ne pouvoir remplir ses engagements, il va se précipiter dans la rivière. »

« Un cordonnier, âgé de quarante-cinq ans, logé place du Louvre, jouissant d'une bonne santé, et faisant de très-bonnes affaires, avait passé la journée dans sa famille ; le lendemain, de très-bonne heure, il va boire, suivant son usage, un verre d'eau-de-vie chez l'épicier son voisin ; il rentre chez lui ; environ dix minutes après, ses ouvriers viennent pour leur travail et trouvent le malheureux étendu dans son arrière-boutique : il s'était ouvert le ventre avec son tranchet et avait repoussé ses intestins hors de la cavité abdominale. On apprit que cet homme avait perdu, deux ou trois jours avant, une somme considérable, et qu'il ne lui restait plus rien pour remplir les engagements qu'il avait contractés pour le jour où il se tua, qui était le dernier jour du mois..... 1820 (2). » D'autres exemples, plus frappants peut-être, ne nous manqueraient pas ; nous pourrions les puiser à notre époque elle-même, dans ces dernières années où la fièvre de l'or, de l'ambition et des honneurs s'est emparée de tous les esprits. La fortune vous trahit, l'argent

(1) *Maladies mentales*, t. I, p. 41. On sait que les revers de fortune fournissent un chiffre très-considérable à la statistique des causes de l'aliénation mentale : on compte 150 cas de revers de fortune sur 2,012 malades reçus à Bicêtre et à la Salpêtrière. (*Recherches statistiques sur l'aliénation mentale, faites à Bicêtre*, par Aubanel et Thore.)

(2) Esquirol, *Ouvr. cité*, t. I, p. 534.

manque à de folles entreprises, ou bien vous avez épuisé la coupe de jouissance; le terme est arrivé ; allons ! il faut en finir avec la vie ! C'est une affaire que l'on traite comme une autre, par *doit* et *avoir*, par une balance d'actif et de passif. Volontiers ! on répéterait ces vers faits par Cyrano de Bergerac, il y a plusieurs siècles :

> Et puis mourir n'est rien, c'est achever de naître ;
> Un esclave mourut pour divertir son maître.
> Au malheur de la vie on n'est point enchaîné,
> Et l'âme est dans la main du plus infortuné.

Ainsi il devient nécessaire, dans l'intérêt de la santé même, d'attacher un prix raisonnable à la conservation de ses ressources pécuniaires, de ne point les prodiguer à satisfaire de vains et factices besoins. Loin donc de déprécier la fortune, comme on le fait trop souvent, dans l'esprit des enfants, loin de les rendre indifférents, par les scrupules déplacés d'une religion mal entendue, à l'acquisition de la richesse, il importe de la leur faire connaître comme une des plus grandes faveurs de ce monde, comme une condition d'indépendance, un moyen puissant pour accomplir sa destinée. Qu'ils soient donc convaincus seulement que les richesses ne sont rien par elles-mêmes, qu'elles ne deviennent une réalité qu'entre les mains de celui qui n'a perdu, en les acquérant, aucun de ses pouvoirs intellectuels et moraux ; qui a conservé la fraîcheur de son imagination, son amour des grandes choses, la pureté de ses sens, la bonté de son âme et la simplicité de son caractère, et qui, conséquemment, sait les employer dans de justes proportions, tout à la fois au bénéfice particulier de son être, comme à celui de sa famille, de son pays et de tous les malheureux qui l'implorent ! Il faut inculquer de bonne heure aux enfants, si l'on ne veut en faire des parias, des insouciants *lazzarone*, cette sage appétence de la richesse, et moins le désir de l'augmenter que celui de la conserver une fois qu'elle est acquise.

C. *Du choix d'une profession.*

Nous avons vu déjà, à différentes reprises, que l'inaction, l'oisiveté, tant physique que morale, n'était point dans la nature humaine. L'homme qui veut jouir des prérogatives de la santé doit donc se créer une profession, c'est-à-dire un but d'activité honorable, sérieux, qui l'astreigne à des obligations quotidiennes. S'il est riche, qu'il cède néanmoins à cette obligation ; il a tout à redouter des projets qu'enfante son imagination et qui lui promettent un but d'activité indépendant, frivole et dangereux. Tout cela ne le garantira point des agitations de l'ennui. « Le besoin de se déplacer, dit un maître profond, la manie des voyages, le mal-être qu'éprouvent quelques individus lorsqu'ils sont sans occupation, le défaut d'habitudes, en laissant le cœur et l'esprit dans un vague au milieu duquel l'homme roule sans pouvoir se satisfaire, prédisposent à l'aliénation mentale (1). » Nous trouvons un exemple frappant de l'influence exercée par l'absence d'un but d'activité, dans une observation d'hypochondrie, recueillie et admirablement racontée par M. Leuret, qui la donne comme un témoignage de l'action étiologique de l'oisiveté et du luxe. Il est difficile de rencontrer, dans les annales de la clinique, un fait dans lequel l'influence éducatrice que nous signalons se présente aussi complétement dépouillée de toute complication et de toute obscurité. Aussi ne résisterons-nous pas au désir de reproduire une partie de la spirituelle narration du médecin de Bicêtre.

« L'observation que je vais rapporter, dit M. Leuret, suffira pour donner une idée complète de l'hypochondrie dont je vais parler (de l'hypochondrie qu'engendrent le luxe et l'oisiveté). Le malade qui en fait le sujet est un homme parfaitement en état d'analyser ses sensations et d'en rendre un compte exact. Comme la plupart des hypochondriaques de sa classe, il est riche, et sa principale occupation a toujours été de se rendre la vie douce et tranquille. Pour se soustraire aux embarras d'une famille, aux obligations qu'impose l'éducation des enfants, il ne s'est pas marié ; pour que l'administration de sa fortune ne lui donnât que le moins de soucis possible, il n'a conservé de son héritage aucune propriété foncière, et il a placé son argent en rentes sur l'État, dans les différents pays qui lui offraient le plus de garanties ; pour n'avoir à exercer aucune surveillance de ménage, il a presque toujours habité dans des hôtels garnis et mangé chez le restaurateur. Entièrement libre de ses actions, il aurait pu voyager, et son désir d'observer l'eût porté à visiter, au moins, les villes capitales de l'Europe ; mais le voyage, quelque commodément qu'on le fasse, n'est pas toujours sans fatigue, et puis l'on n'est pas sûr de trouver à chaque gîte un dîner bien servi, une chambre commode et un bon lit. Son esprit est très-cul-

(1) Esquirol, *Ouvr. cité*, t. I, p. 46.

tivé, son jugement parfait, son cœur excellent ; mais comme le repos lui est plus cher que tout le reste, dans chacune de ses actions ou de ses affections, il a grand soin de repousser tout ce qui pourrait l'inquiéter et seulement l'émouvoir. Sa règle politique est d'approuver tous les gouvernements, et de laisser faire ceux qui dirigent, fût-on serf en Russie ou esclave chez les Turcs... Je pourrais ajouter bien d'autres détails ; j'en ai dit assez ; on comprend que tous ses soins ont eu pour but le repos. Voici où l'amour du repos l'a conduit :

« Il n'a aucune relation au dehors de la maison qu'il habite : dans cette maison même, c'està peine s'il en conserve quelques-unes. Il est quelquefois six mois sans sortir ; lorsqu'il sort, c'est en voiture, ou toujours accompagné d'une personne qui puisse lui porter secours dans le cas où il en aurait besoin. Pendant la promenade, il est très-rare qu'il descende de voiture, et quand cela arrive, il faut que la personne dont il est accompagné se tienne tout près de lui : il ne traverserait pas une place ou un pont ; à peine s'il traverserait une rue. Sur une place, il est comme au milieu d'un désert, où tout manque à celui qui a besoin de tout.

« A défaut de douleur réelle, il a trouvé dans ses sensations des causes de souffrance auxquelles il a voulu échapper. Au lieu de réagir et de combattre, il a fui. La première impression que produit le froid est pénible : pour ne pas lutter, il s'est couvert de vêtements ; bientôt un air seulement rafraîchi lui a paru aussi insupportable que le froid, et il lui a opposé le même préservatif; puis, dans la crainte de se refroidir, il est resté habillé aussi chaudement l'été que l'hiver. La société impose des devoirs, ne fût-ce que de simple politesse : il a quitté la société et s'est enfermé dans une chambre de laquelle il ne sort presque pas. Dans sa chambre, un homme qui a l'esprit cultivé, peut s'instruire encore, ou au moins se distraire par quelque occupation sédentaire ; travailler, lire, exigent de l'attention, et l'attention de l'activité ; il est resté oisif. Que faire alors ? s'ennuyer et dormir... S'il est éveillé, afin que la lumière ne blesse pas sa vue, il ne laisse pénétrer chez lui qu'un demi-jour. Se déshabiller est une peine : d'abord il se déshabille aussi tard que possible, puis il se couche tout habillé, puis il ne se couche plus. Le jour et la nuit, assis sur un fauteuil, le coude appuyé sur une table, les pieds sur un tabouret, il reste immobile. Il mange pourtant, car il est obligé de manger lui-même, mais à des heures irrégulières, parce qu'il ne faut pas le déranger quand il dort ; s'il demande son repas, on doit l'apporter à l'instant, fût-on au milieu de la nuit...

« La langue n'a pas de terme pour dire ses tourments... Il y a un mur d'airain entre le monde et lui ; il n'est plus qu'un squelette, sa tête n'a que la charpente osseuse ; il ne sait plus distinguer les odeurs ; ce qu'il mange n'a aucune saveur ; il respire comme un soufflet ; s'il marche, il lui paraît qu'il a des jambes de coton ; s'il repose, tout le gêne, son fauteuil, sa table, son tabouret, ses habits ; s'il veut dormir, il n'a qu'un demi-sommeil, pendant lequel sa maladie continue, s'aggrave et le poursuit ; chaque jour apporte pour lui de nouveaux tourments ; il est comme un vase qui se remplit goutte à goutte, et dont toutes les gouttes sont des torrents de maux... On ne veut pas le croire, mais il ne faut pas le contredire. Il doit mourir d'une mort horrible... Qu'on ne le tourmente pas, qu'on le laisse en paix...

« Pour se guérir,... il a consulté plusieurs somnambules, il s'est coiffé d'un bonnet de taffetas ciré, il a pris des remèdes homœopathiques et un bain égyptien ; il s'est fait frictionner avec la brosse électrique..... (1) »

Maintenant, le choix d'une profession exige, comme nous l'avons déjà remarqué, un discernement attentif, basé sur le tempérament, la constitution de l'individu et ses prédispositions originelles. Les professions *sédentaires* sont de toutes les moins enviables, sous le rapport de la santé. Les hommes de bureau, les gens de commerce, et, dans l'ordre des professions mécaniques, les tailleurs, les cordonniers, les tisserands, sont prédisposés à l'engorgement des viscères digestifs, à l'hypochondrie ; ceci résulte de la station courbée en avant qu'ils sont obligés de garder. Parmi les professions, il importe encore de distinguer, sous le rapport hygiénique : 1° *celles qui n'exercent que l'esprit* ; 2° *celles qui n'exercent que le corps* ; 3° *celles qui exercent, à la fois, le corps et l'esprit*. Il n'est pas douteux, d'après les raisons que nous avons données dans différentes parties de notre ouvrage, que les dernières ne soient généralement préférables ; par elles, le double besoin de la nature humaine est satisfait. L'homme véritablement désireux de se maintenir, avec le plus de chances de succès, dans l'énergie et le bien-être de ses forces physiologiques et morales, doit accommoder son existence de manière à en passer une partie au grand air. Du reste, tout concourt à prouver que la meilleure situation où puisse se trouver l'organisation de l'homme, est celle qui n'astreint pas ses facul-

(1) *Fragments psychologiques sur la folie*, p. 390-396.

tés physiques et morales à un régime de vie trop uniforme. C'est pourquoi Sanctorius a remarqué que les passions *variées,* tantôt la colère, tantôt l'allégresse, tantôt la crainte, tantôt la tristesse, avaient plus d'efficacité pour entretenir la transpiration dans un meilleur état, que l'assujettissement à une passion permanente, quelque agréable qu'elle fût. C'est par cette raison, dit-il, qu'on étudie avec plus d'assiduité et de fruit, quand on est poussé par différentes passions, que quand une seule y anime ou qu'aucune n'y engage. Boerhaave recommandait à ses disciples ce qu'il pratiquait lui-même avec succès, de diviser leurs travaux et de s'occuper, de temps en temps, de choses tout opposées : les occupations, ainsi variées, entretiendront toujours l'équilibre dans les facultés intellectuelles et corporelles.

Généralement une vie sédentaire est surtout nuisible aux hommes beaucoup plus qu'aux femmes ; plus dangereuse pour les forts que pour les faibles, elle est nuisible à ceux qui ont commencé à mener une vie active, qui ont l'habitude de l'exercice. Prenons un exemple : Un homme est employé dans une administration, et pour remplir les fonctions qui lui sont attribuées il est forcé chaque jour de faire de longues courses ; cet homme obtient de l'avancement, ses occupations changent : d'actives qu'elles étaient, elles sont sédentaires, il passe désormais toutes ses journées assis à une table, à écrire. Cet homme tombe malade.

On doit aussi, dans le choix d'une profession, considérer la nature des mouvements passionnels qu'elle peut déterminer, et les comparer avec ceux propres à l'individu qui est sur le point de l'embrasser. On doit lui en refuser l'entrée, si le mode de passions qu'elle fomente offre une certaine analogie avec les passions mauvaises dont le germe est déposé dans le cœur de ce jeune homme. Il faut, au contraire, le pourvoir de fonctions dont la nature et les habitudes le porteront à des inclinations opposées. C'est ainsi que le choix d'une profession bien entendu peut servir au perfectionnement moral, en mettant en jeu ce précieux antagonisme des passions, dont nous avons déjà parlé. Pour cela, il est nécessaire d'avoir une idée exacte des qualités et des défauts que l'on rencontre plus particulièrement dans les principales professions. Nous emprunterons au docteur Descuret un tableau où cette étude est déjà commencée ; il s'y trouve quelques aperçus qui peuvent servir d'éléments.

PRÊTRES.

Qualités : Discrétion, chasteté, charité, instruction.
Défauts : Ambition, avarice (1), gourmandise.
Avantages : Santé, longévité, peu de chagrins de famille.
Inconvénients : Isolement, tyrannie des personnes qui les servent, réactions politiques.

MÉDECINS.

Qualités : Humanité, désintéressement, courage (2), discrétion, instruction.
Défauts : Irréligion (3), envie et jalousie, gourmandise, incontinence.
Avantages : Santé, considération, indépendance politique.
Inconvénients : Fatigue continuelle, esclavage de la profession, maladies épidémiques et contagieuses, ingratitude des malades et du gouvernement.

MILITAIRES.

Qualités : Courage, loyauté, propreté, ordre.
Défauts : Libertinage, intempérance, paresse (4).

(1) Voyez le discours de Massillon sur l'*Ambition des clercs*, et celui sur l'*Usage des revenus ecclésiastiques*. Il est toujours à remarquer que ces deux défauts sont infiniment moins fréquents de nos jours qu'à l'époque où écrivait l'éloquent et sévère évêque de Clermont.

(2) J'entends parler ici du zèle et du sang-froid dont ils font preuve pendant les épidémies : quant au courage qu'ils devraient montrer dans leurs propres maladies, et surtout dans les opérations auxquelles ils peuvent être exposés, c'est tout autre chose : en général, fort mauvais malades, ils sont très-difficiles à soigner. Les étudiants en médecine et les jeunes médecins s'imaginent avoir toutes les maladies qui ont le moindre rapport avec la leur : ce qui, souvent, retarde leur guérison.

(3) Comme partout les extrêmes se rencontrent, on a remarqué que, si la profession de médecin comptait dans ses rangs beaucoup d'incrédules et même de matérialistes, elle avait aussi donné à l'Église un assez grand nombre de saints, et à la société une foule d'hommes non moins remarquables par leur piété que par leur savoir. Parmi ces derniers, il suffit de citer les noms des Fernel, des Camerarius, des Baglivi, des Newton, des Leibnitz, des Baillou, des Boerhaave, des Morgagni, des Haller, des Winslow, des Bayle, des Laennec, des Jussieu.

(4) En temps de paix surtout.

Avantages : Gloire, avancement rapide en temps de guerre.

Inconvénients : Servitude déguisée, blessures, mort prématurée.

AVOCATS.

Qualités : Loyauté, générosité (1), esprit d'ordre.

Défauts : Ambition, cupidité, jactance.

Avantages : Succès non contestés, confraternité au moins apparente.

Inconvénients : Loquacité souvent sans conviction, maladies du larynx et de la poitrine.

GENS DE LETTRES.

Qualités : Humanité, générosité, affabilité.

Défauts : Orgueil, envie, médisance, vénalité, intempérance, luxure.

Avantages : Plaisirs de l'esprit, indépendance.

Inconvénients : Critique, maladies aiguës et chroniques du cerveau et des viscères contenus dans l'abdomen, augmentation de l'irritabilité naturelle de leur caractère (2).

ARTISTES.

Qualités : Humanité, générosité, reconnaissance.

Défauts : Envie, prodigalité, intempérance (3), vanité, amour-propre démesuré, défaut d'ordre.

Avantages : Célébrité acquise ou en espérance.

Inconvénients : Critique, irritabilité excessive, passions amoureuses, affections du cerveau, fin souvent misérable.

MARCHANDS.

Qualités : Assiduité au travail, exactitude, sobriété.

Défauts : Mensonge continuel, dol, avarice.

Avantages et inconvénients : Variables selon la loterie industrielle à laquelle ils jouent.

(1) Principalement pendant la jeunesse.

(2) On a remarqué que c'est dans les professions lettrées que l'on rencontre proportionnellement le plus de suicides.

(3) L'ivrognerie surtout est le vice habituel des musiciens de bas étage.

AGRICULTEURS.

Qualités : Amour de la famille, travail, sobriété.

Défauts : Ruse et méfiance extrêmes, rusticité, que l'instruction parviendra sans doute à corriger.

Avantages : Santé, gaieté, longévité.

Inconvénients : Injures du temps, sinistres, affections rhumatismales, lumbago surtout, et névralgie sciatique.

ARTISANS, OUVRIERS.

Qualités : Amour paternel, confraternité dans la même partie.

Défauts : Paresse, ivrognerie, libertinage (1), colère, imprévoyance.

Avantages : Force physique, développement des sens exercés, gaieté.

Inconvénients : Mauvais exemple, manque d'ouvrage, vieillesse malheureuse. Prédisposition à certaines maladies, variables selon la nature de leurs travaux.

DOMESTIQUES.

Qualités : Quelquefois fidélité, attachement et économie quand ils ont de bons maîtres.

Défauts : Mensonge, dol, gonrmandise, ingratitude.

Avantages : Insouciance du lendemain.

Inconvénients : Dépendance, humiliation.

EMPLOYÉS.

Qualités : Ordre, propreté, ponctualité.

Défauts : Manque de politesse et d'égards envers les administrés qui les payent, jactance.

(1) L'ivrognerie se rencontre bien plus fréquemment dans certaines classes d'ouvriers que dans d'autres : ainsi elle est très-commune chez les imprimeurs, les fondeurs, les forgerons, les chapeliers, les tonneliers, les charpentiers, les peintres en bâtiments, etc., tandis qu'elle est beaucoup plus rare chez les couvreurs et les maçons.

Le libertinage est surtout très-commun chez les tailleurs, les cordonniers, les modistes, les couturières et les blanchisseuses ; chez ces dernières l'immersion continuelle des mains dans l'eau, la position assise chez les autres, ne contribuent pas peu à la surexcitation des organes génitaux.

Avantages : Avancement, retraite.
Inconvénients : Réforme, passe-droits.

Ces recherches sans doute incomplètes font sentir la nécessité où se trouve l'homme, qui veut tirer le meilleur parti de son existence, de mettre en balance les avantages et les désavantages, tant moraux que physiques, de telle ou telle profession avec ses propres aptitudes physiques et morales, ses penchants, ses tendances passionnelles. Ce n'est pas tout de dire : ce jeune homme a un goût décidé pour le barreau, pour la médecine ; son intelligence lui ménage un succès dans cette carrière. Il faut aussi tenir compte des circonstances, des nécessités de cette carrière qui seraient susceptibles d'étouffer ses bonnes qualités morales et de faire prédominer les mauvaises. Ce n'est pas tout de tenir compte exclusivement, comme on le fait à notre époque, de la *vocation intellectuelle*, il faut, en se conformant aux vues de l'hygiène, considérer une profession déterminée comme cause de mal-être ou de bien-être organique, pour tel ou tel individu. Celui-ci, après avoir embrassé la lucrative carrière du commerce, a vu ses instincts naturellement cupides revêtir une violence nouvelle et dégénérer en avarice. Celui-là, plongé avec imprévoyance dans une carrière politique, meurt prématurément, rongé par les plus funestes des passions sociales ; il succombe à des calculs biliaires. Ainsi des autres. Maintenant, ne peut-on point dire que, sous ce rapport, l'on tend à s'écarter de la voie du bonheur ? La condition fondamentale de ce dernier, est la recherche pour l'homme de son véritable *milieu*, physique, moral et social.

Il ne faut point, à cet égard, considérer seulement les professions intellectuelles, mais encore les professions manuelles. Il nous est arrivé de donner d'utiles conseils à de jeunes artisans que nous avions à traiter à l'hôpital. Lorsque nous avions la conviction que leur maladie dépendait soit d'un art insalubre, soit d'un état exigeant une vie sédentaire, un séjour dans une habitation humide, etc., nous prenions à tâche de leur faire sentir l'importance qu'il y avait pour eux à substituer une autre profession à celle qu'ils exerçaient actuellement. En insistant sur la facilité que la jeunesse leur offrait pour en changer, nous sommes parvenu à provoquer chez quelques-uns d'utiles déterminations. C'est ainsi que nous en connaissons qui sont devenus, à l'heure qu'il est, de robustes ébénistes, d'autres de robustes serruriers, tandis que leur santé eût infailliblement décliné, si les uns fussent demeurés ouvriers en soie, tapissiers, etc. D'autres fois, et par des motifs opposés, nous avons engagé quelques jeunes malades à échanger une profession trop pénible contre une profession sédentaire.

Il faut tenir compte aussi, en hygiène, de la cessation des occupations régulières à une époque déterminée de la vie, de certaines maladies nerveuses, saisissant quelques riches parvenus, au moment où ils atteignent le repos désiré.

On l'a dit avec beaucoup de raison : une des causes les plus fréquentes de l'hypochondrie et du spleen est le passage d'une vie active à l'oisiveté. Ces maladies sont très-communes, en effet, dans les contrées où le développement de l'industrie et du commerce permettent aux hommes qui s'y livrent de s'élever des derniers rangs de la société à une position fort brillante, en Angleterre et en Hollande, par exemple. Voici la raison maintenant : Ce n'est pas le seul *changement de vie*, l'infraction à des habitudes anciennement prises, comme on le dit trop vaguement, qui rendent difficile au riche parvenu le passage du travail au repos ; c'est surtout parce que ce riche parvenu est souvent un homme dont l'éducation première a été complétement négligée, et dont l'intelligence n'a pas reçu un développement et surtout une direction convenables. Il suit de là qu'il tombe plus souvent que d'autres dans un ennui profond, lorsque le repos remplace les occupations continuelles qui prenaient tout son temps. Privé des diversions salutaires que lui procurerait l'étude des lettres, des sciences et des beaux-arts, cet esprit inculte, dans la plénitude de ses désirs matériels satisfaits, se replie sur lui-même et sur son instinct de conservation. Les moindres sensations l'inquiètent, parce qu'elles lui font craindre le développement de quelque maladie. C'est ainsi qu'il y a peut-être quelque chose d'aussi funeste que le malheur à l'intégrité des facultés intellectuelles : l'excès de bonne fortune. Avant d'arriver à l'hypochondrie, le riche parvenu passe à travers trois autres maladies morales qui en sont comme le péristyle : l'ignorance, le désœuvrement et l'égoïsme. Ces considérations démontrent, mieux que ne pourraient le faire toutes les phrases de rhétorique, combien agissent sagement les pères de famille qui, avant de constituer un apanage pécuniaire à leurs enfants, les fixent sur les fondements inébranlables d'un enseignement religieux, littéraire et scientifique. On peut avancer sans crainte que l'homme dépourvu de la faculté de ressentir l'enthousiasme provoqué par les belles et bonnes lettres, est privé d'une condition importante de bonheur et de plénitude dans les facultés de sa vie. Celui chez lequel l'éducation n'a point imprimé certain charme secret dans le commerce des génies de l'intelligence, qui reste froid et impassible en face des beautés contenues dans les œuvres de nos grands poëtes, de nos grands écrivains, est privé d'une source de plaisirs bienfaisants et d'heureuses diversions; il manque un complément à sa vie.

Dans le grand art d'ordonner celle-ci dans ses rapports avec la santé, il faut tenir aussi compte de la fermeté de décision dans la ligne de conduite à tenir : l'indécision est une des maladies morales les plus funestes à la vie. Il existe une sorte de mélancolie naissant de la mobilité d'esprit, d'une destinée contradictoire. Que d'hommes on pourrait citer qui sont morts victimes de l'influence d'une position fausse sur le caractère ! Que d'autres ont porté au cœur une plaie secrète, et n'ont plus abordé avec assurance la pensée de la postérité ! Bien des morts tranchent souvent le nœud d'une destinée qui ne peut s'accomplir. Sois maître de toi-même et garde courage dans les bons et les mauvais jours, a dit Marc-Aurèle. Dans l'enchaînement immense des caractères et des destinées humaines, cherchez la place qui vous est marquée, la fonction que vous avez à remplir, et, votre mission une fois connue, efforcez-vous d'être et de rester vous-même. Pratiquez dans votre sphère bornée la justice distributive, la chose la plus rare du siècle, et cependant le fondement de tout l'ordre moral. Ayez du moins la consolation de protester par votre conduite contre cette universelle infraction. Aimez tout ce qu'il y a de grand, de véritablement ordonné, de salutaire dans les éléments de la civilisation moderne. L'homme qui vit au sein d'une communauté bien réglée est comme celui qui respire dans un beau jour. La vue du désordre jette les esprits dans l'incertitude. Participez au progrès, à tout ce qui tend à améliorer l'espèce humaine, mais défiez-vous de la fièvre et des efforts convulsifs par lesquels vous pourriez être entraîné dans la tourmente de la civilisation, au milieu de ses excès. Cette vie dont nous avons déjà parlé, à propos de la bonne chère (p. 467) est un corrosif; n'y trempez pas trop vos lèvres (1). Gardez toujours un recoin de votre âme pour l'étude et les jouissances de la nature.

(1) Voici le tableau pittoresque, par un écrivain de beaucoup de talent, de cette vie désordonnée. L'expérience n'y trouve que peu à retrancher.

« Contre cette fièvre de la volonté et de la pensée, quel est le repos ? Une autre fièvre, celle des sens. En province, l'homme fatigué se couche à neuf heures, ou ti-

Lorsque cette plante délicate qu'on nomme l'esprit, dit un hygiéniste déjà cité, menace de se dessécher et de périr dans la serre chaude de la société, transportez-la, pour la sauver, dans un lieu solitaire, et elle reviendra bientôt à la vie. Casanova, l'épicurien le plus ami du plaisir qui eût peut-être jamais existé, est arrivé à déclarer que les jouissances les plus vives sont celles qui ne troublent pas la paix de l'âme. Et quelles sont ces jouissances ? Je n'en connais que deux : la méditation et la contemplation de la nature. Fait admirable et d'une mystérieuse profondeur ! la beauté et la grandeur de la nature ne peuvent pas se déployer à nos regards sans qu'aussitôt notre esprit ne s'élargisse et ne s'élève. Dites ce que vous voudrez en faveur de la société : elle apprend à l'homme ses devoirs, et c'est là son éloge ; mais la *solitude* seule donne le bonheur (1).

« La vie au grand air, a dit Rahel, a pour moi quelque chose de magique ; il me semble que je suis alors plus rapproché de ceux que j'aime, plus éloigné des importuns. » Les sages prononceront toujours avec respect le mot nature, comme dans les temples on s'incline au nom de l'Être suprême. Parmi les savants, ce sont surtout les naturalistes qui ont eu la vieillesse la plus longue et la plus sereine. La nature, en effet, qui, pour se révéler, exige qu'on l'interroge avec un cœur d'enfant, rajeunit, en retour, ceux qui se consacrent à elle avec la candeur de la jeunesse. Au fond, la santé de l'âme est le sentiment de l'harmonie ; et l'harmonie, c'est la nature même. Antée est l'image de l'homme ; la terre, quand nous

sonne au coin du feu avec sa femme, ou va se promener sur la route vide, pacifiquement, à petits pas, regardant la plaine uniforme, et songeant au temps qu'il fera demain. Contemplez Paris à cette heure : le gaz s'allume, le boulevard s'emplit, les théâtres regorgent, la foule veut jouir ; partout où la bouche, l'oreille, les yeux soupçonnent un plaisir, elle se rue ; plaisir raffiné, artificiel, sorte de cuisine malsaine faite pour exciter, non pour nourrir, offerte par le calcul et la débauche à la satiété et à la corruption. Jusqu'aux jouissances de l'esprit, tout y est excessif et âcre ; le goût blasé veut être réveillé ; il faut des paradoxes de style, des expressions monstrueuses, des idées dévergondées, des anecdotes crues ; le reste languit ; la raison y doit prendre des habits de folle ; l'imprévu, le bizarre, le tourmenté, l'exagéré, n'y sont que le costume ordinaire. On y fouille toutes les plaies secrètes de l'âme et de l'histoire ; des quatre coins du monde, de tous les bas-fonds de la vie, de toutes les hauteurs de la philosophie et de l'art, arrivent les images, les idées, la vérité, le paradoxe ; tout cela bout ensemble, et l'étrange liqueur qui s'en distille pénètre tous les nerfs d'un plaisir maladif et vénéneux. Balzac disait en parlant de Paris : « Ce grand chancre fumeux, étalé sur les deux « bords de la Seine. » (H. Taine, *Journal des Débats*, 3 février 1858.)

(1) *Hygiène de l'âme*, p. 128.

nous appuyons avec amour sur son sein maternel, nous fortifie et nous anime jusqu'à nous rendre invincibles. Il faut nous retremper dans la nature ; la bonne hygiène est la vie bien entendue.

Mais, dira-t-on, pour disposer sa vie comme vous le dites, pour combiner un bon plan de manière de vivre, il faut être riche. Comme le fait très-bien observer le sage Reveillé-Parise, cette objection est plus spécieuse que réelle, car dans toutes les conditions sociales il y a une sage ou une pire conduite. Partout il est facile d'obtenir et de conserver la santé *à bon marché*, il faut plus de bon sens que d'argent. On ne peut nier cependant que l'aisance aide à vivre sainement, mais les limites peuvent en être beaucoup plus étroites qu'on ne croit. Il n'y a que les deux extrêmes, l'indigence et l'opulence, qui soient à redouter, l'une parce qu'elle manque de tout, l'autre parce qu'elle a tout à profusion. L'or est un tentateur, aussi bien pour celui qui le possède que pour celui qui le convoite ; à moins d'une puissance de raison, assurément très-rare, car la richesse *amollit*, selon une expression vulgaire et très-juste, on est trop disposé à satisfaire son goût, ses passions, ses caprices, quand on n'a qu'un signe à faire, puiser dans sa bourse. C'est ainsi que les vieillards riches, d'ailleurs si habitués à secouer le sablier pour le hâter, trouvent parfois le secret de centupler leur part d'amertumes et de souffrances, de toucher le fond de la douleur possible à l'homme, et d'arriver au dernier terme avec un corps usé, un cœur flétri et une âme sans illusions. Être exempt en même temps des soucis de la richesse et de l'oppression de la misère, telle est la position la plus désirable, la plus digne d'envie. Si les besoins sont pressants, on peut encore les satisfaire ; si la raison est faible, elle trouve d'insurmontables obstacles dans la médiocrité de la fortune : *parca quod satis est manu*. Bénissez-la donc cette médiocrité, seconde mère du repos, de la liberté, de la santé, et s'il n'est pas possible d'obtenir de pareils biens, qu'a-t-on à perdre en mourant ?

Nous sommes parvenu à l'examen des derniers et des plus puissants modificateurs moraux. Les religions sont des modificateurs hygiéniques par excellence; on ne peut les passer sous silence dans un traité d'hygiène. Sous le rapport médical, dit Joseph Frank, il faut avoir égard aux religions, et il faut avouer que non-seulement la religion chrétienne, mais encore les religions juive et mahométane, sont établies de telle manière qu'elles s'opposent au développement des maladies. C'est plutôt dans la négligence et l'abus des devoirs religieux, que dans leurs préceptes, que l'on doit rechercher la cause des maladies (1). Hufeland, dans son *Art de prolonger la vie*, a fait la même réflexion. Lorsque des croyances religieuses ont force de loi chez un peuple, elles modifient profondément sa manière de vivre, soit en bien soit en mal : en déterminant certaines institutions, certaines pratiques, elles abâtardissent ou élèvent les populations, d'après le génie qui leur est propre. Il suit de là que l'esprit humain possède un critérium pour juger de la bonté et de la vérité d'une religion. Si les pratiques qu'elle ordonne sont conformes à la nature et aux besoins de l'organisme de l'homme ; si par son influence la plante humaine est en voie de prospérité, on peut être sûr que dans cette religion se trouve la vérité. Lorsqu'une religion est vraie, elle doit renfermer les éléments qui mènent à bien l'organisation de l'homme, qui satisfont les deux faces de la nature humaine. C'est ce qui fait, comme nous en aurons plus tard la conviction, que le christianisme ressort avec avantage de la comparaison de sa portée hygiénique avec celle des autres religions. C'est ce qui lui donne un immense pouvoir de réalisation ; c'est ce qui fait qu'il préside, depuis des siècles, aux destinées de la civilisation véritable.

Plus d'un rapport existe entre l'hygiène et la tradition. Un peuple ne peut vivre sans celle-ci ; car toute tradition a pour but de formuler, avec plus ou moins de bonheur, il est vrai, la *science de la vie*. Cette science de la vie comporte trois divisions principales ou trois motifs d'enseignements: 1° Enseignement des rapports qui lient l'homme à Dieu (religion) ; 2° enseignement des rapports qui unissent les hommes entre eux (politique) ; 3° enseignement des rapports qui existent entre les hommes et les choses, entre l'homme considéré comme animal et les *agents modificatifs* (diététique, hygiène, etc.). L'hygiène est, dès lors, une partie intégrante de

(1) *Nouvelle Encycl. méth. de la méd. prat.* de J. Frank.

cette science universelle que toute tradition a pour mission d'inculquer à un peuple primitif pour l'abriter des dangers du monde physique et le guider dans ses premières explorations. La tradition mère, la tradition chrétienne, a fait une large part à l'hygiène dans ses institutions, et les traditions qui en dérivent, celles de Zoroastre, de Manou, de Confucius et de Mahomet, l'ont imitée sous ce rapport, et elles ont, comme on le sait, imprimé sur le sol de l'univers des traces bien profondes ; mais il nous sera facile de nous convaincre que les instituts hygiéniques de ces dernières sont aussi loin d'égaler les préceptes hygiéniques renfermés dans lá Bible, que la pureté de leur morale s'écarte de la morale biblique.

Ainsi, c'est un des plus beaux spectacles offerts à la pensée humaine que d'entrevoir, au sein de la tradition primitive, un dépôt de lois et d'institutions conservatrices de la santé des peuples, un code prévoyant tous les besoins du corps, s'adaptant merveilleusement aux lois de la vie, et faisant marcher de front l'intégrité morale et physique de l'individu et de l'espèce. La plus savant, sans contredit, des médecins modernes, Frédéric Hoffmann, qui a laissé sur toutes les parties de l'art de guérir, indistinctement, de volumineux traités, était frappé de la haute valeur des principes hygiéniques de nos livres sacrés ; c'est une fontaine de miséricordes divines, disait-il, d'où coulent par deux points opposés des eaux salutaires, les unes à notre âme, les autres à notre corps (1).

Il y a dans le génie de la tradition chrétienne quelque chose qui ne se trouve pas dans les autres traditions, et qui donne une singulière autorité à l'hygiène. Celle-ci, avant tout, repose sur le sentiment profond de la dignité de l'individualité humaine, sur le cas qu'on fait de ses organes, des instruments qui nous servent à remplir notre carrière ici-bas. L'homme se conserve parce qu'il s'estime et qu'il a conçu une haute idée de sa valeur. Plus les peuples dégénèrent, plus ils perdent de ce sentiment conservateur, et se livrent à des coutumes malfaisantes, oubliant tout à fait les notions les plus simples de l'hygiène. C'est le cas des sauvages de la Nouvelle-Guinée ou de la Nouvelle-Hollande, peuples les plus abrutis entre tous. Nous avons, d'ailleurs, au milieu de nos grandes cités, l'image de pareils écarts dans l'incurie de ces malheureux qui ne font point le plus petit effort pour mettre leurs demeures à l'abri d'un air empoisonné. On peut dire, en thèse générale, que dès que

(1) Op. om. *De diætetica sacræ scripturæ medicinâ*, t. V, p. 270.

l'humanité cesse d'avoir des idées arrêtées sur sa destinée absolue, elle tombe dans l'imprévoyance et, par conséquent, dans l'oubli de l'hygiène. Elle pourra bien encore éviter, par un mouvement purement instinctif, un danger subit, instantané, la pierre qui va broyer ses organes, la flamme qui va les dévorer ; mais elle demeurera dans une mortelle apathie lorsqu'il s'agira de se soustraire à des influences mauvaises dont l'action mine lentement l'organisme. A plus forte raison oubliera-t-elle les intérêts de l'espèce représentée par les générations à venir, auxquelles elle transmettra le double héritage du mal moral et du mal physique. C'est en ce sens que l'hygiène est indissolublement unie à la morale, que plus celle-ci est pure, plus celle-là est salutaire : et l'auteur qui a dit que l'hygiène était une vertu, a émis une vérité profonde.

Un premier élément de supériorité de la tradition chrétienne, dans ce qui a trait aux fondements de l'hygiène, c'est d'avoir revêtu cette dernière d'un caractère sacré, en l'associant aux devoirs. Le premier des devoirs de l'homme, considéré comme être physique ou animal, est renfermé dans la sentence suivante : Vis conformément à la nature (*naturæ convenienter vive*). Le second principe est ainsi conçu : Rends-toi plus parfait que la simple nature ne t'a fait (*perfice te ut finem, perfice te ut medium*). Nous verrons combien le dogme chrétien a favorisé l'être humain pour atteindre ce but. En second lieu, la tradition chrétienne a fondé l'*hygiène politique* ou l'*hygiène de l'espèce*, en attachant un prix immense à l'homme, considéré d'une manière intrinsèque. Elle le garantit des atteintes volontaires de la destruction lorsqu'il est encore à l'état de germe, ou elle apprend à vénérer le principe humain qui doit subir une si magnifique évolution. Chez presque tous les peuples de la Grèce, chez les Perses, les Babyloniens, *à l'exception des Israélites*, on trouve des traces d'exposition et d'infanticide (1). La philosophie même la plus pure, celle de Platon et d'Aristote, a refusé de reconnaître à l'embryon des droits imprescriptibles à la vie. On sait que ces hommes ont déclaré, dans leurs républiques idéales, que la provocation à l'avortement était un moyen convenable pour prévenir l'excès de la population ; et les stoïciens justifiaient cette pratique en soutenant que l'enfant n'acquiert une âme qu'au moment où il commence à respirer, de sorte que l'embryon n'étant

(1) Burdach, *Physiol.*, t. V, p. 85. (Voir un travail très-remarquable de M. Thibaud sur l'avortement chez les anciens, *Gaz. médicale*, t. XII, n. 35. — 1844.)

point animé, le détruire n'est point commettre un meurtre. En général, l'antiquité païenne faisait peu de cas de la vie, considérée d'une manière absolue, et respectait peu l'organisation qui est le théâtre de ses développements; ses combats de gladiateurs le montrent assez. On ne comprenait pas, à Sparte, sous le dur régime des lois de Lycurgue, que l'individu, né dans l'infirmité de la chair, fût digne de conservation : cette république sans entrailles, oubliant l'excellence primordiale du type humain, jetait dans les gorges glacées du Taygète les enfants débiles, de qui elle n'attendait ni vigueur ni réaction pour l'âge mûr. On voit encore, chez les peuples non chrétiens, la perversion humaine s'exprimer par des formes d'éducation physique, absurdes, dégradantes. Cela se rencontre entre autres chez les Caraïbes, qui attachent beaucoup d'importance à corriger la forme des mollets; pour cela ils enveloppent les jambes de leurs enfants de liens si serrés que les chairs ressortent entre les tours de bandes. Les sauvages du Brésil écrasent le nez de leurs enfants; les Yamaos du Pérou, pour arriver à plus de perfection encore sous ce rapport, leur enlèvent la cloison cartilagineuse (1). Enfin, il n'est pas de peuple sauvage chez lequel on ne trouve d'absurdes coutumes qui mutilent l'organisation, ou l'arrêtent dans ses développements; il en est peu qui ne fassent subir à l'enveloppe osseuse de l'organe de l'intelligence des compressions difformes. Ainsi, lorsqu'on avance que le christianisme a régénéré le monde, on énonce une vérité au-dessus de toute contestation, mais qu'il ne faut point restreindre au point de vue moral; il l'a régénéré doublement, dans son esprit et dans sa chair. Il a fondé l'hygiène privée ou individuelle, il a fondé l'hygiène de l'espèce ou l'hygiène sociale. Nous disons qu'il les a fondées, car il a donné, à cet égard, des préceptes que les développements de la science ont confirmés plus tard, et qui participent, en quelque sorte, de la perpétuité de la tradition chrétienne. Nous allons nous en convaincre, en jetant les yeux sur les instituts hygiéniques des Hébreux (2).

(1) Humboldt, *Voyages aux terres équinoxiales*, t. III, p. 402.

(2) Nous avons presque intégralement conservé, dans cette édition, ces études sur l'hygiène comparée des religions. Nous ne pouvions point oublier les sympathies presque unanimes qu'elles ont excitées dans le temps, et cela de la part des esprits les plus distingués.

CHAPITRE III.

Hygiène tirée des livres bibliques. — Moïse et les livres sapientiaux. — Instituts hygiéniques de Moïse : nourriture ; purifications ; exercices ; repos ; sabbat ; hygiène publique. — Salomon ; Proverbes, l'Ecclésiaste et l'Ecclésiastique ; préceptes hygiéniques renfermés dans ces livres. — De quelques préceptes particuliers renfermés dans d'autres livres.

Ces livres doivent être considérés comme renfermant un système complet d'organisation sociale, appliqué à un peuple passionné, enclin aux vices qui dégradent la chair, vivant au milieu des ardeurs d'un climat qui favorisait tous les écarts de la sensualité ; ils doivent donc exprimer toute la pensée du législateur sur l'accomplissement des besoins corporels que sa prévoyance avait embrassés. Mais, comme de toute éternité, de grandes destinées reposaient sur le peuple hébreu, la législation devait gravement s'intéresser au salut de l'espèce.

A. *Hygiène mosaïque.*

C'est surtout grâce à ses institutions hygiéniques que Moïse fit des Israélites une nation à part. Quand on compare, dit un écrivain, les mœurs des Israélites avec celles des Romains, des Grecs, des Égyptiens et des autres peuples de l'antiquité, et les peuples que nous estimons le plus, on voit qu'ils étaient meilleurs. On voit qu'il y a chez eux une simplicité meilleure que tous les raffinements, que les Israélites avaient tout ce qui était bon dans les mœurs des autres peuples de leur temps, qu'ils étaient exempts de la plupart de leurs défauts, et qu'ils avaient sur eux l'avantage indispensable de savoir où doit se rapporter toute la conduite de la vie (1). On ne peut douter, après avoir approfondi un code si vaste dans l'ensemble, si minutieux dans ses détails, si complet de tous points, que le peuple auquel il était adressé, ne fût sous la surveillance immédiate de Dieu. On reconnaît même, à l'autorité de certains préceptes, la pensée intime de celui qui parla sur le mont Sinaï. Les nations contemporaines de la race d'Abraham vivaient dans l'indigence de salutaires coutumes. Les Assyriens, les Chaldéens, les Babyloniens étaient plongés dans des désordres qui devaient amener la décadence des corps. Aussi,

(1) Fleury, *Mœurs des Israélites.* — 1681.

malgré leur puissance apparente, ont-ils disparu comme un tourbillon de fumée, selon le Psalmiste, tandis que la nation Israélite posait, à la faveur d'institutions robustes, les fondements de sa longévité. « La loi judaïque, a dit Rousseau, toujours subsistante, annonce le grand homme qui l'a dictée ; et tandis que l'orgueilleuse philosophie de l'aveugle esprit de parti ne voit en lui qu'un heureux imposteur, le vrai politique admire dans ces institutions le grand et puissant génie qui préside aux institutions durables (1). »

Il est facile de reconnaître, dans l'Ancien Testament, deux sortes d'enseignements hygiéniques ; l'un, renfermé dans les livres de Moïse, le *Deutéronome* et le *Lévitique* en particulier, règle la conduite d'un peuple nouveau et plongé dans l'ignorance ; il lui indique de quelles viandes doivent se composer ses aliments, quels soins il doit apporter à la netteté de son corps, les exercices par lesquels il peut maintenir la souplesse de ce dernier, etc., etc. C'est une hygiène qu'on peut appeler grossière, en harmonie avec les premiers développements de la nation hébraïque. Le second enseignement hygiénique s'adresse, par l'organe de Salomon, à un peuple dont les mœurs sont plus raffinées, chez lequel une civilisation énervante a déposé de nouvelles chances défavorables à la santé et à la longévité de l'individu ; il revêt aussi un caractère plus moral. Quoique tous deux aient pareillement voulu traiter des modificateurs physiques et moraux, cependant l'avantage, touchant ces derniers, reste à Salomon. Moïse parle plus en maître inflexible dont la loi veut rompre impérieusement des volontés rebelles ; Salomon est plus insinuant, il sait mieux inspirer aux esprits l'amour de cette loi, en la leur montrant comme la sauvegarde du corps. Ces deux législateurs se complètent l'un l'autre, et de la réunion de leurs instituts résulte un tout parfait de doctrine hygiénique, digne de l'ensemble de cette tradition utile de tant de manières, puisqu'elle servait à la fois à accoutumer le peuple à l'obéissance, à l'éloigner de la superstition, à régler les mœurs, à conserver la santé.

Moïse nous présente la longueur de la vie diminuant à mesure que l'homme s'est fait de nouveaux besoins, et la nécessité de chercher son soutien dans l'un ou l'autre règne, et dans un plus grand nombre de substances différentes à mesure que sa vitalité diminue. Il part de là, pour embrasser dans des paroles prophétiques les temps de luxe et de sensualité, où la vie de l'homme, devenue fragile, sera

(1) *Contrat social*, liv. II, chap. VII.

semée d'infirmités nouvelles (1). Pour lui, la simplicité de la matière alimentaire est le soutien de la santé, le calme des passions, le moyen de borner les désirs de la sensualité (2). La trop grande quantité de viandes dégoûte bientôt, et comme la diversité est infinie, le désir est insatiable. C'est une vérité physiologique sur laquelle la diététique de Moïse s'est fondée. Cette diététique proscrivait l'usage de certaines viandes nuisibles à l'état de susceptibilité morale et physique de la nation hébraïque. Ainsi, en défendant l'usage des *viandes suffoquées*, renfermant une grande quantité de fibrine, il fit preuve d'une connaissance précise des effets d'une pareille alimentation sur l'économie animale. Les aliments fibrineux, pris en grande quantité, peuvent devenir pernicieux et causer des congestions irritatives de toute espèce. La soustraction de l'alimentation fibrineuse diminue, au contraire, la force des organes et l'énergie de leurs fonctions. C'est par cette seule diminution d'énergie qui s'opère à la fois dans toutes nos facultés, qu'on doit concevoir la diminution des passions, par la soustraction de l'alimentation fibrineuse, remplacée par une alimentation moins excitante, moins irritante. Moïse nous montre, à différentes reprises, qu'il a voulu atteindre ce dernier but, et traiter par un régime moral et physiologique cette irritabilité extrême des Israélites.

Les purifications ordonnées par la loi avaient les mêmes fondements que la distinction des viandes; elles étaient utiles pour la santé et pour les mœurs.

« La saleté, dit formellement le *Lévitique*, vient d'ordinaire de paresse, de mépris des autres, et de bassesse de cœur (3). »

Déjà nous avons signalé, à propos de la lèpre des murailles, *lepra domorum*, ce que Moïse a tenté par rapport à l'hygiène publique.

Moïse a fait de la propreté un précepte de religion, et a mieux aimé la porter jusqu'au scrupule le plus minutieux, que de risquer de la laisser négliger dans les circonstances importantes. Il est bien singulier, selon l'observation de Hallé (4), que le peuple qui a pu conserver tant de traces physiques des premiers caractères distinctifs de ses ancêtres soit remarquable, presque partout, par une excessive malpropreté, toutes les fois que les individus se trouvent réunis dans une même enceinte, comme on le voit à Rome, dans quelques

(1) Voy. *Deutér.*, chap. XVII, XIV, XXI, etc. *Lévit*, chap. XIX, XXX, XXVI, XXVII, etc.

(2) *Id.*, *ibid.*, *passim.*

(3) II, 3.

(4) *Encycl. méthod.*, art. *Hygiène*, t. VII.

villes d'Allemagne, et dans tous les lieux où il y a un quartier particulier affecté à cette nation. Si l'on peut supposer que ce caractère soit héréditaire, il rend encore mieux raison du soin que le législateur a pris de rendre la propreté obligatoire pour un peuple dont il connaissait le peu d'inclination à cette vertu domestique. Par là encore, il restreignait les ravages de certaines maladies cutanées et surtout de la lèpre, affection que ses livres dépeignent avec une fidélité remarquable. On y trouve, parmi les signes pathognomoniques qui la distinguent, cet état de stupeur et d'insensibilité absolue qui gagne successivement l'organe cutané, la décoloration et la chute des cheveux, qu'on n'observe guère dans les autres maladies. La tête se dépouille, dit le législateur des Hébreux, et l'homme n'offre alors qu'un spectacle digne de commisération.

On voit encore, dans ce passage, la prévoyance du législateur et ses soins pour éviter toutes les maladies infectieuses.

« Tu auras, hors du camp, un lieu pour les besoins de la nature, et tu porteras avec toi une pique suspendue à ta ceinture. Et quand tu te seras accroupi, tu creuseras avec cette pique la terre d'alentour, et tu recouvriras les matières dont tu te seras soulagé. »

Cette recommandation de Moïse, comme le remarque M. Malgaigne, est d'une immense utilité pour une armée nombreuse qui bivouaque un certain temps dans le même lieu. Et, s'il faut le dire, nos armées modernes ne sont pas aussi bien réglementées, sous ce rapport, que les armées juives. Sans doute, dans les plaines et sous le soleil brûlant de l'Arabie, la précaution était plus urgente encore, et de cette urgence on serait tenté de conclure qu'elle est toute naturelle, et qu'il y a peu de mérite à l'avoir trouvée. Mais nous savons de reste que les idées les plus simples ne sont pas les plus faciles à découvrir, et cette idée si simple et si nettement développée trois mille cinq cents ans avant nous, n'a pu, depuis ce temps, être saisie par les tribus errantes des mêmes déserts. Vous pouvez lire, dans le récit de Fatalla *Sayeghir*, publié à la suite du *Voyage en Orient* de M. de Lamartine, qu'une réunion de tribus équivalant à 15,000 guerriers ayant campé sept à huit jours dans le même lieu, la présence d'un si grand nombre d'hommes et de troupeaux *avait couvert la terre d'immondices* et rendu le séjour intolérable (1).

Les Israélites formaient leurs corps par le travail et les exercices,

(1) *Lettres sur la chirurgie de la Bible.*

et faisaient grand cas de la force corporelle, et c'est la louange la plus ordinaire que l'Écriture donne aux braves de David (1). Moïse avait organisé le travail de manière que toutes les classes, tous les sexes fussent occupés; et nous verrons plus loin que l'oisiveté où sont tenues les femmes qui peuplent les harems, est une des causes les plus puissantes de ruine qui attaquent le monde oriental. L'activité dans les mouvements corporels est désignée comme un des fondements de la santé. « Sois prompt dans toutes tes actions, et la maladie ne viendra pas t'assaillir. »

Moïse a su, à diverses reprises, s'appuyer du dogme de l'hérédité morbide pour donner plus de poids à ses préceptes ; le Très-Haut menace le vice du père d'une expiation terrible, retentissant jusqu'au sein des générations à venir. « Je suis le Dieu fort et jaloux qui venge l'iniquité des pères sur les enfants jusqu'à la troisième et quatrième génération dans tous ceux qui me haïssent, et qui fait miséricorde dans la suite de mille générations à ceux qui m'aiment et qui gardent mes préceptes (2). »

Nous verrons plus loin l'Ecclésiaste insister plus formellement encore sur cette suite inévitable de l'égoïste volupté, et le christianisme en faire la base d'un de ses plus profonds enseignements.

Moïse enfin est le fondateur du repos du dimanche; institution économique d'une haute importance qui met la moralité et la santé de l'ouvrier sous la protection de la loi. Les motifs hygiéniques en sont clairement indiqués par ce législateur :

« Souvenez-vous de sanctifier le jour du Sabbat... Vous travaillerez six jours ; mais le septième est le sabbat de Jéhovah. Ce jour-là, vous ne ferez aucun travail..., afin que votre serviteur, votre servante et votre bœuf prennent du repos (3). »

Nous n'avons pas besoin d'ajouter que l'hygiène publique réclame impérieusement l'observance légale du dimanche, qui prévient l'épuisement des forces par un repos périodique. Si vous ne voulez pas, dit à ce sujet un économiste, que le repos nécessaire au travailleur lui soit assuré par la religion, assurez-le lui par la loi ; substituez, si vous le voulez, la décade révolutionnaire à la semaine génésiaque, mais faites en sorte que le mouvement des machines s'arrête un jour, afin que le corps de l'homme puisse se reposer et son esprit travailler un peu.

(1) *Rois*, II, 23.

(2) *Exode*, chap. XX, 5, 6 et suiv.

(3) *Exode*, chap. XX.

On n'en finirait pas si l'on s'attachait à signaler toutes les attentions de Moïse afin de prévenir les moindres maux physiques. Pour la construction des maisons, nous trouvons le règlement qui suit :

« Quand tu bâtiras une maison neuve, tu feras des défenses (des parapets) tout autour de ton toit, de peur que tu ne rendes ta maison responsable de sang si quelqu'un tombait de là (1). »

On ne peut douter encore, en jetant les yeux sur les articles du code religieux de Moïse, articles qui ont rapport à l'union des sexes, à la menstruation, à l'ablution fréquente des parties génitales, que la *circoncision* ne fût, pour ce grand législateur, un principe hygiénique. Nous avons déjà fait allusion à plusieurs de ces points à propos des mariages.

B. *Hygiène tirée des livres sapientiaux.*

Les livres de Salomon, les Proverbes, la Sagesse et l'Ecclésiaste, renferment, sur l'ensemble de la vie humaine, les préceptes les plus beaux et les plus profonds qui aient jamais été donnés. On y trouve ce qu'aucune autre tradition ne donne : 1° une appréciation exacte de ce qu'on nomme la matière de l'hygiène, c'est-à-dire des chose dont l'ensemble bien ménagé concourt à la conservation de la santé ; 2° de la mesure de l'hygiène, c'est-à-dire de l'étendue que nous donnons à l'usage que nous faisons des choses en proportion de leur utilité ; 3° enfin, de la manière de l'hygiène, c'est-à-dire de l'usage convenable des choses en harmonie avec la disposition de nos organes. Toutes ces conditions qui constituent l'hygiène sont implicitement prévues dans ces livres admirables. On y rencontre encore les bases de la doctrine hygiénique à laquelle saint Paul et les Pères de l'Église ont apporté de si beaux perfectionnements. Cette doctrine, qui double la valeur de l'hygiène, consiste à démontrer la génération de la plaie physique par la plaie morale ; enseignement terrible et si oublié de nos jours ! La science de la conservation du corps doit s'asseoir sur les fondements impérissables de la morale, et celle-ci doit revêtir, en se combinant avec l'hygiène, un caractère pratique. Telle est l'idée mère des institutions hygiéniques de celui qui a été appelé le plus sage des hommes, et que nous retrouverons en parcourant les détails de son code sacré.

L'Ecclésiastique de Jésus, fils de Sirach, s'étend à différentes

(1) *Deutér.*, XXIII, 8.

reprises sur la félicité intime, attachée à la santé du corps, maintenue par un régime qui n'excède pas les véritables besoins et l'étendue des facultés.

« Un pauvre qui est sain et qui a des forces vaut mieux qu'un riche languissant et affligé de maladies.

« Il n'y a point de richesses plus grandes que celles de la santé du corps, ni de plaisir égal à la joie du cœur. Un corps qui a de la vigueur vaut mieux que des biens immenses.

« Des biens cachés dans une bouche fermée sont comme un grand festin autour d'un sépulcre.

« Que sert à l'idole l'oblation qu'on lui fait, puisqu'elle ne peut manger ni sentir l'odeur?

« *Tel est celui que Dieu chasse devant sa face et qui porte la peine de son iniquité*, qui voit les viandes de ses yeux et qui gémit comme un eunuque qui embrasse une vierge et qui soupire (1). »

Le rhythme et la bonne harmonie de nos fonctions embellissent notre vie terrestre, puisque nous éprouvons, dans l'exercice et le jeu de notre machine organique, des jouissances précieuses dont la source se tarit aussitôt que le mal physique vient fondre sur nous. Salomon nous le montre naissant au sein de l'abus du plaisir naturel. Après cela, avec quelle sombre couleur l'écrivain inspiré nous dépeint la vie de l'homme qui a cédé aux jouissances immodérées de l'appétence de la chair? Pour lui l'existence est déflorée, la sensibilité pervertie, toute joie sereine à jamais perdue ; son âme languit dans la mélancolie, comme son corps dans l'infirmité. C'est la première fois que cette vérité hygiénique, base fondamentale de nos traités dogmatiques, a été proclamée. De plus l'auteur sacré menace d'un pareil châtiment corporel, de l'affliction de la chair, le prévaricateur, *celui que Dieu chasse de devant sa face*, qui porte la peine de son iniquité.

Dans le même livre, sont encore consignées ces paroles, qui disent ce que l'hygiène répète chaque jour, que l'homme est le dispensateur de sa santé, que la maladie s'allume le plus souvent au foyer des passions, et se multiplie par la débauche.

« Toute chair est sujette à des accidents, depuis les hommes jusqu'aux bêtes, *et les pécheurs sept fois encore plus que les autres* (2). »

(1) *Ecclés.*, chap. XXX, vers. 14-21.

(2) *Ecclés.*, chap. L, vers. 8.

« L'homme qui pèche aux yeux de celui qui l'a créé *tombera entre les mains du médecin* (1). »

Il faut avoir, comme ce dernier, scruté avec le flambeau de l'analyse les profonds replis des causes génératrices de nos infirmités, pour connaître toute la portée de ces anathèmes. La pratique de la médecine offre l'exemple journalier d'organisations frêles et délicates, puisant les forces primitivement refusées par la nature dans une vie vertueuse, véritable gymnastique morale, selon le langage de Kant; tandis que le corps le plus robuste va se briser prématurément contre l'écueil de la sensualité. C'est pour cette raison encore que, dans les mêmes livres sacrés, les *préceptes* sont considérés comme conservateurs de la vie et du corps. « Que mes paroles ne sortent point de devant vos yeux, conservez-les au milieu de votre cœur, car elles sont la *vie* de tous ceux qui les trouvent, et la *santé de toute chair*. » Les Proverbes, ainsi que les livres mosaïques, signalent la longévité comme une couronne d'honneur, ornant le front de celui qui s'est astreint à la pratique des devoirs. « La crainte du Seigneur prolonge les jours, les années des méchants seront abrégées (2). » L'expérience a, depuis longtemps, vérifié cette proposition.

La philosophie profonde qui règne dans les œuvres du sage ne devait point passer sous silence cette vérité, qui, de nos jours, a reçu une si intéressante sanction, savoir : que le perfectionnement du corps et sa validité exercent sur le développement et la bonne harmonie des facultés de l'âme une influence efficace. « Le corps qui se corrompt appesantit l'âme, et cette demeure terrestre abat l'esprit dans la multiplicité des soins qui l'agitent (3). » On trouve là le principe de cette belle pensée de Cicéron: *Si quid corpus animi gubernaculo, animus autem ministerio corporis indiget. At neque animus æger benè gubernabit, nec affectum corpus rectò parabit imperio* (4).

Les livres sapientiaux n'embrassent point seulement les sommités de l'hygiène, mais ils pénètrent encore profondément dans les détails. Ainsi l'action des passions (*percepta*), des aliments et des boissons (*ingesta*), du libertinage, etc., est parfaitement appréciée. On y trouve, sur l'usage général des modificateurs externes, l'admission

(1) *Ecclés.*, chap. XXXVIII, vers. 15.
(2) Chap. X, vers. 27.
(3) *Sagesse*.
(4) *Cic. consol.*, XVI

d'un principe dont on a fait honneur à la philosophie hippocratique. L'Ecclésiaste recommande de s'observer à cet égard, de savoir ce qui est nuisible et ce qui est utile, de rapporter en un mot au sens vital, intérieur, individuel, à la disposition idiosyncrasique, l'action des modificateurs. Hippocrate n'a fait que commenter ce précepte, l'une des bases de toute saine doctrine hygiénique. Mieux que ne l'avait fait Moïse peut-être, l'Ecclésiatique loue la tempérance sous une forme aphoristique, offrant beaucoup d'analogie avec les célèbres propositions du médecin cité plus haut. On en jugera par les versets suivants, qui ne sont, à tout prendre, que des sentences de l'École de Salerne :

« L'insomnie, la colique et les tranchées sont le partage de l'homme intempérant (1). »

« Celui qui mange peu aura un sommeil de santé, et son âme se réjouira en lui-même (2). »

Même concision dans les préceptes touchant les boissons :

« La tempérance dans le boire est la santé de l'âme et du corps (3). »

Les effets de l'ivrognerie, tant sur la vie du corps que sur le mode de manifestation des facultés de l'âme, sont dépeints de la manière la plus large ; et il est facile d'acquérir la conviction que les livres modernes de diététique ne disent rien de plus. L'écrivain inspiré pose en principe que le vin, pris en quantité modérée, est un corroborant salutaire à l'organisation, *qu'il est une seconde vie*, il a été créé la première fois pour être la joie de l'homme, et non pour l'enivrer (4). Il parcourt tous les ravages causés par l'ivrognerie : il la voit engendrer dans l'être humain un état de folie passagère que les médecins légistes modernes ont désignée sous le non de *dipsomanie*, et porter aux plus grands excès.

« Le vin bu en abondance produit la colère et l'emportement, et attire de grandes ruines. L'ivrognerie inspire l'audace, elle fait tomber l'insensé, et elle cause la blessure de plusieurs (5). »

Voici la peinture la plus saisissante de l'état de stupeur organique et morale où sont plongés les vieux buveurs :

« Pour qui la rougeur et l'obscurcissement des yeux, sinon pour

(1) Chap. XXXI, vers. 23.
(2) Chap. XXIV.
(3) Chap. XXXI, vers. 3-7.
(4) *Ecclés.*, 31-35.
(5) Chap. XXXI, vers. 39-40.

ceux qui passent le temps à boire du vin et qui mettent leur plaisir à vider des coupes ?... Le vin entre agréablement, mais il mord à la fin comme un serpent, et il répand son venin comme un basilic ; vos yeux regarderont les étrangers, et votre cœur dira des paroles déréglées. Et vous serez comme un homme endormi au milieu de la mer, comme un pilote assoupi qui a perdu le gouvernail (1). »

Cette dernière image, imcomparable pour la sublimité, dépeint à merveille la somnolence habituelle des ivrognes, leur indifférence pour les actes journaliers de la vie pratique. La nature est encore prise sur le fait.

L'influence des mouvements passionnels sur l'économie animale est également fort bien saisie. On trouve dans Salomon la division pratique des passions en *excitantes* et *dépressives*. « L'envie et la colère abrégent les jours et font venir la vieillesse avant le temps (2). » « La tristesse conduit à la mort, elle accable toute la vigueur, et l'abattement du cœur fait baisser la tête. »

« La tristesse n'est bonne en rien ; elle attaque le corps de l'homme comme la teigne ronge ses vêtements, *sicut tinea vestimento* (3). »

On pense bien que dans ces livres marqués au sceau de l'expérience la plus consommée, où rien de ce qui peut rendre l'existence humaine plus fixe et plus stable n'est oublié, l'influence du libertinage ne pouvait être passée sous silence. Salomon flétrit au nom de la santé du corps tout amour qui naît de la concupiscence de la chair, et que ni le devoir ni un sentiment moral profond ne sanctifient. Il laisse tomber sur la courtisane impudique dont les charmes provoquent un éréthisme sensuel, aussi fugace dans sa durée qu'il est dangereux dans ses suites, des paroles flétrissantes et pleines d'amertume, auxquelles le langage figuré prête une nouvelle force. Il annonce que les suites du libertinage conduisent, à travers une existence pleine de dégoûts et d'infirmités, à une mort précoce, et que ceux qui en sont les victimes ont eu la faiblesse d'échanger la somme de leur vitalité contre une joie éphémère.

« Car les lèvres de la prostituée sont comme le rayon d'où coule le miel, et son gosier est plus doux que l'huile, mais la fin est amère comme l'absynthe et perçante comme une épée à deux tranchants....,

(1) *Prov.*, chap. XXIII, vers. 29-34.
(2) *Ecclés.*, chap. VIII, vers. 22.
(3) *Ecclés.*, chap. XXXVIII, vers. 19.

ses pieds descendent dans la mort et ses pas s'enfoncent jusqu'aux enfers (1). »

Il est impossible de présenter une image plus saisissante des misères physiques individuelles qu'entraîne à sa suite la volupté vénérienne. Ailleurs, il trace, en traits non moins énergiques, les ravages que cette dernière accumule sur l'espèce. Les recherches précises des statisticiens modernes, celles de Süsmilch entre autres, et que nous avons fait connaître ailleurs, ont pleinement confirmé la rigueur de cet anathème : « Les rejetons bâtards ne jetteront point de profondes racines, et leur tige ne s'affermira point. Que, si avant le temps ils possèdent quelques branches en haut, comme ils ne sont point fermes, ils seront ébranlés par les vents, et la violence de la tempête les arrachera jusqu'à la racine. Leurs branches seront brisées avant que d'avoir pris de l'accroissement; leurs fruits seront inutiles et âpres au goût (2). » « Les enfants des adultères n'auront point une vie heureuse, et la race de la couche criminelle sera exterminée (3)... »

Les Psaumes, le livre de Job, renferment sous une forme des plus précises des sentences capitales en fait d'hygiène préventive. Lorsque Job s'écrie : « Les déréglements de la jeunesse pénétreront jusque dans les os, *ossa ejus implebuntur vitiis juventutis suæ*, n'est-ce point exprimer de la manière la plus saisissante un résultat observé chaque jour? Lorsque Judith est louée de sa chasteté en ces termes: « Car vous avez agi avec un courage mâle, et votre cœur s'est affermi, parce que vous avez aimé la chasteté, *eò quòd castitatem amaveris*, n'est-ce point exprimer une vérité physiologique? Et Tobie, lorsqu'il conseille à son fils d'être porté au mariage plutôt par le désir d'avoir des enfants sains que par celui des sens, n'émet-il pas un précepte dont nous avons reconnu l'importance?

Tel est le fond de la doctrine hygiénique enseignée dans les livres saints, où l'on trouve encore une foule de salutaires préceptes sur lesquels les bornes prescrites à ce travail ne nous ont pas permis de nous arrêter. La science de la vie, sous son triple aspect, physique, moral et social, y est déposée en germe. Nous considérerons plus tard les développements que la loi nouvelle du christianisme lui a fait subir; car, à toutes les époques, il a surveillé avec amour la santé du corps. Mais avant, reconnaissons que c'est grâce

(1) *Prov.*, chap. V, vers. 3, 45.
(2) *Sages.*, chap. IV, p. 3, 5.
(3) *Ecclés.*, chap. III.

à des emprunts faits aux instituts bibliques, que Zoroastre, Manou, Confucius et Mahomet ont imprimé aux leurs propres ce caractère de durée qui cause notre étonnement.

CHAPITRE IV.

Instituts hygiéniques de Zoroastre. — Des législateurs de l'Inde ; Védas, lois de Manou. — Instituts hygiéniques de ce dernier. — De Confucius et de Mahomet, considérés comme hygiénistes.

On trouve dans les livres de Zoroastre l'empreinte de la civilisation mosaïque : et cela n'a rien d'étonnant, puisque, selon la version la plus probable, ce grand homme aurait été l'esclave du prophète Esdras (1). Ce qu'il y a de certain, en outre, c'est qu'avant d'entreprendre la conquête morale de la Perse, il s'instruit à fond de la doctrine et des usages religieux que Moïse avait donnés aux Israélites. A ses yeux, trois conditions sont indispensables pour régler dans une belle harmonie la vie de l'âme et la santé du corps :

« La pureté de pensées, la pureté de paroles et la pureté d'action ; telle est la recommandation faite par Ormuzd (2). »

Comme Salomon, il préconise, dans différents passages, la paix entre l'appétence charnelle et la portion spirituelle de l'être humain. Cette alliance, il la considère comme la souveraine règle hygiénique. Voici comment il y convie : « Tu feras alliance avec tes cinq sens : 1° tes yeux, afin qu'ils ne regardent rien qui soit mauvais ; 2° tes oreilles, afin qu'elles n'écoutent rien qui soit mauvais ; 3° ta langue, afin qu'elle ne profère rien qui soit mauvais ; 4° avec ton palais, afin qu'il ne goûte rien qui soit nuisible ; 5° tes mains, afin qu'elles ne touchent rien qui soit souillé (3). »

« La fornication, les débauches contre nature, les regards impudiques, la prostitution de la jeunesse sont des péchés (4). »

(1) Pastoret, *Zoroastre, Confucius et Mahomet considérés comme législateurs et comme moralistes*, p. 9 et suiv. — 1787.

(2) Zend-Avesta, cité par Pastoret.

(3) Zend, I. *Ieschts-Sadés*, n. 10. Traduction d'Anquetil du Perron.

(4) *Id., ibid.*, n. 15 et 18.

Zoroastre répandit, en outre, dans tout l'Orient, l'usage des ablutions, des purifications, et proscrivit l'infanticide.

A. *Hygiène tirée des Védas et particulièrement des lois de Manou.*

Lorsqu'on étudie les anciennes traditions religieuses de l'Inde, on est saisi d'un sentiment d'admiration mélangé d'une sorte de terreur. Ce sentiment est de même nature que celui qui s'empare du voyageur européen, lorsqu'il contemple une pagode de l'Indoustan ou un temple consacré au dieu Siva : un bizarre assemblage de sublime et d'absurde, de religieux et de cruel, se remarque en effet dans ces œuvres. Il en est de même des traditions indiennes : au milieu des prescriptions et des pratiques les plus sages, vous rencontrez les coutumes les plus déraisonnables et les plus meurtrières ; la raison y côtoie la folie. Il n'en est point ainsi de la tradition chrétienne, elle se trouve toujours conforme à la nature et ne la violente jamais.

Les lois de Manou, ou *Mânava-Dharma-Sastra,* comprennent tout ce qui regarde la conduite civile ou religieuse de l'homme ; pas un âge, pas une caste, pas un sexe n'échappe à la surveillance et à l'empire du législateur ; son ordre commande les actes les plus futiles et les plus cachés. Manou, le croirait-on ? s'étend longuement sur la *manière de se bassiner les yeux*, sur l'*exonération,* etc. Mais à côté de ces puérilités se trouvent de graves et solennels enseignements ; et l'hygiéniste peut extraire de cet immense et indigeste code quelques préceptes utiles, quelques vues profitables sur la science de la vie. Dans aucune autre tradition ne se rencontrent peut-être des développements plus étendus sur l'hygiène de l'espèce, les alliances conjugales dans leurs rapports avec les maladies héréditaires. Nous en avons déjà cité quelques fragments. Ce sera donc pour nous une source de plaisir et d'instruction, que d'embrasser l'ensemble des prévisions hygiéniques de cet antique législateur.

Les purifications et les ablutions jouent aussi un grand rôle dans les instituts de Manou :

« La souillure des membres du corps de l'homme est enlevée par l'eau ; celle de l'esprit par la vérité ; la sainte doctrine et les austérités effacent les souillures du principe vital ; l'intelligence est purifiée par le savoir.....

« Pour purifier les organes par lesquels sortent les excréments et l'urine, on doit employer de la terre et de l'eau, autant qu'il est nécessaire, ainsi que pour enlever les douze impuretés du corps.

« Les exsudations grasses, la liqueur séminale, la crasse de la tête, l'urine, les excréments, le mucus du nez, l'ordure des oreilles, l'humeur flegmatique, les larmes, la concrétion des yeux et la sueur, sont les douze impuretés du corps humain (1). »

De beaux passages se remarquent sur les écarts de la sensualité :

« Lorsque les organes des sens se trouvent en rapport avec des objets attrayants, l'homme expérimenté doit faire tous ses efforts pour les maîtriser, de même qu'un écuyer pour contenir ses chevaux.

« Ces organes, déclarés par les anciens sages au nombre de onze, je vais vous les énumérer exactement et dans l'ordre convenable, savoir :

« Les oreilles, la peau, les yeux, la langue, et cinquièmement le nez ; l'orifice inférieur du tube intestinal, les parties de la génération, la main, le pied, et l'organe de la parole, qui est reconnu le dixième.

« Les cinq premiers, l'oreille et ceux qui suivent, sont dits organes de l'intelligence ; et les cinq qui restent, dont le premier est l'orifice du tube intestinal, sont appelés organes de l'action.

« Il faut en reconnaître un onzième, le sentiment (*Manas*), qui, par sa qualité, participe de l'intelligence et de l'action.....

« En se livrant au penchant des organes vers la sensualité, on ne peut manquer de tomber en faute ; mais en leur imposant un frein, on parvient au bonheur suprême. Certes, le désir n'est jamais satisfait par la jouissance de l'objet désiré : semblable au feu dans lequel on répand du beurre clarifié, il ne fait que s'enflammer davantage (2). »

Les aliments, les boissons sont l'objet de recommandations minutieuses :

« Il doit prendre (*le dwidjâ*) sa nourriture dans un parfait recueillement... Qu'il honore toujours sa nourriture et la mange sans dégoût... Qu'il se garde de rien manger dans l'intervalle de ses deux repas du matin et du soir, de prendre une trop grande quantité d'aliments... Trop manger nuit à la santé, à la durée de l'existence, au bonheur futur dans le ciel (3). »

Le dénombrement des substances alimentaires défendues par le

(1) *Lois de Manou*, liv. V, vers. 135 et suiv.
(2) Liv. II, vers. 88 et suiv.
(3) Liv. II, vers. 53 et suiv.

législateur indien occupe une grande partie de son code. Il défend, parmi les végétaux, l'ail, l'oignon, les poireaux, les champignons. Nous remarquons une coïncidence remarquable avec la proscription du *Lévitique*, dans la défense que fait Manou de manger de la chair de quadrupèdes *au sabot non fendu*.

« Le Dwidja qui a mangé avec intention un champignon, la chair d'un porc privé ou d'un coq de village, de l'ail, un poireau ou un oignon, est sur-le-champ dégradé (1). »

Les dangers de l'ivresse sont admirablement signalés :

« Celui dont l'essence divine répandue dans tout son être se trouve une fois inondée de la liqueur enivrante, perd son rang de Brâhmane et déchoit à l'état de Soudrâ..... il ne doit pas boire de l'esprit de riz.....

« On doit reconnaître trois principales sortes de liqueurs enivrantes : celle qu'on retire du résidu du sucre, celle qu'on extrait du riz moulu, et celle qu'on obtient des fleurs du Madhouka (*Bassia latifolia*) (2).

Comme Mahomet, Manou défend les jeux et les paris : ces deux coupables pratiques, dit-il, doivent êtres proscrites par le roi dans son royaume.....

Mais ce sont surtout les prévisions de Manou touchant l'hygiène de l'espèce, qui sont admirables.

« Des mariages irréprochables naît une postérité irréprochable ; des mariages répréhensibles, une postérité méprisable : on doit donc éviter les mariages dignes de mépris (3). »

L'existence des castes indiennes, l'orgueil extrême des classes supérieures, l'abaissement des inférieures, témoignent de la préoccupation du législateur concernant l'hérédité morale et morbide. La hiérarchie des populations indiennes repose en entier sur ce principe, qu'on peut dire exagéré.

« Un homme d'une naissance abjecte prend le *mauvais* naturel de son père, ou celui de sa mère, ou tous les deux à la fois : jamais il ne peut cacher son origine.

« Toute contrée où naissent ces hommes de race mêlée qui corrompent la pureté des classes, est bientôt détruite, ainsi que ceux qui l'habitent.

« De même qu'une bonne graine qui pousse dans un bon terrain

(1) *Lois de Manou*, liv. II, vers. 62.

(2) Liv. III, vers. 93.

(3) Liv. II, 225.

s'y développe parfaitement, de même, celui qui doit le jour à un père et à une mère honorables est digne de recevoir tous les sacrements (1). »

Nous avons déjà cité les incompatibilités pour le mariage qui se trouvent énumérées dans le code indien. Nous rencontrons encore les suivantes :

« Le Dwidja doit éviter, en s'unissant à une épouse, les dix familles suivantes, lors même qu'elles seraient très-considérables et très-riches en vaches, brebis, biens et grains, savoir :

« La famille dans laquelle on néglige les sacrements, celle qui ne produit pas d'enfants mâles, celle où l'on n'étudie pas l'Écriture-Sainte, celle dont les individus ont le corps couvert de longs poils, ou sont affligés, soit d'hémorroïdes, soit de phthisie, soit d'éléphantiasis.

« Qu'il n'épouse pas une fille ayant des cheveux rougeâtres, ou ayant un membre de trop, ou souvent malade, ou nullement velue, ou trop velue, ou insupportable par son bavardage, ou ayant les yeux rouges.

« Qu'il prenne une femme bien faite, dont le nom soit agréable, qui ait la démarche *gracieuse* d'un cygne ou d'un jeune éléphant, dont le corps soit revêtu d'un léger duvet, dont les cheveux soient fins, les dents petites, et les membres d'une douceur charmante (2). »

Le législateur proscrit les mésalliances avec une sévérité inexorable :

« Un Soudrâ (caste inférieure) ne doit avoir pour femme qu'une Soudrâ ; un Vaysiâ peut prendre une femme dans la classe servile et dans la sienne. Un Brâhmane ne doit pas prendre pour femme une fille de la classe servile. »

Comme dans le *Lévitique*, la femme est considérée *impure* à l'époque de ses règles. « Quelque désir qu'il éprouve, il ne doit pas s'approcher de la femme, lorsque ses règles commencent à se montrer, ni reposer dans le même lit (3). » Et, chose remarquable, qui mérite d'être rapprochée de ce que nous avons dit précédemment de la ponte périodique chez la femme, Manou considère le temps qui précède et qui suit l'écoulement des règles comme le plus favorable à la fécondité ; on peut en juger par le verset suivant :

« Que le mari s'approche de sa femme dans *la saison favorable à*

(1) *Lois de Manou*, liv. XV, vers. 59-69.

(2) Liv. III, vers. 6 et suiv.

(3) Liv. IV, vers. 40.

l'*enfantement*, annoncée par l'écoulement sanguin, et lui soit toujours fidèlement attaché (1). »

Comme les traditions bibliques, les livres sacrés de l'Inde attachent un grand prix à la moralité dans la conduite de la vie pour préserver le corps des maladies et des infirmités. On rencontre dans un de leurs codes ce beau passage, qui offre une comparaison irréprochable, touchant l'épuisement du principe de la vitalité.

« Les débauches occasionnent les maladies, les maladies nous conduisent à la mort. Voilà la vraie cause de la différente durée de la vie des hommes : en sorte que l'on pourrait comparer la vie de deux hommes, dont l'un est vertueux et l'autre pécheur, à deux lampes qu'on allume en même temps, et dans lesquelles on a mis la même quantité d'huile et de mèche, dont l'une est exposée au vent, et l'autre est gardée dans une chambre bien fermée. Celle que l'on garde avec soin brûle jusqu'à ce qu'il n'y reste plus ni mèche ni huile : celle que l'on a exposée au vent s'éteint presque dès l'instant, quoiqu'il y ait encore beaucoup de l'un et de l'autre. Ainsi en est-il de la durée de la vie des hommes (2). »

L'enseignement doctrinal, la lecture des *Védas* paraît au législateur la sauvegarde la plus précieuse du bien-être corporel et moral.

En ceci, il existe une grande similitude avec les préceptes donnés par Salomon : « Ne soyez point sage à vos propres yeux ; craignez Dieu, et éloignez-vous du mal. Ainsi *votre chair sera sainte* et l'arrosement pénétrera jusque *dans vos os* (3). »

Après avoir beaucoup loué, dans les traditions religieuses de l'Inde ; après avoir admiré quelques-unes des hautes prévisions du législateur en faveur de l'espèce humaine, il nous reste à signaler quelques écarts anti-hygiéniques, quelques funestes aberrations. Si le code de Manou ne renfermait que les sages préceptes que nous avons fait connaître, il serait digne d'un grand peuple, et capable de faire parcourir à ce dernier une éclatante destinée. Mais il n'en est rien. Un mysticisme exagéré, fiévreux, enveloppe la nation Hindoue tout entière, et la fait sortir des bornes de la vie réelle ; elle s'enivre à la lecture de ses *Védas*, comme en buvant une liqueur ardente. Les exercices dévots ou ascétiques parmi lesquels elle se plonge, produisent dans les sens et dans l'intelligence une irritation et une exaltation dont il est difficile de ne pas se faire une idée,

(1) *Lois de Manou*, liv. III, vers. 45.

(2) *Ezour-Vedan*, liv. VII, chap. I.

(3) *Prov.*, ch. III, vers. 78.

surtout si l'on sait avec quelle persévérance les Hindous savent se soumettre aux plus cruelles pratiques de dévotion. Le dogme de la contemplation dans Brâhmâ a peuplé l'Asie d'hallucinés.

Voici quelques préceptes du mysticisme hindou donnés aux *Vâna-prosthas* et aux *Sannyâsis*, ou anachorètes et dévots ascétiques: « Lorsque les organes des sens se trouvent en rapport avec des objets attrayants, l'homme expérimenté doit faire tous ses efforts pour les maîtriser de même qu'un écuyer pour contenir ses chevaux... Dans la saison chaude, qu'il supporte l'ardeur des cinq feux ; pendant les pluies, qu'il s'expose aux torrents d'eau que versent les nuages ; durant la saison froide, qu'il porte un vêtement humide, etc. ; en se livrant à des austérités de plus en plus rudes, qu'il dessèche sa substance mortelle (1). »

Nous n'en finirions pas si nous voulions énumérer toutes les bizarreries, toutes les pratiques cruelles témoignant de l'agitation convulsive du malheureux peuple Hindou, qui met le suicide parmi les vertus expiatoires. Si, de nos jours, le suicide par le feu (*suttie*) est moins usité, il n'est pas rare de voir des pénitents se noyer dans les fleuves sacrés ou se faire enterrer vivants. Il arrive ordinairement, à la fête qui a lieu tous les ans près de Calabhaïrana, que huit à dix personnes se précipitent volontairement du haut d'un rocher (2). Turner (3), Moor (4) et Duncan (5) racontent qu'un pénitent ayant fait vœu de tenir ses bras en l'air pendant vingt-quatre ans, avait fait de grands voyages dans cette position. Déjà il était allé jusqu'à Astrakan et à Moscou, mais il mourut avant le terme fixé à sa pénitence. Il est fait mention d'un pénitent de Bénarès qui couchait jour et nuit sur un lit recouvert de pointes de fer ; dans les chaleurs de l'été, il s'entourait de feux ; dans l'hiver, il laissait tomber goutte à goutte de l'eau froide sur sa tête (6).

Nous n'avons pas besoin de nouveaux documents. On peut dire que, lorsqu'il en est ainsi, lorsque des dogmes religieux font sortir la créature humaine de la sphère des lois naturelles et du bon sens, ils ne constituent pas la religion véritable. Les mêmes réflexions seront applicables aux traditions religieuses de la Chine.

(1) *Lois de Manou*, liv. VIII, vers. 50.
(2) *Asiatic researches*, vol. VII, p. 256.
(3) *Ambassade au Thibet*, t. II, p. 24.
(4) Moor, *Hindou Pantheon*, p. 162.
(5) *Asiatic researches*, vol. V, p. 37.
(6) *Asiatic researches*, loc. cit.

B. *Livres sacrés de la Chine; Confucius.*

Les traditions contenues dans les livres sacrés de la Chine enseignent la sainteté, la tempérance et la justice. Le plus ancien de leurs codes, le *Chou-King*, invite à respecter, en tout, les lois de la modération et à ne commettre aucun excès. Il n'y a pas de mal, y est-il dit, à boire du vin, lorsqu'on en prend avec modération; mais vous péchez si vous passez la nuit à vous enivrer (1). Le philosophe dit: Ceux qui ne font que boire et que manger pendant toute la journée, sans employer leur intelligence à quelque objet digne d'elle, font pitié. N'y a-t-il pas le métier de bateleur? qu'ils le pratiquent, ils seront des sages en comparaison (2). » Le même écrit cite comme modèle un philosophe qui pratiquait la vie la plus régulière: « Il ne mangeait jamais de mets corrompus par la chaleur, de poisson aussi. Si la couleur en était altérée, il n'en mangeait pas; si l'odeur en était mauvaise, il n'en mangeait pas; s'ils avaient perdu leur saveur, il n'en mangeait pas; si ce n'étaient pas des produits de la saison, il n'en mangeait pas. Il ne prenait jamais une qualité de boisson qui pût porter le trouble à son esprit. »

L'hygiène de l'espèce repose dans les écrits de Confucius sur le dogme de l'hérédité: D'après ce profond législateur, cinq sortes de filles ne doivent pas se marier: 1° quand elles sont d'une famille où l'on néglige les devoirs de la piété filiale; 2° quand leur maison n'est pas réglée et que les mœurs de ceux qui la composent sont suspectes; 3° quand il y a quelques taches ou notes d'infamie dans la famille; 4° enfin, quand il y a quelques maladies héréditaires et que l'âge entre les époux est trop disproportionné (3).

C'est, en Chine, une loi immémoriale de ne pas prendre d'épouse dans sa propre famille. L'épouse doit être unique et vivre avec son mari jusqu'à ses derniers jours (4). On doit ne s'écarter en rien de la décence; même dans l'obscurité, ne commettez jamais rien de honteux (5).

L'influence du bien-être corporel sur la moralité, et la dépravation qui suit la misère, ont été signalées par Confucius d'une manière

(1) *Chou-King*, 4-20.

(2) Lun-Yu, ou *les Entretiens philosophiques*, chap. VII, vers. 22.

(3) Fragments du *Ta-Hio*, cité dans l'ouvrage de Pastoret, p. 161.

(4) Chi-King, part. I, chap. II.

(5) *Id.*, part. III, chap. X.

qui mérite d'être méditée, même de nos jours: « Manquer des choses constamment nécessaires à la vie, et cependant conserver toujours une âme égale et vertueuse, cela n'est qu'en la puissance des hommes dont l'intelligence cultivée s'est élevée au-dessus du vulgaire. Quant au commun du peuple, alors s'il manque des choses constamment nécessaires à la vie, par cette raison il manque d'une âme constamment égale et vertueuse ; s'il manque d'une âme constamment égale et vertueuse, violation de la justice, dépravation du cœur, licence du vice, excès de la débauche, il n'est rien qu'il ne soit capable de faire. S'il arrive à ce point de tomber dans le crime (en se révoltant contre les lois), on exerce des poursuites contre lui, et on lui fait subir des supplices. C'est prendre le peuple dans les filets ; c'est faire une mauvaise action. — C'est pourquoi un prince éclairé, en constituant, comme il convient, la propriété privée du peuple, obtient pour résultat nécessaire, en premier lieu que les enfants aient de quoi servir leurs père et mère ; en second lieu, que les pères aient de quoi entretenir leur femme et leurs enfants ; que le peuple puisse se nourrir toute la vie des productions des années abondantes, et que, dans les années de calamité, il soit préservé de la famine et de la mort. Lorsqu'il n'en est point ainsi, le peuple ne pense qu'à éviter la mort en craignant de manquer du nécessaire. Comment aurait-il le temps de s'occuper des doctrines morales pour se conduire selon les principes de l'équité et de la justice ?

« O roi ! continue cet admirable philosophe, si vous désirez pratiquer ces principes, pourquoi ne ramenez-vous pas votre esprit sur ce qui en est la base fondamentale (la constitution de la propriété privée). Faites planter des mûriers dans le champ d'une famille qui cultive cinq arpents de terre, et les personnes âgées de cinquante ans pourront porter des vêtements de luxe ; faites que l'on ne néglige pas d'élever des poules, des pourceaux de différentes espèces, et les personnes âgées de soixante-dix ans pourront se nourrir de viande. N'enlevez pas dans les champs qui exigent des travaux assidus, les bras des familles qui cultivent cent arpents de terre, et les familles nombreuses ne seront pas exposées aux souffrances de la faim. Veillez attentivement à ce que les enseignements des écoles et des colléges propagent les devoirs de la piété filiale et le respect équitable des jeunes pour les vieillards ; alors on ne verra pas des hommes à cheveux blancs traîner ou porter de pesants fardeaux sur les grandes routes. Si les septuagénaires portent des vêtements de soie et mangent de la viande, et si les jeunes gens à cheveux noirs ne souffrent ni du froid, ni de la faim, toutes les choses seront prospères (1). »

Après ces conseils, qui sont empreints de la plus noble philanthropie, et qui sont précieux de tout temps, on aime à trouver dans le même législateur les vues les plus élevées sur la perfectibilité de l'organisme de l'homme et la toute-puissance de l'éducation :

« La nature de l'homme ressemble au saule flexible ; l'équité ou la justice ressemble à une corbeille ; on fait avec la nature de l'homme, l'humanité et la justice, comme on fait une corbeille avec le saule flexible. Pouvez-vous, en respectant la nature du saule, en faire une corbeille ? S'il est nécessaire de rompre et de dénaturer le saule flexible pour en faire une corbeille, alors ne serait-il pas nécessaire aussi de rompre et de dénaturer l'homme pour le faire humain et juste ?— La nature de l'homme ressemble à une eau courante ; si on la dirige vers l'Orient, elle coule vers l'Orient ; si on la dirige vers l'Occident, elle coule vers l'Occident. Les hommes peuvent être conduits à faire le bien et le mal ; leur nature le veut ainsi (2).

C. *De l'Islamisme, de Mahomet et du Koran.*

Mahomet avait un système trop vaste pour ne point enrichir ses institutions de tout ce qu'il y avait d'utile dans les traditions antérieures. Ce législateur n'a été que l'habile plagiaire de Moïse dans ses instituts hygiéniques ; ainsi, les ablutions, les purifications, les prohibitions de certaines viandes, le jeûne du Ramadan sont empruntés à la loi mosaïque. Comme on l'a dit déjà, du reste, le mahométisme n'est autre chose que la Bible passée à travers les contes des Mille et une Nuits. On reconnaît, à l'égard des rapports conjugaux, que Mahomet a voulu régler comme l'avait fait Moïse, une similitude parfaite avec le Lévitique :

« Séparez-vous de vos épouses, et ne vous en approchez que quand elles sont purifiées (3). »

Parmi les aliments prohibés par la loi du Koran, on retrouve ceux que Moïse avait défendus :

« Les animaux morts, le sang, la chair du porc, tout ce qui a été tué sous l'invocation d'un autre nom que celui de Dieu, les ani-

(1) Meng-Tseu, chap. II, art. 7.
(2) Meng-Tseu, liv. II, chap. V.
(3) Koran, chap. II, vers. 221.

maux *suffoqués*, assommés, etc..., tout cela vous est défendu (1). »

Nous n'avons pas besoin de faire ressortir les avantages de cette diététique dans un climat brûlant, où les tempéraments revêtent presque généralement le caractère bilioso-nerveux. Il paraît, en outre, que le prophète des Arabes, par la défense de la chair du porc, semble n'avoir fait que suivre l'aversion commune de sa nation pour cette viande. Des écrivains étrangers nous disent que l'on ne trouve point de ces animaux en Arabie, ou du moins bien peu, parce que le pays ne produit pas une nourriture convenable à cet animal (2).

Les prévisions hygiéniques de Mahomet qui ont la portée la plus salutaire, sont celles qui concernent l'ivresse et les jeux de hasard.

« O croyants! le vin, les jeux de hasard, les statues et le sort des flèches sont des abominations inventées par Satan ; abstenez-vous-en et vous serez heureux. Satan désire d'exciter la haine et l'inimitié entre vous par le vin et le jeu, de vous éloigner du souvenir de Dieu et de la prière (3). »

L'usage du vin, sous lequel on comprend toutes les autres liqueurs qui enivrent, est défendu dans plus d'un endroit du Koran. Quelques personnes, à la vérité, se sont imaginé que cette défense ne regardait que l'excès, et allèguent deux passages du livre de la tradition mahométane pour prouver qu'il était permis d'user de ces liqueurs, pourvu que ce fût avec modération; mais l'opinion générale est qu'il est absolument contraire à la loi d'en boire en grande ou en petite quantité. Et quoique les libertins se permettent une pratique opposée, les plus consciencieux des Mahométans sont très-exacts là-dessus, surtout s'ils ont fait le pèlerinage de la Mecque ; ils regardent comme contraire à la loi, non-seulement de goûter le vin, mais de cueillir et de presser des raisins pour en faire. Cependant les Persans, comme les Turcs, l'aiment beaucoup; et si on leur demande comment ils osent boire du vin, puisque cela est si expressément défendu par leur religion, ils répondent qu'il en est d'eux comme des chrétiens, à qui la paillardise et l'ivrognerie sont défendues comme de grands péchés, et qui cependant font gloire de débaucher les filles et les femmes ou de boire à l'excès (4). Parmi les raisons que fait valoir le Koran pour justifier la défense qu'il fait du

(1) Koran, chap. v, vers. 4.

(2) *Observations historiques et critiques sur le mahométisme*, trad. de l'anglais de C. Salle. (*Panthéon littéraire.*)

(3) Koran, chap. v, vers. 92.

(4) Chardin, *Voyage en Perse*, t. II, p. 212.

vin, il dit que les mauvaises qualités de cette liqueur surpassent les bonnes, que ses effets les plus ordinaires sont les querelles et les troubles dans la société. Mais comme nous l'avons déjà remarqué, c'est peut-être cette proscription trop absolue de l'usage du vin qui a porté les Musulmans à rechercher les délices et les extases que procurent l'opium et le beng ou hachisch; à abuser pour les mêmes raisons du café, dont les fumées exaltent l'imagination. Cet abus des substances qui troublent la raison d'une manière extraordinaire est un des éléments funestes à la civilisation musulmane; un de ceux qui entretiennent, parmi les Turcs proprement dits, un état perpétuel de torpeur, d'imbécillité cérébrale, d'énervation générale. C'est plus à cette dernière cause, qu'à un despotisme écrasant, qu'on doit attribuer le grand nombre de maladies de langueur, que les médecins ayant voyagé dans le Levant, ont observées avec étonnement en Turquie comme dans l'Inde.

En proscrivant les jeux de hasard, Mahomet a rendu un grand service à ses croyants. Le jeu poussé à l'excès a été défendu dans tous les États bien policés. Les maisons où l'on donne à jouer étaient regardées chez les Grecs comme des lieux infâmes; et Aristote dit qu'un joueur ne vaut pas mieux qu'un voleur. Le sénat romain avait fait des lois très-sévères contre ceux qui jouaient aux jeux de hasard, qui n'étaient permis que pendant les saturnales. Nous avons déjà parlé des effets physiologiques de la passion du jeu, et ce que nous en avons dit fait mieux apprécier la portée hygiénique d'une mesure religieuse qui supprime l'aliment à cette funeste passion.

Le fondateur de l'islamisme a attaché, comme le législateur des Hébreux, un grand prix à l'éducation de la première enfance. Il n'oublia pas, à ce sujet, un précepte touchant, mais presque toujours méconnu et mal observé chez les nations amollies, celui qui ordonne à la mère de nourrir son enfant. Cependant, comme la santé de la femme s'oppose quelquefois à l'exécution de ce devoir, on peut appeler une nourrice, pourvu qu'on lui paye fidèlement ce qu'on lui aura promis (1). Mais celui qui parcourt les pages du Koran ne demeure pas longtemps à s'apercevoir que l'hygiène de l'espèce est négligée. Quoique, à diverses reprises, il loue la pureté des mœurs, qu'il pose un frein à la concupiscence masculine, en limitant le nombre de femmes que chaque époux peut posséder, il n'en est pas moins vrai que la déchéance organique et morale de

(1) Koran, chap. II, vers. 59.

la femme, proclamée par Mahomet, pèsera éternellement sur sa mémoire. Les institutions mahométanes, en ne plaçant point le sexe féminin dans l'ordre voulu par la nature, ont commis une flagrante iniquité, qu'elles doivent sévèrement expier un jour. Enfermées dans les harems, les femmes bornent leurs désirs à plaire au maître, et à se contenter des joies de la maternité. Voilà toute leur vie. Ainsi, pour le vrai Mahométan, une femme est une chose frivole et volatile, qu'il faut garder avec soin pour n'en rien perdre tandis qu'elle nous captive. Pour lui, l'amour commence et finit au contact matériel, et, lorsqu'il meurt, il ne laisse rien qui l'intéresse, hors ses enfants mâles qu'il reverra en Paradis. Pour son épouse, elle, à qui Mahomet refuse une âme, il n'y a plus rien au delà de la tombe ; les femmes du ciel promises aux élus sont d'une autre nature, toujours belles et toujours vierges (1).

Les rapports contre nature, qui n'étaient point rares chez les Grecs et les Romains, sont d'ailleurs dans les mœurs orientales. Nous sommes fort porté à attribuer ces rapprochements anormaux à ce que, en Orient, les femmes, presque toujours renfermées, ne sortent que voilées: les désirs des sens ne trouvant point d'aliment dans la vue de ces masses informes de draperies ambulantes, se trompent d'objet et s'adressent à tout ce qui présente, sous voile, des formes arrondies et une peau délicate. C'est la séquestration trop absolue des femmes qu'il faut donc accuser ; c'est au mahométisme qu'il faut rapporter toute la faute (2).

Qu'on se rappelle les faits que nous avons cités, concernant la polygamie et ses résultats sur la population. (V. p. 48.) On a encore la preuve décisive de ce relâchement de la morale de Mahomet, dans le verset du Koran qui a trait à l'inceste, et où il se prend d'indulgence pour une si flagrante violation des lois de la nature: « Tout commerce d'un fils avec sa mère, d'un frère avec sa sœur, est abominable...*Si ce crime est commis,* le Seigneur est indulgent et miséricordieux. » Ce n'est point ainsi que parle Moïse : il défend sous peine de mort les mariages des frères avec leurs sœurs, des petits-fils avec l'aïeule, du neveu avec sa tante paternelle ou maternelle.

Moïse fait plus : il déclare abominable quiconque change les habits de son sexe, S'agit-il ici d'un simple déguisement ? Ce serait être bien esclave du texte. Moïse désigne sous une figure honnête l'es-

(1) Lauvergne, *De l'Agonie et de la Mort,* etc. Influences des religions sur l'agonie et la mort, t. I, p. 88.

(2) Voy. *Gazette méd. de Paris*, 1847, n° 13, p. 229.

pèce d'infamie dont s'illustra Sapho, et que les Grecs divinisèrent dans Ganymède.

Il défend de mêler à la vigne aucune semence étrangère, *de peur*, dit-il, *que les deux plantes ne se nuisent et ne se gâtent*. C'est encore une loi de morale publique déguisée sous une image champêtre. Moïse, en prohibant une coutume honorée depuis à Sparte, et que Platon voulait introduire dans sa république, apprenait au peuple à faire plus de cas de l'inviolabilité conjugale que de la multiplicité des enfants.

Lorsqu'on approfondit le génie des institutions mahométanes, on acquiert la conviction des vues intéressées du législateur, et l'on comprend la différence énorme qui existe entre elles et les instituts de l'Ancien Testament. Mahomet, mû plutôt par le désir d'imposer à un peuple sa propre domination, que par celui de lui fournir des règlements conservateurs, adoucit leur rigidité par des concessions faites à un élément passionnel, inné sur la terre d'Orient, à la volupté vénérienne. Il voulut enchaîner les esprits à l'observance de la loi, moins par la conviction profonde du devoir que par l'attrait du plaisir naturel, puisqu'il ne fit entrevoir aucun autre but au delà du temps. Avec une telle perspective, un paradis sensuel, le germe de toute perfectibilité est étouffé dans l'homme. L'hygiène des sociétés chrétiennes n'a donc autre chose à envier au Koran que l'extrême propreté, cette demi-vertu de saint Augustin, et les pratiques balnéaires, érigées, dans ce livre, à l'état de devoir. Nous arrivons ainsi aux perfectionnements apportés par la loi nouvelle, l'Évangile, à la science directrice de la vie organique, ou, en d'autres termes, à l'hygiène.

CHAPITRE V.

Du christianisme considéré comme modificateur hygiénique; de son influence sur l'hygiène et la médecine en général. — Préceptes hygiéniques tirés de l'Évangile, des écrits de saint Paul, de quelques Pères de l'Église, Tertullien, saint Clément d'Alexandrie, saint Basile, saint Ambroise, saint Bernard, etc. — Des sectes ou des communions chrétiennes, sous le rapport hygiénique.

L'Évangile, l'histoire le démontre, a régénéré le monde, à une époque donnée, comme la loi mosaïque avait réprimé les désordres d'un autre temps. Il est venu non-seulement apporter la loi nouvelle, fondement du salut à venir des nations, mais comme conservateur de leur santé physique. Il est impossible d'admettre, lorsqu'on a lu Suétone, Pétrone, Tacite et Juvénal, que l'espèce humaine eût pu survivre, même organiquement, à ce déluge d'immondes et d'inouïes voluptés. La bonne nouvelle fut annoncée au monde au moment même où la mesure débordait; et cette coïncidence n'est pas un enseignement d'importance médiocre. Dieu, pour opérer ces grandes choses, ne se servit point tant de la portion d'humanité qui était souillée et affaiblie par les misères du polythéisme, que d'une race neuve et virile, qui n'avait point participé à ce débordement, les *robustes sauvageons du Nord*, selon l'expression d'un de nos grands écrivains. L'époque à laquelle l'empire romain avait le plus étendu ses conquêtes, où il se coucha sur le monde asservi comme sur le lit d'une prostituée, fut une période de désordre et d'irrégularité dans les actes de la vie. Les hommes, pressés de vivre, dépensaient largement, en débauches inouïes et que nous ne pouvons comprendre aujourd'hui, *les forces de leur organisation;* la nature humaine était torturée par d'impurs et d'exorbitants désirs. La religion chrétienne protesta contre un tel abus de l'existence, par l'exemple et l'enseignement. Elle développa une société nouvelle au sein de l'ancienne, qui put contempler avec admiration une cohorte d'hommes recherchant l'ordre et la pureté au milieu du bruit et des déréglements. C'est effectivement dans les chrétiens de la première Église qu'il faut chercher l'exemple de la vie la plus parfaite et conséquemment la plus heureuse qui puisse être sur la terre. L'Évangile ramena l'espèce humaine dans le sens de la nature. C'est de l'histoire.

Nous ne pouvons guère parler que sous le rapport historique de ce vice odieux, dont la pudeur rejette le nom et dont la nature abhorre l'idée. L'exemple des Étrusques et des Grecs corrompit les premiers Romains. Enivrés par la prospérité et la puissance, les plaisirs innocents leur parurent insipides, et le laps du temps et la multitude des coupables abolirent peu à peu les lois préventives qu'on avait arrachées de force. Après la défaite de Persée, le long séjour des légions romaines dans la Grèce amena tous les désordres imaginables. C'est surtout à dater de cette époque que la dévorante luxure, dont les feux étaient entretenus par le culte des passions naturelles, sous les noms de Vénus, de Bacchus, de Priape, etc., prit un prodigieux accroissement. Ce fut alors comme une maladie contagieuse et brûlante, qui se communiqua à la jeunesse romaine avec tant de rage que plusieurs ne rougissaient pas de payer 1 talent (4,800 fr.) pour un bel esclave. D'après Polybe, qui rapporte ce fait, il admire, comme un présage certain de l'excellent naturel et des grandes vues de Scipion, qu'il sut se préserver de ces vices honteux, qui n'étaient déjà que trop connus (1). J'aime à croire, dit Gibbon, que le déserteur volontaire et efféminé de son sexe perdait les honneurs et les droits de citoyen. Mais la sévérité de l'opinion publique ne décourageait pas la pratique de ce vice; on confondait cette énormité, qui souillait la nature de l'homme, avec les faits moins graves de la fornication et de l'adultère, et le débauché n'était pas exposé au déshonneur qu'il imprimait sur l'homme ou la femme qui servait à ses honteuses amours. Depuis Catulle jusqu'à Juvénal, les poëtes montrent assez la corruption de leur siècle : les gens de loi entreprirent vainement la réforme des mœurs, et on ne remarque de changement qu'à l'époque où le plus vertueux des Césars proscrivit le vice contre nature en le déclarant un crime contre la société.

Un nouvel esprit de législation, dont les erreurs mêmes sont respectables, se montra dans l'empire avec la religion de Constantin (2). On regarda les lois de Moïse comme le divin modèle de la justice, et les peines qu'elles décernent furent adaptées par les princes chrétiens aux différents délits contre la morale et la religion. On déclara d'abord que l'adultère était un crime capital : on assimila ces faiblesses des deux sexes à l'empoisonnement ou à l'assassinat, à la sorcellerie ou au parricide. Ceux qui dans la pédérastie jouaient le rôle passif ou actif furent assujettis aux mêmes peines ; et tous les coupables, de condition libre ou de condition servile, furent noyés, décapités ou jetés vivants au milieu des flammes. L'indulgence presque générale sur ce point épargna les adultères; mais une pieuse indignation poursuivit ceux qui aimaient leur sexe. On l'accordera sans peine: l'influence chrétienne a rendu sous ce rapport un immense service à l'humanité. Le christianisme a véritablement rétabli les sexes et restitué l'homme à la nature.

L'Apôtre des nations, la personnification la plus haute du génie chrétien, apporta, au nom de son maître, au monde sensuel et débauché, une doctrine sévère, mais propice, fondée sur une connais-

(1) Christ. Meiners, *De la décadence des mœurs chez les Romains*, Trad. de Binet, p. 58.

(2) Voyez les lois de Constantin et de ses successeurs contre l'adultère et la sodomie, etc.

sance profonde de l'homme. Saint Paul prêcha la paix à établir entre les sens et l'esprit, et montra, dans un enseignement merveilleusement développé, le christianisme venant donner à l'homme le pacte d'alliance entre les puissances de l'âme et les forces de la chair, entre l'homme animal et l'homme esprit. L'antagonisme entre les mouvements charnels et les mouvements spirituels existe, saint Paul le constate; mais il veut que l'harmonie soit désormais établie entre ces deux principes de la nature de l'homme; qu'ils conspirent ensemble vers un même but, la validité corporelle et le perfectionnement moral.

« Afin, dit-il, qu'il n'y ait point de schisme ni de division dans le corps, mais que tous les membres conspirent mutuellement à s'entr'aider les uns les autres (1). »

Ailleurs, nous rencontrons cet admirable verset, qui résume dans un mouvement de la plus haute inspiration le but final auquel doit tendre toute existence humaine :

« Ipse autem Deus sanctificet vos per omnia; ut integer SPIRITUS vester et ANIMA et CORPUS sine *querelâ* in adventu Domini nostri Jesu Christi servetur. »

« Que le Dieu de paix vous sanctifie lui-même en toute manière, afin que votre esprit, votre âme et votre corps se maintiennent sans dissension jusqu'à l'avénement de Notre-Seigneur Jésus-Christ (2). »

On ne saurait trop méditer la profondeur de ce passage. Saint Paul y fait connaître sa doctrine sur la science de l'homme, et c'est celle que les plus grands physiologistes enseignent encore de nos jours. Il reconnaît dans la nature humaine trois éléments constitutifs autour desquels se groupent toutes les manifestations de la vie : 1° la force vitale (*spiritus*); 2° le principe de l'âme ou du sens intime (*anima*); 3° l'élément visible, l'agrégat matériel (*corpus*). Pour que le rhythme de l'existence soit conservé, il est nécessaire que ces trois éléments marchent d'accord, et n'envahissent point le champ de leurs attributions respectives. Il faut que les besoins naturels du corps soient satisfaits, afin que le malaise qui naîtrait de cette infraction n'obscurcisse pas la lumière de l'entendement, et, d'une part, que le sens intime déploie ses manifestations en toute liberté. Il faut savoir résister à la concupiscence, c'est-à-dire à tout mouvement charnel, provoqué non par un objet réel et actuel, mais

(1) *Cor.*, cap. VIII, vers. 6.
(2) *Thessal.*, cap. V, vers. 23.

par un objet que se crée la propre imagination (empiètement du principe de l'âme sur l'attribution de la force vitale), et, par conséquent, contre la fin de l'homme et la fin de la nature. L'Apôtre considère les organes comme des agents propres à entretenir les manifestations de ce qu'il y a d'*essentiel* à l'homme, c'est-à-dire le principe moral. Il pose en principe qu'on doit résister à ce qu'il nomme avec tant d'énergie l'*inspiration de la chair*, toutes les fois que ce mouvement peut compromettre la grande destinée de l'individu, son aspiration vers l'infini, objet vers lequel il doit tendre et qui le tient, selon lui, *comme dans le travail de l'enfantement*. Or, saint Paul, se fondant sur la nature humaine, condamne le péché comme une infraction aux lois primordiales de la vie pour l'harmonie vitale : *Omne peccatum extrà corpus est*, « tout péché est en dehors du corps ; celui qui le commet pèche contre son propre corps. » On ne trouve nulle part un précepte d'hygiène si énergiquement exprimé. Le fondateur de la science lui-même, Hippocrate, tout en recommandant la tempérance, n'a point été aussi loin que saint Paul.

Le plaisir sensible, né de la concupiscence, ne doit point être l'objet des recherches du véritable chrétien : il doit seulement prendre en passant celui qui se trouve attaché aux fonctions nécessaires à la vie :

« Que le péché ne règne donc point dans votre corps mortel, de sorte que vous obéissiez à ses désirs déréglés. Et n'abandonnez point au péché les membres de votre corps, pour lui servir d'armes d'iniquité ; mais donnez-vous à Dieu comme devenus vivants de morts que vous étiez, et conservez-lui les membres de votre corps, pour lui servir d'armes de justice (1) !

« Le corps n'est point fait pour la fornication, mais pour le Seigneur, et le Seigneur est pour le corps (2). Que chacun sache posséder le vase de son corps saintement et honnêtement (3).

« Or, cet amour des choses de la chair est une mort, au lieu que l'amour des choses de l'esprit est la vie et la paix (4). »

Il ne faut pas s'y méprendre, chaque homme est intéressé à saisir l'immense portée de ces préceptes, à en pénétrer le sens. Homère, Platon et Cicéron ont écrit de bien belles choses et qui survivront

(1) *Rom.*, cap. IV, vers. 12 et 13.

(2) *Cor.*, cap. VI, vers. 13.

(3) *Thessal.*, cap. IV, vers. 4.

(4) *Rom.*, cap. VIII, vers. 6.

éternellement chez tous ceux qui vouent, dans l'intimité de leur cœur, un culte aux nobles pensées ; mais nul d'entre eux n'égale l'apôtre. Saint Paul, au point de vue humain, est le plus grand génie qui ait jamais existé, parce qu'il a mesuré de son regard la profondeur de la nature humaine, si diversement mélangée, et qu'il a résolu, par le christianisme, le plus important de tous les problèmes, celui qui a pour but d'entretenir le juste équilibre, la normalité entre les mouvements impérieux de la chair et les justes exigences des forces affectives.

Une des préventions les plus fortes qui aient pesé et qui pèsent encore sur le christianisme, est celle qui se tire de son rigorisme prétendu ; de la sévérité des dogmes évangéliques qui, ne donnant point assez d'essor à l'élément passionnel, tendent à comprimer l'organisme, à refouler les instincts naturels. Ces récriminations se fondent sur l'interprétation dans un sens trop absolu de ce passage de saint Paul : « La chair conspire contre l'esprit et l'esprit contre la chair ; ce sont deux ennemis. » Il n'y a là, cependant, que la simple expression d'une vérité physiologique, d'une loi de l'économie vivante. La chair ne conspire point contre l'esprit en tant qu'elle demeure assujettie aux développements physiologiques, mais elle l'opprime lorsqu'elle dépasse ces limites. C'est enfreindre les lois de la nature, c'est pécher, selon la remarque de d'Aguesseau, contre l'union intime existant entre le corps et l'âme, que d'abuser de la puissance exercée par l'âme sur le corps, ou par le corps sur l'âme ; c'est nuire à la perfection de l'un ou de l'autre, ou à celle d'un si admirable composé, à laquelle l'un et l'autre doivent concourir de leur côté selon la proportion de leur nature. La perfection hygiénique, comme nous l'avons déjà souvent remarqué, consiste dans ce juste équilibre. Mais nous nous ferons une idée plus exacte du génie chrétien dans ses rapports avec l'hygiène, en parcourant les écrits des grands maîtres qui doivent être considérés comme les véritables organisateurs de la société chrétienne.

A. *Hygiène tirée des écrits de quelques Pères de l'Église : Tertullien, saint Clément d'Alexandrie et son Pédagogue, etc.*

La pensée dominante de l'admirable livre de l'Apologétique, *Apologeticus adversùs gentes*, n'est autre chose que la démonstration, par les faits, de l'impuissance radicale du polythéisme pour conduire l'espèce humaine dans une voie d'ordre, de moralité et de vigueur, tandis que la religion chrétienne possède en elle toutes les conditions pour réaliser ici-bas le bonheur possible. Tertullien, dans ce terrible réquisitoire contre les institutions du passé, met à nu, sans ménagement, tous les vices issus nécessairement de la religion païenne et qui doivent compromettre l'intérêt de l'espèce.

« Vous marchandez les adultères dans les temples, s'écrie-t-il en s'adressant aux païens ; vous corrompez la pudicité des femmes devant les autels... Les philosophes ont coutume de souiller les mariages de leurs amis, ils prostituent aussi leurs mariages avec beaucoup de patience à l'impudicité de leurs amis ; ce qu'ils ont appris, (*credo*) je crois, en l'école d'un Socrate grec et d'un Caton romain, qui ont autrefois prêté leurs femmes à leurs amis. *O sapientia attica ! o romanæ gravitatis exemplum* (1) !»

Dans le traité *de Cultu fœminarum*, où il rappelle les femmes romaines à la pudeur et à la modestie, il s'élève contre l'abus des parfums par les considérations suivantes : Il est certain que toutes ces huiles, ces poudres et ces essences dont on se sert pour teindre les cheveux, gâtent, altèrent le cerveau et produisent le vertige et des convulsions (2). » Dans le même endroit, on lira avec admiration cette belle définition de la beauté : « C'est une perfection du corps dont Dieu a bien voulu orner son ouvrage, et une couverture digne de la noblesse de l'âme (*ut animæ aliqua vestis urbana*). »

Il blâme les spectacles comme développant l'éréthisme sensuel et amenant la souillure de l'âme par les sens : « Ce qui entre par ces deux organes (les yeux et les oreilles) ne se dissout pas dans l'estomac, mais se digère dans l'âme même. Les spectacles troublent et agitent furieusement l'esprit. Car partout où il y a du plaisir il y a de la passion, sans quoi le plaisir serait insipide ; partout où il y a de la passion il y a de l'émulation, sans quoi la passion serait désagréable. Or, l'émulation amène la fureur, l'emportement, la colère, le chagrin et cent autres passions semblables qui sont incompatibles avec les devoirs de notre religion. » Dans son traité *de Monogamia*, il s'attache à démontrer que la monogamie est la condition naturelle et physiologique du couple humain. Mais c'est saint Clément d'Alexandrie qui a donné surtout les preuves manifestes de son savoir concernant la science de l'homme.

Titus Flavius Clemens, saint et docteur de l'Église, vécut vers la fin

(1) *Q. Sept. flor. Tertul. op. omn.* Basil., p. 730.
(2) *Op. cit.*, p. 587.

du deuxième siècle et dans les premières années du troisième. Peu de renseignements nous ont été transmis sur sa vie ; tout ce que nous savons, c'est que, même après avoir embrassé le christianisme, il ne cessa d'avoir une prédilection bien marquée pour la science profane et en particulier pour la philosophie platonicienne. Au sein de sa ferveur évangélique, il garda toujours un amour sincère et hautement avoué pour le disciple de Socrate et les nobles esprits qui, dans l'ancienne Grèce, honorèrent le plus l'espèce humaine. Il fit à Alexandrie des cours publics qui, grâce à son zèle, à ses talents et à sa tolérance, eurent une vogue prodigieuse. Tous ses ouvrages, les STROMATES, mais le PÉDAGOGUE surtout, qui doit nous occuper, attestent des connaissances très-étendues sur les objets de la physique et de la médecine en particulier.

L'enseignement médical florissait à Alexandrie. Le prodigieux amas de livres renfermés dans le sein de cette cité contribua beaucoup à sa réputation scientifique ; les savants y avaient établi le siége de leur empire et procurèrent la plus grande célébrité à ses écoles. Celle de médecine jouissait d'une telle réputation, sous le règne de Valens, qu'Ammien Marcellin rapporte qu'il suffisait d'y avoir étudié pour mériter l'estime et la confiance publiques. Il est facile, dès lors, de comprendre comment, vivant au sein de cet aréopage de savants et de lettrés, saint Clément dut contracter un goût tout particulier pour la science d'Hippocrate et de Celse, deux auteurs qu'il cite souvent et avec vénération dans la seconde partie de son PÉDAGOGUE, partie tout hygiénique. Il n'est pas douteux que cet écrit ne soit le sommaire de leçons qui furent le sujet de son enseignement oral. Comme beaucoup d'autres Pères, saint Clément voulait inculquer aux masses les notions les plus saines touchant la conduite générale de la vie. Tous les plus beaux génies qui dirigèrent, après les apôtres, l'établissement du christianisme, se font remarquer par leurs connaissances étendues sur la nature corporelle de l'homme. Ainsi Tertullien, Origène, Lactance, saint Ambroise, saint Augustin, saint Cyprien, saint Basile, saint Grégoire, saint Jean Damascène, médecin lui-même, ont approfondi, dans leurs ouvrages, l'étude médicale de l'espèce humaine. Destinés à organiser un ordre social nouveau, à concentrer en eux la double autorité de Pères et de chefs spirituels, ces grands hommes devaient posséder une science universelle, et surtout celle de la nature humaine, objet spécial de leur direction. Dans cette substitution de tout un ordre d'idées, de croyances à un monde vieilli et dépravé, l'hygiène devait fournir le texte de précieux enseignements. Les races plongées dans le polythéisme ne savaient plus vivre selon la raison et selon la nature ; il fallait les y ramener. D'une autre part, il fallait répondre à ces premiers hérésiarques, exagérateurs du spiritualisme chrétien (les marcionites et les manichéens), qui, frappant de réprobation la chair, regardant le corps comme l'ouvrage du **MAUVAIS PRINCIPE**, concluaient qu'il n'était point permis de manger de la viande, ni de multiplier par voie de génération les espèces animales. L'Église chrétienne déploya toute sa sévérité contre ces doctrines subversives et si peu conformes à l'esprit de l'Évangile ; elle les réduisit en poudre en déchaînant contre elles les voix puissantes d'Origène et de Tertullien.

La seconde partie du **PÉDAGOGUE**, vaste répertoire où tout ce qui a trait à la conduite générale de la vie est méthodiquement exposé, est un traité complet d'hygiène. Tous les modificateurs y sont longuement étudiés. Le chapitre des aliments (*quomodò in alimentis versari oporteat*) renferme des préceptes dont la justesse est de tous les temps, de tous les lieux, et des détails fort précieux sur les habitudes somptuaires de l'époque. Il s'élève avec force contre l'usage des *secundæ mensæ* que Celse blâmait déjà lui-même de son temps : il considère comme un art perfide celui qui offre à des hommes rassasiés et suffisamment nourris des mets qui réveillent l'appétit éteint. Le trop grand luxe de la table prépare la maladie, *qui ad luxum mensæ propensi sunt suos sibi morbos enutriunt* (1). Il s'appuie, à cet égard, sur l'autorité des célébrités médicales du jour.

« En vain, dit-il, l'habile médecin Antiphane affirme que cette variété de mets est presque toujours l'unique cause de leurs maladiés ; ils s'irritent contre cette vérité, et, poussés par je ne sais quelle vaine gloire, ils méprisent tout ce qui est simple et naturel ; rien n'échappe à leur avidité ; ils n'épargnent ni peines, ni argent. Les murènes des mers de Sicile, les anguilles du Méandre, les chevreaux de Mélos, les poissons de Sciato, les huîtres d'Abydos, les légumes de l'Épire ; que dirai-je encore ? les bettes d'Asie, les pétoncles de Métymne, les turbots de l'Attique, les grives de Daphné et les figues de Chélidoine, pour lesquelles le Perse stupide envahit la Grèce avec une armée de cinquante mille hommes : enfin, les oiseaux du Phare, les faisans d'Egypte, les paons de Médie, ils achètent et dévorent tout (2). »

(1) *Op. omn.*, ed. Basil. In-fol., 1556, p. 20, 30.
(2) *Pedag.*, lib. III, p. 53.

Sous le point de vue historique, cette énumération peut avoir son prix. Mais d'ailleurs que ne savions-nous pas, au rapport de Suétone et de Pétrone, touchant la voracité et en même temps la gastronomie fabuleuse, les prodigalités insensées des opulents Romains? Le fameux repas de Lucullus en l'honneur de ses deux hôtes illustres, Cicéron et Pompée, et qui lui coûta 40,000 francs, n'était qu'une *liesse* bien mesquine, si on le compare à un simple ordinaire de Vitellius. Ce glouton, de proverbiale mémoire, dépensait près de 80,000 francs par jour pour ses repas, et il ne lui était pas rare de donner des festins de 100,000 écus. (Suét., *Vie de Vitell.*, ch. XIII.) A la dédicace d'un vaste plat d'or, celui-ci contenait des cervelles de paon, des langues de phénicoptères, etc., et le tout avait été recueilli par des vaisseaux envoyés exprès vers le détroit de Gibraltar et par des cohortes de chasseurs jusqu'aux monts Krapacks. On croira peut-être que le luxe culinaire a atteint ici son apogée; on se trompe. Héliogabale surpasse à son tour Vitellius, comme celui-ci avait dépassé Lucullus. Héliogabale, au rapport de Lampride, coûtait à l'État, pour chacun de ses repas, plus de 800,000 francs. On n'en sera pas surpris, si l'on considère qu'il faisait mettre ensemble jusqu'à 600,000 cervelles d'autruche, les talons grillés d'un grand nombre de jeunes chameaux. Saint Clément ne se borne point à condamner, comme funeste à la santé, cette énorme profusion de mets recherchés ; il blâme, au même point de vue, les hors-d'œuvre dont on surchargeait les tables, afin de s'exciter à l'appétit. En les énumérant, il associe à chacun d'eux une qualité nuisible; les *salsamenta*, les *opiastra*, confections de substances stimulantes, paralysent les organes; les coquillages, les *spondyles*, les *pélorides*, donnent des indigestions (1).

Dès que la religion chrétienne, échappée aux persécutions qui ensanglantèrent son berceau, eut acquis quelque influence, ses ministres élevèrent la voix contre les excès de l'intempérance. Ils se récrièrent contre la longueur des repas où l'on violait tous leurs préceptes, en s'entourant de toutes les voluptés. Voués par charité à un régime austère, ils placèrent la gourmandise parmi les péchés capitaux, critiquèrent amèrement la promiscuité des sexes, et attaquèrent surtout l'usage de manger sur des lits, usage qui leur parut le résultat d'une mollesse coupable et la cause principale des abus qu'ils déploraient. Leur voix menaçante fut entendue: les lits cessè-

(1) *Loc. cit.*, p. 56.

rent d'orner la salle des festins. On revint à l'ancienne manière de manger, en état de session; et, par un rare bonheur, cette forme ordonnée par la morale, n'a point tourné au détriment du plaisir, selon la judicieuse remarque de Brillat-Savarin (1).

C'est dans le PÉDAGOGUE que l'on doit puiser les notions les plus certaines touchant la dépravation organique et morale où étaient parvenues les hautes classes de la société romaine. « Le luxe, dit saint Clément, a fait des hommes un affreux mélange et les a couverts d'opprobre. Le vice promène ses joies lascives et insultantes; il coule à pleins bords dans nos villes, il est la loi commune, universelle. Une curiosité inouïe, molle et luxurieuse, agite les cœurs. Il n'est rien qu'ils n'inventent pour rallumer leurs désirs éteints, rien qu'ils n'essayent pour réveiller leur imagination blasée. La nature qu'ils violentent s'épouvante de leurs excès : *Les femmes font l'office des hommes, les hommes celui des femmes* (2). Quel horrible spectacle que celui de cet inceste perpétuel ! quels trophées pour notre civilisation (3) ! » Déjà saint Paul avait aussi reproché publiquement aux Romains, en termes très-énergiques, cette *interversion des sexes* : « C'est pourquoi, dit-il, Dieu les a livrés à des passions honteuses ; car les femmes, parmi eux, ont changé l'usage qui est selon la nature en un autre qui est contre nature. Les hommes, de même, rejetant l'alliance des deux sexes, qui est selon la nature, ont été embrasés d'un délire brutal les uns envers les autres... (4). » Mais le PÉDAGOGUE de saint Clément est peut-être le livre qui nous en apprend le plus sur la science du libertinage dans l'empire romain ; d'après plusieurs passages, on ne peut douter qu'on ne mît alors en pratique un art affreux, ayant des règles particulières, et qui avait

(1) On se couchait sur le côté gauche appuyé sur le coude ; et ordinairement le même lit recevait trois personnes. Cette manière de se tenir à table, que les Romains appelaient *lectisternium*, était anti-hygiénique. L'imbuccation se fait d'une manière moins naturelle ; les aliments coulent avec plus de peine et se tassent moins dans l'estomac. L'ingestion des liquides était surtout bien plus difficile encore. Il faut croire aussi qu'il se faisait par-ci par-là quelques outrages à la pudeur dans les repas où l'on dépassait fréquemment les bornes de la tempérance sur des lits où les deux sexes étaient mêlés, et où il n'était pas rare de voir une partie des convives endormis.

(2) Voir un passage de Pline, où il dit que, de son temps, les hermaphrodites étaient très-recherchés : « Gignuntur et utriusque sexus quos hermaphroditas vocamus, olim *androgynos* vocatos, et in prodigiis habitos *nunc in deliciis.* » (*Hist. nat.*, lib. III, p. 63.)

(3) *Loc. cit.*, lib III, p. 63.

(4) *Epist. ad Rom.*, cap. I, vers. 26, 27, 28.

pour but de créer des *androgynes artificiels* ; il y avait des établissements où les jeunes Romains allaient compromettre leur virilité sous la direction d'êtres dépravés et passés maîtres dans la pratique. L'illustre Père de l'Église n'épargne point les sanglantes satires à cette science infâme, et il s'efforce vainement de faire rougir des fronts qui ne rougissaient plus. Il raille avec amertume la consommation que les jeunes gens faisaient des *épilatoires*, et le temps qu'ils passaient à déshonorer leurs corps (1). Mais la tâche que s'était imposée le saint évêque était rude ; il attaquait presque une institution sociale.

L'on sait en effet, que la prostitution sodomiste a régné dans tous les États de l'ancienne Grèce, depuis leur fondation jusqu'à leur décadence, et qu'elle y était pratiquée sans mystère, même par les personnages les plus considérables. Lycurgue et Solon avaient réglé les rapports entre les deux amants, et la loi n'interdisait que la pollution des garçons par leurs parents les plus proches. Le mépris pour les femmes, l'orgueil des hommes, la prédilection pour la beauté masculine, que l'éducation des gymnases nourrissait, étaient, avec une excessive sensualité, la cause de cette aberration (2).

Dans un chapitre intitulé : *Quænam de procreatione liberorum tractanda sint*, saint Clément règle en hygiéniste consommé les rapports *normaux* entre les époux et les subordonne à l'intérêt de l'espèce. Il dépeint à merveille l'influence pernicieuse qu'exerce sur l'économie entière, et particulièrement sur les forces vitales, l'abus de l'acte de la procréation. « Les plaisirs du mariage trop répétés brisent les nerfs de l'homme comme de faibles fils qu'on tire avec trop de violence ; ils obscurcissent les sens et détruisent les forces... Dans cet instant, en effet, *l'homme est arraché de l'homme avec violence.* » Il recommande d'éviter les aphrodisiaques qui produisent

(1) L'abjection des esclaves, selon Sénèque, était fondée sur cette coutume. L'âge veut en vain le faire sortir de l'enfance, la force l'y retient; une recherche odieuse épile tout son corps, lui rend la peau lisse comme celle d'un enfant, *in cubiculo vir in convivio puer est*. (Sénèque, *De benefic.*, lib. III.)

(2) Burdach, *Physiologie*, etc., t. V, p. 533. — On voudrait croire que notre époque est exempte de ces honteuses turpitudes, ou tout au moins qu'elles ne se présentent qu'à l'état de cas rares et isolés. Il n'en est rien : elles tendent à se répandre de plus en plus dans les grands centres de population. Cela résulte des récentes recherches de M. le Dr Ambr. Tardieu, qui a soulevé le voile épais qui dérobait encore à nos yeux le triste spectacle de cette aberration morale, de cette boue. Il existe des affiliations de ce genre et assez nombreuses. (Voir *Annales d'hygiène publique*. Janvier 1858.)

sur l'appareil vénérien une stimulation factice, peu favorable à une saine et robuste génération.

Il invite à respecter la couche nuptiale, et à l'environner de mystère. « Considérez, dit-il, au sujet de l'adultère, l'épouse d'autrui comme votre propre fille. » Enfin, parmi les belles et importantes considérations dont ce livre abonde, celle-ci nous paraît digne d'être méditée, car elle est d'une grave portée, son infraction habituelle est la source de bien des désordres. Comme saint Paul, Clément exhorte à la chasteté dans l'état de mariage, afin d'entretenir l'estime entre les époux, premier support de tout bonheur conjugal. « Comment, d'ailleurs, votre femme pourra-t-elle vous croire chaste, si vous ne l'êtes pas dans les plaisirs que vous prenez avec elle ? » Il est à craindre, d'ailleurs, que vous n'apportiez le déshonneur dans votre demeure, en développant par cette sorte de libertinage la concupiscence d'un tempérament de feu. Il y a, dans cette dernière remarque, une vérité capitale dont l'appréciation ne peut être laissée qu'aux seuls hommes dont la mission est d'observer journellement la nature humaine, au milieu de ses écarts, et de lui apporter la réparation.

Ce qui fait le mérite spécial du PÉDAGOGUE, c'est que les préceptes qui y sont contenus sont toujours proportionnés aux lois de l'économie vivante. Le chapitre *sur les bains* paraîtra surtout remarquable, car les raisons qui lui font rejeter l'abus des bains chauds, indiquent un observateur consommé, qui avait dû puiser aux écoles médicales les plus renommées des notions sur les forces vitales. Dans cette période de mollesse et de volupté de l'empire romain, on recherchait de préférence les modificateurs qui assouplissent le plus la fibre et relâchent le plus agréablement la force des tissus. Parmi ceux-ci, on faisait à Rome et dans tout l'Orient le plus grand abus des bains chauds. Les riches voluptueux, au rapport de Martial et de Juvénal, y passaient une grande partie de la journée et n'en sortaient que pour prendre le repas du soir, qu'ils prolongeaient très-avant dans la nuit. Il résultait de là une énervation de tout le système, que saint Clément a parfaitement constatée. Il veut qu'on fasse usage du bain, surtout dans un motif de propreté, et qu'on ne l'emploie nullement pour un motif de volupté : *Sed ergo voluptatis causâ lavacrum rejiciendum est : impudens enim voluptas est omninò excidenda. Porrò autem balnei frequentes usus vires adimunt, naturalemque roboris vehementiam relaxant, sæpè autem dissolvunt* (1). Le savant évêque

(1) Lib. II, p. 52

fait souvent allusion à la surexcitabilité nerveuse, aux perversions de la sensibilité qui, de son temps, exerçaient de grands ravages dans les organismes. Plus tard, à l'époque où écrivait Ammien Marcellin, cet éréthisme nerveux s'éleva jusqu'au degré de convulsion (1). Saint Clément attribue cette disposition maladive à la vie molle et efféminée, et surtout aux *parfums exquis* dont on faisait un usage journalier.

Le chapitre du **Pédagogue** consacré au sommeil offre le même genre d'intérêt. Selon saint Clément, un sommeil immodéré est aussi nuisible au corps qu'à l'esprit; il ne doit jamais durer plus de six heures et l'on ne doit jamais s'y livrer pendant le jour. Il est nuisible à la santé de dormir dans une plume moelleuse, où le corps entraîné par son propre poids s'ensevelit; de là les congestions vers la tête..... les lits fermes sont le gymnase naturel du sommeil..... Un lit mou et efféminé ne convient pas à la noble virilité de l'homme (2). Il s'élève avec force contre les orgies nocturnes, *noctem verterunt in diem*, si fréquentes et si multipliées dans le monde romain, et qui étaient consacrées en quelque sorte par la religion et par les lois. De son temps, on célébrait encore à Alexandrie et dans une grande partie de l'Orient, les *grandes dyonisiaques* ou fêtes de Bacchus, pendant la durée desquelles il n'était pas rare de voir la ville presque tout entière plongée dans une ivresse profonde : il se pratiquait alors un raffinement de monstrueuse débauches, de voluptés inouïes que nous ne pouvons plus comprendre de nos jours (3). L'époque à laquelle l'empire romain avait le plus étendu ses conquêtes, où, selon l'expression d'un grand écrivain, il se coucha sur le monde asservi, comme sur le lit d'une prostituée, fut une période de désordre et d'irrégularité dans les actes de la vie. Aussi doit-on payer un éclatant tribut de reconnaissance et d'admiration envers les hommes éminents, au double titre de la vertu et de la science, qui protestèrent, par l'exemple et par l'enseignement, contre un tel abus de l'existence; qui cherchèrent à calmer l'éréthisme sensuel de la nature humaine torturée alors par d'impurs et d'exorbitants désirs. C'est là, en effet, le plus beau titre de la gloire

(1) *Quæ super exstant.* Ed. Gottlieb, lib. XIV, cap. VI. *Id.*, lib. XXVIII, cap. VII.

(2) Lib. II, p. 54.

(3) Voy. S. August., *Civit. Dei*, sur le culte de Liber, lib. VII, cap. XXI, p. 229. — Junge, *Recherches sur la nature du culte de Bacchus en Grèce, et sur l'origine et la diversité des rites*, par J. P. Gail. Paris, 1821.

de saint Clément; son **Pédagogue**, rempli d'idées saines, d'aperçus féconds, est un beau monument de la bienfaisance médicale. Peu des préceptes qu'il a donnés pourraient être rejetés de nos jours; on passerait condamnation seulement sur celui qui défend aux jeunes gens de boire du vin avant l'âge de trente ans.

Saint Ambroise n'a point, comme Clément d'Alexandrie, coordonné un système complet de la science hygiénique; mais en maint endroit, il fait preuve d'un immense savoir sur cet objet. **L'Hexameron** contient des passages très-remarquables sur la disposition des organes et sur leurs fonctions. Parmi eux, il faut distinguer le suivant, qui, au point de vue de l'époque, formule une doctrine assez avancée sur l'*influx cérébral:* « La tête, dit-il, s'élève majestueusement au-dessus des autres membres, comme le ciel au-dessus des éléments, comme une noble citadelle au-dessus des murs d'une cité; c'est d'elle que se répandent sans cesse la vie et le mouvement des nerfs; c'est elle qui lance, à chaque instant, la mobilité aux pieds, le sentiment à toutes les parties; qui, semblable à un monarque vigilant, administre avec régularité toutes les régions (1). » Ce passage pourrait orner un traité moderne de physiologie sans que la science actuelle fût en droit de réclamer contre son exactitude. Saint Ambroise assimile toute passion mauvaise à un accès fébrile, *febris nostra libido est, febris nostra invidia est, febris nostra iracundia est.* Enfin, comme l'ont tenté de notre temps certains physiologistes, il place dans le bas-ventre le point de départ des mouvements passionnels, *in lumbis libidinis commotiones sunt* (2). Son *Traité des offices* est riche en saines prescriptions hygiéniques. Saint Basile et saint Grégoire ont aussi composé une suite d'*homélies* qu'on peut regarder comme un cours d'hygiène; elles méritent une attention particulière. Il en est de même de certains travaux de saint Benoît et de saint Bernard, qui imposèrent à leurs ordres des instituts hygiéniques bien curieux à connaître pour l'histoire complète de la science.

Dans les premiers siècles de l'Église, le clergé qui avait pris en main la mission de toutes les organisations sociales, dut cultiver la science médicale. L'abbé Fleury nous apprend que sitôt que l'Église fut libre, on bâtit diverses maisons de charité que nous appellerions des hôpitaux. On les distinguait en grec par différents mots, suivant les différentes sortes de pauvres: *Nosocomium* était l'hôpital des

(1) Divi Ambrosii *Op. omnia.* Paris, 1586, p. 1826.
(2) P. 148.

malades. Ces établissements se trouvaient administrés par des diacres, un prêtre en avait l'intendance et quelquefois en était le médecin. Le grand saint Basile qui, au rapport de Freind, dut à sa mauvaise santé de devenir médecin a répandu dans ses ouvrages beaucoup d'allusions qui regardent l'art médical. C'est lui qui fut le fondateur des infirmeries qui devinrent si célèbres, dans le moyen âge, sous le nom de *Léproseries*. Il obtint de l'empereur Valens de très-belles terres pour l'usage des pauvres lépreux. Il fit bâtir près de Césarée en Cappadoce, dont il était évêque, un hôpital qui fut depuis un ornement pour le pays, et comme une seconde ville. Cet édifice subsista longtemps en grande réputation, sous le nom de *Basiliade ;* saint Basile s'y rendait souvent et ne craignait point de toucher et d'embrasser les lépreux.

Il a laissé, sous le titre d'*Homélies*, un enseignement régulier d'hygiène, où il montre non-seulement les dangers spirituels, mais même les dangers corporels des passions. Dans l'une intitulée : *In ebrietatem et luxuriam* (l'ivresse et la luxure), il décrit à merveille les accidents nerveux dont sont suivis les excès en boissons. Il s'y trouve un passage curieux, où il décrit exactement le délire nerveux des ivrognes (*delirium tremens*). « L'ivresse, dit-il, en affaiblissant les nerfs, en épuisant le principe de la vitalité, amène un tremblement universel ; tout le corps s'agite de mille manières; il semble que les muscles aient perdu leur fixité naturelle (1) .» Dans son beau *Traité sur la vraie virginité*, il expose tous les moyens que le Christianisme emploie pour conserver dans sa pureté cet instinct vivace dans la conscience humaine, celui de la pudeur (2). Il s'étend aussi sur les soins qu'on doit apporter à la santé, et blâme le rigorisme outré de quelques chrétiens de son temps. « De même qu'il est dangereux de céder à l'intempérance de la table, ainsi il est hors de tout bon sens de déprimer le corps et de le rendre inutile par une tem-

(1) *Op. om.*, 1570, t. I, p. 506.

(2) On ne peut contester que, sous le rapport physiologique, le christianisme n'ait rendu un grand service à l'humanité, en cultivant la fleur délicate de la pudeur, qui est regardée comme un supplément indispensable aux principes moraux. Il est certain qu'on retrouve ce sentiment chez les très-jeunes enfants, chez les sauvages; que chez eux sa transgression se lie avec ce qui est mal. Un malheureux Indien de l'Amérique du Nord, qui mourut dans un hôpital, il y a quelques années, semblait étranger à ce qui l'entourait ; se refusant à tous les soins, sans emportement, sans impatience, c'était seulement lorsqu'on cherchait à le découvrir, et qu'on outrageait ainsi sa pudeur, que sa figure, ordinairement impassible, devenait inquiète et menaçante.

pérance excessive... Car ce n'est point à l'aide d'un instrument brisé et détruit que nous pouvons nous unir à Dieu par l'étude et la prière, accomplir nos devoirs de charité envers nos frères. Ainsi il est nécessaire de donner ses soins au corps, non à cause de lui-même, mais pour qu'il soit utile pour l'étude de la philosophie. »

Nous aurions encore beaucoup d'arguments à puiser dans les écrits de saint Augustin et d'autres Pères qui, à l'exemple de Tertullien, se sont particulièrement attachés à faire ressortir tous les avantages de la vie chrétienne, par rapport au maintien des forces et à la conservation de la santé. Les fondateurs de certains ordres religieux, tels que ceux du Mont-Cassin et de Cîteaux, se préoccupèrent beaucoup des préceptes hygiéniques; ils avaient pour but, dans leurs instituts, de prévenir la vie purement contemplative, que l'on reprochait avec raison aux moines d'Orient, et de faire des hommes robustes de corps et d'esprit. On croirait, en parcourant quelques écrits de saint Bernard, lire un traité de médecine. Quand il reprochait au clergé de son temps d'entretenir en lui l'ardeur de toutes les passions sensuelles, il en trouvait le point de départ dans la gourmandise : « Nous devons, dit-il, faire tous nos efforts pour n'avoir point un soin excessif de notre ventre; quand celui-ci est chargé outre mesure d'aliments, il porte les sens à la luxure... En outre, l'amas des substances alimentaires ne contribue pas à une bonne coction, et, loin de sustenter le corps, ne fait que le corrompre, *Malos generat humores et corrumpit corpus et non nutrit* (1). »

Son rigorisme ne s'étend point jusqu'à défendre exclusivement l'usage du vin. Il pense, au contraire, que cette liqueur, prise en quantité modérée, rend plus zélé pour le service de Dieu. Il loue, comme l'Apôtre, les exercices du corps et les considère comme une condition de santé et de moralité. Dans son traité *De ordine vitæ*, il démontre la nécessité, pour l'homme, de s'astreindre à la régularité dans les actes de la vie, soit pour son bien-être corporel, soit pour son perfectionnement moral : *labor pellit luxuriam.*

Les œuvres de Vincent de Beauvais, d'Albert le Grand, de saint Thomas d'Aquin sont également remplies des vues hygiéniques les plus excellentes. Nous n'aurions que l'embarras du choix pour démontrer que les hommes éminents du christianisme, ceux qui

(1) *Op. omn.*, 1654, t. I, p. 378, D. — Voir particulièrement le livre : *De ordine vitæ*, où il démontre qu'il est nécessaire que l'homme s'astreigne à une régularité dans les actes de la vie, soit pour son perfectionnement corporel, soit pour son perfectionnement moral.

ont eu pour mission de le répandre et de l'organiser, étaient également préoccupés des exigences de la nature physique de l'homme. Imbus de cette grande vérité que chaque instant de la vie est providentiel, et qu'il exige, par conséquent, une surveillance attentive et éclairée, ces habiles et profonds observateurs de l'homme n'avaient rien négligé en ce qui concerne le régime pris dans sa plus grande acception. Mais nous devons nous borner. Notre but était surtout de comparer les principales religions entre elles, sous le rapport hygiénique.

Tout ce que nous venons d'extraire jusqu'à présent de la tradition chrétienne, prouve manifestement qu'il y a dans le génie propre à cette religion un principe conservateur de la santé ; qu'elle tend à rendre la vie humaine plus fixe et plus stable. Ses préceptes se trouvent en complète harmonie avec les lois physiologiques. Bossuet, en très-peu de paroles, a groupé tous ces nombreux avantages :

« On ne peut contester au christianisme, dit-il, la règle des mœurs. Notre morale nous oblige à dompter nos passions emportées et à mortifier nos sens, trop subtils séducteurs de notre raison. Elle va éteindre jusqu'au fond des cœurs l'étincelle qui peut causer un embrasement. Elle étouffe la colère, de peur qu'en s'aigrissant elle ne se tourne en haine implacable. Elle n'attend pas à ôter l'épée à un enfant après qu'il se sera donné un coup mortel ; elle la lui arrache des mains dès la première piqûre. Elle retient jusqu'aux yeux par une extrême jalousie qu'elle a pour garder le cœur. Elle a donné au mariage une forme auguste et vénérable, qui honore la nature, qui supporte la faiblesse, qui garde la tempérance, qui bride la sensualité. Là se voit très-saintement établie la charité fraternelle, toujours sacrée et inviolable, malgré les injures et les intérêts ; là, l'aumône, trésor de grâces ; là, le pardon des injures, qui nous ménage celui de Dieu ; là, enfin, la miséricorde prescrit un sacrifice et la réconciliation avec son frère irrité, nécessaire préparation pour approcher de l'autel. Elle n'oublie rien pour soumettre le corps à l'esprit, et l'esprit tout entier à Dieu. La voilà représentée au naturel, cette immortelle beauté de la morale chrétienne. C'est une beauté sévère, je l'avoue ; je ne m'en étonne pas, c'est qu'elle est chaste. Mais, au fond, quelle plus sainte morale, quelle plus belle science économique, quelle politique plus juste ! »

Nous ajouterons à ces considérations, que le Christianisme favorise la bonne harmonie qui doit régner dans le système de l'économie humaine, par l'ordre, dont il fait une de ses plus sévères prescriptions : « Qui méprise les petites choses, tombe peu à peu, » est-il dit dans les livres saints. Rien n'est plus profondément pratique que la foi chrétienne. Positive et sévère de sa nature, elle veut avant tout des praticiens, et fait marcher de front la croyance et l'action. Rien, par conséquent, n'est plus propre à satisfaire les tendances des sérieux esprits de nos jours, qui prennent en dégoût tout ce qui est spéculatif, tout ce qui n'est point capable de se transformer en pratique ou de la produire. Mais comme, d'une autre part, la créature humaine est peu disposée à se fixer, et qu'elle considère aisément les croyances religieuses comme quelque chose de vague et d'indéterminé, il faut que la religion l'enchaîne à des pratiques journalières : en un mot, elle doit la saisir par tous ses points, par son intelligence et par ses sens; tenir ces derniers en éveil par des représentations symboliques de ses dogmes. Le culte est donc nécessaire au point de vue physiologique, comme il l'est au point de vue social ; et le catholicisme, qui lui donne une si légitime importance, entre, par cela seul, dans le fond de la nature humaine. Les croyances chrétiennes impriment dans l'âme un sentiment de sécurité, qui n'est point sans effet sur l'organisme même, puisque nous avons remarqué déjà le malaise organique qui suit ce que nous avons nommé le *vague des passions*. « Ne soyez point toujours suspendu dans l'air, est-il dit dans l'Évangile ; ne vous inquiétez pas du lendemain, le lendemain sera inquiet pour lui-même ; à chaque jour suffit son mal (1). »

Non-seulement la pratique religieuse est utile comme repos de l'âme, mais il tombe à l'évidence qu'elle satisfait un besoin de notre constitution morale. La nature humaine, lorsqu'elle n'est point dépravée, éprouve la nécessité de se mettre en relation avec le monde surnaturel par la prière et par l'humiliation. Celui qui se refuse à remplir vis-à-vis de la Divinité ces obligations précises, est le plus souvent, sans qu'il s'en doute, la victime d'un orgueil incurable et maladif.

La religion chrétienne, en exaltant la dignité humaine, a régénéré l'éducation des hommes, en général et en particulier. Avant le Christianisme, les enfants étaient considérés comme une propriété dont ils pouvaient disposer à leur gré et suivant leur propre avantage. Quoi de plus dur et de plus impitoyable que la paternité romaine ! L'Évangile, en créant les vrais rapports de devoirs domestiques, a

(1) *Matth.*, VI, 30, 32.

donné plus particulièrement au caractère de la paternité un cachet de bienveillance inconnu au polythéisme. Saint Paul disait aux Romains : « Pères de famille, gardez-vous de pousser vos enfants à l'indignation, afin qu'ils ne deviennent point faibles d'esprit : *Patres, nolite ad indignationem provocare filios vestros, ut non pusillo animo fiant.* » L'expérience journalière fait voir combien il est utile de suivre le précepte du grand apôtre. Il est de remarque que les enfants à l'éducation desquels les sévices et la brutalité ont présidé, deviennent sournois, moroses et méfiants.

C'est par les mauvais traitements que se recrutent dans les classes ouvrières les enfants vagabonds, qui doivent devenir si dangereux par la suite. D'après un auteur compétent sur cette matière (1), le vagabondage est, dans de nombreuses occurrences, une situation forcée et même nécessaire. Ainsi, un malheureux enfant est excédé de travail par ses parents ; il mange peu, il est retenu captif jusqu'à ce qu'il ait rempli sa tâche. Est-il donc étonnant qu'ainsi torturé, il s'échappe de la maison paternelle ?

On ne saurait croire combien la douceur, unie à la fermeté, est précieuse pour l'éducation de l'enfance, et combien la sévérité toute seule est nuisible. La nature humaine est ainsi faite, qu'elle tend à se révolter contre toute correction qu'on lui inflige, s'il ne lui est pas démontré que c'est en vue de ses intérêts. Il faut, pour qu'elle se soumette, qu'elle soit capable de revenir à la vertu, qu'elle découvre à travers les pénalités une intention bienveillante et dévouée ; il faut surtout que jamais elle ne soupçonne, de la part de ses correcteurs une idée d'abandon.

Le Christianisme, qui est venu à la fois pour le Grec et le Barbare, pour le savant et l'ignorant, a proclamé ce fait, inouï pour l'antiquité, et que la science moderne a complétement vérifié de nos jours, à savoir : que le genre humain est partout le même, quelles que soient les diverses latitudes sous lesquelles sont distribuées les races humaines ; qu'il n'y a point de races privilégiées pour la vérité, pour le beau, pour le bien. De là, il a institué un système d'éducation et de propagande s'exerçant des races supérieures aux races inférieures. Son génie, chose remarquable et qui le différencie

(1) Frégier, *Des classes dangereuses de la population dans les grandes villes*, etc., t. II, p. 200.

Les corrections infligées aux enfants de la classe pauvre par leurs parents ne sont presque jamais en rapport avec les fautes qui les ont provoquées ; elles sont, en général, trop sévères, et, ce qui est pis, trop humiliantes.

totalement de celui propre aux autres religions, s'adapte merveilleusement à l'humanité, quelle que soit sa condition organique ou géologique. Il peut opérer le bien dans tous les climats. Il fait éclore, du sein du désordre et de la sanguinaire cruauté, l'ordre, la douceur et la paix. Il réprime la colère, la vengeance et l'orgueil, les penchants à la volupté auxquels sont portés les hommes des climats chauds; il diminue cette insensibilité et cette indifférence pour le genre humain auxquelles sont sujets les hommes des pays froids (1). C'était un peuple bien mal organisé pour la vertu, que les Huns, aux instincts carnassiers, dont saint Jérôme disait : « Ils sont aussi redoutés de leurs voisins, qu'un naufrage dans une tempête. » L'Évangile, cependant, ne trouva point ces hommes réfractaires à son enseignement. On sait que leur conversion fut commencée en 402, par Théotime, et Gordas, leur roi, embrassa le christianisme à Constantinople, en 530. Charlevoix, dans l'*Histoire du Paraguay*, fournit un contraste frappant entre les mœurs des habitants de ce pays convertis au christianisme et ceux qui ne l'étaient pas. Avant d'embrasser la religion chrétienne, on les voyait cruels, vindicatifs, ayant peu de pitié pour les maux de ceux appartenant à leur propre tribu, et nulle bienveillance envers les membres malheureux d'une autre.

Il faut, pour bien juger l'esprit véritable du Christianisme, son influence bienfaisante sur le système corporel de l'homme, l'étudier dans son origine même, dans la pureté de ses traditions primitives. Il faut surtout le dégager de ce que les passions humaines lui ont apporté d'éléments hétérogènes, et quelquefois de souillures. C'est à ces circonstances, sans nul doute, au fanatisme et à l'intolérance, à l'abus des vaines subtilités théologiques, que les progrès de l'Évangile ont dû d'être arrêtés ; ce sont elles qui n'ont point permis à la religion chrétienne de procurer aux hommes un sort plus heureux dans cette vie. Car de même que les meilleurs aliments sont sujets à se vicier dans un corps dont la maladie s'est emparée ; de même les dogmes les plus sacrés de la foi deviennent-ils souvent l'occasion des troubles les plus affreux. Tout ce qui s'écarte du *rationabile obsequium* de saint Paul a amené, comme nous le verrons tout à l'heure, au sujet de certaines sectes chrétiennes, des folies et des désordres dignes des Fakirs de l'Inde, mais indignes de la race caucasique et de la civilisation européenne.

(1) Docteur Ryan, *The history of the effects of religion on Mankind*. London, 1788.

Nous ne voudrions pas que le lecteur nous prît pour un apologiste intéressé du culte catholique; nous ne faisons qu'étudier les religions comme modificateurs hygiéniques. Aucune arrière-pensée ne nous inspire ; et si nous arrivons à des conclusions favorables à l'élément catholique sous le rapport sanitaire, si nous lui accordons la supériorité sur les autres religions, c'est que la force des choses nous y amène. Nous signalerons encore parmi ces avantages l'institution des sacrements. Sans leur attribuer toujours des vertus miraculeuses proprement dites, nous pensons qu'ils favorisent le perfectionnement de la double nature humaine ; que, dans certaines circonstances, ils réagissent favorablement sur l'organisme entier par l'impression salutaire et profonde qu'ils opèrent primitivement sur l'âme. Nous avons déjà eu l'occasion de remarquer les avantages directs que peut avoir l'un d'eux dans certaines aberrations morales et dans les dépravations sensuelles (p. 570). Il est, d'ailleurs, des infirmités physiques, il est des afflictions profondes et navrantes que les moyens humains ne peuvent plus adoucir ; il est de ces circonstances dans la vie, où l'homme n'a plus à réagir, mais à s'abandonner au flot providentiel, comme ces matelots qui, après avoir accompli intégralement leurs devoirs pour sauver le navire d'une ruine inévitable, se croisent les bras sur un radeau et confient leurs destinées au souffle des mers. Le cœur de l'homme est-il oppressé sous le poids du remords, la religion donne l'espérance, don précieux que ni la médecine ni la philosophie ne peuvent octroyer, comme nous l'avons déjà observé (1) ? Une des plus grandes intelligences médicales, Baillou, qui a été surnommé l'Hippocrate français, avait aussi remarqué, que dans certains cas désespérés, l'influence expansive produite sur le moral par l'administration des sacrements était des plus favorables (2).

(1) Ceci rappelle à notre mémoire l'exclamation du médecin de la tragédie de *Macbeth*, au moment où il assiste à la lugubre scène de somnambulisme. Lady Macbeth, on le sait, trahit, dans son délire, la cause de ses remords ; elle inonde ses mains de parfums : « Mais, dit-elle, tous les parfums de l'Arabie ne pourraient dissiper l'odeur de sang dont je suis importunée. » Le médecin, la jugeant à ces paroles, s'écrie à son tour : « Elle a plus besoin de l'assistance de Dieu que de celle du médecin : *more needs the divine, than the physician.* » (Shakespeare, *Macbeth*, act. V, sc. 1.)

(2) *Nam in ritu ecclesiastico et remediis divinis remedium remediorum consistit* humanis et auxiliis prævalens. (*Op. omn.*, t. III, p. 378, in-4.)

B. *Influence nuisible de certaines aberrations religieuses.*

Nous l'avons déjà remarqué, la foi transporte les montagnes, elle peut opérer sur le corps des révolutions surprenantes dans le sens de guérisons inespérées. Une jeune paralytique de notre service, traitée sans aucun succès, depuis plusieurs mois, se fait transporter à l'oratoire de Notre-Dame de Fourvières; elle en redescend à pied au bout de quelques heures. Chez cette malade, l'imagination, émue par une forte et salutaire impression, a amené une perturbation favorable du système nerveux. Ce serait peut-être outrepasser les limites du vrai que d'y voir une influence de l'ordre surnaturel.

Ces observations pourraient peut-être servir de clef à l'explication de certains prodiges, qui ont, à diverses époques, occupé l'attention publique, et que le nombre et la qualité des témoins ne permettent pas de mettre en doute. Nous rappellerons, en particulier, ces extatiques devenues célèbres sous le nom de *Stigmatisées du Tyrol.* Il paraît, en effet, désormais certain que le pouvoir de l'imagination absorbée par une contemplation idéale de la passion du Christ, peut faire participer le corps de l'extatique à ce martyre. Des stigmates sympathiques apparaîtront; ils pourront, à certaines époques déterminées, à certains jours consacrés par une pieuse tradition, laisser couler du sang (1). Ici la physiologie n'ira pas plus loin que saint François de Sales expliquant les stigmates de saint François d'Assise. « *L'âme*, dit-il, *forme et maîtresse du corps, usant de son* « *pouvoir sur iceluy, imprima les douleurs des plaies dont elle estoit* « *blessée, ès endroits correspondants esquels son amant les avoit en-* « *durées.* »

Il est plusieurs sectes chrétiennes qui ont perdu une partie des avantages hygiéniques attachés aux dogmes religieux, par certaines

(1) Nous croyons, dit M. Gratiolet, que les derniers faits ont été rigoureusement constatés. Nous avons, en effet, une confiance absolue dans le témoignage de notre savant ami, M. le docteur Cerise. Toutefois, il faut, dans beaucoup de cas, tenir compte des subterfuges. S'il y a les stigmates vrais de saint François d'Assise et de sainte Catherine de Sienne, il y a les stigmates faux de Marie Bucaille, et les fausses marques de la supérieure des Ursulines de Loudun; dans le domaine des faits mystérieux, il y a deux camps opposés : l'un est celui des saints; l'autre est celui des charlatans qui sont, il faut bien l'avouer, aussi nombreux que les élus sont rares.

pratiques débilitantes que ceux-ci sont loin de recommander. Tels sont les Grecs qui se mortifient par les jeûnes les plus austères et les plus rigoureux. J. P. Frank avait observé ce fait chez les Grecs et les Juifs ; il les a vus, dans un état d'exténuation effroyable, tomber en syncope à l'entreé de leurs temples (1). Les sectes qui sont dominées par le principe de libre examen, l'interprétation des Écritures sont, comme les faits le démontrent d'ailleurs, plus exposées à tomber dans des écarts dangereux. L'abbé Grégoire nous paraît avoir bien apprécié ce mode d'influence : « Les sectes protestantes, dit-il, paraissent être celles qui ont produit le plus de théosophes auxquels conviendrait mieux une autre dénomination. Peut-être en trouverait-on la raison dans la manière d'interpréter l'Écriture d'après l'esprit privé. Une vaine présomption porte l'homme à se prévaloir de ses lumières et quelquefois à se croire favorisé d'inspiration immédiate... Cette situation de l'âme conduit souvent à la théomanie (2). C'est avec raison que le docteur Cerise a considéré les écarts religieux comme une des causes les plus puissantes de la surexcitation nerveuse, de la folie sous toutes formes (3). Ce qui se passe dans certaines contrées protestantes, où les sectaires ont fait scission avec le *rationabile obsequium*, fournit les plus lamentables pages à l'histoire des folies humaines.

Il en est qui, prenant à la lettre ces paroles de l'Écriture : *Le royaume des cieux veut être pris par violence, criez au ciel, levez les mains vers le ciel*, élevèrent en Amérique, dans une des nombreuses sectes de méthodistes, des sous-sectes, appelées plus tard *jerkers* et *barkers* (secoueurs et aboyeurs). « On voit des congrégations religieuses composées quelquefois de dix à douze mille personnes, de tout âge, de toute couleur, des deux sexes, qui sautent, chantent, dansent, crient, rient, pleurent, écument, se roulent, s'évanouissent par centaines ; dans une seule de ces assemblées, le nombre des maniaques tombés en pâmoison s'est élevé à huit cents (4). L'enthousiasme se communique par le rapprochement des individus. Les *rolling exercises* consistent à tourner rapidement comme les derviches jusqu'à ce que, couverts de sueur, les figurants tombent par terre, quel-

(1) *System der Medicinischen Polizey*, t. II, p. 402.

(2) *Histoire des sectes religieuses*, t. IV.

(3) Cerise, *Ouvr. cité*, p. 188 et suiv.

(4) Les ministres pérorent avec véhémence. Les têtes se montent ; les inspirés tombent à la renverse en criant : *Glory, glory !* Les *jumpers* ou *sauteurs* du pays de Galles font la même chose en criant : *Gononiant, gononiant !*

quefois dans l'eau et dans la boue (1). Alors on les conduit dans un lieu convenable, on prie et on chante autour d'eux. Ces personnes tombées en pâmoison perdent la parole. A ces explosions se distinguent les *jerkers* ou *secoueurs*. Ils commencent par des branlements de tête en avant et en arrière ou de gauche à droite, qui s'exécutent avec une inconcevable rapidité ; bientôt le mouvement se communique à tous les muscles, et les secoueurs bondissent dans toutes les directions. Les grimaces sont telles que la figure est méconnaissable, surtout parmi les femmes qui n'offrent plus que l'aspect hideux d'un costume en désordre. Plusieurs fois on a remarqué que ces transports se communiquaient sympathiquement et prenaient le caractère d'une affection nerveuse. On cite un ministre presbytérien qui, en haranguant sa congrégation contre cette manie, en fut atteint subitement et devint lui-même jerker. Dans les tavernes on a vu des joueurs, des buveurs, jeter tout à coup les cartes, les verres, les bouteilles, et se livrer aux folies qu'on vient de décrire, et qui ne sont pas encore le dernier terme de dégradation auquel sont descendus des êtres à figure humaine ; car la prime est sans doute aux *barkers*, ou *aboyeurs*, qui marchent à quatre pattes comme les chiens, grincent des dents, grognent, hurlent et aboient (2). » Lambert et Talbot, qui ont vu ces scènes étranges, et qui les ont décrites dans les relations de leurs voyages, ont cru être témoins d'*accès de rage*, c'est l'expression de l'un d'eux. Talbot vit lancer des chaises contre le plancher avec fureur ; il vit une femme étendue sur le dos, se tordant les mains, s'arrachant les cheveux, jeter ses bras autour d'une de ses voisines et la renverser avec violence. Ce voyageur ajoute qu'ayant interrogé des assistants sur le motif de cette farce religieuse, ils lui répondirent gravement que leurs assemblées se tenaient toujours de la même manière, et qu'ils ne s'y plaisaient que quand l'esprit agissait sur eux aussi puissamment (3).

Il est, aux États-Unis, d'autres sectaires qui s'appuient sur un passage de l'Écriture pour prescrire la danse comme un moyen de glorifier Dieu. *La langue*, disent-ils, *doit célébrer les louanges ; les pieds et les mains doivent remplir le même devoir*. Tels sont les *shakers*, secte fondée par Anne Lee, qui est en même temps *anti-génératio-*

(1) Les réunions ont lieu la nuit dans un bois.

(2) *Histoire des sectes religieuses*, par l'abbé Grégoire, t. IV, 2e édit.

(3) *Cinq années de résidence au Canada*, par Ed. Allen. Talbot, t. II, p. 147, 149.

niste ou contraire au mariage ou à la propagation de l'espèce. Les extravagances des *shakers* sont dignes de la doctrine qu'ils professent (1).

L'Angleterre et surtout le pays de Galles virent des scènes analogues à celles de nos convulsionnaires et des fanatiques des Cévennes (2). Dans son rapport sur l'épidémie convulsive de Cornouailles, le docteur Cornish cite un homme de quarante-huit ans, devenu fou par des prédications méthodiques. Un visionnaire se pend de peur de pécher contre le Saint-Esprit. Un autre, dans le paroxysme du délire, se suicide après avoir détruit toute sa famille. Le docteur Perfect, et d'après lui Pinel et Matthey, assurent que le méthodisme a multiplié le nombre des aliénés (3).

Il est, dans l'Église grecque en Russie, une secte détachée du Raskolmisme, dont les membres sont appelés *égorgeurs* ou *tueurs*. C'est principalement dans leur parti, dit Grégoire, d'après Stahl, que se manifeste la frénésie du suicide, qui est regardé comme un martyre conduisant à la suprême félicité. Il en est qui se coupent la gorge, d'autres qui cherchent la mort en s'enfonçant dans des marais profonds.

Que ne savons-nous pas, de nos jours, du prodigieux accroissement du délire religieux dans la partie la plus éclairée du nouveau monde, patrie des Mormons, des medium et des tables tournantes ? La raison humaine est-elle appelée à rougir davantage de ces dangereux excès ?

Un profond enseignement ressort de ce tableau véridique des écarts de la raison humaine : c'est qu'une religion mal entendue, entraînant des pratiques déraisonnables, est un des plus funestes modificateurs hygiéniques. Le culte catholique a aussi, sans doute, fourni quelques exemples d'étranges aberrations ; il a eu aussi ses *quiétistes* et ses *convulsionnaires*, mais ces exemples ne se sont jamais produits sur une aussi large échelle que dans la religion réformée ; il ne faut point perdre de vue que la hiérarchie du catholicisme a toujours réagi énergiquement contre de pareils désordres, qu'elle les a désavoués comme contraires au véritable esprit du christianisme. Nous disons cela en toute sincérité, sans être aucu-

(1) Voyez les notes de M. Gustave de Beaumont, à la suite de *Marie ou l'Esclavage aux États-Unis*.

(2) *Voyage en Écosse*, par Necker de Saussure, p. 168 et suiv.

(3) Pinel, *De l'aliénation mentale*, p. 41, 270. — Matthey, *Recherches sur les maladies de l'esprit*, p. 456.

nement influencé par des motifs étrangers ou personnels, sans vouloir aucunement jeter du blâme sur les hommes estimables qui pratiquent avec gravité et raison la religion évangélique. Nous n'oublions point que les protestants appartiennent au grand corps de la civilisation chrétienne, mais, comme hygiéniste, nous sommes obligé de convenir qu'ils sont moins favorisés que les catholiques, qui ont un culte, des sacrements et un principe invariable d'autorité. Avec ces trois choses une religion peut réellement exercer une action favorable et continue; elle peut maîtriser les penchants désordonnés de l'homme, imprimer de la régularité aux actes de la vie humaine. La religion devient ainsi un complément aux préceptes hygiéniques.

CHAPITRE VI.

De la durée de la vie en général. — Vie probable, vie moyenne. — De la longévité en particulier. — Influences de famille ou hérédité. — Exemples de centenaires. — Influences des lieux, des conditions sociales, des professions. — Régime physiologique et moral.

La durée de la vie est le but final de l'hygiène, puisque celle-ci est le code de la santé, et que le résultat définitif de la santé est une longue vie. Aussi ne faut-il pas s'étonner si d'estimables auteurs de traités d'hygiène ont donné pour titre à leur œuvre : L'art de vivre longuement. L'hygiène implique la macrobiotique, et c'est là sa gloire et sa solidité. La durée de la vie offre deux points de vue à examiner, le point de vue social et collectif, et le point de vue individuel. Sous le premier rapport, l'on pénètre les influences qui constituent la longévité des nations et des peuples ; sous le second, on étudie les conditions les plus propres à agrandir pour chaque individu la carrière de la vie. Quoiqu'il existe une certaine solidarité entre la longévité collective et la longévité individuelle, il est utile néanmoins de les étudier à part : l'une et l'autre ont leurs enseignements respectifs. Il faut d'ailleurs se rendre compte du sens de ces expressions si souvent employées : *chiffre mortuaire, vie probable, vie moyenne.*

1° De la longévité collective, vie probable, vie moyenne.

Le *chiffre mortuaire* est le rapport qui existe entre la somme totale d'une population et le nombre annuel des décès. Si, dans une ville de 100,000 âmes, par exemple, il meurt, année moyenne, 2,500 individus, on dit que son chiffre mortuaire est de un sur quarante.

Le chiffre de la mortalité proportionnelle exprime d'une manière assez exacte la durée moyenne de la vie, lorsque la population est stationnaire, c'est-à-dire lorsque le nombre annuel des naissances est égal à celui des décès, et que les émigrations sont compensées par les immigrations. Comme il est très-rare qu'une population soit complétement immobile, Malthus a proposé, pour neutraliser l'effet du mouvement de progression ou de décroissance, une méthode qui consiste à comparer la population totale avec la moyenne arithmétique des naissances et des décès. Ce procédé donne un résultat assez voisin de la vérité, quoiqu'il ne tienne aucun compte du mouvement extérieur de la population et de l'exactitude des recensements; mais il ne fournit jamais qu'une approximation, et, même en admettant une exactitude complète, le chiffre mortuaire n'est jamais qu'un élément stérile qui donne la mesure de la longévité, mais qui n'indique nullement les déplacements de la mortalité ni la manière dont celle-ci affecte les divers âges de la vie.

La *vie probable* est l'âge où un certain nombre de personnes nées en même temps se trouve réduit à moitié; car il y a alors chance égale de mourir avant cette époque ou de la dépasser. Si, par exemple, de tous les individus qui naissent dans une même année, il ne doit plus en rester que la moitié au bout de 28 ans, il en résulte que 28 ans est la vie probable de l'enfant qui vient de naître.

Le chiffre de la vie probable, intéressant pour l'individu, n'exprime qu'imparfaitement, comme fait social, le résultat des causes qui influent sur la durée de la vie. En effet, comme on l'a fait remarquer, il reste le même, quel que soit l'âge auquel parviennent ceux qui l'ont une fois dépassé. Qu'ils meurent dans l'année suivante ou qu'ils atteignent un âge double, la vie probable n'en est pas altérée. Ce chiffre est muet sur les circonstances qui peuvent allonger ou raccourcir la vie d'une moitié de la population. De là l'importance qu'on a mise à se procurer le chiffre de la vie moyenne.

On conçoit facilement ce que c'est que la *durée moyenne de la vie*. On l'obtient en additionnant le nombre d'années vécues par chacun des décédés, pendant une période donnée, et en divisant la somme par le nombre des décédés. Si 1,000 individus, par exemple, ont vécu collectivement 38,000 ans, il en résulte que leur vie moyenne a été de 38 ans. Ce chiffre de la vie moyenne est le plus réel, le plus rigoureux, le plus fixe des résultats que l'on peut déduire des registres mortuaires. Il indique combien une population vit d'années, toute compensation faite entre les âges divers, les époques favorables ou critiques de la vie ; c'est un résultat qui se fonde sur la durée entière de l'existence de ceux qui le fournissent.

Il semble, au premier coup d'œil, que la vie probable et la vie moyenne devraient être la même chose ; ces deux termes devraient beaucoup se rapprocher, peut-être se confondre, dans l'état normal d'une population qui aurait une existence sagement réglée et soustraite aux influences pernicieuses ; mais il n'en est pas actuellement ainsi. M. Mallet a très-bien fait sentir, par le parallèle suivant, la différence qui sépare ces deux modes d'apprécier la longévité d'une population.

Si dans une population donnée il meurt beaucoup d'enfants en bas âge, leur vie probable, c'est-à-dire le terme au-dessus et au-dessous duquel il mourra un nombre égal d'individus, se trouvera basse. Mais si les individus échappés à cette époque dangereuse prolongent leur carrière jusqu'à un âge avancé, la vie moyenne, produit de l'addition de la somme de leurs années, n'en sera pas moins assez forte ; elle pourra excéder la vie probable.

Si, au contraire, de grandes précautions ont été prises pour préserver les jours de l'enfance, l'âge auquel il survivra la moitié des nouveau-nés se trouvera de beaucoup prolongé. Mais les individus dont l'existence délicate aura été amenée par beaucoup de soins jusqu'à l'âge adulte ne survivent pas aussi longtemps que le petit nombre d'individus robustes qui, dans le cas précédent, échappaient seuls à la mortalité de l'enfance. La somme des années vécues ne sera donc pas très-forte, et il pourra arriver que la vie moyenne soit plus faible que la vie probable.

Un fait que peu de personnes ignorent, c'est que la vitalité collective s'est accrue, le chiffre de la vie moyenne s'est élevé. S'il est impossible de démêler l'action des influences complexes qui ont concouru à ce résultat et de faire la part de chacune d'elles, il est facile de les formuler d'une manière générale. L'aisance est descendue dans les classes inférieures de la société ; la médecine a fait des progrès, les maladies de l'enfance sont mieux étudiées et les méthodes d'éducation sont plus parfaites; l'hygiène a pénétré dans les mœurs : les grandes épidémies qui désolaient autrefois les populations sont devenues plus rares et moins meurtrières; les subsistances sont mieux assurées; les habitations plus saines, mieux aérées, etc.

D'après M. Villermé, la mortalité relative en France était, en 1780, de 1 : 29; en 1802, de 1 : 30; en 1820, de 1 : 39. MM. Benoiston de Châteauneuf, Odier et Serre-Malte ont fourni des documents plus étendus, et leurs calculs remontent au seizième siècle. Voici, du reste, ces documents authentiques, qui prouvent qu'à notre époque la mortalité est moins considérable qu'auparavant, et la vie moyenne plus assurée :

		Durée probable de la vie humaine.	Durée moyenne de la vie.
	16e siècle,	4 ans 9 mois.	18 ans 5 mois.
	17e —	7 — 11 —	23 — 4 —
1re moitié.	18e —	27 — 3 —	32 — 8 —
2e. —	— —	32 — 4 —	33 — 7 —
	1801-13,	37 — 10 —	38 — 6 —
	1815-26,	45 — 10 —	38 — 10 — (1).

Süssmilch pense que le rapport de la mortalité à la population pourrait être de 1 à 80 ou 90.

Chose importante à noter, une simple amélioration hygiénique dans une ville, l'élargissement des rues, ou la distribution d'eaux salubres, d'autres influences moins prononcées concourent infailliblement à élever pour le bénéfice des habitants, le chiffre de la vie moyenne. Nous avons vu, à l'hôtel-Dieu de Lyon, l'établissement d'un promenoir permettant une ventilation plus puissante abaisser d'une manière notable le nombre des décès. L'auteur d'une monographie intéressante sur la durée de la vie dans la ville de Dijon, après y avoir constaté l'accroissement de la vie moyenne, attribue sans hésiter ce résultat à deux mesures d'hygiène publique prises par l'édilité dijonnaise. Nous ne pouvons toutefois, dit-il, nous dispenser de mentionner comme très-importantes dans l'histoire sanitaire de notre ville deux améliorations récentes qui auront certainement pour effet d'imprimer une nouvelle impulsion au chiffre de notre vie moyenne : l'établissement des fontaines publiques et la canalisation du cours intérieur de Suzon. Le plus grand service que l'on puisse rendre à une population, c'est de lui procurer une eau abondante et

(1) Odier et Serre-Malte, *Bibliothèque univers. de Genève*, t. XXXI, p. 130-140.

salubre. L'expérience prouve, en effet, que la durée de la vie augmente d'une manière notable dans les villes qui, précédemment privées de bonnes eaux, parviennent à en obtenir (1). L'accroissement de la vie moyenne au sein d'une population fait saillir deux faits qui semblent être en contradiction avec ce véritable progrès. Les centenaires ou les longévités exceptionnelles semblent devenir plus rares, et les constitutions moyennes semblent dominer. Les gens du monde regardent à tort comme un indice de vitalité la présence, dans une population, d'un grand nombre de vieillards très-âgés, et au lieu de s'attacher au chiffre moyen de la vie, ils ne s'attachent qu'aux longévités extraordinaires, qui sont des exceptions à l'ordre naturel. Or une population qui compte beaucoup de vieillards séculaires peut présenter une vie moyenne très-courte, et réciproquement.

Ainsi la vie moyenne, qui était à Dijon de 25 ans 4 mois au dix-septième siècle, et qui s'était élevée à 30 ans 8 mois au dix-huitième siècle, est actuellement de 38 ans 9 mois.

L'examen des changements qu'a subis la loi de la mortalité à Dijon, par exemple depuis le dix-septième siècle, nous montre que la vie s'est, pour ainsi dire, divisée comme la propriété, et que, s'il y a de nos jours moins d'existences privilégiées qu'autrefois, la longévité, en cessant d'être l'apanage exclusif de quelques-uns, s'est répartie plus uniformément dans les masses : il y a plus de vieillards de 70 ou de 80 ans qu'il n'y en avait autrefois.

Bien que la durée moyenne de la vie ait augmenté en France depuis moins d'un siècle, l'espèce semble s'être appauvrie, on est obligé d'en convenir, et il y a plus de malades, plus de valétudinaires, plus d'infirmités précoces. Au premier abord, ce double résultat a quelque chose de paradoxal et présente une apparente contradiction. Une courte explication suffira pour faire comprendre qu'il n'a, en réalité, rien de paradoxal ni de contradictoire.

Autrefois, il y a un demi-siècle seulement, presque tous les enfants d'une faible complexion, même dans les classes élevées, mouraient avant l'âge de puberté, et le plus ordinairement à l'époque de la première ou de la seconde dentition. Une éducation virile, mais rude et insoucieuse jusqu'à la brutalité, telle était la principale

(1) *Études statistiques sur la mortalité et la durée de la vie dans la ville et l'arrondissement de Dijon, depuis le dix-septième siècle jusqu'à nos jours*, par M. L. Noirot.

cause de cette effrayante mortalité dans la première et la seconde enfance. Il en résultait que l'enfant né faible, soit accidentellement, soit par hérédité, n'atteignait pas l'âge d'homme et que la reproduction de l'espèce reposait uniquement sur les individus robustes.

L'habitation et les travaux de la campagne étaient aussi une cause de force et de santé, qui diminue à mesure que les villes se peuplent davantage, que l'industrie se développe de toutes parts.

Aujourd'hui, les constitutions moyennes dominent en France comme les tailles moyennes ; aussi aujourd'hui, les cachexies, les maladies chroniques, les infirmités précoces sont, toute proportion gardée, en bien plus grand nombre qu'autrefois. Cet affaiblissement de la race est la conséquence d'une sollicitude plus grande pour la vie de l'homme et des soins plus tendres dont on l'entoure. La charité, en définitive, et en première ligne le développement de l'œuvre de Saint-Vincent-de-Paul, a donc rendu l'existence possible et la vie plus douce pour un nombre considérable d'individus, autrefois voués à la mort dès le berceau ; mais la charité s'est en même temps imposé des devoirs nouveaux ; elle a dû créer et multiplier les hôpitaux.

Cela doit nous convaincre que l'hygiène publique ne peut pas tout nous octroyer. Si elle améliore, ce qui est beaucoup, le milieu où nous respirons, si elle détruit à notre profit des foyers de miasmes délétères, si elle nous environne de conditions plus favorables, nous ne pouvons tirer parti de toutes ces choses, en faveur de notre longévité, qu'autant que nous y travaillerons individuellement.

Il faut, pour qu'une marche ascendante ait lieu dans la vie prospère des nations, que les familles s'assainissent autant que les cités; il faut que l'amélioration des mœurs individuelles s'associe aux bienfaits que l'hygiène publique peut répandre. C'est pour cela que l'étude de la longévité individuelle peut en apprendre beaucoup plus.

2° De la longévité individuelle.

Nous n'hésitons point à dire que tout homme pénétré du sentiment de son excellence, des devoirs qu'il a à remplir sur cette terre, doit prétendre fournir une longue carrière, celle que lui assigne la mort naturelle, ou, en d'autres termes, l'impuissance nécessaire de son organisme, parvenu à une certaine période. De toutes les créatures périssables, l'homme est celle qui est le mieux organisée pour parvenir à la longévité. C'est injustement qu'on lui a contesté cette utile prérogative; et si l'on compare la durée de sa vie avec celles des autres animaux mammifères connus, on concevra bientôt qu'il n'est pas de plainte plus injuste, que celle qui a pour objet sa brièveté (1). Lorsqu'on réfléchit à l'extrême lenteur qui préside à l'évolution de ses divers âges, on est aisément convaincu que le temps ne doit point lui manquer : il demeure dans la matrice de celle qui l'engendre presque autant de mois que le cheval, qui a un volume triple du sien; de tous les animaux, c'est celui dont la dentition est la plus lente; comme chez l'éléphant, animal centenaire, ses os se soudent très-tard; sa faculté de propagation ne se déclare qu'au bout de la période de quatorze années, ce qui n'a pas lieu chez d'autres mammifères. Haller, d'après ses nombreux travaux, ferait reposer cette aptitude plus grande à la longévité, sur des qualités spéciales à la fibre humaine, et en particulier sur sa trame celluleuse, qui est plus souple et plus délicate que celle des autres animaux (2). Mais sans nier ce que cette condition importante de texture puisse avoir d'influence sur la longueur de la vie, il est juste de reconnaître d'autres causes plus générales, qui tiennent sous leur dépendance le type propre de l'être. Remontons au grand principe de la nature, dit à cet égard Bernardin de Saint-Pierre: elle destine peu d'animaux à mourir de vieillesse, et je crois même qu'il n'y a que l'homme à qui elle ait donné de parcourir la carrière entière de la vie, parce qu'il n'y a que lui dont la vieillesse soit utile à ses semblables. A quoi serviraient, parmi les bêtes, des vieillards sans réflexions, à des postérités qui naissent avec toute leur expérience? D'un autre côté, comment des pères décrépits trouveraient-ils des secours parmi des enfants, qui les quittent dès qu'ils savent nager, voler ou marcher? La vieillesse serait pour eux un poids dont les bêtes féroces les délivrent. D'ailleurs, de leurs générations sans obstacles, naîtraient des postérités sans fin, auxquelles le globe ne suffirait pas (3). L'histoire nous apprend que, dans tous les temps, chez tous les peuples, la durée ordinaire de la vie humaine a été de soixante et dix à quatre-vingts ans. Toutes les tables de mortalité démontrent, en effet, que l'époque normale de la mort coïncide avec

(1) Blumenbach, *Ouvr. cité*, p. 325. — Haller, t. VIII, p. 95.

(2) *Sed quod caput rei est, homini præ omnibus quadrupedibus mollissima est cellulosa tela, et universa fabrica tenerior.* Ouvr. cit., p. 82.

(3) *Études de la nature,* t. I, p. 321, édit. in-12.

cet âge (1). Ce qui fait, dit Burdach, que la durée de la vie de l'homme surpasse celle des mammifères égaux à lui en grosseur, c'est qu'il dépasse infiniment ces derniers sous le point de vue moral.

Mais l'homme ajourne, c'est une chose non douteuse, l'épuisement du fonds de sa vie, par un régime physiologique et par un régime moral. De prime abord, c'est une chose qui peut paraître chimérique que cette possibilité de lutte entre l'homme borné et une loi primordiale, qui règle la durée et la fin, comme l'origine et les développements de la vie. Cependant l'art peut *indirectement*, et mille exemples le prouvent, comme nous le verrons tout à l'heure, retarder l'heure de la consommation finale ; l'homme centenaire est en quelque sorte un nouveau Josué, qui fixe le mouvement vital au sein d'un organisme, d'où il était prêt à s'échapper. Nous savons qu'une thèse semblable a besoin de quelques développements : nous souhaitons que les considérations suivantes pénètrent fortement l'intelligence de nos lecteurs, car elles ont trait à un point de physiologie très-élevé, sur lequel Barthez a porté quelques lumières.

Les lois primordiales, dont nous avons parlé plus haut, avant d'amener l'extinction finale, produisent des *effets secondaires* ; ceux-ci apparaissent dans le desséchement des solides, l'appauvrissement des fluides, l'affaiblissement de l'exercice des forces du principe vital. Ces effets simultanés sont toujours gradués dans chaque homme, et dépendent de ces lois primitives. Mais cependant il n'est pas douteux qu'ils n'exercent entre eux une action réciproque ; que ces effets ne puissent être transformés en *causes secondaires*, dont l'influence peut accélérer ou retarder la mort. Ainsi, dit Barthez, le degré de la mobilité des solides et des fluides vivants, rend plus ou moins facile l'exercice des forces agissantes du principe vital, et favorise ou empêche la reproduction complète des forces radicales. Réciproquement le degré de la conservation des forces vitales, modifie diversement la mobilité de toutes les parties du corps ; il hâte ou éloigne le desséchement des organes, qui fait qu'ils cessent d'être des instruments convenables pour les fonctions du principe vital. C'est ainsi que l'esprit de vie a des lois qui lui sont propres, par lesquelles il soutient et détruit le corps organisé qu'il anime ; et néanmoins que les conditions physiques, qu'il peut donner à la matière, l'y retiennent plus ou moins lié (2). Or, l'hygiène, qui a pour but de

(1) Burdach, t. V, p. 330.
(2) *Science de l'homme*, t. II, p. 307.

placer l'*instrumentation*, c'est-à-dire les organes au moyen desquels la force vitale se manifeste et se déploie, dans les conditions les plus favorables, peut ajourner la venue de ces *causes secondaires* de destruction. Lorsque le corps de l'homme est bien constitué, dit Buffon, il est possible de le faire durer quelques années de plus en le ménageant. Il se peut que la modération dans les passions, la tempérance et la sobriété dans les plaisirs, contribuent à la durée de la vie. L'ingestion d'aliments parfaitement salubres, la respiration habituelle d'un air pur, donnent au sang, cette chair coulante, une constitution riche, qui peut subvenir pendant longtemps à la réparation de la machine.

La plupart des hommes meurent de maladies ; très-peu meurent de vieillesse proprement dite. L'homme s'est fait un genre de vie artificiel, où le moral est plus souvent malade que le physique, et où le physique même est plus souvent malade qu'il ne le serait dans un ordre d'habitudes plus sereines, plus calmes, plus constamment et plus judicieusement laborieuses. « L'homme périt à tout âge, dit Buffon, au lieu que « les animaux semblent parcourir d'un pas égal « et ferme l'espace de la vie... Les passions et les malheurs qu'elles « entraînent influent sur la santé et dérangent les principes qui nous « animent ; si l'on observait les hommes, on verrait que presque tous « mènent une vie timide et contentieuse, et que la plupart meurent « de chagrin. »

Cela n'est point douteux, nous ne prenons point à tâche en général de *vivre toute notre vie*. En fait de longévité, nous nous arrêtons presque à moitié chemin ; nous sommes trop peu sages pour extraire de la ténacité vitale tout ce qu'elle peut donner. Cependant, lorsque nous nous interrogeons sérieusement, nous avons la conviction qu'il existe en nous, *en puissance*, une somme d'activité et de force, dont nous ne pouvons apprécier toute l'intensité. Nous avons souvent la conscience que notre dynamisme pourrait user plusieurs vies, en revêtant plusieurs organismes. L'exaltation de nos sens, les développements de notre puissance musculaire dans quelques circonstances, en sont d'irrécusables témoignages.

On ne peut contester à M. Flourens le mérite d'avoir démontré physiologiquement que l'homme est organisé pour avoir une vie normale de près de cent ans. Il s'agit de savoir, dit-il, combien de fois la durée de l'accroissement se trouve comprise dans la durée de la vie... Je trouve ce signe dans la réunion des os à leurs épiphyses.

Tant que les os ne sont pas réunis à leurs épiphyses, l'animal croît : dès que les os sont réunis à leurs épiphyses l'animal cesse de croître.

On a vu, par mon précédent chapitre, que, dans l'homme, cette réunion et des os et des épiphyses s'opère à 20 ans.

Elle se fait, dans le chameau, à 8 ans; dans le cheval, à 5; dans le bœuf, à 4 ; dans le lion, à 4 ; dans le chien, à 2 ; dans le chat, à 18 mois ; dans le lapin, à 12; dans le cochon d'Inde, à 7, etc., etc.

Or, l'homme vit 90 ou 100 ans ; le chameau en vit 40, le cheval 25, le bœuf de 15 à 20 ; le lion vit environ 20 ans, le chien de 10 à 12; le chat de 9 à 10; le lapin vit 8 ans; le cochon d'Inde de 6 à 7, etc., etc.

Le rapport indiqué par Buffon, touchait donc de bien près au rapport réel. Buffon dit que chaque animal vit à peu près six ou sept fois autant de temps qu'il en met à croître. Le rapport supposé était donc 6 ou 7 ; et le rapport réel est 5, ou à fort peu près.

L'homme est 20 ans à croître, et il vit 5 fois 20 ans, c'est-à-dire 100 ans ; le chameau est 8 ans à croître, et il vit 5 fois 8 ans, c'est-à-dire 40 ans; le cheval est 5 ans à croître, et il vit 5 fois 5 ans, c'est-à-dire 25 ans, et ainsi des autres.

Nous avons donc enfin un caractère précis, et qui nous donne d'une manière sûre la durée de l'accroissement : la durée de l'accroissement nous donne la durée de la vie. Tous les phénomènes de la vie tiennent les uns aux autres par une chaîne de rapports suivis : la durée de la vie est donnée par la durée de l'accroissement ; la durée de l'accroissement est donnée par la durée de la gestation ; la durée de la gestation, par la grandeur de la taille, etc., etc. Plus l'animal est grand, plus la gestation se prolonge : la gestation du lapin est de 30 jours; celle de l'homme est de 9 mois ; celle de l'éléphant est de près de 2 ans, etc. (1).

Nous ne savons rien encore sur la durée naturelle de la vie de l'éléphant.

La nature conservatrice, nous l'avons déjà vu, est bien puissante, il s'agit seulement, pour l'homme, d'entrer dans ses plans, au lieu de prendre à tâche de les renverser, et de substituer ses propres conceptions aux éternels desseins de la Providence conservatrice. Ne serait-ce point uniquement cette pensée qu'aurait voulu exprimer

(1) Flourens, *De la longévité humaine*, etc., p. 87 et suiv. — 1856.

Paracelse, dans ce passage qu'on ne peut lire, sans une profonde surprise : Ce ne serait point contraire aux lois de la nature que de vivre jusqu'à la consommation des siècles, mais ce serait contraire à la portée de notre intelligence, *non est contrà naturam nos vivere usque in mundi renovationem, at solùm ultrà contràque nostrum intellectum* (1).

A. *Conditions héréditaires de la longévité.*

De même que plusieurs maladies sont héréditaires, la longueur de la vie l'est aussi dans diverses races. La condition première, pour vivre longuement, se trouve dans la possession d'un corps, qui nous soit fourni par un père et une mère sains ; d'un organisme qui nous mette à l'abri de la goutte, de la phthisie, de l'apoplexie et de tant d'autres fléaux qui déciment les générations. Il faudrait être bien aveugle, après cela, pour ne pas attacher une grande importance au maintien de la pureté des mœurs, dans la famille ; le don de la vieillesse n'est pas commun, mais, dit un physiologiste, il dépend peut-être de parents sains et bien conformés, d'ailleurs, de l'attribuer à leurs enfants. Que les mariages ne soient ni trop précoces, ni trop tardifs ; que l'homme n'apporte point à la couche nuptiale, les cendres éteintes d'un amour trop prodigué ; qu'une mère, se consacrant uniquement aux douces occupations de sa famille, ne trouble point le travail de sa grossesse par de vains plaisirs; qu'en allaitant son fils de son propre sein, elle n'altère son lait ni par des passions trop impétueuses, ni par un régime trop excitant (2). Les vices du père, dans sa jeunesse, creusent les tombes de ses arrière-neveux qui y descendent prématurément : « Je suis, dit le Très-haut, le Dieu fort et jaloux, qui venge l'iniquité des pères sur les enfants, jusqu'à la troisième et la quatrième génération dans tous ceux qui me haïssent, et qui fais miséricorde, dans la suite de mille générations, à ceux qui maintiennent et qui gardent mes préceptes (3). »

D'après une masse imposante de faits, on ne peut douter qu'il n'y ait des familles chez lesquelles la longévité ne soit presque générale pour les membres qui les composent : celle du fameux Thomas Parr, paysan anglais, qui fut présenté à Charles II, à l'âge de 140 ans, comp-

(1) Op. omn., 1569. *De vità longà*, t. II, p. 45.

(2) Virey, art. *Longévité. Dictionnaire des sciences médicales.*

(3) Exode, cap. XX, 5 et 6.

tait quatre générations, marquées par des vies de 112, 113 et 124 années. Dans ces familles privilégiées, on remarque toujours une grande sobriété qui constitue le régime physiologique et les vertus qui constituent le régime moral. On voit quelquefois de ces familles, issues d'une grande et forte race, qui semblent être jetées dans un moule à part pour la longévité. Telle fut entre autres la famille des Arnaud de Port-Royal. L'aïeul du grand Arnaud vécut 105 ans, son frère d'Andilly, 85, l'évêque d'Angers 95, et lui-même poussa sa carrière jusqu'à 83 ans.

Il n'est pas plus permis de révoquer en doute l'action de l'hérédité sur la durée totale de la vie à courte période. Dans certaines familles, une mort précoce est si ordinaire qu'il n'y a qu'un petit nombre d'individus, qui puissent s'y soustraire à force de précautions. Dans la famille Turgot, on ne dépassait guère l'âge de 50 ans, et l'homme qui en a fait la célébrité, voyant approcher cette époque fatale, malgré toute l'apparence d'une bonne santé et d'une grande vigueur de tempérament, fit observer un jour qu'il était temps pour lui de mettre ordre à ses affaires, et d'achever un travail qu'il avait commencé, parce que l'âge de durée de la vie dans sa famille était près de finir. Il mourut, en effet, à 53 ans. Mais quel est le médecin, nous allions dire quel est l'homme, qui n'ait eu sous les yeux de pareils exemples, et qui n'ait l'expérience de l'impuissance de l'art à reculer ces heures fatales de l'existence, ou à en prolonger, quelques instants de plus, les vibrations dernières, dans ces familles où la vie n'a qu'un âge, où la mort n'a qu'une forme (1).

L'action de l'hérédité n'est pas moins énergique sur la durée de la vie à période ordinaire ; l'expectative la mieux fondée d'une longue vie est celle qui repose sur la descendance d'une famille dans laquelle on est parvenu à un âge avancé. Rusch dit n'avoir pas connu d'octogénaire dans la famille duquel il n'y eût des exemples fréquents de longévité (2). Voir ce que nous avons dit déjà en traitant de l'hérédité à la page 202.

B. *Conditions sociales. — Richesse et pauvreté.*

Puisque la misère, suivant l'expression de Montesquieu, est une maladie continuelle, la classe qui lutte avec les privations de la vie doit être celle qui paye à la mort le plus large tribut.

(1) Prosper Lucas, *Ouvr. cité*, t. I, p. 257.
(2) Burdach, *Ouvr. cité*, t. II.

La statistique démontre, en effet, que si la pauvreté a quelques-uns des avantages que lui attribuait Sénèque, elle n'a pas celui de la longévité ; et que si la vie du riche est longue et bonne, celle du pauvre est courte et mauvaise. M. Villermé a reconnu que la mort n'enlève annuellement qu'un individu sur 46 dans les départements riches, tandis qu'elle en prend 1 sur 33 dans les départements pauvres. Il a obtenu des résultats encore plus frappants en comparant entre eux les douze arrondissements de Paris. Ayant eu l'heureuse idée de constater, dans chacun de ces arrondissements, la proportion des familles pauvres au reste de la population, par le nombre des logements exempts de la taxe personnelle, il a vu la mortalité croître presque régulièrement avec la proportion des indigents.

Un économiste distingué de Berlin, le professeur Casper, a essayé de réduire en chiffres l'influence de la richesse et de la pauvreté sur la durée moyenne de la vie. Il a pris pour terme de comparaison les deux extrêmes de l'échelle sociale ; d'un côté, *mille* personnes appartenant à des familles de princes et de ducs que lui a fournies l'aristocratique almanach dit de *Gotha*, et de l'autre mille pauvres de la ville de Berlin, inscrits parmi ceux qui vivent d'aumônes et dont les décès ont été constatés par des rapports officiels. Voici le résultat de ces intéressantes recherches :

Sur 1,000 individus riches et 1,000 pauvres, existaient encore :

A l'âge de	Riches.	Pauvres.
5 ans	943	655
10	958	698
15	911	584
20	886	566
25	852	553
30	796	527
35	753	486
40	693	446
45	624	396
50	353	338
55	464	283
60	398	226
65	318	172
70	235	117
75	139	65
80	57	21
85	29	9
90	15	4
95	1	2
100	0	0

De ce tableau résulte cette conséquence que les chances de vie et de longévité sont *deux fois* plus considérables pour le riche que pour le pauvre, puisqu'à l'âge de 70 ans, par exemple, il reste, des deux nombres primitifs égaux, deux fois plus de riches que de pauvres, qu'il en reste trois fois plus à 85 ans, et presque quatre fois plus à 90. — L'âge moyen de 1,000 princes et ducs s'est élevé à 50 ans; celui des pauvres à 32 ans.

Ces recherches offrent beaucoup d'intérêt, mais il eût été très-important de prendre aussi pour terme de comparaison avec les familles aristocratiques, non pas seulement les classes pauvres, mais les classes moyennes. Ces observations reposent trop sur les *extrêmes*. Or, par rapport à la longévité, les classes opulentes pourvues de tout devaient avoir un chiffre plus élevé que les classes nécessiteuses. Mais ce n'est pas cependant la vie somptueuse, qui gratifie de la ténacité vitale. Presque tous les Nestors, dont les vies sont consignées dans les écrits de la science, ont été des paysans pauvres, travaillant beaucoup, tantôt sobres, tantôt intempérants, plus souvent chastes qu'adonnés aux femmes, presque toujours joyeux et insouciants, ne songeant point au lendemain, ne craignant jamais la peine, se confiant au hasard en toute sécurité, et prenant, avec une égale indifférence, la douleur et le plaisir, le bien et le mal, la faim et la soif, la chaleur et la froidure. En général, les fermiers, les laboureurs, les jardiniers, qui cultivent un terrain facile et profitable, les gentilshommes et les bourgeois de campagne, les ecclésiastiques sans ambition, les marins et les pêcheurs, les menuisiers, les ébénistes, et autres ouvriers dont le travail s'exerce sur des matières propres, qui ne font pas de poussière, et qui exigent un exercice modéré, sont ceux qui vivent le plus longtemps (1). On a observé aussi que les soldats d'infanterie, qui ont survécu aux fatigues et aux dangers de la guerre, sont ordinairement remarquables par le grand âge auquel ils parviennent, et par leur constitution forte et vigoureuse (2). Les recherches, plus récentes, de M. Blach, membre du Collége des médecins de Londres, ont prouvé que la moyenne des âges de 100 fileurs n'est que de 26 ans 17/1007, tandis que celle des soldats est de 32 ans 67/100.

(1) Stahl a reconnu cette vérité, en disant de ceux qui ont endurci leur constitution, par des labeurs modérés : « Imò est et eò etiam hoc peculiariter notatu dignum quod *justis laboribus*, et operosæ vitæ ratione velut magis *durato corpore*, ad ipsam usque senectutem etiam seram subindè, et alacriores sint et firmiores. » (*Theor. med. ver.*, p. 246. Halæ, 1737.)

(2) Fodéré, *Méd. légale*, t. I, p. 173.

La régularité à laquelle ces derniers ont dû s'accoutumer, l'habitude de se tenir droit et de marcher de même, doivent entrer pour beaucoup dans ce résultat. Les beaux travaux statistiques de M. Villermé ont prouvé que les différences de mortalité, dans les différents quartiers de Paris, dépendaient peut-être moins de l'air, du sol, de l'eau et de l'habitation, que de l'aisance unie au travail ; et qu'il y a plus de mortalité dans les villes peuplées par les riches, sans occupations que dans celles où règne une industrie qui amène le bien-être à sa suite (1). Il est évident que, pour parvenir à un tel résultat, il ne faut pas que le travail soit de nature à briser le courage : la vie se trouve alors prodigieusement abrégée, comme chez le nègre surmené à la manière d'une bête de somme. La mortalité des hommes de couleur des colonies anglaises, par rapport à celle des nègres qui servent dans l'armée de la même nation, et qui, par conséquent, sont moins tourmentés, est dans la proportion de cinq ou six noirs esclaves, sur un noir libre. Nous avons déjà vu dans Thomas Parr, l'exemple d'une vie pleine de fatigues et de labeurs. Nous retrouvons les mêmes particularités dans l'existence d'un centenaire plus moderne.

Le nommé Jean Chiossich, mort à l'âge de 117 ans, à la maison des Invalides, près Venise, est né à Vienne le 26 décembre 1702. Il entra à l'âge de huit ans, comme fifre, dans le régiment autrichien Stahremberg. Après avoir fait comme simple soldat la guerre d'Amérique, il combattit sous l'empereur Charles IV, contre les Turcs en Hongrie, sous le règne de Marie-Thérèse contre la Prusse, puis contre les Français en Bohême. A cette époque, il quitta l'armée d'Autriche pour entrer au service de la république de Venise, et il fit partie de plusieurs expéditions maritimes, notamment de celle que le général Emo dirigea contre Tunis. Enfin le 1er mai 1797, il fut admis dans la maison des Invalides de Murano, près Venise, où il mourut le 22 mai 1820.

D'après cet exposé, Jean Chiossich a donc compté 87 années de service effectif ; et, si l'on y ajoute les 23 qu'il a passées aux Invalides, il aura été simple soldat 110 années de sa vie. Cet exemple est unique dans les annales militaires.

Les grandes fatigues et les grandes privations de toute espèce que Jean Chiossich a dû éprouver pendant ses nombreuses campagnes sur terre et sur mer n'avaient en rien altéré sa bonne constitution, et il conserva toujours la gaieté de son caractère. Exempt de toute

(1) *Mémoires de l'Acad. roy. de méd.*, t. I, p. 51 et suiv.

passion violente, il vécut dans la plus grande simplicité de mœurs, et avec une chasteté remarquable. Le père de ce militaire a atteint sa 105e année, et son oncle paternel a vécu 107 ans.

C'est un préjugé sans fondement, celui qui porte à supposer des chances pour une longue carrière, dans un régime de vie exempt de peines et de labeurs. La loi du travail, nous l'avons déjà souvent remarqué, est celle de l'existence humaine; c'est le travail qui provoque la réaction de l'organisme, le jeu des forces agissantes, qui endurcit les membres; *labor siccat*. La plupart des hommes, qui ont dépassé la 100e année, ont mené une vie fort active et même dure. Ainsi, cet Écossais, nommé Henri Jenkins, qui vécut six ans de moins que l'Écriture n'en donne à Abraham, était un misérable pêcheur, qui traversait encore, à 100 ans, les rivières à la nage. On l'appela un jour en témoignage, pour un fait passé depuis 140 ans, et il comparut avec ses deux fils, dont l'un avait 102, et l'autre 100 ans. On voit encore, dans l'église de Bolton, près de Richmond, dans l'Yorkshire, son épitaphe, posée en 1670, année de sa mort. Le Norwégien Drachamberg, mort à 146 ans, avait été voyageur, soldat, et esclave en Barbarie. Le sieur de la Haye, mort âgé de 120 ans, avait parcouru à pied les Indes, la Chine, la Perse et l'Egypte : chez lui, on put remarquer une lenteur excessive dans l'évolution de ses divers âges, le mouvement vital sembla vouloir retarder les phases décisives de l'existence : ce centenaire n'était devenu pubère qu'à 50 ans, et marié à 70, il avait eu cinq enfants.

C. *Influence des lieux, des professions.*

On ne peut méconnaître, d'après l'enseignement de la physiologie, que, relativement à la durée de la vie, toutes les nations ont été soumises par la nature à une même loi : même dans les climats différents, *la tendance à exister pendant un temps* donné est la même. La durée de la vie varie seulement parce que les causes extérieures qui amènent des circonstances accidentelles et prématurées, ou celles qui nuisent à la santé, et altèrent l'organisation, sont plus communes et plus puissantes dans un climat que dans un autre (1). C'est constater en d'autres termes, comme l'a fait Buffon, qu'aucun climat n'est incompatible d'une manière absolue avec la longévité, mais

(1) Prichard, *Hist. nat. de l'homme*, t. II, p. 248.

qu'il en est qui la favorisent plus ou moins. En général on peut dire que les climats extrêmes nuisent beaucoup à la ténacité de la vie. L'auteur de recherches fort curieuses sur la vie des centenaires, Charles Lejoncourt a mis cette vérité en évidence : A l'exception, dit-il, des parties de l'Inde, où règne un printemps perpétuel, et où la vie de l'homme atteint quelquefois à ses dernières limites, il est prouvé que la patrie des centenaires se trouve en Europe, dans les régions du nord, telles que la Grande-Bretagne, l'Allemagne, et la Russie, tandis que l'existence est, en général, de peu de durée dans les climats chauds, tels que l'Espagne ou l'Italie, et que la France, située à l'est, tient le milieu. Depuis 28 ans, répète-t-il plus loin, 1835 est l'année où les centenaires ont été le moins nombreux en Russie : eh bien ! que l'on compare le chiffre 416, qu'offre cette seule année, avec le nombre de ceux recueillis péniblement sur le chemin de vingt-trois siècles, en Espagne, en Grèce et en Italie, la question du climat sera résolue (1).

Des recherches plus récentes établissent que dans les climats *extrêmes* du Nord la longévité n'existe point.

« La vie de l'Esquimau, disent MM. Bellebon et Guérault, chirurgiens de la marine, attachés à l'expédition de S. A. I. le prince Napoléon dans les mers du Nord, est et devait être fort courte, et nous avons été frappés, dans les campements les plus nombreux, alors que la population tout entière se pressait sur notre passage, de la rareté, nous dirions presque de l'absence totale de vieillards.

« Dans le district de Frédérikshaab, qui compte actuellement 800 âmes, les tables officielles ne présentaient que deux hommes ayant dépassé 54 ans ; et ceux-ci pouvaient être considérés comme des exceptions très-remarquables, puisqu'il fallait tout d'un coup, après eux, descendre au chiffre de 45 ans, âge de quinze individus, parmi lesquels étaient six femmes offrant l'aspect d'une parfaite décrépitude. De 30 à 40 le chiffre était assez élevé, mais moins que de 20 à 30 ; ces deux catégories donnaient pour total 143 et 396 ; il restait un nombre de 244, représentant le jeune âge jusqu'à 20 ans. »

On peut trouver, à la rigueur, des personnes très-âgées dans les pays *malsains*, dans des lieux où pour le plus grand nombre, la santé, sinon l'existence est menacée. Il n'est point rare pour le médecin, de rencontrer dans de sombres réduits, dans des ruelles étroites

(1) *Galerie des centenaires*, p. 130, 191.

et fétides, des vieillards qui y ont passé une grande partie de leur vie. On voyait encore en France, et nous avons vu nous-même, il y a une quinzaine d'années, dans les environs de Lyon, à Vaux-en-Velin, tout près du camp de Dessine, un curieux cas semblable de longévité de famille. Il s'y trouvait cinq frères ou sœurs, nés du même père et de la même mère, ayant toute leur vie habité ce pays de marécages, près du Rhône, dont les âges réunis composaient un chiffre de 430 ans. Ces personnes étaient : Louis Joffrey, âgé de 92 ans ; Claudine Joffrey, de 89 ; Antoine Joffrey, de 86 ; Marie Joffrey, de 83 ; Pierre Joffrey, de 80. Total, 430. Ces cinq personnes étaient toutes très-bien portantes ; il est à remarquer que toutes sont nées à trois ans de distance l'une de l'autre, et que les sexes ont toujours été alternés. On cite, chose inouïe, l'exemple d'un houilleur, qui, en Angleterre, a prolongé cette sombre et dure existence jusqu'à cent trente-trois ans. Mais tout cela ne constitue que l'exception. Les exemples recueillis dans ces conditions de localité appartiennent à des individus privilégiés, qui ont apporté en naissant une puissance interne de vitalité propre, un capital énorme de résistance vitale. Il faut tenir également compte, chez eux, de la loi d'habitude. Pour trancher définitivement la question, il ne s'agit que de considérer, combien les mêmes conditions de localité ont d'influence pour abréger la vie du plus grand nombre. Il est indubitable que la masse des habitants des Dombes ou de la Sologne, transférée dans une localité prospère et salubre, verrait augmenter sensiblement le chiffre de sa vie moyenne, et offrirait plus d'exemples de longévité individuelle.

L'influence des grandes villes sur le raccourcissement de la vie est parfaitement établie. De tous les habitants d'un pays, un quart demeure ordinairement dans les villes, et les trois autres quarts dans les campagnes. Dans celles-ci, il en meurt 1 sur 40 ; dans les petites villes 1 sur 32 ; dans les villes moyennes, 1 sur 28 ; dans les plus grandes villes, 1 sur 24 à 25 (1). Des calculs plus récents portent le chiffre de la mortalité, à 1 sur 39, dans toute la France, et à 1 sur 36, dans la population des villes. La mortalité se mesure partout à la densité des agglomérations. Elle est annuellement, en Angleterre, de 1 habitant sur 54,91, dans les districts ruraux, et de 1 sur 38,16, dans les districts urbains. A Londres, on compte un décès sur 37,38 ; à Birmingham, 1 sur 36,79 ; à Bristol, 1 sur 32,38 ; à Manchester, 1 sur 29,64 ; à Liverpool, 1 sur 58,76. La durée

(1) Tourtelle, *Traité d'hygiène*, t. I, p. 131.

moyenne de la vie est de 26 ans 1/2, à Londres; de 21, à Leeds; de 20, à Manchester; de 17, à Liverpool (1).

Il faut, il est vrai, tenir compte pour ces résultats des influences rofessionnelles, du travail dans les manufactures; mais on ne peut nier que l'air des grandes cités ne renferme certains principes nuisibles aux organes composant l'économie animale. Ce que la science avec ses méthodes propres, avec de savantes analyses, ne peut pas toujours expliquer, ce qu'elle n'entrevoit même pas, une expérience vulgaire peut le rendre patent. Ainsi l'atmosphère des grandes villes use plus rapidement le fer que ne le fait celle des campagnes. Des conduites d'eaux, des gouttières en fer-blanc de bonne qualité ne durent pas plus de dix ans dans les grandes villes, tandis que dans les habitations de campagne, il faut au moins quinze à vingt ans pour qu'elles exigent des réparations . Les grilles de fer, les matériaux qui entrent dans la construction des maisons de campagne durent en général le double qu'ils ne le font dans les villes. Et encore, dans celles-ci, faut-il tenir compte de l'exposition respective de ces habitations, des quartiers où elles sont construites. Au bout de cinq ans, dans une rue sombre et étroite l'oxydation des chenaux qui bordent la toiture d'une maison, exige qu'on les répare, tandis que ceux d'un édifice situé sur une place restent encore intacts. Ces observations que nous avons faites avec soin, et qu'il est facile de contrôler, ne peuvent laisser aucun doute sur la nocuité relative du séjour dans les grandes villes, comparé à celui de la campagne. Comment cette action corrosive de l'air respiré dans les grandes cités, qui consume les matériaux inorganiques les plus durs, les plus consistants, n'altérerait-elle point la pulpe délicate de nos organes? M. Chevreul ne s'est-il point parfaitement rendu compte, au point de vue de la chimie organique, de l'insalubrité du sol des cités populeuses? cette insalubrité tient aux matières organiques qui s'y infiltrent et qui y séjournent. Les matières empyreumatiques qui, après s'être condensées dans les tuyaux de conduite du gaz destiné à l'éclairage, viennent se mêler à la terre ; l'action du sulfate de chaux qui, pour se transformer en sulfure alcalin, s'empare de l'oxygène atmosphérique avant la matière organique, vicient profondément le sol. Il se forme incessamment sous le pavé de Paris, et dans ses interstices, une matière noire qui doit son origine au fer

(1) *On sanitary condition of labouring classes*, liv. VIII 3 vol. ; by Doctor Chadwick.

que le frottement détache des roues des voitures et des fers des pieds des chevaux : le fer, très-combustible, passe d'abord, sous l'influence de l'air et de l'eau, à l'état d'oxyde magnétique, puis à celui de peroxyde, et le plus souvent à l'état de protosulfure : la couche épaisse qui en résulte, tend continuellement à dépouiller d'oxygène l'air qui pénètre dans le sol des rues de Paris, et devient un véritable obstacle à l'action salubre que ce même oxygène produirait s'il pouvait atteindre les matières organiques et les brûler (1).

Aussi, au point de vue hygiénique, c'est-à-dire au point de vue des plus grandes chances de bonheur et de longévité de l'espèce humaine, la forme de civilisation la meilleure, serait celle qui donnerait les plus grands encouragements à l'agriculture. Au lieu d'opérer, pour les populations, un mouvement attractif des campagnes dans les villes, elle devrait tendre, au contraire, à disséminer dans les campagnes ces cohortes d'ouvriers, qui croupissent dans des ateliers infects, et les rendre ainsi à un air plus vital. Il y aurait là un triple intérêt de conservation, de moralité et d'ordre public. Tous les législateurs de l'antiquité ont considéré le travail appliqué à la terre comme le plus moral et le plus social des travaux

(1) Pour prévenir l'insalubrité, il faut s'opposer à cette infiltration, ou, lorsqu'elle a lieu, diminuer autant que possible la durée du séjour de la matière organique dans le sol. Elle peut être entraînée hors du sol, soit par des lavages descendants, au moyen des eaux de pluie, ou d'eaux de source situées en amont de la ville, et distribuées convenablement dans son enceinte ; soit par des puits creusés dans le sol, et souvent vidés ; soit par l'affluence de l'oxygène atmosphérique, agent puissant de salubrité par sa tendance à réduire la matière organique en acide carbonique et en azote, en vertu d'une combustion lente ; soit par l'intervention de la végétation active des arbres, qui, plongeant dans le sol par leurs racines, lui enlèvent la matière organique dissoute dans l'eau.

En un mot, toutes les causes qui tendent à amener de l'eau dans le sol pour entraîner au loin la matière organique et à y porter l'oxygène atmosphérique pour brûler cette matière, sont des causes de salubrité. Toutes les causes, au contraire, qui tendent à entasser des matières organiques dans le sol ou à absorber l'oxygène atmosphérique avant qu'il se porte sur la matière organique, sont des causes d'insalubrité. Le pavage, les bornes-fontaines, la circulation de l'air, le libre accès de la lumière, produisent des effets éminemment salutaires. Après avoir démontré la nécessité d'un courant d'eau continu pour l'assainissement des ruisseaux, M. Chevreul fait des vœux ardents pour que l'on ait recours, dans le plus bref délai possible, au drainage comme moyen tout-puissant d'assainissement des cités populeuses. L'eau, dit-il, ne peut s'écouler par les tuyaux sans appeler de l'air dans le sol. Le drainage ne tend donc pas seulement à dessécher la terre, mais encore à faire circuler l'air dans la couche supérieure à celle où se trouvent les tuyaux.

de l'homme, parce qu'il nourrit plus directement le travailleur, qu'il excite moins l'âpre cupidité du gain, qu'il crée moins de vice et moins de misère que le travail des manufactures.

On ne peut nier que l'existence des grandes réunions d'hommes, qui a créé d'immenses cités aux dépens de l'agriculture et de la population des campagnes, ne contribue beaucoup à affaiblir les tempéraments et à multiplier les maladies chroniques. L'atmosphère des grandes villes instille un poison lent dans le sang des populations. Il se fait, depuis le commencement du siècle, une émigration permanente et qui va croissant, des campagnes vers les villes, ainsi que vers les districts manufacturiers. Attirés par l'appât d'un salaire plus élevé, les fils du paysan quittent la charrue et accourent en foule dans les ateliers de filature, de tissage ou de machines, vastes congrégations industrielles, mues et pour ainsi dire animées par la vapeur. Le flot des populations urbaines, montant sans cesse, ne laissera bientôt plus de place pour les habitants dans les maisons, et pour les maisons dans les rues. C'est là une immense calamité.

Un bon système d'agriculture, développé sur un vaste terrain et conduit avec intelligence et le savoir pratique nécessaire, pourra exercer la plus heureuse influence sur les populations, leur procurer l'aisance, le bien-être, la santé et la force du corps, et, ce qui est plus excellent encore, de bonnes mœurs. Il est certain que l'agriculture mise en honneur, bien entendue et exercée, non dans l'intérêt seul de quelque avide spéculateur industriel, mais dans celui d'un grand nombre de membres ou de sociétaires, avec espérance de bénéfices proportionnés aux capitaux et aux travaux, est un puissant moyen de vraie civilisation et même de moralisation, par conséquent, de prospérité, de paix et d'ordre public. Combien de jeunes gens entreraient dans cette carrière plutôt que de vouloir, par un déplacement de condition, aspirer peut-être à une vocation à laquelle rien ne les appelle que leur seule ambition! Combien de milliers de jeunes gens de la classe inférieure, qui rougissent de prendre l'état de leur père, usent le temps et les livres à étudier, et, faute de moyens ou pécuniaires ou intellectuels, n'acquièrent jamais d'état! L'amélioration du sort des classes laborieuses, qui peut s'obtenir par une préparation, à la fois plus économique, plus saine et plus variée, des aliments, par une fabrication perfectionnée des boissons, par un meilleur mode de reproduction des races et d'engrais de bestiaux, par un meilleur système de construction, ne serait plus alors une chimérique tentative. L'agriculture, envisagée comme profession (et ce devrait être un devoir des gouvernants de lui rendre tout son lustre), est celle qui est le plus en harmonie avec les véritables besoins de la nature morale et corporelle de l'homme : elle le place sous la sauvegarde de la meilleure hygiène, en lui faisant respirer un air pur, en lui imposant des exercices salutaires.

De même que nous avons vu des octogénaires prospérer au milieu des conditions d'air et de lieux les plus défavorables, ainsi on peut dire que toutes les professions fournissent leur contingent à la macrobiotique. Mais encore une fois, les faits, ici, pas plus qu'ailleurs, ne peuvent infirmer la règle. C'est le plus ou le moins de vitalité fournie par un grand nombre, dans chaque profession, qu'il faut considérer. Il est de celles-ci qui ne favorisent nullement la durée de la vie.

On a cherché à évaluer les rapports de la longévité avec les diverses professions, et les données obtenues ne sont point sans intérêt, quoique encore peu nombreuses. Tel est le tableau suivant dressé par M. Casper, qui donne, d'après les professions, le nombre de personnes sur 100 ayant atteint leur 70e année.

Professions.	Nombres proportionnels.
Théologiens	42
Agriculteurs	40
Commerçants ou manufacturiers	35
Soldats	32
Commis	32
Avocats	29
Artistes	28
Professeurs	27
Médecins	24

Les recherches statistiques montrent la longévité allant, par une gradation décroissante, des classes les plus soumises au devoir religieux, aux classes les plus turbulentes, et aux mœurs les plus désordonnées. Sur le tableau dressé par cet observateur, on voit que ce sont les théologiens qui tiennent le haut de l'échelle, dans une proportion numérique assez remarquable. Nul doute qu'ils ne doivent cette plus grande durée de leur vie à des habitudes d'ordre et de régularité, surtout à la mise en pratique des préceptes religieux, objets salutaires de leurs méditations : ils y puisent, d'une part, cette renonciation calme aux choses de ce monde, et ensuite cette douce résignation, bien différente de la résignation humaine, stoïque et forcée, qui double le malaise de la nature morale, lorsque celle-ci est froissée par le malheur. La longévité des théologiens, c'est-à-dire des hommes chrétiens par pratique, comme par conviction, ne peut être autrement expliquée, car, par rapport aux autres professions, ils se trouvent dans des conditions physiologiques défavorables, puisqu'ils sont, pour la plupart, célibataires. Or, d'après les travaux d'un autre statisticien, M. Benoiston de Châteauneuf, et ceux de M. de Parcieux, qui leur sont antérieurs, le célibat compte peu d'individus qui soient parvenus à un très-grand âge. Les hommes qui ont fourni une carrière extrêmement longue, et dont l'histoire a été conservée dans les traités spéciaux de la science, s'étaient fait remarquer par la durée insolite de leur faculté procréatrice. Nous avons étudié ailleurs (p. 153) certaines causes qui neutralisent les influences heureuses du célibat chez les individus qui ne trouvent pas dans l'austérité de leurs mœurs, un frein aux passions qui les agitent. C'est au mariage que ceux-ci doivent avoir recours s'ils veulent prolonger leur existence. « Pour ceux qui sont de leur nature subjects aux voluptés charnelles, il faut les marier, pource que c'est le plus certain arrest et le meilleur lien que l'on sçauroit bailler à la jeunesse pétillante. » (Plutarque.) Cette uniformité, cette monotonie du mariage qui dégoûte le libertin, dit Hufeland, est précisément ce qu'il y a de plus salutaire et de plus indispensable à la santé.

D'après les recherches du docteur Noirot sur la longévité à Dijon, l'influence fâcheuse du célibat, si prononcée de 25 à 35 ans, s'affaiblit graduellement jusqu'à l'âge de 55 ans, où elle devient nulle chez les deux sexes. Un homme gagne onze ans de vie probable en se mariant à 30 ans, huit en se mariant à 35 ans, six en se mariant à 40 ans, et n'ajoute rien à ses chances de vie s'il attend la cinquantaine pour s'engager dans les liens d'une union légitime.

En descendant le tableau qui précède, nous trouvons la contre-épreuve de ce que nous venons d'avancer, car nous voyons le nombre des vieillards diminuer dans les professions, où les passions augmentent, où la dévorante ambition surtout est l'âme, le stimulus de tous les efforts. Quelles carrières sont plus agitées en ce sens, que celles des avocats, des artistes et des professeurs ! Nous vivons au dehors avec excès, a dit Bichat ; nous abusons de la vie animale ; elle est circonscrite par la nature, dans des limites que nous avons trop agrandies pour sa durée : aussi, n'est-il pas étonnant qu'elle finisse promptement. Tout est usé dans cette vie sous l'influence sociale : la vue, par les lumières artificielles ; l'ouïe, par des sons trop répétés ; l'odorat, par des odeurs dépravées ; le goût, par des saveurs qui ne sont point dans la nature ; le cerveau, par la réflexion, etc., tout le système nerveux, par mille affections que la société donne seule. Un autre physiologiste, le grand Haller, a fait les mêmes réflexions dans une correspondance intime que nous avons lue sur l'original même : cette lettre, dans sa brièveté, est remplie d'une philosophie touchante (1).

Enfin les médecins, réputés les conservateurs de la vie des hommes, sont précisément ceux qui l'ont la plus brève. Voués à toutes les pratiques du corps, exposés journellement aux émotions les plus déchirantes, leur existence doublement ébranlée doit se briser bien vite s'ils ne s'astreignent pas eux-mêmes au régime moral. Ne devant jamais se lasser de voir souffrir, assis constamment au chevet de la douleur, soumis journellement aux fluctuations de la crainte et de l'espérance, le médecin est l'homme des grandes infortunes sociales et privées. La profession médicale est essentiellement une profession *consumante,* si l'on peut s'exprimer ainsi. Aussi doit-on prendre à tâche d'en écarter les individus très-nerveux, impressionnables, prédisposés à toutes les illusions et aberrations d'une imagination désordonnée. Nous connaissons des jeunes gens de cette catégorie qui, après avoir imprudemment embrassé une carrière pour laquelle ils n'étaient pas nés, sont tombés dans une sorte de manie particulière qui les porte à consulter pour leur propre compte, tous les médecins qu'ils peuvent connaître.

Il faut noter encore que, parmi les médecins, ceux qui se livrent aux sanglantes opérations de la chirurgie, ont d'ordinaire une vie plus courte que celle assignée à leurs confrères. Sans doute, le con-

(1) Haller, déjà bien malade, écrivait au docteur Rast, célèbre médecin lyonnais, la lettre suivante :

« Berne, 21 août 1768.

« Je reconnais très-bien que c'est une folie de prétendre être dispensé des tributs que l'humanité paie aux malheurs de toutes les espèces. Cette vie étant finie par elle-même, tout ce qui nous environne doit concourir à la borner : les aliments, les éléments, le chagrin, ce sont les faulx du temps.

« L'homme d'étude peut par tempérament être sensible aux premiers mouvements, mais son travail même le relève et ne lui permet pas d'être retenu sous les ondes.

« Aussi bénis-je tous les jours la Providence de m'avoir conservé un goût pour l'étude et des yeux pour le satisfaire. »

Cette lettre est extraite de l'intéressante *Correspondance inédite* de Albert de Haller, Barthez, Tronchin, Tissot, avec le docteur Rast de Lyon, publiée par notre excellent collègue, le docteur Vernay, médecin de l'Hôtel-Dieu de Lyon en 1856. Cette collection renferme, sur ces savants si remarquables, les détails les plus piquants ; on les voit pour ainsi dire au déshabillé.

tact plus immédiat avec la douleur physique, des manœuvres faites dans un but salutaire, mais qui ne se pratiquent presque jamais sans une certaine émotion, entrent pour beaucoup dans ce résultat.

Ce que nous avons dit plus haut de l'influence des conditions sociales sur la longévité, explique en partie le résultat que l'on trouve, à cet égard, en étudiant certaines professions. Mais il n'est point douteux que celles-ci ne lui apportent leur contingent. Le peuple salarié des fabriques n'a pas pris part à ce bénéfice; l'accroissement de la moyenne de la vie ne profite en rien aux classes pauvres; on y meurt plus d'une fois plus vite que dans les classes aisées. Ainsi, à Mulhouse, d'après les curieuses recherches de M. Achille Pénot, les probabilités de la vie, qui sont, pour les enfants de négociants et de gens aisés, de 29 ans environ, ne sont que de deux ans, pour les enfants de l'industrie cotonnière. La moyenne générale de la vie a considérablement diminué, dans cette ville de 1812, où elle était de 25 ans 9 mois 12 jours, à 1827, où elle était descendue à 21 ans 9 mois. En Angleterre, en Irlande et en Écosse, c'est bien pis encore. Nous avons parlé, quelques pages plus haut, des belles prérogatives physiologiques, dont jouissaient jadis les habitants de ce noble pays. Voici l'état actuel : Les habitants de Glensheil, dans les environs de la ville de Dundee, dit un rapport, se distinguaient autrefois de leurs voisins, par la supériorité de leurs qualités physiques; les hommes étaient de haute stature, robustes, actifs, courageux, et vivaient longtemps; les femmes, avenantes et gracieuses, et les deux sexes possédaient un goût extraordinaire pour la poésie et la musique. Maintenant, hélas! une longue épreuve de la pauvreté, la privation prolongée de nourriture suffisante, de vêtements convenables, ont profondément détérioré cette race, qui était remarquablement belle (1).

Il résulte des tables de mortalité en Angleterre une donnée curieuse, savoir : que le soldat combattant sur la tranchée d'une ville assiégée, ou sur le champ de bataille en présence des plus braves de ses ennemis, est exposé à moins de chances de mort que l'habitant de certaines villes manufacturières d'Angleterre, telles que Manchester, Liverpool, etc. La chance de mort au siége d'Anvers était comme 1 à 68; au siége de Badajoz comme 1 à 54; à la bataille de Waterloo, comme 1 à 30. Pour l'ouvrier de Liverpool, la chance de mort est comme 1 à 19; pour le tisserand de Manchester, comme 1

(1) *Report on the pauperism of Dundee*, by Fullarton and Baird, p. 45.

à 17; pour le coutelier de Sheffield comme 1 à 14 (1). Mais il faut reconnaître que les divers accidents auxquels exposent certaines industries doivent être principalement rapportés à de mauvaises conditions d'hygiène non essentiellement liées aux travaux industriels. Ainsi un ouvrier employé aux dangereuses fonctions de batteur de coton, de manipulateur de la céruse, pourrait efficacement par une bonne hygiène contre-balancer les effets pernicieux de son métier. Ce qui dévore les classes ouvrières, ce sont surtout, des habitations étroites, humides, mal aérées, une mauvaise nourriture, des habitudes de débauche, etc.; il serait facile, à cet égard, de faire des rapprochements instructifs entre plusieurs manufactures où l'on observe avec la même industrie des différences remarquables dans la santé et la constitution des ouvriers, en rapport avec leurs habitudes hygiéniques. L'on a vu que ceux de Roubaix et de Turcoing, bien nourris, bien logés, surtout rangés dans leur conduite, sont très-supérieurs en force et en santé à ceux de Rouen et de Lille.

3° De l'influence du régime physique et moral sur la longévité.

Ce qui vient d'être dit ne peut pas laisser de doute sur la réalité de cette influence. Lorsque Reveillé-Parise définit l'hygiène : L'art d'évaluer les forces, de les exciter et de les soutenir de manière à conserver la vie le plus possible, le mieux possible, et le plus longtemps possible, c'est exprimer une réalité. Quand M. Flourens dit, à son tour, une vie *séculaire*, voilà donc ce que la Providence a voulu donner à l'homme, c'est encore exprimer une vérité expérimentale. Peu d'hommes, il est vrai, arrivent à ce grand terme, mais aussi, combien peu d'hommes font-ils ce qu'il faudrait pour y arriver? Avec nos mœurs, nos passions, nos misères, l'homme ne meurt pas, il se tue. Il suffit de jeter un coup d'œil rétrospectif sur ses contemporains pour reconnaître que la plupart de ceux qui sont tombés avant l'heure, ont été les victimes de leurs propres fautes ou de celles de leurs ascendants. Presque tous ont gaspillé leur existence comme l'enfant prodigue. La raison éclairée par l'expérience, les enseignements de la physiologie démontrent invinciblement qu'il est de l'*essence* de l'homme d'atteindre un âge avancé; s'il ne peut pas toujours arriver au siècle, il doit s'en rapprocher.

On croit communément que dans les premiers âges du monde, le

(1) *Gaz. des hôpitaux*, juin 1847.

globe terrestre, plus jeune et plus fécond en principes de vie, nourrissait des hommes plus vigoureux, et que ces hommes, doués d'une taille gigantesque et d'une force prodigieuse, parvenaient à un âge que la dégénérescence de la race humaine ne nous permet plus d'atteindre. Mais la science moderne, en établissant que la chronologie de ces temps reculés était bien différente de la nôtre, a fait justice de cette erreur. Hensler a démontré que l'année des ancêtres d'Abraham se composait seulement de trois mois, qu'elle en eut huit après ce patriarche, et que ce ne fut qu'après Joseph qu'on lui en donna douze. Il est dès lors facile de concevoir pourquoi les patriarches ne se mariaient qu'à 80 ou 100 ans. L'âge de Mathusalem réduit d'après ces calculs, n'a rien d'incroyable, puisque nous possédons quelques cas bien avérés d'individus qui l'ont presque atteint.

Il faut donc se garder de penser que la sobriété, la dignité dans la vie et la bonne conduite, soient des conditions accessoires pour parvenir à la longévité. Elles n'ont point un rôle aussi secondaire dans sa production que l'avance M. Prosper Lucas. S'il existe de nombreux exemples d'individus arrivés, comme le célèbre Lauzun, à un âge très-avancé, après s'être livrés à tous les excès, à tous les désordres de la vie, ils ne peuvent être regardés que comme des exceptions. Selon Haller, l'auteur qui a fait le plus fort dénombrement des individus parvenus à un âge avancé, la sobriété est une des qualités qui distinguent les centenaires : *Nunc longè plerique eorum sobrii fuerunt strictique victûs.* Ce même Thomas Parr, que nous avons déjà cité, mourut à l'âge de 152 ans, et l'on peut dire, d'une manière inopinée; car les faveurs royales, l'ayant comblé, interrompirent sa sobriété pour le jeter dans l'abondance qui causa sa perte. D'après le même auteur, les anciens Suédois parvenaient à une longue carrière; mais depuis que les enfants se sont relâchés de la tempérance salutaire des aïeux, ils n'atteignent plus le nombre d'années auquel parvenaient ceux-ci. Il en est de même des Norwégiens, dont la vie a diminué en proportion de leurs excès en boissons fermentées. Tandis qu'autrefois on les voyait, septuagénaires, se livrer avec vigueur à la culture, ils sont aujourd'hui énervés à l'âge de cinquante ans.

De tout temps, la sobriété a été considérée comme la sauvegarde de la vieillesse. A Rome, le poëte satirique disait à ses

(1) *Elem. phys.*, t. VIII, p. 314.

concitoyens : « Vous demandez la force du corps, des membres dociles jusque dans la vieillesse. Soit, j'y consens; mais les grands repas et les ragoûts empêchent les dieux de vous exaucer et retiennent Jupiter (1). » Dans ce cas, la sobriété doit s'entendre plus de la fuite des excès de table que d'un régime abstème, comme était celui de Cornaro, qui ne prenait que douze onces de nourriture solide et quatorze onces de vin par jour. Encore diminua-t-il cette quantité avec l'âge. C'est un régime exceptionnel qui ne peut jamais faire règle. L'illustre Vénitien fut sans doute plus redevable de sa longévité à son hygiène morale qu'à son hygiène physique. Cornaro, dit M. Flourens, s'était choisi les deux exercices les plus doux du cœur, la culture des lettres et la bienfaisance.

Enfin, à tous ces moyens d'une longue vie, la sobriété, les précautions contre le chaud et le froid, etc., l'occupation de l'esprit, celle de l'âme, il s'en joignait un autre qui agissait à l'insu de Cornaro, et qui n'en agissait pas moins; nous voulons dire le plaisir secret de lutter contre la nature et de l'emporter, de vivre en dépit de sa constitution et des prévisions de la médecine, de ne devoir sa vie qu'à soi, qu'à sa volonté, qu'à son art, et de compter chaque jour de sa vie de plus comme un succès de plus pour son amour-propre.

Qui pourrait méconnaître, après ce que nous avons dit, l'influence de la culture intellectuelle et du régime moral?

Paracelse lui-même, ce chercheur fanatique de la poudre merveilleuse, qui devait rajeunir éternellement l'espèce humaine, n'a pas laissé de vanter, dans ses moments lucides, l'influence de la tranquillité de l'esprit, du calme des passions, pour parvenir à un âge avancé. Il répondait aux alchimistes de son temps, fiers de leur vieillesse, dont ils faisaient honneur, soit à leurs propres recettes, soit à leurs voyages : « Si, à toutes ces choses, vous joignez la pratique des vertus et des bonnes pensées (*boni spiritus*), votre santé deviendra encore meilleure (2). » Le régime moral, en effet,

(1) *Poscis opem nervis, corpusque fidele senectæ :*
Esto, age : sed grandes patinæ tucetaque crassa
Annuere his superos vetuere, Jovemque morantur.
(PERSIUS, sat. II.)

(2) Op. omn., t. I, p. 720. *De morb. metallic.* « Quod si jàm accedunt *boni spiritus*, ut dictum, cò major est sanitas ipsorum. Qui verò in dictà tales non sint, ut dictum, illi neque ætatis eò perveniunt. Ordo enim et dieta hic necessaria sunt. »

est plus important encore que celui que nous venons d'indiquer, parce qu'il le suppose et qu'il se résume en ces mots : tempérance, empire sur soi-même, force et pureté de l'âme. Les vérités morales sont nécessaires à la conservation et à la prolongation de la vie ; et il est prouvé, d'une manière incontestable, qu'il n'y a pas jusqu'au physique de l'homme qui ne soit calculé sur une destinée supérieure à celle qui l'attend ici-bas. Sans culture morale, il est continuellement en contradiction avec sa propre nature, tandis que cette culture le rend parfait, même sous le point de vue purement physique. La perfection physique et la perfection morale, selon la remarque de Hufeland, sont aussi étroitement unies que le corps et l'âme. Elles viennent des mêmes sources et se confondent ensemble. C'est leur réunion qui produit pour résultat la perfection de la nature humaine. Nulle autre partie de l'hygiène ne fait mieux ressortir l'étroite connexion qui existe entre le caractère moral et le bien ou le mal-être physiologique. Nous l'avons vu, les passions violentes, telles que la colère, la haine, l'envie, la vengeance, la jalousie, et les affections tristes ou sombres, comme les craintes, les chagrins, l'amour malheureux, l'anxiété et les soucis rongeants ou les désirs effrénés, abrégent beaucoup les années. Je considère, c'est Haller qui parle, comme bien propre à hâter la ruine de l'organisme ce tempérament âcre, cet esprit irritable qui ne peut pas plus se consoler des injures et des adversités, que les tissus fibreux du pied ne peuvent se guérir de la podagre (1). Stahl a également observé que les sujets très-sensibles parviennent rarement à une longue vie. Aussi, peut-on voir que la ténacité de la vie est le privilége de ces hommes d'élite qui, ayant trempé, de bonne heure, leurs âmes, soit dans une philosophie saine et pratique, soit dans une éducation fortement chrétienne, peuvent sentir vivement, mais réagissant sur les infortunes de ce monde, se rendent indépendants des coups du sort par une fermeté de caractère fondée sur une juste appréciation des hommes et des choses. Avec ces conditions, la longévité peut s'associer aux grands travaux de l'esprit. Numa, Solon, Sophocle, Xénophon, atteignirent la centième année :

> Tel Sophocle à cent ans, charmait encore Athènes !
> Tel bouillonnait encor son vieux sang dans ses veines !

On serait porté à penser, d'après les exemples suivants, que la vie philosophique prolonge souvent la durée de l'existence. Platon,

(1) *Id., ibid.*, p. 305.

Protagoras d'Abdère, Diogène le Cynique, Caton l'Ancien, moururent octogénaires; Démocrite, Xénophon, Zénon Citien, vécurent plus de cent ans. Mais passons à des exemples plus modernes.

Nicolas Léonicenus, véritable restaurateur de la médecine hippocratique, et celui de tous les médecins qui, au seizième siècle, contribua le plus à renverser le despotisme des Arabes, enseigna la médecine à Padoue, à Ferrare, jusqu'à l'âge de quatre-vingt-seize ans. Pendant cette longue carrière, il jouit d'une santé parfaite avec toute la vigueur de son esprit, avantages qu'il devait à sa modération et à la régularité de ses mœurs. Quelqu'un lui demandait un jour, la raison de la santé dont il avait toujours joui, il répondit : L'innocence de la vie m'a, jusqu'à présent, conservé les forces de l'âme, et la tempérance celles du corps (1). Si beaucoup d'hommes de génie, dont le développement intellectuel s'est fait de bonne heure, ont été bientôt vieux, et sont morts presque à la fleur de leurs ans, comme Pascal, Descartes, etc., il en est beaucoup d'autres sur la tête desquels la vieillesse a posé sa couronne d'honneur, selon l'expression des livres bibliques. Dominique Cassini remplit une carrière de quatre-vingt-sept années sans avoir jamais été malade ; Ruysch vécut quatre-vingt-quatorze ans, et Morgagni donnait des leçons publiques d'anatomie, dans sa quatre-vingt-deuxième année.

Enfin, la meilleure maxime à suivre pour quiconque veut vivre longuement, est celle-ci : *benè vivere et lætari*, vivre largement et se réjouir. Le soin excessif que les uns prennent de leur santé ne leur est pas moins fatal que l'intempérance des autres ; en tout, évitons les extrêmes, laissons-nous conduire à la bonne nature et à l'instinct, autant que le comportent les choses humaines et les conventions sociales (2). Celui qui a le plus tranquillement vécu, a le mieux vécu. La médiocrité de la fortune, le doux loisir, la vie simple, le caractère bienfaisant, les charmes de l'amitié, la paix de l'âme, sont des biens inestimables, les plus conformes à notre nature, et les plus favorables à la longueur de la vie ; ce sont nos passions, c'est l'ambition dévorante, c'est l'avarice, l'amour insatiable de l'or, la poursuite des rangs, des honneurs de ce monde ; ce sont toutes ces ténébreuses intrigues, toutes ces sourdes malignités, ces calomnies, cette ardeur inconsidérée de la vanité, ces envies méprisables, qui rongent la plupart des hommes, et qui les font mourir pour des petitesses. Heureux celui qui coule de douces journées au sein de

(1) Tiraboschi, vol. V-I, p. 416.

(2) Virey, *Dict. d'hist. natur.*, art. *Homme.*

ses devoirs, de sa famille et de ses amis, qui fait le bien, vit content et dans l'indépendance !

Si les progrès de l'hygiène publique, si les améliorations apportées au régime des populations, élèvent le chiffre de la vie moyenne, ces influences paraissent avoir peu d'effet sur la longévité individuelle. Celle-ci dépend plus immédiatement des mœurs, ou du régime moral auquel est soumis l'individu. Deux résultats découlent, en effet, des meilleures statistiques sur la durée de la vie. Le premier, c'est que la vie probable à la naissance a plus que triplé depuis le dix-septième siècle. Le second, c'est que les chances de vie ont, au contraire, successivement diminué depuis cette époque pour les vieillards qui ont dépassé 70 ans. C'est donc, il n'en faut pas douter, dans l'hygiène de la famille que se puisent le mieux les chances de vivre toute sa vie. C'est par elle, au moyen des mariages, que s'élabore cette constitution intime ou cette vertu intrinsèque des organes, qui joue le premier rôle dans la longévité. Plus tard, ce capital de vie et de forces fructifie selon les habitudes contractées dès l'enfance, par l'éducation, et dans la marche ascendante de la vie, selon le genre de vie et le régime moral. La vie moyenne est la résultante des conditions propres à l'hygiène publique ou politique ; la longévité est la résultante des conditions de l'hygiène privée. Prenons à tâche de favoriser parmi nous, leur développement et leur persistance. Ceci seul accusera un grand progrès dans nos mœurs et notre manière de vivre.

L'abondance des vieillards dans la famille, non-seulement témoigne de la prospérité de son état sanitaire, mais elle tend à maintenir dans son sein les habitudes de prudence, de sagesse, et les traditions d'honneur. Et puis, n'y a-t-il pas dans l'aspect de ces vétérans de l'âge, quelque chose qui encourage et qui fortifie nos secrets pressentiments ? Quand nous voyons un de ces hommes privilégiés, chez qui on peut dire que l'existence persiste et ne s'écoule plus, qui n'a pas seulement le souffle, mais les entiers attributs de la vie, l'intelligence et l'activité, pouvons-nous ne pas mieux comprendre ces belles paroles de Bossuet :

« Quel architecte est celui qui, faisant un bâtiment caduc, y met un principe pour le relever dans ses ruines !... il ne reste donc à désirer dans une si belle machine, sinon qu'elle aille toujours sans être jamais troublée et sans finir ! »

FIN.

TABLE DES MATIÈRES.

PREMIÈRE PARTIE.

BUT ET SUJET DE L'HYGIÈNE.

SECTION I.

CHAPITRE IV.

SECTION II.

CHAPITRE I.

CHAPITRE II.

CHAPITRE III.

DEUXIÈME PARTIE.

HYGIÈNE DE L'ESPÈCE.

(FAMILLE.)

SECTION I.

CHAPITRE I.

Pages.

CHAPITRE II.

CHAPITRE III.

CHAPITRE IV.

SECTION II.

CHAPITRE I.

CHAPITRE II.

CHAPITRE II.

CHAPITRE III.

CHAPITRE IV.

CHAPITRE V.

TROISIÈME PARTIE.

HYGIÈNE PHYSIQUE.

SECTION I.

CHAPITRE IV.

SECTION II.

CHAPITRE I.

CHAPITRE II.

CHAPITRE III.

CHAPITRE IV.

CHAPITRE V.

SECTION III.

CHAPITRE I.

CHAPITRE II.

Pages.

CHAPITRE III.

QUATRIÈME PARTIE.

HYGIÈNE MORALE OU DES MODIFICATEURS MORAUX.

SECTION I.

CHAPITRE I.

CHAPITRE II.

SECTION II.

CHAPITRE I.

CHAPITRE II.

CHAPITRE III.

CHAPITRE IV.

CHAPITRE V.

CHAPITRE VI.

FIN DE LA TABLE.

OUVRAGES QUI SE TROUVENT CHEZ LABÉ, ÉDITEUR.

BARRAS, docteur en médecine de la Faculté de Paris, médecin des prisons. — TRAITÉ SUR LES GASTRALGIES ET LES ENTÉRALGIES, ou maladies nerveuses de l'estomac et des intestins.

Tome 1er, 4e édition, 1844. 1 vol. in-8.
Tome 2e, 2e édition, 1839. 1 vol. in-8. } Prix : 14 fr.

BARTH, professeur agrégé à la Faculté de médecine de Paris, médecin de l'hôpital Beaujon, membre de l'Académie impériale de médecine, chevalier de la Légion-d'Honneur, etc., et **ROGER** (Henri), professeur agrégé à la Faculté de médecine de Paris, médecin de l'hospice des Enfants trouvés, chevalier de la Légion-d'Honneur, etc. — TRAITÉ PRATIQUE D'AUSCULTATION, ou Exposé méthodique des diverses applications de ce mode d'examen à l'état physiologique et morbide de l'économie, suivi d'un PRÉCIS DE PERCUSSION. CINQUIÈME ÉDITION, soigneusement revue et augmentée. 1 fort vol. in-18 grand raisin. Paris, 1858. Prix : broché, 6 fr.

Relié en demi-veau ou mouton chagrin, 7 fr.

BÉCLARD (Jules), professeur agrégé à la Faculté de médecine de Paris, etc. — TRAITÉ ÉLÉMENTAIRE DE PHYSIOLOGIE HUMAINE, comprenant les principales notions de la physiologie comparée. 2e édition, revue, corrigée et considérablement augmentée. 1 très-fort vol. in-8 de 1,100 pages, avec 203 figures intercalées dans le texte, 1856. Prix : 12 fr.

BÉCLARD (Jules). — HYGIÈNE DE LA PREMIÈRE ENFANCE, ou de l'Éducation physique du premier âge. 1 vol. in-12, 1852. Prix : 2 fr.

BÉCLARD (d'Angers), ancien professeur à la Faculté de médecine de Paris. — ÉLÉMENTS D'ANATOMIE GÉNÉRALE, Description de tous les tissus ou systèmes organiques qui composent le corps humain. 3e édition, revue et augmentée de nombreuses additions, avec figures intercalées dans le texte, par M. Jules BÉCLARD, professeur agrégé à la Faculté de médecine de Paris; accompagnée d'une Notice sur la vie et les ouvrages de P.-A. BÉCLARD, par M. C.-P. OLLIVIER (d'Angers), et ornée d'un portrait d'après le buste de David. 1 fort vol. in-8. 1852. Prix : 8 fr.

BECQUEREL, professeur agrégé à la Faculté de médecine de Paris, médecin de l'hôpital Lariboisière, chevalier de la Légion d'honneur. — TRAITÉ ÉLÉMENTAIRE D'HYGIÈNE PRIVÉE ET PUBLIQUE. 2e édition, revue, corrigée et considérablement augmentée. 1 fort vol. grand in-18. 1854. Prix : 6 fr.

CAZENAVE. — LEÇONS PRATIQUES SUR LES MALADIES DE LA PEAU, professées à l'École de médecine de Paris, et publiées par fascicules avec planches gravées et coloriées. L'ouvrage est entièrement achevé, il se compose de 59 feuilles de texte in-folio, et de 60 planches du même format, gravées et coloriées avec beaucoup de soin. 1856. Prix en feuilles ou livraisons : 144 fr.

En demi-reliure avec dos en veau : 155 fr.
— — maroquin : 160 fr.

Cet ouvrage constitue un ensemble complet de pathologie cutanée, un musée de la plus grande richesse, d'un prix relativement peu élevé, et qui a sa place marquée non-seulement dans toutes les bibliothèques publiques, mais encore dans celles des praticiens des grandes villes et de la province privées d'hôpitaux spéciaux consacrés au traitement de ces affections.

CADET-GASSICOURT (Félix), chevalier de l'ordre de la Légion d'honneur, etc., docteur en médecine de la Faculté de Paris, pharmacien. — PREMIERS SECOURS AVANT L'ARRIVÉE DU MÉDECIN, ou petit Dictionnaire des cas d'urgence, à l'usage des gens du monde; suivi d'une instruction sur les champignons, accompagnées de huit planches gravées et coloriées d'après les dessins de M. Vauthier. 1 vol. in-12. 1845. 3 fr.

OUVRAGES QUI SE TROUVENT CHEZ LABÉ, ÉDITEUR.

HARDY, médecin de l'hôpital Saint-Louis, agrégé de la Faculté de médecine de Paris, etc., et **BÉHIER**, agrégé à la Faculté de médecine de Paris, médecin de l'hôpital Beaujon. — TRAITÉ ÉLÉMENTAIRE DE PATHOLOGIE INTERNE. L'ouvrage formera 4 forts vol. in-8. Les 3 premiers volumes ont paru. 1858. Prix : 24 fr.

Ouvrage adopté par le Conseil de l'instruction publique.

Matières contenues dans les trois premiers volumes :

Tome premier.— Pathologie générale et séméiologie.

Tome deuxième et troisième. — Pathologie speciale.

Nota. Le tome 1er se vend séparément 8 fr

HIPPOCRATE (Œuvres choisies). — Le Serment, la Loi, l'Art, le Médecin, les Prorrhétiques, le Prognostic, les Prénotions de Cos, les Airs, les Eaux et les Lieux, les Épidémies (1er et 3e livre), le Régime dans les maladies aiguës, les Aphorismes : extraits et analyses de plusieurs traités, traduits du grec sur les meilleurs textes imprimés et manuscrits; accompagnés d'arguments et de notes, et précédés d'une Notice sur la vie et les écrits d'HIPPOCRATE, par le docteur Ch. Daremberg. 2e édition, entièrement refondue et augmentée. 1 fort vol. in-8. 1855. Prix : 9 fr.

NOUVEAU DICTIONNAIRE LEXICOGRAPHIQUE ET DESCRIPTIF DES SCIENCES MÉDICALES ET VÉTÉRINAIRES, comprenant l'Anatomie, la Physiologie, la Pathologie générale, la Pathologie spéciale, l'Hygiène, la Thérapeutique, la Pharmacologie, l'Obstétrique, les Opérations chirurgicales, la Médecine légale, la Toxicologie et les sciences accessoires; avec planches intercalées dans le texte; suivi d'un VOCABULAIRE BIOGRAPHIQUE; par MM. Raige-Delorme, d. m., bibliothécaire de la Faculté de médecine de Paris, rédacteur en chef des *Archives générales de médecine;* Ch. Daremberg, d. m., bibliothécaire à la Bibliothèque Mazarine; H. Bouley, professeur à l'école vétérinaire d'Alfort; J. Mignon, docteur en médecine, ancien chef de service à l'École vétérinaire d'Alfort; avec la collaboration de M. Ch. Lamy, pour la partie chimique.

L'ouvrage, formant un très-fort vol. grand in-8 à 2 colonnes, texte compacte, sera publié en QUATRE livraisons. Les trois premières livraisons, contenant la matière de 6 forts vol. in-8, sont en vente. Prix de ces trois livraisons : 14 fr. 50

On souscrit : à Paris, chez LABÉ, éditeur, libraire de la Faculté de médecine et de la Société impériale et centrale de médecine vétérinaire, place de l'École-de-Médecine, et chez tous les libraires de province.

RICHARD (Achille), professeur de botanique et d'histoire naturelle à la Faculté de médecine de Paris, membre de l'Institut national de France (Académie des sciences), membre de l'Académie nationale de médecine, etc.— ÉLÉMENTS D'HISTOIRE NATURELLE MÉDICALE, contenant des notions générales sur l'histoire naturelle, la description, l'histoire et les propriétés de tous les aliments, médicaments ou poisons tirés des végétaux et des animaux. Quatrième édition, revue, corrigée et considérablement augmentée, ornée de MILLE Gravures intercalées dans le texte. 3 vol. in-8, dont le 1er contient *la Zoologie*, les 2e et 3e *la Botanique médicale*. 1849. Prix : 20 fr.

NOTA.– On vend séparément le tome 1er contenant la Zoologie, 7 fr.
les tomes 2 et 3 contenant la Botanique, 17 fr

SEGOND (L.-A.), docteur en médecine de la Faculté de Paris.—HYGIÈNE DU CHANTEUR, influence du chant sur l'économie animale; causes principales de l'affaiblissement de la voix et du développement de certaines maladies chez les chanteurs; moyens de prévenir ces maladies. 1 vol. in-12. 1846. Prix : 3 fr.

Corbeil, typ. et stéréotypie de Crété.

www.ingramcontent.com/pod-product-compliance
Ingram Content Group UK Ltd.
Pitfield, Milton Keynes, MK11 3LW, UK
UKHW021128260726
13994UKWH00001B/44